Seel

Die Pflege des Menschen

Mechthild Seel

Die Pflege des Menschen

- Gesundsein • Kranksein • Altern • Sterben -
- Beobachtung • Unterstützung bei den ATL -
- Pflegestandards -

2. durchgesehene Auflage

Brigitte Kunz Verlag

58021 Hagen, Postfach 2147

Autorin:

Mechthild Seel

Lehrerin für Krankenpflege

Lippstadt

1. Auflage 1992
2. durchgesehene Auflage 1993
   1. Nachdruck 1994
   2. Nachdruck 1995
   3. Nachdruck 1996

© Copyright 1996   Brigitte Kunz Verlag, Postfach 2147, 58021 Hagen

Alle Rechte vorbehalten

Geschützte Warennamen (Warenzeichen) sind nicht besonders gekennzeichnet. Aus dem Fehlen eines solchen Hinweises kann nicht abgeleitet werden, daß es sich um einen freien Warennamen (Warenzeichen) handelt.

Satz: Brigitte Kunz Verlag, Hagen
Druck: Zimmermann Druck + Verlag GmbH, Balve

ISBN 3-89495-92-9

Vorwort zur 1. Auflage

Das vorliegende Lehrbuch vermittelt umfassend, verständlich und in überschaubarem Umfang die Grundlagen der professionell ausgeübten Pflege. Zielgruppe sind in erster Linie die Auszubildenden in den Pflegeberufen. Gleichzeitig wird den examinierten Pflegekräften ermöglicht, Wissen aufzufrischen und zu aktualisieren.

Zugrunde liegt ein an der Ganzheitlichkeit des Menschen orientiertes Pflegeverständnis; dabei wurde berücksichtigt, daß unter den gegenwärtigen Bedingungen der Anspruch, ganzheitliche Pflege zu leisten, nur ein relativer sein kann.

Die Gliederung des Lehrstoffes nach den Aktivitäten des täglichen Lebens gewährleistet, daß alle Dimensionen des menschlichen Lebens erfaßt und daß die Inhalte der Pflege in ihrem Sinnzusammenhang erkannt werden.

Die Gestaltung des Buches ist durch folgende Prämissen bestimmt:

- Das Verstehen der Ganzheitlichkeit erfordert auch die Betrachtung von Einzelaspekten.

- Zwingende Voraussetzung einer qualitativ guten Pflege sind - neben dem Erkennen der ganzheitlichen Zusammenhänge - fundierte pflegerische Kenntnisse und Fertigkeiten.

- Pflege als Unterstützung bei den Aktivitäten des täglichen Lebens umfaßt auch die Anregung und Anleitung zu gesundheitsförderndem Verhalten.

- Das Erlangen und insbesondere die eigenverantwortliche Anwendung pflegerischer Kenntnisse setzen ein solides Hintergrundwissen voraus. Nur so können das notwendige Verständnis für die einzelnen Abläufe und Phänomene des menschlichen Lebens sowie die biologischen und ganzheitlichen Zusammenhänge erlangt werden.

- Über die spezifischen fachlichen Fähigkeiten hinaus erfordert die Pflegetätigkeit menschliche Qualitäten; dazu zählen Einfühlungsvermögen, Verantwortungsbewußtsein und Toleranz - insbesondere die Akzeptanz des zu Pflegenden als ein selbstbestimmtes und eigenverantwortliches Wesen (Pflege = Hilfe zur Selbsthilfe).

Dementsprechend steht in dieser Abhandlung neben der Darstellung der Ganzheitlichkeit des Menschen die Vermittlung pflegerischen Grundwissens und pflegerischer Fertigkeiten im Vordergrund.

Hintergrundwissen aus den Bereichen Anatomie / Physiologie und Krankheitslehre sowie der Psychologie wird vermittelt. Besonderer Wert wird auf die verständliche Darstellung der biologischen und der ganzheitlichen Begründungszusammenhänge gelegt, um ein tieferes Verständnis für die pflegerischen Maßnahmen zu eröffnen. Ferner sollen die Entwicklung verantwortlichen Denkens und Handelns gefördert werden.

Zu Beginn eines jeden Kapitels wird die Bedeutung der jeweiligen Lebensaktivität angesprochen; diese Erörterungen sollen Denkanstöße geben und das Zusammenwirken der verschiedenen Ebenen menschlichen Daseins verdeutlichen. Über das Begreifen der Ganzheitlichkeit soll auch das Einfühlungsvermögen geschult werden.

Es folgt die Vermittlung von Grundlagen aus den Bereichen Anatomie / Physiologie, Krankheitslehre und Psychologie, deren Vervollständigung im jeweiligen Fachunterricht jedoch unverzichtbar ist.

Der Schwerpunkt wird in jedem Kapitel auf die Darstellung der menschlichen Bedürfnisse, auf die Anforderungen an die Pflege und auf die Ausführung verschiedener pflegerischer Tätigkeiten gelegt. Eingeschlossen sind Maßnahmen der Rehabilitation sowie der Gesundheitsförderung und -erhaltung. Hierbei wird auf die verständliche Erklärung von Begründungszusammenhängen Wert gelegt, um Zweck und Wirkung der einzelnen Pflegemaßnahmen deutlich zu machen.

Auch bei der ausführlich beschriebenen (Kranken-) Beobachtung werden soweit möglich die zu beobachtenden Phänomene und Gesetzmäßigkeiten erklärt. Die diesbezüglichen Informationen sind entsprechend der thematisierten Lebensaktivität mehr auf physiologische oder auf psychosoziale Aspekte ausgerichtet.

Die ausführliche Darstellung der pflegerischen Tätigkeiten soll nicht zuletzt die vielfältigen Möglichkeiten eigenständigen Handelns verdeutlichen.

Zur Erfassung bestimmter, beim Pflegebedürftigen zu erwartender Risiken werden exemplarisch Listen, z.B. "Informationssammlung Thromboserisiko", vorgestellt, weiter werden zu einzelnen Problemsituationen Pflegestandards angeboten. Je nach vorliegenden Risikofaktoren / Ursachen werden unterschiedliche Lösungsmöglichkeiten dargestellt (z.B. "Pflegestandards zur Dekubitusprophylaxe, Pflegestandard A, B, C").
Die im laufenden Text durch "*" gekennzeichneten Fremdworte sind im Fremdwortverzeichnis erläutert.

Allen wünsche ich bei der Arbeit mit diesem Buch viel Erfolg und Freude. Für Rückmeldungen, Anregungen und konstruktive Kritik, die mich über den Brigitte Kunz Verlag erreichen, wäre ich jedem Leser dankbar; sie werden bei der Neuauflage dieses Buches Berücksichtigung finden und so eine Anpassung an die Bedürfnisse der Auszubildenden und an neue bzw. alternative pflegerische Erkenntnisse ermöglichen.

Für ihre Hinweise und Anregungen danke ich Frau Gisela Ahlke-Buchholz (Lehrerin für Krankenpflege), Frau Regina Butzek-Harder (Ärztin), Herrn Hans Gockel (Diplom-Psychologe), Herrn Winfried Kunz (Lehrer für Krankenpflege), Frau Angelika Lohmann (Medizinstudentin), Frau Christiane Lohmann (Krankengymnastin), Frau Caecilia Nitzsche (Krankenschwester) sowie Herrn Bertram Stuhldreier (Arzt und Theologe). Für seine vielfältige Unterstützung danke ich vor allem meinem Ehemann Helmut Seel.

Wetter / Ruhr, April 1992

Mechthild Seel
Lehrerin für Krankenpflege

Vorwort zur 2. durchgesehenen Auflage

Erfreulicherweise wurde bereits 9 Monate nach dem Erscheinen des Buches der Druck der vorliegenden zweiten Auflage erforderlich.

Diese Gelegenheit habe ich zu einer sprachlichen Überarbeitung genutzt; wesentliche inhaltliche Änderungen erfolgten nicht. Gleichzeitig wurden zahlreiche Abbildungen erneuert, ohne jedoch deren Sinngehalt zu verändern.

Den Leserinnen und Lesern wünsche ich weiterhin, daß sie in diesem Buch wertvolle Unterstützung und Anregung finden.

Für Rückmeldungen, insbesondere konstruktive Kritik, wäre ich dankbar.

Wetter / Ruhr, April 1993

Mechthild Seel
Lehrerin für Krankenpflege

Inhaltsverzeichnis

Vorwort V
Themenübersicht (alphabetisch) XVI

Einleitung

I.	**Pflegeverständnis**	1
A.	Der Mensch - ein ganzheitliches Wesen	1
B.	Gesundheit - Krankheit	3
C.	Pflege im gesellschaftlichen Kontext	5
D.	Ganzheitlich orientierte Pflege - Unterstützung des Menschen bei den Aktivitäten des täglichen Lebens	9
E.	Pflege - ein Problemlösungs- und Beziehungsprozeß	11
F.	Berufsbilder	21
	Berufsbild für die Pflegeberufe	21
	Berufsbild Altenpflege	25
	Berufsfremde Tätigkeiten	27
II.	**Erleben von Krankheit**	29
III.	**Einführung in die (Kranken-) Beobachtung**	32

1. Atmen

1.1	**Bedeutung**	33
1.2	**Anatomisch - physiologische Grundlagen**	33
1.2.1	Aufbau und Funktion des Atemapparates	33
1.2.2	Atemmechanik	35
1.3	**Pathologische Veränderungen der Atmung**	36
1.3.1	Obstruktion der Atemwege	36
1.3.2	Restriktion der Atemwege	36
1.3.3	Depression des Atemzentrums	36
1.3.4	Lähmung der Atemmuskulatur	36
1.3.5	Diffusionsstörungen	36
1.3.6	Sekretanschoppung	37
1.3.7	Tracheostoma	37
1.3.8	Pneumonie	38
1.4	**Beobachtung der Atmung**	40
1.4.1	Der normale Atemvorgang	40
1.4.2	Atemtypus	40
1.4.3	Fassungsvermögen der Lungen	40
1.4.4	Atemfrequenz	41
1.4.4.1	Beschleunigte Atmung	41
1.4.4.2	Verlangsamte Atmung	41
1.4.5	Intensität der Atmung	41
1.4.5.1	Hypoventilation	41
1.4.5.2	Hyperventilation	42
1.4.6	Pathologische Atemformen	42
1.4.7	Atemstillstand (= Apnoe)	43
1.4.8	Nasenflügelatmung	43
1.4.9	Erschwerte Atmung (= Dyspnoe)	43
1.4.10	Atemgeräusche	44
1.4.11	Schmerzen	44
1.4.12	Atemgeruch	44
1.5	**Beobachtung des Hustens**	45
1.5.1	Physiologischer Abwehrmechanismus	45
1.5.2	Trockener Husten	45
1.5.3	Produktiver Husten	45
1.5.3.1	Sputum	45
1.5.4	Dauer, Häufigkeit und Zeitpunkt	45
1.5.5	Hustengeräusche	45
1.6	**Pflegerische Maßnahmen zur Unterstützung der Atmung und zur Pneumonieprophylaxe**	46
1.6.1	Mobilisation	46
1.6.2	Lagerungen	46
1.6.2.1	Oberkörperhochlagerung	46
1.6.2.2	Seitenlage	46
1.6.2.3	Halbmondlage	47
1.6.2.4	Dehnlage	47
1.6.2.5	V - Lagerung	47
1.6.2.6	T - Lagerung	48
1.6.2.7	Lagerung nach Lungenoperation	48
1.6.2.8	Atemerleichternde Lagerung beim Astmaanfall	49
1.6.3	Atemübungen	49
1.6.3.1	Tiefe Ein- und Ausatmung	49
1.6.3.2	Kontaktatmung	49
1.6.3.3	Ausatmen gegen Widerstand	49
1.6.3.4	Triflo - Atemtrainer	49
1.6.3.5	Totraumvergrößerung mittels Giebel - Rohr	50
1.6.4	Sekretlösung	50
1.6.4.1	Inhalative Sekretverflüssigung und Sekretlösung	50
1.6.4.2	Medikamentöse Sekretlösung	51
1.6.4.3	Manuelle Sekretlösung	51
1.6.4.4	Apparative Sekretlösung	51
1.6.4.5	Flüssigkeitszufuhr	51
1.6.5	Sekretentleerung	51
1.6.5.1	Abhusten von Sekret (= Expektoration)	51
1.6.5.2	Absaugen von Sekret	52
1.6.6	Hilfeleistungen bei Atemnot	52
1.6.7	Hilfeleistung bei Husten	53
1.6.8	Verabreichung von Sauerstoff	53

1.6.9	Unterstützung der Atmung bei chronisch obstruktiven Atemwegserkrankungen	55
1.6.10	Umgang mit einem Tracheostoma	56
1.6.11	Unspezifische Maßnahmen	57
1.6.11.1	Aspirationsprophylaxe	57
1.6.11.2	Mundpflege	57
1.6.11.3	Unterstützung des Herzens	57
1.6.11.4	Infektionsprophylaxe	57
1.6.11.5	Raucherentwöhnung	58
1.7	**Maßnahmen der Wiederbelebung**	**58**
1.8	**Pflegeplanung**	**61**
1.8.1	Informationssammlung "Pneumonierisiko"	61
1.8.2	Pflegestandards zur Pneumonieprophylaxe	62

2. Essen und Trinken

2.1	**Bedeutung**	**67**
2.2	**Anatomisch-physiologische Grundlagen**	**68**
2.2.1	Nahrungsaufnahme /-verwertung	68
2.2.2	Stoffwechsel	71
2.3	**Prinzipien gesunder Ernährung**	**72**
2.3.1	Vitalstoffreiche Vollwertkost	72
2.3.2	Eiweiße (= Proteine)	73
2.3.3	Kohlenhydrate (= Saccharide)	73
2.3.4	Fette (= Lipide)	74
2.3.5	Mineralstoffe und Spurenelemente	74
2.3.6	Wasser (H_2O)	74
2.3.7	Aromastoffe (Geschmacksstoffe)	74
2.3.8	Vitamine	74
2.4	**Beobachtung des Ernährungszustandes**	**75**
2.4.1	Normaler Ernährungszustand	75
2.4.2	Reduzierter Ernährungszustand	76
2.4.3	Übergewicht	76
2.4.4	Exsikkose / Dehydratation	76
2.5	**Beobachtung des Ernährungsverhaltens**	**77**
2.5.1	Art der Nahrungsaufnahme	77
2.5.2	Appetit	77
2.5.3	Hunger	77
2.5.4	Heißhunger (= Bulimie)	78
2.5.5	Nahrungsverweigerung	78
2.5.6	Durst	78
2.5.7	Eß- und Trinkgewohnheiten	78
2.6	**Störungen im Bereich der Nahrungsaufnahme**	**78**
2.6.1	Krankheiten des Verdauungsapparates	78
2.6.2	Körperliche Behinderungen	78
2.6.3	Geistige Behinderungen	79
2.6.4	Seelische Belastungen	79
2.6.5	Erbrechen (= Emesis, Vomitus)	79
2.6.6	Sodbrennen	80
2.6.7	Aufstoßen	80
2.6.8	Schmerzen	80
2.6.9	Übelkeit (= Nausea)	80
2.6.10	Schluckstörungen	80
2.7	**Therapeutisch bedingte Einschränkungen der Nahrungsaufnahme**	**80**
2.7.1	Trinkbeschränkung	80
2.7.2	Nahrungskarenz	80
2.7.3	Diäten	81
2.8	**Kostformen**	**81**
2.9	**Die Nahrungsaufnahme im Krankenhaus / Altenheim**	**81**
2.10	**Hilfestellung bei Störungen der Nahrungsaufnahme**	**82**
2.10.1	Hilfeleistung beim Erbrechen	83
2.10.2	Unterstützung bei psychisch bedingten Eßstörungen	83
2.10.3	Umgang mit Trinkbeschränkungen	83
2.10.4	Ernährung über Magensonde	83
2.10.5	Parenterale Ernährung	85
2.10.6	Schlucktraining	85
2.10.7	Übungen für Gesicht, Kiefer und Zunge	85
2.10.8	Eß- und Trinktraining	87
2.11	**Pflegeplanung**	**90**
2.11.1	Informationssammlung "Besonderheiten beim Essen und Trinken"	90
2.11.2	Pflegestandards zum Eß- und Trinktraining	91

3. Ausscheiden

3.1	**Bedeutung**	**93**
3.2	**Anatomisch-physiologische Grundlagen**	**93**
3.2.1	Harnproduktion und Harnausscheidung	93
3.2.2	Kotproduktion und Kotausscheidung	94
3.3	**Beobachtung des Urins**	**95**
3.3.1	Urinfarbe	95

3.3.2	Uringeruch	95
3.3.3	Reaktion	95
3.3.4	Bestandteile	96
3.3.5	Spezifisches Gewicht (Dichte)	96
3.4	**Beobachtung der Urinausscheidung**	**96**
3.4.1	Urinmenge	96
3.4.2	Häufigkeit und Zeitpunkt der Blasenentleerung	97
3.4.3	Miktionsstörungen	97
3.4.4	Inkontinentia urinae	97
3.4.5	Harnstrahl	99
3.5	**Urinmessungen**	**99**
3.5.1	Sammelurin	99
3.5.2	Stundenurin	99
3.5.3	Flüssigkeitsbilanz	100
3.6	**Uringewinnung**	**100**
3.6.1	Spontanurin	100
3.6.2	Mittelstrahlurin	100
3.6.3	Morgenurin	100
3.6.4	Katheterurin	100
3.6.5	Blasenpunktion	102
3.7	**Unterstützung bei der Urinausscheidung**	**103**
3.7.1	Steckbecken	103
3.7.2	Urinflasche	103
3.7.3	Windelhosen	104
3.7.4	Vorlagen	104
3.7.5	Kondomurinal	104
3.7.6	Blasentraining	105
3.7.7	Toilettentraining	105
3.7.8	Beckenbodentraining	106
3.7.9	Elektrotherapie	107
3.7.10	Hautpflege bei Inkontinenz	107
3.7.11	Pflegemaßnahmen bei Blasenverweilkatheter	107
3.7.12	Umgang mit einem künstlich angelegten Harnleiterausgang	108
3.8	**Beobachtung des Stuhls**	**110**
3.8.1	Beschaffenheit (Konsistenz)	110
3.8.2	Zusammensetzung	110
3.8.3	Farbe	110
3.8.4	Geruch	110
3.8.5	Beimengungen	110
3.8.6	Reaktion	111
3.8.7	Darmgase	111
3.9	**Beobachtung der Stuhlausscheidung**	**111**
3.9.1	Menge	111
3.9.2	Häufigkeit und Zeitpunkt	111
3.9.3	Defäkationsstörungen	111
3.9.4	Durchfall (= Diarrhoe)	111
3.9.5	Stuhlverstopfung (= Obstipation)	112
3.9.6	Darmverschluß (= Ileus)	112
3.9.7	Schmerzen	112
3.9.8	Stuhlinkontinenz	112
3.10	**Entnahme von Stuhlproben**	**113**
3.11	**Unterstützung bei der Stuhlausscheidung**	**113**
3.11.1	Steckbecken	113
3.11.2	Windelhosen	113
3.11.3	Toilettentraining	113
3.11.4	Beckenbodentraining	113
3.11.5	Hautpflege bei Stuhlinkontinenz	113
3.11.6	Digitale Ausräumung	113
3.11.7	Darmeinläufe	114
3.11.8	Maßnahmen bei Blähungen	115
3.11.9	Maßnahmen bei Schmerzen	115
3.11.10	Umgang mit einem künstlich angelegten Darmausgang	115
3.12	**Obstipationsprophylaxe**	**121**
3.12.1	Ernährung	121
3.12.2	Bewegung	121
3.12.3	Entleerungsgewohnheiten	121
3.13	**Stuhlregulierung bei Obstipation**	**121**
3.14	**Pflegeplanung**	**122**
3.14.1	Informationssammlung "Obstipationsrisiko"	122
3.14.2	Pflegestandards zur Obstipationsprophylaxe	123

4. Für Sicherheit sorgen

4.1	**Bedeutung**	**127**
4.2	**Der Puls**	**127**
4.2.1	Definition	127
4.2.2	Anatomisch-physiologische Grundlagen	127
4.2.3	Pulsbeobachtung	128
4.2.3.1	Frequenz	128
4.2.3.2	Rhythmus	129
4.2.3.3	Atrioventrikuläre Leitungsstörungen	130
4.2.3.4	Pulsdefizit	130
4.2.3.5	Qualität	130
4.2.4	Technik des Pulsfühlens	131
4.2.4.1	Geeignete Schlagadern	131
4.3	**Blutdruck**	**132**
4.3.1	Definition	132
4.3.2	Anatomisch - physiologische Grundlagen	132
4.3.3	Blutdruckbeobachtung	133
4.3.3.1	Normalwerte	133

4.3.3.2	Bluthochdruck	133
4.3.3.3	Erniedrigter Blutdruck	134
4.3.3.4	Veränderungen der Blutdruckamplitude	134
4.4	**Bewußtsein**	**137**
4.4.1	Definition	137
4.4.2	Bedeutung des Bewußtseins	137
4.4.3	Beobachtung des Bewußtseins	137
4.5	**Nosokomial - Infektionen**	**139**
4.5.1	Definition	139
4.5.2	Ursachen	139
4.5.3	Übertragung von Krankheitserregern	139
4.5.4	Verhütung von Nosokomialinfektionen	141
4.5.4.1	Abwehrfunktionen des Organismus	141
4.5.4.2	Händewaschen	141
4.5.4.3	Desinfektion	142
4.5.4.4	Sterilisation	143
4.5.4.5	Umgang mit sterilem Material	144
4.5.4.6	Verbandwechsel	144
4.5.4.7	Umgang mit Venenzugängen	145
4.5.4.8	Infektionsprophylaxe bei Blasenverweilkatheter	145
4.6	**Durch operative Eingriffe bedingte Sicherheitsbedürfnisse**	**146**
4.6.1	Präoperative Pflegemaßnahmen	146
4.6.2	Postoperative Pflegemaßnahmen	149
4.7	**Thrombose / Embolie**	**155**
4.7.1	Begriffserklärungen	155
4.7.2	Allgemeines Grundwissen	155
4.7.3	Krankheitsbilder	157
4.7.4	Pflegerische Maßnahmen der Thromboseprophylaxe	160
4.7.4.1	Förderung des venösen Blutrückflusses	160
4.7.4.2	Medikamentöse Hemmung der intravasalen Blutgerinnung	164
4.7.4.3	Unspezifische thromboseprophylaktische Maßnahmen	165
4.7.4.4	Angemessene Verhaltensweisen bei Varizen	166
4.7.4.5	Umgang mit intravenös liegenden Zugängen	166
4.7.4.6	Unterstützen der Herztätigkeit	166
4.7.5	Pflegeplanung	167
4.7.5.1	Informationssammlung "Thromboserisiko"	167
4.7.5.2	Pflegestandards zur Thromboseprophylaxe	168
4.8	**Dekubitus**	**175**
4.8.1	Definition	175
4.8.2	Allgemeines Grundwissen	175
4.8.3	Ursache	175
4.8.4	Gefährdete Körperstellen	179
4.8.5	Erkennen eines Dekubitus	179
4.8.6	Maßnahmen der Dekubitusprophylaxe	181
4.8.6.1	Lagerungen	181
4.8.6.2	Lagerungshilfsmittel	184
4.8.6.3	Allgemeine Maßnahmen	186
4.8.7	Pflegeplanung	188
4.8.7.1	Informationssammlung "Dekubitusrisiko"	188
4.8.7.2	Pflegestandards zur Dekubitusprophylaxe	189
4.8.8	Maßnahmen zur Dekubitusbehandlung	194
4.8.8.1	Pflegestandards zur Dekubitusbehandlung	196
4.9	**Injektionen**	**200**
4.9.1	Einführung	200
4.9.2	Injektionsarten	200
4.9.3	Spritzen und Kanülen	200
4.9.4	Umgang mit verschiedenen Injektionslösungen	201
4.9.5	Vorbereitung einer Injektion	202
4.9.6	Durchführungshinweise	202
4.9.7	Injektionstechniken	203
4.9.8	Mögliche Komplikationen	206
4.9.9	Nachbereitung	206

5. Regulieren der Körpertemperatur

5.1	**Bedeutung**	**207**
5.2	**Anatomische und physiologische Grundlagen**	**207**
5.2.1	Wärmehaushalt und Temperaturregulation	207
5.2.2	Physiologische Temperaturschwankungen	208
5.2.3	Die Schweißsekretion	208
5.3	**Beobachtung der Körpertemperatur**	**209**
5.3.1	Ermittlung der Körpertemperatur	209
5.3.2	Veränderungen der Körpertemperatur	210
5.3.2.1	Erhöhte Körpertemperatur	210
5.3.2.2	Erniedrigte Körpertemperatur	212
5.4	**Beobachtung der Schweißabsonderung**	**212**
5.4.1	Physiologische Beschaffenheit	212
5.4.2	Veränderungen der Schweißsekretion	213

5.5	Unterstützung der Temperaturregulation	213		6.7	Pflegerische Maßnahmen der Kontrakturenprophylaxe	234
5.5.1	Pflegemaßnahmen bei Fieber	213		6.7.1	Allgemeine Mobilisation	234
5.5.2	Pflegemaßnahmen bei Untertemperatur	215		6.7.2	Bewegungsübungen	234
5.5.3	Pflegemaßnahmen bei Hitzschlag	215		6.7.3	Lagerungen	234
				6.7.3.1	Lagerung in Streckstellung	234
5.6	**Physikalische Therapie**	215		6.7.3.2	Lagerung in Beugestellung	235
5.6.1	Kälteanwendung	215		6.7.3.3	Lagerung in physiologischer Mittelstellung	235
5.6.2	Wärmeanwendung	216		6.7.3.4	Lagerung nach Bobath	236
				6.7.3.5	Spitzfußprophylaxe	239
5.7	**Pflegeplanung**	217				
5.7.1	Informationssammlung "Besonderheiten im Bereich der Temperaturregulation"	217		6.8	**Lagerungshilfsmittel**	239
5.7.2	Pflegestandard - Pflege eines Fieberkranken	218		6.9	**Mobilisation**	241
5.7.3	Pflegestandard - Wadenwickel	221		6.9.1	Bewegungsübungen	241
				6.9.2	Isometrische Spannungsübungen	242
				6.9.3	Gezielte Krankengymnastik	243

6. Sich Bewegen

6.9.4	Lageveränderungen im Bett	244
6.1	**Bedeutung**	222
6.9.5	Hilfsgriffe	245
6.2	**Anatomisch - physiologische Grundlagen**	222
6.9.6	Umbetten des immobilen Patienten	246
6.2.1	Aufbau und Funktion eines Gelenkes	222
6.9.7	Aufstehen des Patienten	248
6.2.2	Steuerung des Bewegungsapparates durch das Nervensystem	224
6.9.8	Sitzen außerhalb des Bettes	249
6.9.9	Gehen mit dem Patienten	249
6.3	**Die Rückenschule**	225
6.3.1	Die Wirbelsäule	225
6.10	**Mobilisationshilfen**	250
6.3.2	Rückenschonende Arbeitsweise und Haltung	227
6.10.1	Gehwagen "Eulenburg"	250
6.10.2	Rollstuhl	250
6.10.3	Bettbügel mit Triangel	250
6.4	**Beobachtung der Körperhaltung**	230
6.10.4	Unterarmgehstützen	251
6.10.5	Patientenlifter / -heber	251
6.5	**Einschränkungen der Beweglichkeit**	230
6.11	**Pflegeplanung**	252
6.5.1	Reduzierter Allgemein- / Ernährungszustand	230
6.11.1	Informationssammlung "Kontrakturenrisiko"	252
6.5.2	Therapeutische Eingriffe und Maßnahmen	231
6.11.2	Pflegestandards zur Kontrakturenprophylaxe	253
6.5.3	Neurogene Störungen	231

7. Sich Pflegen und Kleiden

6.5.4	Körperliche Behinderungen	231
6.5.5	Psychische Veränderungen	231
6.5.6	Schmerzen	232
7.1	**Bedeutung**	259
6.6	**Pathologische Gelenkveränderungen**	232
7.2	**Anatomisch- physiologische Grundlagen**	260
7.2.1	Die Haut	260
7.2.2	Drüsen	261
6.6.1	Gelenkverschleiß (= Arthrose)	232
7.2.3	Nägel	262
6.6.2	Gelenkentzündung (= Arthritis)	232
7.2.4	Haare	262
6.6.3	Muskelerkrankungen	232
7.2.5	Zähne	262
6.6.4	Veränderungen infolge langer Ruhigstellung	233
7.2.6	Die Schleimhaut	262
7.2.7	Der Bilirubinstoffwechsel	262
6.6.5	Knochenbrüche (= Frakturen)	233
7.3	**Beobachtung der Haut**	263
7.3.1	Hautfarbe	263
6.6.6	Kontraktur	233
7.3.2	Spannungszustand der Haut	266
7.3.3	Die Hautoberfläche	269
7.3.4	Hauttyp	270

7.4	Beobachtung von Nagelveränderungen	271
7.5	**Beobachtung der Haare**	272
7.5.1	Haartypen	272
7.5.2	Haarveränderungen	272
7.6	**Beobachtung der Zunge**	272
7.6.1	Physiologische Beschaffenheit	272
7.6.2	Veränderungen	273
7.7	**Beobachtung der Mundschleimhaut**	273
7.7.1	Physiologische Beschaffenheit	273
7.7.2	Veränderungen	273
7.8	**Beobachtung der Ohrspeicheldrüse**	273
7.9	**Körperpflege**	274
7.9.1	Einschränkungen	274
7.9.2	Besonderheiten	274
7.9.3	Prinzipien	275
7.9.4	Reinigungsmittel	275
7.9.5	Hautpflegemittel	276
7.9.6	Ganzwaschung	277
7.9.7	Hautpflege	278
7.9.8	Augenpflege	278
7.9.9	Ohrenpflege	280
7.9.10	Nasenpflege	280
7.9.11	Mundpflege	280
7.9.12	Soor- und Parotitisprophylaxe	281
7.9.13	Rasur und Bartpflege	282
7.9.14	Haarpflege	282
7.9.15	Hand- und Fingernagelpflege	282
7.9.16	Fuß- und Fußnagelpflege	283
7.9.17	Intimpflege	283
7.9.18	Baden und Duschen	284
7.10	**Pflegeplanung**	285
7.10.1	Informationssammlung "Pflegebedürftigkeit bei der Körperpflege"	285
7.10.2	Pflegestandard - Ganzwaschung / Hautpflege	286
7.10.3	Pflegestandards zur Soor- und Parotitisprophylaxe	289
7.10.4	Pflegestandards zur Intimpflege	292
7.11	**Kleidung**	296
7.11.1	Zweckmäßigkeit	296
7.11.2	Textilfasern	296
7.11.3	Kleidung und Körperpflege des Pflegepersonals	296
7.11.4	Die Kleidung des Kranken / Altenheimbewohners	297
7.12	**Einschränkungen beim An- und Auskleiden**	297
7.13	**Hilfestellung beim An- und Auskleiden**	297

8. Ruhen und Schlafen

8.1	**Bedeutung**	299
8.2	**Anatomisch - physiologische Grundlagen**	299
8.2.1	Physiologie des Schlafes	299
8.2.2	Schlafphasen	299
8.2.3	Schlafbedarf	300
8.3	**Beobachtung des Schlafes**	300
8.3.1	Physiologische Veränderungen während des Schlafes	300
8.3.2	Erhöhter Ruhe- und Schlafbedarf	300
8.3.3	Verminderter Schlafbedarf	301
8.3.4	Veränderungen des Schlafes	301
8.3.4.1	Einschlafstörungen	301
8.3.4.2	Durchschlafstörungen	301
8.3.4.3	Veränderungen des Schlaf-Wach-Rhythmus	301
8.3.4.4	Das Schlaf - Apnoe - Syndrom	302
8.3.5	Auswirkungen von Schlafstörungen	302
8.4	**Das Ruhen und Schlafen in stationären Einrichtungen**	302
8.4.1	Tagesrhythmik im Krankenhaus	302
8.4.2	Tagesrhythmik im Altenheim	303
8.4.3	Gewohnheiten bezüglich des Ruhens und Schlafens	303
8.4.4	Das Krankenzimmer	303
8.4.5	Das Krankenbett	303
8.4.5.1	Das Richten des Bettes	304
8.4.6	Krankheitsbedingte Einflüsse	306
8.5	**Unterstützung des Ruhens und Schlafens**	306
8.5.1	Schaffen günstiger Bedingungen	306
8.5.2	Hilfe bei Schlafstörungen	306
8.6	**Nachtwache**	307

9. Kommunizieren

9.1	**Bedeutung**	309
9.2	**Die Wahrnehmung über die Sinnesorgane**	309
9.3	**Bereiche der Kommunikation**	310
9.3.1	Sprache	310
9.3.2	Sprechen	310
9.3.3	Zuhören	310
9.3.4	Schreiben	311
9.3.5	Lesen	311
9.3.6	Körpersprache	311

9.4	**Das Zwischenmenschliche der Kommunikation**	314		**10.2**	**Wechselwirkung von Beschäftigung und Gesundheit**	339
9.4.1	Besonderheiten der Kommunikation bei pflegerischen Tätigkeiten	316		10.2.1	Gesundheit und Freizeitbeschäftigung	339
				10.2.2	Gesundheit und Arbeit	340
9.5	**Sinnesfunktionen und Kommunikation**	316		10.2.2.1	Positive Einflüsse der Arbeit auf die Gesundheit	340
9.5.1	Das Sprechen	317		10.2.2.2	Negative Einflüsse der Arbeit auf die Gesundheit	340
9.5.1.1	Anatomisch-physiologische Grundlagen des Sprechens	317		10.2.2.3	Der Einfluß des Gesundheitszustandes auf die Arbeitsleistung	342
9.5.1.2	Veränderungen der Stimme	317		10.2.2.4	Arbeitshygiene	342
9.5.1.3	Hilfen bei Störungen des Sprechens	317				
9.5.2	Die Sprache	318		**10.3**	**Einflußnehmende Faktoren**	343
9.5.2.1	Störungen der Sprechweise	319				
9.5.2.2	Zentrale Sprachstörungen	319		**10.4**	**Einschränkungen / Störungen**	343
9.5.2.3	Hilfen bei Sprachstörungen	320				
9.5.3	Das Hören	321		**10.5**	**Beschäftigungsmöglichkeiten während eines Krankenhaus- bzw. Altenheimaufenthaltes**	344
9.5.3.1	Physiologische Begebenheiten des Hörens	321				
9.5.3.2	Störungen des Hörens	322		10.5.1	Allgemeine Beschäftigungsmöglichkeiten	344
9.5.3.3	Hilfen bei Störungen des Hörens	322		10.5.2	Arbeits- und Beschäftigungstherapie (Ergotherapie)	345
9.5.3.4	Umgang mit Hörgeräten	324				
9.5.4	Das Sehen	325				
9.5.4.1	Anatomisch-physiologische Grundlagen des Sehens	325		**10.6**	**Rehabilitation**	346
9.5.4.2	Störungen des Sehens	326		10.6.1	Materielle Rehabilitationsmaßnahmen	346
9.5.4.3	Hilfen bei Störungen des Sehens	329		10.6.2	Beitrag des Pflegepersonals zur Rehabilitation des Patienten	346
9.5.5	Das Tasten (Fühlen)	334		10.6.3	Krankengymnastik	347
9.5.5.1	Anatomisch-physiologische Grundlagen des Tastens	334		10.6.4	Selbsthilfegruppen	347
9.5.5.2	Störungen des Tastsinns	334		10.6.5	Rehabilitationsmittel	349
9.5.6	Das Schmecken und Riechen	334				
9.5.6.1	Anatomisch - physiologische Grundlagen des Riechens und Schmeckens	334		**11.**	**Geschlechtliches Erleben und Verhalten**	
9.5.6.2	Störungen des Riechens und Schmeckens	335		**11.1**	**Bedeutung und Umfang**	350
9.6	**Die Körpersprache**	335		**11.2**	**Anatomisch - physiologische Grundlagen**	350
9.6.1	Physiologische Begebenheiten der Körpersprache	335		11.2.1	Die weiblichen Geschlechtsorgane	351
9.6.2	Störungen der Körpersprache	335		11.2.2	Die männlichen Geschlechtsorgane	353
9.6.3	Hilfen bei beeinträchtigter Körpersprache	336		11.2.3	Die Sexualhormone	354
				11.2.4	Die sekundären Geschlechtsmerkmale	354
10.	**Sich Beschäftigen**			**11.3**	**Das Sexualverhalten**	355
10.1	**Bedeutung und Möglichkeiten**	337		11.3.1	Biologische Faktoren	355
10.1.1	Die Arbeit	337		11.3.2	Soziokulturelle Faktoren	356
10.1.2	Das Spiel	338		11.3.3	Einfluß der Persönlichkeit	356
10.1.3	Der Sport	338		11.3.4	Möglichkeiten des sexuellen Verhaltens	357
10.1.4	Das Hobby	338				
10.1.5	Das autogene Training	339		**11.4**	**Beobachtung der vaginalen Ausscheidungen**	357
10.1.6	Die Meditation	339				
10.1.7	Die Muße	339		11.4.1	Die Menstruation	357

11.4.2	Ausfluß (= Fluor)	358
11.4.3	Wochenfluß (= Lochialsekret)	358
11.5	**Sichtbare Veränderungen im Bereich der äußeren Geschlechtsorgane**	**359**
11.6	**Störungen des Sexualverhaltens**	**360**
11.6.1	Sexuelle Funktionsstörungen	360
11.6.2	Sexuelle Andersartigkeit, abweichendes Sexualverhalten	360
11.6.3	Sexualität und körperliche, seelische sowie geistige Störungen	360
11.6.4	Sexualität im Krankenhaus / Altenheim	362
11.7	**Sexualhygiene**	**363**
11.7.1	Bewußter Umgang mit Sexualität	363
11.7.2	Krebsfrüherkennungsuntersuchungen	364
11.7.3	Schwangerschaftsverhütung	366
11.7.3.1	Natürliche Methoden der Schwangerschaftsverhütung	366
11.7.3.2	Mechanische Methoden	368
11.7.3.3	Lokal-chemische Methoden	369
11.7.3.4	Hormonelle Methoden	369
11.7.3.5	Sterilisation	370
11.7.4	Schutz vor sexuell übertragbaren Krankheiten	370
11.7.4.1	Das Krankheitsbild bei HIV-Infektion	370
11.7.4.2	Umgang mit HIV-Infektion und Aids	371

12. Sinn finden

12.1	**Bedeutung und Möglichkeiten**	**374**
12.2	**Herausforderungen und sinnvolle Bewältigungsmöglichkeiten**	**375**
12.2.1	*Streß*	375
12.2.1.1	Definition	375
12.2.1.2	Physiologische Streßreaktion	375
12.2.1.3	Stressoren	378
12.2.1.4	Unterschiedliche Reaktionen auf Stressoren	379
12.2.1.5	Dysstreß	379
12.2.1.6	Geeigneter Umgang mit Streß	380
12.2.2	*Behinderung*	382
12.2.2.1	Definition	382
12.2.2.2	Behinderungsarten	382
12.2.2.3	Auswirkungen	382
12.2.2.4	Umgang mit Behinderungen	383
12.2.2.5	Hilfen für Behinderte	384
12.2.3	*Schmerz*	384
12.2.3.1	Begriffserläuterungen	385
12.2.3.2	Anatomisch-physiologische Grundlagen	385
12.2.3.3	Beobachtung	385
12.2.3.3.1	Schmerzarten	385
12.2.3.3.2	Schmerzsyndrome	386
12.2.3.3.3	Qualität des Schmerzes	387
12.2.3.3.4	Lokalisation des Schmerzes	387
12.2.3.3.5	Intensität des Schmerzes	387
12.2.3.3.6	Dauer des Schmerzes	387
12.2.3.3.7	Auslösende und beschleunigende Faktoren	387
12.2.3.4	Reaktionen auf Schmerz	388
12.2.3.5	Störungen und Besonderheiten des Schmerzempfindens	388
12.2.3.6	Schmerzbekämpfung	388
12.2.4	*Das Altern*	392
12.2.4.1	Begriffserläuterungen	392
12.2.4.2	Gesellschaft und Altern	392
12.2.4.3	Besonderheiten im Alter	393
12.2.4.4	Der alte Mensch im Krankenhaus	399
12.2.4.5	Der betagte Mensch im Alten-(pflege-) heim	399
12.2.5	*Sterben und Tod*	400
12.2.5.1	Definitionen	400
12.2.5.2	Begegnung / Auseinandersetzung mit Sterben und Tod	400
12.2.5.3	Die Begleitung des unheilbar kranken und sterbenden Menschen	403
12.2.5.4	Aufgaben nach Todeseintritt	405
12.2.5.5	Trauer und Trauerarbeit	406
12.2.5.6	Hospize für Sterbende	407
12.2.5.7	Euthanasie - Sterbehilfe	408

Anhang

Fremdwortverzeichnis (Erklärung der im Text mit " * " gekennzeichneten Vokabeln)	**410**
Bildnachweis	**418**
Literaturverzeichnis	**419**
Weiterführende Adressen	**420**
Stichwortverzeichnis	**421**

Themenübersicht (alphabetisch geordnet)

Anatomie / Physiologie
Atemtrakt 33
Bewegungsapparat 222
Bilirubinstoffwechsel 262
Geschlechtsorgane 350
Harntrakt 93
Haut - Hautanhangsgebilde 260
Herz-Kreislauf 127
Sinnesorgane 309
Stoffwechsel 71
Verdauungstrakt 68
Wärmehaushalt 207

Beobachtung
Einführung 32
Atmung 40
Augen 326
Bewußtsein 137
Blutdruck 133
Erbrechen 79
Ernährungsverhalten 77
Ernährungszustand 75
Eßgewohnheiten 78
Fieber 211
Gehör 322
Haare 272
Haut 263
Husten 45
Körperhaltung 230
Körpertemperatur 209
Nägel 271
Puls 128
Schlaf 300
Schleimhaut 273
Schweiß 212
Sprache 317
Sputum 45
Streß 375
Stuhl 110
Stuhlausscheidung 111
Todeszeichen 405
Trinkgewohnheiten 78
Urin 95
Urinausscheidung 96
Wochenfluß 358
Zunge 272
Zyklus 366

Gesundheitspflege / Hygiene
Arbeit 337
Arbeitshygiene 342
Autogenes Training 339
Desinfektion 142
Diäten 81
Ernährung 72
Hobby 338

Kleidung 296
Meditation 339
Nosokomial-Infektionen 139
Raucherentwöhnung 58
Rückenschule 225
Schlaf 299
Sexualhygiene 363
Spannungsübungen 228
Sport 338
Sterilisation 143
Streß 375

Informationssammlungen (Listen)
Dekubitusrisiko 188
Essen und Trinken 90
Körperpflege (Pflegebedürftigkeit) 285
Kontrakturenrisiko 252
Obstipationsrisiko 122
Pneumonierisiko 61
Temperaturregulation 217
Thromboserisiko 167

Lagerungen
135°-Lage 182
30°-Lage 182
atemerleichternde Lagerung 49
Bauchlage 183
Beugestellung 235
Bobath-Lagerung 236
Dehnlage 47
entstauende Lagerung 164
Freilagerung der Fersen 184
Halbmondlage 47
Hohllagerung 183
nach Lungenoperationen 48
Oberkörperhochlagerung 46
Physiologische Mittelstellung 235
postoperative Lagerung 154
Schräglage 181
Seitenlage 46
Streckstellung 234
Superweichlagerung 181
T-Lagerung 48, 184
V-Lagerung 47, 183
Weichlagerung 181

Medikamente
Analgetika 112, 389, 391
Betäubungsmittel 112, 390
Heparin 157, 164
Hypnotika 307
Injektionslösungen 201
Laxantien 122
Pharmakologische Abhängigkeit 390
Suppositorien 122
Umgang mit Medikamenten 391
Verabreichung von Medikamenten 391

Themenübersicht (alphabetisch)

Pflegehilfsmittel
für die
Dekubitusprophylaxe	181
Hautpflege	276
Kontrakturenprophylaxe	234
Körperreinigung	275
Lagerung	184, 239
Mobilisation	250
Nahrungsaufnahme	82
Pneumonieprophylaxe	49
Stuhlausscheidung	113
Temperaturregulation	213
Thromboseprophylaxe	160
Urinausscheidung	103

Pflegemethoden / Pflegetechniken
Absaugen von Sekret	52
An- und Auskleiden	297
Antithrombosestrümpfe	161
Atemübungen	49
Augenpflege	278
Baden	284
Bartpflege	282
Bewegungsübungen	241
Blasenpunktion	102
Blasentraining	105
Blutdruckmessung	133
Darmeinläufe	114
Duschen	285
Fuß- und Fußnagelpflege	283
Haarpflege	282
Hand- und Fingernagelpflege	282
Hautpflege	278
Inhalationen	50
Injektionen	200
Intimpflege	283
Katheterismus der Harnblase	100
Kontinenztraining	113
Magensonde	83
Mundpflege	57, 280
Nahrungsaufnahme	82
Nasenpflege	280
Ohrenpflege	280
Parenterale Ernährung	85
Physikalische Therapie	215
Postoperative Pflegemaßnahmen	149
Präoperative Pflegemaßnahmen	146
Pulsmessung	131
Richten eines Krankenbettes	303
Sauerstoffverabreichung	53
Schlucktraining	85
Stomapflege	115
Temperaturmessung	209
Umgang mit einem Tracheostoma	56
Umgang mit venösen Zugängen	166
Uringewinnung	100

Urostoma	108
Wadenwickel	213

Pflegestandards
Dekubitusbehandlung	196
Dekubitusprophylaxe	189
Eß- und Trinktraining	91
Ganzwaschung	286
Intimpflege	292
Kontrakturenprophylaxe	253
Obstipationsprophylaxe	123
Parotitisprophylaxe	289
Pflege eines Fieberkranken	218
Pneumonieprophylaxe	62
Soorprophylaxe	289
Thromboseprophylaxe	168
Wadenwickel	221

Prophylaxen
Aspiration	57
Dekubitus	175, 181
Fieber	213
Infektion	57, 139
Karies	280
Kontrakturen	234, 253
Nasendekubitus	54
Obstipation	121
Parodontose	280
Parotitis	281
Pneumonie	62
Soor	281
Thrombose	160
Zystitis	107

Rehabilitation
Eß- und Trinktraining	87
Hilfen für Behinderte	384
Hörhilfen	322
Krankengymnastik	347
Mobilisation	241
Mobilisationshilfen	250
Rehabilitationsmaßnahmen	346
Rehabilitationsmittel	349
Sehhilfen	329
Selbsthilfegruppen	347

Spezielle Pflegesituationen; Umgang mit:
Aids-Kranken Menschen	371
Behinderten Menschen	382
Betagten Menschen	399
Bewußtlosen Menschen	336
HIV-Infizierten Menschen	371
Schlafstörungen	306
Schmerzleidenden Menschen	388
Sterbenden Menschen	403
Unheilbar Kranken Menschen	403

Einleitung

I. Pflegeverständnis

A. Der Mensch - ein ganzheitliches Wesen

Der **Holismus** ist eine philosophische Denkrichtung, nach der alle Daseinsformen der Welt danach streben, ein Ganzes zu sein. Er bildet die Grundlage für die Betrachtung des Menschen als ganzheitliches Wesen, als ein strukturiertes, nach außen offenes System, dessen Teile in wechselseitiger Beziehung zueinander, zur Gesamtheit und zur Außenwelt stehen.

Die an der ganzheitlichen Betrachtungsweise des Menschen orientierte Pflege (= holistische Pflegeauffassung; im folgenden als "*ganzheitlich orientierte Pflege*" bezeichnet) sieht den Menschen als eine *Körper-Seele-Geist-Einheit*, die in ständiger Wechselbeziehung mit sich und mit ihrer Umwelt steht. Das menschliche Dasein wird von den Beziehungen zur eigenen Person, zur sozialen Umwelt (Mitmenschen), zur natürlichen Umwelt (Wasser, Boden, Luft und Klima), zur künstlichen Umwelt (technische und materielle Produkte) und zum Übersinnlichen (Glaube, Religion, Mythos, Transzendenz) geprägt. Das Ganze ist nicht die Summe, sondern das Zusammenwirken - die Einheit - der Teile.

Die einzelnen Elemente des "Systems" Mensch können lediglich zum Zwecke des besseren Verstehens ihrer Beschaffenheit (und ihres Funktionierens) getrennt voneinander betrachtet werden. Ansonsten sind sie stets als mit dem Ganzen in Wechselbeziehung stehende Elemente der Einheit zu sehen.

Die Einheit von Seele-Geist-Körper und die Einmaligkeit des Menschen finden Ausdruck in den Worten "*Person*" und "*Persönlichkeit.*"

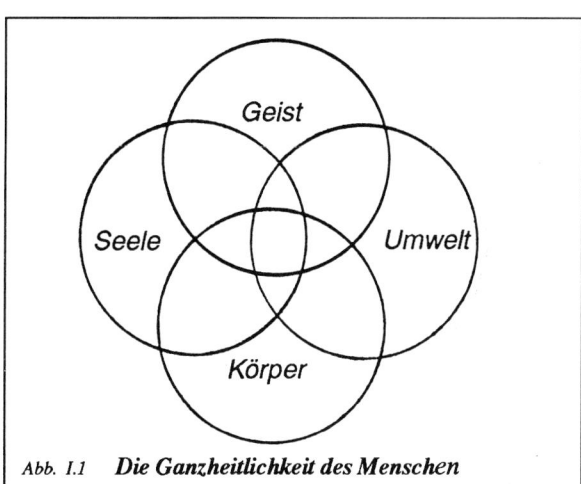

Abb. I.1 *Die Ganzheitlichkeit des Menschen*

Körper

In der Biologie meint das Wort "Körper" den gesamten Leib eines Lebewesens. Die Begriffe "*Körper / Leib*" werden als Synonyme verwendet. Das griechische Wort "*Soma*" steht ebenfalls für Körper / Leib.

Körperstrukturen und -funktionen sind nur zum Teil bewußt durch den menschlichen Willen beeinfluß- bzw. beherrschbar. Die autonome Arbeitsweise des Organismus wird allerdings unwillkürlich durch Geist, Seele und Umwelt beeinflußt. Selbst durch biologische Abwehrmechanismen, z.B. die physiologische Streßreaktion, werden unwillkürlich seelisch-geistig empfundene Anforderungen mit körperlichen Reaktionen beantwortet *(vgl. "Streß", Seite 375)*.

Wahrnehmen und Erleben des eigenen Körpers beziehen sich sowohl auf die gegebenen Strukturen wie Körperbau und Physiognomie* als auch auf die sich verändernden Strukturen wie Größe, Gewicht oder Hautbeschaffenheit.

Das sensible* Nervensystem vermittelt über die Wahrnehmung der Glieder, Gelenke usw. das Empfinden für die Lage des Körpers und vermittelt ein schematisches Bild vom Körper (= Körperschema). Dieses wird grundlegend gestört, wenn ein Teil des Körpers nicht mehr wahrgenommen wird (bei sensibler Lähmung) oder wenn er amputiert wurde.

Die eigene *Körperwahrnehmung* hat Auswirkung auf das gesamte Befinden des Menschen. Umgekehrt wirkt sich das Gesamtbefinden auf das körperliche Befinden aus.

Seelisch-geistiges, soziales und körperliches Erleben beeinflussen sich wechselseitig. So fühlt sich ein glücklicher Mensch z.B. leicht und beschwingt, die Bewegungen gestalten sich entsprechend; ein an Schmerzen oder an sozialen Konflikten leidender Mensch empfindet Unlustgefühle und Nervosität. Zusätzlich sind Konzentrationsfähigkeit und Appetit vermindert.

Körperliche Symptome sind Reaktionen auf Einwirkungen auf die innere / äußere Welt des Menschen; andererseits sind sie Auslöser von Reaktionen sowohl des Betroffenen als auch seiner Umwelt.

Körperhaltung und *Körpersprache* sind bewußt oder unbewußt Ausdruck seelisch-geistiger Empfindungen oder sozialer Aktivitäten *(vgl. "Sich Bewegen", Seite 230)*.

Das individuelle *Körperbewußtsein* prägt die Pflege des Körpers, die nicht nur auf Reinlichkeit, sondern auch auf die Förderung des harmonischen Zusammen-

spiels der Körperstrukturen ausgerichtet ist. Hierzu dienen z.B. körperliche Ertüchtigung, Atemtraining oder eine der Umgebung angemessene Bekleidung.
Nicht zuletzt stellt der Körper - vor allem durch seine äußere Hülle, die Haut - die stete Verbindung zwischen der Innen- und Außenwelt des Menschen dar.

Seele

Das Wort Seele meint die *Gesamtheit beobachtbarer Vorgänge des Erlebens und Empfindens.* (Der griechische Wortteil "psych(o)" wird im Deutschen als Wortteil für "seelen..." eingesetzt, z. B. psychisch = seelisch).

Die innere Verarbeitung von Wahrnehmungen geschieht individuell unterschiedlich und wird durch Vorgänge des Denkens, Fühlens und Erinnerns beeinflußt.

Daraus resultierende seelische Vorgänge zeigen sich als *Gefühle, Stimmungen, Antriebe und Affekte.* So erleben wir Freude, Hoffnung, Vertrauen, Liebe, Lust, Anteilnahme, Trauer, Furcht, Haß usw. Das seelische Erleben des einzelnen steht also in enger Wechselbeziehung zu seinen sozialen Beziehungen.

Die emotionalen Aspekte des Seelenlebens werden auch mit dem Begriff "*Gemüt*" zusammengefaßt.

In vielen Religionen gilt die Seele als unsterblich, kann also vom Körper getrennt werden.

Geist

In philosophischem Sinn bedeutet Geist *Denken, Vernunft und Bewußtsein;* er stellt die über das Sinnliche und Materielle hinausreichende intelligente Seite des menschlichen Seins dar.

Im Griechischen steht das Wort "Pneuma", im Lateinischen das Wort "Spiritus" für Geist, beide bedeuten auch "Hauch, Atem".

Geist und Seele sind eng miteinander verbunden, da sie sich beide auf das Erleben und Empfinden beziehen. Der Geist übernimmt dabei die objektivere, sachlichere Rolle, wozu seine Elemente als Gesamtheit beitragen. Diese sind Bewußtsein, Wahrnehmung, Unterscheidungsvermögen, Gedächtnis, Verstand, Vernunft, Denkvermögen, Meinungsbildung und Urteilsvermögen.

Sie ermöglichen sowohl das *Erfassen des Sinns* und der Bedeutung von dinglichen Gegebenheiten und Ereignissen als auch das Erleben des Übersinnlichen (= *Transzendenten*). Besonders deutlich wird der enge Zusammenhang zwischen Geist und Seele im Bereich des moralischen Urteils und der Wertvorstellungen.

Auch soziale Normen und jedes soziale Miteinander sind sowohl von objektiven materiellen Begebenheiten und Bedingungen als auch vom subjektiven menschlichen Geist geprägt und beeinflußt.

Umwelt

Die Umwelt umfaßt die gesamte Umgebung des Menschen, den natürlichen und den durch menschliche Einflüsse veränderten Lebensraum.

Die natürliche (= *biologische oder ökologische*) Umwelt umfaßt die Elemente Wasser, Boden, Luft, Klima, Pflanzen und Tiere.

Der Mensch braucht diese Natur, um existieren zu können. Allerdings ist die Natur durch menschliche Einflüsse veränderbar. Da der *Umgang des Menschen mit der Natur* nicht mehr an ihrer Ganzheit orientiert ist und er sie stattdessen in den Dienst der Menschheit stellt, finden sich weitreichende Schäden. Die übermäßige Nutzung natürlicher Ressourcen (Holz, Kohle, Oel, Rohstoffe, Boden, Gewässer) durch Energiewirtschaft, Waldrodungen, übermäßige Anlage von Monokulturen und exzessive Fischerei führt nicht nur zu Wirtschaftswachstum und technischem Fortschritt, sondern auch zur zunehmenden *Ausbeutung, Verschmutzung, Schadstoffbelastung* und *Zerstörung der Natur.* Die bereits bestehenden Folgen belasten den Menschen in mehrfacher Hinsicht. Einige Beispiele:

- die Schadstoffe in Wasser, Boden und Luft gelangen direkt oder über die Nahrungskette zum Menschen zurück und belasten seine Gesundheit;
- die Angst vor Krankheiten und vor dem "Zurückschlagen" der Natur belastet den Menschen;
- das schlechte Gewissen und das zunehmende Wissen über die ökologische Gefährdung stören das sorgenfreie Konsumverhalten und erzwingen immer öfter ein Reflektieren der persönlichen Verhaltensweisen und Wertvorstellungen; daraus resultierende Verhaltensänderungen können zur sozialen Verunsicherung führen, weil vom genormten Gruppenverhalten, das auch den Schutz der Gruppe vermittelt, abgewichen wird;
- Waldsterben, Lärmbelastung, hohes Abfallaufkommen, Geruchsbelästigungen und Massentourismus stören das Erleben und Genießen der Natur und reduzieren ihren Freizeit- und Erholungswert.

Zur natürlichen Umwelt gehören im weiteren Sinne auch die **Mitmenschen**. Auf sie ist der Mensch ebenfalls angewiesen: Zum einen, weil er ein soziales Wesen ist, zum anderen aus biologischen Gründen. Schon für die Fortpflanzung sind zwei Menschen notwendig; ein Neugeborenes braucht die Fürsorge Erwachsener, um überleben zu können. Das heranwachsende Kind braucht mehrere Jahre Fürsorge, bis es selbständig leben kann. Aber auch wenn dies erreicht ist, ist der *Mensch auf soziale Beziehungen und auf menschliche Nähe angewiesen.* In besonderen Lebenssituationen, die z.B. von Krankheit, Behinderung, Trauer oder Arbeitslosigkeit geprägt sind, kann die körperliche, finanzielle und/oder soziale Unabhängigkeit vorübergehend gestört werden. Hierzu kann es auch durch Alterungsprozesse kommen.

Die *sozialen Beziehungen der Menschen* haben große Bedeutung für Wohlbefinden und Gesundheit des einzelnen, aber auch für die Gesundheit von Kollektiven. Das Empfinden, Denken, Entscheiden und Handeln des Menschen wird von seinen sozialen Beziehungen beeinflußt, zum Teil sogar gesteuert. Dies bezieht sich

I. Pflegeverständnis

ebenso auf das Verhalten gegenüber anderen wie auch auf das erwünschte aktive und reaktive Verhalten anderer. Soziale Beziehungen bestehen in verschiedensten Gruppen (z.B. Partnerschaft, Familie, Verwandschaft, Schulklasse, Arbeitskollegium, Sportverein, Umweltschutzgruppe, Berufsverband, politischer Partei, Gewerkschaft).

Der Einfluß der "künstlichen", von der menschlichen Zivilisation (Kultur, Technik, Fortschritt) geschaffenen, nicht immer menschengerechten Umwelt prägt das menschliche Dasein in all seinen Dimensionen. Das Ausmaß variiert dabei zum einen individuell, zum anderen epochenweise.

B. Gesundheit - Krankheit

Gesundheit und Krankheit sind Begriffe, mit denen man versucht, Zustände, Fähigkeiten, Lebensvorgänge und das Befinden von Lebewesen zu erfassen und zu bewerten. Sie sind *nicht eindeutig* und *nicht einheitlich definiert*.

In unserer Kultur wurde und wird Gesundheit nicht selten aus *naturwissenschaftlich-medizinischer Sicht* betrachtet: Die Abwesenheit von Schmerzen und anderen Krankheitssymptomen wird als Gesundheit verstanden. Die geistige, seelische und soziale Dimension des Menschen wird weitgehend ausgeklammert. Gesundheit und Krankheit werden allein im Bereich der Leistungs- und Funktionsfähigkeit des Körpers gesehen. Krankheiten sind eine Störung, Veränderung oder Beeinträchtigung der Abläufe im physischen Organismus. Der Mensch wird im Prinzip als "Maschine" angesehen, an der schadhafte Teile repariert oder ausgetauscht werden können, ohne daß man den lebensgeschichtlichen Sinn einer Krankheit, die psychischen und die sozialen Aspekte ihrer Entstehung berücksichtigen müßte.

Wird der Mensch dagegen als ein *ganzheitliches*, in Beziehung zu sich, zur Natur und zu den Mitmenschen stehendes Lebewesen betrachtet, so müssen die Begriffe Gesundheit und Krankheit diese Dimensionen des menschlichen Daseins einschließen. Ihre Aussage darf sich somit nicht nur und nicht ausschließlich auf das innere Befinden und auf das körperliche Funktionieren des Menschen beziehen, sondern muß auch die Beziehungen zu seiner sozialen und zu seiner ökologischen Umwelt berücksichtigen. Die angesprochenen Dimensionen des Menschseins - die biologische, die seelisch-geistige und die soziale Ebene - sind miteinander verzahnt und beeinflussen sich wechselseitig.

Zur Verdeutlichung einige Beispiele:

- Selbstvertrauen, Selbstachtung und Wohlbefinden resultieren aus dem Gefühl, den im Beruf, in der Familie und im Freundeskreis gestellten Anforderungen zu entsprechen, d.h. sie mit eigenen Kräften aktiv bewältigen und - entsprechend der eigenen Werte und Zielvorstellungen - mitgestalten zu können.

- Aus Störungen befriedigender Beziehungen und Interaktionen mit der Umwelt resultieren häufig Störungen des Befindens und auch Krankheiten. Besonders deutlich wird dies beim Leiden an Einsamkeit und beim Leiden an Arbeitsbedingungen, die den menschlichen Bedürfnissen nicht entsprechen.

- Seelisch-geistige Belastungen und Störungen werden häufig somatisiert, d.h. der Körper drückt z.B. über Kopfschmerzen stellvertretend die Sorgen, Ängste oder die ungelösten Probleme aus.

- Körperliche Symptome und körperliches Leiden wiederum "rechtfertigen" die Hilfebedürftigkeit des Erkrankten. Ihm wird - ohne dabei an Unfähigkeit oder an Versagen zu denken - Schonung, Anteilnahme und Zuwendung zuerkannt. Auch der Kranke selbst akzeptiert - viel eher als bei einem seelischen Leiden - sein Unwohlsein und gönnt sich Ruhe und Pflege.

In unserer Gesellschaft lernen viele Menschen schon in der frühen Kindheit, auf psychosoziale Belastungen vorwiegend körperlich zu reagieren. Die Tendenz des *Somatisierens* ist umso größer, je weniger die entwickelte Fähigkeit und die Bereitschaft, seelisch zu erleben und zu verarbeiten, ausgeprägt sind.

Krankheit kann im Leben des Menschen *Sinn und Bedeutung* haben, sofern sie in subjektiv sinnvollem und erfahrbarem Zusammenhang zur individuellen Lebensgeschichte steht und nur daraus ihre Entstehung "ganz" zu begreifen ist. So können körperliche Symptome (z.B. Bluthochdruck) zum Hinterfragen der vorliegenden Risikofaktoren (z.B. Übergewicht) und der persönlichen Verhaltensweisen (z.B. "Warum esse ich zu viel und zu einseitig?") veranlassen. Wenn der Mensch bereit ist, die Ganzheitlichkeit seines Wesens zu akzeptieren, erkennt er vielleicht den ursächlichen Zusammenhang und hat die Chance, das zugrunde liegende Problem anzugehen.

Beispiel: Ich esse immer dann zu viel, wenn ich mich trösten möchte, z.B. bei Enttäuschung oder bei Konflikten. Schon als Kind habe ich alles in mich hineingestopft, wenn ich enttäuscht war, weil sich niemand um mich gekümmert hat. In Partnerschaften gerate ich in Konflikte: Ich möchte jeden Freund gleich *"einverleiben"*, *"auffressen"*, obwohl ich weiß, daß unter diesen Bedingungen keine Freundschaft wachsen kann. Ich muß versuchen, in einer Partnerschaft Freiräume zu gewähren und die Eigenständigkeit beider Persönlichkeiten zu akzeptieren.

In den **WHO-Definitionen von Gesundheit und Krankheit** werden die verschiedenen Dimensionen des menschlichen Daseins in den Vordergrund gerückt:

"Gesundheit ist ein Zustand vollkommenen körperlichen, geistigen und sozialen Wohlbefindens und nicht nur das Freisein von Krankheit und Gebrechen."

"Krankheit ist ein Zustand körperlicher, geistiger und sozialer Unangepaßtheit und des mangelnden oder fehlenden Wohlbefindens."

Der Mensch wird als Einheit von Körper-Seele-Geist gesehen, deren Befindlichkeit von sozialen Bedingungen und zwischenmenschlichen Erfahrungen wesentlich beeinflußt wird. Gesundheit - Krankheit wird im Zusammenhang mit gesellschaftlich unterschiedlichen Entwicklungs-, Arbeits- und Lebensbedingungen gesehen. Gesund ist der Mensch, wenn es keine Störungen gibt

- in seinen biologischen Funktionen (z.B. Nahrungsaufnahme/-verwertung, Temperaturregulation, Beweglichkeit);
- in seinem Lebenslauf, seiner Biographie (z.B. geprägt durch Elternhaus, Schule, Ausbildung, Partnerschaft);
- in seiner persönlichen Umwelt (z.B. Familie, Freundeskreis, Wohnung);
- in seiner gesellschaftlichen Umwelt (z.B. Arbeitsplatz, Vereine, berufs-/parteipolitische Organisationen);
- in seinem persönlichen Erleben (z.B. Gedanken, Gefühle; im Umgang mit Problemen).

Die WHO definiert *Gesundheit positiv* - nicht als Fehlen von Krankheit, sondern *als körperliches und psychosoziales Wohlbefinden*; diese Definition ist zu befürworten. Gleichzeitig sollte sie jedoch eher als anzustrebende *Zielvorstellung*, die alle Ebenen des menschlichen Daseins umfaßt, angesehen werden.

Auf der breiten Skala menschlicher Befindlichkeiten stellen Gesundsein / Wohlbefinden und Kranksein / Leiden Extrempunkte dar. Zwischen diesen Polen gibt es einen großen Übergangsbereich. Kein Mensch ist (über längere Zeitphasen) vollkommen gesund oder vollständig krank. Meist hat jeder gesunde und kranke Anteile, die Übergänge zwischen gesunder und kranker Befindlichkeit, zwischen Wohlsein und Leiden (Unbehagen) sind fließend. Jeder *Mensch ist so gesund bzw. krank*, wie er in der Lage ist, seine körperlichen, geistigen, seelischen sowie sozialen Möglichkeiten und Kräfte zu entfalten und sich so den wechselnden Lebensbedingungen adäquat anzupassen und seine Probleme zu bewältigen.

Folgende Aussagen aus dem psychosozialen Bereich können zu einem ganzheitlichen Verständnis von Gesundheit - Krankheit beitragen. *Gesundheit umfaßt die*

- Fähigkeit, Zufriedenheit zu erleben;
- Fähigkeit, sinnliche Lust zu erleben, zu genießen, sich körperlich-seelisch hinzugeben;
- Fähigkeit, intensive Gefühle zu erleben: Schmerz, Traurigkeit, Ohnmacht, Wut, Verzweiflung, Freude, Sehnsucht, Hoffnung, Liebe;
- Fähigkeit, Bindungen einzugehen (bzw. sich zu trennen), Verantwortungsgefühl zu entwickeln, mit anderen Menschen zusammenzuarbeiten;
- Fähigkeit, sich auf Neues, Unbekanntes einzulassen, Risiken einzugehen, zu experimentieren;
- Fähigkeit zur realistischen Selbstwahrnehmung;
- Fähigkeit zur realistischen, kritischen Wahrnehmung der gesellschaftlichen Wirklichkeit;
- Fähigkeit zur Auseinandersetzung mit sich selbst und der eigenen Lebensgeschichte (soziales, historisches Bewußtsein; Bewußtsein der eigenen Vergänglichkeit);
- Fähigkeit zur Anpassung an gesellschaftliche Anforderungen und
- Fähigkeit zur Nicht-Anpassung und zur Verweigerung.

Bei der *ganzheitlich orientierten* Betrachtungsweise ist zu beachten, daß biologische Körperfunktionen nicht ausschließlich und nicht immer von seelisch-geistigen und sozialen Faktoren beeinflußt werden.

Selbst *psychische Erkrankungen* können körperlich (organisch) oder genetisch (endogen) bedingt sein. Bis heute ist nicht für jede psychiatrische Krankheit geklärt, ob die Ursache mehr in organischen oder mehr in psychosozialen Begebenheiten zu finden ist. Unabhängig von der Antwort wird deutlich, daß auch hier der *Mensch in seiner Ganzheit betroffen* ist, d.h. die Auswirkungen und das Erleben der psychischen Störung beziehen sich auf die körperliche, geistige und soziale Dimension des Menschen; diese beeinflussen sich wechselseitig.

Zur Anregung der Auseinandersetzung mit der Bedeutung von "**Gesundheit - Krankheit**" werden im folgenden weitere Einschätzungen bzw. Definitionen aufgeführt.

> "Im engeren Sinn kann Gesundheit verstanden werden als das subjektive Empfinden des Fehlens körperlicher, geistiger und seelischer Störungen bzw. Veränderungen." (*Pschyrembel*)

> "Im engeren Sinn kann Krankheit verstanden werden als das Vorhandensein von subjektiv empfundenen und/oder objektiv feststellbaren körperlichen, geistigen und/oder seelischen Veränderungen bzw. Störungen." (*Pschyrembel*)

> "Krankheiten sind Störungen im Ablauf der Lebensvorgänge, die mit einer Herabsetzung der Leistungsfähigkeit einhergehen und meist mit wahrnehmbaren Veränderungen des Körpers verbunden sind." (*K. Dörner, U. Plog*)

> "Krankheit ist ein natürliches Phänomen. Alle Lebensvorgänge sind Anpassungen. Gesundheit und Krankheit sind Anpassungsmechanismen in Bezug auf Veränderungen." (*Engel*)

> "Gesundheit ist die Kraft, mit der Realität zu leben." (*Sr. L. Juchli*)

> "Gesundheit ist die Fähigkeit, lieben und arbeiten zu können." (*S. Freud*)

> "Krankheit und Gesundheit werden als Gegensätze empfunden. Sie sind es nicht, sind es ebensowenig wie etwa Wärme und Kälte ..., weil zwischen gesund und krank keine sichere Grenze besteht." (*G. Groddeck*)

> "Gesund sein heißt, fähig sein, verlernen, umlernen, erlernen zu können, um
> - mit Lebens- und Verhaltensschwierigkeiten fertig zu werden,
> - mitmenschliche und soziale Beziehungen aufzubauen,
> - Eigenverantwortung zu übernehmen."
> (*J. Foudraine*)

> "Gesundheit ist derjenige Körper- und Geisteszustand, der dem Menschen die Ausübung aller körperlichen und geistigen Funktionen ermöglicht. Krankheit ist jeder regelwidrige Körper- und Geisteszustand, der von der Norm abweicht, die durch das Leitbild des gesunden Menschen geprägt ist. Der Krankheitsbegriff umfaßt u.U. auch Regelwidrigkeiten, die noch keine Funktionsstörungen bewirken, sondern solche erst in Zukunft erwarten lassen." (*Bundessozialgericht*)

C. Pflege im gesellschaftlichen Kontext

Die Einstellung einer Gesellschaft zu Gesundheit und Krankheit wird maßgeblich durch soziokulturelle, wirtschaftliche und religiöse Bedingungen beeinflußt.
In unserer Kultur und *Leistungsgesellschaft* wird Gesundheit überwiegend als Abwesenheit von Schmerzen und anderen körperlichen Krankheitssymptomen verstanden, ohne daß dabei die geistige, seelische und soziale Dimension des Menschen berücksichtigt wird.
Gesundheit wird eng verbunden mit Leistung, Vitalität, Arbeitskraft und Unabhängigkeit, oft auch mit Jugend und Attraktivität. Als *Krankheit* wird dagegen die Störung eines Organs oder einer Körperfunktion verstanden. Sie wird in Zusammenhang gebracht mit Leistungseinbuße, Arbeitsunfähigkeit, Abhängigkeit und hohen Kosten. Oft wird Krankheit auch mit Schwäche, Alter, Leiden und Last verbunden *(vgl. Gesundheit - Krankheit, Seite 3).*
Krankheit gilt (zumindest in jungen Jahren) meist als ein weitgehend *beherrschbarer Faktor*; bis auf wenige Ausnahmen scheinen die gestörten Körperfunktionen durch die moderne Medizin, Medizintechnik und Pharmakologie "reparabel". Selbst die durchschnittliche Lebensdauer konnte erheblich verlängert werden. Der einzelne legt - entsprechend einer sich auch auf andere Lebensbereiche erstreckenden Konsumhaltung - seine Gesundheit häufig in die Hände der "Mediziner" und wähnt sich von der *Verantwortung für die eigene Gesundheit* weitgehend befreit.
Dieser Haltung entsprechend greift die Schulmedizin erst dann ein, wenn die Gesundheit bereits gestört ist. Die *Gesundheitsvorsorge* wird vernachlässigt, Hinweise auf gesundheitsschädliche Verhaltensweisen und auf gesundheitsfördernde Alternativen werden nicht in ausreichendem Umfang und nicht immer überzeugend genug angeboten. Somit wird das Konsumverhalten des Menschen allenfalls geringfügig, meist jedoch gar nicht gestört. Begünstigt wurde diese Entwicklung durch die raschen und weitreichenden Fortschritte der Medizin und der Medizintechnik: das Erkennen und Beseitigen von Krankheiten durch *medizin-technische Methoden* und/oder durch *pharmakologische Produkte* rückt immer weiter in der Vordergrund.
Die *Gesundheitsvorsorge* ist in der BRD weitgehend Aufgabe der Gesundheitsämter, die die gesundheitliche Lage der Bevölkerung überwachen und Vorsorgemedizin (= Praeventivmedizin), z.B. in Form von Schutzimpfungen, Mütterberatung, Aufklärungsarbeit bzgl. gesundheitlicher Risikofaktoren und Vorsorgeuntersuchungen, betreiben. In Krankenhäusern und Arztpraxen - Einrichtungen, die der Mensch aufgrund einer gesundheitlichen Störung aufsucht - sind zusätzlich mehr gesundheitsfördernde Beratung und Anleitung erforderlich. Während einer Erkrankung sind das Interesse an der Gesundheit und die Bereitschaft, gesundheitsbelastendes Verhalten zu verändern, meist gesteigert.
In der neueren Entwicklung sind allerdings sowohl der einzelne als auch die Gesellschaft besser als früher über die Krankheitsentstehung (u.a. über Risikofaktoren) informiert. Das *Interesse an gesundheitserhaltenden* und *-fördernden Bedingungen* bzw. Verhaltensweisen ist gestiegen, gleichzeitig wurde das entsprechende Informationsangebot erweitert: zunehmend klären vor allem die Krankenkassen, aber auch die Medien über Gesundheitsschädigung und -fürsorge auf. Auch im Kindergarten und in der Schule findet in gewissem Maße *Gesundheitserziehung* statt. Im Vordergrund steht allerdings meist die "körperliche Gesundheit", ganzheitliche Aspekte finden nur ansatzweise Berücksichtigung.

So steht der Mensch im ausgehenden 20. Jahrhundert zwischen dem Wunsch nach Gesundheit und gesunder Lebensweise einerseits und gesundheitsschädigendem/n Konsum, Verhaltensweisen und Arbeitsbedingungen andererseits.

Es ist allzu menschlich, daß *Gewohnheiten* trotz guter Vorsätze nur schwer veränderbar sind. Zahlreiche *gesellschaftliche Bedingungen* erschweren ein gesundheitsförderndes Verhalten zusätzlich. Das gilt z.B. für:

- ein überwiegend auf Krankheitsheilung (statt auf Praevention) ausgerichtetes Gesundheitswesen;
- Arbeitsplatzmangel, Leistungsdruck, Konkurrenzkampf und Prestigedenken;
- schlechte Arbeitsbedingungen wie Hektik, Überlastung und mangelnde Anerkennung;
- Werbung, die Annehmlichkeiten, z.B. Entspannung, Wohlbefinden, Freude und Vitalität als Folge des Konsums von Tabak, Alkohol, Medikamenten und "isolierten" Nahrungsmitteln *(vgl. "Essen und Trinken", Seite 67)* suggeriert.

Die täglich mehrfach über die Medien ausgestrahlte Werbung hinterläßt nicht selten eine nachhaltige - und meist unbewußte - Wirkung.

Im Spannungsfeld dieser Einflüsse gelingt es nicht jedem Menschen, ein selbstverantwortliches Gesundheitsbewußtsein und -verhalten zu entwickeln. Umso wichtiger ist es, auf ein gesundheitsförderndes Verhalten des einzelnen und der Gesellschaft hinzuwirken.

Menschen, die *professionelle Pflege* ausüben, sind mitverantwortlich für diesen gesellschaftlichen Auftrag.

Es sollte selbstverständlich sein, daß Menschen, die sich beruflich mit Gesundheit und Krankheit befassen, *Interesse und Verantwortung für die eigene Gesundheit zeigen.* Doch auch hier spiegelt sich das allgemeine gesellschaftliche Verhalten wieder. Die bis zum Ausbildungsbeginn und darüber hinaus einwirkenden Faktoren (Erziehung, Vorbilder, Bildung, Medien) haben prägenden Charakter; über Jahre - oft Jahrzehnte - praktizierte Gewohnheiten sind schwer abzulegen. Dies gelingt nur, wenn die innere Einstellung und das Bewußtsein verändert, also die *Eigenverantwortlichkeit* bejaht und nicht mehr aufgrund gesellschaftlicher Bedingungen mißachtet werden. Passives Konsumverhalten muß zunehmend durch *aktives Gesundheitsverhalten* ersetzt werden. Nur wer erkennt, daß er nicht unabwendbar manipuliert wird, sondern sich - mehr oder weniger ausgeprägt - manipulieren läßt, kann seine Kräfte umlenken und für die Gesundheit nutzen.

Zum Auftrag professionell Pflegender gehört es, andere zu gesundheitsförderndem Verhalten anzuregen und anzuleiten. Das erfordert in der Ausbildung des Pflegepersonals neben der umfassenden *Information und Anleitung der Auszubildenden* auch eine entsprechende *Bewußtseinsbildung.* Das ist sicherlich ein andauernder Prozeß, der zunächst immer wieder der Reflektion bedarf.

Unterrepräsentiert ist die Gesundheitsvorsorge auch in anderen Bereichen des sozialen Lebens, z.B. in dem Bemühen

- um gesundheitsfördernde Wohn- und Arbeitsbedingungen,
- um kleinere Schulklassen (als Voraussetzung für eine personengerechte Förderung der Kinder, damit z.B. der Chancenungleichheit entgegengewirkt und der Aufbau von gesundheitsstabilisierendem Selbstvertrauen gefördert wird) und
- um die Beseitigung der Arbeitslosigkeit.

Es wird deutlich, wie eng Gesundheit und Krankheit mit den sozialen Bedingungen verknüpft sind - sogar (insbesondere?) in den hochentwickelten, zivilisierten Ländern. Hier sind es nicht mehr Hunger und Seuchen, die Krankheit und Tod bedeuten, sondern die sogenannten *Zivilisationskrankheiten.* Es handelt sich um Krankheitserscheinungen, die wesentlich durch die Auswirkungen der Zivilisation bei der Erzeugung sowie durch Gebrauch oder Mißbrauch ihrer Güter verursacht, ausgelöst oder beeinflußt werden. Es sind typische Faktoren der zivilisierten Welt, die über eine längere Zeit einwirken und erst nach Monaten, meist nach Jahren, zu Gesundheitsschäden führen. Dabei handelt es sich z.B. um Ernährungsfehler *(siehe "Essen und Trinken, Seite 67),* Alkohol-, Tabak- und Arzneimittelmißbrauch, Lärmbelastung (KFZ-, Flug- und Fabriklärm), Reizüberflutung (Radio, TV, Video u.a. Massenmedien), beruflichen und privaten Dysstreß *(siehe "Dysstreß", Seite 379)* sowie um Bewegungsmangel.

Folgen sind vor allem Herz- und Kreislauferkrankungen (= häufigste Todesursache in der BRD), Krebserkrankungen und Stoffwechselstörungen wie Diabetes mellitus und Gicht. Auch die zunehmenden allergischen Erkrankungen und die seelischen Fehlhaltungen gelten als Zivilisationskrankheiten.

Selbstverständlich beeinflußt auch die individuelle genetische *Disposition*[*] Art und Ausmaß der Störung.

Wenn die *Lebensbedingungen* einen solch gravierenden Einfluß auf Gesundheit und Krankheit ausüben, dann müssen Gesundheits-, Krankheits- und Alterspflege diese in ihr Denken und Handeln einbeziehen. Dasselbe gilt für andere Berufe im Gesundheitswesen. Hierin liegt oft ein großes Problem:

Die naturwissenschaftlich orientierte Schulmedizin und der bereits erwähnte rasche und weitgreifende Fortschritt von Medizin und Medizintechnik haben dazu geführt, daß die moderne Medizin sich in erster Linie für einzelne Organe bzw. Organsysteme interessiert. Die *gestörte Körperfunktion* steht *im Vordergrund* des ärztlichen Interesses; entsprechend haben sich immer mehr Fachdisziplinen ausgebildet (z.B. Dermatologie, Orthopädie, Urologie).

Gesundheitsvorsorge sowie psychische und soziale Aspekte der Krankheitsentstehung und -auswirkung werden bislang zu selten - wenn auch heute wieder in steigendem Maße - berücksichtigt. Die individuelle Vorgeschichte - die *"Lebensgeschichte des Kranken"* -

findet bei der Behandlung des Kranken meist ebensowenig Beachtung wie das persönliche Krankheitserleben. Die Tatsache, daß Psychologen, Gesundheitsberater, Sozialpädagogen/-arbeiter und Psychotherapeuten sowohl in der stationären als auch in der ambulanten Betreuung eines kranken Menschen relativ selten zum therapeutischen Team gehören, spricht für sich.

Anders ist dies in der *Psychiatrie* und in der *psychosomatischen* bzw. der *ganzheitlichen Medizin*. Sie berücksichtigen bei Diagnostik und Therapie den Einfluß des Seelisch-Geistigen und des sozialen Umfeldes auf die körperlichen Funktionen. Auch dem persönlichen Krankheitserleben wird Bedeutung beigemessen. In diesen Fachrichtungen findet selbstverständlich *ganzheitlich orientierte Pflege* statt; auch in der Altenpflege sowie in der ambulanten Pflege läßt sich die ganzheitlich orientierte Betreuung des Menschen - einschließlich der Gesundheitsförderung - zumindest ansatzweise verwirklichen.

Die Struktur und Organisation von Akutkrankenhäusern dagegen behindern eine an der ganzheitlichen Betrachtungsweise des Menschen orientierte Pflege eher. Gerade im Umfeld naturwissenschaftlich und technisch orientierter Medizin gewinnt die ganzheitlich geprägte Betreuung des Kranken an Bedeutung. Der Fortschritt in Medizin und Technik erfordert mehr und zugleich speziellere pflegerische Leistungen sowie ärztliche Assistenz. Die damit gegebene Gefahr erhöhter Arbeitsteilung (Funktionspflege) und "Zerteilung des Kranken" kann nur durch eine ganzheitlich orientierte Pflege ein Gegengewicht erhalten.

Gleichzeitig ist es wichtig, die **realistischen Möglichkeiten und Grenzen ganzheitlich orientierter Pflege** innerhalb der einzelnen Institutionen des Gesundheitswesens zu erkennen und zu nutzen, um die Berufszufriedenheit - und somit die Gesundheit der Pflegenden - zu erhalten.

Ganzheitliches Wahrnehmen und Betreuen sind nicht immer in gleichem Umfang notwendig und angebracht.

Der Pflegende muß ein Gefühl dafür entwickeln, wann und bei welchem pflegebedürftigen Menschen eine *besondere* Berücksichtigung von Psyche und sozialem Umfeld erforderlich ist und wie er hierauf reagieren kann. Oft ist es sinnvoll, Angehörige, mitunter auch Psychologen und Sozialarbeiter oder andere Berufsgruppen in die Betreuung einzubeziehen.

Nicht selten ist es so, daß ein Mensch mit intaktem sozialen Umfeld und eigenen gesundheitlichen Ressourcen* in der Lage ist, seine psychosozialen Bedürfnisse zu befriedigen und sich ohne Schwierigkeiten an die vorübergehend veränderten Lebensbedingungen anzupassen. Dies findet sich relativ häufig bei Erwachsenen, die sich einem kleinen chirurgischen Eingriff oder einer Untersuchung im Krankenhaus unterziehen.

Unter solchen Umständen findet ganzheitlich ausgerichtete Pflege dennoch Ausdruck, und zwar in der *Akzeptanz der selbstbestimmten Aktivitäten* und Wünsche des Kranken, in der Beachtung seiner Lebensgewohnheiten und seiner Intimsphäre sowie in dem Bemühen um eine vertrauensvolle Beziehung zwischen dem pflegebedürftigen und dem helfenden Menschen, die Ängste und Fragen zuläßt.

Ein anderes Ausmaß an ganzheitlich orientierter Pflege benötigt z.B. ein Mensch, der durch eine plötzlich auftretende Krankheit (z.B. Schlaganfall, Krebs, Herzinfarkt) aus seinem Alltagsleben gerissen und mit weitgehend neuen Lebensbedingungen konfrontiert wird. Die Erkrankung erfaßt alle Dimensionen des Menschseins in ausgeprägtem Maße und erfordert eine aktive Auseinandersetzung auf allen Ebenen des Daseins. Bedürfnisse und Probleme sind zu erkennen; der Kranke bedarf auch beim Krankheitserleben und bei der -verarbeitung der Betreuung. Die Pflegeperson bemüht sich um eine Atmosphäre, die es dem Kranken - falls er dies möchte - ermöglicht, seine Gedanken, Gefühle, Ängste und Fragen auszusprechen. Gleichzeitig gilt es, Ressourcen* aus allen Bereichen zu wecken bzw. zu fördern und einzubeziehen, also dem Kranken auch zu helfen, sich seiner gesunden Anteile bewußt zu werden und sie zu nutzen.

Im weiteren Verlauf des Krankheitsgeschehens und der Auseinandersetzung damit folgt - spätestens in der *rehabilitativen Phase* - im Zuge der ganzheitlichen Betreuung ein Hinterfragen des Umgangs mit Risikofaktoren, bestenfalls wird das bisherige Verhalten reflektiert. Dabei werden einige der inneren und äußeren Lebensbedingungen ins Bewußtsein gerufen (z.B. "Was veranlaßt mich zu rauchen?" oder "Warum finde ich keine Zeit, mich zu entspannen und einem Hobby nachzugehen?"). Auf diesem Weg kann es gelingen, ein gesundheitsgefährdendes Verhalten abzulegen. Die Information über und die Anleitung zu gesundheitsförderndem Verhalten - auch bezüglich des Umgangs mit den Krankheitsfolgen - schließt selbstverständlich an.

Bei der Betreuung chronisch, psychosomatisch bzw. psychisch kranker Menschen sowie in der Altenpflege finden die *individuelle Lebensgeschichte* und die *Lebens- sowie Erlebensweise* des Menschen (= Biographie) besondere Berücksichtigung in der ganzheitlich orientierten Pflege. Das Bemühen, die lebensgeschichtlich gewordene Individualität eines Menschen (ein Stück weit) zu verstehen, ermöglicht oft eine auf die Ganzheit und Einzigartigkeit der Person ausgerichtete Pflege bzw. Betreuung.

Hier heißt ganzheitlich pflegen auch, die engsten *Bezugspersonen einzubeziehen*, sei es bei der pflegerischen Betreuung und Anleitung oder durch Unterstützung bei der aktiven Auseinandersetzung mit der Krankheit des Betroffenen und mit deren Folgeerscheinungen.

Ganzheitlich orientierte Pflege wird dadurch manchmal behindert, daß Menschen die Ganzheitlichkeit ihres Wesens nicht erfassen (oder nicht erfassen wollen); zugleich wird evtl. die Möglichkeit, seine Gesundheit "aktiv" zu pflegen, verneint. Oft herrscht eine *bequeme Konsumhaltung* vor: es wird angenommen und verwertet, was angeboten wird. Reicht dies zur Bedürfnisbefriedigung nicht aus oder zeigen sich negative Auswirkungen des Konsums, wird ein Angebot beseitigender Maßnahmen erwartet. Auf die Gesundheit bezogen heißt das z.B. Stuhlverstopfung wird mit Abführmitteln, Übergewicht mit Appetitzüglern, Angst, Nervosität und Depressionen werden mit Psychopharmaka "behandelt".

Die Bereitschaft, *die eigene Person als ganzheitliches Wesen zu betrachten und zu pflegen*, ist oft sehr viel geringer als die, andere Menschen, das Schicksal und die "Gesellschaft" für Störungen der Befindlichkeit verantwortlich zu machen. Es scheint, als falle es dem Menschen immer schwerer, seine zwischenmenschlichen Probleme, individuellen Schwächen, Eigenarten und Fehler zu erkennen und daran zu arbeiten bzw. bewußt mit ihnen zu leben. Stattdessen werden sie verdrängt und zum Teil als körperliche Beschwerden somatisiert. Mit den körperlichen Symptomen wiederum kann der Mensch sich in eine bedauernswerte und behandlungswürdige Position begeben. Das "Reparieren" des "Defekts" wird anderen Menschen - bzw. Medikamenten - überlassen. Im Vergleich dazu ist die Bereitschaft, Psychologen, Psychotherapeuten, Ernährungs- oder Gesundheitsberater aufzusuchen, sehr viel geringer. Dennoch läßt sich in den letzten Jahren zumindest tendenziell ein größeres Gesundheitsbewußtsein - meist verbunden mit Ablehnung von Pharmaka und potentiellen Suchtmitteln- beobachten.

Das Bewußtsein, daß wir Menschen unsere inneren und äußeren Lebensbedingungen zunehmend widernatürlich gestalten (und damit auch Lebensgrundlagen zerstören), wächst. Die *Folgen der Industrialisierung und Technisierung* zeigen inzwischen nicht mehr nur den faszinierenden Fortschritt und die Beherrschbarkeit von Mensch und Natur. Vielmehr wird deutlich, welchen Preis der Fortschritt fordert und welche Grenzen dem menschlichen Wirken auferlegt sind. Die Ressourcen der Natur werden im Übermaß genutzt (ausgenutzt), ihre Elemente (Wasser, Boden, Luft) verschmutzt und dauerhaft beschädigt, zum Teil sogar zerstört. Auch hier wurden die Interessen immer nur einseitig ausgerichtet; *das Ganze der Natur*, das langfristig funktionierende Zusammenspiel verschiedener Ökosysteme, wurde weitgehend außer acht gelassen.

Das zunehmende *Umweltbewußtsein* befaßt sich - ähnlich wie das Krankheitsbewußtsein - zunächst mehr mit Schuldzuweisungen und Handlungserwartungen an andere (Mitmenschen, Industrie, Politik) als an die eigene Person.

Dennoch denken immer mehr Menschen um, entdecken ihre *persönliche Verantwortung* sowohl für die Natur als auch für die Gesundheit und entwickeln private und/oder organisierte Initiativen zur gezielten *Veränderung ihres Verhaltens* und/oder des Gruppenverhaltens.

In diesem zumindest ansatzweise stattfindenden *Umdenkungsprozeß* wird vielleicht auch die ganzheitliche Betrachtungsweise des Menschen wieder zunehmend Beachtung und Bedeutung finden. Dann wird der Pflege des Menschen - sei es bei Gesundheit, Krankheit, Behinderung oder im Alter - ein höherer Stellenwert beigemessen werden. Auch wird deutlich werden, daß es die Angehörigen der Pflegeberufe sind, die einen großen Teil der Menschen betreuen, die mit der Gesellschaft nicht zurecht kommen oder denen die Gesellschaft nicht gerecht werden kann / will. In Krankenhäusern, Pflegeeinrichtungen und Altenheimen bündeln sich die Probleme des Lebens: Leid, Elend, soziale Isolation und Beziehungslosigkeit des Menschen treffen hier zusammen.

Soll eine *pflegerische Betreuung* dieser Menschen auch in Zukunft *gewährleistet sein*, müssen die Arbeitsbedingungen für das Pflegepersonal attraktiver werden. Die soziale Anerkennung und die verfügbare Zeit für den eigenständigen Wirkungsbereich (z.B. Mobilisation, Kontinenz- und Schlucktraining) müssen erweitert werden, berufsfremde Tätigkeiten sind durch andere Berufsgruppen abzudecken.

Pflege findet *als eigenständige Profession* überwiegend dort besondere Bedeutung und Einsatz, wo im medizinischen Sinn keine Heilung / Besserung möglich ist. Dies betrifft die Sterbebegleitung, die Betreuung und Pflege behinderter, alter, chronisch kranker und unheilbar kranker Menschen.

Eine *strukturelle Veränderung des Gesundheitssystems* wurde bereits oben angesprochen. Für die Krankenhäuser und Altenheime heißt es, bessere Arbeitsbedingungen für das Pflegepersonal zu schaffen. Eine ganzheitlich orientierte Pflege benötigt *kleinere Pflegeeinheiten*, so daß die Anzahl der zu Betreuenden jeweils max. 15 bis 18 beträgt. Hiermit ist der Rahmen gegeben, die pflegerische Arbeit entsprechend der Bedürfnisse der Kranken / Alten auszurichten.

Eine *ausreichende Stellenbesetzung* mit examiniertem Pflegepersonal und die Möglichkeit, Pflege als weitgehend eigenständige Profession auszuüben, müssen gewährleistet sein.

Pflege darf weder als sich selbst entlohnendes Dienen noch als ärztlicher Hilfsberuf angesehen werden, wenn es weiterhin Menschen - und zwar in größerer Zahl als zur Zeit - geben soll, die mit Verantwortung, Freude, Engagement und Zufriedenheit in den Pflegeberufen arbeiten.

Es ist Aufgabe der professionell Pflegenden, immer wieder *auf den Personalnotstand hinzuweisen* und sich für bessere Arbeitsbedingungen einzusetzen. Dazu ist *Solidarität* - sowohl im Stationsteam als auch auf berufspolitischer Ebene - notwendig. Aber auch die Gesellschaft und jeder einzelne als potentieller Pflegebedürftiger (z.B. als Patient oder Altenheimbewohner) sollte sich im Interesse einer qualifizierten, engagierten und ausreichenden pflegerischen Betreuung für eine Verbesserung der Arbeitsbedingungen des Pflegepersonals einsetzen.

I. Pflegeverständnis

Die Gewährleistung einer ausreichenden pflegerischen Betreuung der Bevölkerung ist ein wachsendes gesellschaftliches Problem. Durch die Zunahme des (städtischen) Lebens in Kleinfamilien und in oft sehr begrenzten räumlichen Verhältnissen wurde auch die *Sterbebegleitung* zunehmend in Krankenhäuser und Pflegeeinrichtungen verlegt und Aufgabe des Pflegepersonals. Durch die veränderten demographischen und sozialen Verhältnisse ist der *Bedarf an außerfamiliärer, professioneller Betreuung* alter Menschen (Altenpflege) erhöht.

Lesen Sie dazu auch "Gesundheit und Arbeit", Seite 340, "Gesellschaft und Altern", Seite 392, "Umgang mit Behinderungen", Seite 383 und "Negative Einflüsse der Arbeit auf die Gesundheit", Seite 340.

D. Ganzheitlich orientierte Pflege - Unterstützung des Menschen bei den Aktivitäten des täglichen Lebens

Gesundheit und Krankheit erfassen den Menschen in der Ganzheit seines Daseins. Dennoch können die einzelnen Anteile unterschiedlich wahrgenommen und erlebt werden. So kann das körperliche, seelische oder geistige Erleben im Vordergrund stehen, ohne daß die wechselseitige Beeinflussung verlorengeht. Auch die Bedürfnisse und Lebensaktivitäten sind ganzheitlich ausgerichtet, ohne in jeder Dimension des Menschen gleiche Bedeutung und gleiches Ausmaß zu erreichen.

Die individuelle Lebensgeschichte (= *Biographie*) "schreibt" nicht nur das Leben, sondern auch das persönliche Erleben. Um einen Menschen als ganzheitliches Wesen kennenzulernen, bedarf es sowohl der Information über die sozialen Beziehungen und die Ereignisse in seinem Leben als auch über das persönliche Erleben und den Umgang damit.

Für die pflegerische Tätigkeit ist diese Erkenntnis vor allem in der Langzeitbetreuung chronisch bzw. psychisch kranker und alter Menschen sowie bei der Sterbebegleitung von Bedeutung. Nur über diesen Weg kann es annähernd gelingen, den anderen zu verstehen, d.h. sein individuelles Denken und Erleben kennenzulernen und sich darin einzufühlen. *Einfühlungsvermögen* kann also geübt werden, indem die Wahrnehmung auf den Menschen als Ganzheit ausgerichtet wird. Professionell Pflegende sollten ihr Einfühlungsvermögen schulen - und zwar zunächst durch bewußte Wahrnehmung der eigenen Person. Wer bewußt und ehrlich hinterfragt, wie er seinen Alltag und sich selbst in diesem Alltag erlebt, wird sich kennen- und verstehenlernen. Je mehr dies gelingt, umso eher wird auch erreicht, sich dem Denken, Fühlen und Erleben anderer Menschen anzunähern. Dieser Prozeß dauert zeitlebens an, ohne daß es letztendlich gelingen wird, den anderen "in- und auswendig" zu kennen. Das ist nicht etwa als menschliches Versagen zu deuten, sondern vielmehr auf die *Einzigartigkeit des Menschen* zurückzuführen. Diese Erkenntnis hilft im zwischenmenschlichen Umgang jeder Art, vor allem aber in professionell helfenden Berufen. Ist Einfühlungsvermögen mit *Offenheit, Toleranz und Feingefühl* gekoppelt, sind optimale Voraussetzungen für eine ganzheitlich orientierte, dem Menschen in seiner Person entsprechenden Pflege gegeben.

Pflegende sollten erkennen und verstehen, daß *Menschen mit Störungen der Gesundheit* veränderte Reaktionen, eine selektive Wahrnehmung sowie ein in Qualität und Quantität verändertes Erleben und Empfinden zeigen können.

Als ganzheitliches und einzigartiges Wesen hat der Mensch individuell ausgerichtete Bedürfnisse; in den **Aktivitäten seines täglichen Lebens** (= *ATL*) *(siehe Abbildung I.2)* orientiert er sich an der zufriedenstellenden Erfüllung dieser Bedürfnisse. Sofern er nicht aufgrund seines Alters oder einer gravierenden Störung seiner Ganzheit daran gehindert ist, führt der Mensch diese ATL selbständig und weitgehend selbstbestimmend aus. Er selbst legt fest, was er für sein Wohlbefinden benötigt und auf welche Weise er seinen Bedürfnissen nachkommen möchte (= Selbstverantwortung).

Pflegerische Betreuung wird erst dann notwendig, wenn die Selbstverantwortung und/oder Selbstversorgung im Bereich der ATL (= *Selbstpflege*) ein Defizit aufweist. Je nach Art und Ausmaß des Defizites gestaltet sich die *professionelle Pflege als prophylaktisch bzw. therapeutisch wirksamer Handlungs- und Beziehungsprozeß*.

Absicht der professionellen Pflege ist primär die *Hilfe zur Selbsthilfe*, die Aktivierung der gesunden Anteile der Ganzheit zur Wiederherstellung bzw. zur Erhaltung von Wohlbefinden und Gesundheit. Auch wenn dies nicht möglich sein sollte, sind *Selbstbestimmung* und größtmögliche *Unabhängigkeit* des Menschen *Ziel der Pflege*. Pflegerisches Handeln bezieht sich dann auf die Unterstützung des hilfebedürftigen, kranken, behinderten oder alten Menschen, um die bestmögliche *Kompensation des Defizites* zu erreichen. Die *Aktivierung* der gesunden Anteile (= *Ressourcen*) des Menschen im Rahmen der individuellen und der krankheitsbedingt eingeschränkten Möglichkeiten stehen im Vordergrund pflegerischer Tätigkeiten.

Genannte gesunde Anteile des Menschen (= *Ressourcen*) können unterschiedlicher Natur sein. Sie umfassen die natürlichen inneren Energien und Kräfte, die körperlichen und die gesundheitsorientierten Fähigkeiten sowie tragende soziale Beziehungen.

Um sowohl Ressourcen als auch Pflegebedürftigkeit des auf Hilfe angewiesenen Menschen aktuell zu erfassen, ist eine gezielte, systematische und professionelle *Beobachtung* vor, während und nach pflegerischen Handlungen erforderlich.

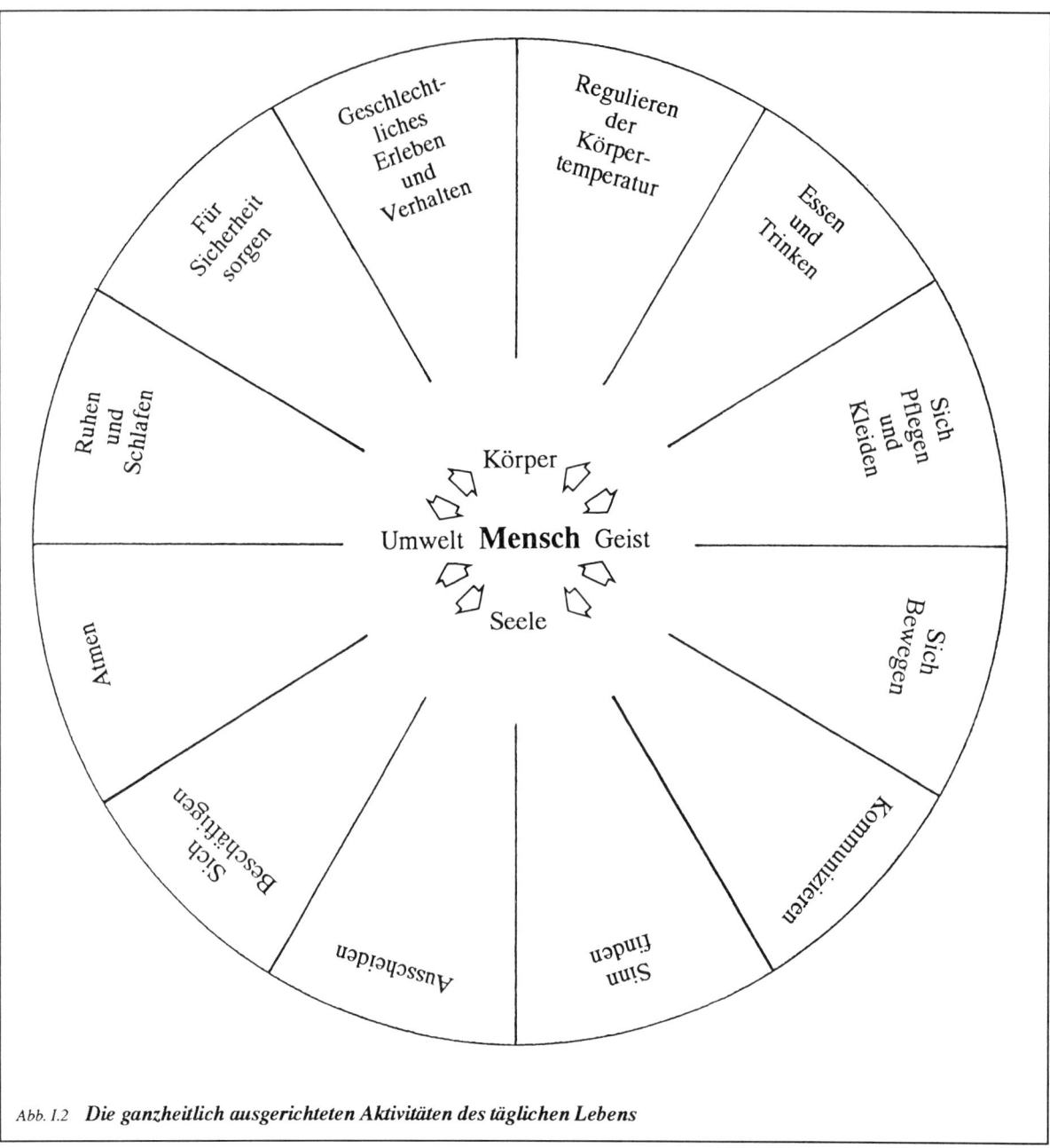

Abb. I.2 *Die ganzheitlich ausgerichteten Aktivitäten des täglichen Lebens*

Die *Unterstützung des Menschen bei der Ausübung seiner ATL* ist der eigentliche und weitgehend selbständige Aufgabenbereich des Pflegepersonals. Sie kann - entsprechend des Defizites des Hilfebedürftigen - ausgeübt werden als:
- *Anleitung zur / oder Ermöglichung der Selbstpflege*, z.B. durch Informieren, Lehren, Schaffen günstiger Bedingungen, Einüben bestimmter Verhaltensweisen und Fähigkeiten;
- *Unterstützung der eingeschränkten Selbstpflege*, z.B. durch Ermutigung, Aktivierung der gesunden Anteile, positive Verstärkung, rehabilitative Maßnahmen, Anleitung zum Einsatz von Hilfsmitteln;
- *Übernahme der krankheitsbedingt ausgefallenen oder der aus therapeutischen Gründen ausgeschalteten Selbstpflege*, z.B. durch Überwachung der Vitalfunktionen, Durchführung prophylaktischer Pflegemaßnahmen und der Körperpflege, Herstellen und Unterhalten von Beziehungen zwischen Patient und Außenwelt;
- *Begleitung des ängstlichen, leidenden, zweifelnden, hoffnungslosen Menschen*, z.B. durch Anteilnahme, Verständnis, Ausstrahlung menschlicher Wärme und durch Zuwendung, Trost, Ermutigung, Aufzeigen von positiven (Lebens-) Aspekten;
- *Begleitung des unheilbar kranken und des sterbenden Menschen*, z.B. durch Vermittlung menschlicher Nähe, durch Aufmerksamkeit, Anteilnahme, Verständnis und Zuwendung; durch Aktivierung / Förderung bestehender Ressourcen (Glaube; soziale Beziehungen) und durch Signalisieren von Gesprächsbereitschaft.

Pflegepersonen, die eine so konzipierte Pflege bejahen und durchführen, sind in der Lage, Verantwortung für andere Menschen zu empfinden und zu tragen, ohne diese zu bevormunden. Sie sollten auch die Fähigkeit besitzen (bzw. entwickeln), einfühlsam und personengerecht zu informieren, anzuleiten und zu führen, ohne zu bevormunden.

Die *Achtung der Würde* und der Individualität des Menschen, eine *positive Einstellung* zum Leben und zum Menschen sowie *Toleranz* gegenüber den Bedürfnissen und den Variationen der Bedürfnisbefriedigung anderer sollten Grundsatz jeden menschlichen Miteinanders sein. Jeder professionell Pflegende sollte regelmäßig für sich überprüfen, ob er den ihm anvertrauten Menschen mit dieser Einstellung begegnet. Viele zwischenmenschliche Konflikte - nicht nur beruflich bedingte - ließen sich dadurch entschärfen oder gar vermeiden. Die Erfahrung lehrt, daß verschiedene Ansichten, Meinungen und Lebensstile nebeneinander existieren können, das die Verschiedenheit der Menschen das Miteinander sogar beleben und bereichern kann.

Auszubildende und Examinierte in den Pflegeberufen sollten Interesse an den Wissenschaften der *Psychologie, Soziologie und Pädagogik* zeigen und sich ein gewisses Grundwissen - sozusagen für den "zwischenmenschlichen Alltag" - aneignen. Vielleicht tun sich manche Menschen so schwer damit, weil sie froh sind, wenn sie endlich einen eigenen Standpunkt und Platz im Leben / in der Welt gefunden haben; davon abweichende Einstellungen und Lebensweisen würden sie verunsichern. Aber gerade dies kann das Leben interessant machen, wird doch das Bewußtsein, alles gefunden und bewältigt zu haben und keine verändernden Lebensereignisse mehr zu erwarten, oft als lähmend und niederschmetternd erlebt. Deshalb erscheint es wichtig, trotz der inneren und äußeren Sicherheiten - die wir brauchen - auch ein flexibles Gedankengut und die Bereitschaft zu Gefühls- und Verhaltensänderungen zu bewahren.

Nicht zuletzt ist selbstverständlich den *Fachgebieten der Pflege* (Krankenbeobachtung, Krankenpflegetheorie/-praxis, Altenpflege, Krankenpflegetechnik, Berufskunde und der Geschichte der Kranken- bzw. Altenpflege) sowie der Gesundheitsvorsorge (= *Hygiene*) großes Interesse entgegenzubringen und entsprechendes qualifiziertes und fundiertes Fachwissen zu erwerben.

Erst dadurch unterscheidet sich professionell ausgeübte Pflege von laienhaft ausgeübter und wird zu einer *qualifizierten beruflichen Dienstleistung am Menschen,* für die eine angemessene Entlohnung selbstverständlich ist.

In den letzten Jahren hat sich in der BRD das Pflegewissen enorm erweitert, nicht zuletzt durch Studien- und Forschungsergebnisse der eigenen Berufsgruppen. So wird Pflege immer mehr zu einem bewußten, systematisch geplanten und begründbaren Handeln, zu einer eigenständigen Profession im Gesundheitswesen. Dazu ist es erforderlich, daß die Angehörigen der Pflegeberufe sich *fort- und weiterbilden* und ihr qualifiziertes Wissen in der praktischen Arbeit umsetzen.

Neben dem bereits genannten Fachwissen sollte Pflegepersonal auch über ein fundiertes Grundwissen in der *Anatomie, Physiologie* und den verschiedenen Fachgebieten der *Krankheitslehre* verfügen, um die funktionellen Abläufe im gesunden und im kranken Organismus verstehen zu können. Auch bei der ganzheitlichen Betrachtungsweise und Pflege darf die körperliche Dimension des Menschen nicht vernachlässigt werden.

Gerade das Wissen über die Entstehung von Gesundheitsstörungen und über ihre Auswirkungen ist notwendig, um neben den individuellen auch die typisch krankheitsbedingten Probleme (Defizite) des Menschen umfassend erkennen und kompensieren zu können.

Insgesamt ist die Fachkompetenz des examinierten Pflegepersonals - wie die jeder anderen Berufsgruppe auch - notwendig, um sich in einem Team verschiedener Berufsgruppen als gleichwertiger Partner (und in der Gesellschaft) Akzeptanz und Anerkennung zu verschaffen.

E. Pflege - ein Problemlösungs- und Beziehungsprozeß

Die systematische, an den ganzheitlichen Bedürfnissen des Menschen orientierte und laufend angepaßte Pflege wird heute als *Pflegeprozeß* bezeichnet.

Dabei entwickelt sich zwischen dem Pflegebedürftigen und dem Pflegenden eine *Beziehung,* die in erster Linie auf ein *gemeinsames Ziel* hin ausgerichtet ist. Dieses Ziel ist die an der Person des Pflegebedürftigen orientierte Problemlösung bzw. die Kompensation der nicht lösbaren Probleme.

Der Pflegeprozeß ermöglicht eine organisierte und ganzheitlich orientierte, individuelle Pflege. Das Modell des Pflegeprozesses bietet einen *strukturellen Rahmen* für die professionelle Pflege; es beschreibt die logisch aufeinanderfolgenden Schritte eines Problemlösungsprozesses.

Der *Problemlösungsprozeß* entstammt der Entscheidungstheorie der Wirtschaftswissenschaft; es liegen folgende Schritte zugrunde:
- Bestandsaufnahme (Ist-Zustand),
- Problembestimmung (Vergleich mit Soll-Zustand),
- Entwicklung von Lösungsmöglichkeiten,
- Entscheidung,
- Handlung,
- erneute Bestandsaufnahme.

Ergibt die erneute Bestandsaufnahme, daß das Problem gelöst wurde, ist der Problemlösungsprozeß beendet, ansonsten wird ein neuer Versuch der Problemlösung durchgeführt. Dabei wird die Methode beibehalten, während die Inhalte (die Lösungsmöglichkeiten) verändert werden können.

Diese Art der Problemlösung findet sich im **Krankenpflegeprozeß** wieder. Die WHO hat 1976 folgendes Modell veröffentlicht:

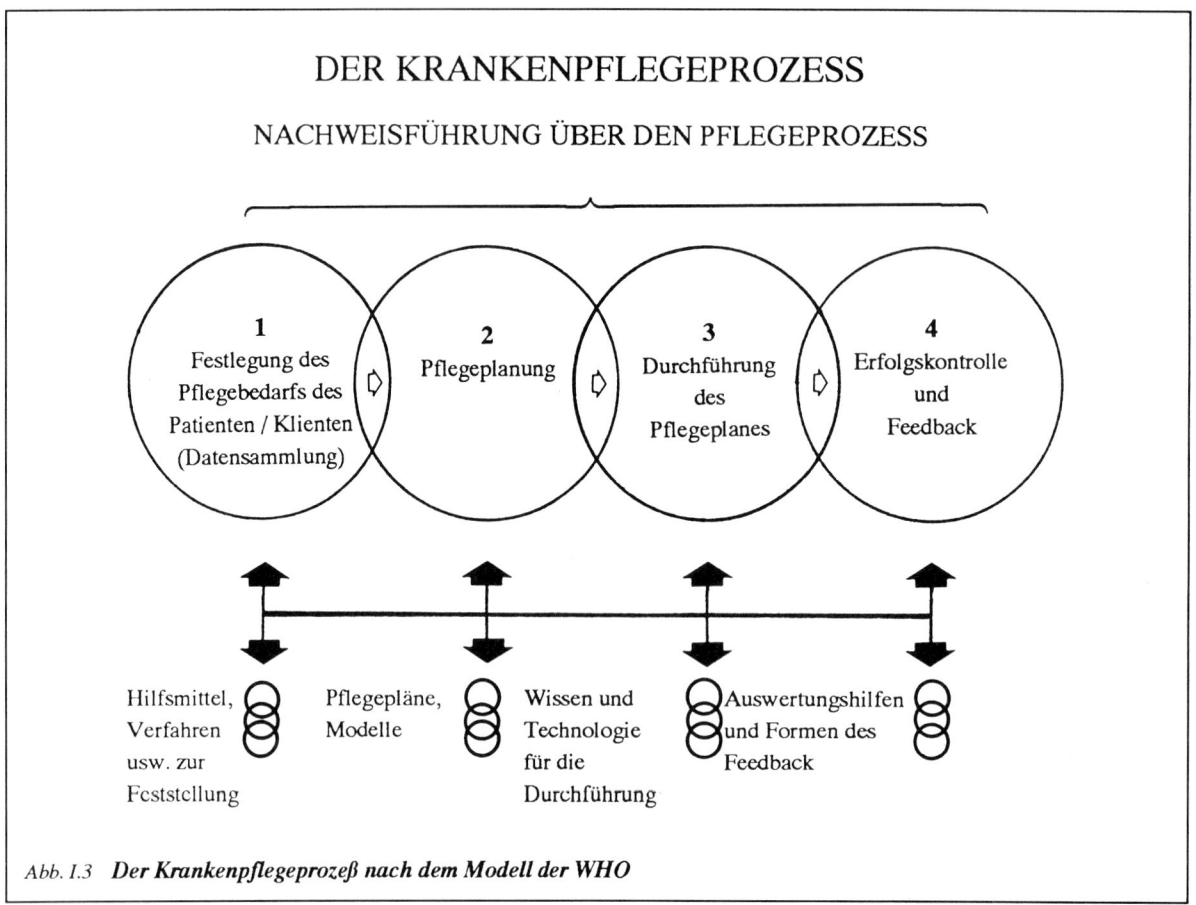

Abb. I.3 *Der Krankenpflegeprozeß nach dem Modell der WHO*

Fichter und Meier haben in ihrem 1981 veröffentlichten Modell die einzelnen Schritte differenzierter aufgeführt:

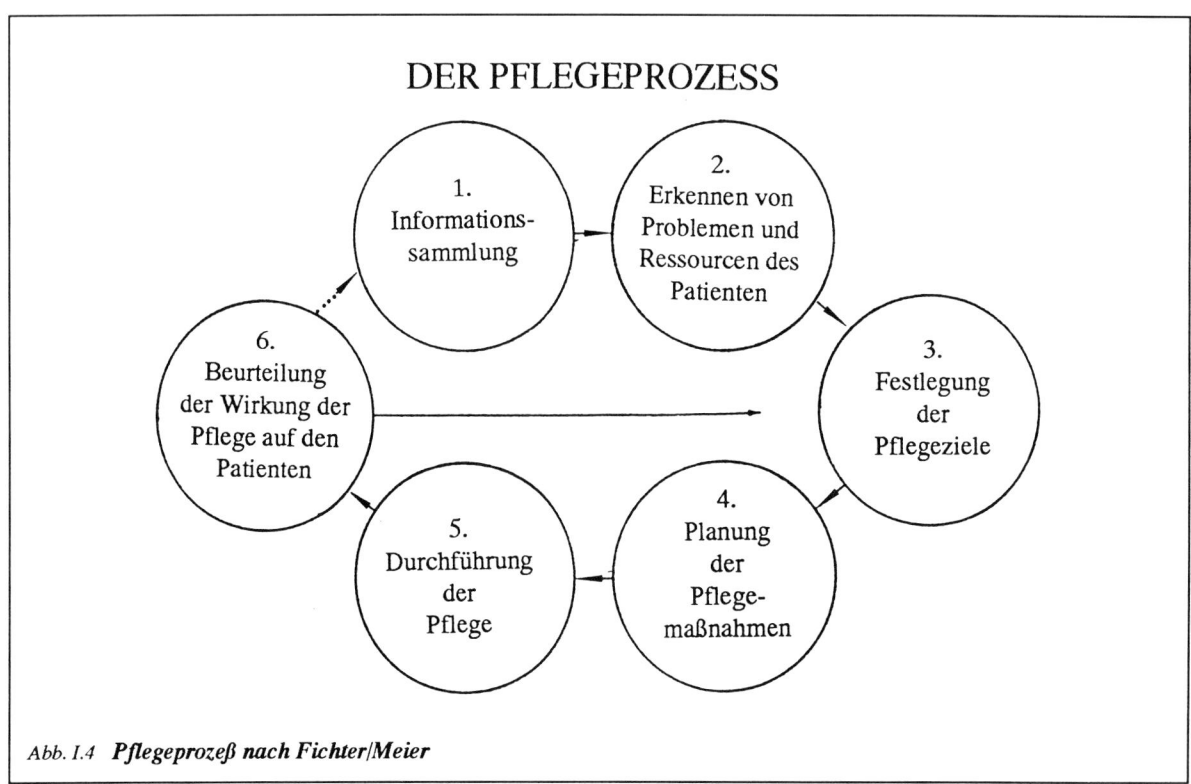

Abb. I.4 *Pflegeprozeß nach Fichter/Meier*

I. Pflegeprozeß

Im folgenden werden die Aspekte des Krankenpflegeprozesses - Problemlösung und zwischenmenschliche Beziehung - genauer beschrieben.

Der Beziehungsprozeß

Die Beziehung zwischen dem Pflegebedürftigen und der Pflegeperson beginnt bei der Kontaktaufnahme. Die Pflegeperson kann hier bereits bewußt versuchen, die *Wechselseitigkeit des Kontaktes zu fördern*, indem sie eine gute Atmosphäre schafft. Hierzu gehört neben einem höflichen und freundlichen Auftreten selbstverständlich, daß *Akzeptanz der Person* vermittelt wird. Ein Kranker bzw. Betagter sollte spüren, daß er willkommen ist und als selbstbestimmender Mensch seine Bedürfnisse äußern darf.

Der Beziehungsprozeß zwischen dem Pflegebedürftigen und dem Pflegenden wird von beiden Personen in mehrfacher Hinsicht beeinflußt, oft sogar geprägt. Es sind dies z.B.

- die Beziehung zu sich selbst und zu anderen Menschen (wer sich selbst nicht leiden kann, erfährt häufig auch von anderen Ablehnung);
- das Ausmaß der Kontaktfreudigkeit und der Fähigkeit, auf andere zuzugehen;
- Offenheit, Ehrlichkeit, Toleranz und Wertschätzung gegenüber anderen Menschen;
- Lebenserfahrung, Alter (ein lebenserfahrener Erwachsener hat evtl. Schwierigkeiten, den Rat einer jugendlichen Pflegeperson anzunehmen; junge erwachsene Pflegepersonen gehen mit Krankheit und Tod oft anders um als ältere Kollegen);
- Krankheitserleben (wird Krankheit z.B. als Bestrafung, Chance zur Sinnfindung oder als Resultat eines unsoliden Lebenswandels gesehen);
- Berufserfahrung der Pflegeperson, Vertrauenswürdigkeit, Ausstrahlung menschlicher Wärme (strahlt sie Ruhe und Sicherheit aus; hat sie gute "Tips"; kann sie pflegerische / medizinische Sachverhalte erklären, geht sie auf die Bedürfnisse ein);
- Sympathie / Antipathie (geprägt z.B. durch Eigenschaften, Umgangsformen, persönliche Hygiene);
- Pflegeverständnis (organ- und krankheitsbezogen oder ganzheitlich orientiert; Pflege als Hilfe zur Selbsthilfe).

(siehe Abbildung I.5 - I.7. "Einflußnehmende Faktoren im Beziehungsprozeß Pflege")

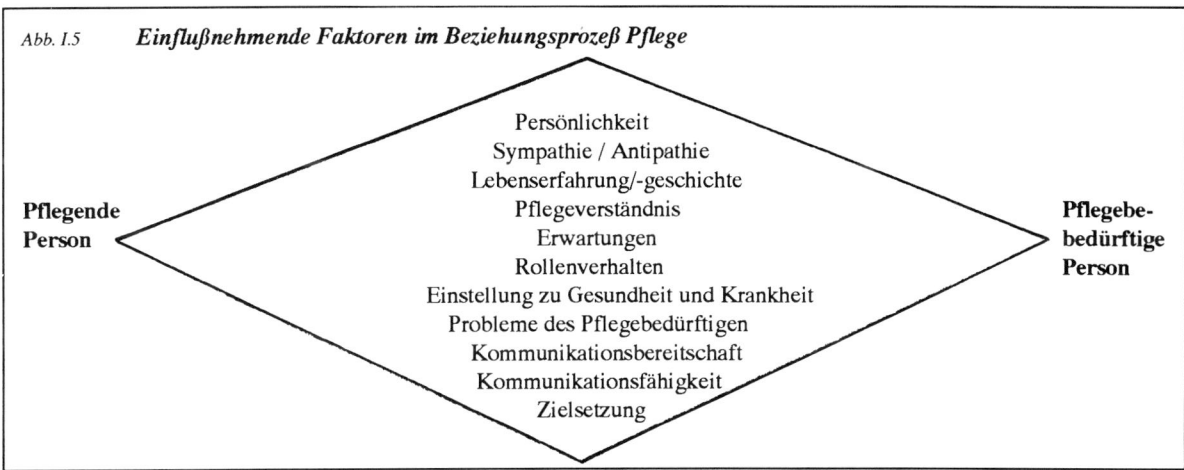

Abb. I.5 *Einflußnehmende Faktoren im Beziehungsprozeß Pflege*

Pflegende Person — Persönlichkeit / Sympathie / Antipathie / Lebenserfahrung/-geschichte / Pflegeverständnis / Erwartungen / Rollenverhalten / Einstellung zu Gesundheit und Krankheit / Probleme des Pflegebedürftigen / Kommunikationsbereitschaft / Kommunikationsfähigkeit / Zielsetzung — Pflegebedürftige Person

Abb. I.6
Die Persönlichkeit des Pflegenden — *im Beziehungspozeß Pflege*

- Einstellung zu / Umgang mit Gesundheit, Krankheit, Alter, Tod
- Beziehung zur eigenen Körperlichkeit
- Alter, Konstitution, Aussehen
- Lebenserfahrung, Menschenkenntnis; Selbstbewußtsein, Toleranz, Einfühlungsvermögen; Fähigkeit der Selbst- und Fremdwahrnehmung; Kommunikationsfähigkeit, Beziehungsfähigkeit
- Menschenbild (z.B. naturwissenschaftlich oder ganzheitlich orientiert)
- Wille und Fähigkeit, Verantwortung zu tragen
- geistige Flexibilität, Kreativität, Problemlösungsfähigkeit; berufliches Interesse, berufliche Qualifikation und Berufserfahrung
- Fähigkeit, Konflikte auszutragen und zu ertragen; Frustrationstoleranz; innere Stabilität und soziale Sicherheit in tragenden Beziehungen

- Einstellung zu / Umgang mit anderen Auffassungen von Gesundheit, Krankheit, Alter, Tod
- Ausmaß von körperlicher Nähe und Distanz zu anderen
- Ausstrahlung; physische Belastbarkeit
- menschliche Eignung für den Pflegeberuf und psychosoziale Kompetenz

- Pflegeverständis; Rollenerwartung an den Pflegebedürftigen
- Verläßlichkeit, Vertrauenswürdigkeit
- Pflegewissen, Handlungskompetenz, Engagement, Freude an der Arbeit

- psychische Belastbarkeit; Bewältigung von schwierigen Situationen

Abb. I.7
Die Persönlichkeit des Pflegebedürftigen — *im Beziehungsprozeß Pflege*

- Einstellung zu Gesundheit, Krankheit, Alter, Tod
- Lebenserfahrung

- Soziale Rolle / Beziehungen
  - in der Familie
  - im Beruf
  - in der Freizeit
- Bedürfnisse, Gewohnheiten, Gesundheitsbewußtsein
- Ausführung der ATL in gesunden Tagen im privaten Bereich
- Wissen über und Erfahrung mit Kranken-/ Altenpflege und mit ärztlicher Versorgung
- Umgang mit neuen Situationen, Lernfähigkeit
- Alter, Konstitution, Gesamtbefinden, Selbstwertgefühl, Glaube

- Erleben der Krankheit, des Alters
- Erfahrung mit Krankheit und mit Institutionen des Gesundheitswesens
- Einnehmen und Erleben der Patienten-Rolle / Rolle als Altenheimbewohner; Soziale Beziehungen im Krankenhaus / im Altenheim
- gesunde Anteile, Fähigkeiten, innere Kräfte
- individuelle und krankheitsbedingte Defizite der Selbstpflege
- Erwartungen an das pflegerische und medizinische Personal; Vertrauen - Mißtrauen
- Umgang mit der Krankheit / dem Alter / der Situation; Anpassungsfähigkeit
- Möglichkeiten und Formen der Krankheitsbewältigung

Diese und ähnliche Faktoren entscheiden, ob sich eine partnerschaftliche und vertrauensvolle Beziehung entwickelt oder ob das Verhältnis von Distanz und Mißtrauen geprägt wird.

Der Beziehungsprozeß ist ein *dynamischer*, er paßt sich in Art und Umfang ständig den jeweiligen Bedingungen an. Über die Beziehung kann die *aktive Teilnahme des Pflegebedürftigen* an seiner Gesundung gefördert werden.

Der Problemlösungsprozeß

Der Problemlösungsprozeß läßt sich in einzelne Schritte, die logisch aufeinander folgen, gliedern:
- Informationssammlung (= Datensammlung, Erhebung der Pflegeanamnese, Pflegediagnose);
- Feststellung des Pflegebedarfs (= Beschreibung der Probleme unter Einbeziehung der Ressourcen);
- Aufstellung von Pflegezielen (= Beschreibung des Soll-Zustandes);
- Planung des pflegerischen Vorgehens (= Erstellung eines Pflegemaßnahmenplans);
- Durchführung der Pflege;
- Erfolgskontrolle und Feedback.

Alle Schritte der Problemlösung werden dokumentiert. Dazu haben sich *Pflegedokumentationssysteme* durchgesetzt, die neben der herkömmlichen *Fieberkurve weitere Formblätter* zur umfassenden Dokumentation sowohl pflegerischer als auch ärztlicher Beobachtungen und Aktivitäten sowie deren Wirkung auf den Patienten enthalten.

Die Informationen über den Patienten werden auf einem Formblatt, bezeichnet z.B. als "Pflegeanamnese" oder als "Aufnahmeprotokoll", festgehalten. Für die Planung der Pflegemaßnahmen werden überwiegend Formblätter mit den Rubriken Probleme (Ressourcen), Pflegeziele, Pflegemaßnahmen angeboten.

Ein weiteres Formblatt dient der Berichterstattung (dem Pflegebericht) und der Erfolgskontrolle. Somit liefert die *Pflegedokumentation* ein kontinuierlich geführtes Verlaufsprotokoll über:
- die Pflegebedürftigkeit und die Ressourcen;
- die geplanten Pflegeziele und -maßnahmen;
- die Durchführung und Wirkung der Pflegemaßnahmen;
- die Beobachtung des Befindens und des körperlichen Zustands;
- die Durchführung und das Ergebnis objektiver Messungen;
- die Reaktionen, Äußerungen;
- die Gespräche mit pflegerisch bedeutsamen Inhalt (bezogen auf den pflegebedürftigen Menschen).

Des weiteren ermöglicht die Pflegedokumentation eine - vom Pflegepersonal vorgenommene - *Überprüfung und Auswertung der Pflege*. Pflegetätigkeiten werden nachvollziehbar und beweisbar, auch im juristischen Sinne.

Allgemeine Hinweise zur formellen Gestaltung des Pflegeprozesses

Informationssammlung

Die Informationssammlung (Synonyme: Datensammlung, Aufnahmeprotokoll, Pflegeanamnese) dient:
- der Ermittlung der individuellen und der krankheitsbedingten Pflegebedürftigkeit;
- dem Erfassen der individuellen Gewohnheiten und Wünsche;
- dem Erkennen der individuellen Ressourcen (= gesunde Anteile, Fähigkeiten, innere Kräfte);
- dem Ermitteln der sozialen Situation (*Beachte*: Inwieweit soziale Daten für die pflegerische Betreuung notwendig sind, muß individuell beurteilt werden);

- der Einschätzung des individuellen Erlebens von / und des Umgangs mit Krankheit, Behinderung, Alter;
- dem Erfassen der Erwartungen des Pflegebedürftigen an das Pflegepersonal;
- dem Erfassen etwaiger Vorerfahrungen mit Krankenhaus bzw. Altenheim und Pflegepersonal.

Für eine umfassende Informationssammlung sind verschiedene **Quellen** zu nutzen:
- die Aussagen des Patienten bzw. Altenheimbewohners;
- die Aussagen der Angehörigen und/oder der zuvor an der Pflege beteiligten Pflegepersonen (Gemeindeschwester/-pfleger, Altenpfleger/-in, Intensivpflegepersonal, Pflegepersonen einer anderen Station);
- die pflegerischen Beobachtungen (bezüglich Aussehen, Verhalten, Zustand des Pflegebedürftigen);
- der Einweisungsschein und die Aufnahmeformulare (Name, Alter, Wohnort, Familienstand, Konfession, Angehörige; Einweisungsdiagnose);
- das Erstgespräch (s.u.) und weitere Gespräche mit dem Patienten / Bewohner;
- die objektiv ermittelten Daten (Größe, Gewicht, Vitalwerte);
- die ärztliche Anamnese und ärztliche Anordnungen, sofern sie pflegerelevant sind;
- die vorherige Krankengeschichte (Pflegeberichte);
- Verlegungsberichte anderer Pflegeeinheiten.

Die Informationssammlung beginnt bei der stationären Aufnahme und wird über den Zeitraum der stationären bzw. ambulanten Betreuung weitergeführt. Es ist stationsintern zu regeln, ob die später ermittelten Daten zusätzlich oder ausschließlich im Pflegebericht dokumentiert werden.

Bei dem Erkennen eines speziellen Pflegebedarfs können *strukturierte Listen* Hilfe leisten. In dieser Abhandlung sind solche Listen exemplarisch aufgeführt, z.B. "Informationssammlung Thromboserisiko". Sie dienen jeweils dem Erkennen vorliegender Risikofaktoren und des Pflegebedarfs. Bei der Aufnahme und bei jeder Veränderung des Zustandes eines Patienten/Bewohners wird überprüft, ob die aufgeführten Risikofaktoren und Ressourcen vorliegen.

Das Erstgespräch

Dem Erstgespräch zwischen dem Pflegebedürftigen und der Pflegeperson kommt *große Bedeutung* zu. Bei dieser ersten intensiveren Kontaktaufnahme entstehen Eindrücke und Gefühle, die den weiteren Verlauf des Miteinander beeinflussen. Neben der *Aufnahme einer* zwischenmenschlichen *Beziehung* dient das Erstgespräch der *Informationssammlung*.

Dabei bekommt auch der Patient / Bewohner Informationen. Er soll seine neue Umgebung kennenlernen und bereits hierdurch *Unsicherheiten und Ängste abbauen*. Die Informationsweitergabe an den Patienten / Bewohner und die umfassende Sammlung von Informationen über ihn lassen sich zum Teil sinnvoll miteinander verbinden und verhindern so den Eindruck des Ausfragens. So kann die Pflegeperson, nachdem sie sich, die Mitarbeiter und die Zimmerkollegen vorgestellt hat, den *stationären Tagesablauf* beschreiben. Spricht sie über die Weckzeiten, kann sie sich bezüglich der Schlafgewohnheiten/-störungen erkundigen. Die Informationen bezüglich der Essenszeiten und des Menüwahlsystems können zwanglos mit der Frage nach Ernährungsgewohnheiten, einzuhaltender Diät, Unverträglichkeiten etc. kombiniert werden. Dem Inhalt und Ausdruck der Antworten ist große Aufmerksamkeit zu widmen. Sie können wertvolle Informationen - auch über das Krankheitserleben - geben.

Selbstverständlich können andere Daten auch *direkt erfragt* werden, wenn zuvor erklärt wurde, daß die Erfassung der Daten der Planung einer individuellen Pflege dient. Es sollte allerdings darauf geachtet werden, daß es bei einem *Gespräch* bleibt, bei dem sich die Partner bewußt kennenlernen; dagegen wirkt das einfache "Abhaken" vorgegebener Punkte auf einem Anamnesebogen dem Aufbau einer vertrauten Atmosphäre eher entgegen.

Eine *strukturelle und inhaltliche Hilfe* zur Erfassung aller pflegerelevanten Gewohnheiten, Bedürfnisse, Fähigkeiten und Defizite des kranken / alten Menschen bietet die Gesamtheit der Aktivitäten des täglichen Lebens (= ATL). Da alle Lebensbereiche des menschlichen Daseins angesprochen werden, können mit diesem Leitfaden die Informationssammlung und die Planung der Pflege systematisiert und umfassend ausgeführt werden. Zur *Erfassung bestimmter Problemsituationen* und zur entsprechenden Festlegung des Pflegebedarfs können speziell auf ein Problem ausgerichtete *Checklisten* Hilfestellung geben, z.B. "Informationssammlung Thromboserisiko".

Die gesammelten Informationen dienen der eigentlichen Planung der Pflege, die sich über die Festlegung des Pflegebedarfs und der Pflegeziele sowie über die Planung des pflegerischen Vorhabens erstreckt.

Feststellung des Pflegebedarfs

Anhand der Informationssammlung werden die pflegerelevanten Bedürfnisse und Defizite des Patienten / Bewohners festgestellt. Dabei liegt ein *Problem* vor, wenn eine Beeinträchtigung im Bereich einer ATL erkennbar ist, die der Kranke / Betagte nicht selbst kompensieren kann, dies allerdings durch pflegerische Maßnahmen ermöglicht wird. Da es sich in der Regel um ein Problem des kranken / alten Menschen - und nicht der Pflege - handelt, wird hier die Bezeichnung "Problem" oder "pflegerelevantes Problem" der Bezeichnung "Pflegeproblem" vorgezogen. Letzteres eignet sich eher zur Kennzeichnung eines tatsächlich für die Pflege vorherrschenden Problems, z.B. ein nicht abheilender Dekubitus.

Bei der Feststellung der Probleme ist das *Ausmaß von Pflegeabhängigkeit, Selbständigkeit* und *Kooperationsfähigkeit* möglichst genau zu beschreiben; somit werden die Probleme und Ressourcen des Pflegebe-

dürftigen gleichermaßen berücksichtigt. Nur so kann die weitere Planung individuell ausgerichtet werden.
Je nach Bedürftigkeit des kranken / alten Menschen kann eine Vielfalt von Problemen formuliert werden. Dabei kann die folgende gedankliche Einteilung helfen, alle Probleme zu erfassen.

- *Aktuelle, tatsächliche Probleme*
  - sind beobachtbar, meßbar und werden vom Pflegebedürftigen bestätigt;
  - können durch pflegerische Maßnahmen beseitigt, kompensiert oder gelindert werden;
  - Beispiele: Der Kranke leidet aufgrund einer Lungenentzündung unter Atemnot; der Bewohner muß aufgrund einer Herzinsuffizienz nachts mehrmals wasserlassen.

- *Potentielle (wahrscheinliche) Probleme*
  - liegen vor, wenn Bedingungen bzw. Risikofaktoren vorhanden sind, die nach pflegerischem Wissen und nach Pflegeerfahrungen ohne pflegerische Intervention wahrscheinlich zur Entstehung eines bestimmten Problems führen;
  - können durch vorbeugende Maßnahmen (= Prophylaxen) seitens des Pflegepersonals verhindert, zum Teil auch nur frühzeitig erkannt werden (z.B. Nachblutungen);
  - Beispiele: Der Bewohner ist aufgrund seiner Immobilität und Kachexie dekubitusgefährdet; der Patient ist aufgrund der eingenommenen Schonatmung pneumoniegefährdet.

- *Verdeckte, vermutete Probleme*
  - beziehen sich häufig auf den zwischenmenschlichen und auf den emotionalen Bereich;
  - werden vom Betroffenen nicht geäußert, sondern aufgrund beobachteter Verhaltensänderung vermutet;
  - können durch besondere Aufmerksamkeit, genaues Zuhören, taktvolles Fragen u.ä. erkannt und bewußt gemacht werden;
  - Beispiele: Der Bewohner lehnt Gespräche über seine Familie ab, er scheint sich von ihr abgeschoben zu fühlen; der Patient weint nachts und wartet tagsüber vergeblich auf seine Freundin, deren Fernbleiben er mit Arbeitsüberlastung entschuldigt (Partnerschaftsprobleme, die sich auf den gesundheitlichen Zustand auswirken ?).

- *Generelle Probleme*
  - treten typischerweise bei bestimmten Erkrankungen, Therapiemaßnahmen bzw. in bestimmten Situationen und unter bestimmten Bedingungen auf;
  - können durch Pflegewissen und -erfahrung eingeschätzt, kompensiert oder behoben werden; oft handelt es sich um potentielle Probleme, die durch pflegerische Prophylaxen verhindert werden können;
  - können mittels Pflegestandards und Standardpflegeplänen angegangen werden (*siehe Seite 18*);
  - Beispiele: Aufgrund des hohen Fiebers leidet der Kranke an Flüssigkeitsverlusten, Appetitlosigkeit, Kreislaufschwäche; aufgrund der Zytostatikatherapie ist der Patient infektgefährdet; der Patient hat Angst vor der bevorstehenden Operation.

- *Individuelle Probleme*
  - resultieren aus dem persönlichen Krankheitserleben;
  - sind oft (mit-) bedingt durch die soziale Situation des Pflegebedürftigen;
  - Beispiele: Der Patient sorgt sich um den behinderten Partner, der nun allein zurechtkommen muß; der Kranke läßt sich nicht mobilisieren, weil er Angst vor möglichen Komplikationen hat; der Kranke entwickelt vor der Besuchszeit Magenschmerzen;
  - können durch das gleichzeitige Auftreten verschiedener Probleme entstehen;
  - Beispiele: Der geistig Verwirrte akzeptiert den Venenkatheter nicht und führt gefährliche Manipulationen aus; der Sehbehinderte findet sich im Krankenhaus nicht zurecht und verliert dadurch seine bisherige Selbständigkeit;
  - können manchmal nur durch besondere Aufmerksamkeit und in vertrauensvoller Atmosphäre erkannt (bzw. geäußert) werden.

Eine *Ordnung der Probleme* nach ihrer Dringlichkeit ist nicht immer möglich und notwendig. Priorität haben die Probleme, die eine vitale Bedrohung darstellen. Ansonsten entscheidet der Kranke / Betagte, welche Probleme - falls eine Gewichtung notwendig ist - vorrangig sind.

Die **Problemformulierung** sollte möglichst knapp, objektiv und verständlich sein. Es sollen deutlich werden:
- die Lokalisation, die Art und Weise des Defizites, z.B. 5-Markstück großer Dekubitus, Stadium III, an den Fersen;
- die Auswirkungen für den Pflegebedürftigen, z.B. Schmerzen, Eiweißverlust;
- die Ursache des Problems, z.B. Atemnot aufgrund eines Lungenödems;
- die vorliegenden Risikofaktoren (bei potentiellen Problemen), z.B. Dekubitusgefahr aufgrund von Immobilität, verstärkt durch Harninkontinenz;
- die subjektive Einschätzung eines vermuteten Problems, z.B. Ich habe den Eindruck, Frau X. habe familiäre Probleme, weil sie nach jedem Besuch ihres Sohnes bitterlich weint.

Zur Bestimmung des Pflegebedarfs werden auch die **Ressourcen** im Bereich der ATL festgestellt und exakt beschrieben. Beispiele:
- Der halbseitig Gelähmte kann die intakte Körperhälfte ungehindert einsetzen;
- der Kranke möchte aktiv zu seiner Gesundung beitragen;
- der Bettlägerige kann und möchte aktive Bewegungen im Bett durchführen;
- der Bewohner nimmt gern am Seniorensport teil;
- der ansonsten teilnahmslose Mensch zeigt Interesse am Leben seiner Enkelkinder;

- der Sprachbehinderte kann sich auf schriftlichem Weg verständlich machen;
- der sterbende Mensch erfährt Hilfe durch das Beten.

Aufstellung von Pflegezielen

Das Pflegeziel beschreibt den *zu erreichenden Zustand* des Patienten/Bewohners. Die Zielsetzung orientiert sich sowohl am Pflegebedarf als auch an den Ressourcen des jeweiligen Patienten / Bewohners. Das Ziel muß für ihn *realistisch* und *erreichbar* sein, für die Pflegenden soll es *überprüfbar* sein. Anhand der Pflegeziele kann die Wirkung der Pflegemaßnahmen überprüft werden.

Die Pflegeziele werden im Idealfall mit dem Pflegebedürftigen gemeinsam festgelegt, wodurch dessen Interesse an der Gesundheit, die Selbstveranwortlichkeit und die Kooperation gefördert werden. Gleichzeitig wird deutlich, welch hohen Stellenwert sowohl die Probleme des Kranken / Bewohners als auch die pflegerischen Tätigkeiten einnehmen. Die **Formulierung der Pflegeziele** sollte aus der Sicht des Patienten erfolgen und konkrete, überprüfbare Angaben beinhalten.

Je nach Pflegebedarf und Ressourcen kann sich das Pflegeziel beziehen auf
- Leistungen, z.B. der Patient / Bewohner wäscht sich selbständig den Oberkörper und führt Atemübungen durch;
- Kenntnisse, z.B. der Diabetiker weiß, welche Speisen er zu sich nehmen darf und wie er die Blutzuckerkontrolle durchführen kann;
- Verhalten, z.B. der Alkoholiker trinkt keinen Alkohol mehr; der Kranke spricht über seine Angst;
- Befunde, die meßbar sind, z.B. der Übergewichtige nimmt 1 kg Körpergewicht pro Woche ab; der Kranke trinkt 2000 ml Flüssigkeit in 24 Std.;
- Zustände, z.B. der Patient hat intakte Haut; der Patient führt einmal täglich weichen Stuhl ab;
- seelisch-geistiges Erleben, z.B. der Betroffene akzeptiert die Behinderung zunehmend und gewinnt an Selbstvertrauen.

Pflegeziele lassen sich in Nah- und Fernziele unterteilen; eine Gliederung ist oft sinnvoll, um auch Teilerfolge für den Patienten / Bewohner und das Pflegepersonal sichtbar zu machen.

Fernziele beschreiben das gewünschte Endergebnis, werden also für einen relativ weiten Zeitraum gesteckt. Sie beziehen sich z.B. auf
- den Zustand bei der Entlassung: der Patient kann in 6 Wochen die Körperpflege selbständig durchführen;
- die Integration: der Bewohner hat sich spätestens in drei Monaten eingelebt;
- die Rehabilitation: der Querschnittgelähmte kann in 10 Monaten weitgehend selbständig leben.

Nahziele beschreiben Teilergebnisse, die in absehbarer Zeit erreicht werden sollen (z.B. der Patient kann sich bis Ende der Woche selbständig die Zähne putzen). So werden auch kleine Fortschritte und Erfolge sichtbar.

Sie beziehen sich auf kleine abgegrenzte Bereiche, z.B.
- der Kranke sitzt täglich für 10 Minuten im Sessel;
- der Bewohner nimmt die Mahlzeiten im Speisesaal ein.

Nicht alle Pflegeziele lassen sich aus der Sicht des Patienten formulieren. Gemeint sind die potentiellen Probleme, die durch pflegerische Maßnahmen der Krankenbeobachtung frühzeitig erkannt, nicht aber verhindert werden können. Verhindert werden oftmals jedoch weitere Krankheitsauswirkungen, z.B. ein Schock infolge einer Nachblutung. So können *für bestimmte potentielle Probleme*, z.B. für mögliche Komplikationen, *folgende Ziele formuliert* werden:
- frühzeitiges Erkennen von Nachblutungen;
- frühzeitiges Erkennen von Entzündungszeichen;
- rechtzeitiges Erkennen eines Kreislaufversagens.

Planung des pflegerischen Vorgehens (Erstellung eines Pflegemaßnahmenplans)

Die Planung der beabsichtigten Pflegemaßnahmen *orientiert sich* sowohl an den *Problemen* und *Ressourcen* des Patienten / Bewohners als auch an den festgelegten Pflegezielen. Daneben können auch aus *ärztlichen Anordnungen* Pflegemaßnahmen resultieren. Im allgemeinen werden diese Pflegemaßnahmen in den Pflegeplan aufgenommen, ohne zuvor ein dazugehöriges Problem und Pflegeziel zu formulieren. Allerdings können aus den Folgen der ärztlichen Anordnungen für den Patienten Probleme entstehen.

Beispiel: Der Arzt leitet eine Infusionstherapie ein und delegiert die Überwachung an das examinierte Pflegepersonal. Die daraus resultierende Pflegemaßnahme lautet: Kontrolle des Infusionseinlaufs. Für den Patienten entstehen evtl. aktuelle (Unsicherheit, Mobilitätseinschränkung, Schlafstörung) und potentielle Probleme (Risiko der Infektion und Verletzung; Möglichkeit des paravenösen Einlaufens und der Thrombose). Diese bedingen die Notwendigkeit, weitere Pflegeziele und -maßnahmen zu planen.

Der Pflegemaßnahmenplan wird von einer examinierten Pflegeperson - bestenfalls unter Einbeziehung des Patienten / Bewohners - aufgestellt und im Team besprochen, evtl. korrigiert. Danach ist er für alle *verbindliche Handlungsanweisung*. Eine konkrete Beschreibung der Maßnahmen ist notwendig, damit einheitlich vorgegangen werden kann. Sie beinhaltet (falls möglich):
- die Art der Maßnahme, z.B. Lagerung in schiefer Ebene;
- die Häufigkeit und die zeitlichen Abstände der Durchführung, z.B. im 2 stündlichen Wechsel über 24 Stunden;
- die Hilfsmittel, z.B. Schaumstoffkeile;
- die Pflegemittel, z.B. bestimmte Lösungen, Salben.

Die **Formulierung** sollte so knapp und verständlich wie möglich sein. Aufgeführte Pflegemaßnahmen müssen allen an der Pflege Beteiligten bekannt sein.

Aus praktischen Gründen ist es weder möglich noch erforderlich, für jeden Patienten/Bewohner eine individuelle Pflegeplanung aufzustellen. Generelle und potentielle Probleme, deren Auftreten unter bestimmten Bedingungen wahrscheinlich ist und denen i.d.R. mit denselben Pflegezielen und -maßnahmen begegnet wird, können in *Pflegestandards* und *standardisierten Pflegeplänen* zusammengetragen und bei Vorliegen derselben Bedingungen immer wieder eingesetzt werden. Dadurch sind pflegerische Normen, qualitative und quantitative Kriterien sowie die Erfolgskontrolle pflegerischen Handelns vorgegeben. Auf diese Weise wird die Pflegequalität verbessert.

In der BRD werden zur Zeit *Pflegestandards* entwickelt und erprobt. Langjährige Erfahrungen liegen in der BRD bisher nicht vor; die professionell Pflegenden wirken bei der Entwicklung von Pflegeplanungen, vor allem von Pflegestandards, maßgeblich mit.

Ein **Pflegestandard** beinhaltet in der Regel einen bestimmten *pflegerischen Handlungskomplex*, ausgerichtet auf einen speziellen Pflegebedarf und auf exakt formulierte Pflegeziele, die eine Überprüfung der Pflegewirkung auf den Patienten / Bewohner ermöglichen. Pflegestandards eignen sich z.B. für die prophylaktischen Pflegemaßnahmen und für pflegerische Einzelmaßnahmen wie den Katheterismus der Harnblase, das Schlucktraining, die Ganzkörperwaschung oder die Stomaversorgung.

Standardpflegepläne sind dagegen ausgerichtet auf einen ausgeweiteten Pflegebedarf, der typischerweise durch eine bestimmte Krankheit / Situation bedingt ist. Beispiele: Pflege eines Patienten mit Herzinfarkt, Schlaganfall, Aids, Morbus Parkinson, Alzheimerkrankheit; prae- und postoperative Versorgung des Patienten, der sich einer bestimmten Operation unterzieht.

Eine individuelle, ganzheitlich orientierte Pflege wird durch genannte Standards weder verhindert noch ersetzt. Selbstverständlich muß ein Standardpflegeplan hinsichtlich seiner Anwendbarkeit für den einzelnen Patienten / Bewohner *überprüft und ggf. individuell angepaßt werden*. Dies gilt vor allem für die jeweilige graduelle Ausweitung des Problems, den individuellen Umgang mit und das Erleben der Krankheit sowie für die individuell vorliegenden Ressourcen. Für zusätzlich auftretende Probleme, die individuell (z.B. lebensgeschichtlich) und/oder durch weitere Erkrankungen (z.B. Diabetes mellitus) bedingt sind, darf der Blick nicht verlorengehen; sie müssen ebenfalls erfaßt und angegangen werden.

Bei Bedarf sind *zusätzlich individuelle Pflegepläne* zu entwickeln. Manche Pflegesituationen erfordern eine insgesamt individuell für den Patienten / Bewohner entwickelte Pflegeplanung. Hierbei können Standardpflegeplanungen als Entscheidungshilfe berücksichtigt werden. Meist lassen sich Pflegestandards integrieren.

Durchführung der Pflege
Die Durchführung der Pflege stellt den *Kern des Pflegeprozesses* dar, denn hier erfolgt die Anwendung der vorausgegangenen Planungsschritte im Sinne einer ganzheitlich orientierten Pflege. Leitfaden sind der für alle verbindliche Pflegeplan, aber auch die aktuelle Bedürftigkeit des Patienten / Bewohners. Bei der Durchführung werden *alle Bereiche pflegerischer Kompetenz angewendet*: psycho-soziale Fähigkeiten, gezielte Beobachtung, Pflegetechniken/-methoden, Anleitung des Patienten / Bewohners, Maßnahmen ärztlicher Assistenz (z.B. ZVD-Messung, Verabreichung eines Einlaufs).

Anschließend wird die Durchführung der Pflege - einschließlich der dabei gesammelten Beobachtungen - *dokumentiert*.

Verfassen eines Pflegeberichts
Der Pflegebericht dient einerseits als *Rechenschaftsbericht* über Vorgang, Verlauf und Wirkung der Pflege, andererseits dient er der *fortlaufenden Informationssammlung* und -weitergabe bezüglich:
- des Befindens des Patienten / Bewohners;
- der Beobachtungen (körperlicher und geistig-seelischer Zustand, Verhalten);
- der Pflegebedürftigkeit / Selbständigkeit;
- der Reaktionen des Patienten / Bewohners auf die Pflegemaßnahmen;
- der Wirkung der pflegerischen Maßnahmen;
- neu auftretender Pflegeprobleme.

Die Durchführung der Pflegemaßnahmen wird durch ein entsprechendes Abhaken und Gegenzeichnen (Kürzel der Unterschrift) auf dem Pflegemaßnahmenplan bzw. durch direkte Eintragung in dafür vorgesehenen Rubriken des Kurvenblattes (z.B. für Vitalwerte) dokumentiert. Besonderheiten und Abweichungen vom Pflegeplan werden im Pflegebericht aufgeführt.

Genannte Inhalte der fortlaufenden Informationssammlung werden im Pflegebericht *wertneutral* und stichpunktartig bzw. in kurzen Sätzen festgehalten. Datum, Zeit und Handzeichen vervollständigen jede Eintragung.

Beispiel: Frau X. hat sich den Oberkörper selbständig und mühelos gewaschen; die Haut ist intakt, keine Rötungen; Patientin ist heute zeitlich und örtlich orientiert, sucht das Gespräch; sie hustet nach Aufforderung gut ab, das Sekret ist klar und flüssig; sie ist nicht zum Aufstehen zu motivieren, da sie zu kollabieren befürchtet; Vitalzeichen sind im Normbereich. 1.12.91, 6.00 - 13.00 h, Sr. A.K.

Erfolgskontrolle und Feedback
Anhand der Dokumentation der einzelnen Schritte des Pflegeprozesses kann die *Wirkung der Pflege nachvollzogen* und *beurteilt* werden. Richtlinie sind dabei die festgelegten Pflegeziele, denn sie beschreiben den angestrebten Zustand des Patienten / Bewohners. Wurde das Pflegeziel erreicht, werden die Maßnahmen (z.B. prophylaktische Maßnahmen) beibehalten, solange die Risikofaktoren bestehen bzw. abgesetzt, wenn das Problem nicht mehr besteht.

Manchmal ist eine neue Definition des Problems erforderlich (z.B. aus Dekubitus Stadium I hat sich Dekubitus Stadium III entwickelt); die Pflegeziele und Pflegemaßnahmen müssen entsprechend überdacht und angepaßt werden.

Eine Neuanpassung der Pflegeplanung ist ebenfalls erforderlich, wenn das gesetzte Pflegeziel nicht erreicht wurde. Es ist nach der Ursache zu suchen:
- War das Pflegeziel unrealistisch?
- Wurden die falschen Pflegemaßnahmen angewendet?
- War das Ausmaß der Pflegemaßnahmen zu gering?
- Haben krankheitsbedingte Veränderungen den Pflegebedarf verändert?
- Verträgt der Pflegebedürftige bestimmte Pflegemittel nicht?
- Wurde das Problem nicht richtig erkannt?
- Wurde der individuelle Zustand des Patienten / Bewohners nicht ausreichend berücksichtigt, oder hat er sich verändert?

Entsprechend der Antwort müssen Probleme und/oder Ziel(e) und/oder Pflegemaßnahme(n) neu festgelegt werden.

Zeitpunkt und Häufigkeit der Erfolgskontrollen werden sowohl durch die formulierten Pflegeziele als auch durch die Pflegebedürftigkeit bestimmt. Sie sollten fortlaufend von der verantwortlichen Pflegeperson, aber auch im Pflegeteam, durchgeführt werden.

PFLEGEPLANUNG PATIENTENNAME: Barbara K.

Datum/Stop	Problem/Ressourcen	Ziele	Maßnahmen	Hz.	Durchführung		
02.02.1992	Schlaffe Lähmung re. - Kontrakturenrisiko für Schulter, Hüfte, Bein, Fuß rechts - Wahrnehmung der re. Seite vermindert - Entwicklung einer Spastizität möglich	Frau K. - hat bewegliche Gelenke - nimmt zunehmend die re. Seite wahr - entwickelt weitgehend norm. Muskeltonus	- Lagerung nach Bobath (Lagerungsplan) - Spitzfußprophylaxe mit weichem Kissen - Nachttisch zur re. Körperseite - alle Handlungen von re. Seite her ausführen	A.K.	Dat. 2.2.92 Zeit 11.00 Hz. M. S. Dat. Zeit Hz.		
02.02.1992	Motorische Aphasie - Pat. spricht nur einzelne Worte, kann nicht alles mitteilen Intaktes Sprachverständnis	- fühlt sich verstanden - kann sich verständlich machen - erfährt Geduld	- Geduld zeigen - langsam, deutlich, einfach sprechen - einfache Zeichen für Zustimmung und Ablehnung abmachen - Schreibtraining mit linker Hand	A.K.	Dat. 2.2.92 Zeit 12.00 Hz. M. S. Dat. Zeit Hz.		

Abb. 1.8 *Pflegeplanung*

PATIENTENNAME: Barbara K.

Datum	PFLEGEBERICHT	Hz.	Datum	PFLEGEBERICHT	Hz.
02.02.1992 11.30h	Frau K. kam in Begleitung ihres Ehemannes; beide wurden vom Arzt über das Krankheitsbild informiert - sind sehr betroffen. Pat. akzeptiert Lagerung nach Bobath, ist kooperativ: schläft viel; weint, wenn sie wach ist	M. S.			

Abb. 1.9 *Pflegebericht*

PFLEGEANAMNESE

Personalien	Aufnahmezustand Datum: 02.02.1992	Hilfsmittel, Prothesen

Adressenaufkleber
 	
Barbara K.
geb. 25.09.1927
	[ ] mobil
	[X] teilweise immobil
	[ ] immobil
	[X] bewußtseinsklar
	[ ] benommen
	[ ] bewußtlos
	[X] orientiert
	[ ] teilweise orientiert
	[ ] desorientiert
		[ ] Gehstützen
		[ ] Rollstuhl
		[ ] Brille
		[ ] Hörgerät
		[ ] Zahnprothese
		   [X] oben [ ] unten
		[ ] Glasauge
		   [ ] rechts [ ] links
		[ ] Kontaktlinsen
		   [ ] rechts [ ] links

Hausarzt: *Dr. Ludorf*	Dekubitus: *nein*	[X] Haarteil [ ] Perücke [ ] Extremitätenprothesen:
Einweisungsdiagnose: *Apoplexie*	Kontraktur: *nein*	

Krankheitsbild:	ATL U = uneingeschränkt E = eingeschränkt A = abhängig	U	E	A	Besonderheiten, Hinweise, Gewohnheiten, Wünsche ......
Schlaganfall mit Halb- *seitenlähmung rechts.* *leichte Fazialislähmung* *motorische Aphasie*	Atmen		X		*Aspirationsgefahr* *wegen Schluckstörung*
	Essen und Trinken			X	*Schluckakt beeinträchtigt:* *mag keine Milch*
	Ausscheiden			X	*verspürt Harndrang,* *kann ihn nur kurz unterdrücken*
Patient ist aufgeklärt: [X] Ja [ ] Nein	Für Sicherheit sorgen			X	*Gleichgewichtsstörung;* *Angst, Pflegefall zu bleiben*
Angehöriger ist aufgeklärt: [X] Ja [ ] Nein	Regulieren der Körpertemperatur		X		*trägt nachts Socken*
Ansprechpartner: (Angehöriger) *Ehemann: Tel.: 5 55 55*	Sich Bewegen			X	*schlaffe Lähmung rechts* *linke Körperhälfte beweglich*
Vorherige Krankenhaus- aufenthalte: *1980:* *wegen Bluthochdruck*	Sich Pflegen und Kleiden			X	*ist gewohnt, morgens* *zu duschen*
Blutgruppe: *A, Rh pos.*	Ruhen und Schlafen		X		*schläft bei offenem Fenster*
Diät: *keine*	Kommunizieren			X	*versteht alles, spricht nur* *vereinzelte Worte*
Allergien: *Penicillin*	Sich Beschäftigen			X	*hat viel im Garten gearbeitet;* *liest gern*
Herzschrittmacher: *nein*	Geschlechtliches Erleben und Verhalten	?			*möchte nicht vom Pfleger* *gewaschen werden*
Besondere Medikamente: *nein*	Sinn finden			X	*weint viel; wirkt traurig*

	Religiöse Bedürfnisse: *sonntags zur heiligen Messe*	Erwartungen: *möchte wieder laufen können*
Sonstiges: *Pat. war bisher* *mobil und aktiv*	Entlassungsprobleme:	
	Datum: *02.02.1992*	Unterschrift: *Sr. Monika S.*

Abb. 1.10 **Pflegeanamnese**

F. Berufsbilder

Berufsbild für die Pflegeberufe

Der **Deutsche Berufsverband für Pflegeberufe (DBfK)** hat 1989 das folgende Berufsbild für die Pflegeberufe erstellt.
Es soll weiterhin in Abständen den sich wandelnden Anforderungen an die Krankenpflege angepaßt werden.

"Berufsbild
   Krankenschwester / -pfleger
   Kinderkrankenschwester / -pfleger
   Altenpflegerin / -pfleger
   Krankenpflegehelferin / -helfer

Präambel
Zum Selbstverständnis eines Berufsstandes und zur Klärung der gemeinsamen Zielsetzung eines Berufsstandes ist ein Berufsbild unerläßlich.
Mitglieder des Deutschen Berufsverbandes für Krankenpflege (DBfK) haben diese Notwendigkeit seit langem erkannt und tragen ihr hiermit Rechnung.
Pflege erstreckt sich auf Gesunde und Kranke, bezieht also die Gesundheitsvor- und -fürsorge sowie die Betreuung gesunder Hilfebedürftiger mit ein. Als Grundlage dient die international anerkannte Definition von Krankenpflege, wie sie vom Weltbund der Krankenschwestern und Krankenpfleger (ICN) und der Weltgesundheitsorganisation (WHO) formuliert wurde.
Es gehört zum beruflichen Selbstverständnis der Mitglieder im DBfK, daß sich die Pflege an der Bedürftigkeit des Menschen orientiert, nicht an einzelnen Funktionen. *Der Mensch wird in seiner Ganzheit betreut.*
Aufgrund dieser Auffassung und der umfassenden Auslegung des Begriffs "Pflege" ist es möglich, ein gemeinsames Berufsbild für alle Pflegeberufe (Krankenschwester / -pfleger, Kinderkrankenschwester / -pfleger, Altenpflegerin / -pfleger, Krankenpflegehelferin / -helfer) zu erstellen.

Berufsbegriff
Pflege ist Lebenshilfe und für die Gesellschaft notwendige Dienstleistung. Sie befaßt sich mit gesunden und kranken Menschen aller Altersgruppen.

Pflege leistet Hilfe zur Erhaltung, Anpassung oder Wiederherstellung der physischen, psychischen und sozialen Funktionen und Aktivitäten des Lebens.

Pflege ist eine abgrenzbare Disziplin mit einem Gebiet von Wissen und Können, welches sie von anderen Fachgebieten des Gesundheitswesens unterscheidet.

Pflege ist als eigenständiger Beruf und selbständiger Teil des Gesundheitsdienstes für die Feststellung der Pflegebedürftigkeit, die Planung, Ausführung und Bewertung der Pflege zuständig und für die eigene Aus-, Fort- und Weiterbildung verantwortlich.

Pflege stützt sich in der Ausübung des Berufes und in der Forschung auf ihre eigene wissenschaftliche Basis und nützt dabei die Erkenntnisse und Methoden der Natur-, Geistes- und Sozialwissenschaften.

Berufsaufgaben
Die wichtigste Aufgabe der Pflegenden besteht in der unmittelbaren Begleitung, Betreuung, Beratung und Versorgung von alten, behinderten, kranken und hilfebedürftigen Menschen und ihrer Angehörigen.
Die Leistungen werden für den einzelnen, die Familie und die Gesellschaft erbracht.

Die Aufgaben der Pflege im einzelnen sind:

- die körperlichen, geistigen, seelischen und sozialen Bedürfnisse, Möglichkeiten und Probleme der anvertrauten Menschen zu erkennen und zu beurteilen
- unter Einbeziehung dieses Wissens individuelle und ganzheitliche Pflege zu planen und durchzuführen, zu dokumentieren und auszuwerten
- bei der Eingliederung und Wiedereingliederung in den Lebensraum des Kranken und Behinderten mitzuwirken
- Gesunde und Kranke zu motivieren und anzuleiten, ihre Gesundheit zu erhalten oder wiederzuerlangen
- Menschen aller Altersstufen in ihrer letzten Lebensphase individuell zu begleiten und dem einzelnen ein würdiges Sterben zu ermöglichen
- zum Wohle des Kranken und Hilfebedürftigen mit ihm, seinen Angehörigen und anderen Berufsgruppen im Gesundheitswesen zusammenzuarbeiten
- alle an der Behandlung und Betreuung des Kranken und Hilfebedürftigen Beteiligten im Rahmen des eigenen Aufgaben- und Kompetenzbereiches zu unterstützen
- dem Pflege- und Hilfebedürftigen nach dem Grad seiner Pflegebedürftigkeit das entsprechend qualifizierte Pflegepersonal zuzuweisen
- an der Weiterentwicklung und Verbesserung von Pflegemethoden und Pflegetechniken zu arbeiten
- Erfahrungen, Fertigkeiten und Kenntnisse an den pflegerischen Nachwuchs weiterzugeben
- Hilfskräfte anzuleiten und zu überwachen
- die eigene Berufsgruppe aus-, fort- und weiterzubilden
- bei der Aus-, Weiter- und Fortbildung anderer Berufe im Gesundheitswesen mitzuwirken
- Pflegeforschung zu fördern, zu unterstützen, zu veranlassen und selbst durchzuführen.

Die erforderlichen Aufgaben bzw. Arbeitsteilungen orientieren sich dabei nicht an Einzelmaßnahmen, sondern am gesunden oder kranken Menschen in seiner Ganzheit.

Die Arbeitsorganisation erfolgt aufgrund der unterschiedlichen Gesamtpflegebedürftigkeit der Betroffenen und den sich daraus ergebenden Anforderungen an das Wissen und Können der Pflegenden, z.B. innerhalb eines Teams. Diese Anforderungen variieren von Mensch zu Mensch aufgrund seiner individuellen Lebenssituation. Diese wiederum wird beeinflußt durch sich verändernde Bedingungen seiner Umwelt, Entwicklung und/oder Erkrankung.

Das bedeutet:

Für jeden Betroffenen ist die **Gesamtpflegebedürftigkeit** zu ermitteln.

Danach wird der Hilfebedürftige einem Mitarbeiter mit entsprechender beruflicher Qualifikation zugeordnet. Dieser hat, wie zuvor in den Aufgaben der Pflege beschrieben, dessen Möglichkeiten und Probleme zu erfassen und die Pflege danach zu planen, durchzuführen und auszuwerten. Da in der Regel nicht nur ein Mitarbeiter die pflegerische Versorgung des zu Betreuenden übernimmt, ist zur Sicherstellung zielgerichteten Arbeitens die Dokumentation der gesamten pflegerischen Arbeit notwendig. Die Gesamtverantwortung für die Pflege liegt bei den Angehörigen der Pflegeberufe und ist abhängig von deren Qualifikation.

Ausbildungen

Um die Ziele und Aufgaben der (Kranken-) Pflege erfüllen zu können, bedarf es qualifizierter Ausbildungen.

Verschiedene Ausbildungsgänge sind möglich. Diese sind durch Bundes- bzw. Ländergesetze und Verordnungen staatlich geregelt. Für jede Ausbildung sind entsprechende formale Voraussetzungen zu erfüllen.

Allgemeine persönliche Voraussetzungen sind:

- Bereitschaft und Fähigkeit zu verantwortlichem Handeln
- Kreativität und Flexibilität, um sich auf unterschiedliche Menschen und Situationen einstellen zu können
- Kontakt- und Teamfähigkeit
- physische und psychische Gesundheit.

Die Schwerpunkte der Ausbildungen ergeben sich aus den genannten Zielen und Aufgaben der (Kranken-) Pflege und finden ihren Niederschlag in gesetzlichen Bestimmungen.

1. Krankenpflegeausbildung

Die Ausbildung in der Krankenpflege ist geregelt durch das Gesetz über die Berufe in der Krankenpflege vom 4.6.1985 und durch die Ausbildungs- und Prüfungsverordnung für die Berufe der Krankenpflege vom 16.10.1985.

Zulassung zur Ausbildung:
- Vollendung des 17. Lebensjahres
- Realschulabschluß oder gleichwertige Schulbildung bzw. abgeschlossene Berufsausbildung bei Hauptschulabschluß.

Berufsbezeichnung:
- Krankenschwester / Krankenpfleger

Ausbildungsdauer: 3 Jahre

- **Theoretische Ausbildung:**
  mindestens 1600 Stunden
  Inhalt:
    - Krankenpflege
    - Grundlagen der Rehabilitation
    - Einführung in die Organisation und Dokumentation im Krankenhaus
    - Berufs-, Gesetzes- und Staatsbürgerkunde
    - Grundlagen der Psychologie, Soziologie und Pädagogik
    - Biologie, Anatomie und Physiologie
    - Allgemeine und spezielle Krankheitslehre einschließlich Vorsorge, Diagnostik, Therapie und Epidemiologie
    - Hygiene und medizinische Mikrobiologie
    - Erste Hilfe
    - Arzneimittellehre
    - Fachbezogene Physik und Chemie
    - Sprache und Schrifttum.

- **Praktische Ausbildung:**
  mindestens 3000 Stunden
  Inhalt:
    Sach- und fachkundige, umfassende geplante Pflege in klinischen, öffentlichen und privaten Bereichen.

Abschluß: Schriftliche, mündliche, praktische Prüfung vor einem staatlichen Prüfungsausschuß.

2. Kinderkrankenpflegeausbildung

Die Ausbildung in der Kinderkrankenpflege ist geregelt durch das Gesetz über die Berufe in der Krankenpflege vom 4.6.1985 und durch die Ausbildungs- und Prüfungsverordnung für die Berufe der Krankenpflege vom 16.10.1985.

Zulassung zur Ausbildung:
- Vollendung des 17. Lebensjahres
- Realschulabschluß oder gleichwertige Schulbildung bzw. abgeschlossene Berufsausbildung bei Hauptschulabschluß.

Berufsbezeichnung:
- Kinderkrankenschwester / Kinderkrankenpfleger

Ausbildungsdauer: 3 Jahre

- **Theoretische Ausbildung:**
    mindestens 1600 Stunden
    Inhalt:
    - Kinderkrankenpflege
    - Grundlagen der Rehabilitation
    - Einführung in die Organisation und Dokumentation im Krankenhaus
    - Berufs-, Gesetzes- und Staatsbürgerkunde
    - Grundlagen der Psychologie, Soziologie und Pädagogik
    - Biologie, Anatomie und Physiologie
    - Allgemeine und spezielle Krankheitslehre einschließlich Vorsorge, Diagnostik, Therapie und Epidemiologie
    - Hygiene und medizinische Mikrobiologie
    - Erste Hilfe
    - Arzneimittellehre
    - Fachbezogene Physik und Chemie
    - Sprache und Schrifttum.

- **Praktische Ausbildung:**
    mindestens 3000 Stunden
    Inhalt:
    Sach- und fachkundige, umfassende geplante Pflege in klinischen, öffentlichen und privaten Bereichen.

Abschluß: Schriftliche, mündliche, praktische Prüfung vor einem staatlichen Prüfungsausschuß.

3. Altenpflegeausbildung

Die Ausbildung und Prüfung in der Altenpflege ist durch unterschiedliche Ländergesetze und Verordnungen geregelt. Die Altenpflegeausbildung kann berufsbegleitend oder als Vollzeitmaßnahme erfolgen.

Zulassung zur Ausbildung:
- ab 16. Lebensjahr
- Hauptschulabschluß oder gleichwertige Schulbildung
- abgeschlossene Berufsausbildung bzw. 3-jährige berufliche Tätigkeit.

Berufsbezeichnung:
- Altenpflegerin / Altenpfleger

Ausbildungsdauer: 2-3 Jahre

- **Theoretische Ausbildung:**
    1400 - 2240 Stunden
    Inhalt:
    - Alten- und Krankenpflege
    - Gesundheitslehre / Ernährungslehre
    - Alterssoziologie, -psychologie und -psychiatrie
    - Berufskunde
    - Ethik und Religion
    - Krankheitslehre
    - Arzneimittellehre
    - Beschäftigungstherapie
    - Sozialkunde
    - Rechtskunde.

- **Praktische Ausbildung:**
    1200 - 3000 Stunden
    Inhalt:
    - Allgemeine Pflege bei hilfebedürftigen und kranken alten Menschen
    - Spezielle sozialpflegerische Betreuung des alten Menschen in klinischen, öffentlichen und privaten Bereichen.

Abschluß: Schriftliche, mündliche, praktische Prüfung vor einem staatlichen Prüfungsausschuß.

4. Krankenpflegehilfeausbildung

Die Ausbildung in der Krankenpflegehilfe ist geregelt durch das Gesetz über die Berufe in der Krankenpflege vom 4.6.1985 und durch die Ausbildungs- und Prüfungsverordnung für die Berufe in der Krankenpflege vom 16.10.1985.

Zulassung zur Ausbildung:
- Vollendung des 17. Lebensjahres
- Hauptschulabschluß oder gleichwertige Schulbildung bzw. abgeschlossene Berufsausbildung.

Berufsbezeichnung:
- Krankenpflegehelferin / Krankenpflegehelfer

Ausbildungsdauer: 1 Jahr

- **Theoretische Ausbildung:**
    500 Stunden
    Inhalt:
    - Krankenpflegehilfe
    - Berufs-, Gesetzes- und Staatsbürgerkunde.
    - Grundlagen der Biologie, Anatomie und Physiologie
    - Allgemeine Krankheitslehre
    - Hygiene
    - Erste Hilfe
    - Arzneimittellehre.

- **Praktische Ausbildung:**
    1100 Stunden
    Inhalt:
    Grundlegende pflegerische Versorgung von Kranken im stationären Bereich.

Abschluß: Mündliche und praktische Prüfung vor einem staatlichen Prüfungsausschuß.

Fortbildung

Die Gesundheitsbedürfnisse und -probleme des Menschen werden von den Entwicklungen in Medizin und Gesellschaft ständig beeinflußt. Um den sich verändernden Bedürfnissen gerecht zu werden, müssen die Berufsgruppen in der Pflege ihre Kenntnisse, Fähigkeiten und Fertigkeiten diesen Entwicklungen anpassen.
Dazu ist eine kontinuierliche Fortbildung unabdingbar. Diese Fortbildung wird sowohl innerbetrieblich als auch in überbetrieblichen Institutionen durchgeführt.

Weiterbildung

Die Wahrnehmung der Ziele und Aufgaben der Pflege in den unterschiedlichen Fachbereichen, im Management, im Unterricht und in der Forschung, ist ohne gezielte Weiterbildung nicht möglich. Weiterbildung wird in entsprechenden Institutionen in Vollzeitlehrgängen oder berufsbegleitend durchgeführt, sie kann je nach Bundesland unterschiedlich geregelt sein.
Zur Zeit wird Weiterbildung u.a. in folgenden Bereichen angeboten:
- Leitung des Pflegedienstes einer Station oder Abteilung
- Leitung des Pflegedienstes eines Krankenhauses oder einer entsprechenden Einrichtung
- Unterrichtstätigkeit und Leitung von Schulen für Pflegeberufe
- Allgemeine Krankenpflege (Pflegefachseminar)
- Anaesthesie und Intensivpflege
- Berufspädagogik
- Endoskopie
- Enterostomatherapie
- Gemeindekrankenpflege
- Krankenhaushygiene
- Operationsdienst
- Psychiatrie.

Arbeitsbereiche

Krankenschwestern / Krankenpfleger, Kinderkrankenschwestern / Kinderkrankenpfleger, Altenpflegerinnen / Altenpfleger, Krankenpflegehelferinnen / Krankenpflegehelfer üben ihre Tätigkeit entsprechend ihrer jeweiligen Ausbildung bzw. Weiterbildung u.a. in verschiedenen Bereichen und Einrichtungen des Gesundheits- und Sozialwesens aus:

1. **Öffentlicher und privater Bereich**
- Beratung und Betreuung von Kranken / Hilfebedürftigen verschiedener Altersgruppen in der ambulanten Krankenpflege, in Sozialstationen, Werksambulanzen, Gesundheitsämtern, Schulen
- Betreuung von Kranken / Hilfebedürftigen verschiedener Altersgruppen in halboffenen Einrichtungen wie Tages- und Nachtkliniken
- Betreuung von Kranken / Hilfebedürftigen in Einrichtungen der Altenhilfe / Altenpflege, Behinderteneinrichtungen
- Leitung des Pflegedienstes
- Kindergärten und Kinderkrippen.

2. **Klinischer Bereich**
- Pflege von Kranken / Hilfebedürftigen verschiedener Altersgruppen in verschiedenen medizinischen Disziplinen
- Mitarbeit in Funktionsbereichen wie z.B. Operationsdienst
- Leitung des Pflegedienstes
- Rehabilitation.

3. **Aus-, Fort- und Weiterbildungsstätten**
- Unterrichtstätigkeit z.B. in Krankenpflegeschulen, Kinderkrankenpflegeschulen, Altenpflegeschulen, Schulen für Krankenpflegehilfe
- Leitung von Ausbildungsstätten
- Unterrichtstätigkeit in der innerbetrieblichen Fortbildung
- Unterrichtstätigkeit an Fort- und Weiterbildungsstätten
- Leitung von Fort- und Weiterbildungsstätten.

4. **Forschung**
- In allen Bereichen und Einrichtungen, in denen Pflegeforschung geleistet wird.

5. **Berufspolitik**
- Mitarbeit in Berufsverbänden
- Mitarbeit in Gewerkschaften
- Mitarbeit in Einrichtungen des Gesundheitswesens.

Den Angehörigen der Pflegeberufe eröffnen sich vielfältige, den persönlichen Neigungen und Begabungen entsprechende Tätigkeitsbereiche wie in kaum einem anderen Beruf."
(Zitat "Berufsbild Pflegeberufe" Ende)

Berufsbild Altenpflege

Der Deutsche Berufsverband für Altenpflege e.V. hat 1988 das folgende Berufsbild Altenpflegerin / Altenpfleger erstellt.

"Berufsbild:
  Altenpflegerin / Altenpfleger
  (staatlich anerkannt)

1.1 Ziele

Ziele der Altenhilfe ist es, für die Würde, die Rechte und das Wohlbefinden alter Menschen einzustehen. Planung und Gestaltung aller Einrichtungen, Veranstaltungen und Dienste der Altenhilfe lassen sich leiten von folgenden Prinzipien:
- Respektierung der menschlichen Würde und der individuellen Persönlichkeit im Alter
- Wahrung eines würdigen Lebensraumes sowohl bei der eigenständigen Lebensführung als auch in Situationen größerer Abhängigkeit z.B., auf der Pflegestation eines Heimes
- Vermittlung von Selbstwertgefühl, sozialer Aktivität und dem Bewußtsein, trotz gegebener Rollenverluste am Leben in der Gemeinschaft teilzuhaben
- Unterstützung bei der Auseinandersetzung mit den besonderen Problemen des Alters und Verlusterfahrungen des Alterns.

1.2 Die Lebenssituation im Alter

Mit dem Älterwerden, besonders auch mit dem Ausscheiden aus dem Erwerbsleben, sind einschneidende Erfahrungen verbunden: Ansehen und Selbstbewußtsein können nicht mehr aus beruflicher Leistung abgeleitet werden, soziale Kontakte gehen verloren, die Altersrente erreicht nicht das bisherige Einkommen, häufig muß sich der ältere Mensch mit gesundheitlichen Einbußen abfinden.
Die weitgehende Beurteilung von Menschen nach den Normen der Leistung, Effizienz und Flexibilität in unserer Gesellschaft entwertet den möglichen Beitrag alter Menschen, der auf Lebenserfahrungen und sozialer Kompetenz beruht. Für den älteren Menschen, aber auch für die gesamte Gesellschaft, ist es von größter Bedeutung, daß der Eigenwert jedes Lebensalters respektiert wird. Selbst wenn ein alter Mensch auf Grund seiner körperlichen und psychischen Verfassung nicht mehr in der Lage ist, zu handeln und seinen Willen zu bekunden, lebt er - wie jeder von uns - **eine** Form des Menschseins. Um seine Rechte und die ihm eigene Würde erfahren oder geltend machen zu können, muß er Schutz und Ermutigung, soziale und pflegerische Unterstützung erhalten.
Wenn Altenhilfe sich auf den Eigenwert auch des letzten Lebensabschnitts bezieht, dient sie nicht nur den alten Menschen, sondern ebenso einer humanen Zukunft unserer Gesellschaft.

2. Aufgaben der staatlich anerkannten Altenpflegerinnen und Altenpfleger

In der Berufstätigkeit der staatlich anerkannten Altenpflegerinnen und Altenpfleger verbinden sich soziale Aufgaben mit geriatrischen (= medizinisch-pflegerischen). Sie sind in drei sich unterscheidende Bereiche zu gliedern.

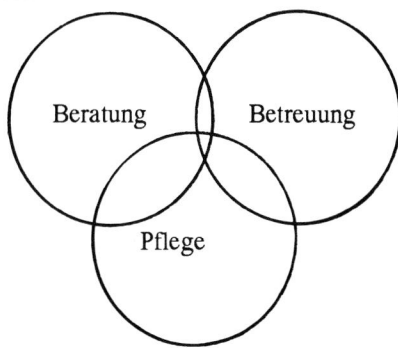

In Beratung, Betreuung und Pflege soll dem alten Menschen sein "Zuhause" und darin ein lebenswertes Leben gesichert werden: der gewohnte Lebensraum ist möglichst zu erhalten, die Selbständigkeit zu fördern, gegebenenfalls für ein Ersatz-Zuhause (z.B. Heim) zu sorgen, schließlich Lebenshilfe auch im Sterben zu geben.
Im einzelnen gehören dazu:
- Betreuung und Beratung alter Menschen in ihren persönlichen und sozialen Angelegenheiten, auch der pflegenden Angehörigen
- Hilfe zur Erhaltung der Gesundheit und der eigenständigen Lebensführung, Anregung und Ermutigung alter Menschen zu aktiven Gestaltung des Lebens im Rahmen ihrer persönlichen Bedürfnisse und Möglichkeiten
- Anregung und Anleitung zu Hilfen durch Familie und Nachbarschaft
- Pflege, Ausführung ärztlicher Verordnungen, Pflegeplanung, Mitwirkung bei der Rehabilitation kranker, pflegebedürftiger und behinderter alter Menschen, Pflege und Begleitung Sterbender.

Die Arbeit gilt weithin dem einzelnen alten Menschen, in vielen Bereichen wird sie aber auch als Arbeit mit Gruppen organisiert.
Die Aufgaben werden von den staatlich anerkannten Altenpflegerinnen und Altenpflegern selbständig und eigenverantwortlich wahrgenommen.
Dabei ist auch ihre Vermittlerstellung wichtig: Zunächst sind sie im unmittelbaren Kontakt zum alten Menschen umfassend und für alles zuständig; dazu kommt oft die Notwendigkeit, die richtigen Kontakte zu speziell fachlich Zuständigen herzustellen.
Das breite Spektrum der Aufgabenbereiche bestätigt:
Der Beruf der staatlich anerkannten Altenpflegerinnen und Altenpfleger ist der Einzige, der die Gesamtsituation der alten Menschen mit ihren sozialen, menschlichen und gesundheitlichen Problemen schon in seinen Ausbildungsrichtlinien und Ausbildungsplänen mit erfaßt.

3. Tätigkeitsbereiche

Die staatlich anerkannten Altenpflegerinnen und Altenpfleger arbeiten als Fachkräfte in allen Bereichen der stationären, teilstationären und offenen Altenhilfe:

Altenhilfe

stationär	teilstationär	offen
z.B.	z.B.	z.B.
Altenheim	Tagespflegeheim	Sozialstation
Pflegeheim		Tagesstätte
geriatr. Krankenhaus		Altenerholung
Gerontopsychiatrie		Gemeinwesenarbeit
		Administration

(Zu dieser Übersicht ist anzumerken, daß das Arbeitsfeld der Altenhilfe - nicht zuletzt wegen seiner wachsenden Bedeutung - einem Wandel seiner Institutionen unterliegt und also nicht als abgeschlossen angesehen werden darf, s.z.B. Kurzzeitpflegen, Altenwohngemeinschaften.)

Die staatlich anerkannte Altenpflegerin / der staatlich anerkannte Altenpfleger kann sich beruflich weiterqualifizieren. Z.B. durch eine gerontopsychiatrische Fachausbildung oder durch Absolvierung eines Wohngruppen- bzw. Heimleiterlehrgangs, oder durch einen Lehrgang mit dem Ziel Unterrichtsaltenpflegerin / Unterrichtsaltenpfleger stehen ihr/ihm entsprechende Leitungsfunktionen auf mittlerer Ebene, auf der Ebene der Leitung von Einrichtungen und im Ausbildungssektor offen.

4. Zulassungsvoraussetzungen zur Ausbildung

Da bisher leider keine allgemeingültige Ausbildungsordnung für den Bereich der Bundesrepublik Deutschland vorliegt - obwohl diese entsprechend der Bedeutung des Berufes längst überfällig ist - wird im folgenden nach der Rahmenverordnung der Länder von 1985 zitiert:

"Zur Ausbildung kann zugelassen werden, wer:

a) einen Hauptschulabschluß oder eine als gleichwertig anzusehende Schulausbildung besitzt,

b) über eine abgeschlossene Berufsausbildung von mindestens zweijähriger Dauer verfügt oder eine dem Landesrecht als angemessen geltende Berufstätigkeit nachweist und

c) persönlich, körperlich und geistig für den Beruf des Altenpflegers geeignet ist."

Jedes Bundesland hat eine eigene Ausbildungsverordnung erlassen. So kann an dieser Stelle nur auf Informationen z.B. durch Arbeitsämter oder Ausbildungsstätten in jedem einzelnen Bundesland verwiesen werden, die den jeweils aktuellen Stand kennen. Das Zulassungsalter liegt je nach Bundesland mindestens bei 17 oder 18 Jahren.

5. Ausbildungsdauer und Ausbildungsinhalte

Auch die Dauer der Ausbildung ist z.Zt. nicht einheitlich für das Bundesgebiet. Sie liegt je nach Land zwischen 2 und 3 Jahren Gesamtdauer, wobei die Verteilung von theoretischen und praktischen Ausbildungsteilen nochmals nach verschiedenen Systemen vorgenommen wird. Nach der Rahmenvereinbarung der Länder sind 1.400 Stunden fachtheoretischer Unterricht vorgesehen. Der fachpraktische Anteil wird in den oben dargestellten Einrichtungen der Altenhilfe (*vgl. Punkt 3*) an einzelnen Tagen, in mehrwöchigen Praktika, als halbjähriges Fachpraktikum oder als volles Ausbildungsjahr (Berufspraktikum) organisiert.

Die Gesamtausbildung soll den Teilnehmer befähigen, die oben aufgeführten Ziele und Aufgaben in seiner Arbeit mit den alten Menschen zu verwirklichen. Im fachpraktischen Teil der Ausbildung soll er unter Anleitung und Aufsicht die Fähigkeit erhalten, im Team und selbständig alte Menschen zu betreuen und zu pflegen. Der theoretische Unterricht vermittelt die notwendigen Kenntnisse in folgenden Bereichen:

1. Allgemeiner und berufskundlicher Bereich
   u.a.: Glaubens- und Lebensfragen, Gesprächsführung, Berufskunde

2. Sozialgerontologischer Bereich
   u.a.: Alterssoziologie, Alterspsychologie, Didaktik und Methodik, Geragogik

3. Medizinisch-pflegerischer Bereich
   u.a.: Anatomie, Physiologie, Krankheitslehre, Psychiatrie, Neurologie, Pflege, Arzneimittellehre

4. Rechtskundlicher Bereich
   u.a.: Staatsbürgerkunde, Sozialkunde, Rechtskunde, Sozialrecht

5. Bereich Prävention und Rehabilitation
   u.a.: Bewegungsübungen, Anleitung zur Beschäftigung, Hilfen zur Lebensgestaltung im Alter, Werken und Gestalten, Musische Anregungen.

6. Ausblick

Das Konzept einer altenpflegerischen Arbeit, das den ganzen Menschen und seine Lebensbedingungen umfaßt, scheitert z.Zt. häufig an finanziellen und sozialpolitischen Rahmenbedingungen. Diese drücken sich z.B. in den derzeit geltenden Personalschlüsseln aus: Altenpflege reduziert sich im Heimalltag wie auch in der Arbeit ambulanter Einrichtungen weiterhin mehr oder minder auf Versorgungspflege oder Verwahrungspflege. Das sind belastende Erfahrungen für alle in der Altenhilfe tätigen, besonders auch für die jungen

staatlich anerkannten Altenpflegerinnen und Altenpfleger.
Es ergibt sich aus dieser Situation ein Doppeltes: Gerade auch unter unbefriedigenden Bedingungen müssen die Ziele im Blick bleiben, Chancen müssen erkannt und wahrgenommen, die möglichen kleinen Schritte getan werden als Beispiele für das was angestrebt wird.
Ferner und ebenso wichtig: Es ist ein Auftrag der Altenpflegerin / des Altenpflegers, daß das Bewußtsein der Öffentlichkeit für die Verantwortung geschärft wird und die Rahmenbedingungen der Altenhilfe verbessert werden.
An der Aufgabe, die Ziele der Altenhilfe zu verwirklichen, wollen Altenpflegerinnen und Altenpfleger gemeinsam arbeiten - mit allen, die gesellschaftliche Verantwortung für diesen Bereich tragen."
(Zitat "Berufsbild Altenpflegerin / Altenpfleger" Ende)

Berufsfremde Tätigkeiten

Die **Arbeitsgemeinschaft Deutscher Schwesternverbände (ADS)** und der **Deutsche Berufsverband für Pflegeberufe (DBfK)** haben im Mai 1990 eine Stellungnahme zu berufsfremden Tätigkeiten in der Kranken- und Kinderkrankenpflege abgegeben. Sie wird im folgenden zitiert.

"Stellungnahme zu berufsfremden Tätigkeiten in der Kranken- und Kinderkrankenpflege

Vorwort
Bei der Entwicklung von Lösungsstrategien zur Behebung des **Pflegenotstandes** wird von verschiedenen Gremien immer wieder die Forderung erhoben, den Pflegedienst von berufsfremden Tätigkeiten zu entbinden, um einerseits die Berufszufriedenheit der Pflegenden zu erhöhen und um andererseits die Pflegequalität für die Patienten nicht weiter zu gefährden.
Bei der Bestimmung von berufsfremden Tätigkeiten der Pflegeberufe kommt es häufig zu kontroversen Diskussionen mit Angehörigen anderer Berufsgruppen.
Ausgehend von einer umfassenden Pflegedefinition (siehe Krankenpflegegesetz § 4) hat eine Arbeitsgruppe des ADS und des DBfK die Tätigkeiten aufgelistet, die kein professionell pflegerisches Handeln erfordern. Diese berufsfremden Tätigkeiten, die bundesweit beobachtet werden, sind eher beispielhaft und erheben keinen Anspruch auf Vollständigkeit.

Der Pflegeauftrag
Die Situation im Pflegedienst hat sich beängstigend zugespitzt und wird sich aufgrund der demographischen Entwicklung noch weiter verschärfen. Daher fordern die Berufsverbände ADS und DBfK seit langem die Anwendung von Personalbedarfsermittlungsverfahren im Krankenhaus, die sich am tatsächlichen Pflegebedarf orientieren (siehe "Personalbedarfsermittlung im Pflegedienst - Analytisches Konzept" der DKG).
Darüber hinaus ist eine Überprüfung der pflegerischen Tätigkeiten dringend notwendig, um die Pflegenden von berufsfremden Arbeiten zu entlasten und so die frei werdende Pflegekapazität den alten und kranken Menschen wieder zukommen zu lassen.

Die im Gesetz über die Berufe in der Krankenpflege (**Krankenpflegegesetz**) vom 4. Juni 1985 festgelegten Ausbildungsziele bilden die Grundlage des Berufsbildes und legen implizit Tätigkeits- und Verantwortungsbereiche der Kranken- und Kinderkrankenpflege fest:
"§ 4 (1) Die Ausbildung für Krankenschwestern und Krankenpfleger und für Kinderkrankenschwestern und Kinderkrankenpfleger soll die Kenntnisse, Fähigkeiten und Fertigkeiten zur verantwortlichen Mitwirkung bei der Verhütung, Erkennung und Heilung von Krankheiten vermitteln (Ausbildungsziel). Die Ausbildung soll insbesondere gerichtet sein auf
1. die sach- und fachkundige, umfassende, geplante Pflege des Patienten,
2. die gewissenhafte Vorbereitung, Assistenz und Nachbereitung bei Maßnahmen der Diagnostik und Therapie,
3. die Anregung und Anleitung zu gesundheitsförderndem Verhalten,
4. die Beobachtung des körperlichen und seelischen Zustandes des Patienten und der Umstände, die seine Gesundheit beeinflussen sowie die Weitergabe dieser Beobachtungen an die an der Diagnostik, Therapie und Pflege Beteiligten,
5. die Einleitung lebensnotwendiger Sofortmaßnahmen bis zum Eintreffen der Ärztin oder des Arztes,
6. die Erledigung von Verwaltungsaufgaben, soweit sie in unmittelbarem Zusammenhang mit den Pflegemaßnahmen stehen."
Der Gesetzgeber hat bewußt auf eine Festlegung und Abgrenzung von bestimmten, nur der Krankenpflege vorbehaltenen Tätigkeiten verzichtet, weil zum einen eine juristische Festlegung von Einzeltätigkeiten dem Prinzip einer umfassenden Pflege widersprechen würde und zum anderen festgelegte Tätigkeiten nicht den sich ständig wandelnden Anforderungen der Leistungsempfänger angepaßt werden könnten.
Eindeutig ist jedoch gesetzlich festgeschrieben, daß es die Aufgabe der Kranken- und Kinderkrankenpflege ist, zu pflegen. Damit wird die Abgrenzung zu anderen Heilberufen deutlich.

Notwendige Veränderungen
Aufgrund der bestehenden hierarchischen Strukturen hat der Pflegedienst zunehmend mehr Tätigkeiten anderer Berufsgruppen übernommen. Die Rückgabe pflegefremder Tätigkeiten an die ursprünglichen Leistungserbringer gestaltet sich vor Ort zum Teil recht schwierig und führt häufig zu Konfrontationen, die vermieden werden könnten.

Die Umsetzung der dazu dringend erforderlichen Veränderungen kann nur gemeinsam von allen Pflegenden und solidarisch mit den in der Pflegeorganisation Verantwortlichen durchgeführt werden. Dazu empfehlen die Berufsverbände ADS und DBfK die Bildung hausinterner pflegerischer Arbeitsgruppen, um die klinikspezifische Situation zu überprüfen und ein gemeinsames Konzept für die pflegerischen MitarbeiterInnen zu erarbeiten. Dieses Konzept sollte dann in berufsübergreifenden Gremien diskutiert werden, um eine organisatorische Umgestaltung vorzubereiten.

Die folgende Auflistung pflegefremder Tätigkeiten soll auch die Krankenschwestern / -pfleger, Kinderkrankenschwestern / -pfleger unterstützen, ihre Aufgabengebiete neu zu hinterfragen. Darüber hinaus muß jede/r professionell Pflegende entsprechend der Ausbildung *situationsabhängig* entscheiden, welche Aufgaben bei einer umfassenden, systematisch geplanten Pflege von ihm / ihr selbst wahrzunehmen oder an Hilfskräfte zu delegieren sind.

Pflegefremde Tätigkeiten

Die z.Z. bundesweit noch immer durchgeführten pflegefremden Tätigkeiten betreffen im wesentlichen folgende Dienstleistungen:
- Verwaltungsaufgaben
- Hol- und Bringedienste
- hauswirtschaftliche Tätigkeiten
- ärztliche Tätigkeiten
- Tätigkeiten anderer Dienstbereiche.

Verwaltungsaufgaben

Eindeutig gehören u.a. folgende Tätigkeiten nicht zum pflegerischen Aufgabenbereich:
- Übernahme von Telefonvermittlungs- und Pfortendiensten
- Erfassen, Erstellen und Entsorgen von Patientengrunddaten (z.B. Ausstellen von Leistungsscheinen und Aufklebern)
- Postdienst
- statistische Erfassungen und Auswertungen
- archivierende Arbeiten
- Verschicken von Untersuchungsmaterial und -befunden
- Abrechnen von Einzelleistungen verschiedenster Art (z.B. Gebühren von Telefon, Fernsehen, Gehhilfen, Eigenanteil der gesetzlichen Krankenversicherungen usw.)

Hieraus ergibt sich, daß Arbeitsabläufe und Arbeitszeiten zu überprüfen und ggf. umzugestalten sind. Mit verbessertem Einsatz von Informations- und Kommunikationstechniken sind Rationalisierungen anzustreben.

Hol- und Bringedienste

Hol- und Bringedienste von Materialien gehören nicht zu pflegerischen Aufgaben, wie u.a. Transport von:
- Sterilgütern
- Wäsche
- Befunden
- Röntgenaufnahmen
- Anforderungsscheinen
- Untersuchungsmaterial
- Apothekenartikeln
- Archivmaterial
- Essenswagen
- Betten
- Post.

Aufgrund des zeitlichen Aufwandes ist ein Hol- und Bringedienst einzurichten. Zusätzlich sollte ein geschulter Krankentransportdienst vorhanden sein, der je nach pflegerisch-medizinischer Indikation und unter krankenpflegerischer Verantwortung eingesetzt wird.

Hauswirtschaftliche Tätigkeiten

Die nachfolgend genannten Tätigkeiten fallen in den Aufgabenbereich der Hauswirtschaftsleitung und nicht in den der Pflegekräfte:
- Arbeitseinsatz und fachliche Anleitung von Reinigungskräften
- Anpassen der hauswirtschaftlichen Arbeiten nach sachlicher, zeitlicher und örtlicher Notwendigkeit an den medizinisch-pflegerischen Arbeitsablauf
- regelmäßige Kontrolle der hauswirtschaftlichen Arbeiten unter Beachtung der hygienischen Erfordernisse und Einhaltung der Unfallverhütungs- und Arbeitsschutzvorschriften
- alle Reinigungsarbeiten im gesamten Krankenhaus rund um die Uhr (inclusive Bettplatz und Arbeitsräumen)
- alle Ver- und Entsorgungsarbeiten in Verbindung mit hauswirtschaftlichen Tätigkeiten.

Daraus ergibt sich u.U. die Reorganisation des gesamten Reinigungsdienstes.

Ärztliche Tätigkeiten

Die nachfolgend genannten Tätigkeiten gehören nicht in den Verantwortungsbereich des Pflegedienstes:
- Blutentnahmen
- i.v.-Injektionen und Transfusionen
- Anlegen von Kurz-, Einmal- und Dauerinfusionen
- Injektionen in implantierte und sonstige Kathetersysteme
- Anleitung von Mitarbeitern aus dem ärztlichen Bereich
- Überwachung der termingerechten Abgabe von Arztberichten
- ärztliche Sekretariats- und Dokumentationsarbeiten
- Mitwirkung an Studien für die Pharmaindustrie
- Hakenhalten bei Operationen
- untersuchungsrelevante Schreibarbeiten
- Mitwirkung bei ärztlichen Studien und Gutachten.

Konsequenterweise sind Strukturveränderungen im ärztlichen Bereich unabdingbar. Darüber hinaus wird die Neugestaltung des Leistungsanforderungssystems empfohlen.

I. Berufsbilder

Tätigkeiten anderer Dienstbereiche
Um die pflegerische Versorgung der Patienten nicht zu gefährden, können folgende Arbeiten nicht mehr geleistet werden:
- die pflegerische Vorbereitung, Versorgung und Entlassung von ambulanten Patienten durch die Pflegeeinheit
- Versorgung mit Wäsche
- regelmäßiges Zubereiten, Portionieren und Entsorgen von Speisen oder Getränken

Tätigkeiten anderer Berufsgruppen im Krankenhaus können nicht mehr von den Pflegenden durchgeführt werden, wie z.B. Aufgaben der
- medizinisch-technischen AssistenInnen (Bed-side-test, Glukose-Bestimmung, Blutgase, EKG usw.)
- PhysiotherapeutInnen
- ErgotherapeutInnen
- BeschäftigungstherapeutInnen
- ApothekerInnen (Einhalten der relevanten gesetzlichen Regelungen)
- Sozialdienste
- DesinfektorInnen
- MedizintechnikerInnen
- HaustechnikerInnen

Hieraus ergibt sich zwingend, daß sich auch die Dienstzeiten anderer Berufsgruppen an den Bedürfnissen der Patienten in der Pflegeeinheit orientieren müssen."
(Zitat "Berufsfremde Tätigkeiten" Ende).

II. Erleben von Krankheit

Krankheit kann *individuell unterschiedlich* erlebt werden. Auch die Art und Schwere der Erkrankung sowie die sozialen Begebenheiten (soziale Bindungen und materielle Sicherheit) beeinflussen das jeweilige Krankheitserleben.

Kranksein kann erlebt werden als:
- Unwohlsein, Unbehagen;
- körperliche Schwäche;
- Einschränkung der Leistungsfähigkeit;
- Versagen, Labilität, mangelhafte Belastbarkeit;
- schmerzbeherrschtes Erleben;
- Leiden;
- Verlust von Attraktivität;
- reduzierte Lebensqualität;
- Beunruhigung, Bedrohung, Angst (Angst vor der Zukunft, vor dem Tod);
- Isolierung, Ausschluß von sozialen Kontakten / vom gesellschaftlichen Leben;
- Lebenskrise;
- Prüfung, Aufgabe;
- Strafe (gerechte oder ungerechte);
- (gottgewolltes) Schicksal;
- Rollenverlust (z.B. als Ernährer der Familie, Kollege und Sportskamerad), evtl. verbunden mit Übernahme anderer Rollen;
- Zustand, der ungewohnte Zuwendung, Rücksichtnahme und Beachtung mit sich bringt;
- Befreiung von Verpflichtungen;
- Hinweis auf ein zu lösendes Lebensproblem, als Chance, seine Lebensführung positiv (gesundheitsfördernd) zu verändern;
- als Chance und Weg, die persönlichen Werte neu zu ordnen.

Auswirkungen von Krankheit

Die Auswirkungen von Krankheit, insbesondere im Zusammenhang mit der stationären Aufnahme eines Menschen in ein Krankenhaus, werden individuell unterschiedlich empfunden. Meist kommt es - vorübergehend - zu *Rollenverlusten* einerseits und zur Übernahme neuer Rollen andererseits. Folglich kann die Bestätigung z.B. als Vorgesetzter, Kollege, Experte oder als Ernährer, Oberhaupt, Mittelpunkt der Familie, verlorengehen. Unabhängigkeit, Selbstbestimmung und Selbstbestätigung können weitgehend eingeschränkt sein. Die neue *Rolle als Patient* ist mit Anpassung und Unterordnung unterschiedlichen Ausmaßes belegt. Nicht selten bedingt die Krankheit zusätzlich Unselbständigkeit, Hilflosigkeit, Unsicherheit und Passivität. Die aktive Teilhabe am gesellschaftlichen Leben ist eingeschränkt; auch krankheitsbezogenes Interesse und Rücksichtnahme der Mitmenschen lassen meist schnell nach.

Die *Bevormundung* und die Einschränkung der Selbstbestimmung können das Selbstwertgefühl beeinträchtigen.
Die durch einen Krankenhausaufenthalt unfreiwillig entstandenen sozialen Kontakte werden zum Teil als bereichernd und belebend, aber auch als belästigend und hemmend erlebt.
Während des Krankseins werden die Gefühle und Stimmungen durch *Gedanken und Sorgen*, die sich auf die Krankheit beziehen, geprägt. Die *Angst* vor der Diagnose, vor der Zukunft, vor ärztlichen Eingriffen, vor dem Tod oder vor dem Verlust der Erwerbsfähigkeit kann das gesamte Erleben beherrschen. Trotzdem kann der Betroffene seine Erkrankung zunehmend ak-

zeptieren und bereit sein, mit ihr zu leben bzw. - entsprechend seinen Kräften - sich aktiv mit ihr auseinanderzusetzen.

Umgang mit der Krankheit - Krankheitsverarbeitung

Der Umgang mit einer Erkrankung ist bei jedem Menschen durch für ihn typische *Anpassungs- und Bewältigungsmuster* sowie durch *Abwehrmechanismen* gekennzeichnet. Beide sind kaum strikt voneinander zu trennen, da bewußte Aktivitäten, die der Krankheitsverarbeitung und -bewältigung dienen, durch unbewußte Abwehrmechanismen beeinflußt werden.

Beispiel: Ein Mensch, der sich sehr viele Gedanken über seine Krankheit, mögliche Gefahren und Folgen macht, kann sich so bewußt mit seiner Situation auseinandersetzen; gleichzeitig kann seine auffällige Art im Umgang mit der Krankheit auch ein unbewußter Versuch sein, sich Ängste, Ohnmacht und andere bedrohliche Gefühle vom Leib und vom Bewußtsein fernzuhalten (= *Intellektualisierung*, s.u.).

Abwehrmechanismen

Der Begriff Abwehrmechanismus stammt aus der Psychoanalyse und meint eine *Auseinandersetzung* mit einer für den Menschen beängstigenden, bedrohlichen, konflikthaften inneren oder äußeren Wirklichkeit, die von *unbewußten seelischen Vorgängen* mitbestimmt wird.
Abwehrmechanismen sind Mittel des ICH, die in Konfliktsituationen eingesetzt werden, um das *psychische Gleichgewicht* und die *Handlungsfähigkeit zu bewahren*. Dabei werden unangenehme, schmerzliche und vor allem ängstigende Eindrücke, Vorstellungen und Gefühle vom Bewußtsein ferngehalten.
Die Psychoanalyse unterscheidet die folgenden Abwehrmechanismen.

Identifizierung

Aus dem Wunsch heraus, so zu sein oder so zu werden wie ein anderer Mensch, verändert man sich in den Aspekten, in denen man sich dem Vorbild anzugleichen wünscht. Dazu gehört auch, die Werte und Einstellungen des anderen zu übernehmen und seine Empfindungs-/Verhaltensweisen nachzuahmen.
Beispiel: Die Lebenseinstellung und -weise eines als gesund und vital geschätzten Menschen wird nachgeahmt, z.B. eine besondere Ernährungsweise, Sport oder die Umgangsform mit Streß.

Projektion

Eigenschaften, Wünsche und Bestrebungen, die man in sich selbst ablehnt und verkennt, werden anderen zugeschrieben.
Beispiel: Der Drogenabhängige reagiert auf andere, ebenfalls abhängige Menschen mit auffälliger Ablehnung und Feindseligkeit; andererseits unterstellt er anderen Personen, daß sie ablehnend und feindselig auf ihn reagieren.

Regression

Der Mensch zeigt einen Rückschritt, er kehrt auf lebensgeschichtlich frühere Entwicklungsstufen zurück, d.h. es treten für die Kindheit typische Haltungen, Gemütszustände und Verhaltensweisen auf.
Beispiel: Der Kranke gibt sich bei der Nahrungsaufnahme hilfebedürftig, obwohl er die körperlichen Fähigkeiten besitzt, sie selbständig durchzuführen.

Reaktionsbildung

Wünsche und Impulse werden abgewehrt durch Verhaltensweisen, in denen eine der verdrängten Tendenz entgegengesetzte Bedeutung zum Ausdruck kommt.
Beispiel: Der Kranke zeigt sich tapfer und stark, obwohl ihm nach Anlehnung, Fallenlassen und Weinen zumute ist.

Intellektualisierung

Die eigenen Gefühle und die emotionalen Konflikte werden ganz rational geäußert, um sie auf Distanz zu halten und so zu meistern.
Beispiel siehe unter "Umgang mit der Krankheit".

Rationalisierung

Der Mensch versucht, Gedanken und Gefühlen bzw. einer Handlung, deren wirkliche Motive und Hintergründe nicht erkannt werden, eine vernünftig klingende, logisch einwandfrei bzw. moralisch akzeptable Erklärung / Rechtfertigung zu geben.
Beispiel: Ein Mensch mit künstlichem Darmausgang äußert gegenüber seinem Lebenspartner, daß er das Stoma abstoßend und für eine andere Person unzumutbar empfindet; gleichzeitig entzieht er sich damit der Aufnahme intimer Kontakte.

Verleugnung

Die Verleugnung richtet sich gegen die bewußte Wahrnehmung einer bedrohlichen inneren oder äußeren Wirklichkeit, bzw. ihrer möglichen oder tatsächlichen Folgen. Man handelt (teilweise) so, als ob eine tatsächliche Gefahrensituation nicht bestünde.
Beispiel: Ein an schweren Durchblutungsstörungen leidender Mensch verleugnet die auftretenden Schmerzen und behält seine Rauchgewohnheiten trotz Information über den Zusammenhang von Durchblutungsstörungen und inhalativem Rauchen bei.

Verschiebung

Wut und Aggression werden an anderen, meist schwächeren und/oder untergeordneten Menschen ausgelassen, oder Gefühle, die durch die Krankheit ausgelöst werden, werden auf andere Ereignisse "verschoben".
Beispiel: Die einzigen Äußerungen eines Mannes, der soeben einen Herzinfarkt überlebt hat, gegenüber seiner Frau beziehen sich auf die Pflege des häuslichen Schwimmbades. Der dabei vorherrschende dringliche

und sorgenvolle Ton ist eigentlich Ausdruck seiner Todesangst.

Krankheitsbewältigung

Der Begriff "Krankheitsbewältigung" meint die Fähigkeit, eine Krankheit zu verarbeiten (= *Coping*). Dazu stehen individuell verschiedene Bewältigungstechniken/-mechanismen und Strategien zur Verfügung. Ihnen ist gemeinsam, daß sie *eher eine Form des Akzeptierens*, der aktiven Auseinandersetzung sind, während die Abwehrmechanismen eher ein Zurückweisen, ein sich Entziehen von einer als bedrohlich empfundenen Wirklichkeit darstellen.

Trotz der gewünschten Krankheitsbewältigung sind innerhalb dieses Prozesses der Auseinandersetzung, Verarbeitung und Bewältigung oft auch Abwehrmechanismen notwendig. So kann z.B. kein Mensch der Wahrheit, unheilbar krank zu sein, ständig ins Auge sehen. Wenn er die Auseinandersetzung und dieses Bewußtsein nicht mehr verkraften kann, benötigt er zu seinem *Schutz Abwehrmechanismen*. Er kann dieses "Mittel" selbst dosieren und bestimmen, wann und in welchem Umfang er Bedrohliches an sich heranläßt. So finden Krankheitsbewältigung und Abwehrmechanismen nicht selten gleichzeitig, also nebeneinander, Berechtigung und Einsatz.

Jeder Mensch hat, wie bereits erwähnt, für ihn typische Muster oder Strategien der Bewältigung. Es können verschiedene Verarbeitungs- und Bewältigungsweisen beobachtet werden. Sie können sowohl nacheinander als auch gleichzeitig auftreten.

Kognitive Verarbeitungsweisen

Zu diesen Verarbeitungsweisen zählt die *Minimalisierung der Bedrohung* durch Bagatellisieren oder Verleugnen der Krankheit. Andererseits kann die kognitive Verarbeitung auch durch *übertriebene Eigenbeobachtung* und durch maximale Aufmerksamkeit für die Bedrohung geprägt sein. Als weitere kognitive Verarbeitungsweisen sind die verschiedenen *Erklärungsversuche*, die Menschen für eine Krankheit unternehmen, einzustufen. Beispiele hierfür sind Vorwürfe gegen sich selbst oder andere; der Versuch, der Krankheit einen Sinn zuzumessen (Chance, die persönlichen Werte neu zu ordnen) oder Informationen über die Krankheit zu sammeln, um jede Möglichkeit der Kooperation nutzen zu können.

Affektive Verarbeitungsweisen

Affektive Verarbeitungsweisen umfassen das ganze Spektrum von *Stimmungen, Affekten und Gemütsbewegungen* wie Angst und Trauer. Diese können sich in "pathologischen" Reaktionen, z.B. in einem psychischen oder auch physischen Zusammenbruch äußern.

Verhaltensmäßige Verarbeitung

Die verhaltensmäßige Auseinandersetzung mit der Krankheit findet statt über:

- Angriff (= trotz der Krankheit vorhandene Leistungsfähigkeit bzw. Aktivität zeigen);
- Kapitulation (= Rückzug, von allem nichts mehr wissen wollen);
- Flucht (= Ablenken durch intensive Arbeit oder andere Unternehmungen);
- Akzeptanz (= Annahme des Schicksals) oder
- Relativieren (= Herunterspielen der Krankheitsbedeutung, auch im Vergleich mit anderen Leiden).

III. Einführung in die (Kranken-) Beobachtung

Die Beobachtung des Menschen ist ein *wichtiger Bestandteil pflegerischen Handelns* und pflegerischer Kompetenz. Sie bedarf des theoretischen Wissens über gesunde und gestörte Verhaltensweisen sowie über physiologische und pathophysiologische Vorgänge. Besondere Kenntnisse über die möglichen Komplikationen bei bestimmten Krankheiten, Operationen oder Untersuchungen sind ebenfalls erforderlich, um eine gezielte (Kranken-) Beobachtung durchführen zu können.

Begriffserläuterungen
Wahrnehmung ist ein (spontaner) Prozeß, bei dem Reize aus dem eigenen Organismus und aus der Umwelt durch die Sinnesorgane aufgenommen und weiter verarbeitet werden.
Beobachtung kann definiert werden als die gezielte planmäßige Wahrnehmung, gerichtet auf die genaue Feststellung eines Sachverhaltes und auf die Sammlung neuer Informationen.
Da der Mensch unmöglich alle auf ihn einwirkenden Reize aufnehmen und verarbeiten kann, muß seine Wahrnehmung selektiv sein. Diese *Selektion* kann bewußt oder unbewußt erfolgen.
Die Wahrnehmung kann individuell sehr unterschiedlich sein. Sie wird z.B. geprägt durch die Erwartungen, Einstellungen, Wertvorstellungen und das persönliche Befinden des Wahrnehmenden. Entscheidend ist auch das persönliche *Motiv* des Wahrnehmenden: das Gewünschte wird eher wahrgenommen, das Unerwünschte, Unerwartete eher "übersehen" (*selektive Wahrnehmung*).
Letztendlich bestimmt die *Wahrnehmungsfähigkeit*, d.h. die Funktion der Sinnesorgane einerseits und die allgemeine Aufmerksamkeit andererseits, welche Reize in welchem Ausmaß aufgenommen und verarbeitet werden. Beide Eigenschaften lassen sich, ebenso wie die Beobachtungsfähigkeit, durch Übung schulen.
In der professionellen Pflege sind sowohl spontane Wahrnehmung als auch zielgerichtete, systematisierte Beobachtung von Bedeutung. Beide dienen der fortlaufenden Sammlung von Informationen über den Pflegebedürftigen (evtl. auch über seine Bezugspersonen); die Wahrnehmung liefert ganzheitliche Informationen, die Beobachtung detaillierte Informationen über einen bestimmten Sachverhalt.
Die *professionelle Beobachtung* von seiten des Pflegepersonals soll unvoreingenommen und sachlich sowie systematisch, gezielt und genau sein.
Sie ist gerichtet auf:
- die Aktivitäten des täglichen Lebens;
- die Bedürfnisse und Wünsche des Menschen;
- das Erkennen gesunder Anteile des Menschen;
- das Erkennen kranker / gestörter Anteile des Menschen;
- das frühzeitige Erkennen, evtl. das Verhindern von Komplikationen;
- das Verhalten des Menschen;
- das Krankheitserleben des Menschen;
- die Bewußtseinslage des Menschen;
- das Befinden des Menschen;
- die Wirkung der Pflegemaßnahmen;
- die Wirkung der therapeutischen Maßnahmen;
- den Krankheitsverlauf;
- ggf. die zwischenmenschlichen Beziehungen des Menschen.

Für die Beobachtung des kranken Menschen sind teilweise **Hilfsmittel** erforderlich, z.B. Fieberthermometer, Blutdruckgerät, Uhr mit Sekundenzeiger, verschiedene Teststreifen.
Die Beobachtungsergebnisse sind vor allem abhängig von der Funktion der Sinnesorgane, der Aufmerksamkeit sowie dem Auffassungs- und Wahrnehmungsvermögen des Beobachters.
Theoretisches Hintergrundwissen (Kranken- / Altenpflege, Psychologie, Physiologie, Pathophysiologie, Pharmakologie) ermöglicht die gezielte Beobachtung des Pflegebedürftigen; es ist Voraussetzung, um bestimmte Sachverhalte und Geschehnisse zu erfassen.
Hierin liegt gleichzeitig die Gefahr, den Blick für das Ganze - für den Menschen in all seinen Dimensionen - zu verlieren. Eine zielgerichtete Beobachtung schränkt gleichzeitig die Wahrnehmung anderer Begebenheiten ein. Nicht erwartete Veränderungen oder Zusammenhänge können leicht übersehen werden.
Außerdem ist die *Interpretation des Beobachteten* häufig subjektiv, also durch die Einschätzung und die Wertvorstellungen des Beobachters geprägt (z.B. die Haut fühlt sich heiß an).
Eine objektive Beobachtung gelingt meist nur mit Hilfe von Meßgeräten (z.B. Fieberthermometer) oder nur durch mehrere, nicht voneinander beeinflußte Beobachter.
Durch die anschließende *Verarbeitung der Wahrnehmungen und Beobachtungen* (z.B. durch Vergleichen, Erinnern, Bewerten, Interpretieren) kann der aktuelle Zustand des Pflegebedürftigen beurteilt und dem Ergebnis entsprechend reagiert werden.
Nicht jeder Pflegende (z.B. Auszubildende) ist immer in der Lage, jede Beobachtung zu verarbeiten; umso wichtiger wird die präzise mündliche und schriftliche Weitergabe der Informationen.
Die genaue Berichterstattung garantiert die Information aller Mitarbeiter des pflegerischen / therapeutischen Teams. Nicht selten können erst durch das Zusammentragen verschiedener Beobachtungen Zusammenhänge erfaßt werden.

1. Atmen

1.1 Bedeutung

Das Atmen ist ein *lebenswichtiger Vorgang*. Er dient der Versorgung unseres Organismus mit Sauerstoff und der Entsorgung von Kohlendioxid. Auf dieser Grundlage werden alle lebenswichtigen Funktionen, insbesondere der Stoffwechsel, aufrechterhalten. In besonderem Zusammenhang stehen Atmung und Herz-Kreislauftätigkeit. Sie bilden eine Funktionseinheit zur Sauerstoffversorgung; beispielsweise wird bei gesteigerter Herzaktivität gleichzeitig die Atmung beschleunigt, um dem erhöhten Sauerstoffbedarf gerecht zu werden.

Über die Atmung können bis zu einem gewissen Ausmaß Stoffwechselstörungen ausgeglichen werden, z.B. kann in einigen Fällen eine Übersäuerung des Blutes durch Abatmen von Kohlendioxid kompensiert werden.

Die Atmung und das seelisch - geistige Befinden beeinflussen sich wechselseitig. Jeder kennt die *beruhigende und konzentrationsfördernde Wirkung* des bewußten tiefen Durchatmens. Ein kräftiger Seufzer kann sogar befreiend wirken. Es ist zu beobachten, daß intensive körperliche und geistige Vorgänge sowie seelische Erlebnisse zur Intensivierung der Atmung führen. Umgekehrt wird bei der Unterdrückung von Gefühlen auch die Atmung "*unterdrückt*", die Atemzüge sind flach.

Der Zusammenhang zwischen Atmung und Gefühlsleben findet auch im alltäglichen Sprachgebrauch Ausdruck.

Beispiele:

- "Hier kann ich frei atmen."
- Etwas ist "atemberaubend schön".
- "Ganz ruhig bleiben und tief durchatmen."
- "Mir bleibt die Luft weg."
- "Halt doch mal die Luft an."

Die Atmung kann ihrerseits das *Wohlbefinden* beeinflussen; über sie läßt sich sogar ein Körperbewußtsein trainieren. Dazu gibt es zahlreiche, leicht zu erlernende Atemübungen. Beim autogenen Training, Yoga und bei anderen Entspannungsübungen wird die Atmung bewußt beobachtet und eingesetzt. Dieses Körpertraining führt über Konzentration zu innerer Ruhe und Entspannung.

Störungen der Atmung gehen oft mit subjektiv empfundener Atemnot einher und lösen Gefühle wie Angst und Beklemmung aus. Hochgradige Atemnot wird als existentielle Bedrohung empfunden, die Betroffenen empfinden Todesangst.

1.2 Anatomisch - physiologische Grundlagen

1.2.1 Aufbau und Funktion des Atemapparates

Die **Atmung** dient der Versorgung des Organismus mit Sauerstoff (= O_2) und dem Abtransport von Kohlendioxid (= CO_2).

Sauerstoff ist für den Abbau von Nahrungsstoffen zwecks Energiegewinnung (*Oxidation**) notwendig; die dabei anfallende Kohlensäure wird letztendlich als CO_2 wieder abgeatmet.

Daraus folgt: je höher der Stoffwechsel (z.B. bei körperlicher Arbeit), desto höher die Atemfrequenz. In Ruhe atmet der erwachsene Mensch 16 - 20 mal in der Minute.

Der Atmungsvorgang ist lebenswichtig (= *Vitalfunktion*).

Die ständige O_2 - Zufuhr und CO_2 - Abgabe erfolgt über die äußeren Atemwege.

Die **Nase** (= *Nasus*) dient als Eingangspforte. Die Schleimhaut der Nasenhöhle besteht aus Zylinderepithelzellen mit Flimmerhärchen, die Staub und andere Luftbeimengungen aus der Atemluft filtern. Die schleimbildenden Becherzellen und darunterliegende kleine Schleimdrüsen feuchten durch ihr Sekret die Atemluft an und halten Fremdkörper fest. Unter der Nasenschleimhaut befindet sich ein dichtes Geflecht feinster Blutgefäße, welches der Erwärmung der Atemluft dient; je kälter diese ist, um so stärker werden die Blutgefäße gefüllt.

Der Bereich der obersten Nasenmuschel ist mit Riechzellen ausgestattet. Sie erfüllen eine weitere Schutzfunktion der Atemwege, indem sie eine Geruchskontrolle der Atemluft ermöglichen. Bei Wahrnehmung übelriechender Atemluft halten wir den Atem an, um uns vor schädlichen Luftbeimengungen zu schützen.

Über die Nase gelangt die Einatmungsluft in den **Rachen** (= *Pharynx*), der in den **Kehlkopf** (= *Larynx*) übergeht. Im Rachen kreuzt sich der Atemweg mit dem Speiseweg. Zum Schutz der Atemwege vor Eindringen von Speisen und Flüssigkeiten wird beim Schluckakt der weiche Gaumen an die hintere Rachenwand gepreßt und gleichzeitig der Kehldeckelknorpel auf den Kehlkopfeingang gesenkt. Funktioniert dieser Vorgang einmal nicht, kommt es zum Verschlucken (*Aspiration**); automatisch setzt dann der Hustenreflex ein, um die eingedrungenen Stoffe wieder nach außen zu befördern und somit eine (lebensbedrohliche) Verlegung der tieferen Atemwege zu verhindern.

Auch im Kehlkopf wird die Atemluft angefeuchtet, erwärmt und von feinen Staubpartikeln befreit.

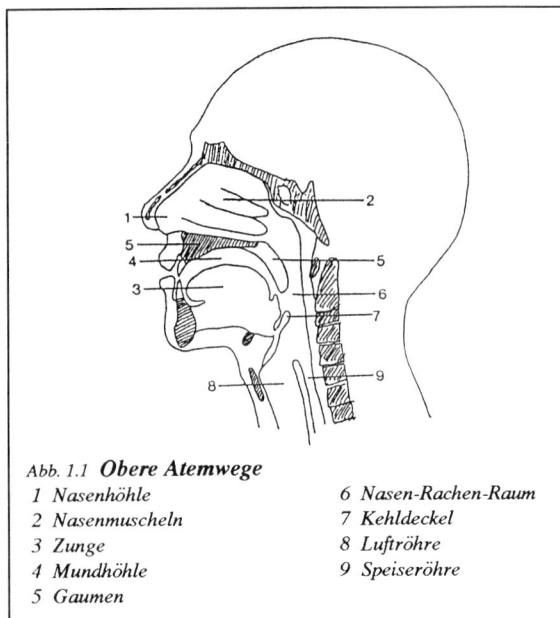

Abb. 1.1 Obere Atemwege
1 Nasenhöhle
2 Nasenmuscheln
3 Zunge
4 Mundhöhle
5 Gaumen
6 Nasen-Rachen-Raum
7 Kehldeckel
8 Luftröhre
9 Speiseröhre

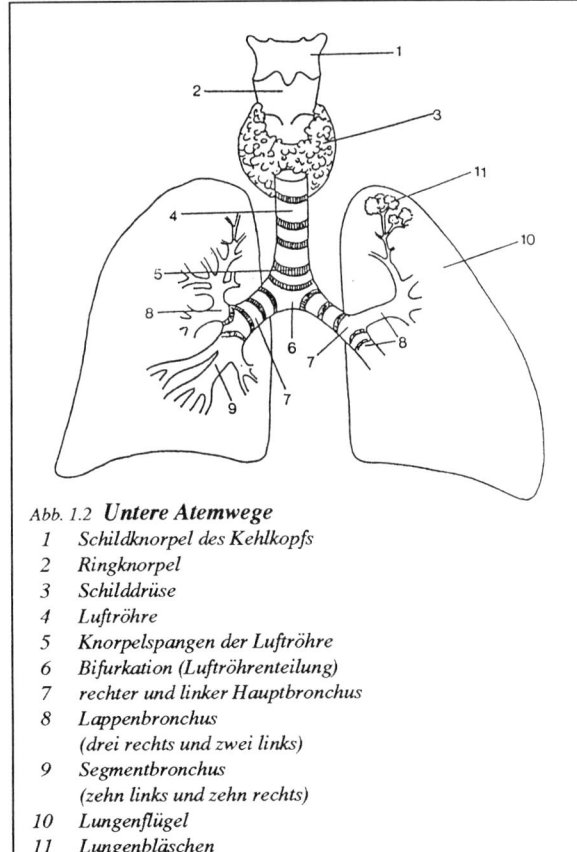

Abb. 1.2 Untere Atemwege
1 Schildknorpel des Kehlkopfs
2 Ringknorpel
3 Schilddrüse
4 Luftröhre
5 Knorpelspangen der Luftröhre
6 Bifurkation (Luftröhrenteilung)
7 rechter und linker Hauptbronchus
8 Lappenbronchus
  (drei rechts und zwei links)
9 Segmentbronchus
  (zehn links und zehn rechts)
10 Lungenflügel
11 Lungenbläschen

An den Kehlkopf schließt sich die ca. 12 cm lange **Luftröhre** (= *Trachea*) an. Sie besteht aus Knorpelringen, die hufeisenförmig und hinten offen sind, wo sie durch Bindegewebe und Muskelfasern zusammengehalten werden.

Durch diesen Aufbau kann das Lumen der Luftröhre bei Bedarf bis zu einem Viertel der Norm erweitert werden.

Die Schleimhaut in der Trachea entspricht in Aufbau und Funktion den bereits besprochenen Schleimhäuten der oberen Luftwege.

Nach ca. 12 cm teilt sich die Luftröhre in zwei Hauptäste, die zur rechten und linken Lunge führen.

Ab hier werden die weiter abgehenden Äste **Bronchien** genannt. Sie verzweigen sich wie die Äste eines Baumes in immer feinere Äste *(siehe Abbildung 1.2)*. Deshalb spricht man auch vom Bronchialbaum.

Auch die Lichtung der Bronchien wird von einem Knorpelgerüst offengehalten. In den kleinsten Bronchien wird die Knorpelsubstanz durch glatte Muskelfasern ersetzt, die eine bessere Anpassung der Lichtung an die Luftfüllung zulassen. Die Lichtung der Endbronchien (= *Bronchioli terminalis*) beträgt lediglich ½ mm; sie gehen über in die Lungenbläschen (= *Alveolen*).

An den **Endbronchien** sitzen zahlreiche Alveolen, vergleichbar mit den Trauben an einer Rebe. Zusammen mit dem Bronchialbaum bilden sie das Lungengewebe.

Die **Lungenbläschen** (= *Alveolen*) werden von einem Netz feinster Blutgefäße (= *Kapillaren*) überzogen. Die Wandung der Alveolen und die der Kapillaren sind so hauchdünn, daß hier der *Gaswechsel* nach den Gesetzen der Diffusion* stattfinden kann. Die Kürze der Diffusionsstrecke garantiert den raschen Gasaustausch. Dieser Vorgang wird *"äußere Atmung"* oder *"Lungenatmung"* genannt. Der Sauerstoff diffundiert von den Alveolen ins Blut und wird - an Hämoglobin gebunden - bis zu jeder Zelle transportiert. Um in die einzelne Zelle zu gelangen, diffundiert der Sauerstoff nun vom Blut in die Zelle. Umgekehrt diffundiert gleichzeitig Kohlendioxid aus der Zelle in das Blut. Dieser Vorgang wird als *"Gewebeatmung"* oder *"Zellatmung"* oder *"innere Atmung"* bezeichnet.

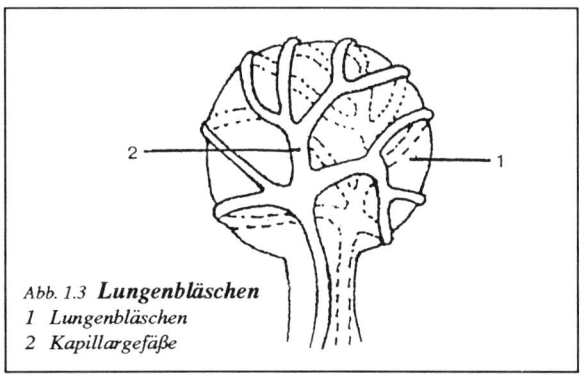

Abb. 1.3 Lungenbläschen
1 Lungenbläschen
2 Kapillargefäße

Die **Lungen** liegen im Brustraum; seitlich grenzen sie an die Rippen, die Lungenspitzen ragen jeweils über die 1. Rippe hinaus. Die Lungenunterfläche (= *Lungenbasis*) ruht auf dem **Zwerchfell**, einem platten Muskel, der die Brust- und Bauchhöhle voneinander trennt. Mit Erweiterung bzw. Verkleinerung des Brustkorbs bei der Ein- bzw. Ausatmung verschieben sich auch die Lungengrenzen *(vgl. "Atemmechanik", Seite 35)*.

Die Lungenoberfläche und die Innenwand der Brusthöhle sind vom **Brustfell** (= *Pleura*) überzogen. An den Lungen wird dieser Überzug *Lungenfell*, an der Brustwand *Rippenfell* genannt.

Insgesamt bildet das Brustfell einen doppelwandigen Sack, der die Lungen luftdicht umschließt. Es handelt sich um eine dünne Haut mit spiegelglatter Oberfläche. Ihr Bindegewebe enthält sowohl elastische als auch schmerzleitende Fasern. (Das Lungengewebe selbst enthält keine schmerzleitenden Fasern.) Die Deckzellen der Pleura sondern wenig klare Flüssigkeit ab; diese füllt den Spalt zwischen den beiden Blättern des Brustfells aus. Da Flüssigkeit nicht dehnbar ist, wird eine reibungslose Verschieblichkeit der Lungenoberfläche gegenüber der Brustwand während ihrer unterschiedlichen Ausdehnung gewährleistet. Die Lungenoberfläche muß den Bewegungen der Thoraxwand folgen. Außerdem verhindert diese Flüssigkeit im *Pleuraspalt* ein übermäßiges Zusammenziehen der Lungen. Aufgrund ihrer hohen Elastizität haben die Lungen das natürliche Bestreben, sich zusammenzuziehen, sie üben also eine ständige Zugwirkung (= negativer Druck) auf den Pleuraspalt aus. Hierdurch bedingt ist der im Pleuraspalt herrschende Druck geringer als der atmosphärische Druck innerhalb der Lunge bzw. außerhalb des Körpers. Wird die Pleura verletzt, so daß Luft in den Pleuraspalt einströmen kann, schnurrt die betroffene Lunge wie ein Gummiband zusammen (= *Pneumothorax*) und fällt somit für den Gasaustausch aus.

1.2.2 Atemmechanik

Die Zu- und Abfuhr der Atemluft wird durch Vergrößerung bzw. Verkleinerung des Brustkorbs erreicht; die Lungen folgen passiv diesen Bewegungen.

Bei der **Einatmung** (= *Inspiration*) wird der Brustkorb aktiv durch das Zusammenziehen des Zwerchfells (= Absenken der Zwerchfellkuppe) und der äußeren Zwischenrippenmuskeln (= Anheben der Rippen) erweitert.

Die **Ausatmung** (= *Exspiration*) erfolgt in Ruhe passiv, und zwar durch das Erschlaffen von Zwerchfell und äußeren Zwischenrippenmuskeln. Dieser Vorgang wird sowohl durch den Einfluß der Schwerkraft als auch durch das natürliche Bestreben der Lunge, sich zusammenzuziehen, unterstützt.

Die sog. **Atemhilfsmuskeln** (Kopfwender, Treppenmuskeln, kleine Brustmuskeln) werden zur Vergrößerung des Brustkorbes bei körperlicher Arbeit (erhöhter O_2 - Bedarf) bzw. bei krankhafter Behinderung der Atmung (z.B. Einengung der Atemwege) eingesetzt.

Zur Verstärkung der Ausatmung werden neben den inneren Zwischenrippenmuskeln vor allem die Bauchmuskeln eingesetzt; deren Kontraktion verkleinert den Bauchraum und drückt somit die Eingeweide und das Zwerchfell in Richtung Brustkorb.

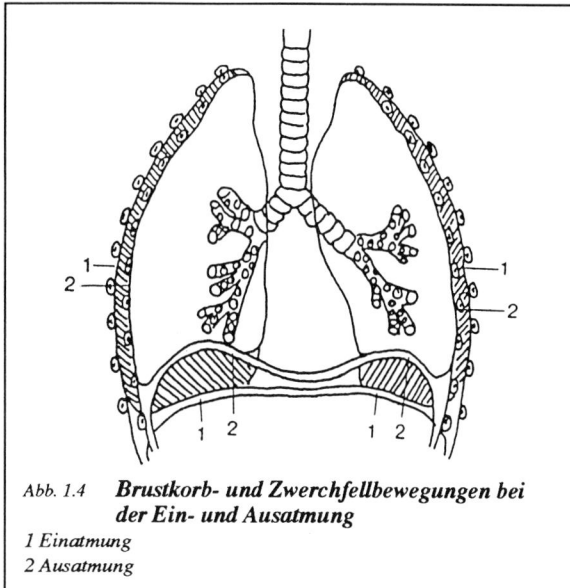

Abb. 1.4 **Brustkorb- und Zwerchfellbewegungen bei der Ein- und Ausatmung**
1 Einatmung
2 Ausatmung

1.2.3 Steuerung der Atmung

Die Atmung wird unwillkürlich, automatisch über das **Atemzentrum** (= *Nodus vitalis*) im verlängerten Mark (= *Medulla oblongata*) gesteuert; dieses reagiert in erster Linie auf folgende chemische Reize im Blut:

- Sauerstoffpartialdruck ↓ (= pO_2)
- Kohlendioxidpartialdruck ↑ (= pCO_2)
- Wasserstoffionenkonzentration ↓ (= pH-Wert).

Der Anstieg des pCO_2 ist der wichtigste Reiz für das Atemzentrum.

Des weiteren wird die Atmung durch **nervöse Reize** beeinflußt. So geben bestimmte Dehnungsrezeptoren der Lunge bei zunehmender Lungenausdehnung über den N. vagus Impulse an das Atemzentrum. Diese führen zur Hemmung der Einatmung.

Daß bestimmte **Hautreize** wie Kälte und Schmerz ein kurzfristiges Anhalten der Atmung mit anschließender Vertiefung (*Seufzer*) auslösen, kann jeder beim Duschen mit kaltem Wasser nachvollziehen (*vgl. auch "Atemübungen", Seite 49*).

Ebenso bekannt ist der **Schutzreflex**, der bei Reizung der Riechzellen durch stark unangenehme Geruchsstoffe ausgelöst wird; wir halten den Atem an und entfernen uns möglichst aus dem luftverunreinigten Raum.

Eine weitere unwillkürliche Beeinflussung der Atmung erfolgt über die sogenannte **Mitinnervation** des Atemzentrums bei zentralgesteuerten Muskelerregungen zur Leistungssteigerung.

Willkürlichen Einflüssen unterliegt die Atmung nur bedingt. Wir können zwar die Atemtiefe und -frequenz beeinflussen, sogar den Atem anhalten. Dies ist jedoch nur solange möglich, bis die chemischen Reize aufgrund der veränderten Atemgaszusammensetzung (pCO_2-Anstieg und pO_2-Abfall) automatisch ein Weiteratmen erzwingen.

1.3 Pathologische Veränderungen der Atmung

Es werden pathologische Mechanismen beschrieben, die zu einer Behinderung bzw. Insuffizienz* der Atmung und/oder zur Vorschädigung des Lungengewebes führen. Gleichzeitig handelt es sich um Risikofaktoren, die das Entstehen einer Pneumonie begünstigen.

1.3.1 Obstruktion der Atemwege

Obstruktive* Atemwegserkrankungen gehen mit Behinderung der Atmung einher. Gemeint sind jene Erkrankungen, bei denen es zur generalisierten oder lokalisierten Verlegung der Atemwege kommt.
Zugrundeliegende Mechanismen sind:
- Bronchospasmus,
- Schleimhautödem,
- Schleimanschoppung,
- Bronchiolenkollaps,
- Stenosenbildung durch endo- und exobronchiale Tumoren.

Zu den häufigsten **obstruktiven Atemwegserkrankungen** zählen:
- Asthma bronchiale,
- Lungenemphysem,
- Atemwegsstenosen,
- chronische Bronchitis.

Diesen Erkrankungen gemeinsam ist eine Erhöhung der Strömungswiderstände in den Atemwegen aufgrund des verengten Atemweglumens. Infolgedessen kommt es zu mehr oder minder ausgeprägter exspiratorischer Atemnot, zu exspiratorischen Atemgeräuschen (Giemen, Pfeifen, Brummen), zu minderbelüfteten Alveolarbezirken, zu vermehrter Sekretion zähen Schleims und zu anderen Erscheinungen.

Menschen, die an obstruktiven Atemwegserkrankungen leiden, haben aufgrund der vorgeschädigten Atemwege ein besonderes Pneumonierisiko; dieses steigt enorm, wenn weitere Risikofaktoren, z.B. eine Schonatmung oder eine Atemdepression, hinzukommen.

1.3.2 Restriktion der Atemwege

Zur Einengung (= *Restriktion**) der Atemwege kommt es durch **Raumforderung in der Umgebung**. Dies geschieht beispielsweise, wenn Blut bzw. Luft in den Pleuraspalt gelangt (= *Hämatothorax* bzw. *Pneumothorax*), sich Eiter im Pleuraspalt ansammelt (= *Pleuraempyem*) oder das Zwerchfell durch Lebervergrößerung, Schwangerschaft, Pleuraerkrankungen u.ä. extrem hoch steht und somit das Lungengewebe einengt.
Infolge dieser Erkrankungen kommt es zu alveolärer Minderbelüftung größerer Bezirke, ggf. fallen sie sogar komplett für den Gasaustausch aus. Auch hier ist das Lungengewebe aufgrund des O_2 - Mangels vorgeschädigt und deshalb besonders infektgefährdet.

1.3.3 Depression des Atemzentrums

Bei der Depression des Atemzentrums handelt es sich um eine **herabgesetzte Ansprechbarkeit des Atemzentrums** auf die speziellen chemischen Atemreize, also den pCO_2 - Anstieg und den pO_2 - Abfall.
Mögliche Ursachen sind:
- Narkotikagabe,
- Schlafmittelvergiftung / -überdosis,
- Infektion (z.B. Typhus),
- Embolie einer Hirnarterie (= Verschluß einer Hirnarterie durch ein verschlepptes Blutgerinnsel),
- Gehirnverletzungen / -tumoren,
- metabolische Alkalose*.

Bei Patienten mit obengenannten Erkrankungen kann der Atemantrieb teilweise oder komplett ausfallen (= *Atemstillstand*) oder zu einer sehr flachen und langsamen Atmung mit *Hypoventilation* (siehe Seite 41) führen. Patienten, die chronisch unter O_2 - Mangel leiden, sind bei O_2 - Gabe gefährdet, eine Atemdepression zu erleiden. Bei ihnen fällt der erste Atemantrieb, der pCO_2 - Anstieg, im Verlauf der Erkrankung aus, ihr Atemzentrum reagiert nur noch auf O_2 - Mangel. Wird dieser durch O_2 - Gabe behoben, fehlt der Atemantrieb, es kann zum Atemstillstand kommen. Deshalb wird bei dieser Patientengruppe nur bedingt - und dann unter genauer Beobachtung der Atmung - O_2 verabreicht.

1.3.4 Lähmung der Atemmuskulatur

Zur Lähmung der für die Atembewegungen notwendigen Muskulatur (vgl. "Atemmechanik", Seite 35) kommt es durch die Wirkung verschiedener Substanzen.
Erwünscht ist dies **zur künstlichen Beatmung** während der Intubationsnarkose; hier wird die Atemmuskulatur durch Gabe von Muskelrelaxantien, die Curare enthalten, reversibel gelähmt. Die physiologische Reinigung, Erwärmung und Anfeuchtung der Atemluft entfällt und wird vom Narkose- bzw. Beatmungsgerät übernommen.
Zur **pathologischen Lähmung** der Atemmuskulatur kommt es bei der Kinderlähmung (= *Poliomyelitis*) aufgrund der Zerstörung motorischer Nervenzellen durch das Polio-Virus.
Die Atemmuskulatur kann auch bei der Muskeldystrophie* zunehmend gelähmt werden.

1.3.5 Diffusionsstörungen

Der Gasaustausch findet, wie bereits besprochen, zwischen der Luft in den Alveolen und dem Blut in den Kapillaren statt. Dazwischen liegt lediglich eine mikrometerdicke (also sehr dünne) Membran; die Diffusionsstrecke ist sehr kurz und erlaubt einen raschen Gasaustausch.
Diese alveokapilläre Membran kann sich infolge bestehender Herz- und Lungenveränderungen verdicken, so daß der Diffusionsweg verlängert wird.
Folge dieser Diffusionsstörungen ist ein pO_2 - Abfall; sowohl das Lungengewebe als auch die übrigen Körpergewebe werden zu wenig mit O_2 angereichert (=

Hypoxie*) und zu wenig von CO_2 entsorgt (= *Hyperkapnie**).

Diese Diffusionsstörungen sind zu erwarten bei Patienten mit folgenden Erkrankungen:

- **Herzkrankheiten / Herzinsuffizienz**
  Hier ist das linke Herz nicht in der Lage, das aus dem Lungenkreislauf kommende Blut in den großen Körperkreislauf auszuwerfen. Folglich kommt es zur Blutüberfüllung der Lungengefäße, man spricht von der sogenannten *Stauungslunge*.

- **Lungenödem**
  Hier handelt es sich um einen massiven Austritt von Flüssigkeit in das Zwischenzellgewebe (= *Interstitium*) und/oder in die Alveolarräume der Lungen. Hierfür gibt es verschiedene **Ursachen**:
  a) eine nicht ausreichende Pumpfunktion des linken Herzens (*dekompensierte Herzinsuffizienz, Linksherzversagen*), die über eine massive Lungenstauung mit Druckerhöhung im Lungenkreislauf zum Abpressen von Blutflüssigkeit ins Interstitium und in die Alveolen führt; der Gasaustausch ist jetzt stark beeinträchtigt;
  b) Abfall des kolloid-osmotischen Drucks unter den Kapillardruck bei starker Erniedrigung des Bluteiweißwertes, zu dem es z.B. bei langdauernden Hungerzuständen oder bei chronischen Nierenerkrankungen kommt;
  c) erhöhte Durchlässigkeit (= *Permeabilität*) der Alveo-Kapillarwände durch toxisch - infektiöse Einflüsse, wie z.B. durch Wirkung von Nitrogasen, bei E 605 - Vergiftungen oder bei allergischen Reaktionen; die Kapillarwände werden so geschädigt, daß sie für die Blutflüssigkeit durchlässig werden;
  d) bestehende Erkrankungen / Veränderungen im Gehirn (z.B. Tumoren, Schlaganfall, Blutungen), die zur Wasseransammlung in der Lunge führen; der Entstehungsmechanismus ist bisher ungeklärt.

- **Lungenembolie / Lungeninfarkt**
  Zur Lungenembolie kommt es, wenn ein Blutgerinnsel (= *Thrombus*) aus den venösen Blutgefäßen über das rechte Herz in den Lungenkreislauf eingeschwemmt wird und es hier in einer Lungenarterie stecken bleibt und zum Gefäßverschluß führt. Aufgrund des nun verkleinerten Gefäßquerschnittes der Lungengefäße kommt es zum erhöhten Strömungswiderstand in den Lungengefäßen. Das rechte Herz muß mehr Pumparbeit leisten, um das venöse Blut in die Lunge auszuwerfen; es kommt zur Rechtsherzbelastung. Der betroffene Bezirk fällt einerseits für den Gasaustausch aus, andererseits wird er selbst nicht mehr ausreichend mit O_2 versorgt. Es kann zum Untergang von Lungengewebe (= *Lungeninfarkt*) kommen.

1.3.6 Sekretanschoppung

Oben wurde bereits besprochen, daß die oberen und unteren Atemwege mit schleimbildenden Becherzellen und kleinen Schleimdrüsen ausgestattet sind. Das von ihnen produzierte Sekret feuchtet einerseits die Atemluft an, andererseits hält es Fremdkörper fest. Mit Hilfe der rachenwärts schlagenden Flimmerepithelien (= *Zilien*) werden die Fremdkörper aus dem Atemtrakt entfernt. Normalerweise lösen und entfernen wir dieses Sekret mehrmals täglich durch Räuspern und Hüsteln. Patienten, die diesen Schutzmechanismus unterdrücken bzw. nicht in der Lage sind, ihn auszuführen, sind besonders pneumoniegefährdet. Die Disposition nimmt weiter zu, wenn beim Patienten eine vermehrte Sekretproduktion vorliegt. Dies ist zu erwarten bei bestehender **Atemwegsentzündung** und nach Reizung der Atemwege durch **Fremdkörper**, wie dies z.B. nach einer Intubation der Fall ist.

Wird die Atemluft nicht ausreichend angefeuchtet, z.B. bei der **Mundatmung**, bei Gabe von nicht angefeuchtetem O_2 oder beim Atmen über ein Tracheostoma, kommt es zur Eindickung des Sekretes.

Eine zu geringe orale Flüssigkeitsaufnahme hat dieselben Konsequenzen.

Eingedicktes Sekret ist zäh und kann nur schwer abgehustet werden. Liegengebliebenes Sekret haftet an den Bronchialwänden, schoppt sich hier an und bietet einen guten Nährboden für Krankheitskeime. Ebenso kann es zur Einengung des Bronchiallumens führen.

Eine weitere Disposition stellt die Vorschädigung des Flimmerepithels durch **inhalierendes Rauchen** dar.

Nach Inhalieren des Rauchs einer Zigarette sind die Zilien für ca. 1 Stunde gelähmt, schlagen also nicht das mit Fremdpartikeln beladene Sekret rachenwärts. Wird weiter stündlich eine Zigarette geraucht, bleibt dieser Mechanismus erhalten, die Schutzfunktion wird bis zur "nikotinfreien Nachtruhe" unterbunden. Erst nach einigen Stunden Rauchabstinenz nehmen die Zilien ihre Tätigkeit und Schutzfunktion wieder auf. Der Schleim wird rachenwärts befördert und ausgehustet (= *morgendlicher Raucherhusten*).

Folglich ist der Raucher einem höheren Infektionsrisiko ausgesetzt; tatsächlich leiden viele Raucher an einer chronischen Bronchitis.

Auch Patienten mit irreversiblen **Bronchuserweiterungen** (= *Bronchiektasen**) haben eine Sekretanschoppung in den entsprechenden Bezirken.

Generell wird die Sekretanschoppung durch Hypoventilation (*siehe Seite 41*) begünstigt.

1.3.7 Tracheostoma

Wird durch einen Luftröhrenschnitt (= *Tracheotomie*) eine künstliche Verbindung von der Luftröhre nach außen geschaffen, so spricht man vom Tracheostoma.

Die nun über eine Kanüle zugeführte Luft wird weder erwärmt, befeuchtet noch gefiltert, denn die oberen Luftwege (und somit auch ihre Schutzfunktionen) sind ausgefallen. Folglich ist der Patient anfälliger für Infektionen.

Betroffen sind meist Patienten, denen der Kehlkopf aufgrund einer bösartigen Tumorerkrankung entfernt wurde bzw. Patienten, die langfristig beatmet werden müssen.

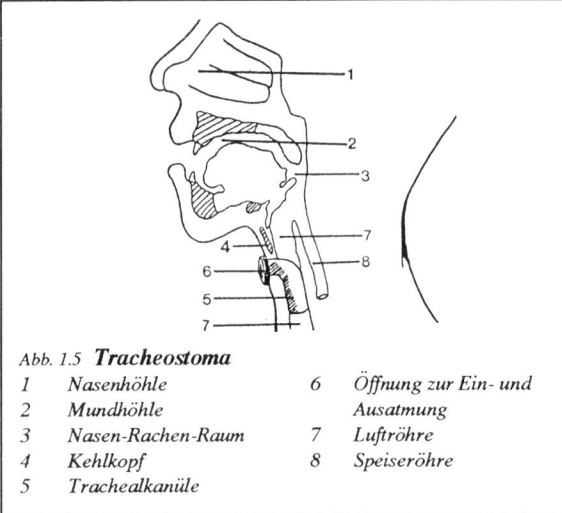

Abb. 1.5 **Tracheostoma**
1   Nasenhöhle
2   Mundhöhle
3   Nasen-Rachen-Raum
4   Kehlkopf
5   Trachealkanüle
6   Öffnung zur Ein- und Ausatmung
7   Luftröhre
8   Speiseröhre

1.3.8 Pneumonie
Definition
Der Begriff Pneumonie (= *Lungenentzündung*) meint die Entzündung des Lungengewebes. Ist die Entzündung vorwiegend an den Alveolen lokalisiert, spricht man von der **alveolären**, ist sie vorwiegend im Interstitium lokalisiert, von der **interstitiellen Pneumonie**.
Sie kann akut oder chronisch verlaufen.

Einteilung der Pneumonien
In der Literatur finden sich verschiedene Einteilungen der Pneumonien. Im Zusammenhang mit der Pneumonieprophylaxe bietet sich die Einteilung entsprechend der Krankheitsursachen (= *Ätiologie*) in die primären und sekundären Pneumonien an.

Primäre Pneumonien werden bei bislang intakter Lunge durch Mikroorganismen verursacht, z.B. durch
- Pneumo-, Strepto-, Staphylo-, Enterokokken;
- Haemophilus influenzae;
- Pseudomonas;
- verschiedene Viren;
- verschiedene Pilze.

Diese Keime findet man in hoher Zahl im Hospital, wo sie nicht selten zur Nosokomialinfektion führen, zumal die mit ihnen konfrontierten Patienten sich häufig in geschwächter Abwehrlage befinden.

Von einer **sekundären Pneumonie** spricht man, wenn sich die Lungenentzündung auf dem Boden einer vorbestehenden, nicht mikrobiell bedingten Veränderung der Lunge bzw. des Bronchialbaumes oder bei entsprechender Disposition entwickelt *(s.u. "Risikofaktoren")*.
Dies ist möglich z.B. bei
- Zirkulationsstörungen in der Lunge (z.B. Stauungslunge, Lungenödem),
- Bronchusveränderungen (z.B. Bronchiektasen, -stenosen, -karzinom),
- toxischen Einflüssen (z.B. Nitrogase, Urämie),
- Aspiration (z.B. von Blut, Fremdkörpern, Mageninhalt).

Als Sekundärerkrankung ist die Pneumonie bei hospitalisierten Patienten gefürchtet, da diese meist mehrere Risikofaktoren aufweisen.

Risikofaktoren
Das Risiko, eine Pneumonie zu entwickeln, wird durch die individuelle Disposition* und durch gewisse Einflüsse von außen bestimmt.
Als krankheitsbegünstigende Faktoren gelten:
- Kälte und Nässe;
- Traumen;
- inhalative Gifte;
- Manipulationen an den Atemwegen
  - Tracheotomie*, Tracheostoma*,
  - Intubation*,
  - apparatives Absaugen;
- konsumierende Grunderkrankungen* (z.B. bösartige Tumorerkrankungen, Tuberkulose, Aids);
- Schäden am Immunsystem (z.B. bei Leukämie, Aids);
- Beeinträchtigung der natürlichen Schleimhautflora (z.B. durch Zytostatika-* oder Antibiotikagabe*);
- Infektionen im Bereich der Mundschleimhaut und der Atemwege (z.B. bei Soorpilzbefall, Tracheitis, Bronchitis = *Gefahr der absteigenden Infektion*);
- Veränderungen an den Atmungsorganen (z.B. Zirkulationsstörungen, Bronchusveränderungen, Aspiration);
- infektiöse Erkrankungen (z.B. Grippe, Masern, Keuchhusten);
- Schluckstörungen *(= Gefahr der Aspiration)*;
- Sekretanschoppung *(siehe Seite 37)*;
- Schonatmung *(siehe Seite 41)*;
- Elastizitätsverlust des Gewebes im Alter.

Hospitalisierte Patienten werden mit einer Vielzahl von Mikroorganismen belastet und weisen oft gleichzeitig einen oder gar mehrere Risikofaktoren bzw. Veränderungen der Atemwegsorgane auf.
Deshalb ist die Pneumonie eine nicht selten zu erwartende Sekundärerkrankung, deren Prophylaxe besonderer Aufmerksamkeit und sorgfältiger Durchführung durch das Pflegepersonal bedarf.

Symptome und entsprechende Beobachtungskriterien
Die Symptome einer Pneumonie können je nach Ursache, Lokalisation und Verlauf unterschiedlich ausgeprägt sein. Im pflegerischen Bereich ist das frühzeitige Erkennen einer Pneumonie von großer Bedeutung. Insbesondere disponierte Menschen werden gezielt auf erste Krankheitszeichen beobachtet.
Es folgt die Auflistung der typischerweise zu beobachtenden Pneumoniesymptome und eine Zuordnung entsprechender Beobachtungskriterien. (Auf labortechnisch / röntgenologisch diagnostizierbare Veränderungen wird in diesem Zusammenhang nicht eingegangen.)

Pneumonie

Symptome

- Flache, erschwerte und beschleunigte Atmung; evtl. Nasenflügelatmung

- Zyanose
  (nur bei ausgedehnter Pneumonie zu beobachten)

- Husten; z.B.
  - trockener Reizhusten
  - mäßiger Husten
  - heftiger Husten
  - mit Entleerung schleimigen Sekretes
  - mit Entleerung rostbraunen Sputums

- Thoraxschmerzen, z.B.
  - gering
  - heftig
  - atmungsabhängig

- Anstieg der Körpertemperatur
  - subfebrile Temperatur
  - Schüttelfrost
  - mäßiges Fieber
  - hohes Fieber

- Beeinträchtigung des Allgemeinzustandes
  - Abgeschlagenheit
  - Müdigkeit
  - Schwäche
  - Erhöhung der Pulsfrequenz um 8 Schläge / Min. je 1° C Temperaturanstieg
  - Appetitlosigkeit
  - Hypotonie
  - Kollapsneigung
  - allgemeine Kopf- und Muskelschmerzen

Beobachtungskriterien

- Beobachtung der Atmung, mindestens bei der Durchführung pneumonieprophylaktischer Maßnahmen, hinsichtlich
  - Atemfrequenz
  - Atemtiefe
  - Atembewegungen
  - Atembeschwerden

- Beobachtung der Hautfarbe
  - an Lippen
  - unter den Nägeln
  - im Gesicht

- Beobachtung des Hustens
  - Häufigkeit
  - Intensität
  - Produktivität
- Beobachtung des Sputums
  - Konsistenz
  - Farbe
  - Beimengungen

- Beobachtung des Schmerzes
  - Lokalisation
  - Zeitpunkt
  - Häufigkeit
  - Intensität
  - Art
  - tritt kompensierende Schonatmung auf?
- Beobachtung des subjektiven Empfindens
  - Gesichtsausdruck
  - Äußerungen des Patienten

- Messen der rektalen Körpertemperatur mind. 2 mal täglich, evtl. auch öfter
- Beobachtung von Hautfarbe / -temperatur
- Beobachtung der Schweißsekretion

- Beobachtung des Befindens
  - Kräftevermögen
  - Schlafbedürfnis
  - Appetit
  - Temperaturempfinden
  - subjektives Befinden
  - Schmerzen
- Beobachtung der Kreislaufsituation
  - Pulskontrolle mind. 2 mal täglich (während der Temperaturkontrolle)
  - Blutdruckmessung bei auffälliger Kreislaufschwäche

1.4 Beobachtung der Atmung

Die Beobachtung der Atmung liefert Informationen über den aktuellen Zustand des Kranken.

Seelische Erregungszustände können ebenso wie lebensgefährliche Störungen frühzeitig erkannt, und wenn erforderlich, therapiert werden. Da Atemstörungen im Verlauf von Atemwegserkrankungen, Herz-Kreislaufinsuffizienz und Stoffwechselstörungen auftreten können, läßt eine genaue Beobachtung Rückschlüsse auf das Krankheitsbild zu. Nicht zuletzt helfen die gezielten Beobachtungen individuell angepaßte Maßnahmen zur Symptom- oder Ursachenbekämpfung einzuleiten.

Durchführung

Da die Atmung willkürlich beeinflußbar ist, sollte die Beobachtung für den Patienten unbemerkbar erfolgen. Ein- und Ausatmung werden als ein Atemzug registriert. Neben der Frequenz werden Atemtiefe, Atemrhythmus, Atemgeräusche und Atembeschwerden beobachtet.

1.4.1 Der normale Atemvorgang

Die **physiologische Atmung** (= *Eupnoe*) erfolgt in regelmäßigem Wechsel von Ein- und Ausatmung.

Die Einatmung findet bei geschlossenem Mund durch die Nase, die Ausatmung durch Mund und Nase statt. Auffällige Atemgeräusche entstehen dabei nicht. Die Atmung erfolgt beschwerdefrei und ohne Anstrengung.

1.4.2 Atemtypus

Entsprechend der überwiegenden Muskelbeteiligung während des Atemvorgangs werden folgende Atemtypen unterschieden:

Die **Bauch- oder Zwerchfellatmung** (= *abdominale Atmung*) ist durch überwiegende Bewegungen des Zwerchfells und der Bauchmuskulatur gekennzeichnet. Das Heben und Senken des Bauches ist deutlich sichtbar. Dieser Atemtyp findet sich physiologisch bei vielen Männern und bei Säuglingen. Menschen, die unter Brustkorbverletzungen / -operationen leiden, setzen die abdominale Atmung ein, um dadurch atemabhängige Schmerzen zu vermeiden bzw. zu reduzieren.

Die **Brust- oder Rippenatmung** (= *kostale Atmung*) ist durch überwiegende Betätigung der Zwischenrippenmuskeln gekennzeichnet. Das Heben und Senken des Brustkorbes ist deutlich sichtbar. Die kostale Atmung findet sich physiologisch bei vielen Frauen. Bei Bauchverletzungen / -operationen setzt der Kranke die Brustatmung ein, um atembedingte Schmerzen im Bauchraum zu vermeiden bzw. zu reduzieren.

Unter **Auxiliaratmung** wird jener Atemtyp verstanden, der durch die Zuhilfenahme der Atemhilfsmuskulatur gekennzeichnet ist. Typisch ist das Auftreten der Auxiliaratmung bei Menschen, die unter stärkster Atemnot leiden.

Die sogenannte **Mischatmung**, bei der sowohl die Zwischenrippen- als auch die Bauchmuskulatur mit derselben Intensität eingesetzt werden, ist bei verstärkter Atmung zu beobachten. Diese wird bei körperlicher Leistung oder krankhaften Veränderungen erforderlich.

1.4.3 Fassungsvermögen der Lungen

Das Fassungsvermögen der Lungen ist mittels *Spirometrie* meßbar. Die Werte lassen Rückschlüsse auf die Leistungsfähigkeit der Lungen zu.

Da die meßbaren Atemgrößen von der Körpergröße, dem Lebensalter, Geschlecht und Trainingszustand abhängig sind, müssen die entsprechenden Daten bei der Lungenfunktionsprüfung vorliegen.

Folgende **Lungenvolumina** (= *Atemgrößen*) sind meßbar:

- **Atemzugvolumen** (= *Respirationsluft*)
  - Luftmenge, die in Ruhe bei normaler Ein- und Ausatmung mit einem Atemzug geatmet wird;
  - ca. 500 ml, davon gelangen $2/3$ in die Alveolen, $1/3$ der Luftmenge bleibt im Totraum;
- **inspiratorisches Reservevolumen**
  - Luftmenge, die nach normaler Einatmung zusätzlich eingeatmet werden kann;
  - ca. 2100 - 3000 ml;
- **exspiratorisches Reservevolumen**
  - Luftmenge, die nach normaler Ausatmung noch zusätzlich ausgeatmet werden kann;
  - ca. 800 - 1200 ml;
- **maximales Atemvolumen** (= *Vitalkapazität*)
  - Luftmenge, die nach stärkster Einatmung maximal ausgeatmet werden kann;
  - Summe aus:
    Atemzugvolumen   500 ml
    inspirat. Reservevolumen   2100 - 3000 ml
    exspirat. Reservevolumen   800 - 1200 ml;
  - ca. 3400 - 4700 ml;
  - bei Sportlern und Sängern 5000 - 6000 ml;

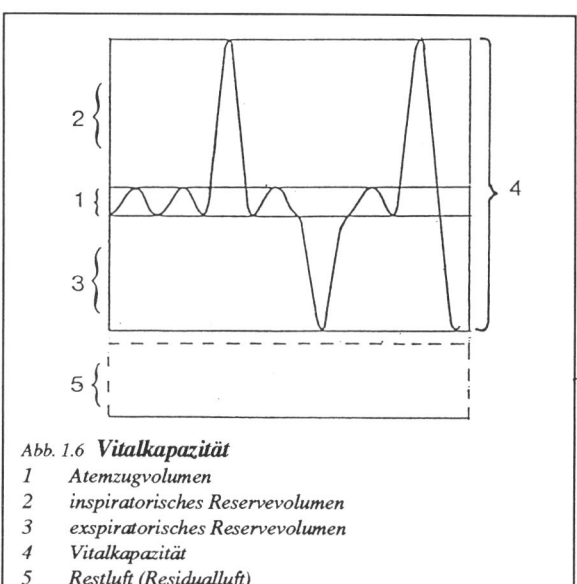

Abb. 1.6 **Vitalkapazität**
1   *Atemzugvolumen*
2   *inspiratorisches Reservevolumen*
3   *exspiratorisches Reservevolumen*
4   *Vitalkapazität*
5   *Restluft (Residualluft)*

- **Restluft** (= *Residualvolumen*)
  - Luftmenge, die auch nach stärkster Ausatmung noch in der Lunge zurückbleibt;
  - ca. 1200 ml;
  - Bestimmung erfordert zusätzliches Meßverfahren;
- **Totalkapazität**
  - Summe aus
    Vitalkapazität   3500 - 4500 ml und
    Residualvolumen   1200 ml;
  - ca. 4700 - 5700 ml;
- **Atemminutenvolumen** (= *Ventilationsgröße*)
  - Atemzugvolumen (500 ml) multipliziert mit der Anzahl der Atemzüge pro Minute (16 - 20);
  - ca. 8 - 10 Liter;
- **Sekundenkapazität**
  - Luftmenge, die nach maximaler Einatmung stoßweise in der ersten Sekunde ausgeatmet wird;
  - 75 - 80 % der eingeatmeten Luftmenge;
  - Messung erfolgt als sogenannter Atemstoßtest oder Tiffenau - Test;
- **Totraumluft**
  - Luftmenge, die bei jedem Atemzug im anatomischen Totraum (Nase, Mund, Nasenrachenraum, Kehlkopf, Luftröhre, Bronchien) verbleibt;
  - ca. 140 - 160 ml.

1.4.4 Atemfrequenz

Die Atemfrequenz gibt die Anzahl der Atemzüge pro Minute wieder.
Der Normalwert ist altersabhängig und beträgt:

- beim Neugeborenen ca.   50 Atemzüge/Min.
- beim $\frac{1}{2}$-jährigen Säugling ca.   40 Atemzüge/Min.
- beim sechsjährigen Kind ca.   25 Atemzüge/Min.
- beim Erwachsenen ca.   16-20 Atemzüge/Min.

Das Verhältnis von Puls- zu Atemfrequenz beträgt vom 3. Lebensjahr an etwa 4 : 1.

1.4.4.1 Beschleunigte Atmung (= *Tachypnoe*)

Zur Tachypnoe kommt es bei erhöhtem Sauerstoffbedarf oder bei erniedrigtem Sauerstoffangebot. Sie dient der Anpassung an die veränderten Umstände; folglich wird eine ausreichende O_2 - Versorgung gewährleistet.
Physiologische Ursachen für eine Tachypnoe sind:
- körperliche Anstrengung,
- psychische Erregung (Schreck, Freude, Angst),
- ein heißes Bad (Hitze führt zu vermehrter Haut- und Muskeldurchblutung, also auch zur Steigerung des O_2 - Bedarfs),
- Aufenthalt in großen Höhen (hier führt der erniedrigte pO_2 - Druck der Luft zur Tachypnoe).

Pathologische Ursachen für eine Tachypnoe sind:
- Fieber und bösartige Tumorerkrankungen, sie führen zum erhöhten O_2 - Bedarf der Zellen;
- Erkrankungen der Atemwege, der Lungen oder des Herzens, da sie mit einem erniedrigten O_2 - Angebot einhergehen;
- Lungenödem, da die Wasseransammlung den Gasaustausch behindert;
- großer Blutverlust, Blutarmut (= *Anämie*) oder ein Schock, sie führen ebenfalls zur Minderversorgung der Zellen mit O_2;
- Kohlenmonoxidvergiftung, da sich das CO 250 - 400 mal schneller an das Hb bindet als Sauerstoff; infolgedessen kommt es zum Sauerstoffmangel und zur anfänglichen Tachypnoe.

1.4.4.2 Verlangsamte Atmung (= *Bradypnoe*)

Eine **physiologisch** verlangsamte Atmung findet man bei herabgesetztem Stoffwechsel:
- bei Ermüdung und Entspannung,
- im Schlaf.

Pathologisch tritt die Bradypnoe auf:
- bei Gehirnerkrankungen / -verletzungen, die mit erhöhtem Hirndruck einhergehen;
- bei Vergiftungen (*z. B. durch Schlafmittel oder Morphinderivate*) oder Stoffwechselerkrankungen; meist liegt eine Schädigung des Atemzentrums vor.

1.4.5 Intensität der Atmung

Die Intensität der Atmung ist in Ruhe gleichbleibend. Sowohl bei pCO_2 - Anstieg als auch bei erhöhtem O_2 - Bedarf wird sie der Stoffwechsellage angepaßt: die Atemzüge werden tiefer. Ist dies nicht effektiv genug, wird zusätzlich schneller geatmet. Beim Gesunden wird so stets für eine den Stoffwechselerfordernissen angepaßte Atmung gesorgt.
Pathologische Veränderungen der Atemintensität stellen die Hypo- und die Hyperventilation dar.

1.4.5.1 Hypoventilation

Unter Hypoventilation versteht man eine alveoläre Minderbelüftung mit Abfall des pO_2 (= *Hypoxämie*) und Anstieg des pCO_2 (= *Hyperkapnie*) im Blut. Sie entsteht infolge eines verringerten Atemzugvolumens. Zugrunde liegt meist eine **Behinderung der Atmung**, die entweder vom Atemzentrum, von der Atemmuskulatur oder von den Atemwegen / Lungen ausgeht.
Eine Hypoventilation findet man außerdem bei Patienten, die sich im **Schock** befinden oder die an angeborenen Mißbildungen des Brustkorbs leiden.
Ebenso kann die sogenannte **Schonatmung** zur Hypoventilation führen. Sie ist bei folgenden Krankheiten / Symptomen als - zum Teil kompensatorische - Begleiterscheinung zu erwarten:
- Verletzungen, Operationen, Schmerzen im Bauchraum bzw. im Brustraum;
- allgemeiner Schwäche, bei schweren Grunderkrankungen bzw. nach großen Operationen;
- allgemeiner Schwäche in hohem Lebensalter.

Einige der betroffenen Patienten atmen oberflächlich, um Schmerzen, die bei Dehnung des Brust- bzw. Bauchraumes hervorgerufen werden könnten, zu vermeiden; andere Patienten sind körperlich zu geschwächt, um tief durchzuatmen.

Dieselben Gründe verhindern das ausreichende Abhusten von Bronchialsekret. Liegengebliebenes Sekret und minderbelüftete Alveolarbezirke stellen Risikofaktoren für das Entstehen einer Pneumonie dar. Ersteres bietet einen guten Nährboden für Keime, die zweite Erscheinung führt zur Vorschädigung des Lungengewebes und somit ebenfalls zu erhöhter Anfälligkeit für Krankheitskeime.

Einzelne Lungenbezirke werden also minderbelüftet; findet in diesen Bezirken gar keine Ventilation statt, kollabieren hier die Alveolen. Es bilden sich luftleere Alveolarbezirke, die sogenannten **Atelektasen***. Diese sind besonders pneumoniegefährdet.

1.4.5.2 Hyperventilation

Als Hyperventilation bezeichnet man eine im Verhältnis zum erforderlichen Gasaustausch übermäßig gesteigerte Atmung. Hierzu kann es während **psychischer Überlastung** (z.B. Prüfungssituation) bei bestehender Labilität kommen. Es wird dabei soviel CO_2 abgeatmet, daß es zur Abnahme des pCO_2 im Blut (= *Hypokapnie*) und zur Alkalose kommt. Der Betroffene empfindet Atemnot.

Unter der **Alkalose*** kommt es zur vermehrten Bindung von Kalziumionen an Eiweiß; somit stehen diese Ionen nicht mehr ausreichend zur Verfügung. Folglich treten die Symptome einer **Hypokalzämie** auf; es kommt zur neuromuskulären Übererregtheit (= *Tetanie*). Diese geht mit anfallsartiger Störung der Motorik und der Sensibilität einher. Typisch hierfür ist die krampfartige Pfötchenstellung der Hände.

Bei dieser psychogen bedingten Hyperventilation läßt man den Betroffenen sofort über eine Plastiktüte ein- und ausatmen. So wird die eigene Ausatmungsluft wieder eingeatmet, der pCO_2 im Blut steigt an.

Zur Hyperventilation kann es auch infolge von Stoffwechselstörungen oder Erkrankungen des Zentralnervensystems kommen. In diesen Fällen fehlt jedoch die Tetanie.

1.4.6 Pathologische Atemformen

Der Begriff Atemform bezieht sich auf den Atemrhythmus und die Atemtiefe. Unter bestimmten Umständen ist das Auftreten typischer Atemformen zu beobachten.

Die **Kußmaul - Atmung** (= *Azidose - Atmung*) ist durch regelmäßige, große und sehr tiefe Atemzüge gekennzeichnet. Sie tritt auf **bei hochgradiger metabolischer Azidose** (= *Übersäuerung des Blutes infolge Stoffwechselstörungen*), z.B. im urämischen* oder im diabetischen Koma*. Der Organismus versucht, die Übersäuerung des Blutes durch vermehrte CO_2 - Abatmung zu kompensieren.

Die **Cheyne - Stokes - Atmung** ist durch ein periodisches An- und Abschwellen der Atmung mit Atempausen gekennzeichnet. Sie tritt infolge einer herabgesetzten Erregbarkeit des Atemzentrums bzgl. des pCO_2 - Gehaltes im Blut auf. Die Atmung beginnt mit kleinen flachen Atemzügen, die in tiefere, keuchende Atemzüge übergehen. Dann werden die Atemzüge ständig kleiner, bis der pCO_2 - Gehalt des Blutes zu gering ist, um einen Atemreiz auszuüben. Es kommt zur Atempause. Dabei steigt der CO_2 - Spiegel an, die Atmung setzt wieder mit kleinen flachen Atemzügen ein und läuft weiter nach dem beschriebenen Rhythmus ab.

Diese Atemform tritt bei schwerer **Schädigung des Atemzentrums**, z.B. infolge chronischen O_2 - Mangels, bei ungenügender Hirndurchblutung oder Einwirken toxischer Stoffe auf.

Die Cheyne - Stokes - Atmung kann während des Sterbens auftreten.

Die **Biot - Atmung** ist gekennzeichnet durch kräftige Atemzüge von gleichbleibender Tiefe, die durch plötzliche Atempausen unterbrochen werden. Die periodische Atmung tritt bei schweren **Störungen des Atemzentrums auf**. Dieses reagiert nicht mehr auf den CO_2 - Reiz sondern nur noch auf den O_2 - Mangel - Reiz. Sobald genug O_2 eingeatmet wurde, erfolgt eine Atempause. Hierbei kommt es zum O_2 - Mangel, der als Atemanreiz für das Wiedereinsetzen der Atmung sorgt.

Patienten mit Biot - Atmung dürfen demnach keinen Sauerstoff zugeführt bekommen; damit würde man ihnen den Atemreiz nehmen und einen Atemstillstand provozieren.

Die Biot - Atmung kann auftreten **bei erhöhtem Hirndruck**, z.B. infolge Hirnhautentzündung (= *Meningitis*), Gehirnentzündung (= *Enzephalitis*) oder Hirntumor, -ödem sowie -blutung. Ebenso können Hirnverletzungen zur Biot - Atmung führen.

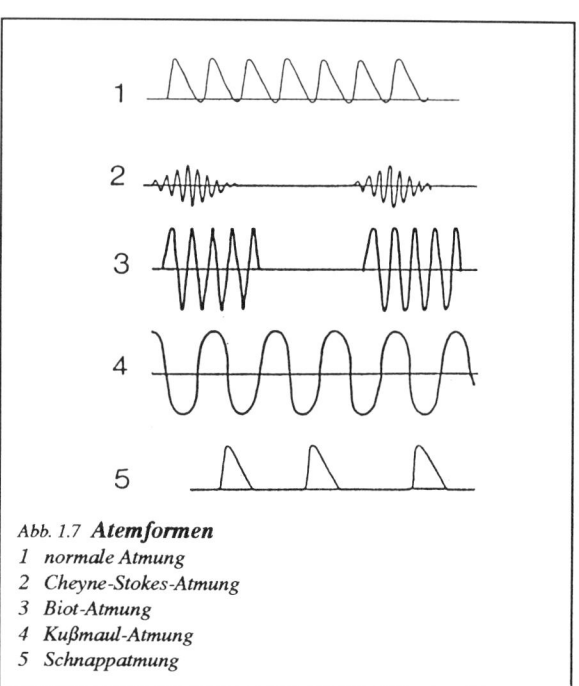

Abb. 1.7 Atemformen
1 normale Atmung
2 Cheyne-Stokes-Atmung
3 Biot-Atmung
4 Kußmaul-Atmung
5 Schnappatmung

Die **Schnappatmung** ist durch kurze, schnappende und unregelmäßig einsetzende Einatmungszüge gekennzeichnet. Sie tritt bei **schwerster Schädigung des Atemzentrums** auf; die Einatmungszüge kommen durch eine Zwerchfellkontraktion, nicht durch Impulse des Atemzentrums, zustande.

Die Schnappatmung ist Ausdruck einer zerebralen Hypoxie und somit Zeichen des nahen Todes *(= präfinale Atemzüge).*

Sie kann auch bei Frühgeborenen, deren Atemzentrum noch nicht voll entwickelt ist, beobachtet werden.

1.4.7 Atemstillstand (= *Apnoe*)

Der Atemstillstand wird durch folgende Beobachtungen festgestellt:
- der Betroffene ist bewußtlos;
- die Pupillen sind beidseits erweitert;
- die Haut ist zyanotisch, bei primärem Atemstillstand fahl - blaß verfärbt;
- es sind weder Bewegungen des Brustkorbes noch Luftbewegungen aus Nase oder Mund (Spiegel oder Feder vorhalten) wahrnehmbar.

Eine häufige Ursache des Atemstillstandes ist die **Verlegung der Atemwege.** Hierzu kommt es durch das Zurückfallen der Zunge bei Bewußtlosigkeit und Lähmungen. Der Kehlkopfeingang wird von der auf ihr liegenden Zunge verschlossen.

Auch Fremdkörper, Erbrochenes oder Blut können in die Atemwege gelangen (= *Aspiration*) und diese verlegen.

Die **Lähmung des Atemzentrums** führt ebenfalls zum Atemstillstand. Sie kann infolge von Verletzungen des verlängerten Marks oder infolge eines Gefäßverschlusses im Gehirn auftreten. Auch stark erhöhte Dosen von Schlaf-, Beruhigungs- oder Narkosemitteln können zum Atemstillstand führen.

Bei **Lähmungen der Atemmuskulatur,** z.B. infolge einer Curareintoxikation oder bei Kinderlähmung, kann es ebenfalls zum Atemstillstand kommen. Die Giftstoffe wirken lähmend auf die Skelettmuskulatur.

Liegt ein Herzstillstand vor, so kommt es ca. 1 - 2 Minuten später zum **sekundären Atemstillstand.**

Auf den **primären Atemstillstand** folgt nach ca. 3 - 5 Minuten der Herzstillstand.

1.4.8 Nasenflügelatmung

Die Nasenflügelatmung geht mit heftigen Bewegungen der Nasenflügel einher. Um möglichst viel Luft einzuatmen, werden die Nasenflügel weitgestellt (aufgebläht). Dies erfolgt häufig **bei Atemnot,** insbesondere, wenn diese durch eine bakterielle Pneumonie verursacht ist.

Bei Säuglingen, die unter Erkrankungen der Atemwege und somit unter Atemnot leiden, ist das Nasenflügelatmen sehr viel häufiger und extremer zu beobachten.

1.4.9 Erschwerte Atmung (= *Dyspnoe*)

Die Bezeichnung Dyspnoe bezieht sich auf die subjektiven Empfindungen bei Erschwerung der Atemtätigkeit. Diese sind Atemnot, Lufthunger, Kurzatmigkeit, Beklemmungsgefühl und ähnliche Erscheinungen. Der Kranke atmet durch Nase und Mund, er beansprucht die Atemhilfsmuskulatur und richtet den Oberkörper auf. Er leidet unter Angst, evtl. wird durch die Atemnot sogar Todesangst ausgelöst. Nicht selten ist gleichzeitig eine Zyanose an den Lippen und unter den Nägeln zu beobachten.

Meist wird die Atemnot von einer Tachykardie und von Atemgeräuschen begleitet.

<u>Die Einteilung der verschiedenen Dyspnoearten erfolgt entsprechend ihrer Ursachen.</u>

Die **azidotische*** **Dyspnoe** wird durch einen erniedrigten pH - Wert des Blutes (< 7,34), z.B. infolge von Stoffwechselstörungen, verursacht. Das Atemzentrum gibt ständig Impulse zur vermehrten Atemarbeit; durch vermehrte CO_2 - Abatmung soll das Blut entsäuert werden.

Die **kardiale*** **Dyspnoe** wird durch eine Herzinsuffizienz *(Kardia = griechisch: Herz)* ausgelöst.

Das insuffiziente Herz ist nicht in der Lage, das Herzminutenvolumen in ausreichendem Maße an die jeweiligen Stoffwechselerfordernisse anzupassen. Folglich kommt es zum O_2 - Mangel und CO_2 - Anstieg im Blut. Durch diese Atemreize wird der Impuls zu vermehrter Atemarbeit ausgelöst und unterhalten.

Je nach Ausmaß der Herzinsuffizienz werden verschiedene Formen der Dyspnoe unterschieden:

- Die **Belastungsdyspnoe** tritt bei Anstrengung auf und verschwindet in Ruhe.
- Die **Ruhedyspnoe** tritt bereits während körperlicher Ruhephasen auf.
- Die **Orthopnoe*** ist die höchste Form der Atemnot. Sie kann nur in aufrechter Haltung und unter Inanspruchnahme der Atemhilfsmuskulatur einigermaßen kompensiert werden. Der Betroffene leidet unter hochgradigem Lufthunger. Die Orthopnoe kann beispielsweise durch ein Lungenödem ausgelöst werden.

Die **pulmonale Dyspnoe** wird durch Erkrankungen der Atemwege ausgelöst. Sowohl Ventilation* als auch Diffusion* können behindert sein. Bei restriktiven Lungenerkrankungen *(siehe Seite 36)* tritt die Atemnot meist bei Belastungen auf. Bei Vorliegen einer obstruktiven Lungenerkrankung *(siehe Seite 36)* dominiert die Atemnot während der Ausatmung.

Die **zirkulatorische Dyspnoe** wird durch Störungen des O_2 - Transportes, z.B. bei Blutarmut, verursacht. Die folgliche O_2 - Minderversorgung der Zellen soll durch vermehrte Atemarbeit kompensiert werden.

Die **zerebrale Dyspnoe** wird durch Schädigung des Gehirns, z.B. infolge eines Schlaganfalls oder einer Gehirnverletzung, ausgelöst. Das Atemzentrum wird beeinträchtigt und gibt Impulse zu vermehrter Atemarbeit (ohne das diese erforderlich wäre).

Die **psychische Dyspnoe** wird durch übermäßiges Atmen bei psychischer Erregung ausgelöst. Es kommt zur Hyperventilation *(siehe Seite 42)* mit starken Angstgefühlen, welche zur weiteren Steigerung der Atmung führen.

Die **abdominale Dyspnoe** wird durch Behinderung der Zwerchfellatmung verursacht. Ein tiefes Durchatmen ist nicht möglich. Die abdominale Dyspnoe ist bei Patienten mit starken Schmerzen oder mit Drucksteigerung im Bauchraum (z.B. Aszites*) zu beobachten.

Die **Beobachtung einer Dyspnoe** läßt sich weiter differenzieren:

Ist die Einatmung erschwert und verlängert - der Kranke "zieht" Luft -, so handelt es sich um eine **inspiratorische Dyspnoe**. Sie wird durch Krankheiten und andere Störungen, die zur Verlegung der oberen Luftwege führen, verursacht. Dies ist beispielsweise bei Schilddrüsenvergrößerung, Tumoren, Kehlkopfschwellung (z.B. bei Pseudokrupp* oder nach Insektenstichen), Nasenscheidewandkrümmungen und Fremdkörperaspiration möglich.

In schweren Fällen tritt - die Einatmung begleitend - ein pfeifendes, langgezogenes Atemgeräusch (= *Stridor**) auf.

Eine **exspiratorische Dyspnoe** liegt vor, wenn die Ausatmung erschwert und verlängert ist. Sie wird durch Krankheiten verursacht, die zu einer Verengung der Bronchiolen bzw. zum Elastizitätsverlust der Lungen führen. Diese Auswirkungen können z.B. beim Asthma bronchiale*, bei chronischer Bronchitis*, Bronchusverengungen oder beim Lungenemphysem* auftreten. In schweren Fällen wird die Ausatmung von einem Stridor* begleitet.

1.4.10 Atemgeräusche

Atemgeräusche wie Keuchen und Schnarchen können unter physiologischen Bedingungen auftreten.

Das **Keuchen** bei körperlicher Überanstrengung ist bekannt.

Zum **Schnarchen** kann es kommen, wenn während des Schlafes durch den Mund geatmet wird. Das typische Geräusch wird durch atmungsbedingte Schwingungen des schlaff herunterhängenden Gaumensegels erzeugt. Hierzu kommt es infolge eines Spannungsverlustes der Kiefer- und Zungenmuskulatur.

Krankhafte Atemgeräusche wie **Giemen** und **Brummen** klingen "trocken" und treten bei Verengung der Bronchiolen, z.B. bei Bronchitis* oder Asthma bronchiale*, während der Ausatmung auf. Sie entstehen durch Schwingungen von Schleimfäden und Luftsäulen in den Atemwegen.

Als **Stridor** bezeichnet man ein pfeifendes, langgezogenes Atemgeräusch. Da der Stridor durch Verengungen der Atemwege bedingt ist, liegt meist gleichzeitig eine erschwerte Atmung vor. Tritt er während der Einatmung auf, handelt es sich um den *inspiratorischen*, tritt er während der Ausatmung auf, um den *exspiratorischen Stridor*.

Beim **Schluckauf** (= *Singultus*) handelt es sich um ein Atemgeräusch, welches durch ruckartiges Einströmen von Luft in die Atemwege bedingt ist. Hierzu kommt es infolge schneller, unwillkürlicher Zwerchfellkontraktionen durch Reizung des Zwerchfellnervs. Zugrunde liegt z.B. eine Entzündung oder Druckerhöhung im Bauchraum.

Die Bezeichnung **Trachealrasseln** meint grobe, auf Distanz hörbare Rasselgeräusche über der Brust. Sie werden durch Sekretmassen in der Luftröhre verursacht und sind mitunter bei der Bronchitis zu hören. Typisch ist das Trachealrasseln beim Lungenödem. Es kann auch bei sterbenden Menschen beobachtet werden.

1.4.11 Schmerzen

Da das Lungengewebe selbst keine Schmerzrezeptoren besitzt, geben atmungsabhängige bzw. im Bereich des Brustraums auftretende Schmerzen immer einen Hinweis auf andere Störungen.

Um die Ursache des Schmerzes zu finden, ist eine genaue Beobachtung von großem Nutzen. Diese richtet sich auf:

- Lokalisation (wo tritt der Schmerz auf?);
- auslösende und beschleunigende Faktoren (Nahrungsaufnahme? Anstrengung? Atmung? Husten?);
- Dauer (Sekunden, Stunden, Tage);
- Intensität (leichter oder starker Schmerz?);
- Art (ziehend? stechend? schneidend?).

So tritt z.B. ein atemabhängiger, stechender Schmerz typischerweise bei der Pleuritis* auf.

Schmerzen hinter dem Brustbein weisen auf eine Entzündung der Luftröhre hin.

Auch extrapulmonale Prozesse, wie die O_2 - Mangel-Versorgung des Herzens, können Schmerzen im Brustraum auslösen.

1.4.12 Atemgeruch

(übler Geruch = Foetor)

Der Atemgeruch ist abhängig von der Mundhygiene und der Ernährung. Ernährungsbedingte, typische Atemgerüche, wie sie z.B. nach Zwiebel- / Knoblauchgenuß auftreten, sind jedem Leser bekannt.

Pathologische Veränderungen des Atemgeruchs geben Hinweise auf bestimmte Krankheiten.

Übler Mundgeruch (= *Foetor ex ore*) wird durch den bakteriellen Abbau von Nahrungsresten und abgeschilferten Epithelien bei mangelhafter Mund- / Zahnhygiene oder bei Karies verursacht. Erkrankungen der Mundhöhle und längere Nahrungskarenz rufen ebenfalls üblen Mundgeruch hervor.

Azetongeruch (= "*wie faule Äpfel*") tritt begleitend bei Azidose, z.B. infolge eines Koma diabetikum oder langandauerndem Hunger, auf.

Jauchig - stinkender Fäulnisgeruch weist auf eitrige Atemwegserkrankungen oder auf Zerfall von Lungengewebe hin.

Erdiger oder nach frischer Leber riechender Atem (= *Foetor hepaticus*) tritt bei schweren Lebererkrankungen auf.

Urinöser Atemgeruch (= *Foetor urämicus*) tritt bei der Urämie* im Endstadium der Niereninsuffizienz auf.

Ammoniakgeruch (= "*wie faule Eier*") entsteht bei Eiweißzerfall, z.B. während des Leberkomas oder bei Blutungen aus der Speiseröhre.

1.5 Beobachtung des Hustens

1.5.1 Physiologischer Abwehrmechanismus

Das **Husten** (= *Tussis*) ist ein physiologischer Abwehrmechanismus, ein Schutzreflex. Beim Husten werden Fremdkörper, Schleim und ähnliche Substanzen durch einen forcierten Exspirationsstoß nach außen befördert.

Kleine, physiologische Schleimmengen werden durch Räuspern entfernt.

Auch psychische Erregung (Hüsteln bei Aufregung) und trockene Atemluft (Heizungsluft, Mundatmung) können Anlaß zum Husten sein.

Husten wird durch verschiedene Reize ausgelöst. Dies können schleimhautschädigende Gase, Entzündungen und andere krankhafte Veränderungen sowie Fremdkörper in den Atemwegen sein. Starkes Husten kann vom Betroffenen als sehr unangenehm empfunden werden und Atemnot auslösen.

1.5.2 Trockener Husten

Geht das Husten ohne Sekretentleerung einher, so spricht man von trockenem Husten. Er tritt auf bei Einwirkungen von Reizgasen (SO_2, NO_x, Zigarettenrauch), bei Kehlkopferkrankungen und Rippenfellentzündung. Eine Fremdkörperaspiration, der Beginn einer Bronchitis und die akute Linksherzinsuffizienz lösen ebenfalls einen trockenen Reizhusten aus. Dieser kann auch Frühsymptom eines Bronchialkarzinoms sein; in der sehr geringen Sputummenge finden sich meist faserige Blutbeimengungen, selten wird Blut ausgehustet *(siehe Hämoptoe Punkt 1.5.3.1)*.

1.5.3 Produktiver Husten

Von produktivem Husten spricht man, wenn der Husten zur Sekretentleerung führt. Bei diesem Auswurf (= *Expektoration, Sputum*) handelt es sich um Absonderungen der Atemwegsschleimhäute, denen Zellen, Staub, Blut und andere Substanzen beigemengt sind. Die Sekretmenge ist insgesamt vermehrt.

1.5.3.1 Sputum

Die **Beobachtung des Sputums** kann wichtige diagnostische Hinweise liefern; in der modernen Medizin stehen heute jedoch mikroskopische und bakterielle Untersuchungsverfahren zur Verfügung, die eine genauere Diagnostik zulassen. Trotzdem werden die Kriterien der Sputumbeobachtung in diesem Zusammenhang angesprochen.

Das Sputum wird auf **Farbe, Konsistenz, Beimengungen, Geruch und Menge** beobachtet.

Typische Veränderungen finden sich bei Erkrankungen der Atemwege.

Schleimiges, durchscheinendes und fadenziehendes Sputum tritt bei leichten Infektionen des Atemapparates auf. Bei Keuchhusten ist das Sputum **zäh - schleimig**, bei Asthma bronchiale ist es **zäh, fadenziehend** und **glasig**.

Eitriges, gelblich oder **grünlich** verfärbtes Sputum wird bei Entzündungen der Luftröhre, der Bronchien und des Lungengewebes ausgehustet.

Schleimig - eitrig und **reichlich** ist der morgendliche Auswurf bei Bronchiektasen* (= *maulvolle morgendliche Expektoration*). Im Spitzglas setzt sich das Sputum dreischichtig ab: unten befinden sich Eitermengen, in der Mitte eine gelblich - grüne, trübe Flüssigkeit und obenauf schaumige Massen.

Beim Lungenödem* tritt nach 1 - 2 Tagen sehr **dünnflüssiges, schaumiges, hellrot** verfärbtes Sputum auf.

Blutiges Sputum (= *Hämoptoe; Bluthusten*) findet man bei Geschwüren und Karzinomen an den Atemwegen, bei Lungentuberkulose / -abszeß / -infarkt und bei Verletzungen durch Fremdkörperaspiration. Erkrankungen, die mit Blutungsneigung / Spontanblutungen einhergehen (= *hämorrhagische Diathese**), können ebenfalls Bluthusten verursachen.

Rostbraun gefärbt ist das Sputum bei Lungenentzündung / -karzinom oder beim blutigen Lungeninfarkt*.

Ein **fader, süßlicher Geruch** weist auf bakterielle Zersetzungsprozesse und Bronchiektasen hin.

Bei Eiteransammlungen, Eiweißzerfall und bakteriellen Zersetzungsprozessen im Bereich des Lungengewebes wird **übelriechendes** Sputum abgesondert.

1.5.4 Dauer, Häufigkeit und Zeitpunkt

Die Beobachtung von Dauer, Häufigkeit und Zeitpunkt des Hustens kann wichtige Hinweise auf die zugrundeliegende Ursache geben.

So kann **nächtlicher Reizhusten** das Zeichen eines akuten Druckanstiegs im Lungenkreislauf sein.

Morgendliches Husten findet man bei Rauchern, bei Patienten mit chronischer Bronchitis oder mit Bronchiektasen*.

Tritt der **Husten nach Kontakt mit Reizgasen** auf, so kann eine besondere Empfindlichkeit oder eine Allergie vorliegen.

Tritt der **Husten bei psychischer Erregung** auf, so handelt es sich lediglich um ein Verlegenheitshüsteln / -husten.

Kontinuierlich tritt der Husten bei Entzündungen der Atemwege auf.

Beim Keuchhusten wird der Betroffene von bis zu 50 Hustenanfällen in 24 Std. geplagt *(siehe Keuchhusten)*.

1.5.5 Hustengeräusche

Beim **Keuchhusten** (= *Pertussis*) handelt es sich um eine Infektionskrankheit, die mit typischen Hustenanfällen einhergeht. Ein Hustenanfall beginnt mit verlängerter Einatmung, es folgen bis zu 50 **stakkatoartige*** **Hustenstöße**. Diese erfolgen ohne Unterbrechung kurz aufeinander, zwischendurch wird wenig und sehr oberflächlich eingeatmet. Der Hustenanfall wird von Atemnot und Zyanose begleitet. Gegen Anfallsende wird meist glasiges, zähes Sputum entleert. Nach dem

Anfall atmet der erschöpfte Betroffene (Kind oder alter Mensch) keuchend weiter.

Wird der Husten von **metallisch, pfeifend** oder **krächzend** klingenden **Beitönen** begleitet, so wird er als **bitonal** bezeichnet. Er wird z.B. durch Kompression der Bronchien von außen oder durch Aspiration von Fremdkörpern verursacht.

Mit dem Begriff **kupierter Husten** ist der "abgeschnittene" Husten gemeint. Der Kranke bricht das Husten ab, um zusätzliche Schmerzen zu vermeiden. So können Patienten mit Rippenfellentzündung oder anderen schmerzhaften Erkrankungen im Bauch- und Brustraum reagieren.

Aphonisch (= *klanglos, heiser*) ist der Husten bei Schwellung der Stimmbänder oder bei Lähmung des Nervus recurrens*.

Bellend, rauh und **kratzig** tönt der Husten bei Krupp und Pseudokrupp. Beim "echten" Krupp handelt es sich um eine entzündlich bedingte Kehlkopfenge, die mit Atemnot und inspiratorischem Stridor einhergeht. Das Auftreten ist typisch bei Diphtherie*. Beim Pseudokrupp ist die Symptomatik ähnlich; er tritt auf bei kleinen Kindern im Zusammenhang mit der Inversionswetterlage*, Luftverunreinigung und Atemwegsinfekten.

1.6 Pflegerische Maßnahmen zur Unterstützung der Atmung und zur Pneumonieprophylaxe

1.6.1 Mobilisation

Jede Form der **Mobilisation** (*siehe "Mobilisation", Seite 234*), die mit körperlicher Aktivität der Patienten durchgeführt wird, führt zur Intensivierung der Atmung und hat so pneumonieprophylaktische Wirkung. Durch die körperliche Aktivität des Patienten entsteht ein erhöhter Sauerstoffbedarf in den Körperzellen. Um diesem Bedarf gerecht zu werden, wird automatisch die **Atmung vertieft**. Folglich werden mehrere, vor allem tieferliegende Alveolen belüftet. Eine Minderbelüftung von Alveolarbezirken wird also verhindert, das Lungengewebe bleibt widerstandsfähig.

Durch die verstärkte Ausatmung wird zusätzlich der Abtransport von Bronchialschleim gefördert.

1.6.2 Lagerungen

1.6.2.1 Oberkörperhochlagerung

Ein erhöht gelagerter Oberkörper, halbhoch bis hin zur sitzenden Position, **erleichtert das Atmen**. Es muß allerdings darauf geachtet werden, daß der Patient nicht in Richtung Fußende rutscht. Hierdurch würde sich der Winkel des Körperknicks so ungünstig verschieben, daß der Oberkörper in sich zusammengedrückt würde.

Diese Position würde eine tiefe und leichte Atmung erschweren.

Es empfiehlt sich, eine Bettverkürzung (Bettkiste, Kissen, Fußstütze) zur Stabilisierung der Oberkörperhochlage anzubringen.

Sollte der Patient bereits an einer erschwerten Atmung leiden, bringt die **zusätzliche Hochlagerung der Arme** Erleichterung. Der Brustkorb wird dabei von der Last der Schultern befreit, der Einsatz der Atemhilfsmuskulatur unterstützt. Eine Knierolle oder ähnliches führt zur Entspannung der Bauchdeckenmuskulatur und so zur weiteren Erleichterung des Atemvorganges.

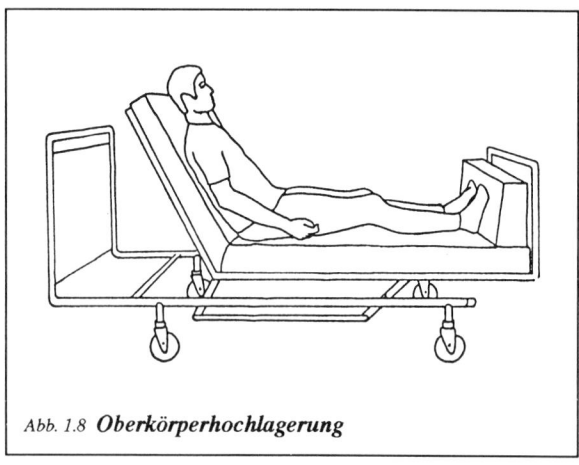

Abb. 1.8 Oberkörperhochlagerung

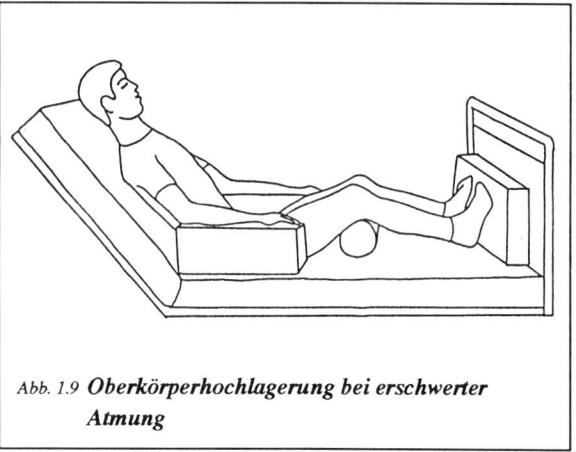

Abb. 1.9 Oberkörperhochlagerung bei erschwerter Atmung

1.6.2.2 Seitenlage

Die Seitenlage **verhindert Sekretanschoppung**. Ein mehrmals täglich (z.B. 2-stündlich) erfolgender Wechsel von rechter und linker Seitenlage ermöglicht die leichte und vollständige Belüftung des jeweils freiliegenden Lungenflügels. Dies ist insbesondere bei der **90°-Seitenlage** der Fall. Wegen der hohen Druckbelastung der aufliegenden Körperhälfte sollte sie - bei gleichzeitig bestehendem Dekubitusrisiko - nicht länger als 20 - 30 Minuten durchgeführt werden. Das Bronchialsekret wird leicht in Richtung Hauptbronchus befördert und kann von hier abgehustet werden. Die Seitenlage muß evtl. durch den Einsatz von Lagerungshilfsmitteln stabilisiert werden.

1. Atmen

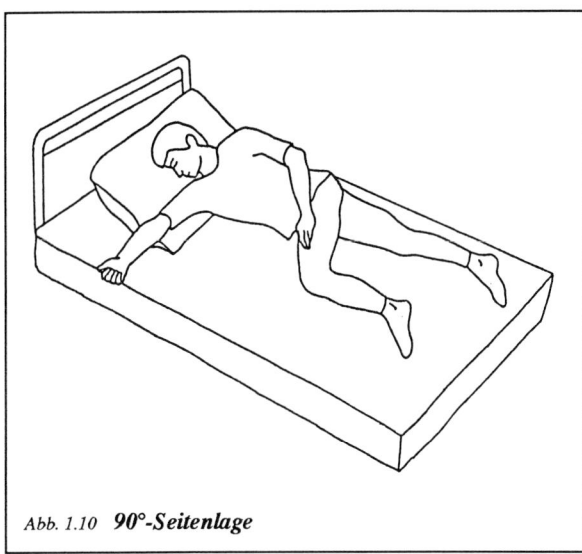

Abb. 1.10 **90°-Seitenlage**

1.6.2.3 Halbmondlage

Die Halbmondlage **dient der Dehnung des Oberkörpers**. Die Lunge kann sich freier entfalten, alle Lungenareale werden belüftet.

In der Seitenlage wird die Dehnung und die halbmondförmige Position des Patienten durch die Streckung eines Armes über den Kopf erreicht. In Rückenlage nimmt der Patient eine Hand unter den Kopf, die andere legt er an das gleichseitige Bein und zieht sie so weit wie möglich nach unten. Die Beine verstärken die Dehnung des Oberkörpers, indem sie gerade und geschlossen zur nicht gedehnten Körperhälfte gezogen werden.

In der Halbmondlage werden abwechselnd die rechte und linke Thoraxhälfte gedehnt. Sie wird **mehrmals täglich ca. 5 - 15 Minuten** lang vom Patienten eingenommen.

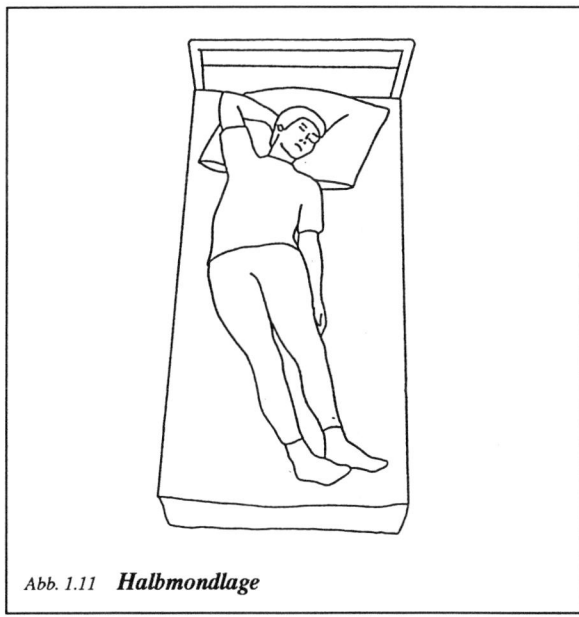

Abb. 1.11 **Halbmondlage**

1.6.2.4 Dehnlage

Die Dehnlage ist eine Seitenlage, die zum Zweck der **Atemerleichterung** durchgeführt wird.

Die Dehnung der jeweils freiliegenden Oberkörperhälfte wird durch Hochlagerung des Armes erreicht; somit wird die Last des Schultergürtels vom Brustkorb genommen. Dieses kann zusätzlich durch Anbringen eines gerollten Kissens unter den Flanken und eines kleinen Kissens unter dem Kopf unterstützt werden.

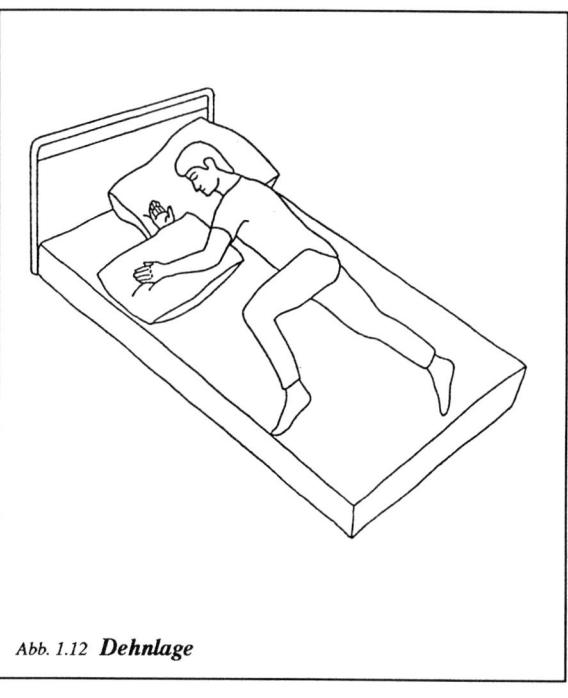

Abb. 1.12 **Dehnlage**

1.6.2.5 V - Lagerung

Die V - Lagerung dient der **intensiven Belüftung der Lungenspitzen und der Flanken.**

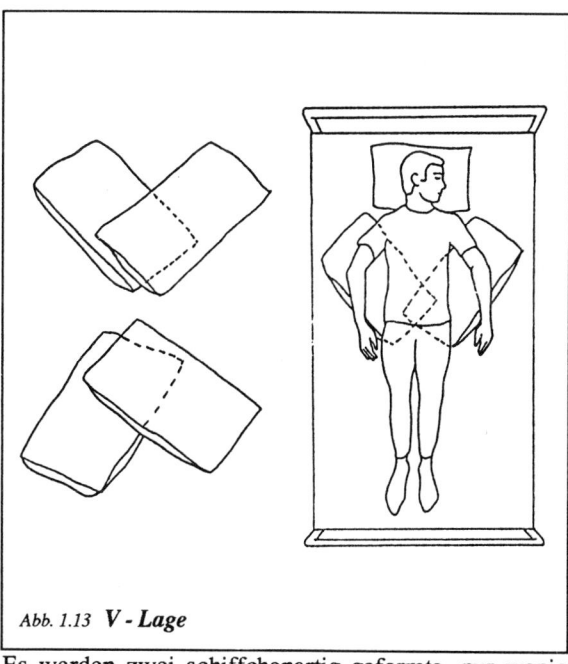

Abb. 1.13 **V - Lage**

Es werden zwei schiffchenartig geformte, nur wenig gefüllte Kissen in V - Form so zusammengelegt, daß sich die Spitzen überlappen. Diese Überlappung wird entweder unter den Schultern oder unter dem Gesäß des Patienten angebracht. Die erstgenannte Lage fördert die Belüftung der Lungenspitzen; die zweitgenannte fördert die Belüftung der im Bereich der Flanken liegenden Lungenbezirke. Der Kopf wird separat gestützt (*vgl. "V-Lagerung zur Dekubitusprophylaxe", Seite 183*).

1.6.2.6 T - Lagerung

Die T - Lagerung führt zur **Dehnung des Brustkorbs**, so daß alle Lungenbezirke leicht zu belüften sind. Der **Atemvorgang wird erleichtert**.

Es werden zwei dünne schmale Kissen zu Schiffchen verformt und einander in T - Form zugeordnet. Das "T" wird so unter dem Patienten plaziert, daß Schultern und Wirbelsäule unterstützt werden. Dadurch liegen gleichzeitig die Schulterblattspitzen und die Rippenränder frei.

Die T - Lagerung kann sowohl in Rückenlage als auch in sitzender Position durchgeführt werden. Der Kopf wird jeweils separat unterstützt.

(*vgl. "T-Lagerung zur Dekubitusprophylaxe", Seite 184*)

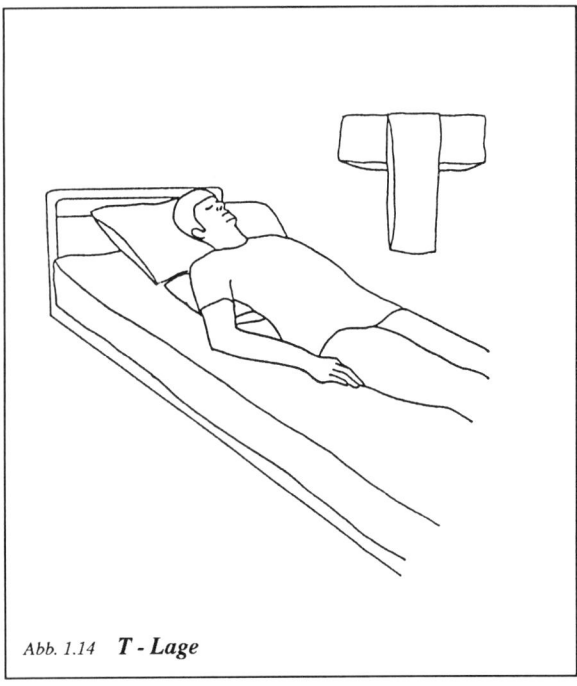

Abb. 1.14 *T - Lage*

1.6.2.7 Lagerung nach Lungenoperation

Wurde ein Lungenflügel vollständig entfernt (= *Pneumektomie*), so wird der Patient auf die operierte Seite gelagert. Somit wird eine möglichst **ungehinderte Entfaltung des gesunden Lungenflügels** ermöglicht.

Wurde nur ein Teil eines erkrankten Lungenflügels entfernt, z.B. bei der Lobektomie (= *Entfernung eines Lungenlappens*) oder bei der Segmentresektion (= *Entfernung eines Lungensegmentes*), so wird der Patient auf die gesunde Seite gelagert. Beabsichtigt ist hier eine möglichst ungehinderte Entfaltung des gesunden Teils des operierten Lungenflügels.

Beide Positionen wechseln zweistündlich mit der Oberkörperhochlagerung (*siehe Seite 46*).

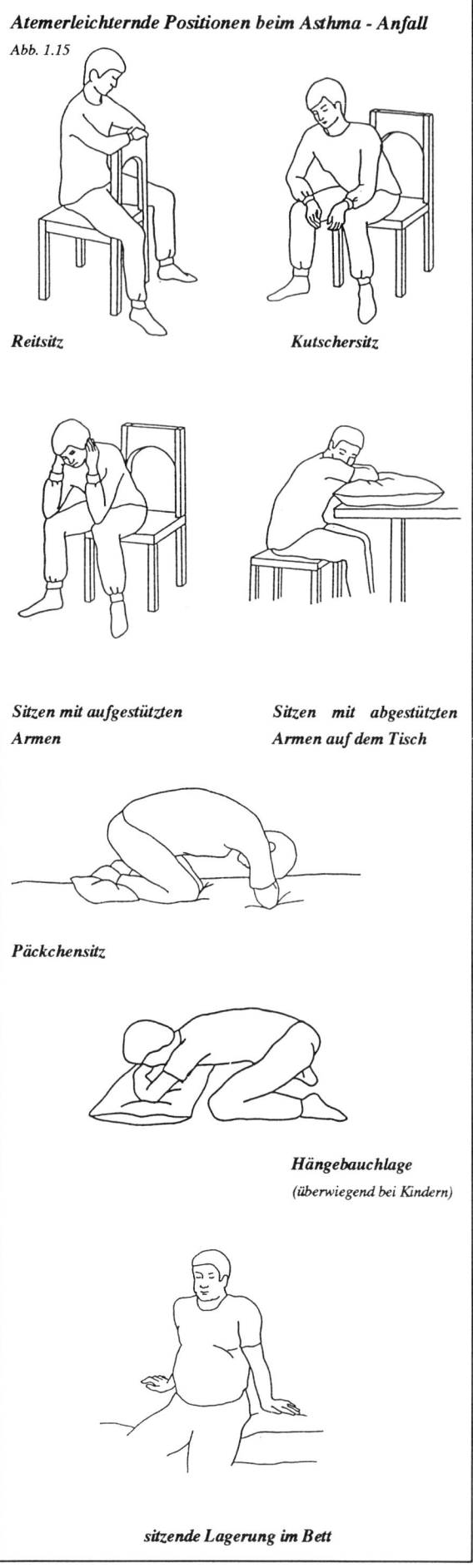

Atemerleichternde Positionen beim Asthma - Anfall
Abb. 1.15

Reitsitz   *Kutschersitz*

Sitzen mit aufgestützten Armen   *Sitzen mit abgestützten Armen auf dem Tisch*

Päckchensitz

Hängebauchlage
(überwiegend bei Kindern)

sitzende Lagerung im Bett

1.6.2.8 Atemerleichternde Lagerung beim Astmaanfall

Von einem **Asthma - Anfall** spricht man, wenn der Betroffene infolge einer Bronchiolenverengung unter plötzlicher und heftiger Atemnot leidet. Der Anfall wird meist als sehr bedrohlich empfunden.

Neben Beruhigung, Frischluftzufuhr, Verabreichung von Bronchospasmolytika und Anleitung zu ruhiger Atmung mit Lippenbremse ist eine atemerleichternde Lagerung notwendig.

Der chronisch kranke Asthmatiker weiß in der Regel, in welcher Position seine Atmung erleichtert wird. Deshalb bestimmt er die Art der Lagerung, das Pflegepersonal unterstützt ihn dabei.

Die abgebildeten Lagerungen *(Abb. 1.15)* sind die am häufigsten gewählten. Ihnen ist gemeinsam, daß sie den **Brustkorb vom Gewicht des Schultergürtels entlasten** und so einen **optimalen Einsatz der inspiratorischen Atemhilfsmuskulatur** erlauben.

1.6.3 Atemübungen

1.6.3.1 Tiefe Ein- und Ausatmung

Um eine ausreichende Belüftung aller Alveolen zu gewährleisten, müssen wir mehrmals täglich tief ein- und ausatmen. Dieses geschieht automatisch bei körperlicher Anstrengung, beim Gähnen oder beim Seufzen.

Bei hospitalisierten Patienten ist es oftmals notwendig, bewußt ein **tiefes Durchatmen zu forcieren**. Der Patient wird mehrmals täglich, ggf. sogar mehrmals stündlich, aufgefordert, vier- bis fünfmal hintereinander tief und langsam ein- und auszuatmen.

Um die **Schutzfunktion der Nase** zu nutzen, wird bei geschlossenem Mund durch die Nase eingeatmet. Bei der Ausatmung strömt die Luft leicht, ohne Anstrengung und langsam zwischen den locker aufeinanderliegenden Lippen nach außen. Eine leicht stoßweise ausgeführte Ausatmung **fördert** den **Sekretauswurf**.

Insgesamt verhindert tiefes Durchatmen die Ansammlung von Sekret in den Atemwegen.

Das tiefe Durchatmen kann durch einen **Kältereiz** provoziert werden. Meist geschieht dieses 2-3 mal täglich durch die **Abreibung** des Rückens mit alkoholhaltiger Lösung. Mit kaltem Wasser, z.B. beim Duschen oder als Abreibung, erzielt man denselben Effekt *(siehe "Einreibungen", Seite 51)*.

1.6.3.2 Kontaktatmung

Die Kontaktatmung dient der **Intensivierung der Atmung**.

Zunächst wird durch Auflegen der Hände ein Widerstand erzeugt, zu dessen Überwindung eine Intensivierung der Einatmung notwendig ist. Die anschließende Ausatmungsbewegung wird durch einen ihr angepaßten Druck der aufliegenden Hände verstärkt.

Zur Erzielung einer **intensiveren Bauchatmung** werden die Hände auf den Bauch gelegt, um sie bei der Einatmung *"wegatmen"* zu lassen. Analog dazu werden zur **Intensivierung der Thoraxatmung** die Hände seitlich am Thorax angelegt.

Die **Flankenatmung** wird durch Anlegen der Hände an der Basis der Lungenflügel (am Rücken) forciert.

1.6.3.3 Ausatmen gegen Widerstand

Das Ausatmen gegen einen Widerstand, wie es z.B. beim Aufblasen eines Luftballons geschieht, führt zur Erschwerung und so zur **Vertiefung der Ausatmung**. Die Luft wird in die Alveolen gepreßt und entfaltet diese. Gleichzeitig wird die Lösung von Bronchialsekret gefördert.

Diese Übung kann einmal stündlich durchgeführt werden.

Kontraindikation: Patienten, die unter einem Lungenemphysem* leiden, müssen auf diese Übung verzichten, da sie ein Platzen von Emphysemblasen provozieren kann.

1.6.3.4 Triflo - Atemtrainer

Mit dem Triflo - Atemtrainer wird die langsame, tiefe und anhaltende Atmung eingeübt; diese führt zur **Erweiterung der Alveolen** und zur **Sekretlösung**.

Umgang mit dem Triflo - Atemtrainer:

Der Patient atmet aus, nimmt dann das Mundstück in den Mund und umschließt es dicht mit den Lippen. In dieser Ausgangsposition erfolgt das Einatmen, das so kräftig sein muß, daß der 1. Ball angehoben und möglichst lange oben gehalten wird *(siehe Abbildung 1.16)*.

Die Ausatmung geschieht ohne das Mundstück. Der nächste Atemzug erfolgt so tief, daß der 1. und der 2. Ball angehoben und gehalten werden können.

Diese Übung kann - dem Zustand des Patienten entsprechend - mehrmals stündlich bis täglich 4-5 mal hintereinander durchgeführt werden.

Anschließend wird das Mundstück mit warmem Wasser gesäubert. Der Atemtrainer wird ausschließlich von einem Patienten benutzt.

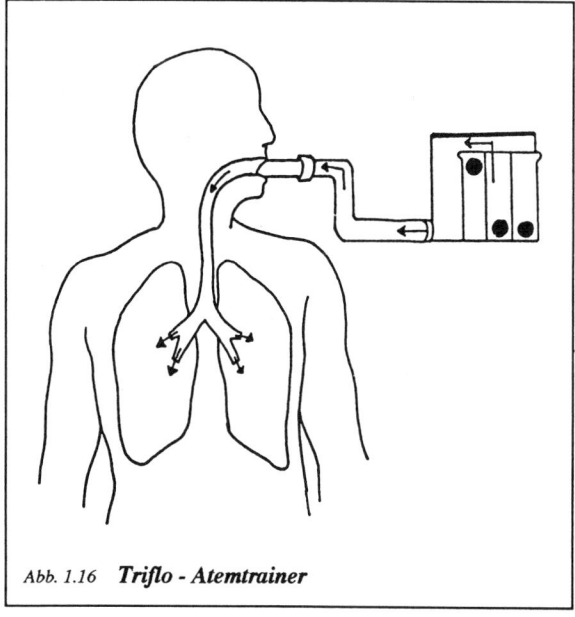

Abb. 1.16 **Triflo - Atemtrainer**

1.6.3.5 Totraumvergrößerung mittels Giebel - Rohr

Diese Atemübung führt über eine **Reizung des Atemzentrums durch CO_2 - Anstieg** zur Vertiefung der Atmung; evtl. können auch Schleimansammlungen gelöst werden.

Der wichtigste chemische Reiz für das Atemzentrum ist der Anstieg des pCO_2 im Blut. Diesen erreicht man durch eine Vergrößerung des anatomischen Totraumes der Atemwege (*siehe "Totraumluft", Seite 41*) mittels Giebel - Rohr. Hierdurch verbleibt ein Teil der mit CO_2 angereicherten Ausatmungsluft im verlängerten Totraum. Somit atmet der Patient mehr von seiner eigenen "verbrauchten" Luft ein.

Die Übung wird vom Arzt angeordnet; die Unterweisung des Patienten fällt in das Aufgabenfeld der Physiotherapeuten. Da die Physiotherapeuten den Patienten i.d.R. maximal zweimal täglich aufsuchen, obliegen die Ermunterung des Patienten und die Kontrolle der Durchführung dem Pflegepersonal.

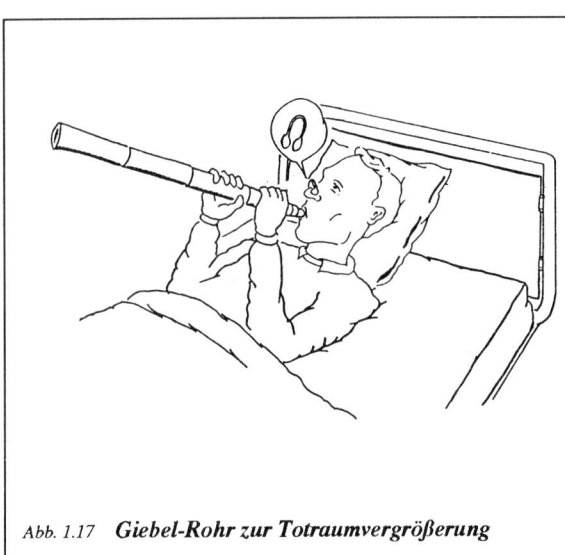

Abb. 1.17 Giebel-Rohr zur Totraumvergrößerung

Umgang mit dem Giebel - Rohr

Zu Beginn der Übung wird der Totraum meist mit 300 bis 500 ml Volumen vergrößert. Jedes Einzelstück des Giebel - Rohres hat ein Volumen von 100 ml; max. werden 10 zusammengefügt. Das Mundstück vergrößert den Totraum nochmal um 50 ml.

Der Patient umschließt das Mundstück fest mit den Lippen. Zum Ausschluß der Nasenatmung trägt er eine Nasenklemme; andernfalls wäre die Effektivität der Übung eingeschränkt.

Während einer Übung atmet er 15 bis 20 mal durch das zusammengefügte Giebel - Rohr, danach ist die Atmung vertieft. Die Atemfrequenz darf währenddessen 24/Minute nicht überschreiten; ggf. muß die Übung unterbrochen werden. Dies ist ebenfalls angezeigt, wenn der Patient eine Zyanose entwickelt, die an den Lippen und unter den Fingernägeln zuerst sichtbar wird.

Insgesamt sollte die Übung 8 bis 10 mal täglich durchgeführt werden.

Anschließend wird ggf. das Abhusten von Sekret unterstützt. Auf jeden Fall werden Sputumbecher und Zellstoff in Reichweite des Patienten bereitgehalten.

Kontraindiziert ist diese Maßnahme bei Patienten mit folgenden Erkrankungen / Symptomen:
- Lungenemphysem*,
- schweres Asthma bronchiale*,
- Atemnot,
- Hypoxie*,
- Herzinsuffizienz*.

1.6.4 Sekretlösung

Die Verflüssigung eingedickten und die Lösung angesammelten Bronchialsekretes ist notwendig, um die weitere Anschoppung von Sekret zu verhindern.

1.6.4.1 Inhalative Sekretverflüssigung und Sekretlösung

Die einfachste Methode, die Bildung zähen Sekrets zu verhindern, ist die **Anfeuchtung der Atemluft** und somit der oberen Atemwege. Dies geschieht mit Wasserdampf, der durch Druckluft, Elektrizität oder Ultraschall versprüht wird.

Die feinste Zerstäubung der Wassertröpfchen erreicht der **Ultraschallvernebler**; die Feuchtigkeit gelangt bis zu den Alveolen. Bei der Verwendung des Ultraschallverneblers und bei tiefer Atmung wird der Nebel zu ca. 50% genutzt.

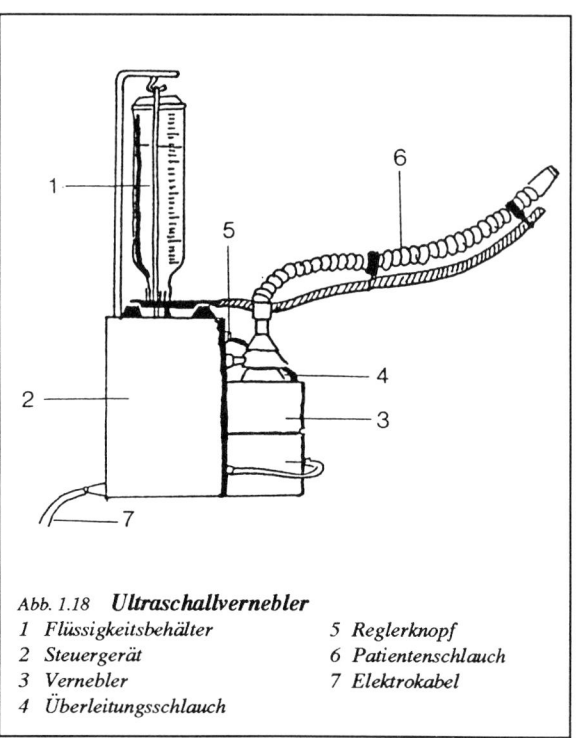

Abb. 1.18 Ultraschallvernebler
1 Flüssigkeitsbehälter   5 Reglerknopf
2 Steuergerät   6 Patientenschlauch
3 Vernebler   7 Elektrokabel
4 Überleitungsschlauch

Beachte: Je schneller und oberflächlicher die Atmung ist, um so weniger tief gelangt der Nebel in die Atemwege.

Das Schlauchende des Ultraschallverneblers wird so plaziert, daß der Nebel sich nahe vor dem Gesicht verflüchtigt, eventuell ist der Haaransatz vor der Feuchtigkeit mit einem Handtuch zu schützen.

Aus hygienischen Gründen ist der Verbindungsschlauch (Vernebler → Patient) täglich zu wechseln. Je nach Materialbeschaffenheit wird der benutzte Schlauch sterilisiert oder verworfen.

Nach entsprechender Arztanordnung können auch Medikamente zu kleinsten Aerosolen (= *Schwebeteilchen*) vernebelt und so zur Prophylaxe oder Therapie eingesetzt werden. Zu denken ist hierbei namentlich an schleimlösende und auswurffördernde sowie entzündungshemmende oder krampflösende Medikamente.

Inhalationen werden i.d.R. 3 mal täglich durchgeführt. Selbstverständlich wird der Patient nach der Inhalation aufgefordert, den möglicherweise gelösten Schleim abzuhusten. Dies kann durch Abklopfen des Rückens (*s.u. "Manuelle Sekretlösung"*) unterstützt werden.

1.6.4.2 Medikamentöse Sekretlösung

Es gibt verschiedene Substanzen, die in der Pneumonieprophylaxe zur **Einreibung** von Brust und/oder Rücken eingesetzt werden.

Die Einreibung des Rückens mit **alkoholhaltigen Substanzen** bezweckt eine tiefe Einatmung, die durch den **Kältereiz** provoziert wird. Da alkoholhaltige Substanzen der Haut Fett entziehen, ist ihnen eine rückfettende Substanz beigefügt bzw. beizufügen.

Die Wirkung von sogenannten **hyperämisierenden** (= *durchblutungsfördernden*) **Salben** ist wohl weniger in der Förderung der Durchblutung als in der **Sekretlösung** durch sich verflüchtigende **ätherische Öle**, die mit der Atmungsluft inhaliert werden, begründet. Die Durchblutung der Haut wird gefördert; eine Tiefenwirkung in bezug auf die Durchblutungsförderung der Lunge ist sehr fraglich.

Zusätzlich kann allerdings durch die Reizung bestimmter Hautgebiete (*Head - Zonen**) eine verstärkte Organdurchblutung erreicht werden (Prinzip der Reflexzonenmassage). Head - Zonen der Haut sind über Nervenbahnen mit ihnen zugeordneten Organen verbunden.

Um die Wirkung der ätherischen Dämpfe nutzen zu können, ist es erforderlich und ausreichend, die Brust einzureiben. Als ätherische Öle sind z.B. Senföl, Kampfer oder Pfefferminzöl in den Salben enthalten.

1.6.4.3 Manuelle Sekretlösung

Die manuelle Sekretlösung geschieht durch **Vibrationen am Thorax**. Diese werden durch das Abklopfen bzw. Abklatschen mit der lockeren Faust, der elastischen Kleinfingerkante oder mit der hohlen Hand ausgelöst. Die Vibrationsbewegung erfolgt von unten (*steißwärts*) nach oben (*kopfwärts*). Sowohl das Nierenbecken als auch die Wirbelsäule werden ausgespart. Meist wird diese Maßnahme durch eine gleichzeitige Einreibung (s.o.) unterstützt. Der Patient wird währenddessen zum tiefen Durchatmen, anschließend zum Abhusten von Sekret aufgefordert.

Kontraindikationen:
Bei folgenden Erkrankungen können Vibrationen zu unerwünschten Komplikationen führen und sind deshalb zu unterlassen:
- Lungenembolie*, Thrombose*, Herzinfarkt* (Lösung von Blutgerinnseln möglich);
- Knochenmetastasen*, Rippen- und Wirbelfrakturen, Osteoporose* (Gewebsverletzungen möglich);
- Kopfverletzungen, Gehirnblutungen (Drucksteigerungen im Gehirn möglich).

1.6.4.4 Apparative Sekretlösung

Die **Vibrationen** zur Lösung des Bronchialsekrets können auch apparativ erzeugt werden. Solche Vibrationsgeräte (z.B. Vibrax) haben eine einstellbare Vibrationsstärke. Sie werden am Rücken entlang geführt, und zwar von unten nach oben.

Die Haut wird durch ein dünnes Tuch abgedeckt. Anschließend wird der Patient zum Abhusten aufgefordert.

1.6.4.5 Flüssigkeitszufuhr

Um die physiologisch produzierte Menge des Bronchialsekretes flüssig und somit transportabel zu halten, ist eine ausreichende **Flüssigkeitszufuhr** notwendig. Diese liegt im Normalfall bei **mindestens 1500 ml pro 24 Stunden**. Sofern der Patient zusätzlich Flüssigkeit verliert, z.B. bei starkem Erbrechen, bei Durchfällen, bei starkem Schwitzen oder großem Blutverlust, ist eine zusätzliche Flüssigkeitszufuhr erforderlich.

Deshalb ist dem Patienten ausreichend Flüssigkeit anzubieten. Einige Patienten, vor allem betagte Menschen, haben ein schwaches Durstgefühl und trinken deshalb wenig. Hier sind die Aufklärung des Patienten, das häufige Anbieten von Getränken sowie die Kontrolle der Flüssigkeitszufuhr von besonderer Bedeutung. Gegebenenfalls wird ein Einfuhrkontrollbogen an den Nachttisch geheftet. Auch hat sich das Pflegepersonal immer zu vergewissern, ob der Patient in der Lage ist, selbständig das Trinkgefäß zu erreichen, zu führen und daraus zu trinken, um erforderlichenfalls kompensatorisch eingreifen zu können.

Bei Patienten, die besonders verschleimte Atemwege haben, empfiehlt sich zwecks Sekretlösung die Verabreichung von Tees, die ätherische Öle enthalten. Milchgetränke dagegen fördern die Verschleimung der Atemwege und werden nicht angeboten.

1.6.5 Sekretentleerung

1.6.5.1 Abhusten von Sekret (= *Expektoration*)

Um eine **Sekretanschoppung zu vermeiden**, wird der pneumoniegefährdete Patient mehrmals täglich aufgefordert, Sekret abzuhusten.

Das Abhusten erfolgt in sitzender Position und möglichst außerhalb des Bettes. Diese Position mit angespannten Knien und angespanntem Gesäß erhöht die Spannung der Bauchmuskulatur und optimiert so die

Verkleinerung des Bauchraumes. Das Abhusten kann durch gleichzeitig am Thorax ausgeübte Vibrationen unterstützt werden.

Nach Verletzungen im Brust oder Bauchraum sind Schmerzen beim Husten zu erwarten. Diese sind durch Erzeugung eines Gegendrucks zu reduzieren, indem die Hand auf die Wunde gelegt wird.

Zellstoff und Sputumbecher haben in Reichweite des Patienten zu sein. Entleert der Patient reichlich Sekret, wird sowohl eine anschließende Mundpflege als auch eine Abfallentsorgung erforderlich.

Abgehustetes Sekret wird nach folgenden Kriterien beobachtet: Menge, Beschaffenheit, Konsistenz, Aussehen, Beimengungen.

1.6.5.2 Absaugen von Sekret

Ist der Patient nicht in der Lage, das Sekret auszuhusten, kann dieses mittels Katheter über einen Sog entfernt werden.

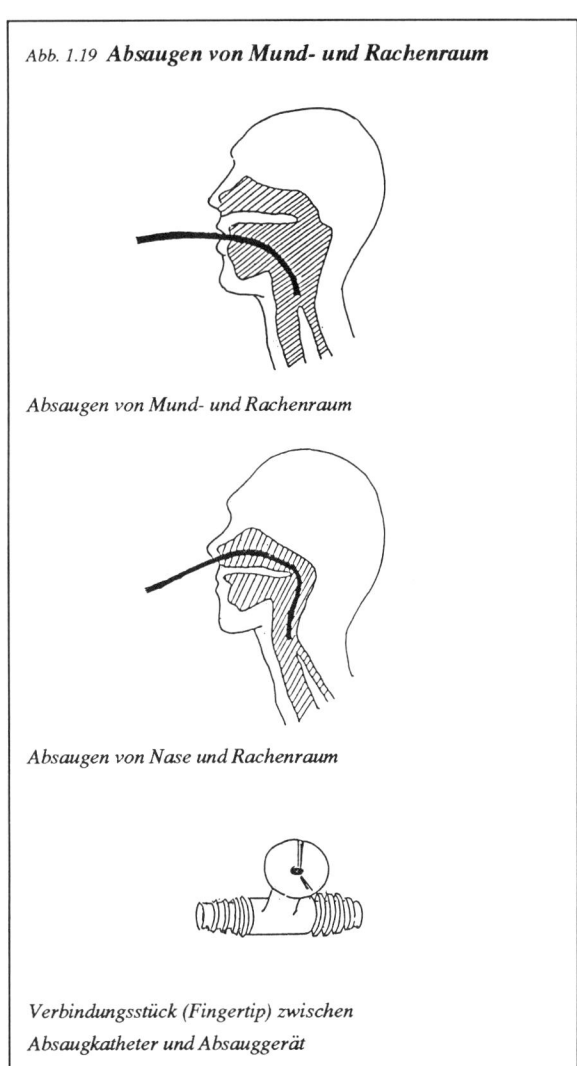

Abb. 1.19 **Absaugen von Mund- und Rachenraum**

Absaugen von Mund- und Rachenraum

Absaugen von Nase und Rachenraum

Verbindungsstück (Fingertip) zwischen Absaugkatheter und Absauggerät

Es ist möglich, das Bronchialsekret aus Trachea und Bronchien abzusaugen. Diese Maßnahme ist nicht ungefährlich, so daß die Durchführung dem Intensivpflegepersonal oder dem Arzt obliegt.

Im Rahmen der Pneumonieprophylaxe wird das **Absaugen von Mund- und Rachenraum** besprochen. Der **Katheter** kann über Mund oder Nase eingeführt werden. Die einzuführende Katheterlänge entspricht etwa der Entfernung zwischen Nasenspitze und Ohr des Patienten.

Zum Absaugen wird ein Einwegabsaugkatheter mit endständiger Öffnung und einem Zwischenstück mit seitlicher Öffnung *(= Fingertip)* am Absauggerät angeschlossen. Der Katheter wird mit Aqua destillata angefeuchtet und **ohne Sog eingeführt** *(dazu Katheter abknicken oder Öffnung am Fingertip geöffnet lassen)*. Nach Plazierung des Katheters wird der Sog hergestellt und der Katheter unter leichten Drehbewegungen zurückgezogen. Bevor der Katheter erneut eingeführt wird, ist er mit Aqua destillata durchzuspülen.

Das Absaugen ist für den Patienten ein sehr unangenehmer Vorgang. Häufig wird der Würgreflex ausgelöst, manchmal auch das Gefühl des Erstickens. Der Patient ist deshalb einfühlsam und ausführlich über den Vorgang zu informieren.

Um das unangenehme Gefühl für den Patienten nicht unnötig zu verstärken, sollte ein Absaugvorgang jeweils nicht länger als einen Atemzug dauern. Der Absaugvorgang ist zu wiederholen, bis die Luftwege frei von Schleim sind.

Vor und nach dieser Maßnahme wäscht und desinfiziert sich das Pflegepersonal die Hände, während des Absaugvorgangs werden Plastikhandschuhe getragen. Nach Beendigung des Vorgangs wird der Katheter verworfen. Das Auffanggerät und das Zwischenstück werden gereinigt und desinfiziert.

1.6.6 Hilfeleistungen bei Atemnot

Atemnot löst immer Angst, in extremen Fällen sogar Todesangst, beim Betroffenen aus. Er benötigt deshalb nicht nur eine Unterstützung des Atemvorgangs sondern auch seelischen Beistand. Das Pflegepersonal sollte **Verständnis** und Einfühlungsvermögen zeigen sowie **Ruhe** und Sicherheit ausstrahlen. Der Kranke muß jederzeit die Möglichkeit haben, über Klingelruf Hilfe zu fordern. Während extremer Not wird der Kranke nicht allein gelassen.

Zur Atemerleichterung wird der Patient in die **Oberkörperhochlage**, evtl. mit gleichzeitiger Hochlagerung der Arme *(siehe Abbildung 1.9, Seite 46)*, gebracht. Menschen, die an chronischen Atemwegserkrankungen leiden, nehmen oft selbständig eine erfahrungsgemäß atemerleichternde Position ein; sie sind hierin zu unterstützen.

Der Patient wird angehalten, ruhig und tief durchzuatmen. Liegt der Atemnot eine obstruktive* Atemwegserkrankung zugrunde, so hat der Kranke i.d.R. bestimmte Medikamente - meist Aerosolsprays -, die er während der akuten Atemnot zur Linderung zu sich nimmt *(siehe "Gebrauch eines Dosier - Aerosol - Sprays", Seite 55)*.

Große, helle Räume und geöffnete Fenster wirken sich auf den Atemnotleidenden positiv aus. Bei hochgradi-

1. Atmen

ger Atemnot wird häufig auf ärztliche Anordnungen hin Sauerstoff verabreicht.

1.6.7 Hilfeleistung bei Husten

Husten kann für den Kranken unangenehm, quälend, anstrengend und schlafraubend sein. Schwere Hustenanfälle lösen mitunter Atemnot aus.

Erleichterung des Hustenvorgangs verschafft die **Oberkörperhochlage**. Die Hilfeleistung beim Abhusten von Sekret wurde auf Seite 51 beschrieben.

Langandauernder Husten läßt sich u.U. durch die Aufnahme lauwarmer Getränke oder durch das Lutschen eines Bonbons unterbrechen.

Sollte der Patient aufgrund einer Wunde im Brust- oder Bauchraum Schmerzen beim Husten haben, so werden diese durch Auflegen der flachen Hände (= *Erzeugen von Gegendruck*) gelindert.

1.6.8 Verabreichung von Sauerstoff

Die Sauerstoffverabreichung erfolgt **auf ärztliche Anordnung**; diese umfaßt sowohl die Art als auch die Dosierung. Durch die Sauerstoffgabe soll ein im Gewebe bestehender O_2 - Mangel ausgeglichen werden. Die Wirkung wird durch Beobachtung der Hautfarbe, des Atemvorgangs und durch Bestimmung der Atemgaskonzentration im Blut (= *Blutgasanalyse*) überprüft.

Sauerstoff kann über dazu hergestellte Katheter und Masken, aber auch über ein Sauerstoffzelt verabreicht werden.

In der Regel wird kein reiner Sauerstoff sondern ein Sauerstoff - Luftgemisch mit ca. 50% O_2 - Anteil verabreicht.

Beachte: Zu hohe O_2 - Dosen können den Atemimpuls nehmen, es kann zum Atemstillstand kommen!

Bevor der Sauerstoff zum Patienten gelangt, muß er **befeuchtet** werden; dazu wird er durch einen - bis zur angegebenen Markierung mit sterilem Aqua destillata gefüllten - Behälter geleitet. Solche Behälter sind regelmäßig zu desinfizieren und mit frischem Aqua destillata aufzufüllen. Es werden zu diesem Zweck auch fertige Behälter *(= Aqua - Pak)* angeboten; diese werden nach Verbrauch des Aqua destillata verworfen.

Im Krankenzimmer kann der Sauerstoff meist einer **Wandleitung** entnommen werden. Die genaue Dosierung läßt sich durch Betätigung eines Ventils leicht einstellen (Liter / Minute).

Ist keine Wandleitung vorhanden, so wird der Sauerstoff in blauen Stahlflaschen in das Krankenzimmer gebracht.

Beim Umgang mit **Sauerstoffflaschen** ist folgendes zu beachten:

- leere Flaschen sind als solche zu kennzeichnen;
- da Explosionsgefahr besteht, darf niemals mit Öl oder Fett an den Flaschen hantiert werden, offenes Feuer (Rauchen!) ist ebenfalls zu vermeiden;
- die Flaschen werden liegend oder in angekettetem Zustand und nicht in der Nähe von Heizkörpern gelagert; auch direkte Sonneneinstrahlung ist zu verhindern;
- beim Transport muß das Ventil geschlossen und die Schutzkappe angebracht sein;
- Feststellung der O_2 - Vorratsdauer: Rauminhalt der Flasche (z.B. 10 Liter) multipliziert mit dem Manometerstand (z.B. 60 atü), dividiert durch die angeordnete Literzahl pro Minute (z.B. 2 Liter/Min), ergibt die Minuten, über die der Sauerstoffvorrat reicht;

Beispiel: 10 Liter x 60 atü = 600 Liter : 2 Liter/Min. = 300 Minuten;

- für Notfälle bereitstehende O_2 - Flaschen sind täglich auf ihren Sauerstoffvorrat zu überprüfen; dazu wird der Rauminhalt der Gasflasche (10 oder 50 Liter) mit dem vom Manometer angezeigten Druck multipliziert;

Beispiel: 50 Liter x 100 atü = 5000 Liter O_2;

- bei Anschließen der O_2 - Flasche Schutzkappe abnehmen;
- Öffnung mit weichem Pinsel von Staub säubern;
- destilliertes, steriles Wasser bis zur Markierung in den Behälter einfüllen bzw. Aqua - Pak - Behälter anschrauben;
- das System (Manometer, Feinregulator, Druckminderer, Aqua-dest.-Behälter) so anschließen, daß es senkrecht steht;
- Hauptventil mit $1/4$ Drehung öffnen, Druck ablesen;
- Feinregulator auf gewünschte O_2 - Menge einstellen (die Mitte der Kugel zeigt den O_2 - Stand an) und Verbindungsschlauch zum Patienten anschließen.

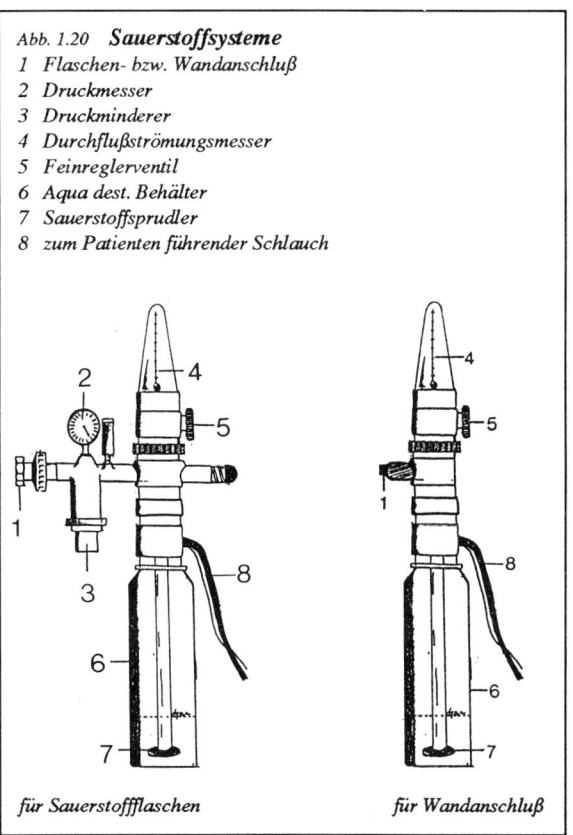

Abb. 1.20 ***Sauerstoffsysteme***
1 *Flaschen- bzw. Wandanschluß*
2 *Druckmesser*
3 *Druckminderer*
4 *Durchflußströmungsmesser*
5 *Feinreglerventil*
6 *Aqua dest. Behälter*
7 *Sauerstoffsprudler*
8 *zum Patienten führender Schlauch*

für Sauerstoffflaschen   *für Wandanschluß*

Nasenkatheter / Nasensonden werden als Einmalmaterial aus Kunststoff angeboten. Die sogenannte *Poulsen - Sonde* weist am einzuführenden Ende einen Schaumstoffansatz auf. Dieser sichert den festen Halt und garantiert gleichzeitig eine gute Druckverteilung an der Nasenschleimhaut *(= Nasendekubitusprophylaxe)*.

Anders ist dies bei Kathetern ohne Schaumgummiansatz; sie können Druckstellen an der Nasenschleimhaut verursachen und müssen deshalb bei mehrstündiger Liegedauer abgepolstert bzw. 2 mal täglich an einer anderen Stelle (oder im gegenüberliegenden Nasenloch) fixiert werden. Im Gegensatz zur Poulsen - Sonde wird der *einfache Nasenkatheter* bis zum weichen Gaumen vorgeschoben *(siehe Abbildung 1.21)*. Die Länge dieses Weges wird bestimmt, in dem die Entfernung von der Nasenspitze bis zum Ohrläppchen gemessen wird. Nach Einführung des Katheters wird der Sitz kontrolliert (Taschenlampe); anschließend zieht man den Katheter einen Zentimeter zurück. Damit er nicht verrutscht, wird er mit hautfreundlichem Pflaster an der Wange oder an der Stirn befestigt.

Während der O_2 - Verabreichung ist auf die Durchgängigkeit der Sonde zu achten, Abknickungen sind zu vermeiden.

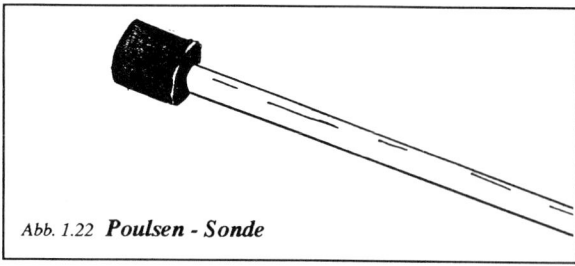

Abb. 1.22 ***Poulsen - Sonde***

Nasenkatheter und Nasensonden sind **zur langfristigen O_2 - Verabreichung** geeignet, da sie den Patienten nur wenig behindern. Er kann meist trotz der eingeführten Sonde ungehindert sprechen, essen und trinken. Der Kranke wird aufgefordert, bei geschlossenem Mund durch die Nase einzuatmen.

Nasenkatheter / -sonden werden täglich gewechselt.

Sauerstoffmasken werden dagegen vom Patienten als störend empfunden. Sie behindern das Sprechen, lassen eine Nahrungsaufnahme nicht zu und provozieren zunächst Unsicherheit oder Angst beim Patienten.

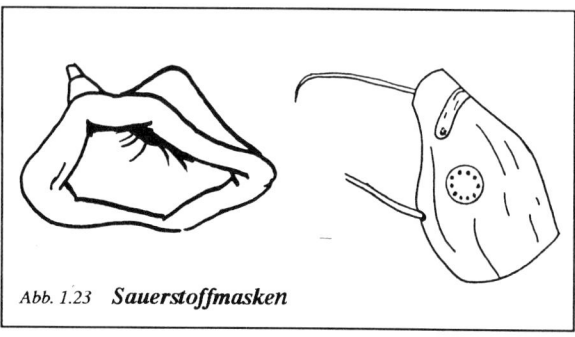

Abb. 1.23 ***Sauerstoffmasken***

Die Maske eignet sich **zur kurzfristigen, hochdosierten O_2 - Verabreichung**. Sie wird locker über Mund und Nase gesetzt und mittels Gummiband am Hinterkopf befestigt. Die Ausatmung erfolgt über zwei seitliche Öffnungen der Maske.

Die **Sauerstoffbrille** eignet sich **zur langfristigen Verabreichung geringer Sauerstoffmengen**.

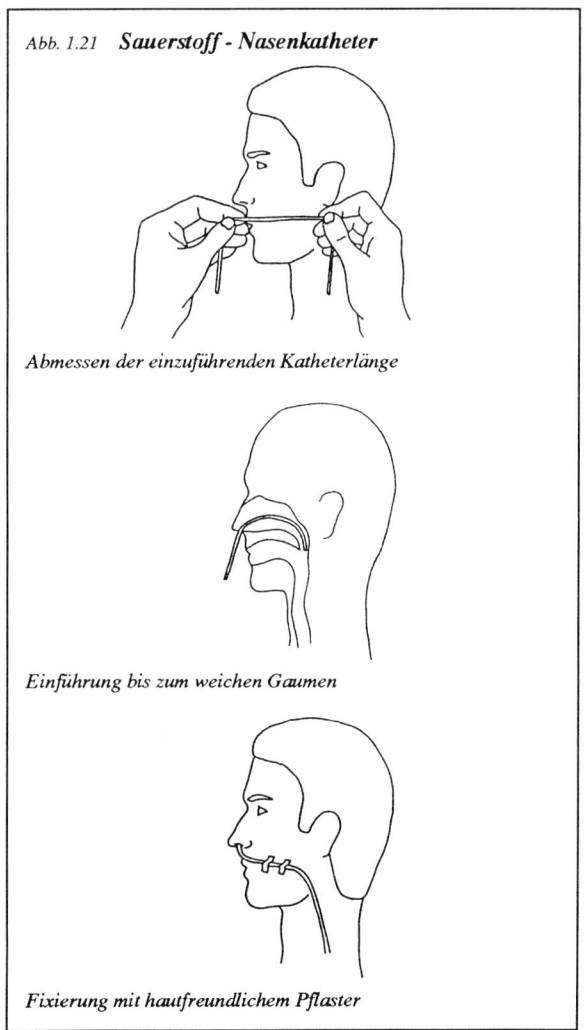

Abb. 1.21 ***Sauerstoff - Nasenkatheter***

Abmessen der einzuführenden Katheterlänge

Einführung bis zum weichen Gaumen

Fixierung mit hautfreundlichem Pflaster

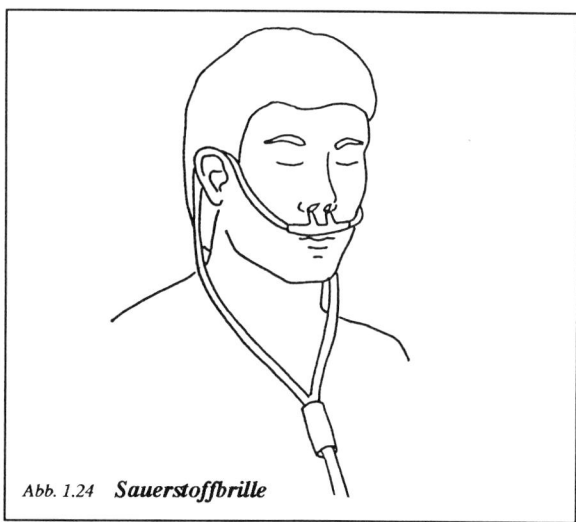

Abb. 1.24 ***Sauerstoffbrille***

1. Atmen

Die beiden sauerstoffführenden Schlauchenden geben den Sauerstoff über zwei kurze Stutzen, die in die Nasenöffnung eingeführt werden, ab. Sie werden wie Brillenbügel hinter die Ohrmuschel gelegt oder am Hinterkopf befestigt. Sind die Stutzen nicht mit Schaumstoff abgepolstert, so geht viel O_2 an die Umgebungsluft verloren. Außerdem kann die Nasenschleimhaut gereizt werden.

Der Patient wird angehalten, durch die Nase einzuatmen; dadurch wird ein Entweichen des Sauerstoffs über den Mund verhindert.

Ein **Sauerstoffzelt** eignet sich für eine **Dauerbehandlung mit hohen O_2 - Dosen** bzw. zur O_2 - Verabreichung beim verwirrten Menschen. Das Zelt wird über dem Bett ausgebreitet und zwischen Matratze und Matratzenschoner eingesteckt. Reißverschlüsse in der Zeltplane ermöglichen den Kontakt zwischen dem Pflegepersonal und dem Patienten. Dieser fühlt sich meist verlassen und isoliert.

Die O_2 - Zufuhr erfolgt über ein Spezialgerät, welches zum einen mit dem Zelt und zum anderen mit dem Wandanschluß für O_2 verbunden ist. Da der Sauerstoff sich schnell entzünden kann, dürfen keine elektrischen Geräte, also auch keine herkömmliche Schelle, unter dem Zelt angebracht werden. Ersatzweise kann eine pneumatische Schelle, die über Luftdruck funktioniert, eingesetzt werden.

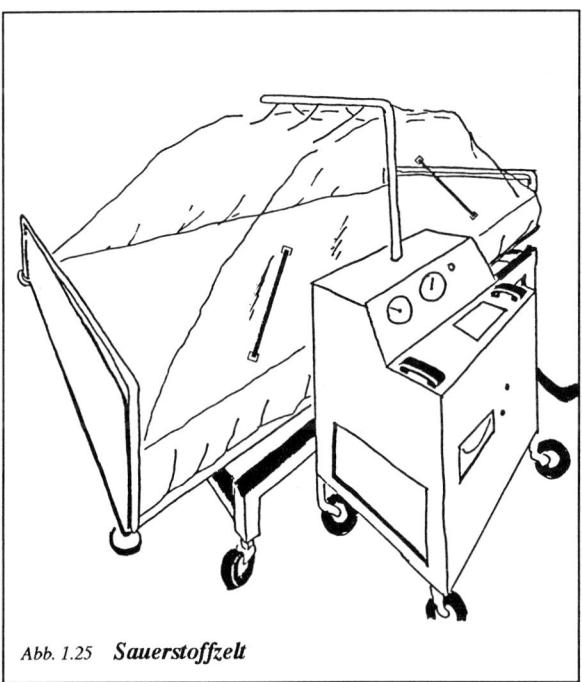

Abb. 1.25 **Sauerstoffzelt**

1.6.9 Unterstützung der Atmung bei chronisch obstruktiven Atemwegserkrankungen

Um bei bestehender obstruktiver Atemwegserkrankung akute Krankheitsschübe zu vermeiden bzw. bestehende Krankheitsauswirkungen zu lindern, sollte der Betroffene seine **Atmung positiv beeinflussen**. Dazu tragen bei:

- **Einreibung, Teezubereitung** oder **Inhalation** von Präparaten, die Latschenkieferöl, Eukalyptusöl, Kamille, Menthol und ähnliche Substanzen enthalten (= Sekretlösung);
- ausreichende orale **Flüssigkeitsaufnahme**, in der Regel mindestens 2000 ml / 24 Std. (= Sekretverflüssigung);
- **Anfeuchtung** der Atemluft mittels Ultraschallvernebler (= Sekretverflüssigung);
- **Thoraxvibration** (= Sekretlösung);
- Inhalation von Bronchospasmolytika (= Medikamente, die den Tonus der Bronchialmuskulatur herabsetzen und somit die Bronchien erweitern). Meist verschreibt der Arzt die Medikamente als Dosierspray, die jeweilige Gebrauchsanleitung ist zu befolgen. Ein Beispiel für den richtigen Gebrauch eines Dosier - Aerosol - Sprays zeigt Abbildung 1.26;

Abb. 1.26 **Richtiger Gebrauch eines Dosier - Aerosol - Sprays**

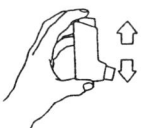

1. Nach Entfernung der Schutzkappe Dose kräftig schütteln.

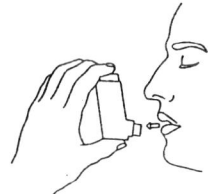

2. Ausatmen wie üblich.

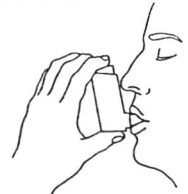

3. Mundstück fest mit Lippen umschließen, tief und langsam einatmen, dabei den Behälter nach unten drücken.

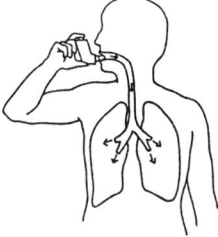

4. Einige Sekunden Atem anhalten, damit der Wirkstoff tief in die Atemwege einzudringen vermag. Danach das Mundstück aus dem Mund nehmen, gesamten Vorgang ggf. wiederholen. Abschließend Schutzkappe wieder aufsetzen.

- ausreichende **Erholungsphasen** und **Schlaf**;
- evtl. **autogenes Training** / Psychotherapie *(siehe "Autogenes Training", Seite 339)*;
- **Steigerung der körperlichen Widerstandskraft**, Abhärtung über Hautgefäßtraining
  - Wechselduschen, Abschluß mit kaltem Wasser;
  - Wassertreten mit kaltem Wasser;
  - Trockenbürstungen;
  - Sauna, heiße Kompressen;
  - UV - Bestrahlung (Höhensonne);
  - Sommerurlaub an der See / Winterurlaub in schneereichem Gebirge;
- Ökonomisieren der Atemfunktion durch **Ausdauersport**
  - Schwimmen; Jogging und Radfahren in warmen Monaten;
- Einschränkungen des Konsums von **Genußmitteln**
  - nicht Rauchen, Vermeiden verqualmter Räume;
  - Alkoholkonsum einschränken (chronischer Alkoholkonsum lähmt die Zilien für den Schleimtransport);
  - Kaffee erlaubt (steigert den meist hypotonen Blutdruck), 2 Tassen Kaffee können krampflösende Wirkung auf die Atemwege haben;
- **Vermeiden der auslösenden Ursachen** (sofern bekannt)
  - Allergenkarenz (Tierhaare, Pollen, Medikamente wie Antibiotika*, Antipyretika meiden);
  - rechtzeitige Infektbehandlung (Arztbesuch);
  - Vermeiden von Tabakrauchinhalation, trockener Luft, Industrieabgasinhalation, Massenzusammenkünften, feuchter Kälte, Streßsituationen;
- **Atemtraining**
  - dient der Verbesserung der Zwerchfellatmung, der Minderung eines beginnenden Bronchospasmus und der Herabsetzung erhöhter Strömungswiderstände in den Atemwegen;
  - der Kranke lernt dadurch, die beginnende Atemnot zu lindern, die anfallfördernde Angst wird reduziert;
  - Atemübungen müssen im anfallsfreien Intervall gelernt und beherrscht werden;
  - ruhiges, tiefes Einatmen durch die Nase einüben, z.B. als **gähnendes Einatmen**: bei geschlossenen Lippen wird der Unterkiefer nach unten gezogen, die Zunge nach unten / hinten gelegt und so langsam eingeatmet; der Atem wird kurz angehalten, bevor mit Lippenbremse ausgeatmet wird;
  - Übungen mehrmals täglich ca. 4 mal hintereinander wiederholen;
  - Ausatmen mit **Lippenbremse**: bei fast geschlossenen Lippen werden die Wangen leicht gebläht und die Atemluft strömt langsam und gleichmäßig, ohne Druck aus; so wird der Druck in den Bronchien leicht erhöht, der exspiratorische Druckabfall ist gleichmäßig - ein Tracheobronchialkollaps* wird verhindert.

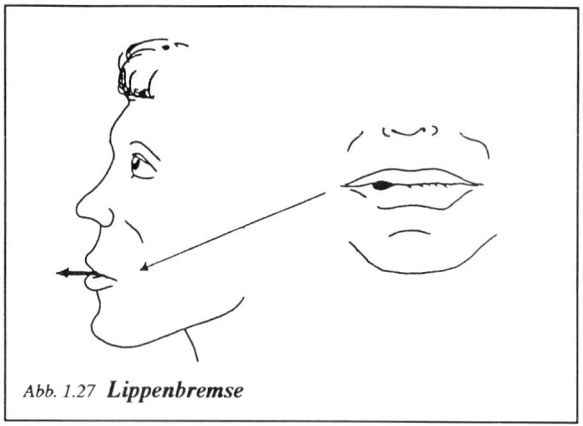

Abb. 1.27 **Lippenbremse**

1.6.10 Umgang mit einem Tracheostoma

Das Tracheostoma und die oft dazugehörende Trachealkanüle bedürfen besonderer Pflege. Die äußere Kanüle muß mindestens 1 mal täglich gereinigt und desinfiziert werden *(siehe "Desinfektion", Seite 142)*; die Innenkanüle sollte ca. 3 - 4 mal täglich, im Bedarfsfall auch öfter, gereinigt werden.

Zur **Reinigung** eignen sich lauwarmes Wasser und eine Flaschenbürste. Bevor die Kanüle beim nächsten Wechsel wieder eingeführt wird, muß sie vollkommen trocken sein. Dazu ist ein flusenfreies Tuch zu benutzen.

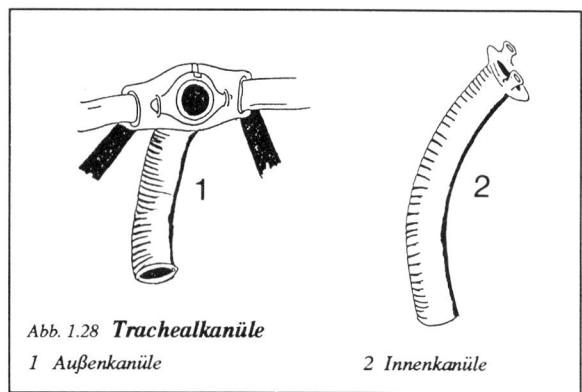

Abb. 1.28 **Trachealkanüle**
1 Außenkanüle   2 Innenkanüle

Um das Tracheostoma reizlos, groß und geschmeidig zu halten, wird es morgens und abends mittels weichem Waschlappen und Wasser gereinigt. Da Seifenanwendung Hautreizungen und Hustenreiz auslösen kann, ist darauf zu verzichten.

Auch der Einsatz von Watte ist ungeeignet, da während der Einatmung feinste Fasern in die Atemwege eindringen können.
Die **Hautpflege** erfolgt durch milde Creme oder Salbe. Eine Borkenbildung im oberen Teil der Luftröhre kann durch regelmäßiges Inhalieren verhindert oder gelöst werden. Die relative **Luftfeuchtigkeit** kann durch einen Luftbefeuchter auf 60 - 70% angehoben werden.
Schleimansammlungen in den oberen Luftwegen müssen in den ersten Monaten nach der operativen Stomaanlage meist **abgesaugt** werden.

Zum **Schutz** vor äußeren Einflüssen (Fremdkörper, Insekten, grober Staub, abrasierte Barthaare) wird das Stoma mit einem Schutzläppchen / -tuch /-filter oder Schutzrolli abgedeckt. Für das Duschen steht ein spezieller "Duscheschutz" zur Verfügung.

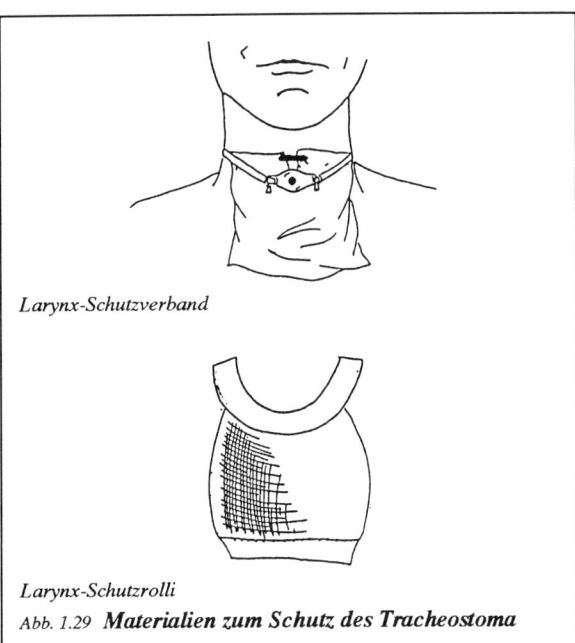

Larynx-Schutzverband

Larynx-Schutzrolli

Abb. 1.29 **Materialien zum Schutz des Tracheostoma**

Hilfsmittel für Menschen mit Tracheostoma werden von medizintechnischen Firmen angeboten. Diesbezügliche und weitere Informationen für Kehlkopflose / Tracheotomierte sind zu beziehen über die **Deutsche Krebshilfe e.V.**, Thomas-Mann-Straße 40, 5300 Bonn *(lesen Sie auch "Kommunizieren" Seite 317).*

1.6.11 Unspezifische Maßnahmen

1.6.11.1 Aspirationsprophylaxe

Der Begriff **Aspiration** meint in diesem Zusammenhang das Eindringen flüssiger oder fester Stoffe in die Atemwege. Infolgedessen kann es zu einer lebensgefährlichen Verlegung der Atemwege (*Erstickungstod!*) kommen. Besonders gefährdet sind Patienten mit fehlendem oder beeinträchtigtem Schluckreflex, z.B. Bewußtlose oder Patienten mit Schlaganfall.

Um die Aspiration von Speichel und Erbrochenem bei einem Bewußtlosen zu verhindern, wird er in die **Seitenlage** gebracht. Dabei wird der Kopf im Nacken überstreckt; später wird der Bewußtlose auf den Rücken, dann sein **Kopf zur Seite** gelegt.

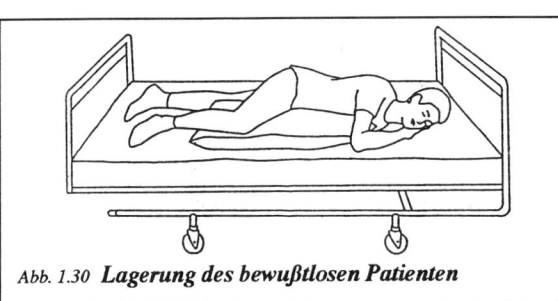

Abb. 1.30 **Lagerung des bewußtlosen Patienten**

Für Patienten mit Schluckstörungen gilt besondere Vorsicht bei der Nahrungsaufnahme. Sie nehmen zu den Mahlzeiten eine sitzende Position ein. Feste und flüssige Nahrung werden in kleinen Portionen und langsam verabreicht, ggf. muß ein spezielles Schlucktraining durchgeführt werden *(siehe "Schlucktraining", Seite 85).* Der Patient wird zum sorgfältigen Kauen, Schlucken und Nachschlucken angehalten. Nach dem Essen wird eine gründliche Mundpflege durchgeführt, um eventuell zurückverbliebene Speisereste zu entfernen.

1.6.11.2 Mundpflege

Die Mundpflege nach der Nahrungsaufnahme ist besonders wichtig bei Patienten, die an **Schluckstörungen** und/oder Fazialisparese *(= Lähmung des Gesichtsnervs)* leiden, um einer Aspiration von Nahrungsresten vorzubeugen. Auch bei Patienten mit Infektionen im Bereich der oberen Atemwege und/oder im Mundbereich hat die Mundpflege eine besondere prophylaktische Bedeutung. Hier gilt es, drohende absteigende Infektionen zu verhindern.

Die **Infektionen** werden nach ärztlicher Anordnung mit entsprechenden Medikamenten behandelt. Dem Pflegepersonal obliegt dabei eine gezielte Beobachtung der Schleimhäute und die Durchführung der fachgerechten Mundpflege *(siehe "Mundpflege", Seite 280).*

Besonderer Pflege und Aufmerksamkeit bedürfen Patienten, deren Mundschleimhaut von einem Soorpilz (= *Candida albicans*) befallen ist. Eine absteigende Infektion könnte hier zur Pilzpneumonie führen.

Selbstverständlich wird auch bei Patienten, die eine herabgesetzte Immunabwehr haben oder deren natürliche Schleimhautflora beeinträchtigt ist, eine sorgfältige Mundpflege durchgeführt (bzw. der Patient dazu angeleitet).

1.6.11.3 Unterstützung des Herzens

Herzkrankheiten und Herzinsuffizienz können Diffusionsstörungen* *(siehe Seite 36)* bedingen, die eine Hypoxämie* und Hyperkapnie* zur Folge haben. Auch das Lungengewebe wird mit O_2 minderversorgt. Deshalb sollten der **O_2 - Bedarf und O_2 - Verbrauch so gering wie möglich gehalten werden**, indem der Patient geschont wird (Bettruhe; keine psychischen Belastungen). Zusätzlich werden auf ärztliche Anordnung hin herzunterstützende Medikamente verabreicht.

1.6.11.4 Infektionsprophylaxe

Der Infektionsprophylaxe dienen allgemeine hygienische Maßnahmen *(siehe "Verhütung von Nosokomialinfektionen" Seite 141),* die immer wieder in unverantwortlicher Weise vernachlässigt werden. Von den zahlreichen Maßnahmen seien in diesem Zusammenhang die folgenden exemplarisch genannt:

- hygienische Desinfektion der Hände bei Patientenwechsel;
- Auswechseln des Zuleitungsschlauches des Ultraschallverneblers (1 mal täglich);

- Tragen eines Mundschutzes seitens des Pflegepersonals und der Besucher, wenn sie an Atemwegsinfektionen leiden und mit abwehrgeschwächten Patienten in Kontakt treten;
- keimarmes Arbeiten beim Absaugen (vorher und nachher Händedesinfektion; Handschuhe tragen; frische Katheter benutzen; Entsorgung des Auffangbehälters).

1.6.11.5 Raucherentwöhnung

Das **aufklärende** bzw. **beratende Gespräch** über das Rauchen wird in ruhiger Atmosphäre geführt. Der Patient sollte auch seelisch - geistig relativ entspannt sein.

Erscheint eine Aufklärung sinnvoll und erlaubt der Zustand des Patienten diese, so werden im Gespräch folgende Informationen vermittelt, ohne jedoch den Patienten moralisch zu bedrängen:
- Tabakteer lähmt die Flimmerhärchen - und somit einen wichtigen Schutzmechanismus - im Atemtrakt.
- Tabakteer enthält verschiedene karzinogene Stoffe.
- Nikotin schädigt Nerven- und Gefäßsystem; bei langfristigem Konsum können Durchblutungsstörungen auftreten (z.B. Raucherbein).
- Kohlenmonoxid blockiert den O_2 - Transport im Blut und ruft somit O_2 - Mangel im Gewebe hervor.

Mindestens ebenso wichtig wie die Aufklärung über die Gefahren des Rauchens ist die Motivation zur Raucherentwöhnung, also zur **Verhaltensänderung**. Dazu sollte der Raucher zunächst herausfinden, aus welchen Gründen und in welchen Situationen er raucht. Dabei kann fachliche Unterstützung, z.B. durch einen Psychologen, sehr hilfreich sein.

Der nächste Schritt umfaßt die Suche nach **Alternativen** zum Rauchen. Unsicherheiten lassen sich z.B. durch andere Verhaltensweisen überbrücken; Entspannung kann durch autogenes Training erreicht werden; Aggressionen können gedanklich oder körperlich abgebaut werden (vgl. "Umgang mit Streß", Seite 380).

Während einer Raucherentwöhnung sind **Beschäftigung und Ablenkung** jeder Art hilfreich und deshalb anzubieten.

Verschiedene Institutionen bieten ein "**Raucherentwöhnungstraining**" an. Der Raucher wird hierbei über eine längere Zeit der Entwöhnungsphase psychisch betreut.

1.7 Maßnahmen der Wiederbelebung

Nach Eintritt eines plötzlichen *Herz-Kreislaufstillstandes* oder *Atemstillstandes* wird die notfallmäßige Durchführung von Maßnahmen zur Wiederbelebung (= *Reanimation*) - auch durch medizinische Laien - erforderlich.

Der Stillstand der Atmung und des Herzens bedingen einander: dem Atemstillstand folgt spätestens nach 3 - 5 Minuten der Herz- Kreislaufstillstand; dem Herzstillstand folgt innerhalb von einer Minute der Atemstillstand.

Die Zeit zwischen dem Ausfall der Atem -, Herz - und Kreislauffunktion bis zum Auftreten einer irreversiblen, sauerstoffmangelbedingten Organschädigung wird als **Wiederbelebungszeit** bezeichnet. Herz und Gehirn reagieren am empfindlichsten auf Sauerstoffmangel. Bei normaler Körpertemperatur beträgt die Wiederbelebungszeit des *Gehirns 4 - 6 Minuten*, die des *Herzens 15 - 30 Minuten*. Bei Säuglingen, Kindern und unterkühlten Menschen ist die Wiederbelebungszeit meist verlängert.

Die **Wiederbelebungsmaßnahmen** müssen sofort nach der Diagnosestellung Atem- und/oder Herz-Kreislaufstillstand und innerhalb der Wiederbelebungszeit begonnen werden.

Die Basismaßnahmen der Herz- Lungen- Wiederbelebung werden nach dem *A B C - Schema* durchgeführt:

A - Atemwege freimachen,
B - Beatmung,
C - Cirkulation in Gang bringen
  (= Herzdruckmassage).

A - Freimachen und Freihalten der Atemwege

Der Bewußtlose wird zur *Beatmung in die Rückenlage* gebracht; evtl. in Rachen oder Mundhöhle befindliche Fremdpartikel (z.B. Erbrochenes, Blut, Zahnprothese) werden mit dem Finger entfernt. Nach Möglichkeit sollte der Helfer zum eigenen Schutz *Handschuhe* tragen. Um ein Zurückfallen der Zunge zu verhindern, wird der Kopf des Bewußtlosen nackenwärts geschoben, so daß der Hals nach hinten überstreckt (= *rekliniert*) wird. Der Unterkiefer wird mittels *Esmarch - Heiberg - Handgriff* nach vorn oben geschoben, so daß die untere Zahnreihe vor die obere kommt (siehe Abbildung 1.31).

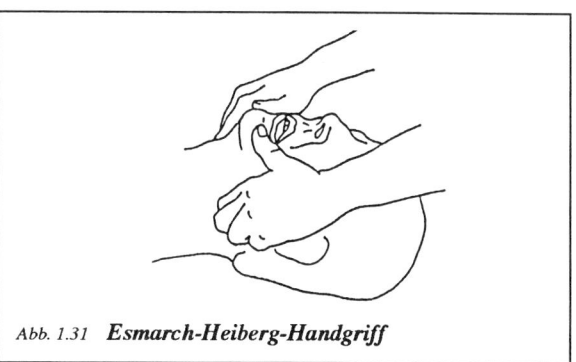

Abb. 1.31 ***Esmarch-Heiberg-Handgriff***

Zusätzlich kann das Freihalten der Atemwege durch Einlegen eines *Guedel - oder Safar - Tubus* unterstützt werden.

B - Beatmung

Sodann erfolgt in *Rückenlage* die **Atemspende** (Beatmung). Sie kann als Mund - zu - Mund, Mund - zu - Nase - Beatmung oder mittels Ambubeutel durchgeführt werden.

Die **Mund - zu - Mund - Beatmung** geschieht bei zugehaltener Nase. Sie birgt die Gefahr der Magenüberblähung, da der Spitzendruck der Beatmung sehr hoch ist. Effektiver und leichter durchzuführen ist die **Mund - zu - Nase - Beatmung**. Sie erfolgt bei geschlossenem Mund. Der Spitzendruck - und somit auch die Gefahr der Magenüberblähung - ist während der Beatmung gering.

Bei **Säuglingen und Kleinkindern** bis zum 2. - 3. Lebensjahr erfolgt die Beatmung über *Mund - zu - Mund - und Nase.* (*Beachte*: Bei Säuglingen darf der Hals nicht überstreckt werden, da die Atemwege dadurch verengt werden können. *Siehe Abbildung 1.32*.).

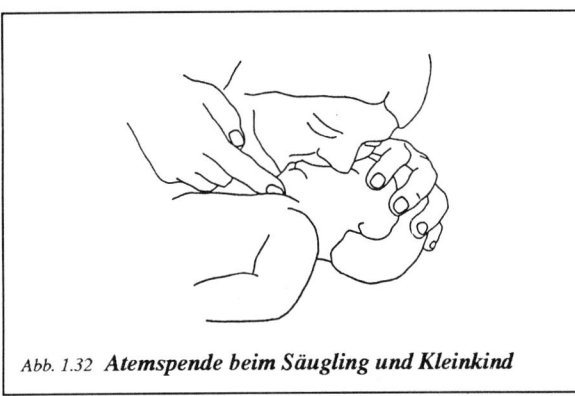

Abb. 1.32 **Atemspende beim Säugling und Kleinkind**

Die **Durchführung der Mund - zu - Nase - Beatmung** geschieht folgendermaßen:
- Der Bewußtlose befindet sich in Rückenlage, sein Kopf ist rekliniert, das Kinn ist angehoben;
- der Helfer steht oder kniet seitlich in Schulterhöhe des Bewußtlosen;
- eine Hand des Helfers liegt über dem Stirnhaaransatz des Bewußtlosen, die andere unter dem Kinn - der Daumen liegt dabei in der Kinngrube (= sicherer Mundschluß);
- der Helfer atmet ein und stülpt seinen geöffneten Mund so über die Nase des Bewußtlosen, daß keine Luft entweichen kann;
- der Helfer bläst kräftig, aber ohne Anstrengung seine Ausatmungsluft in die Nase des Bewußtlosen;
- die Ausatmung des Bewußtlosen erfolgt passiv, der Helfer wendet währenddessen sein Gesicht von ihm ab und schöpft neue, unverbrauchte Luft;
- der Beatmungsvorgang wird 12 - 15 mal pro Minute wiederholt;
- in der Ausatmungsphase ist die Effektivität der Beatmung zu überprüfen, in dem die Brustkorb - und Luftbewegungen (Spontanatmung ?) sowie die Hautfarbe (rosiger ?) und die Pupillen (Verengerung ?) beobachtet werden;
- *Beachte*: Bei Verdacht auf eine Infektion oder auf eine Intoxikation mit Kontaktgift (z.B. mit Pestiziden oder Herbiziden) ist die Beatmung zum Schutz des Helfers nach Möglichkeit über einen Tubus durchzuführen.

C - Cirkulation in Gang bringen (= Extrathorakale Herzdruckmassage)

Die plötzliche Unterbrechung des Kreislaufs (= Herzstillstand) führt innerhalb von 15 Sekunden zur Bewußtlosigkeit und nach 60 Sekunden zum Atemstillstand.

Weitere Zeichen des Herzstillstands sind:
- Pulslosigkeit der Arteria carotis und der Arteria femoralis;
- nach ca. 60 Sekunden weite, lichtstarre Pupillen;
- graue oder zyanotische Hautfarbe;
- zerebrale Krämpfe (infolge des Sauerstoffmangels);
- Herztöne sind nicht hörbar;
- Blutdruck ist nicht meßbar.

Die sofortige Durchführung der Herzmassage und der Atemspende sind erforderlich. Während der **Herzdruckmassage** wird das Herz durch von außen ausgeübte Kraft zwischen der Unterseite des Brustbeins und der Brustwirbelvorderseite zusammengepreßt. **Druckpunkt** ist das untere Brustbeindrittel.

Durchführung der Herzdruckmassage:
- der Bewußtlose wird auf eine harte Unterlage gebracht (Fußboden), oder es wird ein hartes Brett untergelegt (*Beachte*: Auf einer weichen Unterlage ist die Herzdruckmassage erfolglos);
- der Helfer legt einen Handballen auf das untere Drittel des Brustbeins, die gestreckten Finger liegen quer zur Körperachse;
- der zweite Handballen wird so über der anderen Hand angesetzt, daß die Handwurzeln übereinander liegen *(siehe Abbildung 1.33)*;

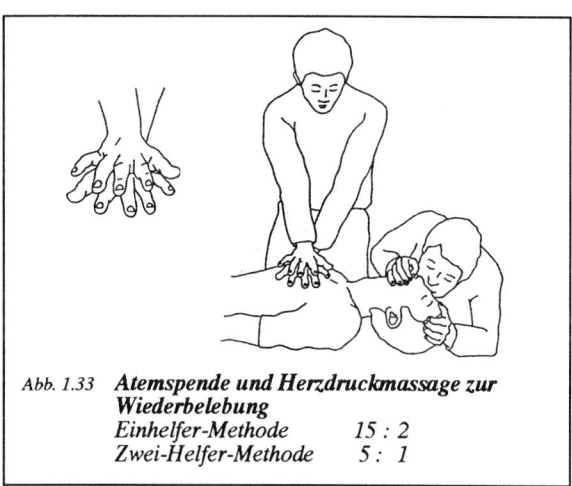

Abb. 1.33 **Atemspende und Herzdruckmassage zur Wiederbelebung**
Einhelfer-Methode 15 : 2
Zwei-Helfer-Methode 5 : 1

- über die gestreckten Arme verlagert der Helfer nun sein Körpergewicht auf das untere Brustbeindrittel und drückt dieses 60 - 80 mal pro Minute 4 - 5 cm herunter;
- *Beachte*: Die Handballen werden während der Herzdruckmassage nicht abgehoben sondern am Brustbein belassen;
- die Beine sollten nach Möglichkeit hochgelagert werden, um den venösen Blutrückfluß zu fördern.

Für die Herzmassage beim Neugeborenen gilt:
- die Handflächen des Helfers können als harte Unterlage dienen;
- der Druckpunkt ist direkt unter der Verbindungslinie zwischen den Mamillen *(siehe Abbildung 1.34)*;
- das Brustbein wird ca. 1 cm tief komprimiert.

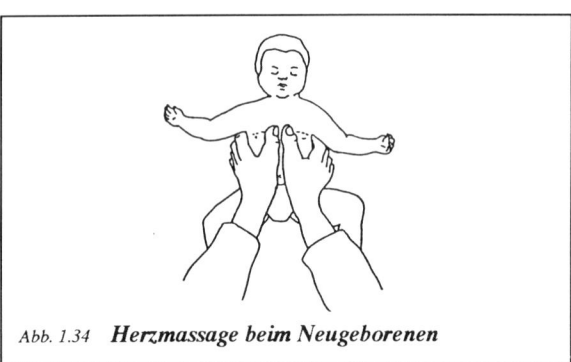

Abb. 1.34   Herzmassage beim Neugeborenen

Für die Herzmassage beim Säugling und Kleinkind gilt:
- der Druckpunkt ist eine Fingerbreite unter der Verbindungslinie der Mamillen;
- das Brustbein wird mit Mittel- und Ringfinger ca. 1,5 - 2,5 cm tief komprimiert *(siehe Abbildung 1.35)*.

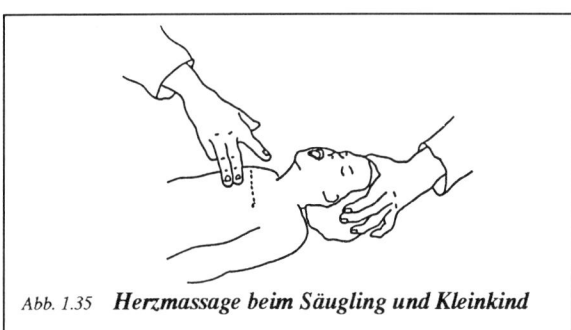

Abb. 1.35   Herzmassage beim Säugling und Kleinkind

Für die Herzmassage beim älteren Kind gilt:
- mit Zeige- und Mittelfinger den Rippenbogen ertasten;
- den Rippenbogen bis zum Treffpunkt der Rippe mit dem Brustbein verfolgen;
- zweifingerbreit darüber den Handballen auflegen und den Brustkorb mit abgespreizten Fingern und durchgestreckten Armen 2,5 - 4 cm tief komprimieren *(siehe Abbildung 1.36)*.

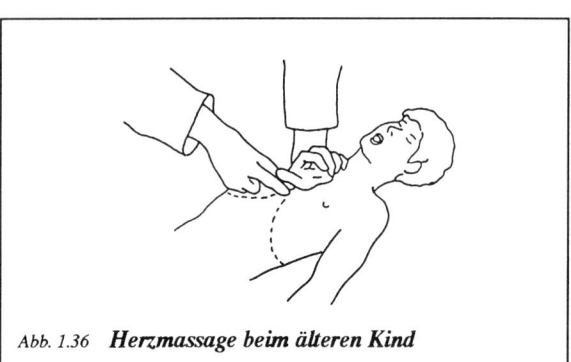

Abb. 1.36   Herzmassage beim älteren Kind

Die Herzdruckmassage ist nur in Kombination mit der Atemspende sinnvoll. Die Durchführung der **Herz - Lungen - Wiederbelebung** erfolgt - je nach Anzahl der Helfer - in folgendem Rhythmus:

Ein - Helfer - Methode (15mal Herzmassage, 2mal Beatmung):
- Ausgangsposition wie unter "Atemspende" beschrieben;
- der Bewußtlose wird rasch aufeinanderfolgend 2 - 4 mal beatmet;
- danach erfolgen 15 Druckstöße zur Herzmassage;
- daraufhin wird 2mal beatmet;
- im Rhythmus 15mal Herzmassage und 2mal Atemspende wird weiter reanimiert;
- während einer Minute erfolgen ca. 8o Druckstöße.

Zwei - Helfer - Methode (5mal Herzmassage, 1mal Beatmung):
- Ausgangsposition wie unter "Atemspende" beschrieben;
- der erste Helfer kniet seitlich vom Kopf des Bewußtlosen, der zweite seitlich vom Brustkorb *(siehe Abbildung 1.33)*;
- der erste Helfer beginnt mit fünf rasch aufeinanderfolgenden Beatmungen;
- der zweite Helfer führt im Anschluß fünf Druckstöße zur Herzmassage aus;
- danach wird im Rhythmus einmal Atemspende, fünfmal Herzmassage weiter gearbeitet;
- insgesamt werden in einer Minute ca. 6o mal die Herzmassage und 12 - 15 mal die Atemspende durchgeführt;
- bei **kleineren Kindern** wird im Rhythmus 3 (Herzmassage) zu 1 (Atemspende) bis 4 zu 1 reanimiert;
- bei **größeren Kindern** wird im Rhythmus 5 zu 1 reanimiert;
- die Erfolgskontrolle wird einmal pro Minute durchgeführt, indem der Karotispuls getastet wird, die Pupillen (Verengung ?), die Hautfarbe (rosiger ?), die Atmung (spontan ?) und das Bewußtsein (ansprechbar ?) beobachtet werden.

Die Reanimation wird in der Regel 2o - 3o Minuten lang durchgeführt. Nur ein Arzt darf den Abbruch der Reanimation veranlassen.

Anmerkung: Über diese Basismaßnahmen der Wiederbelebung hinausgehende Maßnahmen werden im Erste - Hilfe - Unterricht thematisiert.

1.8 Pflegeplanung

1.8.1 Informationssammlung "Pneumonierisiko"

Veränderte Atmung
- [ ] akute Atemwegserkrankung
- [ ] chronische Atemwegserkrankung
- [ ] Hypoventilation (z.B. bei Immobilität)
- [ ] hohes Lebensalter
- [ ] erschwerte Atmung
- [ ] Schonatmung (Schmerzen)
- [ ] Tachypnoe
- [ ] Bradypnoe
- [ ] Husten
- [ ] mangelhaftes Abhusten
- [ ] dauerhafter Zigarettenkonsum
- [ ] jahrelanger Kontakt mit Luftschadstoffen
- [ ] vermehrte Sekretproduktion (Atemwegsentzündung; nach Intubationsnarkose)

Beeinträchtigung des Atemzentrums
- [ ] Gehirnverletzung
- [ ] Gehirnblutung
- [ ] Einnahme von Medikamenten, die zur Atemdepression führen können
- [ ] Nachwirkung von Narkotika

Kooperation des Patienten
- [ ] eingeschränkt (Schmerzen, Schwäche, Intelligenzminderung)
- [ ] bedingt möglich (Bewußtseinseinschränkung)
- [ ] unmöglich (Bewußtlosigkeit)
- [ ] wird abgelehnt

Infektgefährdung
- [ ] leichte Immunabwehrschwäche (z.B. postoperativer / posttraumatischer Zustand, lokale Infektion, Unterkühlung)
- [ ] lokale Immunabwehrschwäche (Medikamenteneinnahme, die die Flora der Mundschleimhaut zerstört; Erkrankungen der Mundschleimhaut)
- [ ] generalisierte Immunabwehrschwäche (Aids, Leukämie, Karzinom, Tbc.)
- [ ] Sekretabsaugung (orale / nasale / endotracheale)
- [ ] Erkrankung der oberen / unteren Atemwege
- [ ] Mundatmung
- [ ] unphysiologische Atmung (maschinelle Beatmung; Tracheostoma)

Aspirationsgefahr
- [ ] Schluckstörungen
- [ ] Bewußtlosigkeit

Behinderung der Diffusion / Ventilation
- [ ] Herzinsuffizienz / -krankheit
- [ ] Lungenödem
- [ ] Lungenembolie / -infarkt

1.8.2 Pflegestandards zur Pneumonieprophylaxe

Pneumonieprophylaxe - Pflegestandard A

Probleme / Ressourcen	Ziele	Pflegemaßnahmen
Der Patient atmet oberflächlich und hustet mangelhaft ab, es besteht die Gefahr der Atelektasenbildung und Sekretanschoppung. Zugrunde liegt / liegen: • allgemeine Schwäche • Immobilität • Schmerzen im Thorax (durch Op-Wunde, Verletzung oder ähnliches) • Depression des Atemzentrums (durch Medikamentenintoxikation, Narkotikanachwirkung, hohe Schlaf- / Schmerzmitteldosis).	Ausreichende Belüftung aller Lungenbezirke *Der Patient* - kennt Ziele und Durchführung der prophylaktischen Maßnahmen - führt Bewegungsübungen durch - bewegt sich außerhalb des Bettes - kann leicht durchatmen - führt mehrmals täglich Atemübungen durch - atmet mehrmals stündlich tief durch - weiß, wie atemabhängige Schmerzen reduziert werden - hustet verflüssigtes Sekret ab - kann Sekret abhusten	Information des Patienten über - Notwendigkeit und Durchführung der prophylaktischen Maßnahmen Motivation zur Mithilfe Mobilisation soweit möglich und zulässig - Patienten mehrmals täglich zu körperlicher Aktivität (Bewegungsübungen) anhalten - Patient zum Aufstehen auffordern Atemerleichternde Lagerung - Oberkörperhochlage - evtl. zwischendurch für 15 - 20 Minuten Dehn- Seiten- oder V-Lage durchführen Förderung tiefen Ein- und Ausatmens - mehrmals täglich dazu auffordern - ggf. 3 mal täglich mittels Kältereiz provozieren (Alkoholabreibung) - ggf. anleiten zur / unterstützen bei der Schmerzreduzierung: mit den Händen Gegendruck über der schmerzausstrahlenden Region ausüben Sekretverflüssigung / -lösung - Anfeuchten der Atemluft mit Nebel über Ultraschallvernebler, anschließend zum Abhusten auffordern (Zellstoff und Abwurfbehälter bereitstellen); mind. 2 mal täglich - Einreiben der Brust mit Salbe / Lösung, die ätherische Öle enthält; 2 mal täglich - manuelle / apparative Vibration des Thorax auslösen; mind. 3 mal täglich *Kontraindikation: Kopf- / Wirbelsäulenverletzung, thromboembolisches Geschehen, Thoraxverletzungen*

1. Atmen

Probleme / Ressourcen	Ziele	Pflegemaßnahmen
	Der Patient - trinkt mindestens 1500 ml in 24 Stunden	Flüssigkeitszufuhr - mindestens 1500 ml Flüssigkeit in 24 Std. bereitstellen, mehrmals zum Trinken auffordern - evtl. Trinkplan anlegen
	Frühzeitiges Erkennen von Intoxikationen und von Atemveränderung / -insuffizienz	Beobachtung von - Bewußtseinszustand - Pupillenweite (Verengung kann Hinweis auf Überdosis von Morphinpräparaten sein) - Atemfrequenz - Atemrhythmus - Atemtiefe
Ressourcen Der Patient ist bewußtseinsklar, versteht Anleitungen und ist kooperativ.	*Der Patient* - kennt Übungen und den Umgang mit Übungsgeräten - führt mehrmals täglich Atemübungen durch - atmet vertieft ein und aus - hat gut belüftete Alveolen und gelöstes Sekret	**Durchführung spezieller Atemübungen** - Information und Anleitung des Patienten - Erklären der Übungsgeräte Kontaktatmung - mehrmals täglich Bauch-, Brust- und Flankenatmung durch Handauflegen forcieren Ausatmen gegen Widerstand - mehrmals täglich Luftballon o.ä. aufblasen lassen *Kontraindikation:* Lungenemphysem Einatmen mit Triflo-Atemtrainer o.ä. - mehrmals stündlich/täglich durchführen
	Reizung des Atemzentrums über pCO_2 - Anstieg im Blut *Der Patient* - kennt Wirkung und Durchführung der Atemübung - überfordert sich nicht - atmet anschließend vertieft durch - hustet gelöstes Sekret ab	Totraumvergrößerung mittels Giebelrohr - Vorliegen der Arztanordnung prüfen - Motivation und Kontrolle des Patienten - 8-10 mal täglich 15-20 Atemzüge mit Giebelrohr durchführen lassen, dabei Nasenklemme aufsetzen - Beobachtung der Atemfrequenz und Hautdurchblutung; Übung sofort abbrechen, wenn Atemfrequenz über 24/Min. oder bei Zyanose - Sputumbecher und Zellstoff in Reichweite des Patienten stellen
Probleme / Ressourcen	**Ziele**	**Pflegemaßnahmen**

Pneumonieprophylaxe - Pflegestandard B

Probleme / Ressourcen	Ziele	Pflegemaßnahmen
Der Patient kann aufgrund von Bewußtlosigkeit oder allgemeiner Schwäche das Sekret nicht abhusten; dieses bleibt im Nasenrachenraum liegen und kann aspiriert werden.	*Der Patient* - kennt Sinn und Zweck des Absaugens - hat freien Nasenrachenraum - aspiriert nicht	Information - über den Absaugvorgang / -sinn Sekretabsaugung - bei Bedarf Nasenrachenraum mittels Katheter absaugen; hygienisches Arbeiten Lagerung - bei Schwäche: 2-stdl. für ca. 10 Minuten im Wechsel rechte und linke Seitenlage (möglichst 90°) durchführen; anschließend Thorax abklopfen und Patienten zum Abhusten auffordern - bei akuter Bewußtlosigkeit: 90-Grad-Seitenlagerung, Kopf im Nacken überstrecken - bei andauernder Bewußtlosigkeit: Rückenlage, Kopf zur Seite neigen

Pneumonieprophylaxe - Pflegestandard C

Probleme / Ressourcen	Ziele	Pflegemaßnahmen
Der Schluck- und/oder Hustenreflex sind beeinträchtigt aufgrund von: • Lähmungserscheinungen der am Schluckakt beteiligten Muskeln • Bewußtseinsstörungen • Bewußtlosigkeit. Es besteht **Aspirationsgefahr**. **Ressourcen** • können evtl. vorhanden sein: Der Patient kann geringe Mengen Flüssigkeit / breiige Kost schlucken.	Abfluß des Speichels nach außen Abfluß des Bronchialsekretes aus rechtem und linkem Lungenbezirk in Richtung Hauptbronchus *Der Patient* - hat freie Atemwege - beherrscht zunehmend den Schluckakt - hat optimale Bedingungen während der Nahrungsaufnahme - hat saubere Mundhöhle	Aspirationsprophylaxe Lagerung - in Rückenlage Kopf zur Seite neigen - Patient mind. 2-stdl. für 10 Minuten in die rechte und linke Seitenlage bringen Orale Flüssigkeitszufuhr unterlassen Sekretabsaugung - bei Bedarf mehrmals täglich mittels Katheter Sekret aus Mund und Nase absaugen Schlucktraining - bei Lähmungserscheinungen mehrmals täglich durchführen Nahrungsverabreichung bei (teilweise) Gelingen des Schluckens - Patienten in sitzender Position lagern - langsam und in kleinen Portionen Getränke bzw. Nahrung verabreichen - Zeit zum Nachschlucken lassen - ggf. Nahrungsreste aus den Wangentaschen entfernen

1. Atmen

Pneumonieprophylaxe - Pflegestandard D

Probleme / Ressourcen	Ziele	Pflegemaßnahmen
Der Patient hat vorgeschädigte/s Atemwege / Lungengewebe; infolgedessen sind eine **alveoläre Minderbelüftung, Sekretanschoppung und lokale Infektion möglich.** Zugrunde liegen / liegt • Bronchusveränderungen • Atemwegserkrankungen • Staublunge • dauerhafter Nikotinkonsum / Nikotinabusus • physiologischer Elastizitätsverlust im höheren Lebensalter. **Ressourcen** Der Patient ist bewußtseinsklar, versteht Anleitungen und ist kooperativ.	Ausreichende Belüftung aller Lungenbezirke *Der Patient* - kennt die Gefahren und die Auslöser des Rauchens - kennt Möglichkeiten des Nichtrauchertrainings und Alternativen zum Rauchen - ist motiviert, das Rauchen zu reduzieren bzw. einzustellen	Atemübungen - siehe Pflegestandard A Sekretverflüssigung und Sekretlösung - siehe Pflegestandard A Aufklärung / Gespräch - über Gesundheitsgefährdung durch Rauchen - über mögliche Auslöser oder Gewohnheitsbildung des Rauchens - über Angebote zum Nichtrauchertraining - über Alternativen zum Rauchen

Pneumonieprophylaxe - Pflegestandard E

Probleme / Ressourcen	Ziele	Pflegemaßnahmen
Der Patient leidet an Zirkulationsstörungen im Lungenkreislauf, die Diffusion / Ventilation ist behindert infolge von • Herzinsuffizienz / -krankheiten • Lungenödem • Lungenembolie / -infarkt.	*Der Patient* - kann unbeschwert durchatmen - hat freie Atemwege (weitere Ziele siehe Pflegestandard A) Verhinderung der Lösung von Thromben Vermeidung einer Herz-Kreislaufüberlastung Intensivierung der Atmung Möglichst geringer O$_2$ - Bedarf des Organismus	Lagerung - Oberkörperhochlage - kurzweilige Seitenlage rechts und links, sofern Patient dies toleriert Förderung tiefen Ein- und Ausatmens - siehe Pflegestandard A Sekretverflüssigung und -lösung - siehe Pflegestandard A - *Achtung*: Bei thromboembolischem Geschehen (Herzinfarkt, Lungenembolie) keine Thoraxvibration durchführen - *Achtung*: Oft besteht eine Begrenzung der Trinkmenge Mobilisation - soweit es das Krankheitsbild / Befinden des Patienten zulassen Unterstützung / Schonung des Herzens - Sorge für körperliche und seelische Schonung des Patienten

Pneumonieprophylaxe - Pflegestandard F

Probleme / Ressourcen	Ziele	Pflegemaßnahmen
Der Patient ist an den Atemwegen besonders infektgefährdet aufgrund von / einer • Manipulation durch nasales / orales / bronchiales Absaugen • Tracheotomie • Intubation	Ausreichende Belüftung aller Lungenbezirke *Der Patient* - wird sowenig wie möglich mit Keimen kontaminiert	Maßnahmen wie in Pflegestandard A beschrieben durchführen Infektionsprophylaxe - Beachtung allgemeiner hygienischer Maßnahmen, insbesondere bei Manipulationen an den Atemwegen - sorgfältige Durchführung der Mundpflege *(siehe Pflegestandard "Soor- und Parotitisprophylaxe", Seite 289)* - sorgfältige Durchführung der Tracheostomapflege

• generalisierter Immunabwehrschwäche
  - postoperativ; bei Tumorerkrankung; bei schweren inneren Krankheiten
  - Schäden am Immunsystem, z.B. bei Aids, Leukämie, immunsuppressiver Therapie
	- kennt die Prinzipien der gesunden Lebensführung und hält sie ein	Stärkung der Immunabwehr
		- Verabreichung vitamin- und eiweißreicher Kost
		- Empfehlungen zu gesunder Lebensführung geben
		  • ausreichende Ruhe- / Schlafphasen einhalten
		  • sinnvoller Umgang mit Streß und Genußmitteln
		  • ausgewogene Ernährung
		  • Nutzen von Ressourcen

• Beeinträchtigung der Schleimhautflora infolge
  - Zytostatika- / Antibiotikatherapie
  - Soorbefall
  - Tracheitis
  - Bronchitis.
	- entwickelt eine intakte Mundflora
	
	- hat infektfreie Atemwege
		Therapie bestehender Infektionen
		- Soorbefall der Mundschleimhaut mit Antimykotikum (Arztanordnung) und nach Standard "Soor- und Parotitisprophylaxe" behandeln
		- andere Erkrankungen entsprechend der ärztlichen Anordnung behandeln

2. Essen und Trinken

2.1 Bedeutung

Essen und Trinken sind lebensnotwendige Aktivitäten des täglichen Lebens, wobei durch Zufuhr von Nährstoffen das *Zellwachstum* und die *Aufrechterhaltung der Körperfunktionen* ermöglicht werden. Die Nahrung liefert die für die Stoffwechselvorgänge notwendige Energie.

Die Aufnahme fester Nahrung kann über einen längeren Zeitraum eingestellt werden, ohne daß der Organismus bleibenden Schaden nimmt (Fastenkur, Heilfasten, Nulldiät). Die Flüssigkeitszufuhr dagegen muß kontinuierlich sein, denn ohne Flüssigkeitszufuhr kann der menschliche Organismus nur ca. drei Tage existieren.

Eine *gesundheitserhaltende und -fördernde Ernährung* setzt eine ausgewogene Zusammensetzung der Nahrung und eine individuell angepaßte Kalorienmenge voraus. In den wenig entwickelten Ländern mangelt es häufig sowohl an Qualität als auch an Quantität der Nahrung. In hochentwickelten Ländern werden kaum noch Lebensmittel in ihrer natürlichen und unveränderten Beschaffenheit - so, wie die Natur sie liefert - aufgenommen. Die Veränderung der Lebensmittel durch die Zubereitung, Konservierung und vor allem die Zerstörung ihrer Gesamtheit machen die Nahrung minderwertiger.

Die *Auswahl der zu konsumierenden Lebensmittel* wird in hochentwickelten Ländern durch die Werbung der Lebensmittelindustrie erheblich beeinflußt. Gleichzeitig stehen zahlreiche Informationsquellen zur Vermittlung sachlichen Wissens zur Verfügung. Die Auswahl der konsumierten Lebensmittel wird häufig durch die finanziellen Mittel bestimmt. So kann sich beispielsweise nicht jede Familie die zum Teil erheblich teureren Lebensmittel aus biologischem Anbau leisten. Ebenso kann das *Konsumverhalten* durch die Angst vor Chemikalien, Allergenen, Hormonen und radioaktiven Substanzen beeinflußt werden. In diesem Bereich kamen in den letzten Jahren immer mehr Gefahren und Unsicherheiten auf uns zu. Um diesen Prozeß umzukehren, sind Einstellungsveränderungen sowohl in der Lebensmittelbranche als auch beim Verbraucher notwendig. Verlangt der Verbraucher nach gleichmäßig geformtem, optisch einwandfreiem und unversehrtem Obst, so wird ihm dieses angeboten, auch wenn hierzu ein massiver Einsatz von Chemikalien oder Bestrahlungen erforderlich ist. Gleichzeitig verringert sich die Beliebtheit natürlich gewachsenen Obstes, denn es sieht meist weniger appetitlich aus, da es natürlicherweise Unebenheiten und Schrumpfungen sowie eventuell Ungeziefer aufweist.

Ähnliche Entwicklungen sind beim Fleischkonsum zu beobachten. Der hohe Fleischkonsum und das Verlangen nach geringen Preisen führen durch die Massentierhaltung häufig zu einer Verringerung der Fleischqualität.

Letztendlich ist für die gezielte Auswahl und auch für die Zubereitung und Aufnahme der täglichen Nahrung ein gewisses Maß an geistigen und praktischen Fähigkeiten Voraussetzung. Diese können behinderten Menschen fehlen.

Die Nahrungsaufnahme als solche ist eng *gekoppelt mit dem seelischen Befinden*. Sie vermittelt - entsprechend der Erfahrungen im Säuglingsalter, wo die Nahrungsaufnahme mit ersten Lustempfindungen verbunden ist - meist angenehme Gefühle.

Die Wechselbeziehung zwischen Nahrungsaufnahme / Verdauungsapparat und Seele ist für jeden nachvollziehbar und hat sich im deutschen Sprachgebrauch niedergeschlagen: Wem ist nicht schon mal "*die Galle hochgekommen*" oder eine "*Laus über die Leber gelaufen*". Es gibt Menschen, die man "*zum Fressen gern hat*", oder man "*lebt von Luft und Liebe*".

Seelisches Wohlbefinden und Ausgeglichenheit begünstigen ein gesundes Ernährungsverhalten, während Unwohlsein, Unzufriedenheit und negative - aber auch positive - Streßsituationen mögliche Ursachen der Hemmung, Übersteigerung oder Fehlsteuerung des Ernährungsverhaltens sind. Neben den psychischen Einflüssen sind hierfür auch vegetative Reaktionen verantwortlich.

Der *Appetit und das Verlangen nach Nahrung* können übermäßig gesteigert sein und sogar zwanghaft werden. Nicht selten ist hiermit der unbewußte Versuch, unbefriedigte Bedürfnisse in bezug auf Liebe, Zärtlichkeit und Zuwendung durch die Nahrungsaufnahme als Ersatzbefriedigung zu kompensieren. Andererseits führt Hunger zu vegetativer Übererregung, die sich in Unruhe, Nervosität, Konzentrationsschwäche und ggf. auch in Muskelzittern äußert.

Ein mit der Flüssigkeitszufuhr verbundenes Fehlverhalten finden wir beim *Alkoholabusus*. Weithin wird das Trinken von Alkohol als geselligkeitsfördernd angesehen. Die durch Alkohol ausgelöste Enthemmung soll zu Gelöstheit, Geselligkeit und anderen positiven Verhaltensweisen/Gefühlen führen. Auch der intellektuelle Kontrollverlust wird manchmal bewußt angestrebt, um sich den Sorgen, chronischen Konflikten oder der Einsamkeit zu entziehen. Gerade weil Alkohol in dieser Weise als Betäubungs- oder Verdrängungsmittel genutzt wird, ist er so gefährlich. Das vorübergehende Gefühl der "*Befreiung*" verlockt zur wiederholten Alkoholzufuhr, zum Alkoholmißbrauch. Die bestehenden Probleme werden um die der körperlichen

Abhängigkeit und durch soziale Probleme wie Arbeitslosigkeit, Isolierung und Verwahrlosung erweitert.

Das Essen hat auch *soziale Bedeutung*. Eine Mahlzeit bietet die Möglichkeit, sich gemeinsam in Gruppen wie z.B. der Familie oder dem Kollegenkreis zu treffen. Die Mahlzeit kann so gleichzeitig der Erholung und dem Gedankenaustausch dienen. Eine Einladung zum Essen kann auch Ausdruck von Gastlichkeit oder Freundschaft sein.

Altenheimbewohnern kann die gemeinsame Einnahme von Mahlzeiten die Langeweile unterbrechen und soziale Kontakte fördern.

Die gesellschaftliche Bedeutung des Essens ist in den jeweiligen Kulturen verschieden. So spielt z.B. in den südlichen Ländern die abendliche Essenszeit eine bedeutsamere Rolle.

Die *religiöse Weltanschauung* kann Auswirkungen auf die Ernährungsweise haben. So essen Mohammedaner kein Schweinefleisch, Hinduisten lehnen den Genuß tierischer Produkte ab. Andere sind aus *ethischen Gründen* Vegetarier, d.h. sie ernähren sich ausschließlich von pflanzlichen Lebensmitteln. Der Lakto-Vegetarier ißt neben pflanzlicher Nahrung auch Milchprodukte, Eier und Honig. Den Mohammedanern, den Hinduisten, den Buddhisten und den Zeugen Jehovas ist der Genuß von Alkohol verboten.

Die Art der Nahrungszubereitung (z.B. Garzeit, Gewürze) und der Nahrungsaufnahme (z.B. mittels Besteck, Stäbchen, Finger) ist ebenfalls kulturabhängig.

Essen und Trinken können ein *Genuß* sein. Dazu verhelfen uns die Geschmackspapillen der Zunge und das Riechepithel der Nasenschleimhaut.

2.2 Anatomisch-physiologische Grundlagen

2.2.1 Nahrungsaufnahme /-verwertung

Der menschliche Verdauungstrakt beginnt in der **Mundhöhle**. Hier sorgen die Zähne für die mechanische Zerkleinerung der Nahrung. Sorgfältiges, mehrmaliges Kauen ermöglicht bzw. erleichtert die spätere Verdauung ("Gut gekaut, ist halb verdaut"). Die Nahrung wird durch den Mundspeichel, der von den Speicheldrüsen gebildet wird, durchfeuchtet; das in ihm enthaltene Ferment Ptyalin leitet die Kohlenhydratverdauung ein. Rhodanid-Ionen verleihen dem Speichel eine geringe keimabtötende Wirkung. Die Speichelflüssigkeit wird im wesentlichen von drei paarig angelegten Speicheldrüsen produziert:

Die *Ohrspeicheldrüse* (= *Glandula parotis*) liegt vor dem Ohr, ihr Ausführungsgang mündet in der Wange (im Bereich des zweiten oberen Mahlzahnes in die Mundhöhle) und gibt hier dünnflüssiges Sekret ab.

Die *Unterkieferdrüse* (= *Glandula submandibularis*) ist unterhalb des Unterkiefers im hinteren Bereich des Mundbodens gelegen. Neben Speichel produziert sie Schleim. Der Ausführungsgang mündet unter der Zunge vorne neben dem Zungenbändchen in eine kleine Warze.

Die *Unterzungendrüse* (= *Glandula sublingualis*) liegt unter der Zunge im Bereich des vorderen Mundbodens und produziert Schleim; ihr Ausführungsgang mündet, gemeinsam mit der Unterkieferdrüse, neben dem Zungenbändchen in die kleine Warze.

Zusätzlich wird ständig von zahlreichen kleineren Speicheldrüsen in der Mundschleimhaut Speichel produziert. Die Tagesmenge der Speichelproduktion beträgt 1 - 1,5 l; bei der Nahrungsaufnahme oder bei der Vorstellung einer solchen ist die Sekretion erhöht. Der Speichel löst Geschmacksstoffe aus der Nahrung und macht somit die Reizung der Geschmacksnerven im Bereich der Zungenwärzchen möglich. Von diesen wird die Empfindung über Nerven an das Gehirn weitergeleitet.

Die *Zunge* ist ein von Haut überzogener Muskelkörper, der zahlreiche lymphatische Zellen zur Infektabwehr beinhaltet. Sie befördert die Speisen beim Schluckakt rachenwärts.

Der *Gaumen* bildet während des Kauens, Schluckens und Sprechens ein Widerlager für die Zunge. Der vordere, knöcherne Gaumenabschnitt wird als harter, der hintere, muskuläre Gaumenabschnitt als weicher Gaumen bezeichnet. Vor dem Übergang von der Mundhöhle in den Rachenraum finden sich die paarig angelegten **Gaumenmandeln**, die als lymphatisches Gewebe der Infektabwehr dienen.

Der **Rachen** (= *Pharynx*) ist ein von Schleimhaut überzogener Muskelschlauch, der unten in die Speiseröhre übergeht. Auch im Rachenraum findet sich lymphatisches Gewebe zur Infektabwehr. Der Rachenraum besitzt drei Öffnungen. Die obere schafft je eine Verbindung in die rechte und linke Nasenhöhle, welche bei dem Schluckakt durch Teile des weichen Gaumens verschlossen werden. Die mittlere Öffnung schafft die Verbindung zur Mundhöhle. Die untere führt sowohl in die Luft- als auch in die Speiseröhre.

Beim *Schluckakt* gilt es zu verhindern, daß feste oder flüssige Nahrung in den Luftweg, der sich im Rachenraum mit dem Speiseweg kreuzt, gelangt. Zu diesem Zweck wird beim Schlucken der weiche Gaumen an die hintere Rachenwand gepreßt und der Kehldeckelknorpel auf den Kehlkopfeingang gesenkt. Gleichzeitig zieht sich die Mundbodenmuskulatur zusammen, wodurch die Zunge gegen den Gaumen gepreßt wird; der Speisebrei wird somit nach hinten befördert. Von hier aus wird er durch das Zusammenziehen von ringförmigen Schlundmuskeln portionsweise abgeschnürt und in die Speiseröhre gepreßt.

Die **Speiseröhre** (= *Oesophagus*) ist ein ca. 22 - 25 cm langer Muskelschlauch, der den Speisebrei vom Rachen durch Muskelkontraktionen bis in den Magen weiterbefördert.

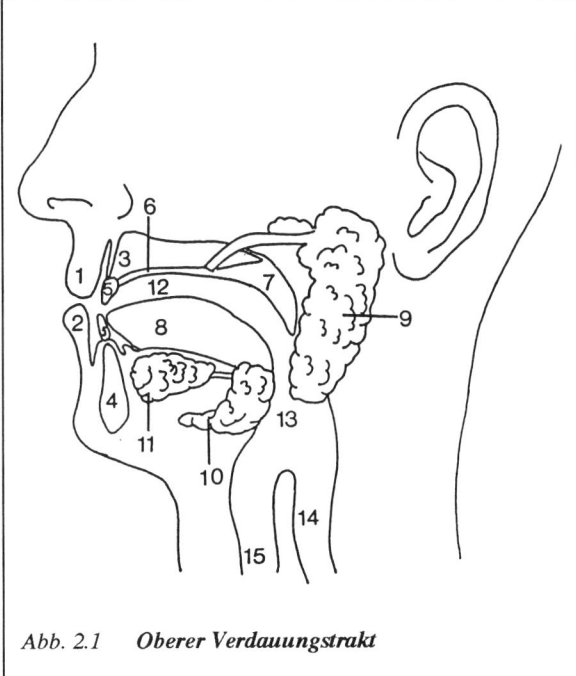

Abb. 2.1   Oberer Verdauungstrakt

1 Oberlippe	9 Ohrspeicheldrüse
2 Unterlippe	10 Unterkieferdrüse
3 Oberkiefer	11 Unterzungendrüse
4 Unterkiefer	12 Mundhöhle
5 Zähne	13 Rachen
6 harter Gaumen	14 Speiseröhre
7 weicher Gaumen	15 Luftröhre
8 Zunge	

Der **Magen** (= *Gaster, Ventriculus*) ist ein schleimhautausgekleideter Muskelsack. Man unterteilt ihn anatomisch in den Mageneingang (= *Kardia*), Magengrund (= *Fundus*), Magenkörper (= *Korpus*), Magenausgangsteil (= *Antrum pylori*) und Magenpförtner (= *Pylorus*). Durch den Verlauf der Muskelschichten in Quer-, Schräg- und Längsrichtung kann sich der Magen dem jeweiligen Füllungszustand anpassen. Außerdem durchmischt die Magenmuskulatur den Speisebrei mit dem Sekret der Magendrüsen und befördert ihn durch rhythmische Kontraktionen, die alle 10 - 20 Sek. stattfinden, in Richtung Magenausgang.

Die *Schleimhaut* des Magens ist in Längsfalten gelegt. Damit wird die für die Verdauungsarbeit und Resorption notwendige große Oberfläche geschaffen.

Die Zellen der Schleimhaut produzieren alkalischen Schleim. Im Bereich des Magengrundes und -körpers sondern schlauchförmige Drüsen zusätzlich Magensaft für die Verdauung ab. Die Drüsen werden entsprechend ihrer Zellarten unterschieden in:

Hauptzellen, die die Vorstufen der eiweißspaltenden Fermente Pepsin und Kathepsin bilden;

Belegzellen, die die Salzsäure des Magens und den Intrinsic Factor - ein Enzym, das zur Vitamin B_1-Resorption notwendig ist - produzieren;

Nebenzellen, die den alkalischen Schleim zum Schutz der Magenschleimhaut, insbesondere vor Selbstverdauung durch die Salzsäure, absondern.

Dieser täglich produzierte *Magensaft*, insgesamt 1,5 - 2,5 l, zeigt im verdauungswirksamen Zustand eine stark saure Reaktion. Er ist klar, flüssig und besteht aus H_2O, Salzen, Schleim, Salzsäure und Fermenten. Diese Substanzen leiten die Verdauungsarbeit ein, z.B die Salzsäure die Verdauung des Eiweißes; gleichzeitig wirkt sie den Fäulnis- und Gärungserregern entgegen.

Die *Magenmuskulatur* wird über das vegetative Nervensystem innerviert; der Sympathikus hemmt die Muskelkontraktionen, der Parasympathikus fördert sie. Dasselbe gilt für die Dünn- und Dickdarmmuskulatur.

Auch die ***Produktion*** von verdauungswirksamem ***Magensaft*** wird automatisch über das vegetative Nervensystem (*Nervus vagus*) und zusätzlich über Hormone (*Gastrin, Histamin*) gesteuert sowie durch verschiedenartige Reize ausgelöst. Es sind dies *psychische Reize*, wie der Anblick, Geruch oder nur die Vorstellung von Speisen ("Das Wasser läuft im Munde zusammen"; Pawlow-Reflex) sowie der *Eintritt von Speisen* in die Mundhöhle und in den Magen, der die Ausschüttung des Hormons Gastrin in die Blutbahn zur Folge hat.

Gastrin fördert die Sekretion der Magensaftdrüsen.

Insgesamt verweilt die Nahrung ca. 4 Stunden im Magen, dünnflüssige Kost wird schneller, fettreiche langsamer weiterbefördert.

Im **Dünndarm** erfolgt die weitere Aufspaltung des verdaulichen Teiles der Nahrung in ihre Grundstoffe und ihre Aufnahme durch die Darmwand in das Blut (*Resorption*). Der Dünndarm ist ein ca. 4 - 5 m langes, schleimhautausgekleidetes Muskelrohr. Er wird in 3 Abschnitte unterteilt:

- *Zwölffingerdarm* (= *Duodenum*), der die Form eines nach links offenen C hat und unmittelbar an den Magenausgang anschließt. In ihn mündet an der *Papilla Vateri*, einer warzenförmigen Erhebung, der gemeinsame Ausführungsgang von Leber und Bauchspeicheldrüse;
- *Leerdarm* (= *Jejunum*);
- *Krummdarm* (= *Ileum*).

Die *Darmmuskulatur* durchmischt den Speisebrei mit Verdauungssäften und -schleim und sorgt durch Kontraktion für seinen Weitertransport.

Die *Dünndarmschleimhaut* sondert über Becherzellen Schleim ab. Sie ist in spiralförmige Querfalten (*Kerckring'sche Falten*) gelegt, die die Resorptionsfläche des Dünndarms um ca. 35% vergrößern. Zusätzlich finden sich unzählige winzige, fingerförmige Ausstülpungen (*Dünndarmzotten*), die die Schleimhautoberfläche überziehen. Sie nehmen die aufgespaltenen Nährstoffe auf und geben sie ins Blut weiter. Die Nahrung verbleibt 6 - 8 Std. im Dünndarm.

Im **Dickdarm** (= *Colon*) wird die Verdauung abgeschlossen. Die nicht resorbierten Nahrungsreste werden durch Bakterien (z.B. die Kolibakterien) zerlegt und in Kot umgewandelt *(siehe "Kotproduktion und -ausscheidung", Seite 94)*. Die Bakterien lösen Fäulnis- und Gärungsprozesse aus, wobei es auch zur Bildung von Darmgasen kommt. Durch Gärung werden Kohlenhydrate zersetzt; die Fäulnis zerstört Eiweiße.

Die **Dickdarmschleimhaut** hat die Aufgabe, dem Darminhalt Salze und große Wassermengen zu entziehen. Diese wurden ihm im Magen und Dünndarm mit den Verdauungssäften zugesetzt und werden nun in die Blutbahn zurückgeführt. Gleichzeitig wird dadurch der Kot eingedickt. Er wird durch den von den Becherzellen der Dickdarmschleimhaut abgesonderten Schleim gleitfähig gemacht.

Der Dickdarm wird in folgende Abschnitte gegliedert:
- **Blinddarm** (= *Zäkum*) mit Wurmfortsatz (= *Appendix*),
- **aufsteigender Dickdarm** (= *Colon ascendens*),
- **querverlaufender Dickdarm** (= *Colon transversum*),
- **absteigender Dickdarm** (= *Colon descendens*),
- **S-förmiger Darmabschnitt** (= *Colon sigmoideum = Sigma*),
- **Mastdarm** (= *Rektum*) mit **After** (= *Anus*).

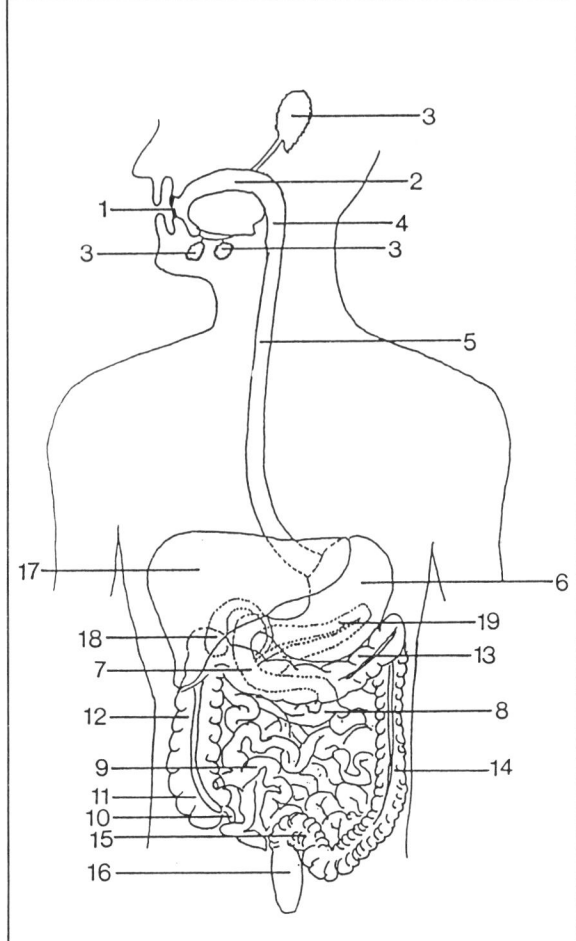

Abb. 2.2   *Verdauungstrakt*
 1 *Zähne*   11 *Blinddarm*
 2 *Mundhöhle*   12 *aufsteigender Dickdarm*
 3 *Speicheldrüsen*   13 *querverlaufender Dickdarm*
 4 *Rachenraum*   14 *absteigender Dickdarm*
 5 *Speiseröhre*   15 *S-förmige Schlinge*
 6 *Magen*   16 *Rektum*
 7 *Zwölffingerdarm*   17 *Leber*
 8 *Leerdarm*   18 *Gallenblase*
 9 *Krummdarm*   19 *Bauchspeicheldrüse*
10 *Wurmfortsatz*

Die Funktionen des Dickdarmes werden ebenso wie die des Magens und Dünndarms über das vegetative Nervensystem gesteuert. Die Dickdarmperistaltik durchknetet und durchmischt langsam den Darminhalt. Alle 6 - 8 Stunden befördert sie durch zügige und kräftige Kontraktionen den Kot in Richtung Mastdarm. Diese werden vor allen beim Eintritt von Nahrungsbrei in den Magen- Darmkanal und während des Stuhlgangs ausgelöst. Bis zur Ausscheidung verweilt der Darminhalt 12 - 60 Std. im Dickdarm.

Die **Bauchspeicheldrüse** (= *Pankreas*) liegt in der Öffnung des C-geformten Duodenums. Sie enthält Drüsengewebe, welches einen **fermentreichen Verdauungssaft** produziert und über einen Ausführungsgang ins Duodenum absondert. Die tägliche Menge des Bauchspeichels beträgt ca 1 - 1,5 l. Er reagiert alkalisch und enthält Fermente zur Eiweißverdauung (*Trypsin, Chymotrypsin, Erepsin*), zur Kohlenhydratverdauung (*Amylase, Saccharase, Maltase, Laktase*) und zur Fettverdauung (*Pankreaslipase*). Für Letztere ist eine vorherige Emulgierung der Fette durch Galle Voraussetzung.

Gleichzeitig produzieren andere Zellen, die sogenannten **Langerhans-Inseln**, blutzuckerregulierende Hormone. Es werden die *A-Zellen*, die das blutzuckersteigernde Hormon *Glukagon* produzieren, und die *B-Zellen*, die das blutzuckersenkende Hormon *Insulin* bilden, unterschieden. Beide Hormone werden in die Blutbahn abgegeben. Hier reguliert *Insulin* den Blutzuckerspiegel (normal 80-100 mg in 100 ml Blut), indem es überschüssige Kohlenhydrate in Glykogen umwandelt. Dieses wird in der Leber und in den Muskeln deponiert und bei Bedarf zu Glukose abgebaut. Weiter fördert Insulin die Glukoseaufnahme und -verbrennung in den Zellen.

Glukagon ist der Gegenspieler des Insulins. Es hebt den Blutzuckerspiegel an und fördert in der Leber den Abbau von Glykogen zu Glukose.

Die **Leber** (= *Hepar*) ist die größte Drüse des menschlichen Körpers, wiegt ca. 1500 g und liegt im rechten Oberbauch unter der Zwerchfellkuppe. Man unterscheidet einen rechten und einen linken Leberlappen; an der Unterfläche des rechten Lappens liegt die **Gallenblase** (= *Vesica fellea*), die als Reservoir für die von den Leberzellen produzierte Galle dient. Sie entleert sich bei Bedarf durch Muskelkontraktion.

Die Leber hat zahlreiche Aufgaben:

- ***Entgiftung und Nährstoffverwertung***
  Die Pfortader (= *Vena portae*) führt das mit Nährstoffen und mit giftigen Stoffwechselprodukten angereicherte venöse Blut aus den unpaarigen Bauchorganen (Magen, Darm, Bauchspeicheldrüse, Milz) zur Leber. Diese wandelt die Nährstoffe zu körpereigenen Substanzen um (z.B. Aminosäuren zu Plasmaproteinen und Gerinnungseiweißen, Glykogen zu Fett). Traubenzucker wird als Glykogen ge-

speichert (Blutzuckersenkung) und bei erhöhtem Energiebedarf wieder zu Glukose abgebaut (Blutzuckeranstieg). Giftige Stoffwechselprodukte oder andere Substanzen werden in der Leber entgiftet. Das im Eiweißstoffwechsel entstandene giftige Ammoniak wird z.B. in ungiftigen Harnstoff umgewandelt und über die Nieren ausgeschieden. Andere Stoffwechselprodukte oder Gifte werden direkt abgebaut oder an andere Stoffe gebunden und ausgeschieden.

- *Speicherfunktion*
Die Leber kann Kohlenhydrate (in Form von Glykogen), Eisen, Blut und fettlösliche Vitamine speichern.
- *Produktion von Blutgerinnungsfaktoren und von gerinnungshemmenden Substanzen*
- *Produktion von Galle*
Die *Leberzellen* produzieren täglich ca. 1 Liter Gallenflüssigkeit, die durch die Gallengänge in den Zwölffingerdarm geleitet wird. Die Galle besteht aus Wasser, Schleim, Gallenfarbstoff, Salzen, Gallensäuren und Cholesterin. Die Gallensäuren emulgieren die Fette und aktivieren die fettspaltenden Fermente, sind also wesentlich für die Fettverdauung.
Der *Gallenfarbstoff*, das gelb-rötliche Bilirubin, entsteht beim Abbau alter Erythrozyten aus dem Blutfarbstoff Haem. Bevor Bilirubin in die Galle abgegeben wird, bindet es sich in der Leber an Glukuronsäure und wird damit wasserlöslich. Mit der Galle gelangt das Bilirubin in den Darm, wo es zum großen Teil zum gelb-braunen Stuhlfarbstoff Sterkobilinogen und zu Urobilinogen umgewandelt wird. Gewisse Mengen werden durch die Dickdarmwand ins Blut aufgenommen und erneut der Leber zugeführt. Geringe Mengen werden über die Nieren mit dem Urin als gelbliches Urobilinogen ausgeschieden. Aus Urobilinogen und Sterkobilinogen entstehen durch Oxidation außerhalb des Körpers Urobilin und Sterkobilin *(vgl. "Bilirubinstoffwechsel", Seite 262).*

Das **Bauchfell** (= *Peritoneum*) kleidet die innerhalb des Bauchraumes liegende Bauchhöhle aus. Diese wird begrenzt durch die Muskulatur der Bauchwand und des Rückens sowie vom Zwerchfell und Beckenboden. Das Bauchfell besteht aus einer feinen Bindegewebs-Deckzellschicht, welche etwas wäßrige Flüssigkeit absondert. Dadurch wird das Bauchfell gleitfähig und die von ihm überzogenen Organe sind reibungslos gegeneinander verschieblich.
Folgende Organe sind komplett vom Bauchfell überzogen:
- Magen und Darm, außer Teilen des Duodenums und des Dickdarmes;
- Leber und Milz;
- Teile der weiblichen Geschlechtsorgane.

Andere Bauchorgane wie das Pankreas, Duodenumteile, auf- und absteigender Dickdarm sind nur an der Vorderfläche mit Bauchfell überzogen.

2.2.2 Stoffwechsel

Der Begriff Stoffwechsel meint die Gesamtheit aller chemischen Umsetzungen im Körper. Er beginnt mit der Verdauung der Nährstoffe und der Aufnahme ihrer Grundsubstanzen in das Blut (*Resorption*). Es folgt der *Zwischenstoffwechsel*, in dem die Grundstoffe durch Aufbau- oder durch Abbauvorgänge weiterverarbeitet werden. Dabei entstehen entweder körpereigene Substanzen, oder es findet eine sofortige Verbrennung der Grundsubstanzen zwecks Energiegewinnung statt. Bei den Oxidationsvorgängen (chemische Reaktion mit Sauerstoff) des Stoffwechsels wird die lebensnotwendige Körperwärme gebildet; dabei entstehen als Endprodukte Kohlendioxid, stickstoffhaltige Substanzen und Wasser. Die Ausscheidung dieser Stoffwechselprodukte stellt die letzte Stoffwechselphase dar.

Der Stoffwechsel liefert Energie, die teils in Arbeit, teils in Wärme umgesetzt wird. Für diese Energiegewinnung sind bestimmte "Brennstoffe" notwendig.
So liefert die Oxidation von:

1 g Kohlenhydrat	4,1 Kalorien (= 17,2 kJ),
1 g Eiweiß	4,1 Kalorien (= 17,2 kJ),
1 g Fett	9,3 Kalorien (= 38,9 kJ).

Unter einer *Kalorie* (kcal) wird diejenige Wärmemenge verstanden, mit der 1 l Wasser von 14,5°C auf 15,5°C erwärmt werden kann.
1971 wurde als Berechnungseinheit das Kilojoule (kJ) eingeführt.

Eine Kalorie entspricht 4,187 Kilojoule

Der tägliche Bedarf an Kilojoule richtet sich nach der Stoffwechselleistung des Organismus. Wir unterscheiden Grundumsatz, Leistungsumsatz und Gesamtumsatz.

Als *Grundumsatz* wird der Energiebedarf des nüchternen, im Liegen und bei normaler Zimmertemperatur ruhenden Menschen bezeichnet. Er ist abhängig von Alter, Geschlecht, Körpergröße und -gewicht. Der stündliche Grundumsatz beträgt bei Frauen ca. 3,46 kJ und bei Männern ca. 4,19 kJ je kg Körpergewicht. Mit zunehmendem Alter nimmt der Grundumsatz ab.

Der *Leistungsumsatz* umfaßt den zusätzlich zum Grundbedarf entstehenden Energiebedarf. Er ist abhängig von der Umgebungstemperatur, den Leistungen des Nervensystems, der Verdauungsarbeit und besonders von der Körperleistung (Muskelarbeit).

Der *Gesamtumsatz* ist die Summe aus Grund- und Leistungsumsatz. Er beträgt in 24 Std. in etwa:

9200 - 10900 kJ bei leichter Arbeit,
11700 - 13440 kJ bei mittelschwerer Arbeit,
14200 - 15900 kJ bei schwerer Arbeit.

Neben den Energielieferanten werden zur Aufrechterhaltung eines normalen Stoffwechsels auch Mineralstoffe, Wasser, Vitamine und Spurenelemente benötigt.

2.3 Prinzipien gesunder Ernährung

2.3.1 Vitalstoffreiche Vollwertkost

Eine gesunde Ernährung soll dem Körper langfristig alle von ihm benötigten Stoffe in ausreichendem Maße und in ausgewogener Zusammenstellung schmackhaft zuführen. Dadurch wird nicht nur der Entstehung von Krankheiten vorgebeugt, sondern auch die Gesundheit erhalten bzw. gefördert.

Eine *ausgewogene, gesunde Nahrung* sollte in etwa zu 15% aus Eiweiß, zu 30 - 35 % aus Fett und zu 50 - 55 % aus Kohlenhydraten bestehen. Gleichzeitig müssen Mineralstoffe, Spurenelemente, Faserstoffe, Fermente (Enzyme) und Aromastoffe in der täglichen Nahrung enthalten sein.

Dies wird gewährleistet, indem man die Lebensmittel möglichst in ihrem natürlichen Zustand, also so, wie die Natur sie liefert, beläßt. Es ist wichtig, das *Lebensmittel als Ganzes* zuzuführen, denn nur dann ist es vollwertig. Durch die mechanische, thermische und chemische Bearbeitung verliert das Nahrungsmittel zunehmend an Wertigkeit. Einzelne Stoffe sind z.B. nur noch als Energiespender, nicht mehr als Vitamin-, Mineralstoff- oder Spurenelementträger nutzbar (z.B. Industriezucker). Die Zerstörung des Lebensmittels als Ganzheit und die einseitige Ernährung mit Nahrungsmitteln, die überwiegend auf eine Kalorienträgerfunktion reduziert wurden, können langfristig die Entwicklung von sogenannten *Zivilisationskrankheiten* fördern. Beispiele für solche Zivilisationskrankheiten sind der Gebißzerfall einschließlich Karies und Parodontose, Fettsucht, Zuckerkrankheit, Stuhlverstopfung, Darmerkrankungen, Gefäßerkrankungen (Arteriosklerose, Herzinfarkt, Schlaganfall) oder die mangelhafte Infektabwehr. Also ist die vollwertigste, gesündeste Kost die *Rohkost*. Sie sollte etwa 1/3 der Gesamtnahrung ausmachen und einmal täglich durch einen Frischkornbrei ergänzt werden.

Der Frischkornbrei wird - wie schon der Name vermuten läßt - immer frisch zubereitet: Pro Person werden 3 Eßlöffel Roggen und Weizen oder nur Weizen durch eine Mühle grob geschrotet und mit kaltem Wasser zu einem Brei verrührt. Der Brei muß 5 bis 12 Stunden quellen. Vor dem Genuß wird ein halber Apfel zur Lockerung des Breies eingerieben und je nach Geschmack werden Früchte der Saison beigefügt. Weiter gehört 1 Eßlöffel Sahne in den Frischkornbrei. Der Geschmack kann durch Zitronensaft, Honig, geriebene Nüsse oder Trockenfrüchte verändert werden. Alternativ kann der Frischkornbrei auch nur mit Joghurt oder Milch zubereitet werden. Er liefert alle lebensnotwendigen Stoffe.

Rohes Obst oder als Salate zubereitete Gemüse sollten vor dem Hauptgang gegessen werden, da sie die Produktion von Verdauungssäften anregen.

Weiter gehört zu einer *vollwertigen Ernährung* der Verzehr von **Vollkornprodukten** bei gleichzeitiger Meidung von Auszugsmehlprodukten. Vollgetreide ist ein hochwertiger Eiweißspender und Vitaminträger. Der Getreidekeim ist unser Hauptlieferant für Vitamin B_1, welches für den Kohlenhydratstoffwechsel unentbehrlich ist. Der Vitamin B_1-Bedarf steigt proportional zum Kohlenhydratanteil der Nahrung. Im Auszugsmehl wurden jedoch die Randschichten und der Keim, die Vitamin B_1-Träger sind, entfernt. Auszugsmehlprodukte (Weißbrot, herkömmliche Backwaren und Kuchen) zehren also Vitamin B_1, Vollkornprodukte liefern es. Der Keim wird entfernt, da er als Fettträger nur begrenzt haltbar ist.

Der Getreidekeim enthält neben Vitamin B_1 wichtige *Vitalstoffe*. Dazu zählen die Vitamine, die Spurenelemente, Enzyme (Fermente), ungesättigte Fettsäuren, Aroma- und Faserstoffe. Für ihre Wirksamkeit ist es wichtig, daß ihr natürliches Verhältnis bestehen bleibt. Die Entfernung eines einzelnen Stoffes vermindert also auch die Wirkung der anderen.

Für Lebensmittel, die vor dem Genuß durch *Erhitzung* zubereitet werden, empfiehlt sich eine kurze Erhitzung mit hohen Temperaturen. Je länger die Lebensmittel erhitzt werden, um so größer ist der Verlust an Fermenten, Aroma- und Duftstoffen sowie an Vitaminen. Gemüse sollten bißfest bleiben.

Bei der Zubereitung sind *naturbelassene Fette*, z.B. die kaltgepreßten Öle, zu bevorzugen. Sie haben einen hohen Anteil an ungesättigten Fettsäuren und garantieren den Gehalt fettlöslicher Vitamine.

Zum *Würzen* sind Küchenkräuter geeignet; bei der Rohkost und den nur kurz erhitzten Speisen ist ohnehin viel von dem natürlichen Aroma erhalten geblieben.

Insgesamt sollten möglichst wenig *Fabriknahrungsmittel* verzehrt werden, da hier das Zusammenwirken und Einander-Ergänzen der Vitalstoffe gestört oder unmöglich ist. Häufig handelt es sich um biologisch minderwertige Nahrungsmittel, die technisch vielfältig verändert wurden.

Der Genuß von *Fabrikzucker*, der überwiegend in herkömmlichen Backwaren, gesüßten Speisen und Süßigkeiten enthalten ist, sollte gering gehalten werden. Dadurch wird der Entstehung von Karies und Parodontose entgegengewirkt und der Vitamin B_1-Bedarf gesenkt. Unverträglichkeiten, die bei dem gleichzeitigen Genuß von Zucker und Vollkornprodukten entstehen können, werden damit umgangen. Gleichzeitig entfallen Kalorienträger, die zu Übergewicht führen können.

Ist die Gesamtkost *biologisch vollwertig* (d.h. wie hier beschrieben zusammengesetzt), ist der Verzehr von Fleisch- und Wurstwaren unnötig, wenn auch in kleineren Mengen durchaus unbedenklich. Blattgemüse liefert die essentiellen Aminosäuren; die Sojapflanze

ist ein hochwertiger Eiweißträger. Das mit der Rohkost aufgenommene Eiweiß erreicht den Menschen in seiner natürlichen Form, wogegen tierisches Eiweiß beim Erhitzen denaturiert wird.
Milchprodukte, Käse und Eier sollten nicht übermäßig konsumiert werden, da tierisches Eiweiß Unverträglichkeiten und Allergien hervorrufen kann. Wer ganz auf tierisches Eiweiß verzichtet, muß sich über die pflanzlichen Eiweißträger sorgfältig informieren und seine Kost entsprechend zusammenstellen.
Die *Nahrungsaufnahme* sollte auf 5 - 7 kleinere Mahlzeiten verteilt werden. So wird der Blutzuckerspiegel konstant gehalten und die Verdauungsorgane werden nicht unnötig belastet. Die hierdurch bedingte gleichzeitige Entlastung des Herzens ist insbesondere bei Herz- / Kreislauferkrankungen begrüßenswert.
Wesentlicher Bestandteil einer gesunden Ernährung ist die *ausreichende Flüssigkeitszufuhr* zur Aufrechterhaltung eines ausgeglichenen Wasserhaushaltes des Körpers. Die täglich aufgenommene Flüssigkeitsmenge sollte ca. 2.500 ml betragen. Davon werden bis zu ca. 1.000 ml mit der festen Nahrung (Obst, Gemüse) zugeführt. Als Getränke sind Früchte- und Kräutertees sowie Mineralwasser zu bevorzugen. Schwarzer Tee, Kaffee und alkoholische Getränke sind Genußmittel, die unser vegetatives Nervensystem beeinflussen und substanzabhängig machen können. Deshalb sollte ihr Genuß auf geringe Mengen begrenzt werden. Obstsäfte und Milch sind wegen ihres hohen Gehaltes an Nährstoffen Teilnahrungsmittel und nur begrenzt in der Lage, im Wasserhaushalt die Funktion "echter Flüssigkeiten" zu übernehmen. Gleichzeitig sind sie als Durstlöscher nur bedingt tauglich.

Die im folgenden beschriebenen Nahrungsbestandteile sind als Wirkstoffeinheiten in der vitalstoffreichen Vollwertkost enthalten.

2.3.2 Eiweiße (= *Proteine*)
- Chemische Bestandteile sind Kohlenstoff (70%), Wasserstoff (7%), Sauerstoff (20%), Stickstoff (16%) sowie geringe Mengen Schwefel;
- Abbauprodukte sind CO_2, H_2O, Harnstoff, Ammoniumsalze, Kreatinin;
- bestehen aus 20 Aminosäuren, davon sind 8 für den Körper unentbehrlich und müssen mit der Nahrung zugeführt werden (Valin, Leucin, Isoleucin, Lysin, Methionin, Threonin, Phenylalanin, Tryptophan);
- einfachste Bausteine sind die essentiellen Aminosäuren, welche die biologische Wertigkeit* der Nahrung bestimmen;
- werden im Magen und im Darm denaturiert;
- wirken in den Enzymen als Katalysator für alle Stoffwechselvorgänge;
- haben als Bestandteile der Grundsubstanz von Knorpel, Knochen und Haut Stütz- und Schutzfunktion;
- halten den kolloidosmotischen Druck aufrecht;
- haben als Bestandteile von Abwehrstoffen Antikörperfunktion;
- regulieren als Hormone (z.B. Insulin, Thyroxin) bestimmte Vorgänge im Organismus;
- dienen als Energiequelle (1 g Eiweiß liefert 17,2 kJ);
- werden insbesondere mit folgenden Lebensmitteln aufgenommen: Kartoffel, Vollkorngetreide, Spinat, Soja, Ei, Milch, Käse, Fisch, Muskelfleisch, Erdnuß.

Der Eiweißbedarf ist altersabhängig, täglich werden ca.
20 - 45 g im 1. - 12. Lebensjahr,
50 - 60 g im 13.- 18. Lebensjahr und
45 - 55 g im Erwachsenenalter benötigt;
in der Schwangerschaft ist der Tagesbedarf um 30g und in der Stillzeit um 20 g erhöht.

2.3.3 Kohlenhydrate (= *Saccharide*)
- Chemische Bestandteile sind Kohlen-, Wasser-, Sauerstoff;
- Abbauprodukte sind CO_2 und H_2O;
- stammen größtenteils aus pflanzlichen Nahrungsmitteln in Form von Monosacchariden (Glukose, Fruktose, Galaktose) oder Disacchariden (Rohr- und Rübenzucker, Milch- und Malzzucker) oder Polysacchariden (Stärke, Zellulose);
- werden im menschlichen Organismus in Form von Glykogen in der Leber und in den Muskeln gespeichert;
- können im intermediären* Stoffwechsel aus bestimmten Aminosäuren gebildet werden; trotzdem muß die Nahrung mindestens 10% Kohlenhydrate enthalten, da es sonst zu Stoffwechselstörungen kommt ("die Fette brennen im Feuer der Kohlenhydrate");
- sind beteiligt an der Bildung der Stützsubstanzen Knochen, Knorpel und Bindegewebe;
- bestehen in der pflanzlichen Nahrung zum Teil aus Zellulose, die anregend auf die Darmperistaltik wirkt; dies wird unterschiedlich begründet:
  a) Zellulose quillt im Darm auf und übt durch den gesteigerten Füllungszustand einen mechanischen Reiz auf die Darmperistaltik aus [*Ballaststoff*];
  b) für die Peristaltik und Passagezeit im Verdauungskanal sind die vielseitigen Vitalstoffe der Vollgetreide, des Obstes und Gemüses verantwortlich, denn sie regen die in der Darmwand befindlichen Nervenzellen zur physiologischen Tätigkeit an; weil die Faserstoffe zu den lebenswichtigen Vitalstoffen gehören und mit ihnen wirken, werden sie nicht als "*Ballaststoffe*" bezeichnet;
- dienen als Hauptenergielieferant, 1g Kohlenhydrate liefert 17,2 kJ;
- werden namentlich von folgenden Lebensmitteln geliefert: Vollkornerzeugnisse, Gemüse, Früchte, Muskelfleisch.

Der tägliche Kohlenhydratbedarf wird beeinflußt vom Alter und vom Körpergewicht.
Säuglinge benötigen 13g KH/kg Körpergewicht,
Erwachsene 5-7g KH/kg Körpergewicht und
ältere Menschen 4,5g KH/kg Körpergewicht.

Darüber hinaus zugeführte Kohlenhydrate werden zu Fett umgewandelt und abgelagert; so entstehen die Fettpolster und das Übergewicht.

Nicht als Hauptkohlenhydratlieferanten zu empfehlen sind Nahrungsmittel ohne oder mit geringem Gehalt an Vitalstoffen wie Auszugsmehlprodukte und zuckerangereicherte Süßigkeiten.

2.3.4 Fette (= *Lipide*)

- Chemische Bestandteile sind Kohlen-, Wasser-, Sauerstoff;
- Abbauprodukte sind CO_2 und H_2O;
- bezeichnet man auch als Neutralfette, da sie als Fettsäureester des dreiwertigen Alkohols Glyzerin chemisch neutral reagieren;
- enthalten gesättigte (z.B. Palmitin- und Stearinsäure), ungesättigte (z.B. Ölsäuren) und mehrfach ungesättigte Fettsäuren (z. B. Linolen-, Linol-, Arachidonsäure);
- schließen fettähnliche Stoffe, die Lipoide ein, die neben Fettsäuren und Alkohol weitere Substanzen (z.B. Phosphatide, Steroide, Carotinoide) enthalten;
- müssen in Form mehrfach ungesättigter Fettsäuren mit der Nahrung zugeführt werden, da sie der menschliche Organismus nicht selbst synthetisieren kann (*essentielle Fettsäuren*); sie senken den Cholesterinspiegel im Blut;
- dienen als Träger von Mineralien, Farbstoffen und den fettlöslichen Vitaminen (A,D,E,K), deren Resorption im Darm sie gleichzeitig fördern;
- wirken als subkutanes Fettgewebe wie eine Isolierschicht und tragen zur Wärmeregulation bei;
- schützen als Polster die inneren Organe (Fettkapsel);
- verbessern den Geschmack von Speisen, indem sie die Entfaltung der Aroma- und Geschmacksstoffe fördern;
- fungieren als Energielieferant (1g Fett liefert 39 kJ) und gespeichert als Energiereserve;
- werden insbesondere in folgenden Lebensmitteln geliefert: Mais, Soja, Oliven, Nüssen (und aus ihnen hergestellten, hochwertigen kaltgepreßten Ölen, die reich an essentiellen Fettsäuren sind) sowie in Butter, Sahne, Käse und Wurstwaren.

Der tägliche Fettbedarf wird beeinflußt vom Alter und vom Körpergewicht.

Säuglinge benötigen 6g Fett / kg Körpergewicht,
Erwachsene 1g Fett / kg Körpergewicht und
ältere Menschen 0,8g Fett / kg Körpergewicht.

2.3.5 Mineralstoffe und Spurenelemente

- Werden von unserem Organismus weder verbraucht noch produziert, unterliegen aber trotzdem ständigen Stoffwechselvorgängen; wir scheiden täglich 15-25g Mineralstoffe aus, die mit der Nahrung ersetzt werden müssen;
- sind Bestandteile der Knochen und der Zahnsubstanz und verleihen ihnen Festigkeit (Kalzium, Phosphat, Magnesium);
- beeinflussen in gelöster Form als Elektrolyte die lebenswichtigen physikalischen und chemischen Eigenschaften der Körperflüssigkeiten (z.B. Puffereigenschaft, osmotischer Druck);
- sind wesentliche Bestandteile biologisch wirksamer Stoffe, z.B. ist Eisen Bestandteil des Hämoglobins, Jod zum Aufbau von Thyroxin notwendig, Magnesium Bestandteil von Enzymen; Chlor ist Bestandteil der Magensäure;
- werden hauptsächlich geliefert durch Milch und Milchprodukte, Gemüse, Obst und Fleisch.

Zu den Mineralstoffen zählen Natrium, Kalzium, Kalium, Magnesium, Chlorid, Phosphat, Eisen; zu den Spurenelementen gehören Kupfer, Zink, Mangan, Jod, Kobalt.

2.3.6 Wasser (H_2O)

- Ist in Verbindung mit den Mineralstoffen Baustoff aller Zellen;
- dient als Lösungsmittel für Nähr- und Wirkstoffe;
- ist Transportmittel für die Nähr- und Wirkstoffe auf ihrem Weg zu den Zellen und für die Stoffwechselprodukte von den Zellen weg zu den Ausscheidungsorganen.

Der Mensch besteht zu ca. 50 - 60% aus H_2O.

2.3.7 Aromastoffe (*Geschmacksstoffe*)

- Sind als spezifische Stoffe in Lebensmitteln enthalten;
- sind hitzeempfindlich, deshalb geht beim Kochen viel Geschmack verloren;
- werden größtenteils mit dem Riechepithel der Nase wahrgenommen; die Zunge vermittelt lediglich die Geschmacksrichtungen süß, sauer, salzig und bitter;
- sind wichtig, um den Appetit anzuregen und um die Speisen überhaupt schmackhaft zu machen;
- werden mit den natürlichen, unveränderten Lebensmitteln geliefert;
- werden in Form besonders duft- und aromastoffhaltiger Pflanzen als Gewürze bezeichnet (z.B. Kräuter);

Kochsalz ist kein Gewürz, obwohl es häufig als Ersatz für Aromastoffe eingesetzt wird.

2.3.8 Vitamine

(*vita = Leben; amine = stickstoffhaltige Verbindungen*)

- Sind essentielle Bestandteile der Nahrung; bei zu geringer Zufuhr oder mangelhafter Resorption im Darm kommt es zu krankhaften Veränderungen des Organismus;
- kommen als Bestandteil von Coenzymen vor und katalysieren den intermediären* Stoffwechsel; dies bezieht sich auf die Vitamine B_1, B_2-Komplex, B_6, B_{12}, H (= Biotin) und K;

2. Essen und Trinken

- wasserlösliche Vitamine (B_1, B_2-Komplex, B_6, B_{12}, C, H) sind in wässrigen Lebensmitteln, also vorwiegend in Obst und in rohem Gemüse enthalten;
- fettlösliche Vitamine (A, D, E, K) sind in fetthaltigen Lebensmitteln wie Ölfrüchten, Nüssen, naturbelassenen Ölen, Getreidekeimen, Butter, Lebertran, Sahne und naturbelassener Milch enthalten;
- sind empfindlich gegen Hitze und chemische Stoffe, z.T. auch gegen Licht- und Sauerstoffeinwirkung;
- weisen in verschiedenem Milieu unterschiedliche Beständigkeit auf; deshalb kann möglicherweise durch eine Veränderung des Verhältnisses der Vitamine untereinander infolge mechanischer Einwirkung, Erhitzung und Konservierung langfristig die Entstehung ernährungsbedingter Zivilisationskrankheiten begünstigt werden;

Sog. **Antivitamine** oder **Vitamin-Antagonisten** sind chemische Verbindungen, die in der Lage sind, einige Vitamine von ihrem Wirkort in der Zelle zu verdrängen; es sind dies Medikamente wie Sulfonamide*, Antibiotika*, Zytostatika*, Dicumerol*.

Vitamin A
Vorkommen: Butter, Eigelb, Leber, Lebertran; als Provitamin Carotin in Möhren, grünem Gemüse und Eigelb.
Eigenschaften: fördert Körperwachstum, Eiweißsynthese, Zellstoffwechsel der Haut; Bestandteil des Sehpurpurs; bei übermäßiger Zufuhr Gefahr der Hypervitaminose.

Vitamin B_1
Vorkommen: Hefe, Vollkorngetreide, Leber, Schweinefleisch, Kartoffeln, Nüsse.
Eigenschaften: unentbehrlich für den Kohlenhydratstoffwechsel; beeinflußt Wasserhaushalt, Fettresorption, Eiweißstoffwechsel, Nerven- und Schilddrüsenfunktion.

Vitamin B_2 - Komplex
Zusammensetzung: Riboflavin, Niacin, Folsäure, Pantothensäure.
Vorkommen: Hefe, Vollkorngetreide, Leber, Fleisch, Fisch, Eigelb, Milch, Pilze, dunkle Gemüse.
Eigenschaften: als Bestandteil verschiedener Coenzyme wichtig für die Stoffwechselvorgänge; beteiligt am Sehvorgang und an der Hämoglobinbildung.

Vitamin B_6
Vorkommen: Hefe, Schweinefleisch, Vollkorngetreide, Gemüse und Milch.
Eigenschaften: als Bestandteil eines Coenzyms notwendig für den Aminosäurestoffwechsel; Bestandteil verschiedener Enzyme; fördert das Wachstum.

Vitamin B_{12}
Vorkommen: Innereien, Fisch, Eier, Milch.
Eigenschaften: ist notwendig zum Aufbau von Erythrozyten (= *extrinsic factor*), beeinflußt den Eiweißstoffwechsel.

Vitamin C (= *Ascorbinsäure*)
Vorkommen: Gemüse (insbesondere Kartoffeln, Paprika), Hagebutten, Beerenobst, Südfrüchte, Leber.
Eigenschaften: verhindert die Zersetzung anderer Vitamine; fördert die Blutbildung und Widerstandskraft; wirkt mit beim Aufbau der Bindegewebssubstanz und am intermediären Stoffwechsel.

Vitamin D
Vorkommen: Leber, Lebertran, Eigelb, Butter, Pilze; als Provitamin Ergosterin in Hefe und Milch, Pilzen (Ergosterin wird durch UV-Bestrahlung in der Haut zu Vitamin D umgewandelt).
Eigenschaften: fördert die Kalziumresorption aus dem Darm, steuert den Kalzium- und Phosphatstoffwechsel sowie die Kalkeinlagerung in den Knochen (Verknöcherung des Skeletts); bei übermäßiger Zufuhr Gefahr der Hypervitaminose*.

Vitamin E (= *Tokopherole*)
Vorkommen: pflanzliche Öle, Eigelb, Margarine, Milch.
Eigenschaften: sind noch weitgehend ungeklärt; in Tierversuchen wurde Wirkung auf Fruchtbarkeit, Blutbild, Muskulatur und Gehirn festgestellt.

Vitamin H (= *Biotin*)
Vorkommen: Leber, Hefe, Soja, Blumenkohl.
Eigenschaften: wird in ausreichender Menge von den Darmbakterien hergestellt; wirkt als Coenzym von CO_2-übertragenden Enzymen.

Vitamin K
Vorkommen: alle grünen Pflanzen, Hülsenfrüchte, Leber.
Eigenschaften: wird (ebenso wie Vitamin H) in ausreichender Menge in der Darmflora gebildet; ist notwendig für die Herstellung einiger Blutgerinnungsfaktoren in der Leber; wird erforderlichenfalls als Antagonist gegen Cumarinpräparate* (z.B. Marcumar®) eingesetzt.

2.4 Beobachtung des Ernährungszustandes

Der Ernährungszustand ist nur quantitativ erfaßbar. Die Versorgung z.B. mit Vitaminen ist nur bei eindeutigen Mangelerscheinungen nachvollziehbar; auch die qualitative Versorgung mit anderen Wirkstoffen läßt sich kaum erfassen. Meßbar bleibt das Körpergewicht. Auch der Spannungszustand der Haut und die Beobachtung des Aussehens liefern Informationen über den Ernährungszustand *(vgl. "Beobachtung der Haut")*.

2.4.1 Normaler Ernährungszustand
Der normale Ernährungszustand wird - sofern keine sichtbaren Mangelerscheinungen vorliegen - über das Gewicht bestimmt. Das Körpergewicht ist abhängig

von der Größe, dem Alter, der Ernährung und der Wirkung von Hormonen.

Beachte: Maßstab sind nicht (meist frauenbezogene) Schönheitsideale, die ohnehin kultur- und epochenabhängig differieren. Während das Schönheitsideal teilweise dickleibige Frauen forderte (vgl. z.B. die Malerei Rubens im 17. Jahrhundert), standen zu anderen Zeiten geradezu magere Figuren im Vordergrund (vgl. in den 60-er Jahren dieses Jahrhunderts "Twiggy").

Für den Ernährungszustand gelten die Faustformeln:
- *Normalgewicht*: Körpergröße in cm minus 100 als Körpergewicht in kg (Beispiel: Körpergröße 180 cm, Normalgewicht 80 kg);
- *Idealgewicht*: Körpergröße in cm minus 100 minus 10 % bei Männern, minus 15% bei Frauen als Körpergewicht in kg (Beispiel: Körpergröße 180 cm, Idealgewicht Mann: 72 kg; Frau: 68 kg).

Während der Wachstumsperiode gelten besondere Werte, die Spezialtabellen zu entnehmen sind.

2.4.2 Reduzierter Ernährungszustand

Auf den reduzierten Ernährungszustand weist das *Fehlen* oder geringe Vorkommen *von subkutanen* Fettpolstern* hin.

Die Haut wirkt insgesamt schlaff, die Wangen sind eingefallen; Rippenbögen und Beckenknochen sind deutlich sichtbar. Die Leistungsfähigkeit des Betroffenen ist insgesamt herabgesetzt, er ermüdet schnell und fühlt sich abgeschlagen. Objektiv meßbar ist ein deutlich geringeres Gewicht als das Idealgewicht.

Beim reduzierten Ernährungszustand kommt es zur Aufzehrung subkutaner Fettpolster und zur Entstehung der oben genannten Krankheitsmerkmale. Man spricht von der Auszehrung oder dem Kräfteverfall (= *Kachexie*). Zur Auszehrung kann es insbesondere kommen bei schweren Erkrankungen des Verdauungstraktes, bei Infektionskrankheiten, Erkrankungen an den Drüsen mit innerer Sekretion (z.B. Schilddrüse, Bauchspeicheldrüse) und bei den sogenannten konsumierenden Krankheiten, wie z.B. Tuberkulose oder bösartigen Tumorkrankheiten. Auch kann die Hungersnot Ursache der Kachexie sein.

Meist fehlt es den kachektischen Menschen an Appetit, so daß sie größere Mengen oder bestimmte Speisen auf ihrem Teller zurücklassen. Mangelhafte Kalorienzufuhr und erhöhter Kalorienbedarf treffen oft zusammen.

Eine Sonderstellung bei der Gewichtsabnahme nimmt die **Magersucht** (= *Anorexia nervosa*) ein. Es handelt sich um eine psychogene Eßstörung, die u.a. mit übersteigerter Angst vor Übergewicht und gestörtem Bezug zur Nahrungsaufnahme einhergeht. Die Patienten - überwiegend Frauen - magern hochgradig ab, in 10% der Fälle führt die Erkrankung sogar zum Tod. Die Magersucht kann, ebenso wie extremes Übergewicht (= *Adipositas*), in eine andere psychogene Eßstörung - die Eß- Brechsucht (= *Bulimia nervosa*) - übergehen.

Die Kranken führen sich wiederholt extreme Kalorienmengen zu, anschließend versuchen sie durch Erbrechen oder Abführmittelmißbrauch ein Zunehmen an Körpergewicht zu vermeiden (*vgl. "Sexualität und seelische Störungen", Seite 360*).

2.4.3 Übergewicht

Übergewicht ist gekennzeichnet durch eine *übermäßige Zunahme des Fettgehaltes* des Körpers. Liegt das Körpergewicht 20 - 30% über dem Normalgewicht, spricht man von Fettsucht (= *Adipositas*). Sie ist ein Symptom einer gestörten Energiebilanz. In den meisten Fällen liegt die Ursache in einer Fehl- und/oder Überernährung. Gleichzeitig ist der Kalorienbedarf meist sehr niedrig, da die Betroffenen sich wenig Bewegung verschaffen (sitzende Berufstätigkeit, keine sportliche Betätigung). In einem zusätzlichen Kilogramm Körpergewicht sind ca. 6.000 kcal gespeichert. Übergewicht belastet Herz und Kreislauf, den Bewegungsapparat und führt zu übermäßigem Schwitzen. Es kann zu rascher Ermüdbarkeit, Gelenkschmerzen und extremen Hautfalten führen. Im Laufe der Jahre entwickeln sich häufig Bluthochdruck, Herzinsuffizienz und Stoffwechselkomplikationen wie Gallensteine, Gicht und Diabetes mellitus. Übergewichtige leiden häufig unter den kosmetischen Auswirkungen der Fettanhäufung.

Das *falsche Eßverhalten* ist oft schon in der Kindheit erlernt worden und wie alle menschlichen Gewohnheiten schwer zu verändern. Oft liegen seelische Probleme zugrunde (z.B. ein unbefriedigtes Liebesbedürfnis), welches unbewußt kompensiert werden soll ("*Kummerspeck*").

In wenigen Fällen ist die Fettsucht organisch bedingt. Dann liegen meist hormonelle oder stoffwechselbedingte Störungen vor. Beispiele dafür sind Funktionsstörungen der Hirnanhangsdrüse (= *Hypophyse*), der Eierstöcke (= *Ovarien*), der Nebennierenrinde oder der Schilddrüse. Auch die Einnahme bestimmter Medikamente kann zu Übergewicht führen.

2.4.4 Exsikkose / Dehydratation

Das gesamte Körperwasser des Erwachsenen macht durchschnittlich 50 - 60 % des Körpergewichts aus. Die Begriffe Exsikkose und Dehydratation stehen für: *Abnahme des Gesamtkörperwassers* infolge unzureichenden Ersatzes ausgeschiedener Flüssigkeitsmengen. Typischerweise wird die *Haut trocken, schlaff* und *faltig*. Hebt man zur Prüfung des Hautturgors die Haut auf dem Handrücken mit zwei Fingern an, so bleibt sie nach dem Loslassen in Falten liegen. Weitere Zeichen sind trockene Schleimhäute (Mund, Zunge), eine *verringerte Urinausscheidung* und meist ein starkes *Durstgefühl*.

Die *Flüssigkeitsverluste* können z.B. durch Fieber, anhaltendes Erbrechen und Durchfall, hohe Blutverluste oder Stoffwechselentgleisungen bedingt sein. Auch die Einnahme von Medikamenten, die eine Ausschwemmung von Ödemen bewirken sollen (= Diuretikagabe* zwecks forcierter Diurese), kann zur Austrocknung führen.

Die Abnahme des Körperwassers kann sogar durch eine *extrem geringe Flüssigkeitsaufnahme* bei physiologischen Flüssigkeitsabgaben bedingt sein. Dies ist nicht selten bei *alten Menschen* der Fall. Sie haben oft ein verringertes Durstgefühl und/oder vergessen zu trinken. Häufig sind alte und immobile Menschen gar nicht in der Lage, das z.B. auf dem Nachttisch stehende Trinkgefäß zu ergreifen und zum Mund zu führen. Auch Schluckstörungen und die Angst, sich zu verschlucken, können zum Unterlassen des Trinkens führen. Nicht selten sind es Sprach- oder Bewußtseinsstörungen, die den Patienten an der Artikulation seines Durstgefühles hindern. Manchmal - z.B. nach Schlaganfällen - treten mehrere dieser Faktoren gleichzeitig auf.

Die mangelhafte Flüssigkeitsaufnahme über einen längeren Zeitraum kann durch den damit verbundenen Anstieg der harnpflichtigen Substanzen im Blut zur *Eintrübung des Bewußtseins* führen.

Exsikkose und Dehydratation sind meist durch ausreichende Flüssigkeitszufuhr - entsprechend der Verluste - vermeidbar.

2.5 Beobachtung des Ernährungsverhaltens

Das Ernährungsverhalten kann Informationen über das momentane seelische und körperliche Befinden geben. Ebenso spiegelt sich die individuelle Einstellung zum Essen und Trinken wieder.

Beobachtet werden:
- Häufigkeit, Umfang und Zusammenstellung der Mahlzeiten;
- Art der Nahrungsaufnahme (Gebrauch von Eßhilfen; Tischsitten);
- das steuernde, lust- oder unlustbetonte Verhalten (Appetit [-losigkeit], [Heiß-] Hunger, Widerwillen, Erbrechen).

Bei besonderer Problematik, die z.B. bei Magersucht vorliegen kann, ist ggf. auch daran zu denken, daß im Nachttisch Speisen versteckt werden können.

2.5.1 Art der Nahrungsaufnahme

Hier sind die *kulturellen Unterschiede* auffällig. Als Eßhilfen können z.B. die Finger, Stäbchen oder Besteck dienen. Die Tischsitten sind ebenfalls kulturell, aber auch erzieherisch geprägt. Große Unterschiede in diesem Bereich können gemeinsam Speisenden durchaus den Appetit verderben; dies kann überall vorkommen, wo erzwungene Tischgemeinschaften bestehen (z.B. Krankenhaus, Altenheim). Die *Einstellung zum Essen* kann sich im Tempo der Nahrungsaufnahme zeigen. Der ruhig und genüßlich Speisende zeigt eine positive Einstellung zum Essen. Ein hastiges Verschlingen der Speisen kann ganz unterschiedliche Ursachen haben, wie z.B. eine allgemeine Unruhe, Gehetztheit oder die (unbewußte) Furcht, andernfalls nicht ausreichend Nahrung zu erhalten.

Sowohl geistige als auch körperliche *Behinderungen* können die Art der Nahrungsaufnahme in unterschiedlicher Ausprägung beeinflussen.

2.5.2 Appetit

Der Begriff Appetit meint die *Eßlust*. Es handelt sich um eine lustbetonte und stimmungsabhängige Empfindung, die häufig auch Zeichen des Wohlbefindens ist. Oft konzentriert er sich auf bestimmte Speisen. Appetit kann durch schmackhaft zubereitete, gut duftende und gefällig servierte Speisen angeregt oder gesteigert werden.

Störungen des Appetits können körperlicher oder seelischer Natur sein. Zur Essensunlust als Begleitsymptom kommt es z.B. bei schweren Erkrankungen, insbesondere des Magen-Darmtraktes, bei Fieber und starken Schmerzen sowie bei seelischem Kummer oder andauernden Konfliktsituationen.

Eine *Abneigung* gegen bestimmte Speisen kann aus negativen Erfahrungen in der Kindheit rühren. Tritt sie jedoch plötzlich im Erwachsenenalter auf, ist sie oft ein Hinweis auf Krankheit. So besteht z.B. bei Erkrankungen der Leber und der Gallenblase häufig eine Abneigung gegen Nahrungsfette; Patienten, die an Magenkrebs leiden, entwickeln meist einen Widerwillen gegen Fleisch.

Eine *physiologische Appetitsteigerung* findet sich in Phasen der Genesung (Rekonvaleszens), des Wachstums (Adoleszens) oder nach körperlicher Anstrengung. Hormonelle Umstellungen (Schwangerschaft) und Krisensituationen können *Appetit auf bestimmte Speisen* auslösen.

Übermäßig *gesteigerter Appetit* kann zum Fehlverhalten führen, welches letztendlich die Gefahr einer Fettsucht begründet. Wie oben erörtert handelt es sich häufig um sog. "Kummerspeck".

2.5.3 Hunger

Hunger ist das physiologische Verlangen nach Nahrung; wahrscheinlich wird er durch ein Absinken des Glukosegehaltes im Blut ausgelöst. Bei Nahrungsaufnahme verschwindet der Hunger nach kurzer Zeit.

Langandauerndes Hungern führt zu Mangelerscheinungen vor allem im Bereich der Eiweiß- und Vitaminversorgung; Stoffwechselstörungen können den Organismus zusätzlich belasten.

Kurzfristiges Hungern um des Fastens willen erfolgt vorwiegend aus religiösen, gesundheitlichen oder kosmetischen Gründen und wirkt entlastend auf den gesamten Organismus.

Langfristiges Fasten (Nulldiät) hingegen darf nur unter ärztlicher Kontrolle oder klinischer Überwachung durchgeführt werden. Eine der wenigen Indikationen für eine Nulldiät ist der Abbau von massivem Übergewicht oder die Entlastung von Verdauungsorganen bei deren akuter Erkrankung.

2.5.4 Heißhunger (= *Bulimie*)

Heißhunger ist ein Symptom für körperliche oder seelische Störungen. Er tritt beispielsweise bei Stoffwechselentgleisungen, wie sie beim Diabetes mellitus und bei der Schilddrüsenüberfunktion vorkommen, auf. Seelische Konflikte können sporadisch von Heißhunger begleitet werden. Manifestieren sich seelische Störungen in krankhaftem Verhalten, so kann es zu regelrechten "Freßattacken" kommen. Dies tritt bei der *Bulimia nervosa* (= Eß-Brechsucht) oder auch im Rahmen der Magersucht auf.

2.5.5 Nahrungsverweigerung

Die Nahrungsverweigerung kann sowohl harmloser als auch sehr ernster Natur sein. Sie kann als *Signal* des Trotzes oder des Leidens eingesetzt werden und tritt dann nur vorübergehend auf.

Weitere *demonstrative Zwecke* werden z.B. mit dem Hungerstreik verfolgt. Nicht selten stellt er eine öffentliche Protesthandlung dar und soll massiven Forderungen gesellschaftlicher oder politischer Art Nachdruck verleihen. Die Hungernden sind mitunter zum Hungertod bereit.

Auch *seelische Störungen* können zu kurzzeitiger oder langdauernder Verweigerung der Nahrung führen. Hierin kann sich eine Magersucht oder Lebensunlust äußern.

2.5.6 Durst

Durst signalisiert das körperliche *Bedürfnis nach Wasseraufnahme* (Trinkbedürfnis). Er wird ausgelöst durch Reizung bestimmter Rezeptoren im Zwischenhirn. Der Durst reguliert den Wasserhaushalt unseres Organismus; bei Flüssigkeitsverlusten wird er entsprechend gesteigert, so daß Flüssigkeitsdefizite vermieden werden. Auch individuelle Gewohnheiten beeinflussen das Trinkverhalten.

Störungen des Durstgefühles treten im Zusammenhang mit Bewußtseinsstörungen auf.

Im Alter läßt sich häufig ein verringertes Durstgefühl beobachten, das wahrscheinlich durch eine altersbedingte Funktionsminderung der Rezeptoren und des Gehirns zu erklären ist.

Die Zufuhr von *Kochsalz* bindet Wasser im Gewebe und führt dadurch zu einem Flüssigkeitsdefizit in den Blutbahnen; bis dieses Defizit kompensiert ist, tritt vermehrtes Durstgefühl auf.

2.5.7 Eß- und Trinkgewohnheiten

Um sich auf die Eß- und Trinkgewohnheiten des Patienten/Bewohners einstellen zu können bzw. um korrigierende oder unterstützende Maßnahmen anbieten zu können, ist es notwendig, die bisherigen Gewohnheiten im Bereich des Essens und Trinkens genau zu beobachten oder zu erfragen. Einschränkungen jeder Art müssen deshalb detailliert beschrieben werden.

Folgende Gesichtspunkte können bei der Einschätzung der ATL "Essen und Trinken" als Richtlinie dienen:
- Anzahl und Umfang der Mahlzeiten;
- Kostform (Normal-, Voll-, Schonkost; Konsistenz: feste, breiige, flüssige Speisen);
- alternative Kostformen: Vollwertkost, vegetarische Kost;
- Diät (Art der Diät, ursächliche Erkrankung, Wirkung auf den Patienten, Einstellung und Konsequenz des Patienten);
- religiös und ethisch bedingte Einschränkungen;
- Lieblingsspeisen und Gewohnheiten zur Appetitanregung;
- Ablehnung oder Bevorzugung bestimmter Speisen und Getränke;
- Fehlverhalten (hinsichtlich der Eßmenge, Diätfehler, einseitige Kostzusammenstellung, Alkoholmißbrauch);
- Einschränkungen bei der Nahrungsaufnahme/ -verwertung (z.B. Erkrankungen am Verdauungsapparat, Behinderungen, Unverträglichkeiten);
- steuerndes Verhalten (Appetit, Hunger, Nahrungsverweigerung);
- kulturelle Eß- und Tischsitten;
- benötigte Eßhilfen (rutschfeste Unterlage, Einhänderbesteck, Teller mit erhöhtem Rand, Schnabeltasse, Strohhalm);
- Zustand des Gebisses und der Mundhöhle (Biß- und Kaufähigkeit);
- weitere Gewohnheiten (Händewaschen oder Zähneputzen vor/nach dem Essen);
- ggf. Kooperation des Patienten (vorhanden, nicht möglich, muß geweckt werden).

2.6 Störungen im Bereich der Nahrungsaufnahme

2.6.1 Krankheiten des Verdauungsapparates

Sie können über zahlreiche Auswirkungen das Essen und Trinken unattraktiv, beschwerlich oder unmöglich machen. So lösen sie z.T. Appetitlosigkeit, Widerwillen gegen (bestimmte) Speisen, Schmerzen, Sodbrennen, Übelkeit, Völlegefühl, Erbrechen, Durchfall, Unverträglichkeit und Verstopfung aus. Begleitend können Mundgeruch und Beläge an der Mundschleimhaut, Schluckauf, Blähungen und/oder Veränderungen des Stuhls auftreten.

2.6.2 Körperliche Behinderungen

Die Nahrungsaufnahme als solche kann durch folgende Behinderungen/Veränderungen beeinträchtigt werden:
- Verletzungen und Erkrankungen im Bereich der Mundhöhle und des Kiefers;
- Fehlen oder Lähmung der oberen Extremität(en);
- mangelhaftes Griffvermögen, z.B. bei Lähmungen, Deformitäten, Gipsverband;

- mangelhaftes Koordinationsvermögen, z.B. bei zerebralen Prozessen;
- Unfähigkeit, gezielte Handlungen auszuführen, z.B. bei Schüttellähmung;
- Beeinträchtigung des Sehvermögens.

2.6.3 Geistige Behinderungen

Die ATL "Essen und Trinken" setzt ein gewisses Maß an geistiger Aufnahme- und Verarbeitungsfähigkeit voraus. Ist diese stärker eingeschränkt, kann der Behinderte unter Umständen nicht in der Lage sein, sich Speisen und Getränke selbständig zuzuführen. Auch die selbständige Auswahl, Zusammenstellung und Zubereitung ist bei solchen Behinderungen oft ausgeschlossen.

Zustände geistiger Verwirrung können zu Nahrungsverweigerung führen.

2.6.4 Seelische Belastungen

Es ist bekannt, daß Streß "auf den Magen schlagen" und den Appetit verderben kann. Auch andere, zu Beginn dieses Kapitels erörterte Wechselwirkungen zwischen seelischem Befinden und dem Eß-/ Trinkverhalten sind für jedermann nachvollziehbar.

2.6.5 Erbrechen (= *Emesis, Vomitus*)

Der Vorgang des Erbrechens wird über das Brechzentrum im verlängerten Rückenmark (= *Medulla oblongata*) gesteuert. Als wichtiger *Schutzreflex* dient er der Eliminierung schädlicher Stoffe und wird durch verschiedenartige Reize, die sowohl physischer als auch psychischer Natur sein können, ausgelöst.

Das Erbrechen beginnt regelmäßig mit Übelkeit, starker Speichelproduktion und Würgen. Die Atmung wird verlangsamt; nach einer tiefen Einatmung wird reflektorisch der Kehldeckel geschlossen und der Mageninhalt durch starke Kontraktion von Bauchmuskulatur und Zwerchfell nach oben gepreßt.

Während des Brechvorgangs sind meist Würgen und Tränenfluß zu beobachten.

Das Erbrechen kann durch folgende Reize bzw. Erkrankungen ausgelöst werden:
- erhöhten Hirndruck (z.B. bei Hirntumor, Schädel-Hirntrauma);
- toxische Stoffe wie Bakteriengifte, Alkohol, Nahrungsmittelgifte, Überdosis von Medikamenten (z.B. Narkosemittel, Digitalispräparate und Zytostatika) oder Röntgenstrahlen;
- Reizungen der Rachen- oder Magenschleimhaut (z.B. durch Berührung oder durch Entzündung);
- Passagebehinderung (z.B. Stenosen im Mageneinoder -ausgangsbereich, Darmverschluß);
- Erkrankungen im gesamten Bereich der Verdauungsorgane;
- Stoffwechselentgleisungen (z.B. Leberkoma, Harnvergiftung);
- erhöhten Mageninnendruck (z.B. übermäßige Nahrungsaufnahme);
- Infektionskrankheiten (z.B. Keuchhusten, Salmonellose);
- hormonelle Veränderungen (z.B. in der Schwangerschaft);
- psychische Erregung (z.B. Ekel, Widerwillen; große Angst);
- starke Schmerzen.

Als *Regurgitation* bezeichnet man den Rückstrom von Speisebrei in den Mund, ohne daß gewürgt wird. Er kommt vor z.B. bei Insuffizienz des Mageneingangs oder Speiseröhrenverengung.

Die Art des Brechvorganges und die Beschaffenheit des Erbrochenen können auf die Ursache hinweisen. Es gelten die folgenden Beobachtungskriterien.

Menge:
- Erbrechen einer oder mehrerer Mahlzeiten;
- Menge füllt eine oder mehrere Nierenschalen.

Zeitpunkt und Häufigkeit:
- morgendliches Erbrechen (z.B. bei Alkoholgastritis, in den ersten Schwangerschaftswochen);
- nach jeder Nahrungsaufnahme (z.B. bei akuter Magenschleimhautentzündung);
- bei starker Aufregung;
- bei starken Schmerzen;
- unabhängig von Tageszeit und Nahrungsaufnahme (z.B. bei Erkrankungen des Gehirns und anderer Organe);
- gleichzeitig mit Durchfall (z.B. bei Magen-Darmerkrankungen).

Farbe, Geruch und Beimengungen:
- säuerlich riechende, angedaute Speisen (z.B. bei Passagebehinderungen im Bereich des Darms und Magenausgangs);
- unverdaute Speisen (z.B. bei Aussackungen der Speiseröhre oder bei Verengung am Mageneingang; nach Genuß verdorbener Speisen, nach übermäßigem Alkoholkonsum und nach zu hastigem Essen);
- Schleimbeimengungen (z.B. bei der Magenschleimhautentzündung);
- Bluterbrechen (*Hämatemesis*; Erbrechen von dunkel- bis schwarzrotem Blut bei Blutungen im Mageneingangs- und Speiseröhrenbereich);
- kaffeesatzähnliches Erbrechen (durch Kontakt mit der Salzsäure des Magens verändertes, braunschwarzes Blut; z.B. bei blutendem Magengeschwür oder verschlucktem Blut);
- Galle (gelb-grünliches, dünnflüssiges Sekret; bei nüchternem Magen oder bei langandauerndem Erbrechen mit leerem Magen);
- Koterbrechen (*Miserere*; bräunliche, nach Kot riechende und aussehende Masse, z.B. bei Darmverschluß).

Entsprechende Beobachtungen werden in den Krankenunterlagen dokumentiert und mündlich an den Arzt weitergegeben. Bei laufender Flüssigkeitsbilanzierung und bei anhaltendem Erbrechen wird nach Möglichkeit die Menge des Erbrochenen gemessen und dokumentiert.

2.6.6 Sodbrennen
Wie der Name besagt, handelt es sich um ein brennendes Gefühl in der Magengegend, das in die Speiseröhre aufsteigt.
Ursachen sind meist Muskelkrämpfe oder der Rückfluß (= *Reflux*) von saurem oder gallehaltigem Magen- oder Duodenalsaft. Nicht selten entwickelt sich eine Speiseröhrenentzündung.

2.6.7 Aufstoßen
Beim sogenannten Aufstoßen entweicht Luft aus dem Magen. Diese Luft wird zuvor geschluckt.
Als organische Ursachen gelten Magenkrankheiten oder die Hiatushernie* (= Zwerchfellbruch, durch den ein Teil des Magens in den Brustkorb verlagert wird). Oft liegt aber keine organische, sondern eine psychische Ursache vor.

2.6.8 Schmerzen
Schmerzen lassen sich differenziert beobachten und auswerten:
- *Schmerzen oder Druckgefühl* hinter dem Brustbein bei Erkrankungen der Speiseröhre;
- *Schluckbeschwerden* und (brennende) Schmerzen hinter dem Brustbein, im Kehlkopf- und im Magenbereich mit gleichzeitigem Sodbrennen und eventuell Übelkeit bei der Refluxkrankheit (= Rückfluß von Magen- und Dünndarminhalt);
- *krampfartige Schmerzen* (Koliken) im Magenbereich, die plötzlich und heftig einsetzen und wieder nachlassen bei Magenschleimhautentzündung, -geschwür oder -karzinom, Nervosität;
- *nahrungsaufnahmeabhängiger Schmerz*, sofort bis 2 Std. nach der Mahlzeit bei hochliegendem Magengeschwür;
- *Nüchternschmerz*, *Hungerschmerz* beim Zwölffingerdarmgeschwür; tritt mehrere Stunden nach der letzten Nahrungsaufnahme - auch nachts - auf;
- *Nachtschmerz* zwischen 24.00 und 3.00 Uhr durch hohe nächtliche Nüchternsekretion von Salzsäure;
- *diffuse Schmerzen* bei Erkrankungen der Bauchhöhle, z.B. bei Entzündung des Bauchfelles;
- *Druck und Völlegefühl* als Ausdruck einer übermäßigen Dehnung des Magens, z.B. bei Überlastung mit Speisen, Luftschlucken, Magenverengung.

2.6.9 Übelkeit (= *Nausea*)
Übelkeit wird häufig durch eine Drucksteigerung im Bereich des Magens, Duodenums, oberen Dünndarms oder der Gallenwege ausgelöst. Des weiteren kann die Übelkeit durch dieselben Ursachen wie das Erbrechen *(siehe Seite 79)* ausgelöst werden.

2.6.10 Schluckstörungen
Bei Beeinträchtigung der am Schluckakt beteiligten Muskulatur kommt es zu Schluckstörungen. Als Ursache liegen eine Verletzung bzw. ein Ausfall der sie innervierenden Nerven vor. Betroffen sein können der N. glossopharyngeus, N. vagus und N. hypoglossus.
Schluckstörungen können z.B. infolge von Verletzungen und Erkrankungen des Gehirns oder der Mundhöhle auftreten. Anderseits können sie Zeichen einer psychogenen* Störung oder einer vegetativen* Dysfunktion sein.
Zu beobachten sind eventuell folgende Anzeichen:
- Speisen können nicht immer geschluckt werden;
- Flüssigkeiten treten beim Schlucken aus der Nase aus;
- Verschlucken und darauf folgende Hustenanfälle bzw. Würgen; dies löst beim Betroffenen oft Angst und Unsicherheiten aus;
- Speichelfluß aus dem Mund;
- Ansammlung von Speiseresten in den Wangentaschen;
- Auftreten von primitiven Reflexen, z.B. des Saug-, Schluck- und Beißreflexes; normalerweise bestehen diese Reflexe nur in den ersten Lebensmonaten und werden dann durch den Aufbau höherer Hirnfunktionen gehemmt.

2.7 Therapeutisch bedingte Einschränkungen der Nahrungsaufnahme

2.7.1 Trinkbeschränkung
Die Behandlung einiger Krankheiten erfordert eine Trinkbeschränkung, d.h. die Menge der oralen Flüssigkeitszufuhr wird beschränkt. Dies ist z.B. bei einigen Nieren- und Herzkrankheiten, die mit der Einlagerung von Flüssigkeit im Gewebe einhergehen, zur Entlastung der Organe erforderlich. Die maximale Trinkmenge wird jeweils vom Arzt festgelegt.

2.7.2 Nahrungskarenz
Der Begriff der Karenz meint Verzicht oder Entbehrung. Nahrungskarenz bedeutet im engen Sinn den absoluten Verzicht auf feste Nahrung, im weiteren Sinn den auf feste und flüssige Nahrung. Der gemeinte Wortsinn ist jeweils eindeutig zu bestimmen.
Die Nahrungskarenz ist bei bestimmten Erkrankungen des Verdauungsapparates erforderlich (z.B. bei akuter Pankreatitis, akuter Magen- / Darminfektion). *Operationen* und bestimmte *Untersuchungen*, vor allem am Magen-Darmtrakt, stellen eine weitere Indikation für die Nahrungskarenz dar. Meist bleibt der Patient mindestens 6 Std. vor Operations- oder Untersuchungsbeginn nüchtern, d.h. er nimmt weder feste noch flüssige Nahrung zu sich. Auch das Rauchen muß unterbleiben. Vor Operationen an den Verdauungsorganen wird meist eine längere Nahrungskarenz verordnet. Im Falle einer *Narkose* ist wegen deren Nachwirkung auch in der postoperativen Phase eine Nahrungskarenz regelmäßig erforderlich, um die Aspi-

ration oder das Erbrechen von Flüssigkeit und Speisen zu verhindern. Ist der Operierte wach und ohne Brechreiz, kann er zunächst schluckweise, später auch in größeren Mengen Tee zu sich nehmen. Allerdings ist bei *Operationen im Bauchraum* zur Entlastung der Organe und der Operationsnähte regelmäßig eine mehrtägige Karenz fester, eventuell auch flüssiger Nahrung erforderlich.

Generell wird mit dem *postoperativen Kostaufbau* erst begonnen, wenn der Darm seine Tätigkeit wieder aufgenommen hat (Darmgeräusche, Stuhlabgang).

Bei längerfristiger Nahrungskarenz wird der Kranke über intravenös verabreichte Infusionslösungen ernährt.

Die Nahrungskarenz bedingt eine Soor- und Parotitisgefahr (*Näheres siehe "Soor- und Parotitisprophylaxe", Seite 281*).

2.7.3 Diäten

Unter einer Diät wird eine Kostform verstanden, mit der *therapeutische Ziele* verfolgt werden. Entweder sollen belastende oder krankheitsauslösende Stoffe gemieden, bestimmte Organe/-funktionen geschont oder eine Körpergewichtsredukion erreicht werden.

So ist bei einigen *Nierenkrankheiten* eine kochsalzarme Diät oder bei akuten *Magen- Darmerkrankungen* ein Fasten (= *Nulldiät*) erforderlich. Chronische *Stoffwechselerkrankungen*, wie der Diabetes mellitus, bedürfen i.d.R. einer lebenslangen Diät.

Für den Betroffenen bedeuten insbesondere langfristige Diäten oft einen tiefen *Einschnitt in die Lebensführung*. Bei einer Umstellung auf therapeutische Kost ist immer eine ausführliche Beratung und Anleitung durch eine Diätassistentin unverzichtbar. *Selbsthilfegruppen* bieten Unterstützung und Erfahrungsaustausch bei der Umstellung und Lebensbewältigung an.

Viele *Störungen im Verdauungsbereich* werden heute nicht mehr durch eine standardisierte Diät therapiert; man läßt den Betroffenen selbst austesten, welche Nahrungsmittel ihm bekommen. Entsprechend obliegt ihm die Entscheidung, welche Nahrungsmittel er zu sich nimmt oder ausspart.

2.8 Kostformen

Im Krankenhaus übliche Kostformen sind die Normal- oder Vollkost, die Schonkost, die pürierte (passierte) Kost und die Wunschkost. Einzelne Krankenhäuser bieten inzwischen auch Vollwertkost an.

Normal- oder Vollkost
Der Patient darf alle Speisen zu sich nehmen und stellt das Menü - entsprechend den gegebenen Möglichkeiten - selbständig zusammen. In Altenheimen besteht oft nicht die Möglichkeit, zwischen mehreren Menüs zu wählen.

Schonkost
Diese Kostform ist leicht verdaulich und kann bei Verdauungsstörungen und allgemeinen Schwächezuständen verabreicht werden. Die Zubereitung erfolgt schonend, also ohne Backen, Braten oder scharfes Würzen. Auf blähende Speisen wie Kohl und auf besonders fettige Speisen wird verzichtet. Es ist zu berücksichtigen, daß der Faserstoffanteil dieser Kost reduziert sein kann.

Pürierte (passierte) Kost
Die Zusammenstellung dieser Kost entspricht der Normalkost, sie wird lediglich durch Pürieren bzw. Passieren in eine zerkleinerte Form gebracht. Die Verabreichung ist angemessen bei Patienten mit Verletzungen, Erkrankungen oder Operationen im Mund-, Hals-, Rachen- oder Speiseröhrenbereich, da diese die Speisen nicht ausreichend zerkleinern können oder Schmerzen beim Schlucken verspüren. Unter Umständen ist die Provokation von Blutungen durch feste Nahrungsteile zu befürchten.

Bei gestörtem Schluckakt kann eine dickbreiige Kost die angemessene Kostform darstellen (*siehe "Schlucktraining", Seite 85*).

Wunschkost
Dem Kranken werden nach Möglichkeit - entsprechend seines individuellen Wunsches - über die Krankenhausküche oder über Verwandte und Bekannte bestimmte Speisen und Getränke bereitgestellt. Dies wird häufig bei schwerkranken oder sterbenden Menschen ermöglicht.

Vollwertkost
Diese Kostform ist nach den Prinzipien der vitalstoffreichen Vollwertkost aufgebaut (*weiteres siehe "Vitalstoffreiche Vollwertkost", Seite 72*). Unter dem Gesichtspunkt der Gesundheitsförderung ist Vollwertkost in jedem Krankenhaus (und ähnlichen Institutionen) wünschenswert.

2.9 Die Nahrungsaufnahme im Krankenhaus / Altenheim

Die Nahrungsaufnahme im Krankenhaus bzw. im Alten- oder Pflegeheim unterscheidet sich in vielfacher Hinsicht von der gewohnten Nahrungsaufnahme und verlangt *Umstellungen der Gewohnheiten* der Patienten/Bewohner. Die Zusammenstellung, Zubereitung und Anrichtung der Speisen sind verändert, die Essenszeiten liegen meist früher am Tag, und die Zeitspanne zwischen Abendessen und Frühstück ist außergewöhnlich lang. Die Umgebung und die Position während der Nahrungsaufnahme sind verändert und nicht selten unerwünscht. Tischpartner können nicht frei gewählt werden, ihre Anwesenheit kann unter Umständen den Appetit steigern bzw. mindern. Gewohnheiten wie das Waschen der Hände oder das Putzen der Zähne vor oder nach der Mahlzeit können oftmals ohne fremde Hilfe nicht beibehalten werden. Auch das Essen von einem Tablett oder Warmhaltegeschirr ist für die meisten Patienten unüblich.

Für die Bewohner eines Altenheimes gewinnt die Nahrungsaufnahme häufig an *gesellschaftlicher Bedeutung*. Der Speisesaal dient regelmäßig als Treffpunkt; soziale Kontakte lassen sich zwanglos begründen und pflegen. Außerdem schmeckt es in Gesellschaft häufig besser.

Nicht alle Patienten benötigen eine Unterstützung während der Nahrungsaufnahme. Dennoch ist es auch bei ihnen wichtig, die Umstellung von der gewohnten Umgebung auf das Krankenhaus- bzw. Altenheimmilieu zu erleichtern. Deshalb sollten die Speisen appetitlich zubereitet und ansprechend dargeboten werden (*"Das Auge ißt mit"*). Soweit möglich sollten die Eßgewohnheiten des Patienten erfragt und ihm die für ihre Beibehaltung notwendige Hilfe angeboten werden. Unter Umständen kann den Patienten/Bewohnern die Mahlzeit gemeinsam am Tisch bzw. im Speisesaal angeboten werden; der Tisch ist dann entsprechend herzurichten, eine Tischdecke sollte nicht fehlen. Das Zimmer sollte vor und nach dem Essen gelüftet werden.

Mobile Bewohner können bei der Zubereitung der Speisen, dem Tischdecken oder dem Abwaschen integriert werden. Solche sinnvollen und nützlichen Tätigkeiten erhalten die Mobilität und stützen das Selbstwertgefühl.

Beim Abräumen der Tabletts schätzt ein prüfender Blick die zurückgelassenen Speisen ab. Die Frage "*hat es Ihnen geschmeckt*" darf nicht nur eine höfliche Redewendung sein; vielmehr dient sie dazu, Hinweise auf Störungen bei der Nahrungsaufnahme und -verwertung zu erhalten. Eventuell vorhandene, appetitmindernde Faktoren lassen sich - sind sie einmal angesprochen - häufig leicht beheben.

Falls erforderlich, wird unauffällig das Eßverhalten des Patienten beobachtet, da sich hieraus oft Rückschlüsse auf sein Befinden ziehen lassen.

Auf die Bereitstellung bzw. *Verabreichung von Medikamenten*, die vor, während oder nach der Mahlzeit eingenommen werden sollen, ist zu achten.

Selbstverständlich bemüht sich das Pflegepersonal, in gepflegter, sauberer Kleidung und mit frisch gewaschenen Händen zu erscheinen.

2.10 Hilfestellung bei Störungen der Nahrungsaufnahme

Aus verschiedenen Gründen können Hilfeleistungen bei der Nahrungsaufnahme notwendig werden.

Bettlägerige Menschen werden - sofern es ihr Zustand erlaubt - in die aufrecht-sitzende Stellung gebracht. Eine Essenseinnahme in flacher Rückenlage ist für den Patienten äußerst unangenehm und erfordert vom Pflegepersonal sowohl Geschicklichkeit als auch Einfühlungsvermögen. Hierbei ist der Einsatz von Trinkgefäßen mit Deckel (Schnabeltasse / -becher) oder mit Trinkröhrchen (abknickbarer Strohhalm) sinnvoll.

Weitere **Hilfsmittel** bei der Nahrungsaufnahme, die ein selbständiges Essen trotz Behinderung ermöglichen, sind z.B.
- rutschfeste Unterlagen (Klebepunkte, Saugnäpfe);
- Teller mit erhöhtem (aufgestecktem) Rand;
- Besteck mit aufsetzbaren, vergrößerten Griffen;
- mit Nägeln bespickte Brettchen (zum Fixieren von Brot, Wurst u.ä.);
- Kippständer für Kannen;
- Einhänderbesteck;
- Haltegriffe / -gurte, die über Becher oder Besteck gestreift werden.

Sanitätshäuser und Fachgeschäfte für Rehabilitationsartikel bieten zahlreiche Eß- und Trinkhilfen an. Außerdem entwickeln auch Ergotherapeuten - häufig gemeinsam mit den Betroffenen - den individuellen Bedürfnissen angepaßte Eßhilfen sowie Hilfen für die Hausarbeit.

Der Patient wird bezüglich des Umgangs mit den Hilfsmitteln angeleitet (*siehe "Eß- und Trinktraining", Seite 87*).

Diese werden vor dem Verabreichen der Speisen auf dem Nachttisch plaziert, so daß der Benutzer sie sehen und mühelos erreichen kann.

Falls erforderlich, ist der Patient/Bewohner an das *Einsetzen der Zahnprothese* zu erinnern und hierbei zu unterstützen.

Das Ausmaß der Hilfsbedürftigkeit ist der Maßstab für den Umfang der Unterstützung. Ist Hilfestellung beim Essen erforderlich, löst dies bei vielen Menschen ein unangenehmes Abhängigkeitsgefühl aus. Einfühlungsvermögen, Geduld und Geschick des Pflegepersonals entschärfen die Situation.

Die Zeit während der Essenseinnahme bietet eine gute Möglichkeit, den Kontakt zwischen dem Kranken bzw. dem Bewohner und dem Pflegepersonal zu intensivieren. Der Helfende sollte sich so plazieren, daß ein Augenkontakt auf gleicher Höhe möglich ist, er also nicht auf den Hilfebedürftigen herabschaut.

Die Reihenfolge und das Tempo der Speiseneinnahme werden vom Patienten bestimmt. Gewohnheiten wie das wiederholte Trinken oder das Zurückstellen bestimmter Speisen werden berücksichtigt. Als Servietten sollten eben solche und nicht etwa Zellstoff oder Einmal-Unterlagen verwendet werden. Speisereste, die an den Mundwinkeln oder Lippen liegenbleiben, können damit entfernt werden, wogegen die diesbezügliche Verwendung eines Löffels häufig als kind-, nicht aber erwachsenengerecht empfunden wird.

Die Hilfeleistung bei der Nahrungsaufnahme kann auch - sofern keine Schluckstörungen vorliegen - delegiert werden, z.B. an Angehörige.

Nach dem Essen wird die Gelegenheit zur Mundhygiene und zum Händewaschen eingeräumt; falls erforderlich, ist dabei Hilfestellung zu leisten. Anschließend wird der Patient in gewünschter Position -

meist ist dies die Schlafposition - gelagert. Besonderheiten werden dokumentiert, ggf. auch die verabreichte Trinkmenge und die Eingabe von Medikamenten.

2.10.1 Hilfeleistung beim Erbrechen

Das Erbrechen wird als sehr unangenehmer, z.T. auch als entwürdigender Vorgang empfunden. Ruhiges und freundliches Verhalten von seiten des Pflegepersonals kann dem entgegenwirken.

Die Hilfestellung erfolgt durch:
- die Erleichterung des Brechvorganges durch Aufsetzen des Patienten und Halten seines Kopfes;
- Halten einer Nierenschale;
- Linderung von Schmerzen an Operationswunden im Bauchraum, indem mit der flachen Hand Druck auf die Wunde ausgeübt wird;
- Verhinderung einer Aspiration von Erbrochenem bei Bewußtlosigkeit oder Bewußtseinseintrübung des Patienten durch flache Lagerung und Drehen des Kopfes zur Seite oder durch stabile Seitenlage;
- Schutz der Kleidung und Bettwäsche durch Unterlegen von Zellstoff;
- Wiederherstellung des Wohlbefindens durch Mundhygiene, Gesichts- und Händewäsche, ggf. auch durch Bettwäsche- oder Kleidungswechsel nach dem Erbrechen.

Das Erbrechen, namentlich besondere Beobachtungen (*vgl. "Beobachtungskriterien", Seite 79*), werden dokumentiert.

2.10.2 Unterstützung bei psychisch bedingten Eßstörungen

Die Hilfestellung bei psychisch bedingten Eßstörungen, wie beispielsweise bei der Mager- und der Eß- und Brechsucht, bezieht sich in erster Linie auf das *Bewußtmachen der* eigentlich zugrunde liegenden *Störung*. Hierzu ist längerfristig begleitende Unterstützung durch einen Psychiater oder Psychologen erforderlich. Das Pflegeteam sollte mit dem ärztlichen Team in wechselseitigem Austausch stehen und einheitlich handeln. Auch die Familie sollte in das Therapiekonzept einbezogen werden.

Ansonsten wird die *Nahrungsaufnahme* überwacht, ggf. so weitgehend, daß dem Patienten keine Möglichkeit verbleibt, zu erbrechen oder Nahrung zu verstecken bzw. zu vernichten. Das Körpergewicht wird täglich unter denselben Bedingungen überprüft.

In schweren Fällen muß der Kranke evtl. vorübergehend mittels *Magensonde* ernährt werden.

2.10.3 Umgang mit Trinkbeschränkungen

Trinkbeschränkungen sind häufig aus therapeutischen Gründen erforderlich. Für den Kranken resultiert daraus meist ein verstärktes Durstgefühl. Ihm muß geholfen werden, die erlaubte *Flüssigkeitsmenge* gut einzuteilen. Ein Anfeuchten der Lippen und der Mundschleimhaut kann das Durstgefühl reduzieren. Selbstverständlich fördert auch hier die gezielte und personengerechte *Information* des Patienten seine Kooperation.

Um die Trinkbeschränkungen einhalten zu können, ist eine *Kontrolle* der zugeführten Menge erforderlich. Dazu eignet sich ein sogenannter Einfuhrkontrollbogen, auf dem die jeweils in 24 Stunden zugeführten Flüssigkeitsmengen eingetragen werden. Es empfiehlt sich, die einmalig gemessenen Fassungsvermögen der unterschiedlichen Trinkgefäße standardmäßig auf dem Einfuhrkontrollbogen abzudrucken.

Nicht zu vergessen ist, daß auch verzehrtes Obst - und andere stark wasserhaltige Speisen - zu berücksichtigen sind, wobei Obst mit ca. 80% seines Gewichtes in der Flüssigkeitsberechnung zugrunde gelegt werden kann (1g = 1ml).

2.10.4 Ernährung über Magensonde

Die Magensonde dient der Zufuhr von Nährstoffen und Flüssigkeiten, wenn z.B. folgende *Indikationen* vorliegen:
- Bewußtlosigkeit;
- Schluckstörung;
- Operation im Mund-, Rachen-, Kieferbereich;
- langfristige, lebensgefährliche Nahrungsverweigerung;
- Verengung der Speiseröhre.

Da diese Form der Ernährung der physiologischen Nahrungsaufnahme und -verwertung am ehesten entspricht, wird sie bevorzugt für die *langfristige künstliche Ernährung* eingesetzt.

Legen einer Magensonde

Das Legen einer Magensonde gehört in den ärztlichen Aufgabenbereich, kann jedoch mittels ausdrücklicher Anweisung an examiniertes Pflegepersonal delegiert werden. Die Magensonde wird über die Nase - bei Verletzungen im Bereich der Nase auch über den Mund - eingeschoben und durch das Schlucken des Patienten weiterbefördert.

Zusammenstellung des Materials:
- spezielle Magensonde aus Kunststoff;
- Lokalanästhetikum in Sprayform (für die Rachenanästhesie);
- Gleitmittel, z.B. Vaseline, Silikonspray oder anästhesierendes Gel;
- 20 oder 50 ml Einmalspritze (zum Einblasen von Luft und zur Aspiration von Magensaft);
- Stethoskop (zur Auskultation zwecks Lagekontrolle);
- Indikatorstreifen (zur Prüfung auf Magensäure);
- wasserlöslicher Stift (zur Markierung der Sondenlänge);
- Holzspatel und Taschenlampe (zur Inspektion der Mundhöhle);
- evtl. geringe Menge Tee oder Wasser;
- Handschuhe;
- alkoholgetränkter Tupfer (zum Entfetten);

- Schere und Pflaster (zum Fixieren der Sonde);
- Klemme (zum Abklemmen der Sonde).

Vorbereitung des Patienten:
- genaue Information und Aufforderung zur Mithilfe;
- Schutz vor den Blicken der Mitpatienten;
- evtl. vorhandene Zahnprothesen entfernen;
- Reinigung der Nase;
- Lagerung in aufrechtsitzender oder in liegender Position; Bewußtlose werden in die Seitenlage gebracht (um eine Aspiration zu verhindern).

Durchführung:
- einzuführende Sondenlänge, Strecke von der Nasenspitze über das Ohr bis zum Magen, abmessen; Stelle mit wasserunlöslichem Stift markieren;
- Patienten auffordern, durch den Mund zu atmen;
- dabei die ersten 10 cm der Sonde vorsichtig einführen;
- Patienten bitten, den Kopf leicht nach vorn zu beugen und mehrmals zu schlucken; evtl. dazu schluckweise Tee bzw. Wasser anbieten;
- während des Schluckens die Sonde zügig weiterschieben, ca. 10 cm über die zuvor markierte Stelle hinaus;
  Beachte: Beim Passieren des Rachenraumes kann Würgreiz auftreten; bei starkem Husten oder Blauverfärbung des Gesichtes die Sonde sofort zurückziehen, weil sie in den oberen Luftwegen liegt;
- Mund- und Rachenraum mittels Taschenlampe und Spatel kontrollieren (evtl. wird sichtbar, daß sich die Sonde dort aufgerollt hat);
- Sitz der Magensonde kontrollieren, indem z.B. 10 ccm Luft mittels Einmalspritze in den Magen geblasen und gleichzeitig mit dem Stethoskop das Eingehen der Luft abgehört wird; oder indem saurer Magensaft aspiriert wird; häufig erfolgt jedoch eine röntgenologische Kontrolle;
- Sonde fixieren; zuvor Sonde und Hautstellen, auf denen Pflaster angeklebt wird, mit Alkoholtupfer entfetten; Pflasterzügel einmal um die Sonde legen, die Enden ordentlich überkreuzt am Nasenflügel befestigen; zusätzliche Fixierung an der Wange bzw. an der Stirn.

Verabreichung von Sondenkost

Vor jeder Verabreichung von Sondenkost ist der korrekte *Sitz der Magensonde zu prüfen*. Dazu kann man 10 ml Luft in die Sonde spritzen und mit dem Stethoskop das Ankommen der Luft im Magen abhören. Andere Kontrollmöglichkeiten bieten die röntgenologische Darstellung des Magens oder die Aspiration von Flüssigkeit. Mittels Indikatorstreifen wird diese auf ihren Gehalt an Magensäure überprüft. Der Mund- und Rachenraum sollte inspiziert werden, um ggf. ein Aufrollen der Sonde in diesem Bereich erkennen zu können.

Art und Menge der *Sondenkost* werden vom Arzt angeordnet. Die Gesamtmenge wird meist auf 5 bis 7 Portionen verteilt; maximal werden jeweils 300 ml verabreicht.

Vor der Verabreichung wird der Patient in die *halbsitzende Position* (Bewußtlose in die Seitenlage) gebracht. Er wird gut über die bevorstehende Maßnahme informiert, evtl. kann er die Sondenkost nach Anleitung auch selbständig verabreichen. Eine Mundhygiene wird durchgeführt und eine schützende Unterlage angebracht.

Die auf Körpertemperatur *erwärmte Sondennahrung* wird über eine 50 - 100 ml fassende Spritze oder einen Trichter, welche/r an das freiliegende Sondenende angeschlossen wird, in kleinen Portionen eingegeben. Der alternative Einsatz einer speziellen elektrischen Pumpe gewährleistet die gleichmäßige und kontinuierliche Zufuhr. Es ist darauf zu achten, daß keine Luft in den Magen eindringt, um ihn nicht unnötig zu blähen. Um eine ausreichende Flüssigkeitszufuhr zu sichern und um ein Verkleben der Sonde zu vermeiden, wird zusätzlich Tee verabreicht. Er wird nach der Sondenkost eingegeben und spült gleichzeitig das Schlauchsystem. Anschließend wird die Magensonde durch einen Stopfen oder eine Klemme verschlossen.

Der Patient sollte noch ca. 20 Min in der halbsitzenden Position verweilen.

Pflegerische Maßnahmen bei liegender Magensonde

Um Hautschäden vorzubeugen, ist die Fixationsstelle täglich zu verändern. Neben einer sorgfältigen *Nasen- und Mundpflege* ist sowohl eine Soor- als auch Parotitisprophylaxe erforderlich. Häufig ist eine flache Atmung zu beobachten, so daß zusätzlich *pneumonieprophylaktische Maßnahmen* erforderlich werden.

Die lebensnotwendige Nahrungsaufnahme nicht selber vornehmen zu können oder zu dürfen, kann vom Patienten als sehr problematisch empfunden werden. Darüber hinaus geht ihm das lustbetonte und genußfördernde Element des Essens verloren. Außerdem kann der Anblick einer liegenden Magensonde als unästhetisch empfunden werden. Die Verwendung der Magensonde erfordert deshalb ein großes *Einfühlungsvermögen*.

Zur **langfristigen Sondenernährung** (über einige Monate) wird in den letzten Jahren zunehmend eine **PEG** (= perkutane, endoskopisch kontrollierte Gastrostomie) durchgeführt. Durch die Bauchdecke (*perkutan*) wird eine dünne Ernährungssonde in den Magen eingebracht; der Eingriff wird durch eine gleichzeitig stattfindende Magenspiegelung kontrolliert. Die Fixierung der Sonde erfolgt über eine Naht an der Bauchhaut. Zur Entfernung der Sonde ist lediglich das Durchtrennen der Naht erforderlich. Die Austrittsstelle der Sonde wird steril und trocken verbunden *(siehe "Verbandwechsel", Seite 144)*. Der Verbandwechsel erfolgt bei Bedarf.

Die PEG eignet sich zur enteralen Langzeiternährung, z.B. bei Schluckstörungen /-lähmungen, einengenden Tumoren im Bereich des Rachens oder der Speiseröhre sowie bei Kachexie. Die Verabreichung von Flüssigkeit und Sondenkost erfolgt wie bei der Magensonde.

2.10.5 Parenterale Ernährung

Die parenterale Ernährung geschieht unter *Umgehung des Magen-Darm-Traktes.* Die lebensnotwendigen Nähr- und Wirkstoffe werden in gelöster Form als Infusionslösung über eine Vene verabreicht. Dies kann zur Entlastung des Magen-Darm-Traktes, bei Bewußtlosigkeit oder bei lebensbedrohlicher Nahrungsverweigerung angezeigt sein. Das Pflegepersonal hat sich bezüglich der Einlaufgeschwindigkeit sachkundig zu machen (Beipackzettel).

Die *Einstichstelle* in der Vene ist steril zu verbinden, die Kanüle ist sicher zu fixieren; es wird auf Entzündungszeichen und paravenöses (= *neben der Vene*) Einlaufen hin beobachtet.

Kranke, die intravenös ernährt werden, sind *soor- und parotitisgefährdet.*

2.10.6 Schlucktraining

Das Schlucktraining wird eingesetzt, um den *Schluckreflex anzubahnen* und um das sichere, regelrechte *Schlucken zu schulen.*

Der *Schluckreflex* wird normalerweise durch Stimulierung verschiedener sensibler Nerveneinheiten im Bereich der Mundhöhle und des Rachens ausgelöst. Das untere Drittel des vorderen Gaumenbogens gilt als die sensibelste Stelle.

Fehlt der Schluckreflex, so kann dieser durch Reizung des vorderen Gaumenbogens *stimuliert* werden. Dazu wird ein Zahnspiegel für ca. 10 Sek. in Eiswasser getaucht und anschließend mit der Rückseite der Spiegelfläche 5 - 10 mal an den unteren Teil des vorderen Gaumenbogens getippt. Vor der Wiederholung des Vorgangs wird der Zahnspiegel erneut in Eiswasser getaucht; dadurch wird neben dem mechanischen auch ein thermischer Reiz ausgelöst. Rechter und linker Gaumenbogen werden abwechselnd für ca. 5 Min., insgesamt 5 mal täglich, stimuliert.

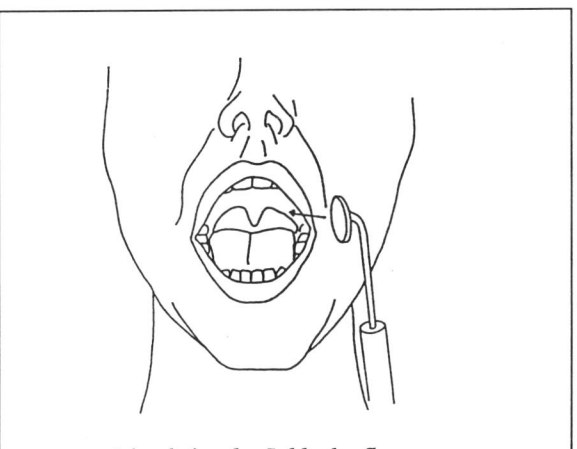

Abb. 2.3 **Stimulation des Schluckreflexes**

Der Schluckreflex kann bereits nach einigen Tagen, aber auch erst nach mehreren Wochen einsetzen. Ist dies geschehen, wird das *Schlucken von dickbreiiger Kost* versucht. Der halbgefüllte Löffel wird dabei gerade in den Mund geschoben und das vordere Zungendrittel heruntergedrückt. Der Kranke schluckt; ihm muß ausreichend Zeit zum Nachschlucken eingeräumt werden. Wird das Schlucken dickbreiiger Kost beherrscht, wird der Schwierigkeitsgrad durch Anbieten kleiner Portionen *dickflüssiger Getränke* erhöht. Bei Auftreten von Schwierigkeiten kann das Angebot mittels einer Pipette oder eines Strohhalmes erfolgen; zu Übungszwecken kann auch Flüssigkeit vom Finger aufgesogen werden.

Bei *Trinkübungen* mittels Becher ist darauf zu achten, daß der Becher nur zur Hälfte gefüllt wird. Der Becherrand wird an der Unterlippe angelegt; eine Berührung des Bechers mit den Zähnen soll vermieden werden, um das eventuelle Auslösen des Beißreflexes zu verhindern. Zunächst wird nur in kleinen Schlucken getrunken; zwischen den Schlucken wird jeweils eine Pause eingelegt.

Bleibt ein Schlucken aus, kann dies durch Streichungen vom Kinn in Richtung Kehlkopf provoziert werden.

Bei gleichzeitiger Verminderung der Funktion der Gesichtsmuskulatur, z.B. infolge einer Fazialisparese (*Lähmung des Gesichtsnerven*), wird während des Schlucktrainings eventuell der Kieferkontrollgriff (*siehe nächster Abschnitt, "Facilitation des Kiefers"*) angewendet. Die *Facilitation* von Gesicht, Zunge und Kiefer unterstützen das Schlucktraining.

2.10.7 Übungen für Gesicht, Kiefer und Zunge

Bei *Lähmungserscheinungen der Gesichts- und Zungenmuskulatur* kommt es zu Störungen der Motorik (Hypo- oder Hypertonus) und/oder der Sensibilität in diesen Bereichen. Um den Muskeltonus zu normalisieren, regelrechte Bewegungen im Gesichts- und Kieferbereich zu schulen und um die Sensibilität zu fördern, werden gezielt *periphere sensible Reize* gegeben. Ziel ist dabei die Förderung und Bahnung von Bewegungen (= *Facilitation*). So werden durch die provozierten Erregungsabläufe neue Leistungen des ZNS gefördert. Die **Facilitation** des Gesichts, des Kiefers und der Zunge dient der Förderung der Gesichtsmuskulatur, insbesondere

- den Eß- und Kaubewegungen,
- der Kiefer- und Lippenöffnung,
- dem Kiefer- und Lippenschluß,
- der Gesichtsmimik,
- der Formung von Sprachlauten und
- der klaren Aussprache.

Sie gehört in den Aufgabenbereich der Logopäden (Stimm- und Sprachtherapeuten); die Übungen können nach Anleitung meist auch vom Pflegepersonal oder vom Patienten allein fortgeführt werden. Mit der Häufigkeit der Übungen steigen deren Erfolgsaussichten.

Facilitation des Kiefers

Bei der Facilitation des Kiefers wird der **Kieferkontrollgriff** angewendet. Nach Möglichkeit steht der Ausführende dabei hinter dem Patienten und legt seine linke Hand folgendermaßen beim Patienten an: den Daumen in Höhe des Kiefergelenkes, den Zeigefinger zwischen Unterlippe und Kinn, den Mittelfinger unter den Mundboden (Kinn). So können gleichzeitig die Kieferbewegungen, der Lippenschluß und die Zungenbewegungen beeinflußt werden (*siehe Abbildung 2.4*).

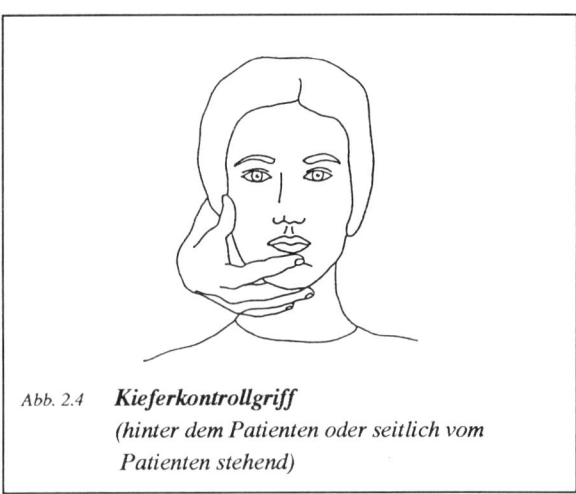

Abb. 2.4 *Kieferkontrollgriff*
(hinter dem Patienten oder seitlich vom Patienten stehend)

Wenn es dem Therapeuten nicht möglich ist, hinter dem Patienten zu stehen, wird der Kieferkontrollgriff von vorn angelegt: der Zeigefinger liegt in Höhe des Jochbeins, der Daumen in Längsrichtung unter der Unterlippe und der Mittelfinger unter dem Kinn (*siehe Abbildung 2.5*).

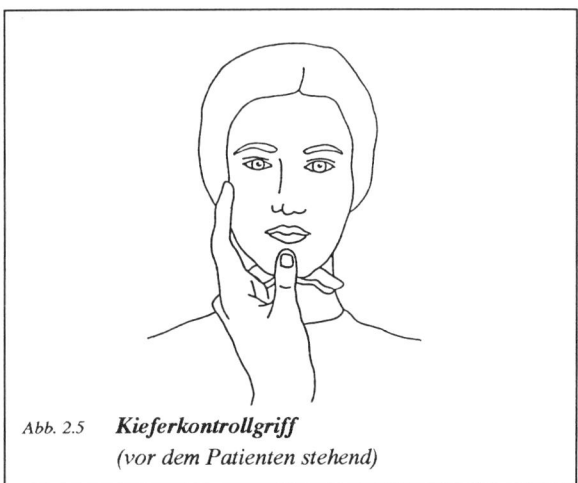

Abb. 2.5 *Kieferkontrollgriff*
(vor dem Patienten stehend)

Der Kieferkontrollgriff ermöglicht bei Einsetzen des Beißreflexes ein gleichzeitiges Stoßen des Unterkiefers zur Seite und nach vorn; somit kann ein Zungenbiß verhindert werden.
Unterstützt durch den Kieferkontrollgriff führt der Patient folgende *Bewegungen des Unterkiefers* durch:
- Auf- und Abbewegungen,
- seitliches Hin- und Herschieben,
- Vor- und Zurückschieben.

Durch den leichten Druck des Mittelfingers auf den Mundboden wird das Schlucken angeregt.

Facilitation des Gesichtes

Die folgenden Übungen sollen den willkürlichen Einfluß auf die Gesichtsmuskulatur fördern. Dadurch werden die *Aussprache*, die *Mimik* und die *Kaubewegung* verbessert.

Übungen:
- mehrmaliges Streichen mit dem Zeige- und Mittelfinger
  a) vom Jochbein zum Mundwinkel,
  b) von der Nase zur Oberlippe,
  c) von der Kinnspitze zur Unterlippe;

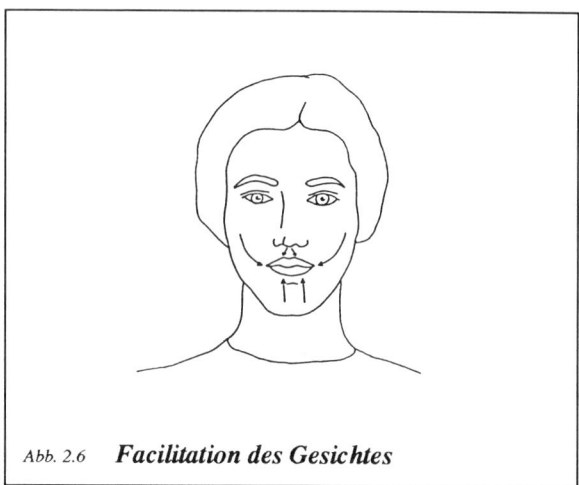

Abb. 2.6 *Facilitation des Gesichtes*

- bei angelegtem Kieferkontrollgriff 3 mal mit angefeuchtetem Finger von der Mitte der oberen Zahnreihe über das Zahnfleisch streichen; anschließend den Finger drehen und in kreisförmigen Bewegungen die Innenseite der Wangen ausstreichen, Patienten schlucken lassen (*siehe Abbildung 2.7 und 2.8*);
- Wiederholung dieser Maßnahme an der anderen Hälfte der oberen Zahnreihe; danach entsprechend an der unteren Zahnreihe;
- Mundwinkel mit den Fingern abwechselnd in Lach- und Weinstellung (nach oben/unten) ziehen; Patient versucht, den Mund gegen diesen Widerstand in die Ausgangsstellung zu bringen.

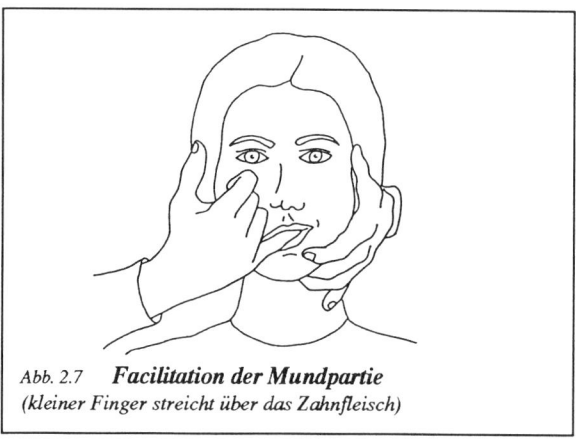

Abb. 2.7 *Facilitation der Mundpartie*
(kleiner Finger streicht über das Zahnfleisch)

2. Essen und Trinken

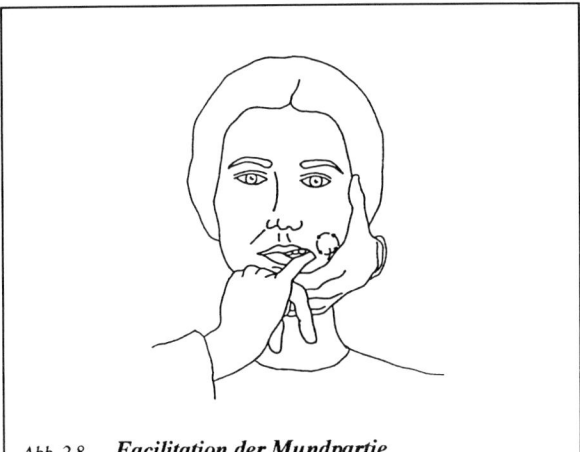

Abb. 2.8 **Facilitation der Mundpartie**
(die Wange wird von innen in kreisförmigen Bewegungen ausgestrichen)

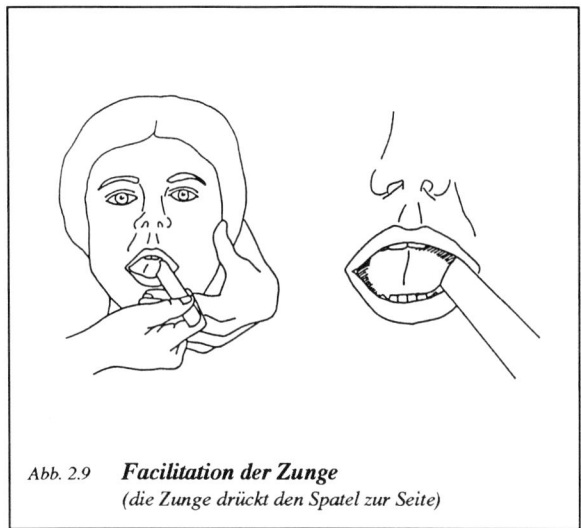

Abb. 2.9 **Facilitation der Zunge**
(die Zunge drückt den Spatel zur Seite)

Der Patient führt folgende Bewegungen selbständig aus:
- Lippen nach vorn stülpen (Kußmund),
- Stirnrunzeln,
- Nase rümpfen,
- Zunge herausstrecken und Lippen belecken,
- Wangen aufblasen und einziehen,
- mit den Augen blinzeln.

Der Phantasie des Pflegepersonals und des Patienten (*Grimassenschneiden*) sind bei diesen Übungen kaum Grenzen gesetzt.

Facilitation der Zunge

Durch die Facilitation der Zunge wird das *Gefühl für die Lage der Zunge* und für ihre *Beweglichkeit* angebahnt/geschult. Diese Facilitation ist auch von wesentlicher Bedeutung für die Sprachfähigkeit.

Folgende Übungen kommen in Betracht:
- unter dem Kieferkontrollgriff werden mit dem Finger unter dem Kinn kreisende Bewegungen ausgeführt;
- die Zunge mit dem Finger von der Spitze bis zum Zungengrund antippen; statt des Fingers kann auch ein Spatel oder ein geeistes Wattestäbchen eingesetzt werden;
- mittels 1 oder 2 Fingern durch kleine schüttelnde Bewegungen leichte Vibrationen der Zunge auslösen;
- mit Finger oder Spatel festen, aber nicht schmerzhaften Druck auf die Zunge geben;
- einen feuchten Spatel nacheinander unter, auf, vor und seitlich an die Zunge legen und den Patienten auffordern, den Spatel mit der Zunge wegzudrücken (*siehe Abbildung 2.9 und 2.10*);
- zur Anregung für die Zungenspitze: "La La La" und "Ta Ta Ta" sprechen lassen;
- zur Anregung für den Zungenrücken: "Ga Ga Ga" und "Ka Ka Ka" sprechen lassen.

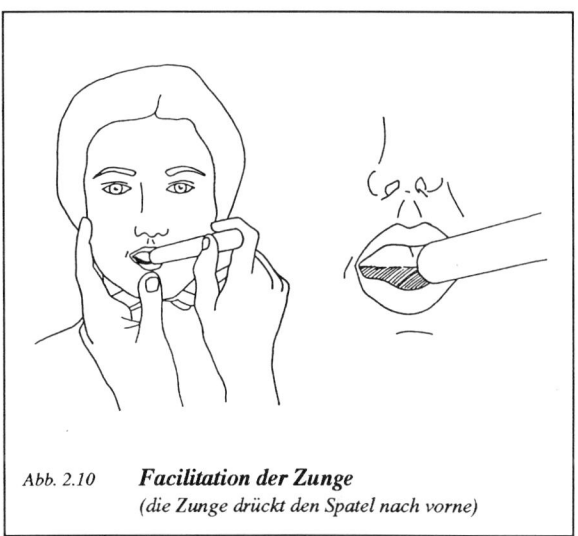

Abb. 2.10 **Facilitation der Zunge**
(die Zunge drückt den Spatel nach vorne)

2.10.8 Eß- und Trinktraining

Ein Eß- und Trinktraining soll dem Kranken bzw. Behinderten die *selbständige Nahrungsaufnahme* ermöglichen. Dazu wird er mit speziellen *Hilfsmitteln* und mit Verhaltensweisen vertraut gemacht. Das Eß- und Trinktraining sollte nicht erst in Rehabilitationseinrichtungen beginnen. Die Förderung der Selbständigkeit muß *so früh wie möglich* einsetzen. Dies wirkt sich positiv auf die Mobilität, das Selbstwertgefühl und das Allgemeinbefinden des Patienten aus.

Erleichternd für das Training ist eine *korrekte Ausgangsstellung*, insbesondere wenn der Patient halbseitig gelähmt ist. Er nimmt eine sitzende, aufrechte und symmetrische Oberkörperhaltung ein; ggf. muß dies mit Lagerungshilfsmitteln gesichert werden. Kopf und Schultern sind leicht nach vorn geneigt. Die Füße stehen fest auf dem Boden bzw. am Bettende, die Arme liegen angewinkelt auf dem Tisch bzw. Nachttisch.

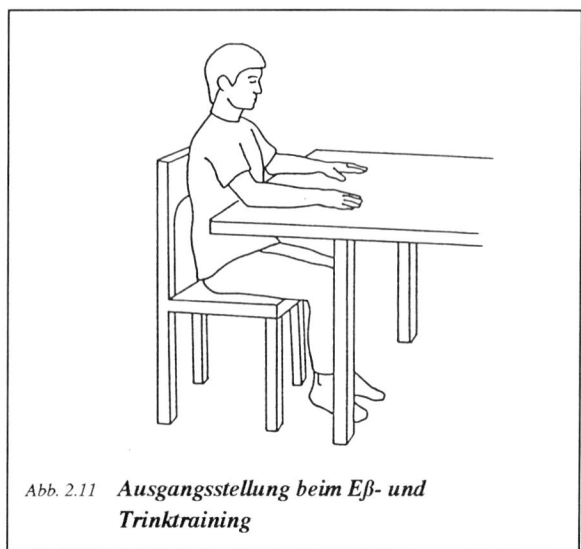

Abb. 2.11 Ausgangsstellung beim Eß- und Trinktraining

Das Eß- und Trinktraining wird den *individuellen Störungen angepaßt*. Die erste Anleitung bezüglich des Umgangs mit den Hilfsmitteln erfolgt - sofern möglich - durch Ergotherapeuten und wird zum Teil von Physiotherapeuten durch gezielte Bewegungsübungen ergänzt.

Einhändiges Essen

Steht zur Nahrungsaufnahme nur eine Hand zur Verfügung, so werden dem Patienten die Speisen zunächst *mundgerecht serviert*. Obst wird zerstückelt, Fleisch zerschnitten oder Brot als Klappschnitte zubereitet. Meist ist der Betroffene jedoch in der Lage, unter Einsatz der Hilfsmittel das selbständige einhändige Essen zu erlernen. Sinnvolle Unterstützung leisten rutschfeste Unterlagen wie *Non-Slip-Maps* oder Saugnäpfe, die ein Verrutschen des Geschirrs verhindern. Ein *Universal-Einhandbesteck* erfüllt gleichzeitig die Funktion von Messer und Gabel. Durch einen leichten Druck von oben auf das Besteck wird das Lebensmittel, z.B. Wurst, mit der Gabel aufgespießt und gleichzeitig geschnitten.

Auch eine sogenannte *Klammergabel* ermöglicht das einhändige Essen. Die Klammer wird über den Stiel der Gabel geschoben und am Tellerrand festgeklemmt. Somit ist auch die aufgegabelte Speise auf dem Teller fixiert und kann mit der anderen Hand geschnitten werden. Andererseits kann damit auch eine Scheibe Brot gehalten und mit der gesunden Hand bestrichen werden.

Das einhändige Schneiden erlauben ebenso *Brettchen mit Nägeln*, auf die das Schneidgut aufgebracht oder "aufgespießt" wird. Brot, Käse oder Wurst können mühelos geschnitten werden. Damit das Brettchen nicht verrutscht, wird es mit Gummifüßchen o.ä. versehen.

Teller mit erhöhtem oder aufgestecktem Rand verhindern bei bestimmten Speisen ein Abrutschen, wenn die zweite Hand zum Ankippen des Tellers fehlt. So können Erbsen, Mais und ähnliches Gemüse auch mit einer Hand auf das Eßbesteck gehäuft werden.

Essen bei eingeschränktem Griffvermögen

Das Griff- und Haltevermögen einer oder beider Hände kann infolge von Verletzungen oder Erkrankungen vermindert bzw. aufgehoben sein. Die Hauptursachen sind *Lähmungen* (z.B. nach Schlaganfall) oder *Deformitäten* (z.B. bei rheumatischen Erkrankungen). Oft kann trotz solcher Einschränkungen mittels *speziellem Eßbesteck* ein selbständiges Essen und Trinken ermöglicht werden. Es werden auswechselbare, aufzusteckende *Besteckgriffe* angeboten, die anatomisch geformt oder besonders dick sind. Das Material ist rutschfest und leicht, es kann daher mit wenig Kraft gehalten werden. Noch geringeres Griffvermögen kann durch *Besteckhalter* und *Handschlaufen* kompensiert werden. Das Besteckteil wird in eine eingearbeitete Lasche oder Schlaufe aus Leder oder Kunststoff geschoben bzw. geschraubt. Die Schlaufe wird über die Hand des Behinderten gestreift, auf seine Handgröße eingestellt und in Höhe des Handrückens fixiert. So liegt das Besteckteil in der Handinnenfläche, ohne daß es fest umgriffen werden muß.

Für Becher und Gläser werden ebenfalls *aufsteckbare Griffvorrichtungen* angeboten, in deren Griff die Hand eingeschoben wird. Das Trinkgefäß liegt dadurch sicher in der Hand des Betroffenen.

Essen bei Halbseitenlähmung

Lähmungen sind oft inkomplett und lassen noch einige Bewegung zu. Der Muskeltonus ist dabei erhöht oder erniedrigt. Durch das Üben mit der gelähmten Hand / dem Arm können unter Umständen *Bewegungen neu erlernt* sowie die *Koordination* der Bewegungen *verbessert* werden.

Die in Abbildung 2.11 gezeigte Ausgangsposition ist während des Essens erforderlich.

Der Patient wird über die Erfolgsaussichten informiert und ermutigt, bei der Nahrungsaufnahme beide Hände einzusetzen (auch wenn er mit einer Hand zurecht kommt). Er wird angeleitet, den / die hemiplegische/n Arm / Hand mit dem/der gesunden zu führen.

Zu Beginn werden mundgerecht vorbereitete Speisen angeboten. Sodann wird versucht, Besteck und Trinkgefäß mittels spezieller Haltegriffe mit der Hand der gelähmten Extremität zu führen. Der gesunde Arm wird unterstützend eingesetzt; er führt - soweit erforderlich - den gelähmten Arm.

Essen und Trinken bei Lähmungen der Gesichtsmuskulatur

Bevor der Patient flüssige oder feste Nahrung angeboten bekommt, muß sich das Pflegepersonal vergewissern, daß der Schluckakt regelrecht erfolgt. Liegen Störungen vor, muß zunächst ein Schlucktraining *(siehe Seite 85)* durchgeführt werden.

Die Kau-, Lippen- und Kieferbewegungen werden durch entsprechende *Facilitation und Übungen* für Gesicht, Kiefer und Zunge gefördert *(siehe Seite 85)*.

Das Kauen wird zunächst durch "Trockenübungen" in Form von rotierenden Kaubewegungen ohne Nahrung versucht. Die Bewegungen werden ggf. durch das Pflegepersonal unterstützt; dazu wird der Kieferkontrollgriff eingesetzt.

Die eigentlichen *Kauübungen* erfolgen dann mit Speisen von mittlerer Konsistenz, z.B. mit leichtgedünstetem Gemüse oder Toastbrot. Die Nahrung wird zunächst auf der gelähmten, dann auf der gesunden Seite gekaut. Gelingt das Kauen nicht, wird dickbreiige Kost wie Kartoffelpüree, Quark und püriertes Gemüse angeboten. Die genannten Übungen werden weiter durchgeführt. Bei Erfolg wird *kontinuierlich festere Nahrung* gereicht.

Wesentlich ist, daß der Patient bei halbseitiger Behinderung zum *Einsatz der gelähmten Seite* motiviert wird. Des weiteren ist darauf zu achten, daß er sowohl während der Übungen als auch während der Nahrungsaufnahme eine aufrechte und symmetrische Oberkörperhaltung einnimmt (*siehe Abbildung 2.11*).

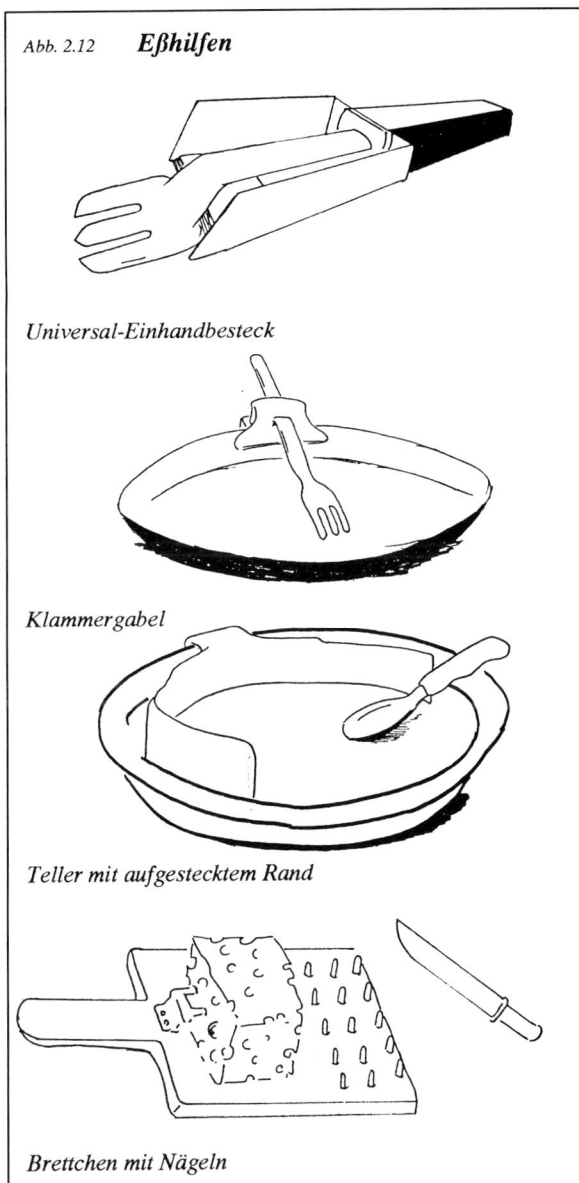

Abb. 2.12 **Eßhilfen**

Universal-Einhandbesteck

Klammergabel

Teller mit aufgestecktem Rand

Brettchen mit Nägeln

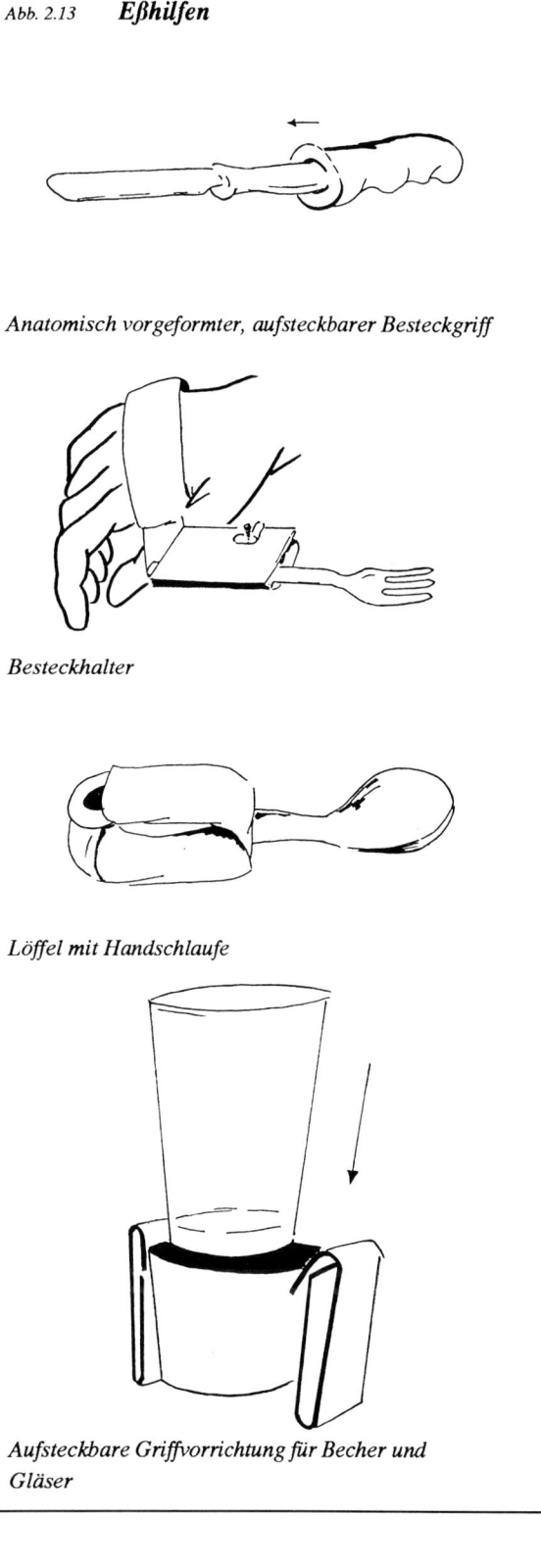

Abb. 2.13 **Eßhilfen**

Anatomisch vorgeformter, aufsteckbarer Besteckgriff

Besteckhalter

Löffel mit Handschlaufe

Aufsteckbare Griffvorrichtung für Becher und Gläser

2.11 Pflegeplanung

2.11.1 Informationssammlung "Besonderheiten beim Essen und Trinken"

Ernährungszustand
[ ] Reduzierter EZ
[ ] Übergewicht
[ ] Exsikkose / Dehydratation

Ernährungs- und Trinkverhalten
[ ] Appetitlosigkeit
[ ] Heißhunger
[ ] übermäßige Nahrungsaufnahme
[ ] geringe Flüssigkeitsaufnahme
[ ] hastiges Essen
[ ] nicht Einhalten der Diät
[ ] Nahrungsverweigerung
[ ] psychogene Eßstörung
[ ] regelmäßiger Alkoholkonsum
[ ] Alkoholabusus

Ernährungsgewohnheiten
[ ] Normalkost
[ ] Vollwertkost
[ ] Schonkost
[ ] _____ Diät

[ ] vegetarische Kost
[ ] _____ Kost (sonstiges)

[ ] Zwischenmahlzeiten
[ ] bevorzugte Speisen:
_____
_____

[ ] abgelehnte Speisen / Unverträglichkeiten:
_____
_____

[ ] Sonstiges (z.B. ißt viel Fleisch)
_____
_____

[ ] Hauptmahlzeit wird mittags eingenommen
[ ] Hauptmahlzeit wird abends eingenommen
[ ] 3 große Mahlzeiten
[ ] 5 - 7 Mahlzeiten
[ ] kleine Portionen
[ ] mittlere Portionen
[ ] große Portionen

Störungen der Nahrungsaufnahme
[ ] geistige Behinderung
[ ] körperliche Behinderung
[ ] seelische Belastung
[ ] Krankheiten am Verdauungsapparat
[ ] Erbrechen
[ ] Schmerzen
[ ] Übelkeit, Völlegefühl
[ ] Sodbrennen
[ ] Schluckstörungen
[ ] Gesichtsmuskellähmung
[ ] Kieferverletzung
[ ] Erkrankung der Mundhöhle
[ ] Zahnprobleme
[ ] _____ (Sonstiges)

Einschränkungen der Nahrungsaufnahme
[ ] verordnete Diät: _____
[ ] Trinkbeschränkung, max.:____ml in 24 Stunden
[ ] Nahrungskarenz von:_____ bis:_____
[ ] Reduktionskost

Grad der Hilfsbedürftigkeit
[ ] selbständig
[ ] teilweise abhängig
[ ] vollständig abhängig
[ ] geht in den Speisesaal
[ ] nimmt Mahlzeiten im Zimmer ein
[ ] nimmt Mahlzeiten im Bett ein

Erforderliche Maßnahmen
[ ] Kostzusammenstellung
[ ] Ernährungs- / Diätberatung
[ ] mundgerechte Zerkleinerung
[ ] Eingeben der Nahrung
[ ] Kostaufbau
[ ] Magensonde
[ ] parenterale Ernährung
[ ] Schlucktraining
[ ] Eß- und Trinktraining
[ ] Kontrolle der Nahrungsaufnahme
[ ] Hilfsmittel:
_____
_____

[ ] Zahnarztbesuch

2.11.2 Pflegestandards zum Eß- und Trinktraining

Eß- und Trinktraining - Pflegestandard A

Probleme / Ressourcen	Ziele	Pflegemaßnahmen
Einhändiges Essen und Trinken erforderlich aufgrund einer: - Verletzung - Fixierung - Lähmung - Amputation. Der Patient ist dabei noch ungeschickt; der Umgang mit Hilfsmitteln ist ihm unbekannt.	*Der Patient* - kann selbständig essen und trinken (*Fernziel*) - nimmt vor der Nahrungsaufnahme eine erleichternde Ausgangsposition ein - kann Eßhilfen sinnvoll einsetzen - ist sicher im Umgang mit Hilfsmitteln	Information und Anleitung bezüglich erleichternder Ausgangsstellung für die Nahrungsaufnahme - sitzende, aufrechte, symmetrische Oberkörperhaltung - Füße fest auf den Boden bzw. an das Bettende stellen - Arme auf den Tisch / Nachttisch, parallel zum Besteck, legen Mundgerechte Zubereitung der Speisen (zunächst) - Fleisch, Obst u.ä. zerschneiden - Klappschnitte Anleitung zum Umgang mit Hilfsmitteln - Einsetzen von rutschfesten Unterlagen wie Saugnäpfen, Non-Slip-Maps - Bedienung des Universal - Einhandbestecks (Messer und Gabel) - Benutzen einer Klammergabel - Aufspießen und Schneiden der Lebensmittel auf mit Nägeln versehenem Brettchen - Anwendung eines aufsteckbaren Tellerrandes bzw. eines Tellers mit erhöhtem Rand
Ressourcen Die Lähmung / Verletzung läßt Restaktivitäten zu. Der Patient möchte die Restaktivitäten erweitern. Achtung: Ggf. bestehende Spastizität muß verringert werden.	- kennt die Chancen der Reaktivierung der betroffenen Extremität - nutzt die Restaktivitäten des betroffenen Armes / der Hand - nimmt korrekte Ausgangsposition ein - hat weitgehend normalen Muskeltonus - unterstützt den betroffenen Arm mit dem gesunden Arm und führt so die Speisen / Getränke zum Mund	Information bezüglich der Chancen, die betroffene Hand / den Arm zu (re)aktivieren Ausgangsposition wie s.o. - Hinweis auf Erleichterung bei der Nahrungsaufnahme geben - auf spastizitätshemmende Wirkung der Position aufmerksam machen Anbieten mundgerecht zubereiteter Speisen - Patient führt den verletzten / gelähmten Arm mit der gesunden Hand und unterstützt dessen Bewegungen - bei eingeschränktem Griffvermögen spezielle Haltegriffe, Schlaufen u.a. einsetzen

Probleme / Ressourcen	Ziele	Pflegemaßnahmen
	Der Patient	- die Speisen und Getränke werden mit der betroffenen Hand zum Mund geführt
	- zerkleinert / zerschneidet seine Nahrungsmittel selbständig	Weitere Anleitung - später den Patienten anhalten, die Speisen - evtl. unter Einsatz von Hilfsmitteln - erst ein-, dann beidhändig zu zerkleinern

Eß- und Trinktraining - Pflegestandard B

Probleme / Ressourcen	Ziele	Pflegemaßnahmen
Das Griff- / Kräftevermögen der Hände ist verringert aufgrund von - Lähmungserscheinungen - Verletzungen - Deformitäten.	*Der Patient* - kann trotz verringerten Griffvermögens selbständig Besteck und Trinkgefäße halten / führen	Information über / Anleitung zum Umgang mit speziellem Eßbesteck - aufsteckbare Besteckgriffe, z.B. anatomisch vorgeformte oder verdickte Griffe vorstellen - Besteckhalter in Form von Kunststoff- oder Lederschlaufen sowie - aufsteckbare Griffvorrichtungen für Becher und Gläser vorstellen Information über Hilfsmittel, die die Nahrungszubereitung erleichtern - Katalog vorstellen - Hinweis auf Sanitätshäuser geben - wenn möglich, Beratung und Training mit Ergotherapeuten (vorschlagen, unterstützen)

3. Ausscheiden

3.1 Bedeutung

Das Ausscheiden ist eine lebenswichtige Fähigkeit und Aktivität des täglichen Lebens. Sie dient durch regelmäßige Eliminierung von Schad- und Schlackenstoffen der *Aufrechterhaltung der physiologischen Körperfunktionen*.
Im Kleinkindalter lernt der Mensch die Ausscheidungsvorgänge, die zuvor als Reflexreaktionen abliefen, *willkürlich* zu beeinflussen. So kann er weitgehend bestimmen, zu welchem Zeitpunkt und an welchem Ort die Ausscheidung erfolgt. In der Regel zieht sich der Mensch dazu in eine ungestörte Umgebung ("*stilles Örtchen*") zurück.
Kulturelle und erzieherische Einflüsse prägen sowohl die Entwicklung des *Schamgefühls* als auch des *Sauberkeitsverhaltens*. Obwohl das Ausscheiden eine natürliche und von jedermann vollzogene Aktivität des täglichen Lebens ist, stellt es - individuell unterschiedlich ausgeprägt - einen *Tabubereich* dar.
Die meisten Menschen sprechen nicht über ihre Ausscheidungsvorgänge, selbst dann nicht, wenn diese gestört sind.
Andererseits sind nicht wenige Menschen gedanklich sehr fixiert auf ihren Stuhlgang und geraten in Sorge, wenn dieser nicht täglich und in - ihrer Meinung nach - ausreichendem Maße erfolgt. Sie reagieren mit physischem und psychischem Unwohlsein und versuchen oft, den tatsächlichen oder vermeintlichen Fehler durch Abführmittel oder Nahrungsverzicht zu beheben.
Eine *Hilfsbedürftigkeit* beim Ausscheiden löst Scham, oft auch Abhängigkeits- und Schuldgefühle aus, weil ein anderer Mensch in die Intimsphäre des Betroffenen eindringt. Auch für den Helfenden kann diese Situation peinlich sein oder Überwindung fordern. Umsomehr sind hier taktvolle, einfühlsame Umgangsformen erforderlich.
Das *seelische Befinden* beeinflußt seinerseits die Ausscheidungsfunktionen; so kann das durch die Anwesenheit von Mitpatienten und Pflegepersonal ausgelöste Schamgefühl zum Verhalten von Urin und Stuhl führen. Die Wechselwirkung zwischen Psyche und Ausscheidungsfunktion kann jeder an sich nachvollziehen. So kann ein massiver Vagusreiz, der häufig während der Wartezeit bis zum eigentlichen Streßereignis (z.B. Prüfung, Gerichtsverhandlung) besteht, zu ständigem Harndrang und/oder zu Durchfällen führen. Auf diese Zusammenhänge weist der Ausspruch: "Ich mache mir vor Angst in die Hose" (*vgl. "Streß", Seite 375*) hin.
Daneben beeinflussen z.B. die Bewegung, die Zusammensetzung der Nahrung, physische und psychische Erkrankungen das Ausscheiden.

Veränderungen am Gehirn und Rückenmark oder an den Verdauungs- und Ausscheidungsorganen können zu Inkontinenz*, Verdauungsstörungen, Schmerzen oder anderen Störungen führen. Auch Bewußtseinsstörungen und geistige Behinderung können mit einem *Kontrollverlust über die Ausscheidung* einhergehen.
Eine Einschränkung im Ausscheidungsbereich mit besonderer Belastung stellt die Anlage eines *künstlichen Darm- oder Harnröhrenausgangs* dar. Dabei liegt das Problem meist nicht in der Versorgung des *Stomas*, sondern eher in der psychischen Belastung und der Schwierigkeit, das Stoma zu akzeptieren.
Die ATL "Ausscheiden" umfaßt im engeren Sinn die Stuhl- und Urinausscheidung. Andere Ausscheidungsvorgänge, wie die Menstruation, die Sekretion der Scheide, das Erbrechen und der Auswurf von Sputum werden wegen des Sachzusammenhangs unter den ATL "Geschlechtliches Erleben und Verhalten", "Essen und Trinken", "Atmen" u.a. thematisiert.

3.2 Anatomisch-physiologische Grundlagen

3.2.1 Harnproduktion und Harnausscheidung

Die **Nieren** haben die lebenswichtige *Aufgabe*, unseren Wasser- und Elektrolythaushalt zu regulieren, stickstoffhaltige Stoffwechselprodukte (sog. *harnpflichtige Substanzen*: Harnstoff, Harnsäure, Kreatinin) sowie körperfremde Substanzen auszuscheiden und das Säure-Basengleichgewicht im Blut aufrechtzuerhalten. Dazu wird in den Nierenkörperchen *Primärharn* gebildet, indem plasmaähnliche, aber eiweißarme Flüssigkeit (ca. 170 Liter in 24 Std.) aus dem Blut in die ableitenden Harnkanälchen gefiltert bzw. gepreßt.
Der größte Teil des Wassers und der Elektrolyte sowie die Aminosäuren und Glukose werden im Tubulus rückresorbiert, der Urin wird konzentriert und als *Endharn* (ca. 1,5 - 2 Liter) über die Harnleiter an die *Harnblase* weitergeleitet. Diese dient mit ihrem Fassungsvermögen von max. 1 l als Sammelbehälter für den produzierten Harn; der Drang zur Blasenentleerung tritt jedoch bereits bei einem Füllungszustand von ca. 200 bis 400 ml auf.

Die **Harnblase** ist ein aus glatter Muskulatur aufgebautes Hohlorgan und wird vom autonomen Nervensystem innerviert. Der *Füllzustand* der Blase wird über sensible Nervenzellen (Rezeptoren) in der Blasenwand wahrgenommen und über afferente Nervenfasern an das Reflexzentrum der Harnblasenentleerung im Hirnstamm weitergegeben.

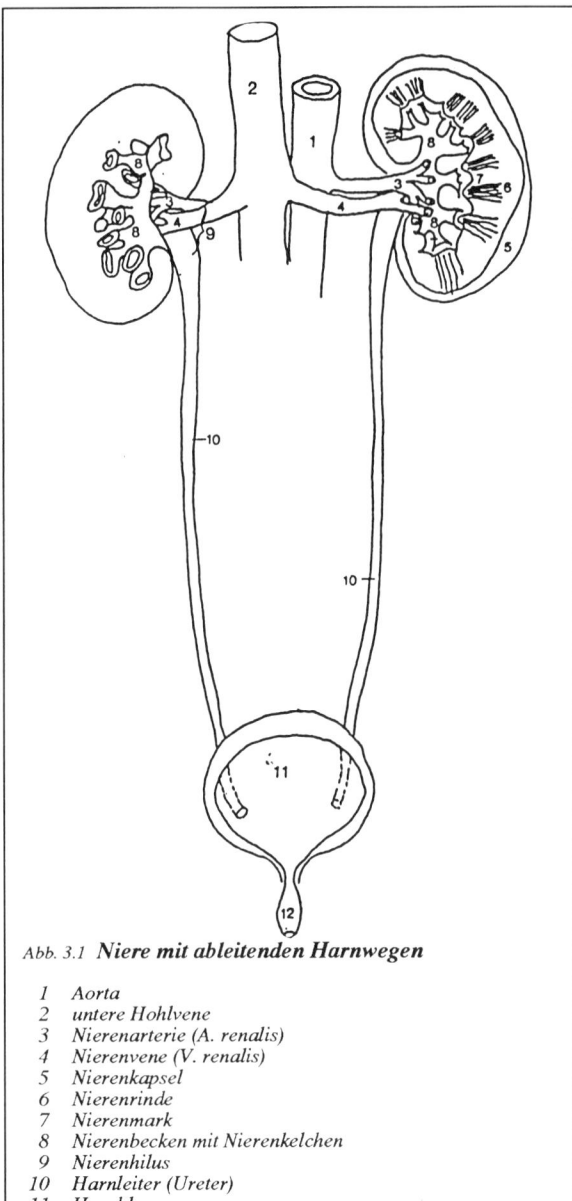

Abb. 3.1 *Niere mit ableitenden Harnwegen*

1. *Aorta*
2. *untere Hohlvene*
3. *Nierenarterie (A. renalis)*
4. *Nierenvene (V. renalis)*
5. *Nierenkapsel*
6. *Nierenrinde*
7. *Nierenmark*
8. *Nierenbecken mit Nierenkelchen*
9. *Nierenhilus*
10. *Harnleiter (Ureter)*
11. *Harnblase*
12. *Harnröhre (Urethra)*

Ab einer Harnblasenfüllung von ca. 150 bis 200 ml wird das Gefühl des *Harndrangs* ausgelöst.

Nun leiten efferente* Nervenfasern Impulse zum Harnblasenreflexzentrum im unteren Teil des Rückenmarks (*sakrales Miktionszentrum*). Die Impulse werden über parasympathische Anteile des Beckennervs zur glatten Harnblasenwandmuskulatur (*Musculus detrusor vesicae*) geleitet, woraufhin diese sich kontrahiert.

Gleichzeitig öffnet sich der *innere Blasenschließmuskel* (verdickte Muskelfasern der Harnblase am Beginn der Harnröhre); über den Nervus pudendus erfolgt das Erschlaffen des *äußeren Blasenschließmuskels* (gebildet aus der quergestreiften Beckenbodenmuskulatur).

Jetzt kann der Harn in die Harnröhre fließen und nach außen entleert werden.

Der Vorgang des Wasserlassens wird als *Miktion* bezeichnet. Er geschieht ursprünglich ohne willentliche Beeinflussung, ist also ein reiner *Reflexmechanismus*. Erst wenn sich, wie dies in der Regel im Kindesalter der Fall ist, die Kontrollfunktion des Großhirns entwickelt hat, wird eine willentliche Kontrolle der Blasenentleerung möglich. Der Reflex der Harnblasenentleerung kann zeitweise durch hemmende Impulse - die überwiegend von der Großhirnrinde ausgehen - unterdrückt werden. Die Hemmung erfolgt über sympathische Nervenfasern, die vom Sakralmark zur Blasenmuskulatur verlaufen.

3.2.2 Kotproduktion und Kotausscheidung

Die Ausscheidungsprodukte des Darms werden als *Fäzes, Stuhl, Exkremente* oder *Kot* bezeichnet.

Nachdem der Nahrungsbrei im Dickdarm mit Schleim vermischt und durch langsame, peristaltische* Wellen durchgeknetet wurde, sind die letzten Verdauungsprozesse abgeschlossen. *(Die vorangegangenen Verdauungsprozesse sind unter "Nahrungsaufnahme/-verwertung", Seite 68, beschrieben).* Durch Flüssigkeitsentzug wird der Darminhalt zu Kot eingedickt.

Kot setzt sich zusammen aus körpereigenen Substanzen wie abgestoßenen Epithelien, Schleim, Kolibakterien, Rückständen der Verdauungssäfte, Mineralstoffen und Gallenfarbstoffen, die die gelblichbraune Färbung verursachen. Außerdem enthält Kot nicht resorbierbare Nahrungsstoffe wie pflanzliche Zellulose sowie Gärungs- und Fäulnisprodukte. Der Wassergehalt des Kots beträgt ca. 70 - 75 % der Gesamtmenge. Die Menge des Kots ist nahrungsabhängig und schwankt zwischen 100 - 500 g am Tag.

Der Dickdarminhalt wird 2 bis 3 mal täglich über die Darmperistaltik in Richtung Mastdarm befördert. Diesen Vorgang steuert das vegetative Nervensystem; der *Parasympathikus* übt eine fördernde, der *Sympathikus* eine hemmende Wirkung aus.

Der Drang zur Kotentleerung tritt jeweils nur kurz auf. Deshalb sollte man ihm nachgeben; ansonsten kann es leicht zur Verstopfung kommen. Da unser Organismus auf psychische Ereignisse vegetative Reaktionen zeigt, kann es z.B. auch bei Hektik, Ärgernissen oder Ekelgefühl (fremde, unsaubere Toilette) zur Verstopfung kommen. Im Gegensatz dazu lösen Angst oder Nervosität oft Durchfall aus.

Die Ringmuskulatur des Mastdarms ist oberhalb des Afters zu einem 1 bis 2 cm breiten Muskelring aus glatten, unwillkürlich arbeitenden Muskelfasern (= *innerer Afterschließmuskel; M. sphincter ani internus*) verstärkt. Dieser wird vom äußeren Afterschließmuskel (*M. sphincter ani externus*) umschlossen. Anders als der innere Schließmuskel wird er willkürlich betätigt und ermöglicht durch Anspannung eine Kontinenz; zur Stuhlentleerung erschlafft der - zur Beckenbodenmuskulatur gehörende - äußere Schließmuskel.

Die Darmentleerung (= *Defäkation*) erfolgt reflexmäßig, ist jedoch willentlich beeinflußbar. Wird der Mastdarm durch Kot gedehnt, gelangen entsprechende Nervenimpulse zum Rückenmark und zum Gehirn. Von hier aus erfolgt die Erregung parasympathischer Nervenfasern, die zur Erschlaffung des inneren

Schließmuskels führt. Zur Darmentleerung ist jedoch die gleichzeitige Entspannung des äußeren Schließmuskels notwendig. Diese wird willentlich herbeigeführt und durch den Einsatz der Bauchpresse *(vgl. "Atemmechanik", Seite 35)* ergänzt.

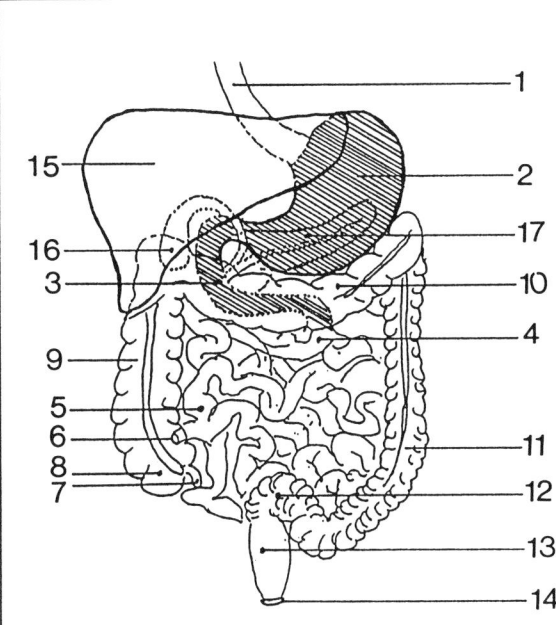

Abb. 3.2 **Verdauungsorgane**
 1 *Speiseröhre (Ösophagus)*
 2 *Magen (Gaster)*
 3 *Zwölffingerdarm (Duodenum)*
 4 *Leerdarm (Jejunum)*
 5 *Krummdarm (Ileum)*
 6 *Dünndarm-Dickdarmklappe (Ileo-Zökalklappe)*
 7 *Wurmfortsatz (Appendix)*
 8 *Blinddarm (Caecum)*
 9 *aufsteigender Dickdarm (Colon ascendens)*
 10 *querverlaufender Dickdarm (Colon transversum)*
 11 *absteigender Dickdarm (Colon descendens)*
 12 *S-förmige Schlinge (Colon sigmoideum)*
 13 *Mastdarm (Rektum)*
 14 *After (Anus)*
 15 *Leber (Hepar)*
 16 *Gallenblase (Vesica fellea)*
 17 *Bauchspeicheldrüse (Pankreas)*

3.3 Beobachtung des Urins

Die Beobachtung des Urins liefert wichtige Informationen über die Körperfunktionen. Sie kann Hinweise auf lebensbedrohliche Zustände oder auf bestimmte Krankheiten geben.
Die Beobachtungen werden gezielt und genau durchgeführt; die Ergebnisse sind zu dokumentieren.

3.3.1 Urinfarbe
Urin ist *klar* und *bernsteingelb*; die Intensität der Farbe ist von der Konzentration des Urins abhängig. Je konzentrierter der Urin (z.B. bei großen Flüssigkeitsverlusten), umso dunkler die Farbe; je reichlicher die Flüssigkeitsaufnahme, umso heller die Urinfarbe.

Bleibt Urin längere Zeit stehen, so wird er *trübe*. Auch alkalische Kost und Hungerzustände führen zur Urintrübung.

Pathologische Veränderungen der Urinfarbe:
- *milchige Trübung*; entsteht z.B. bei Störungen des Kalziumstoffwechsels durch Ausfall von Kalzium- oder Magnesiumphosphaten (= *Phosphaturie*);
- *schlierig flockige Trübung*; entsteht durch Eiterbeimengungen bei Entzündungen im Urogenitalbereich (= *Pyurie*);
- *rötlich bis fleischfarbener,* getrübter Urin; entsteht durch Beimengung von Erythrozyten, die z.B. bei Blutungsneigung, Nieren- und Harnleitersteinen oder bei Tumoren im Nieren- und Harnwegsbereich vorkommt (= *Makrohämaturie*);
- *rötlich bis schwärzlich verfärbter Urin*; entsteht durch gelösten Blutfarbstoff im Urin, z.B. bei Blutgruppenunverträglichkeiten durch verabreichte Transfusionen oder bei Vergiftungen mit Anilin oder Benzol (= *Hämoglobinurie*);
- *bierbrauner bis grünlich-schwarzer Urin* mit gelbem Schüttelschaum (= *Bilirubinurie*); entsteht durch Beimengungen des Gallenfarbstoffs Bilirubin, z.B. bei Erkrankungen der Leber (= *Bilirubinämie*).

Farbveränderungen durch Medikamente:
- *rot*; z.B. durch bestimmte Abführmittel;
- *goldgelb*; z.B. durch Vitamin B-Präparate oder Abführmittel;
- *orange*; z.B. durch Medikamente zur Bekämpfung von Harnwegsinfektionen.

3.3.2 Uringeruch
Der Geruch frischgelassenen Urins ist *unauffällig*. Längere Zeit nach dem Ausscheiden (z.B. beim Verbleib des Urins in Gefäßen oder Kleidung) entsteht infolge von Zersetzung ein stechender *Ammoniakgeruch*.

Pathologischer Uringeruch:
- *obstartig* durch Azeton im Urin; kommt vor bei Entgleisungen des Stoffwechsels, z.B. infolge Diabetes mellitus, Hunger, langandauerndem Erbrechen;
- *übelriechend* durch Bakterieneinwirkung bei Entzündungen der Harnwege;
- *fauligriechend* durch Zellzerfall bei bösartigen Tumorerkrankungen der ableitenden Harnwege.

3.3.3 Reaktion
Die *physiologische Urinreaktion* ist normalerweise schwach sauer (pH 5 - 6), wird jedoch von der Nahrung beeinflußt. Bei rein pflanzlicher Ernährung ist die Reaktion alkalisch (pH bis 7,2), bei eiweißreicher dagegen sauer (pH bis 4,8).

Pathologische Reaktionen:
- pH unter 4,5; kann auftreten bei Fieber, starken Durchfällen, diabetischer Stoffwechselentgleisung

oder gesteigertem Eiweißzerfall bei bösartigen Tumoren;
- pH über 7,2; tritt auf bei stoffwechselbedingter Alkalose* und bei Infektionen an Nieren oder ableitenden Harnwegen.

3.3.4 Bestandteile

Urin besteht zu 95 - 98 % aus Wasser.
Daneben sind im *physiologischen Zustand* enthalten
- *stickstoffhaltige Schlackenstoffe*:
  Harnstoff (300 - 580 mmol / d = 18 - 35 g / 24 Std.),
  Harnsäure (1,5 - 4,5 mmol / d = 0,25 - 0,8 g / 24 Std.),
  Kreatinin (50 - 110 μmol / d = 0,57 - 1,24 mg / dl);
- *Salze und Säuren*: Natriumchlorid, Kalium, Phosphor-, Schwefel- und Zitronensäure u.a.;
- *Farbstoffe*: Urobilinogen, Urochrom;
- Hormone;
- wasserlösliche Vitamine;
- evtl. vereinzelt Erythrozyten, Leukozyten, Zylinder.

Pathologische Urinbestandteile

Hinweise auf krankhafte Veränderungen geben folgende, normalerweise nicht im Urin enthaltene Substanzen:
- Zucker (= *Glukosurie*),
- Eiweiß (= *Proteinurie*),
- Blut (= *Hämaturie*),
- Bakterien (= *Bakteriurie*),
- Ketonkörper (= *Ketonurie*),
- Zylinder (= *Zylinderurie*),
- Bilirubin (= *Bilirubinurie*),
- Hämoglobin (= *Hämoglobinurie*),
- Leukozyten (= *Leukozyturie*).

3.3.5 Spezifisches Gewicht (Dichte)

Das spezifische Gewicht (Artgewicht; Dichte) des Urins schwankt im Normalfall zwischen 1,001 g / cm³ und 1,040 g / cm³; meist liegen die Werte zwischen 1,012 g / cm³ und 1,030 g / cm³. Es gibt Auskunft über die *Konzentration des Harns*.
Ein *erhöhtes spezifisches Gewicht* kann Hinweis auf Glukose (= *Glukosurie*) oder Eiweißausscheidung (= *Albuminurie*) im Urin sein. Die Ausscheidung eines Röntgenkontrastmittels oder eines Plasmaexpanders kann ebenfalls zur Erhöhung des spezifischen Gewichtes führen.
Die Messung erfolgt mittels *Urometer*, einer kleinen Senkwaage mit Meßzylinder *(siehe Abb. 3.3)*. Der Urin wird in den Meßzylinder gegeben; das Urometer "schwimmt" auf dem Urin. Das spezifische Gewicht kann auf der Urometerskala abgelesen werden. Das Urometer ist *geeicht* auf 15° C; ist die Urintemperatur höher oder niedriger, muß beim Ablesen des spezifischen Gewichts je 3° C Temperaturunterschied ein Teilstrich hinzugezählt bzw. abgezogen werden.

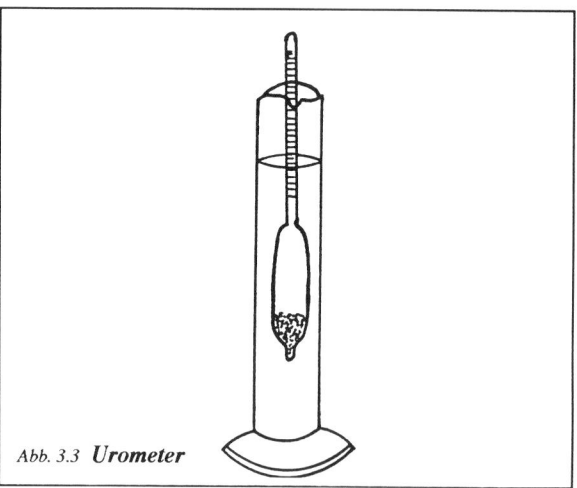

Abb. 3.3 **Urometer**

3.4 Beobachtung der Urinausscheidung

Auch die Beobachtung der Urinausscheidung kann Hinweise auf Fehlfunktionen des Körpers liefern. Dies gilt insbesondere für solche des Herz- Kreislaufsystems sowie der Organe, die an der Urinproduktion und Urinausscheidung unmittelbar beteiligt sind (Nieren, Harnleiter / -blase / -röhre).
Außerdem können bisher verborgene Probleme, die im Zusammenhang mit der Urinausscheidung auftreten, erkannt werden.

3.4.1 Urinmenge

Der Erwachsene scheidet ca 1.000 - 2.000 ml / 24 Std. aus.

Die Menge des ausgeschiedenen Urins ist von verschiedenen Faktoren abhängig:
- Menge der aufgenommenen Flüssigkeit durch Trinken (durchschnittlich 1000 - 1500 ml / 24 Std.), ggf. auch durch intravenös zugeführte Flüssigkeit;
- Menge der Flüssigkeit, die als Bestandteil fester Nahrung aufgenommen wird (bis zu ca. 1000 ml / 24 Std.);
- Umfang der Flüssigkeitsverluste über die Haut und das Atmen (*Perspiratio insensibilis*; normal 500 - 1000 ml / 24 Std.);
- Umfang der Flüssigkeitsverluste durch das Schwitzen (*Perspiratio sensibilis*; normal 500 ml / 24 Std.);
- Umfang der Flüssigkeitsverluste über den Darm (ca. 100 ml / 24 Std.);
- Blutdruck; bei stark erniedrigtem Blutdruck (z.B. im Schock*) ist die Funktion der Niere eingeschränkt und als Folge davon die Urinproduktion verringert;
- Nierenfunktion; sie ist verantwortlich für die chemische Bearbeitung des Blutes und die Bildung des Harns; intakte Nieren sind in der Lage, den Urin nach Bedarf zu konzentrieren bzw. zu verdünnen; damit wird die Ausscheidung harnpflichtiger Substanzen - unabhängig von der Urinmenge - gewährleistet;

- Wirkung bestimmter Hormone
  - *Adiuretin* (antidiuretisches Hormon, ADH); ein von der Hypophyse ausgeschüttetes Hormon, welches für die Rückresorption des Wassers aus den Harnkanälchen ins Blut sorgt und damit große Wasserverluste vermeidet;
  - *Mineralokortikoide* (vor allem Aldosteron); eine Hormongruppe der Nebennieren, die die Natriumrückresorption vom Tubulus ins Blut steigert und gleichzeitig eine vermehrte Kalium- sowie H-Ionenabgabe in der Niere bewirkt; damit wird der Flüssigkeitsanteil des Blutes konstant gehalten;
- Funktion der ableitenden Harnwege (Harnleiter und Harnröhre); um die gesamte Menge produzierten Harns abzuleiten, müssen sie problemlos durchgängig sein; werden die Harnwege innen oder von außen eingeengt, so kommt es zu Abflußbehinderungen oder zur Harnverhaltung.

Eine stark **vermehrte Urinausscheidung** (3000 - 20000 ml / 24 Std.) wird als *Polyurie* bezeichnet. Sie ist physiologisch bei stark erhöhter Flüssigkeitsaufnahme, ansonsten ist sie ein Symptom für Erkrankungen wie Diabetes mellitus[*] oder Diabetes insipidus[*].

Eine **verminderte Urinproduktion**, bei der in 24 Stunden weniger als 500 ml Urin ausgeschieden werden, wird als *Oligurie* bezeichnet. Sie kann auftreten infolge von verringerter Flüssigkeitsaufnahme, Erbrechen, Durchfall oder Blutverlust. Die Oligurie kann auch Zeichen einer Herz- bzw. Niereninsuffizenz oder einer anderen Erkrankung sein.

Eine **verminderte Harnproduktion** unter 100 ml in 24 Stunden wird als *Anurie* bezeichnet. Die Ursache kann präenal (vor den Nieren liegend) sein, z.B. ein Schock[*], eine Hämolyse[*] oder eine Vergiftung. Als renale Ursachen (von den Nieren ausgehend) können z.B. eine Vergiftung, eine Nierenbeckenentzündung oder ein thromboembolisches Geschehen an den Nierengefäßen zugrunde liegen. Bei einer postrenalen Ursache (hinter den Nieren liegend) liegt immer eine Störung des Harnabflusses, z.B. durch Blasensteine, Harnröhrenverengung oder Prostatatumoren, vor.

Restharn ist die Urinmenge, die nach spontaner Miktion in der Blase verbleibt (normal 0 - 20 ml); sie kann über einen Katheter entnommen oder (für den Patienten weniger belastend) sonographisch bestimmt werden.

3.4.2 Häufigkeit und Zeitpunkt der Blasenentleerung

Die Häufigkeit der Blasenentleerung (= *Miktion*) ist altersabhängig.

Pro 24 Std. haben z.B.
- Neugeborene 8 bis 10 Miktionen,
- Einjährige 12 bis 16 Miktionen,
- Zehnjährige ca. 6 Miktionen,
- Erwachsene ca. 4 bis 5 Miktionen.

Normalerweise kann der Zeitpunkt willkürlich bestimmt werden. Ein Wasserlassen vor der Nachtruhe erspart meistens eine nächtliche Miktion; lediglich eine übermäßige Flüssigkeitsaufnahme am Abend stellt eine *physiologische Ursache* für die nächtliche Urinausscheidung dar.

Ansonsten gibt das vermehrte nächtliche Wasserlassen (= *Nykturie*) meist einen Hinweis auf eine Herzinsuffizienz, bei der Ödeme, die tagsüber im Gewebe angesammelt wurden, nachts rückresorbiert werden (siehe *"Gesteigerter Hautturgor durch Ödeme", Seite 267*).

3.4.3 Miktionsstörungen

Störungen des Wasserlassens treten auf als:
- häufiger Harndrang und Entleerung von kleinen Urinmengen (= *Pollakisurie*); Vorkommen bei
  - Blasenentzündung / -steinen;
  - Harnröhrenentzündung / -verengung;
  - Aufregung, Nervosität (Vagusreiz);
  - Schwangerschaft (Druck auf die Blase);
  - Entzündungen, Tumoren oder eine Vergrößerung der Vorsteherdrüse (= *Prostatahypertrophie*), die zur Einengung der Harnröhre führen;
- schmerzhafte Harnentleerung (= *Algurie*); Vorkommen bei
  - Entzündung der Blasenschleimhaut;
  - Blasensteinen;
- schmerzhaftes und erschwertes Wasserlassen (= *Dysurie*); Vorkommen bei
  - Verengung des Blasenhalses;
  - hochgradiger Harnröhrenverengung;
- Harnverhaltung (= *Harnretention*); die Blase kann nicht oder nur unvollständig entleert werden; Vorkommen bei
  - mechanischen Hindernissen wie Blasensteinen oder Prostatavergrößerung;
  - psychischer Beeinträchtigung, die sich in ausgeprägter Angst oder Schamgefühl äußert, z.B. wenn der Patient das Steckbecken im Beisein anderer Menschen benutzen muß; die ungewohnte Position und Umgebung verstärken die Anspannung / Hemmung zusätzlich;
  - erhöhtem Muskeltonus des inneren Blasenschließmuskels, z.B. infolge einer Operation, eines Hirn- / Rückenmarktumors oder einer Querschnittslähmung.

3.4.4 Inkontinentia urinae

Als Inkontinentia urinae bezeichnet man das Unvermögen, Harn willkürlich zurückzuhalten.

Die Inkontinenz kann eine *relative* sein, d.h. es kommt nur unter bestimmten Bedingungen wie beim Husten, Niesen oder Pressen zum ungewollten Harnabgang.

Die *Zahl inkontinenter Menschen* hat in den letzten Jahrzehnten stark zugenommen, da auch das durchschnittliche Lebensalter gestiegen ist. Ein oft altersbedingtes Nachlassen der Gewebsfestigkeit und Hirnfunktionen kann sowohl eine Schwächung des

Schließmuskelsystems als auch ein Nachlassen der Kontrollfunktionen des Gehirns zur Folge haben.
Die Inkontinenz kann für den Betroffenen *lebensverändernde Auswirkungen* haben. Mancher empfindet Schuld- oder Schamgefühle und zieht sich aus dem gesellschaftlichen Leben zurück. Sexuelle Kontakte werden gemieden.
Erfordert die Inkontinenz fremde Hilfe, so bedeutet dies Abhängigkeit in einem sehr intimen Bereich und führt zwangsläufig zur *Verletzung der Intimsphäre*.

Anhand der **Ursachen** lassen sich verschiedene Formen der Inkontinenz unterscheiden, wobei jedoch häufig mehrere Ursachen gleichzeitig vorliegen.

Streßinkontinenz
Bei der Belastungs- oder Streßinkontinenz handelt es sich um den *unwillkürlichen Harnverlust unter Belastungen*, die mit einer Druckerhöhung im Bauchraum einhergehen, wie dies z.B. bei Husten, Niesen, Pressen oder schwerem Heben der Fall ist.
Die Ursache liegt in einer *Schwächung des Schließmuskelsystems am Blasenauslaß*. Diese ist häufig traumatisch (durch Operationen, Geburten, Verletzungen) oder degenerativ (durch zunehmende Gewebsschwäche im Alter) bedingt.
Die Streßinkontinenz kann in leichteren Fällen durch gezieltes Beckenbodentraining (*siehe "Beckenbodentraining", Seite 106*) gebessert werden. In schwereren Fällen kann die Ursache häufig durch eine operative Korrektur der Blasenposition oder der Beckenbodenmuskulatur behoben werden.

Dranginkontinenz
Bei der Dranginkontinenz kommt es *trotz intakten Harnröhrenverschlußes* infolge einer Überaktivität des Blasenmuskels zu *gesteigertem Harndrang mit unwillkürlichem Harnverlust*.
Die Überaktivität des Blasenmuskels wird ausgelöst durch den Füllungsreiz bei der allmählichen Blasenfüllung oder durch Berührungsreize bzw. psychische Reize. Sie führt zu Kontraktionen der Harnblase; der dadurch gesteigerte Druck löst das Gefühl des Harndrangs aus.
Der Betroffene ist nur für eine sehr kurze Zeit in der Lage, diesem Harndrang willentlich entgegenzuwirken. Sobald die Kontraktionen des Blasenmuskels so heftig werden, daß sie den Druck des Schließmuskels überwinden, kommt es zum unfreiwilligen Harnabgang. Dieser läßt sich nur verhindern, wenn unmittelbar eine Gelegenheit zum Urinieren besteht.
Die Dranginkontinenz tritt meist infolge chronischer Entzündungen, langanhaltender Einengungen im Bereich des Blasenauslasses (z.B. bei Prostatavergrößerung), Tumoren oder Strahlenschäden auf. Ebenso können psychovegetative Veränderungen Ursache der Dranginkontinenz sein.

Ursachen einer *vorübergehenden Dranginkontinenz* können Entzündungen der Harnröhre, der Harnblase oder des Harnblasenhalses sein.
Die *Behandlung der Dranginkontinenz* erfolgt, wenn möglich, durch die Beseitigung der Ursache (z.B. Infektbehandlung). Ansonsten kann durch Medikamente (Anticholinergika, Parasympatholytika), die die Kontraktionen des überaktiven Blasenmuskels dämpfen, Besserung erzielt werden. Diese erfolgt über eine Tonusminderung der glatten Muskulatur der Harnwege.
In leichteren Fällen kann ein gezieltes Toilettentraining (*siehe "Toilettentraining", Seite 105*) evtl. eine Inkontinenz verhindern.

Reflexinkontinenz
Bei der Reflexinkontinenz werden die Funktion der Harnblase und des Schließmuskels von *pathologischen Reflexen* gesteuert; ihr koordiniertes Zusammenspiel ist nicht mehr möglich. Diese sog. selbständige oder *autonome Blase* kommt vor bei einer Unterbrechung der Nervenbahnen oberhalb des sakralen Miktionszentrums, wie dies bei Erkrankungen oder Verletzungen des Rückenmarks (z.B. bei *Querschnittslähmung*) der Fall ist. Die Harnblasenentleerung erfolgt reflektorisch auf unterschiedliche Reize. Der Betroffene nimmt weder den Harndrang noch den Harnabgang wahr.
Nicht selten ist die Harnblasenentleerung unvollständig, so daß Restharn zurückbleibt, der Bakterien einen guten Nährboden bietet. Um das Bakterienwachstum zu verhindern, wird die Harnblase in der Frühphase einer durch eine Querschnittslähmung ausgelösten Inkontinenz mittels einer Katheter-Drainage entleert. Später führt der Betroffene regelmäßig ein Blasentraining (*siehe "Blasentraining", Seite 105*) durch. Dabei erfolgt der Reiz zur Blasenentleerung durch leichtes Klopfen und durch Druckeinwirkungen auf die Bauchdecke bzw. durch Streichungen der Oberschenkelinnenseite. Diese Maßnahmen, die der Betroffene meist selbst durchführen kann, lösen reflektorisch eine Harnblasenentleerung aus und erleichtern - in regelmäßigen Abständen ausgeführt - die Harnblasenentleerung. Auf diese Weise kann ein unwillkürlicher und unbemerkter Harnabgang meist verhindert werden.
Falls erforderlich, werden zusätzlich Medikamente, die ein Zusammenziehen der Harnblase unterstützen, eingenommen.
Bleibt das Blasentraining erfolglos, versucht man, die Harnblase durch manuelles Ausdrücken zu entleeren.
Die Durchführung der genannten Maßnahmen ist auf Seite 105 beschrieben.

Überlaufinkontinenz
Bei *Behinderung der Blasenentleerung* infolge eines Hindernisses, das den Blasenauslaß einengt, kommt es zur Überlaufinkontinenz. Bei zunehmender Füllung der Harnblase wird der Blasenmuskel, der sich gegen das Hindernis kontrahiert, überdehnt; ungewollt gehen

kleinere Urinmengen ab (*Harnträufeln*), ohne daß die Blase sich vollständig entleert.
Ursachen dieser Entleerungsbehinderung können z.B. eine Prostatavergrößerung oder eine Harnröhrenstriktur sein. Diese sind nur operativ zu beseitigen.
Bei einer Rückenmarksverletzung mit Unterbrechung des spinalen Reflexbogens, die eine schlaffe Lähmung zur Folge hat, ist die Blasenfunktion aufgehoben (= *atonische Blase*). Durch zunehmende Füllung wird der Blasenmuskel überdehnt, der Schließmuskel dadurch passiv geöffnet. Es kommt zum "Überlaufen" der Blase, keineswegs jedoch zu einer vollständigen Blasenentleerung.
Bei der atonischen Blase wird die Miktion durch äußere Kompression, d.h. durch manuelles Ausdrücken der Blase, erreicht. Restharnmengen von mehr als 100 ml müssen ggf. mittels Katheter abgeleitet werden (*vgl. "Blasentraining", Seite 105*).

Ungehemmte neuropathische Harnblase
Die zunehmende *Atrophie des Großhirns* im Alter, aber auch ein Schlaganfall oder ein Hirntumor, die zu Substanzverlusten führen, setzen die Kontrollfunktion des Großhirns über die Harnblasenentleerung herab; evtl. geht sie ganz verloren. Es kommt zur sog. ungehemmten (= *nicht inhibierten*) neuropathischen Harnblase.
Weil die zentrale Hemmung der Impulse ausfällt, treten nicht kontrollierte Signale zur Harnblasenentleerung auf; es kommt - wenn nicht sofort eine Toilette erreicht werden kann - zum unfreiwilligen Harnabgang. Das Gefühl für den Spannungszustand der Blase bleibt erhalten. Diese Tatsache hat große Relevanz für die prophylaktischen und therapeutischen Pflegemaßnahmen. Betroffene benötigen eine Toilette oder ein Steckbecken und vor allem eine Klingel in Reichweite. So kann in manchen Fällen durch rechtzeitiges Anbieten eines Urinsammelbehälters der Urinabgang in die Leib- oder Bettwäsche verhindert werden. Des weiteren ist durch ein intensives Toilettentraining (*siehe "Toilettentraining", Seite 105*) die Inkontinenz oft zu beheben. Zusätzlich können evtl. unterstützende Arzneimittel (Parasympatholytika / Anticholinergika) eingesetzt werden, die den Tonus in der Harnblase vermindern und somit die Entleerungsreflexe dämpfen.

Extraurethrale Harninkontinenz
Bei dieser Form der Inkontinenz erfolgt der *Urinabgang nicht über die Harnröhre*. Statt dessen kommt es über pathologische *Fistelgänge* (z.B. zwischen Harnblase/-röhre und Scheide bzw. Rektum) zum unwillkürlichen Urinabgang.
Bei den Fistelgängen kann es sich um angeborene Mißbildungen oder um traumatische (= verletzungsbedingt) oder um entzündlich bedingte Veränderungen handeln.
Die Therapie der extraurethralen Harninkontinenz erfolgt durch korrigierende operative Verfahren.

3.4.5 Harnstrahl
Die normale Miktion erfolgt mit einem *kräftigen, ununterbrochenen Harnstrahl*.
Veränderungen des Harnstrahls treten bei bestimmten Krankheiten auf:
- ein gedrehter oder gespaltener Harnstrahl bei Verengungen oder Verklebungen der Harnröhre;
- ein schlaffer Harnstrahl mit verzögertem Miktionsbeginn bei Tumoren in der Blase bzw. in der Blasenumgebung;
- ein unterbrochener Harnstrahl bei Verlegung der Harnröhre durch Blasensteine / -tumor;
- längeres Nachträufeln von Urin bei Erweiterungen der Harnröhre;
- dauerndes Harnträufeln bei der Überlaufinkontinenz.

3.5 Urinmessungen

Urinmessungen sind notwendig, um eine genaue *Flüssigkeitsbilanzierung* oder bestimmte Laboruntersuchungen durchführen zu können.
Vor jeder Uringewinnung wird ein entsprechendes Auffanggefäß beschriftet und bereitgestellt; der Anforderungsschein für das Labor wird ausgefüllt. Der Patient ist zu informieren und ggf. zu instruieren. Selbstverständlich muß auch das gesamte Pflegeteam über die geplante Maßnahme (z.B. Sammelurin; Flüssigkeitsbilanz) unterrichtet sein.

3.5.1 Sammelurin
Der Urin wird über eine *angegebene Zeitspanne* gesammelt. Normalerweise handelt es sich um 12 oder 24 Stunden.
Man beginnt z.B. morgens um 7.00 Uhr und veranlaßt den Patienten zur Urinausscheidung; die entleerte Harnmenge wird verworfen. Danach wird der Patient angehalten, jede Urinportion in das Sammelgefäß zu entleeren, die letzte um 19.00 Uhr bzw. um 7.00 Uhr des folgenden Tages. Verspürt er Stuhldrang, sollte er vor der Darmentleerung eine Blasenentleerung durchführen. Auf dem vom Patienten benutzten Sammelbehälter (Urinflasche / Steckbecken / Toilettenstuhl) ist ein entsprechender Hinweis anzubringen. Während der Sammelperiode wird der Urin *kühl aufbewahrt*.
Nach Ablauf der Sammelzeit wird die Gesamtmenge der Urinausscheidung *gemessen und dokumentiert*. Bevor eine Probe für das Labor entnommen wird, muß der gesammelte Urin umgerührt werden.

3.5.2 Stundenurin
Die stündliche Urinmengenmessung erfolgt über ein *Urimeter*, das als spezielles Auffanggefäß bei liegendem Blasenverweilkatheter zwischen Ableitungsschlauch und Urinbeutel angebracht wird. Der graduierte Auffangbehälter faßt 250 - 500 ml. Nach Ablesen und Dokumentation der Stundenurinmenge wird das

Urimeter durch Verschieben einer Klemme entleert. Die Urinmenge fließt weiter in den (großen) Auffangbeutel.

Bei Patienten, die unter Herz-, Kreislauf- oder Nierenversagen leiden bzw. von ihnen bedroht sind, ist diese Messung von großer diagnostischer und therapeutischer Bedeutung.

3.5.3 Flüssigkeitsbilanz

Die Flüssigkeitsbilanz bezieht sich auf die *Flüssigkeitszufuhr* und *Flüssigkeitsabgabe* innerhalb von 24 Stunden. Dazu ist die genaue Dokumentation aller Flüssigkeitsmengen auf einem Protokollbogen erforderlich.

Neben der Urinausscheidung sind Flüssigkeitsverluste
- über Wunddrainagen, Erbrechen, Magensonde und Kot,
- (unmerkliche) über Atmung und Haut (= *Perspiratio insensibilis*) sowie
- über das merkliche Schwitzen (= *Perspiratio sensibilis*)

möglichst genau zu schätzen und zu dokumentieren.

Bei der Zufuhrmenge sind neben der oral aufgenommenen Flüssigkeitsmenge auch Infusionslösungen und Sondennahrung zu berechnen.

Wir unterscheiden die *registrierbare* von der *effektiven Bilanz*. Bei der erstgenannten werden nur die tatsächlich meßbaren Flüssigkeitsmengen erfaßt, bei der effektiven Bilanz werden auch die nur schätzbaren Flüssigkeitsmengen mit einbezogen. Die Ergebnisse beider Bilanzen fallen entsprechend unterschiedlich aus.

Beispiel: **Registrierbare Bilanz**

Flüssigkeitszufuhr:		*Flüssigkeitsabgabe*:	
Trinkmenge	950 ml	Urin	800 ml
Sondenkost	450 ml	Kot	100 ml
Infusionen	250 ml	Wundsekret	50 ml
gesamt	1650 ml	gesamt	950 ml
Bilanz: + 700 ml			

Beispiel: **Effektive Bilanz**

Flüssigkeitszufuhr:		*Flüssigkeitsabgabe*:	
Trinkmenge	1300 ml	Urin	1500 ml
Speisen	900 ml	Kot	100 ml
Oxidationswasser	300 ml	P. insensibilis	450 ml
		P. sensibilis	450 ml
gesamt	2500 ml	gesamt	2500 ml
Bilanz: +/- 0 (ausgeglichen)			

Die effektive Bilanz ist (theoretisch) *ausgeglichen*. Übertrifft die Zufuhrmenge die Ausscheidungsmenge, spricht man von der *positiven*, im umgekehrten Fall von der *negativen Bilanz*.

Flüssigkeitsbilanzen geben Auskunft über die Herz- und Nierenfunktion.

Da die Ausscheidungsmengen über Haut, Atmung und Schweißdrüsen - bei Inkontinenz auch die Urinmenge - nicht meßbar sind, wird das *tägliche Wiegen* des Patienten oft einer Bilanzierung vorgezogen. Dies muß immer unter denselben Bedingungen geschehen. Festzulegen sind deshalb die Uhrzeit / der Zeitpunkt (z.B. vor dem Frühstück, nach dem Wasserlassen) und die Bekleidung (z.B. ohne Morgenmantel, mit Hausschuhen).

3.6 Uringewinnung

Die Gewinnung von Urinproben wird meist zu *diagnostischen Zwecken* durchgeführt. Der Urin wird hierbei in sauberen, für bakteriologische Untersuchungen in sterilen Gefäßen, aufgefangen und in der Regel an das Labor weitergeleitet.

Sowohl aus diagnostischen als auch aus therapeutischen Gründen kann es erforderlich sein, den Urin mittels eines Katheters zu gewinnen.

3.6.1 Spontanurin

Wie der Begriff sagt, handelt es sich um spontan gelösten Urin (= *Strahlurin*).

Um einer Verfälschung des Untersuchungsergebnisses vorzubeugen, werden zuvor Verunreinigungen oder Keime durch eine gründliche Reinigung des äußeren Genitale mit Seife und Wasser entfernt (*siehe "Intimpflege", Seite 283*).

3.6.2 Mittelstrahlurin

Bei der Mittelstrahluringewinnung wird Urin aus der Mitte des Miktionsvorganges aufgefangen. Der zuvor und danach entleerte Urin wird in die Toilette oder das Steckbecken entleert. Bezüglich der Reinigung und des Auffanggefäßes gilt das zu Beginn des Abschnittes Gesagte.

3.6.3 Morgenurin

Es wird der bei der ersten morgendlichen Blasenentleerung gelöste Urin aufgefangen (*im übrigen siehe oben "Spontanurin"*).

Konzentrierter Morgenurin wird nach einer Durstperiode von mindestens 12 Stunden gewonnen.

3.6.4 Katheterurin

Die Uringewinnung erfolgt meist über einen Einmalkatheter, der durch die Harnröhre in die Blase eingeführt wird.

Katheterarten

Bei Blasenkathetern handelt es sich um schleimhautfreundliche Schläuche aus Silikon oder Latex zum Einmalgebrauch. Die Spitze weist eine oder mehrere Öffnungen auf; hierdurch gelangt der Urin von der Blase in den Katheter. Um die Biegungen der männlichen Harnröhre besser überwinden zu können, werden sowohl Einmal- als auch Blasenverweilkatheter mit gebogener Spitze angeboten (*Tiemann-, Mercierkatheter*). Für den Katheterismus der weiblichen Harnblase benutzt man den *Nelatonkatheter* mit gerader Spitze.

Alle *Blasenverweilkatheter* sind doppelläufig; sie besitzen einen zusätzlichen Auffüllkanal, an dessen Ende sich ein aufblasbarer Ballon befindet.

Spezialkatheter haben einen dritten Kanal, der zur Spülung der Blase genutzt wird.

Die Stärke des Katheters wird in Charrière angegeben. Ein Charrière (Ch) entspricht einem Durchmesser von 1/3 mm. Am häufigsten werden für den Katheterismus der weiblichen Harnblase Katheter von 12 - 14 Ch, für den der männlichen 18 - 22 Ch verwendet.

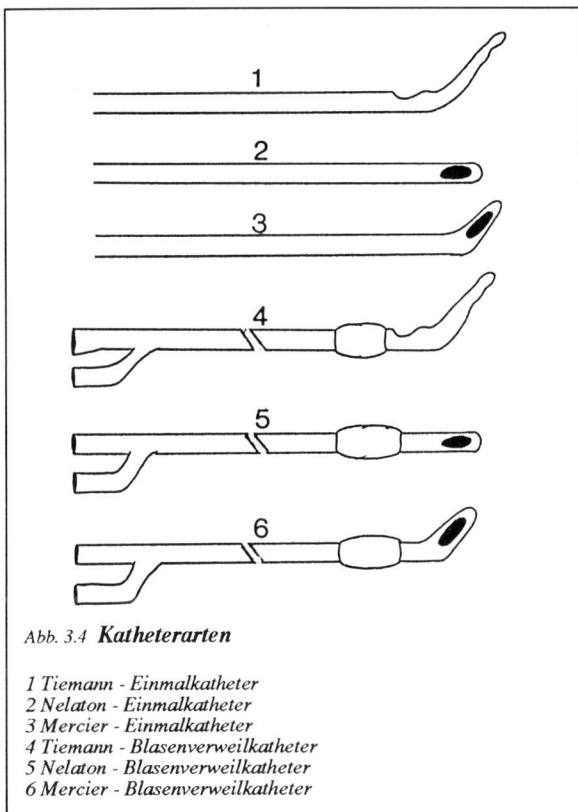

Abb. 3.4 **Katheterarten**

1 *Tiemann - Einmalkatheter*
2 *Nelaton - Einmalkatheter*
3 *Mercier - Einmalkatheter*
4 *Tiemann - Blasenverweilkatheter*
5 *Nelaton - Blasenverweilkatheter*
6 *Mercier - Blasenverweilkatheter*

Bei der Auswahl des Katheters sind zu berücksichtigen:

- der Zweck (Einmal-, Blasenverweil- oder Spezialkatheter);
- das Geschlecht des Patienten (Frauen- oder Männerkatheter; Stärke des Katheters);
- die Größe des Patienten (Länge des Katheters).

Soll die Urinableitung kontinuierlich erfolgen (z.B. zur genauen Kontrolle der Nierenfunktion bei lebensbedrohlichen Zuständen), wird ein sog. *Blasenverweilkatheter* verwendet. Dieser hat an der Spitze einen aufblasbaren Ballon, der in gefülltem Zustand die Lage des Katheters in der Blase fixiert. Am anderen Ende des Katheters wird ein *Auffangbeutel* angeschlossen. Er ist am Boden mit einer Klemme verschlossen; diese wird nur zwecks Beutelentleerung geöffnet.

Da der Weg zwischen Harnblase und Beutelauslaß nicht unterbrochen wird, spricht man vom *geschlossenen Urinablaufsystem*. Damit soll das Eindringen von Krankheitserregern verhindert werden. Dies wird durch ein zusätzlich eingebautes *Rückschlagventil*, welches den Rückfluß aus dem Beutel in die Harnblase verhindert, unterstützt. Trotz dieser Schutzmaßnahmen kommt es häufig zu aufsteigenden Infektionen im Bereich der ableitenden Harnwege. Aus diesem Grund sollte das Katheterisieren der Harnblase nur *unter strenger Indikationsstellung* und unter *sterilen Bedingungen* erfolgen, so daß keine Krankheitserreger in die Harnwege eingeschleppt werden können.

Materialzusammenstellung für den Katheterismus:

- steril verpacktes, unbeschädigtes Katheter-Set mit folgendem Inhalt (fehlende Materialien ggf. ergänzen):
  - Einschlagtuch (dient als sterile Unterlage),
  - 6 Tupfer / Kompressen (für die Desinfektion der Genitalien),
  - 2 Pinzetten (für die Desinfektion und das Einführen des Katheters),
  - geschlitztes Lochtuch (zum Abdecken der Genitalien),
  - ein Paar Handschuhe,
  - Gleitmittel,
  - Schleimhautdesinfektionsmittel,
  - 10 ml Spritze mit 10 ml Aqua destillata (zum Aufblasen des Ballons beim Blasenverweilkatheter),
  - Urinauffangschale,
  - Schale zum Abwurf;
- Katheter (Einmal- oder Ballonkatheter);
- Schutzunterlage (dient als Bettschutz);
- kleines Kissen (für das Anheben des Beckens).

Der Patient wird einfühlsam über Sinn und Vorgehen des Katheterisierens informiert. Seine Intimsphäre wird durch Aufbau eines Sichtschutzes oder auf andere Weise geschützt.

Vorgehen beim Einmalkatheterisieren
Einmalkatheterisieren bei der Frau:

- in flacher Rückenlage Becken leicht anheben (Kissen unterlegen), Beine anwinkeln und abspreizen, Füße aufstellen;
- Schutzunterlage einlegen;
- Katheterset öffnen;
- sterile Handschuhe anziehen;
- Desinfektion der linken und rechten großen, danach der kleinen Schamlippen mit jeweils einem in Desinfektionslösung getränkten Tupfer; Wischrichtung von bauchwärts (*ventral*) nach rückenwärts (*dorsal*);
- Desinfektion der Harnröhrenöffnung (Einwirkzeit des Desinfektionsmittels abwarten !);
- Verpackung des Katheters an der Perforationsstelle auseinanderziehen;
- Katheter steril aus der Verpackung nehmen, am unteren Ende anfassen und vorsichtig in die Harnröhre einführen;

- bei spürbarem Widerstand kleine Drehbewegungen mit dem Katheter durchführen; kann das Hindernis so nicht überwunden werden, ist der Vorgang abzubrechen (*keine Kraft anwenden!*) und der Arzt diesbezüglich zu informieren;
- bei Urinfluß den Katheter nicht weiter vorschieben;
- Urin in Auffangbehälter oder Laborröhrchen fließen lassen;
- zur vollständigen Entleerung von außen sanften Druck auf die Harnblase ausüben;
- Katheter vorsichtig zurückziehen und entsorgen;
- Hilfsmittel aus dem Bett entfernen und Patientin bequem lagern.

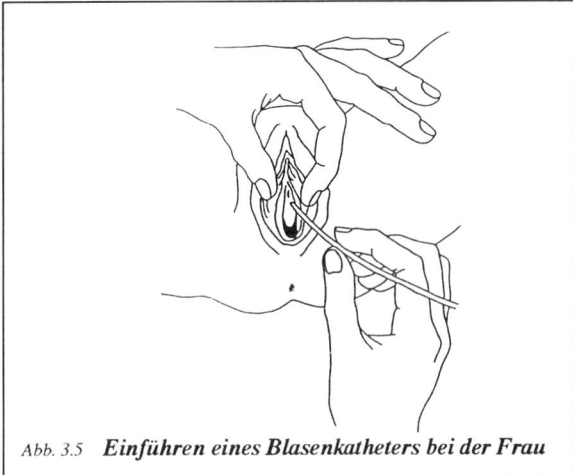

Abb. 3.5 *Einführen eines Blasenkatheters bei der Frau*

Einmalkatheterisieren bei dem Mann:
- Vorhaut zurückschieben;
- Harnröhrenöffnung spreizen und zusammen mit der Eichel desinfizieren;
- Gleitmittel instillieren;
- Penis strecken und hochhalten;
- Katheter (mit sterilen Handschuhen oder steriler Pinzette) ca. 15 cm in die Harnröhre einschieben, Penis nicht mehr strecken und hochhalten;
- bei Widerstand (z.B. durch Prostatavergrößerung) wird das Katheterisieren abgebrochen und der Arzt informiert;
- Katheter weiterschieben, bis Urin fließt;
- nach vollständiger Blasenentleerung und nach Katheterentfernung die Vorhaut wieder in die natürliche Position vorschieben (sonst kann sich eine *Paraphimose* entwickeln).

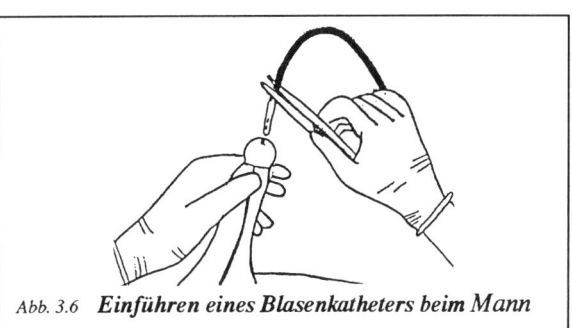

Abb. 3.6 *Einführen eines Blasenkatheters beim Mann*

Legen eines Blasenverweilkatheters:
- Lagerung des Patienten, Desinfektion und Einführen des Blasenverweilkatheters erfolgen weitgehend wie beim Einmalkatheterismus;
- läuft der Urin, so wird der Katheter noch ca. 2 cm weiter eingeführt, bevor der Ballon an der Katheterspitze mit ca. 10 ml Aqua destillata oder NaCl aufgefüllt (= geblockt) wird;
- Katheter vorsichtig auf den Blasengrund zurückziehen;
- Urinableitungssystem mit Auffangbeutel anschließen;
- dem Patienten Umgang mit dem Urinableitungssystem erklären und ihn, falls er die Intimpflege selbständig durchführt, einfühlsam zur korrekten Intimtoilette und Katheterpflege anleiten; dabei insbesondere auf die korrekte Wischrichtung bei der Säuberung nach dem Stuhlgang (Keimverschleppung) hinweisen.

Beachte: Bevor der Katheter nach längerer Verweildauer entfernt wird, muß das Gefühl für den Spannungszustand der Blase durch ein Blasentraining neu entwickelt werden.

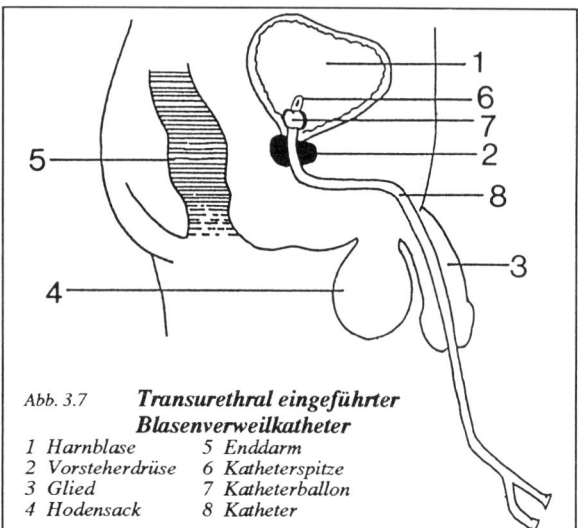

Abb. 3.7 *Transurethral eingeführter Blasenverweilkatheter*
1 Harnblase 5 Enddarm
2 Vorsteherdrüse 6 Katheterspitze
3 Glied 7 Katheterballon
4 Hodensack 8 Katheter

3.6.5 Blasenpunktion

Die beste Methode zur sterilen Gewinnung von Urin ist die **suprapubische Blasenpunktion**. Hierbei wird - häufig unter sonographischer Kontrolle - eine sterile Kanüle durch die Bauchdecke in die Harnblase eingeführt. Auf das Ansatzstück wird eine 20 ml Spritze aufgesetzt, über die der Urin aspiriert wird.

Auf dieselbe Art wird ein **suprapubischer Katheter** gelegt. Hier wird ein *Trokar*, der das eine Katheterende beinhaltet, von außen in die Harnblase eingeführt. Der Urinauffangbeutel wird von vornherein an das andere Katheterende angeschlossen. Nach Plazierung des Katheters in der Blase wird die Kanüle entfernt und der Katheter an der Haut festgenäht bzw. festgeklebt. An der Eintrittsstelle des Katheters wird die Haut mit einer eingeschnittenen sterilen Kom-

presse abgedeckt; diese soll auch Druckstellen verhindern.
Die Durchführung der suprapubischen Blasenpunktion ist Aufgabe des Arztes.

Für die **Vorbereitung** gilt:
- Information des Patienten;
- Harnblase auffüllen, dazu nimmt der Patient 500-1000 ml Flüssigkeit zu sich (ist dies auf oralem Weg nicht möglich, wird die Flüssigkeit infundiert oder transurethral über einen Blasenkatheter verabreicht);
- Bauchhaut zwischen Symphyse und Nabel rasieren;
- Material zusammenstellen
  - Cystofix-Set für die Anlage eines Verweilkatheters bzw. Punktionskanüle, 20 ml Spritze und Urinauffangröhrchen für die Entnahme einer Urinprobe;
  - geschlitztes steriles Abdecktuch;
  - Desinfektionsmittel, Tupfer;
  - Spritze, Kanüle und Lokalanästhetikum;
  - Urinauffangbeutel;
  - Naht- und Verbandmaterial, Abwurfbehälter;
- Patienten in flacher Rückenlage mit leicht angehobenem Becken und gestreckten Beinen lagern.

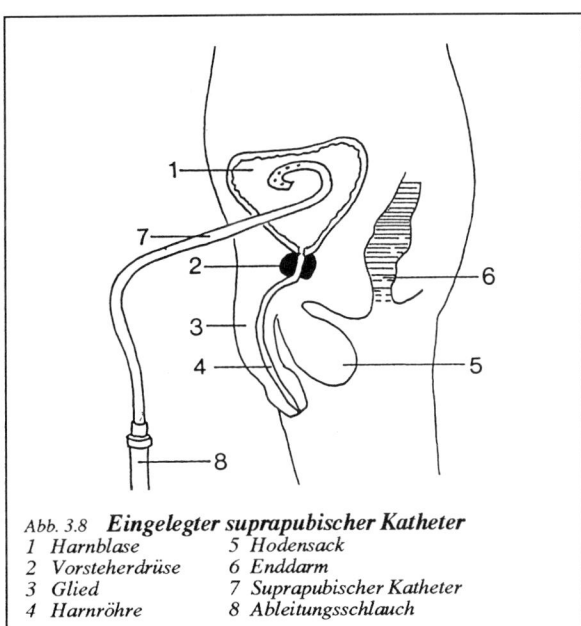

Abb. 3.8 ***Eingelegter suprapubischer Katheter***
1 Harnblase   5 Hodensack
2 Vorsteherdrüse 6 Enddarm
3 Glied   7 Suprapubischer Katheter
4 Harnröhre   8 Ableitungsschlauch

Umgang mit dem suprapubischen Blasenverweilkatheter
Die Punktionsstelle stellt eine Eintrittspforte für Krankheitskeime dar. Deshalb ist ein *steriler, luftdurchlässiger Verband* erforderlich. Der Verbandwechsel erfolgt meist jeden 2. - 3. Tag unter sterilen Kautelen; die Einstichstelle wird auf Entzündungszeichen beobachtet. Es ist darauf zu achten, daß der ableitende Katheterschlauch sicher fixiert wird, ohne daß er Druckstellen verursacht. Ansonsten gelten die unter Punkt 3.7.11, "Pflegemaßnahmen bei Blasenverweilkatheter" *(Seite 107)*, aufgeführten Richtlinien.

3.7 Unterstützung bei der Urinausscheidung

3.7.1 Steckbecken
Die Ausscheidungen im Bett verrichten zu müssen, wird von den meisten Menschen als *höchst unangenehm* empfunden. Verstärkt wird dies durch die Anwesenheit des Helfers und evtl. der Mitpatienten, weil zusätzlich die Intimsphäre verletzt wird. Das hierdurch ausgelöste psychologische Hemmnis und die ungewohnte Position im Bett können das Ausscheiden erschweren und sogar zu Harnverhaltung oder Stuhlverstopfung führen. Es ist Aufgabe des Pflegepersonals, für eine möglichst ruhige und ungestörte Atmosphäre im Zimmer zu sorgen und ggf. einen Sichtschutz aufzubauen. Diskretes und einfühlsames Verhalten sind dabei selbstverständlich.
Um ein unangenehmes Kältegefühl durch das metallene Steckbecken zu vermeiden, empfiehlt es sich, dieses vor der Benutzung mit warmem Wasser auszuspülen.
Gelingt ein spontanes Wasserlassen nicht, so kann es manchmal durch einen Reiz ausgelöst werden. *Fördernde Reize* sind das Geräusch laufenden Wassers, ein warmer Waschlappen auf der Blase oder das Eintauchen der Hand in warmes Wasser. Auch eine leichte Massage des Unterleibs oder der Oberschenkelinnenseite kann den Entleerungsreflex auslösen.
Frauen, die im Bett wasserlassen müssen, wird ein Steckbecken unter das Gesäß geschoben, wobei das Kreuzbein auf dem Beckenrand zu liegen kommt. Ist die Patientin nicht in der Lage, die Beine anzuwinkeln und das Becken anzuheben, so wird sie zum Unterschieben des Steckbeckens auf die Seite gedreht. Der Griff des Steckbeckens wird seitlich plaziert, um ein Aufliegen des Oberschenkels zu vermeiden. Anschließend sollte die Miktion in einer möglichst natürlichen Lage erleichtert werden. Das Kopfteil des Bettes wird angehoben, die Beine werden gestreckt (sitzende Position).
Nach dem Wasserlassen wird die Intimregion mit Toilettenpapier (Zellstoff) von ventral nach dorsal trocken getupft. Das Steckbecken wird mittels Codraspüle gereinigt und desinfiziert.

3.7.2 Urinflasche
In bezug auf die psychischen Auswirkungen, die ggf. während des Benutzens einer Urinflasche entstehen, gilt das im vorherigen Abschnitt (Steckbecken) Gesagte.
Urinflaschen werden meist *bei Männern* angelegt, sind aber bedingt auch für Frauen nutzbar. Urinflaschen für *Frauen* haben eine breitere und flachere Öffnung; sie werden *Schiffchen* genannt.

Umgang mit der Urinflasche beim Mann
Die Urinflasche wird in einem Behälter am Bettrand in Reichweite des Patienten angebracht. Beim Anlegen

der Urinflasche wird der Penis an seiner Wurzel gefaßt und in den Flaschenhals eingeführt. Das Wasserlassen erfolgt in der Regel ohne Probleme. Danach wird die Harnröhrenöffnung mit Toilettenpapier oder Zellstoff abgetupft.

Auf regelmäßiges Entleeren der Urinflasche und Schließen ihres Deckel ist zu achten, um unangenehme Geruchsbildungen zu vermeiden.

Umgang mit der Urinflasche bei der Frau
Die Öffnung der Flasche wird dicht um die Harnröhrenöffnung gelegt. Die Urinflasche ist sobald wie möglich zu entfernen; das äußere Geschlechtsteil wird von ventral nach dorsal abgetupft.

3.7.3 Windelhosen
Die Industrie bietet ebenso wie für Säuglinge und Kleinkinder Windeln für Erwachsene an. Sie saugen den Urin auf und *verhindern ein Durchsickern* des Urins in die Bett- und Leibwäsche. Eine Vliesschicht, die direkt am Körper anliegt, läßt den Urin in die tieferliegenden Schichten absacken, nimmt selbst aber keine Flüssigkeit auf. Dadurch bleibt die Haut trocken. Windelhosen und Vorlagen sind in vielen Fällen der Inkontinenz durchaus geeignete Hilfsmittel. Es sollten jedoch immer die individuelle Hautreaktion des Kranken und die Saugfähigkeit des Materials beobachtet werden.

Viele Fabrikate sind mit einem *Indikatorstreifen*, der sich durch Kontakt mit Urin verfärbt, versehen. Hierdurch wird das bedarfsgerechte Wechseln der Windelhosen erleichtert. Ansonsten erfolgt der *Wechsel* bei vom Inkontinenten mitgeteiltem Urinabgang oder in regelmäßigen Abständen.

Das regelmäßige Wechseln der Windelhosen bedeutet für den Träger auch häufige *Zuwendung* der pflegenden Person(en) und Lagewechsel, also Druckentlastung der Gesäßregion. Außerdem wird das hohe Risiko der Harnwegsinfektion, das durch einen liegenden Blasenverweilkatheter gegeben wäre, vermieden.

Windelhosen wirken bei Menschen, die Tageskleidung tragen, optisch störend und verunsichern den Betroffenen (*"jeder sieht's"*). Deshalb sind in diesem Fall Vorlagen, die optisch unauffälliger sind, vorzuziehen.

3.7.4 Vorlagen
Vorlagen dienen dem Aufsaugen des Urins bei Inkontinenz. Vor allem *bei relativer Inkontinenz* (z.B. Streßinkontinenz) bieten sie dem Betroffenen eine gewisse Sicherheit. Vorlagen müssen *saugfähig* sein und dicht am Körper vor der Harnröhre - ggf. auch vor dem After - fixiert werden. Ist die Außenseite der Vorlage aus Kunststoff, reicht eine Fixierung mittels elastischer Netzhose aus. Vorlagen ohne Kunststoffschutz werden mittels Dreiecktüchern, die miteinander verknotet werden, befestigt. Eine weitere Möglichkeit bieten Schutzhosen aus Nylonnetz mit Kunststoffeinlagen, dabei können das vordere und das hintere Dreieck der Hose auch einzeln mit Druckknöpfen an einem Bauchgurt befestigt werden. Der Vorteil liegt darin, daß die Hose bei Vorlagenwechsel nicht heruntergelassen werden muß. Vorlagen müssen *individuell ausgewählt* werden. Sie variieren in Breite, Länge und Dicke.

Für Männer, die unter einem Harnträufeln leiden, gibt es sog. Herrenvorlagen, die über den Penis gezogen werden.

3.7.5 Kondomurinal
Dieses *Harnableitungssystem* gleicht einem Kondom aus weichem Latex. Am Ende befindet sich ein trichterförmiger Auslaß, an den ein Ableitungsschlauch mit Urinbeutel angeschlossen werden kann *(siehe Abb. 3.9)*. Es wird *über den Penis gestülpt*, wo es entweder selbst haftet (Rundumbeschichtung mit hautfreundlichem Klebstoff) oder mit einem Haftstreifen befestigt wird. Kondomurinale werden in verschiedenen Größen angeboten. Die richtige Weite läßt sich durch Messung des Umfangs der Peniswurzel bestimmen. Das Kondom darf nicht zu lang sein, da es sich sonst verdrehen könnte, muß aber gleichzeitig so groß sein, daß eine Erektion möglich ist.

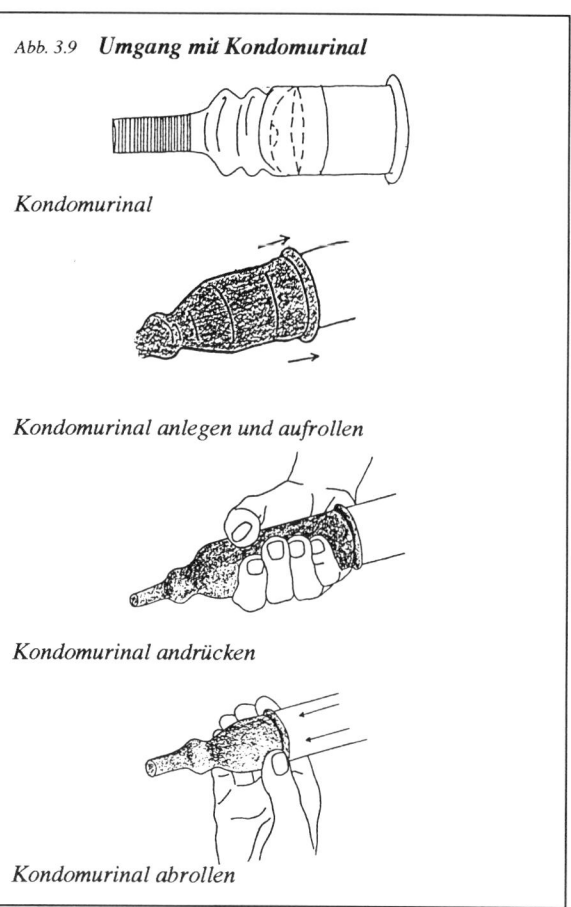

Abb. 3.9 ***Umgang mit Kondomurinal***

Kondomurinal

Kondomurinal anlegen und aufrollen

Kondomurinal andrücken

Kondomurinal abrollen

Vor dem Anlegen des Kondomurinals muß die Haut getrocknet werden; falls erforderlich, werden die Schamhaare an der Peniswurzel abgeschnitten/abrasiert. Das Kondomurinal wird, ohne die Vorhaut zurückzuschieben, an der Eichel angelegt und langsam über den Penis abgerollt. Nachdem evtl. entstandene Falten geglättet wurden, ist das Kondom mit den Fingern gut an den Penis zu drücken. Anschließend wird ein Urinauffangbeutel angeschlossen. Spätestens nach 24 Stunden sollte das Kondomurinal gewechselt werden; bei der Entfernung wird es langsam vom Penis abgerollt.

Sowohl Kondomurinal als auch *Auffangbeutel* sind in unterschiedlichen Ausführungen zu beziehen. Besonders erwähnenswert sind die Beinbeutel, die unbemerkt am Ober- oder Unterschenkel getragen werden können.

3.7.6 Blasentraining

Es werden zwei Formen des Blasentrainings unterschieden:
- Blasentraining bei liegendem Blasenverweilkatheter,
- Blasentraining bei bestehender oder drohender Inkontinenz.

Blasentraining bei Inkontinenz

Wenn aufgrund einer Nervenschädigung die Fähigkeit, Harndrang wahrzunehmen und die Blase willkürlich zu entleeren, verlorengegangen ist, entleert sich die Blase selbständig; dies geschieht meist erst, wenn die Blase voll ist. Diesem selbständigen Harnabgang soll durch rechtzeitiges, *durch bestimmte Reize provoziertes Entleeren* vorgebeugt werden. Beim Blasentraining nutzt man sog. *cutiviszerale Reflexe*; dies sind Muskelaktivitäten, die durch - über Nervenbahnen zu Eingeweiden weitergeleitete - Reizungen der Haut ausgelöst werden. Die über der Harnblase liegende Haut wird durch *Beklopfen* oder durch *Streichungen* bis zu 10 Min. lang gereizt; hierdurch werden die Kontraktion des Blasenmuskels und die Öffnung des Blasenschließmuskels provoziert. Viele Patienten, die unter einer *Reflexinkontinenz* leiden, können so eine regelmäßige Harnblasenentleerung trainieren.

Bei einer schlaffen Lähmung der Harnblase (= *atonische Blase*) bleibt allerdings nur die Möglichkeit, die Blasenentleerung mechanisch zu provozieren. Der Betroffene oder der Helfer drückt - bei gleichzeitigem Einsatz der Bauchpresse - mit der Faust von außen auf die gefüllte Harnblase. Durch diesen Druck preßt der Urin den Blasenschließmuskel auseinander, so daß dieser erschlafft und der Urin in die Harnröhre fließen kann. Bei dieser Methode kann eine große Restmenge Urin in der Blase verbleiben. Dies ist mittels Sonographie oder Einmalkatheterismus zu überprüfen; eine *Restharnmenge* von mehr als 100 ml muß mittels Katheter abgeleitet werden.

Das Blasentraining wird regelmäßig durchgeführt, die Zeitintervalle bestimmt der Betroffene entsprechend seinen individuellen Bedürfnissen. Viele Menschen mit Blasenlähmungen sind durch Anwendung der oben genannten Methoden in der Lage, unfreiwilligen Harnabgang zu vermeiden. Dadurch werden die *Lebensqualität* und das *Selbstwertgefühl* erheblich *gesteigert*.

Der Erfolg des Blasentrainings kann durch verschiedene Faktoren gemindert werden; dies sind z.B. Harnwegsinfekte, übermäßige Flüssigkeitszufuhr oder Alkoholkonsum.

Blasentraining bei Blasenverweilkatheter

Bei liegendem Blasenverweilkatheter wird durch das Blasentraining das *Fassungsvermögen der Harnblase erhöht*; zugleich entwickelt der Katheterträger ein *Gefühl für den Spannungszustand* der Blase.

Die *Indikation* zum Blasentraining bei liegendem Blasenverweilkatheter ist *umstritten*, weil sich im stehenden Urin Infektionen schnell entwickeln und ausbreiten können. Sie kann allenfalls gegeben sein, wenn ein seit längerer Zeit liegender Blasenverweilkatheter entfernt werden soll. Man rechnet in diesem Fall damit, daß sich die Harnblase verkleinert hat (sog. *Schrumpfblase*) und infolgedessen das Fassungsvermögen stark vermindert ist.

Immer wird vor Beginn des Trainings eine *Urinprobe* auf Keimbesiedlung *untersucht*. Liegt eine Infektion der Harnblase vor, so muß diese zunächst behandelt werden.

Liegt keine Infektion vor, wird der Katheter *harnröhrennah* abgeklemmt; dies geschieht zunächst in kürzeren Zeitabständen, die kontinuierlich verlängert werden. Der Patient wird aufgefordert, sich bei Wahrnehmung eines Spannungszustandes in der Blase zu melden. Daraufhin wird der Katheter geöffnet, um nach dem Abfließen des Urins wieder abgeklemmt zu werden. Wenn das Fassungsvermögen der Blase soweit trainiert ist, daß der Katheter nur sechsmal täglich geöffnet werden muß, kann der Blasenverweilkatheter entfernt werden und mit dem Toilettentraining begonnen werden.

Das Blasentraining kann durch ein zusätzlich durchgeführtes Beckenbodentraining unterstützt werden.

3.7.7 Toilettentraining

Das Toilettentraining soll die willentliche *Harnblasenentleerung zu bestimmten Zeiten* fördern. Dazu muß zunächst der individuelle Ausscheidungsrhythmus beobachtet und dokumentiert werden. Es bietet sich an, ein *Protokoll über die Entleerungsgewohnheiten* anzulegen. Darin werden Urin- und Stuhlabgänge zur jeweiligen Uhrzeit durch entsprechende Symbole als willkürlich oder unwillkürlich vermerkt.

willkürlicher Abgang von Urin	+
unwillkürlicher Abgang von Urin	-
willkürlicher Abgang von Stuhl	/
unwillkürlicher Abgang von Stuhl	0

Des weiteren wird die Einnahme von Medikamenten, die einen Einfluß auf die Entleerungsgewohnheiten haben, notiert. Hierzu trägt man ein "M" in die entsprechende Zeitspalte ein. Werden mehrere *Medikamente* eingenommen, bietet sich das Eintragen des jeweiligen Anfangsbuchstabens des Medikamentes an.

Beispiel für ein Ausscheidungsprotokoll:

Uhrzeit	1	2	3	4	5	6	7	8	9	10	11	12	13	14	15	16	17	18	19	20	21	22	23	24
Datum																								
2.5.92							-	M	o-		+	M	-	+		+							-	
3.5.92		-					-	M	o-		+	M	-	+	+		+				-			
4.5.92							-	M	/	-	+	M	-	+	+			+		-				

Anhand des Protokolls lassen sich vor und während des Toilettentrainings die individuellen Entleerungsrhythmen feststellen. Kommt es zu einer bestimmten Tages- oder Nachtzeit häufig zu unwillkürlichem Urinabgang, ist der Betroffene 30 Minuten vorher zur Toilette zu begleiten bzw. ihm das Steckbecken anzubieten. Dies geschieht dann fortlaufend, zunächst ca. im 2-Stundenrhythmus. Einem erfolglosen Toilettengang folgt nach ca. 30 Min. ein erneuter Versuch. Die Ergebnisse werden weiterhin im Protokoll festgehalten.

Die Zeitabstände zwischen den Miktionsversuchen können bei Kontinenz später ggf. verlängert werden. Auch die Durchführung von *Kneifübungen (siehe nachfolgend "Beckenbodentraining")* oder die Einnahme bestimmter *Medikamente* können helfen, die Zeit zwischen den einzelnen Miktionen zu verlängern. Der Miktionsbeginn kann durch Klopfen oder Druck auf den Unterbauch ausgelöst werden.

Zwischen den Miktionen sollte der Inkontinente *ausreichend Flüssigkeit*, mind. 150 ml / 2 Std., zu sich nehmen.

Selbstverständlich ist auf eine *Schelle* in Reichweite des Patienten/Bewohners zu achten und spontan auf seinen Klingelruf zu reagieren. Sein Unterkörper sollte ohne Mühe und schnell zu entkleiden sein. Ist der Inkontinente mobil genug, eine Toilette aufzusuchen, sollte er in einem Zimmer untergebracht werden, das sich in *Toilettennähe* befindet. Die Toilette selbst muß deutlich als solche ausgeschildert sein; auch Sehbehinderte sollten sie erkennen können. Außerdem ist es wichtig, daß auf dem Flur und in der Toilette *Halteschienen* und -griffe bewegungseingeschränkten Menschen das Vorwärtskommen erleichtern. Die Bewegung außerhalb des Bettes fördert die gesamten Körperfunktionen und kräftigt auch die Beckenbodenmuskulatur. Außerdem ist das Ausscheiden in dieser natürlichen Position und in ungestörter Umgebung leichter. Falls es dem Inkontinenten nicht möglich ist, die Toilette aufzusuchen, wird im Zimmer ein *Toilettenstuhl* bzw. ein Steckbecken bereitgestellt. Zum Schutz der Intimsphäre wird der Patient mit dem Toilettenstuhl in die Waschecke oder über das WC geschoben.

Durch ein solches gezieltes Toilettentraining kann oftmals das Tragen eines Blasenverweilkatheters - und damit eine Harnwegsinfektion - verhindert werden. Einer altersbedingten Inkontinenz kann evtl. vorgebeugt werden. Der regelmäßige und relativ häufige Toilettengang ist, insbesondere für alte Menschen, eine *mobilitätsfördernde und -erhaltende Maßnahme*. Die Kontinenz wiederum sichert eine gewisse Unabhängigkeit und verbessert damit das Selbstwertgefühl und die Lebensqualität des alten Menschen.

3.7.8 Beckenbodentraining

Die *Beckenbodenmuskulatur* befindet sich unterhalb der Harnblase. Es handelt sich um eine etwa 2 cm dicke, quergestreifte Muskelplatte. Sie bildet den äußeren Schließmuskel unterhalb der Harnblase und rund um die Harnröhre. Die Beckenbodenmuskulatur ist *willkürlich* beeinflußbar; Anspannung ermöglicht willkürlichen Harnblasenverschluß, bei Erschlaffung kann sich die Harnblase entleeren.

Eine weitere Voraussetzung der Kontinenz ist die physiologische Lage der Blase. Wird die Lage der Blase im Verhältnis zur Beckenbodenmuskulatur verändert, so kann es zu Inkontinenz kommen.

Die Beckenbodenmuskulatur - also der äußere Schließmuskel der Harnblase - läßt sich durch Training kräftigen. Damit können gewisse Formen der *Inkontinenz vermieden, gelindert oder behoben* werden. Dies gilt insbesondere für die milde Form der Anstrengungsinkontinenz. Auch nach einer Entbindung, nach Operationen im Harn- / Genitaltrakt und nach Entfernung eines Blasenverweilkatheters kräftigt das Beckenbodentraining die Muskulatur und *verhindert eine Streßinkontinenz*.

Die Anleitung zum Beckenbodentraining erfolgt durch die Krankengymnasten. Für das Training stehen verschiedene Übungen zur Verfügung. Leicht erlernbar sind die sog. *Kneifübungen*. Um bewußt zu machen, welche Muskeln anzuspannen sind, werden zunächst folgende Übungen durchgeführt:

- Der Urinstrahl (bzw. der Stuhlgang) wird während des Entleerungsvorganges durch Muskelanspannung für 5 - 10 Sekunden unterbrochen.
- Der Entleerungsvorgang wird für wenige Sekunden fortgesetzt, dann abermals unterbrochen.
- Dieses Vorgehen wird während eines Toilettenganges ca. 3 mal wiederholt.
- Je länger die Unterbrechungen, desto größer der Trainingseffekt für die Beckenbodenmuskulatur.
- Die Übung kann auch auf dem Steckbecken durchgeführt werden.

Sobald die Übung beherrscht wird und deutlich geworden ist, welche Muskeln wie anspannt werden müssen, kann dieser Vorgang auch mehrmals täglich als "Trockenübung" durchgeführt werden. Kneifübungen können in Rückenlage, in sitzender Position und im Stehen durchgeführt werden. Immer werden dabei neben der Beckenbodenmuskulatur auch die Oberschenkel- und die Gesäßmuskeln angespannt.

Beispiele für weitere Übungen, die nach kurzer Pause jeweils 5 mal wiederholt werden sollten *(siehe Abb. 3.10)*:

a) Auf dem Rücken liegend die Beine übereinanderschlagen. Die Oberschenkel aneinanderpressen, gleichzeitig das Gesäß anspannen und für 5 bis 10 Sekunden von der Unterlage abheben.

b) Im Sitzen die Füße nach außen und die Fersen gegeneinander stellen; die Hände an die Außenseite der Knie anlegen. Sodann 5 bis 10 Sekunden die Gesäß-, Oberschenkel- und Beckenbodenmuskulatur anspannen, dabei mit den Händen Druck ausüben.

c) Im Stehen die Füße nach außen und die Fersen gegeneinander stellen. Anspannen der Muskeln wie unter b) beschrieben.

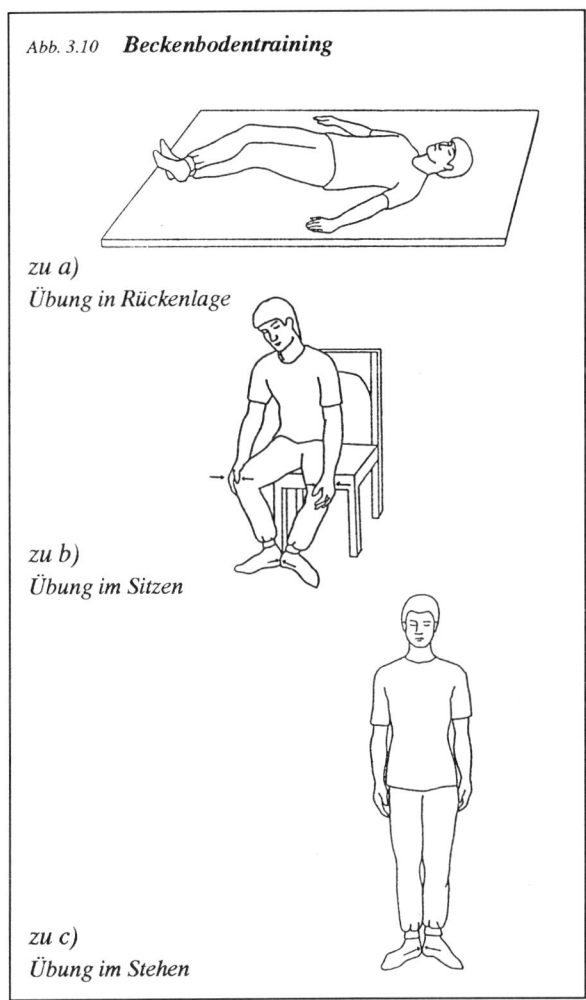

Abb. 3.10 **Beckenbodentraining**

zu a)
Übung in Rückenlage

zu b)
Übung im Sitzen

zu c)
Übung im Stehen

Die bei den Kneifübungen erlernte Muskelanspannung ist vor allem beim Heben durchzuführen, um einen Urinabgang bei Streßinkontinenz zu verhindern.

3.7.9 Elektrotherapie

Über die Elektrotherapie erfolgt eine Sympathikuserregung infolge Reizung des sakralen Miktionszentrums. Die *Aktivität des Blasenmuskels wird gehemmt*, der unwillkürlich innervierte innere Schließmuskel der Blase zieht sich zusammen, so daß der Inhalt der Blase besser zurückgehalten werden kann.

Die Durchführung der Elektrostimulation erfolgt durch Anlegen der Anode am Übergang von Brustwirbelsäule - Lendenwirbelsäule. Die Behandlung erfolgt täglich für 20 - 30 Minuten; insgesamt umfaßt die Therapie 15 - 20 Behandlungen.

Bei Frauen bietet die Elektrostimulation - in Kombination mit dem Beckenbodentraining - in manchen Fällen eine weitere Behandlungsmöglichkeit. Dazu wird ein mit Elektroden versehener Tampon in die Scheide eingeführt. Von hier aus werden die Nerven, die die Harnblase und die Harnröhre sowie die Beckenbodenmuskulatur innervieren, stimuliert. Die Wahrnehmung und das *Gefühl für die Beckenbodenmuskulatur* werden gefördert. Der dazugehörige Impulsgeber kann unauffällig unter der Kleidung getragen werden.

3.7.10 Hautpflege bei Inkontinenz

(Siehe hierzu "Pflegestandard - Intimpflege", Seite 294))

Der andauernde Kontakt mit Ausscheidungen verändert das Hautmilieu. Mit Veränderung des pH - Wertes kommt es zur Umstrukturierung der natürlichen Hautflora*. Das feucht-warme Milieu bietet einen guten Nährboden für Krankheitserreger. Ein Aufquellen der Haut durch Flüssigkeitsaufnahme (= *Mazeration*) führt zu ihrer besonderen Anfälligkeit, so daß sie beispielsweise schnell feine Einrisse aufweist. Dort, wo die Hautfalten aufeinanderliegen, entwickeln sich schnell wunde, gereizte, juckende und brennende Stellen *(siehe "Beobachtung der Haut", Seite 263)*. Bei bestehender Disposition vergrößert sich das Dekubitusrisiko.

Sobald der Inkontinente unter sich gelassen hat, sollte der Intimbereich gesäubert und die Wäsche gewechselt werden. Die ohnehin schon gereizte Haut bedarf einer möglichst *schonenden Behandlung*. Die diesbezüglich geltenden Richtlinien sind in Punkt 7.9.7 "Intimpflege" (Seite 283) aufgeführt. Es sollte wenig, milde (d.h. möglichst alkali-, konservierungsmittel- und parfümfreie) Seife angewendet und anschließend mit klarem Wasser abgewaschen werden.

Nach der Reinigung wird die Haut vorsichtig trocken getupft (nicht reiben!), wobei den Hautfalten besondere Aufmerksamkeit zukommt. Rückfettende Salben werden zum Schutz vor Austrocknung dünn aufgetragen, besonders empfindliche Hautpartien können durch eine wasserabweisende Creme vor Urinkontakt geschützt werden.

3.7.11 Pflegemaßnahmen bei Blasenverweilkatheter

Ein Blasenverweilkatheter stellt für Krankheitskeime einen offenen *Weg ins Körperinnere* dar. In der Intimregion befinden sich zahlreiche Mikroorganismen, die über den transurethralen Katheter in die Harnblase gelangen können. Deshalb ist zweimal täglich eine besonders gründliche und sorgfältige *Intim- / Katheterpflege (siehe "Intimpflege", Seite 283)* mit frischem Wasser, Seife und sauberem Waschlappen durchzuführen. Das außenliegende Katheterende wird ebenfalls abgewaschen, und zwar von der Harnröhrenöffnung weg in Richtung Auffangbeutel. Verkrustungen am Harnröhrenausgang werden vorsichtig entfernt; die Beobachtung von Blut- und Eiterbeimengungen ist zu dokumentieren und dem Arzt zu melden.

Anschließend kann eine Desinfektion der Harnröhrenöffnung und des Katheterschlauches mit einem hautfreundlichen Mittel erfolgen. Zum Schutz kann vor die Harnröhrenöffnung eine sterile, eingeschnittene Kompresse gelegt werden *(siehe auch "Pflegestandard - Intimpflege", Seite 294)*.

Der Patient ist über die Infektionsgefahr und die entsprechende Prophylaxe zu *informieren*; selbständige Patienten sind zur sorgfältigen Intim- und Katheterpflege anzuleiten. Auch die Befestigung des Auffangbeutels am Bett bzw. am Körper (z.B. während der Mobilisation außerhalb des Bettes) ist zu erläutern.

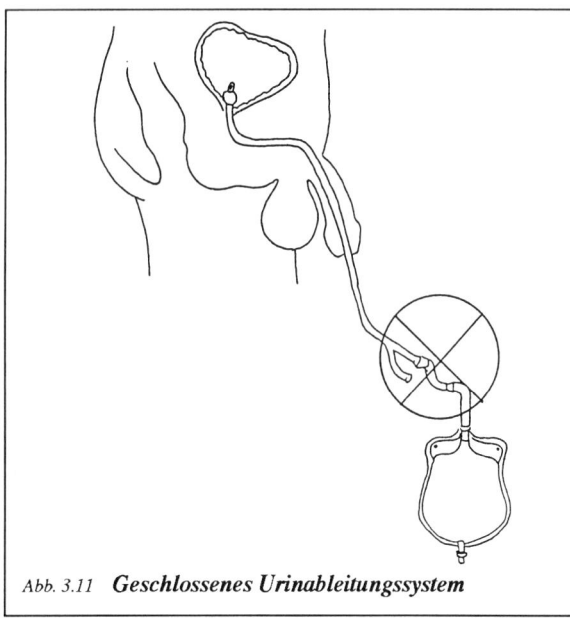

Abb. 3.11 **Geschlossenes Urinableitungssystem**

Um das Risiko der Harnwegsinfektion und der Katheterverstopfung möglichst gering zu halten, ist für eine *ausreichende orale Flüssigkeitszufuhr*, die zur Spülung der Harnwege und letztendlich auch des Katheters führt, zu sorgen. Die tägliche Flüssigkeitsaufnahme sollte 1500 ml nicht unterschreiten.

Um ein Zurückfließen des Urins zu vermeiden, wird der **Auffangbeutel** unterhalb des Harnblasenniveaus angebracht. Es ist darauf zu achten, daß der Schlauch nicht abgeknickt oder verdreht wird, da dies zu Harnstauungen im System und in der Blase führt. Der Patient darf nicht auf dem Schlauch liegen, da es auch dann zum Harnstau und darüber hinaus zu Druckstellen kommt.

Manipulationen am ableitenden System bergen immer die *Gefahr einer Keimverschleppung* in sich. Deshalb werden heute die geschlossenen Ableitungssysteme bevorzugt, bei denen der Katheter nicht abgestöpselt wird. Hierbei erfolgt die Beutelentleerung durch einen Auslaß am Boden des Beutels. Dieser darf nicht am Boden liegen (*Keimbesiedlung*) und wird mit Handschuhen angefaßt.

Soll ein Katheter ausnahmsweise abgestöpselt werden, ist zum Verschluß ein steriler Stopfen zu verwenden; außerdem werden sterile Handschuhe getragen.

Der *Beutelwechsel* erfolgt in der Regel nach Bedarf, spätestens gleichzeitig mit dem Katheterwechsel. Ein Blasenverweilkatheter muß in den vom Hersteller angegebenen Zeitabständen (meist 2 - 3 Wochen) entfernt und ggf. durch einen neuen ersetzt werden. Vor der *Entfernung* muß die Flüssigkeit aus dem Katheterballon abgezogen werden (= *Entblocken des Katheters*). Nach der Händedesinfektion zieht die Pflegeperson den Katheter vorsichtig aus der Harnblase und führt eine sorgfältige Intimpflege durch.

Auch beim **suprapubisch eingelegten Blasenverweilkatheter** besteht die Gefahr einer Infektion; hier stellt die Bauchdecke die Eintrittspforte dar. Die Einstichstelle muß deshalb durch einen *sterilen Verband* geschützt werden. Dieser wird täglich überprüft und bei Bedarf - ansonsten jeden 2. - 3. Tag - erneuert. Es ist auf Entzündungszeichen der Haut zu achten.

Bezüglich des Umgangs mit dem Ableitungssystem und der Flüssigkeitsaufnahme gilt das vorstehend Gesagte.

3.7.12 Umgang mit einem künstlich angelegten Harnleiterausgang

Ein künstlich angelegter Harnleiterausgang wird als *Urostoma* bezeichnet.

Die Harnableitung erfolgt meist über ein 15 - 20 cm langes Darmsegment, in welches die Harnleiter eingepflanzt werden. Während das eine Ende des abgetrennten Darmsegmentes blind verschlossen wird, leitet man das andere ca. 2 - 3 cm über dem Hautniveau als Stoma aus; so wird der ständige Kontakt der umgebenden Haut mit dem aggressiv wirkenden Urin verhindert. Handelt es sich bei dem Segment um einen Teil des Dünndarms, spricht man vom *Ileum-Conduit*; handelt es sich um einen Teil des Dickdarms, wird es als *Kolon-Conduit* bezeichnet.

Die *operative Anlage* eines Urostomas kann z.B. aufgrund eines Blasenkarzinoms sowie bei Verletzungen oder Strahlenschäden im Urogenitaltrakt indiziert sein.

Für die *Auseinandersetzung und den Umgang* mit einem Urostoma gelten dieselben Grundsätze wie beim künstlichen Darmausgang. Lesen Sie dazu Punkt 3.11.10 *(Seite 115)*.

Zusätzlich gelten folgende Richtlinien:
- den Beutelwechsel morgens, vor der ersten Flüssigkeitsaufnahme durchführen, da der Harnfluß zu dieser Zeit am geringsten ist;

- die Stomaversorgung rasch abwickeln, damit die Haut sowohl trocken als auch reizfrei bleibt; für die Zeit des Beutelwechsels kann der Urinfluß mittels eines auf das Stoma gesprühten Pflastermaterials gestoppt werden;
- Hautreinigung und -pflege entsprechen der beim künstlichen Darmausgang;
- zur Urinableitung spezielle Beutel, die an Hautschutzplatten befestigt werden, Klebebeutel oder kombinierte Versorgungssysteme benutzen *(siehe Abbildung 3.13)*;
  - die Urinbeutel sind in zwei Kammern gegliedert und verfügen über eine Rücklaufsperre, die den Rückfluß des Urins zu den Nieren - und somit Infektionen - verhindert,
  - der Beutelauslaß wird mittels (z.B. drehbarem) Verschluß betätigt und dient gleichzeitig als Ansatz für einen Nachtbeutel, der über ein größeres Fassungsvermögen (1 - 2 l) verfügt;
- die Verbindung zum Nachtbeutel wird über die Steckverbindung und einen 1,5 m langen Ableitungsschlauch geschaffen; so wird ein ungestörter Schlaf ermöglicht;
- den Beutel mindestens 4 stündlich entleeren und mind. 1 mal täglich erneuern, um ein übermäßiges Bakterienwachstum im Beutel zu verhindern;
- Urostomaträger anhalten, mind. 3 l Flüssigkeit in 24 Stunden zu trinken (= *Infektionsprophylaxe*).

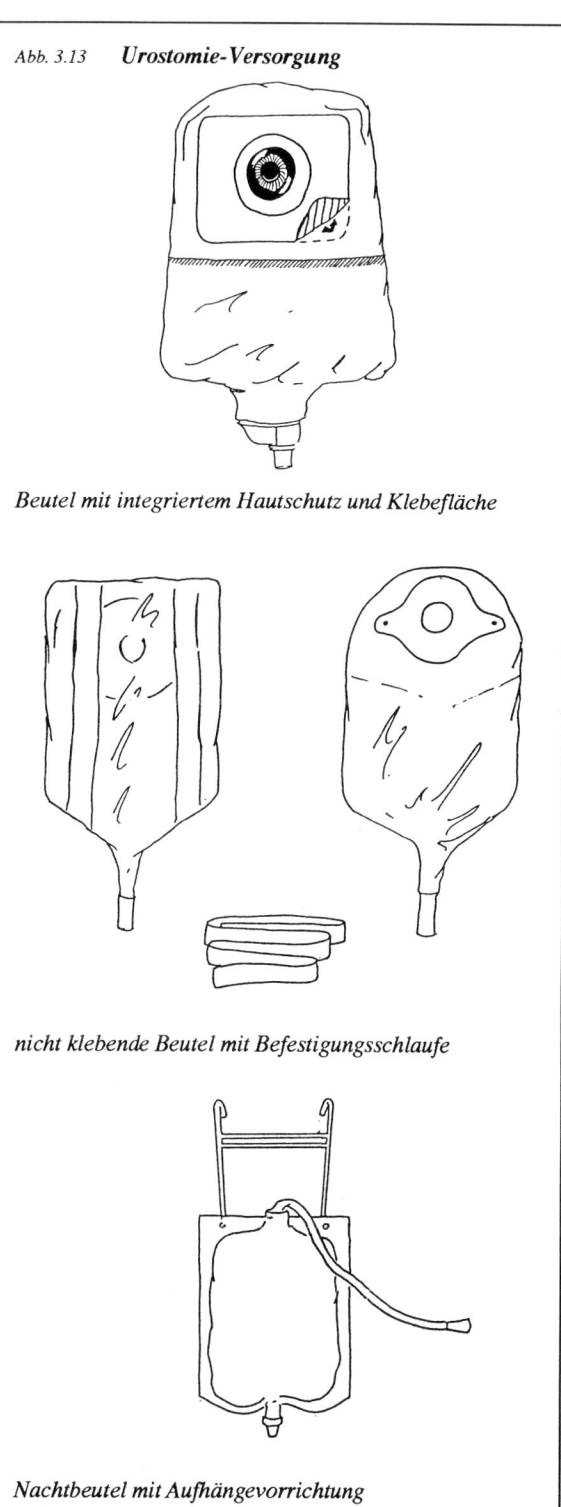

Abb. 3.13 **Urostomie-Versorgung**

Beutel mit integriertem Hautschutz und Klebefläche

nicht klebende Beutel mit Befestigungsschlaufe

Nachtbeutel mit Aufhängevorrichtung

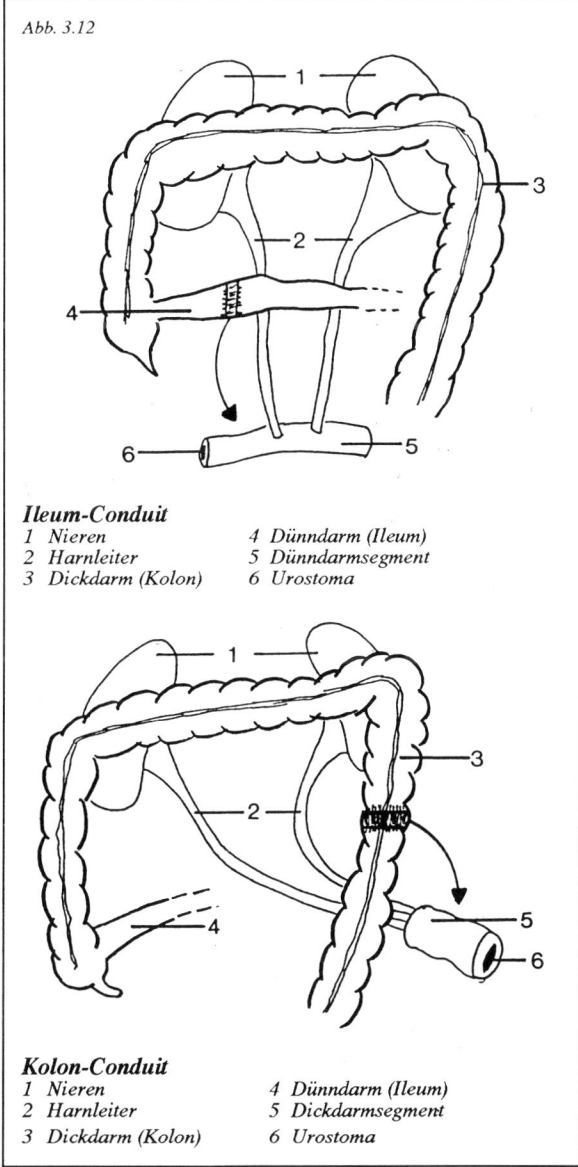

Abb. 3.12

Ileum-Conduit
1 Nieren
2 Harnleiter
3 Dickdarm (Kolon)
4 Dünndarm (Ileum)
5 Dünndarmsegment
6 Urostoma

Kolon-Conduit
1 Nieren
2 Harnleiter
3 Dickdarm (Kolon)
4 Dünndarm (Ileum)
5 Dickdarmsegment
6 Urostoma

3.8 Beobachtung des Stuhls

3.8.1 Beschaffenheit (Konsistenz)

Die Konsistenz des Stuhls ist abhängig von der *Beschaffenheit der Nahrung*. Sie kann *fest, weich* oder *dickbreiig* sein; entscheidend ist die Höhe des Faserstoffanteils (je mehr Faserstoffe, um so weicher der Stuhl).

Abweichungen von der normalen Stuhlkonsistenz sind in der Regel ein Symptom für bestimmte Krankheiten. Wird reichlich dünnflüssiger Stuhl entleert, spricht man vom **Durchfall** (= *Diarrhoe*). Extrem harten, trockenen, knotigen und dunkelbraunen Stuhl findet man bei der **Verstopfung** (= *Obstipation*).

Die äußere Form des festen Kots wird durch das Lumen des Enddarms bestimmt.

Bei bestimmten Erkrankungen treten charakteristische Stuhlverformungen / Konsistenzveränderungen auf:

- *bleistiftförmig* bei entsprechender Einengung des Dickdarmlumens, wie dies z.B. bei Tumoren vorkommt;
- *salbenförmig*, voluminös (*Fettstuhl* = *Steatorrhoe*) bei Störungen des Fettstoffwechsels und bei Bauchspeicheldrüsenerkrankungen, der Stuhl erstarrt beim Erkalten;
- *erbsbreiähnlich* bei Typhus;
- *reiswasserähnlich* bei Cholera.

3.8.2 Zusammensetzung

Die Zusammensetzung des Stuhls ist im Kapitel 3.2.2 "Kotproduktion" *(Seite 94)*, beschrieben.

3.8.3 Farbe

Stuhl ist **normalerweise** dunkelbraun gefärbt. Dies ist auf die Ausscheidung von *Sterkobilin* - einem umgewandelten Gallenfarbstoff - zurückzuführen. Der Braunton variiert je nach Nahrungsaufnahme, evtl. auch nach Medikamenteneinnahme. So wird er z.B. durch Spinat und Blaubeeren *braunschwarz* und nach der Einnahme von eisenhaltigen Präparaten oder Kohle *schwarz*. Eier und stärkereiche Kost verursachen eine *gelbbraune* Färbung. Der erste Stuhl des Neugeborenen ist *grünlich-schwärzlich* (= *Kindspech, Mekonium*). Nach einem Kontrastmitteleinlauf wird der Stuhl durch Kontrastmittelbeimengungen *weiß* gefärbt. Bei überwiegender Ernährung mit Milch (Säugling) ist der Stuhl *gelb-weißlich*.

Stuhlfarbveränderungen findet man auch bei bestimmten Krankheiten:

- *gelblich*-grün bei Typhus (erbsbreiähnliche Konsistenz);
- *reiswasserähnliche* Farbe (und Konsistenz) bei Cholera;
- *grünlich* bei schweren Durchfallerkrankungen;
- *grau* und *lehmfarben* (= *acholisch*) bei Fehlen des Gallenabflußes (und somit des Gallenfarbstoffes);
- *rotbraun marmoriert* durch Blutungen, die im unteren Dickdarmabschnitt lokalisiert sind;
- *rotbraun* durch Blutungen, die im oberen Dickdarmabschnitt lokalisiert sind;
- *hellrote* Auflagen durch Blutungen im Enddarm, vor allem bei Hämorrhoiden;
- *schwarz* (= *Teerstuhl* oder *Melaena*) bei Blutungen aus dem oberen Verdauungstrakt, z.B. bei Magen- und Zwölffingerdarmgeschwüren (das Blut wurde bereits von der Salzsäure des Magens zersetzt).

3.8.4 Geruch

Der Geruch des Kots wird durch Fäulnis- bzw. Gärungsprozesse im Darm verursacht. Diese sind abhängig von den nicht resorbierbaren Resten der Nahrungsstoffe, die von Bakterien zersetzt werden.

Bei kohlenhydratreicher Kost entsteht durch Gärungsprozesse ein *säuerlicher Geruch*. Eiweißreiche Kost läßt durch Fäulnisprozesse einen leicht *fauligen, schwefelwasserstoffartigen Geruch* entstehen.

Bei gesunden Menschen sind die Kotgerüche nicht übermäßig übelriechend.

Störungen der Verdauung (= *Dyspepsie**), die bei verschiedenen Krankheiten auftreten können, gehen mit stark übelriechenden Kot- und Darmgasabgängen einher. Liegt die Störung im Bereich der Kohlenhydratverdauung, riecht der Kot *stechend sauer*; ist die Eiweißverdauung betroffen, ist der Geruch des Kots *jauchig, faulig*.

3.8.5 Beimengungen

Kot kann *unverdaute Speisereste*, die als solche erkennbar sind, enthalten. Ursache hierfür kann ungenügendes Zerkauen der Nahrung sein.

Andere **makroskopisch sichtbare Beimengungen** geben Hinweise auf bestimmte Störungen (Krankheiten):

- *Schleimauflagerungen* finden sich bei Reizungen und Entzündungen der Dickdarmschleimhaut.
- *Schleim-* und *Blutbeimengungen* können auf entzündliche Darmerkrankungen oder Darmtumore hinweisen.
- *Blutig-eitriger Schleim* bildet sich bei Erkrankungen, die mit Geschwürbildung an der Dickdarmschleimhaut einhergehen.
- *Blutige Stuhlauflagen* sowie -beimengungen treten bei Tumoren und Blutungen im Darmbereich auf; *Blutspritzer* sind typisch bei Hämorrhoiden oder bei Einrissen an der Analschleimhaut (= *Analfissuren*).
- *Unverdaute Speisereste* finden sich bei starkem Durchfall.

Eingeweidewürmer:

- Madenwürmer (= *Oxyuren*) sind wenige Millimeter (2 - 12 mm) lang und fadenförmig; sie verursachen Juckreiz am After.

- Spulwürmer (= *Askariden*) sind bleistiftdick und 15 - 25 cm lang.
- Bandwürmer (= *Tänien*) werden je nach Art mehrere (3 - 10) Meter lang; sie haben einen 1 - 2 mm langen Kopf und zahlreiche kürbiskernförmige Glieder von 10 - 20 mm Länge.

Mikroskopische Stuhluntersuchungen dienen dem Nachweis von verstecktem Blut, Wurmeiern oder pathogenen Keimen (z.B. Salmonellen, Staphylokken). Außerdem können Aussagen über die Verwertung der Nahrung und Informationen über die Funktion einzelner Verdauungsorgane abgeleitet werden.

3.8.6 Reaktion
Die Stuhlreaktion läßt sich durch Indikatorstreifen feststellen und entspricht *physiologisch* einem pH - Wert von 7 bis 8. *Saure Reaktionen* (pH - Wert unter 7) findet man bei der Gärungsdyspepsie*; *alkalische Reaktionen* (pH - Wert über 8) treten bei der Fäulnisdyspepsie auf.

3.8.7 Darmgase
In tieferen Darmabschnitten entstehen hauptsächlich durch Fäulnis- und Gärungsprozesse Darmgase. Diese bezeichnet man auch als *Flatus (= Wind)* oder Blähungen. Beim reichlichen Abgang von Blähungen spricht man von der *Flatulenz*.
Organische und funktionelle Erkrankungen am Verdauungsapparat können zur vermehrten Bildung von Blähungen führen. Bei dieser sog. Blähsucht (= *Meteorismus*) kommt es zur Gasansammlung im Darm oder in der freien Bauchhöhle. Der Betroffene leidet unter Völle- und Blähungsgefühl.
Durch die *massive Gasansammlung* wird das Zwerchfell hochgedrückt, was sowohl ein Engegefühl in der Brust als auch Atembeschwerden auslösen kann. Bei solchen Beschwerden ist daher Meteorismus als Ursache in Betracht zu ziehen. Da auch dieser Bereich zur Intimsphäre des Menschen gehört, ist ein einfühlsamer Umgang mit der Problematik wichtig. Die Tatsache, nicht allein im Raum zu sein, kann zur *Windverhaltung* mit Zunahme der Beschwerden führen.

3.9 Beobachtung der Stuhlausscheidung

3.9.1 Menge
Die Menge des ausgeschiedenen Stuhls ist abhängig von der Nahrungsbeschaffenheit und schwankt zwischen 100 Gramm (bei schlackenarmer Kost) und 500 Gramm (bei schlackenreicher Kost) täglich.
Die Stuhlmenge kann bei bestimmten *Verdauungsstörungen* über das normale Maß hinausgehen.

3.9.2 Häufigkeit und Zeitpunkt
Die Häufigkeit der Stuhlausscheidungen ist sehr unterschiedlich; *physiologisch* sind max. 3 Stuhlabgänge täglich und mind. 3 Stuhlabgänge wöchentlich. Der Stuhldrang setzt häufig zum selben Zeitpunkt ein und wird durch dieselben Reize (Nahrungsaufnahme, Kaffeekonsum, "Frühstückszigarette") stimuliert. Bei vielen Menschen ist dies die Zeit nach dem Frühstück. Wird dem Stuhldrang nicht nachgegeben, z.B. weil man sich die Zeit dazu nicht nimmt (Hektik), kommt es schnell zur Stuhlverstopfung.

3.9.3 Defäkationsstörungen
Störungen der Stuhlentleerung (= *Defäkation*) geben Hinweis auf funktionelle oder organische Störungen des Organismus.

3.9.4 Durchfall (= *Diarrhoe*)
Mehr als drei Stuhlentleerungen pro 24 Std. (im Extremfall bis zu 30), die einen übermäßig hohen Wasseranteil aufweisen, werden als *Durchfall* bezeichnet. Bei diesen wässrigen Stuhlabgängen kommt es zu Elektrolytverlusten, die, wenn sie länger anhalten, Störungen des Stoffwechsels auslösen können (z.B. eine *Alkalose**). Die Wasserverluste können zur Austrocknung des Gewebes führen (= *Exsikkose*). Deshalb ist eine ausgleichende Flüssigkeitszufuhr notwendig *(siehe "Spannungszustand der Haut", Seite 266)*. Der Kranke verspürt großen *Durst*. Bei entzündlichen und tumorösen Darmerkrankungen kann es zusätzlich zu hohen Eiweißverlusten und somit zur Abmagerung bis hin zur *Kachexie** des Patienten kommen.
Bei dem Betroffenen ist das *Allgemeinbefinden beeinträchtigt*; oft treten Appetitlosigkeit, Übelkeit, Völlegefühl und Blähungen auf. Auch Kreislaufstörungen mit Kollapsneigung kommen vor. Die Darmentleerung kann von heftigen Krämpfen der Darmmuskulatur begleitet werden, die das Allgemeinbefinden weiter beeinträchtigen.
Akut auftretende Diarrhoen werden durch pathogene Keime (Darminfektionen), Vergiftungen oder psychische Belastungssituationen, die mit Angst und Aufregung einhergehen *(siehe "Streß", Seite 375)*, verursacht.
Chronisch verlaufende Diarrhoen sind Zeichen chronischer Erkrankungen, meist des Dünn- oder Dickdarmes. Aber auch das Fehlen von Verdauungssäften, Lebensmittelallergien und angeborene Verdauungsstörungen können Ursache der chronisch auftretenden Diarrhoe sein.
Nicht wenige Menschen leiden unter einem sog. *Reizkolon (Kolon irritable)*, das sich durch wiederkehrende Leibschmerzen, Blähungen, Wechsel von Durchfall und Verstopfung sowie durch Krämpfe der Darmmuskulatur bemerkbar macht. Die Ursachen für diese funktionelle Darmstörung sind nicht genau geklärt, werden jedoch mit psychischer Erregbarkeit / Belastung in Verbindung gebracht.
Treten *Diarrhoe und Obstipation* (Stuhlverstopfung) *im Wechsel* auf, kann dies auch Hinweis auf eine bösartige Darmerkrankung sein und muß stets auf seine Ursache hin untersucht werden.

3.9.5 Stuhlverstopfung (= *Obstipation*)

Als Stuhlverstopfung bezeichnet man eine *verzögerte Entleerung eingedickten Stuhls*. Es kommt weniger als 3 mal wöchentlich zur Stuhlentleerung; der Kot ist *hart, trocken und knotig*, die Menge insgesamt geringer als üblich. Diese Erscheinungen sind auf den Wasserentzug während der langen Verweildauer im Dickdarm zurückzuführen. Häufig ist der Entleerungsvorgang mit *Schmerzen* in der Analregion verbunden. Des weiteren klagen die Betroffenen oft über ein Druckgefühl, Blähungen und Leibschmerzen.

Die Obstipation ist keine Krankheit, sondern ein *Zeichen für eine Erkrankung* oder Fehlfunktion.

Es können folgende Ursachen zugrunde liegen:
- Einnahme bestimmter Medikamente, z.B. schmerzlindernder (*Analgetika*) oder flüssigkeitsausschwemmender (*Diuretika*) Substanzen, Betäubungsmittel (*Opiate*), Substanzen, die den Tonus der Darmmuskulatur herabsetzten (*Anticholinergika, Parasympatholytika*) oder kalzium- und aluminiumhaltige Substanzen, die zur Neutralisierung der Magensäure eingesetzt werden (*Antazida*);
- Stoffwechselstörungen, wie Diabetes mellitus oder Schilddrüsenunterfunktion (*Hypothyreose*);
- Elektrolytverschiebungen wie *Hyperkalzämie* oder *Hypokaliämie*;
- Veränderungen des Darms, wie Verengungen (*Darmstenosen*) und Aussackungen der Darmwand (*Divertikel*);
- Veränderungen in der Analregion wie Krampfadern (*Hämorrhoiden*) oder Einrisse der Schleimhaut (*Analfissuren*), die - zwecks Schmerzvermeidung - unbewußt zur Zurückhaltung des Stuhls führen;
- Erkrankungen des Nervensystems oder des Rückenmarks;
- Unterdrückung des Entleerungsreflexes, z.B. bei Zeitnot, Hektik, Schamgefühl und Störungen der Intimsphäre (Defäkation im Mehrbettzimmer!);
- reduzierte Kraft der Bauchpresse, wie dies bei extrem übergewichtigen Menschen, schwangeren Frauen oder im Falle der Ansammlung großer Flüssigkeitsmengen im Bauchraum (*Aszites*) zu finden ist;
- mangelhafte Anregung der Darmmotorik aufgrund faserstoffarmer (schlackenarmer) Kost, Flüssigkeits- und Bewegungsmangel, auch bei schweren Depressionen;
- verringerte Peristaltik des Darms in der Schwangerschaft aufgrund der Progesteronwirkung;
- langjähriger Mißbrauch von Abführmitteln (*Laxantienabusus*), der zu Kaliumverlusten und so zu mangelhafter Darmperistaltik führt.

3.9.6 Darmverschluß (= *Ileus*)

Wird der *Darminhalt* in einem bestimmten Darmabschnitt *nicht weitertransportiert*, so liegt ein Darmverschluß vor. *Verursacht* ist dieser durch eine Verlegung bzw. Verstopfung des Darmlumens oder durch eine Darmlähmung. Der Darmverschluß beginnt allmählich oder akut und geht einher mit:
- Stuhl- und Windverhaltung;
- heftigen, kolikartigen Schmerzen;
- Kollaps;
- Erbrechen von Darminhalt (*Miserere*).

3.9.7 Schmerzen

Schmerzen bei der Stuhlentleerung sind immer ein *Hinweis auf eine Störung*.

Diese kann im Bereich der Darmmotorik liegen und äußert sich bei Hyperaktivität, Durchfall oder Spasmen in *krampfartigen Leibschmerzen*.

Schmerzhafter, beständig auftretender Stuhldrang mit geringer oder fehlender Entleerung des Darms wird als *Tenesmus** bezeichnet. Hierzu kommt es durch entzündliche Reizung der Darmschleimhaut, die zum Krampf der Schließmuskeln führt.

Auch Einrisse (= *Analfissuren*) oder Krampfadern an der Analschleimhaut (= *Hämorrhoiden*) können zu schmerzhafter Stuhlentleerung - insbesondere bei hartem, knotigem Stuhl - führen.

Bei einer stark gereizten Analschleimhaut, wie man sie bei anhaltenden Durchfällen vorfinden kann, löst die Berührung mit Stuhl - insbesondere mit dünnflüssigem - lokal unangenehmes *Brennen und Schmerzen* aus.

3.9.8 Stuhlinkontinenz

Der unfreiwillige Abgang von Stuhl wird auch als *Inkontinentia alvi* bezeichnet. Die willkürliche Kontrolle über die Aktivität des Schließmuskels kann aus unterschiedlichen Gründen eingeschränkt oder verloren sein. *Das Ausmaß* der Inkontinenz kann sich vom unwillkürlichen Windabgang über ein leichtes Stuhlschmieren bis hin zum kompletten Schließmuskelversagen erstrecken.

Wie es bei der *ungehemmten neurogenen Harnblase* zu unwillkürlichem Harnabgang kommen kann, so kommt es aus denselben Gründen (Durchblutungsstörungen des Gehirns, Atrophie des Großhirns im Alter) zur mangelhaften zentralen Hemmung des Impulses zur Stuhlentleerung. Obwohl häufig das *Gefühl für den Spannungszustand des Darms vorhanden* ist, kommt es - wenn nicht sofort eine Toilette benutzt werden kann - zum unwillkürlichen Abgang von Stuhl.

Die pflegerischen Maßnahmen bei Stuhlinkontinenz sind entsprechend den in Kapitel 3.4.4 "Ungehemmte neuropathische Harnblase" *(Seite 99)* aufgeführten Punkten auszuführen.

Eine weitere Ursache der Inkontinenz kann die noch nicht erworbene oder verlorengegangene Fähigkeit der willkürlichen Schließmuskelbetätigung sein. Physiologisch ist dies bei *Säuglingen* und Kleinkindern, ansonsten sind oft *geistig behinderte Menschen* betroffen. Hier bietet ein intensives Toilettentraining *(siehe "Toilettentraining", Seite 105)* Erfolgsaussicht.

Tumoren im Bereich des Enddarms können die Funktion des Schließmuskels ebenfalls beeinträchtigen

3. Ausscheiden

bzw. aufheben. Die Therapie besteht in der Regel in der Ursachenbeseitigung.

Schäden an den Nerven, den Muskeln oder dem Rückenmark können zur Insuffizienz des Schließmuskels, aber auch zur *Lähmung des Schließmuskels und der Darmmuskulatur* führen. Letzteres führt dazu, daß der Stuhl im Darm liegenbleibt. Von hier muß er regelmäßig mittels digitaler Ausräumung, Klistieren oder Einläufen entfernt werden (*siehe dazu "Digitale Ausräumung", Seite 113 und "Darmeinläufe", Seite 114*). In manchen Fällen kann die Schließmuskelfunktion operativ wiederhergestellt werden.

3.10 Entnahme von Stuhlproben

Zu diagnostischen Zwecken wird Stuhl in spezielle, mit Löffelchen versehene Stuhlröhrchen abgefüllt und ins Labor geschickt. Für den *Nachweis bestehender Infektionen* wird meist je eine Stuhlprobe aus insgesamt 3 Entleerungsvorgängen benötigt. Besteht der Verdacht einer Infektionskrankheit, sind Maßnahmen der Infektionsprophylaxe, also das Tragen von Schutzhandschuhen, erforderlich.

Wird der Stuhl auf verborgene (= okkulte) *Blutbeimengungen* untersucht, muß der zu Untersuchende 3 Tage vor Testbeginn bis zum Ende der Testperiode (nach 3 Stuhlentleerungen) auf den Verzehr von Fleisch- und Wurstwaren sowie auf die Einnahme von Vitamin C-Präparaten verzichten. Diese würden, ebenso wie gleichzeitig mit der Darmentleerung ausgeschiedenes Menstruationsblut, das Untersuchungsergebnis positiv bzw. negativ (hochdosierte Vitamin C-Einnahme) verfälschen.

Für einige bakterielle Untersuchungen ist die *Konservierung* des Stuhls durch Zusatz entsprechender Substanzen notwendig, für andere ist eine bestimmte *Dauer* der Testperiode einzuhalten. Das Pflegepersonal findet die entsprechenden Hinweise auf Begleitpapieren der Laborinstitute oder wird direkt durch das Labor bzw. den Arzt unterrichtet.

3.11 Unterstützung bei der Stuhlausscheidung

Die Hilfestellung bei der Stuhlausscheidung erfordert *Einfühlungsvermögen* und *Taktgefühl*, um dieser für den Betroffenen unangenehmen Situation gerecht zu werden. Hilfestellung bei Inkontinenz berührt die Intimsphäre; die Hilfsbedürftigkeit löst Scham-, evtl. auch Schuldgefühle aus.

Nicht selten wird Inkontinenz mit Intelligenzminderung oder Entwicklungsdefiziten in Verbindung gebracht, obwohl dies nicht gerechtfertigt ist. Der betroffene Mensch erkennt solche Einstellungen meistens, leidet darunter und reagiert manchmal mit Aggressionen, häufiger mit *Rückzug aus dem gesellschaftlichen Leben*, der in der Isolation enden kann.

Die Tatsache, während der Darmentleerung nicht ungestört zu sein, anschließend Hilfe zu benötigen und sich durch entsprechende Gerüche zu "verraten", kann zum Ignorieren des Stuhldrangs und weiter zur Stuhlverstopfung führen.

3.11.1 Steckbecken

Informationen zur Verwendung des Steckbeckens wurden bereits unter Punkt 3.7 "Unterstützung bei der Urinausscheidung" *(Seite 103)*, gegeben.

Bei Nutzung des Steckbeckens zur Stuhlentleerung ist zu berücksichtigen, daß der Beckenrand erheblichen zirkulären Druck ausübt, der Schmerzen, evtl. auch Druckstellen, hervorrufen kann. Deshalb sollte der Patient nicht zu lange auf dem Steckbecken sitzen / liegen.

3.11.2 Windelhosen

Zur Verwendung von Windelhosen bei Stuhlinkontinenz gilt das unter Punkt 3.7.3 "Windelhosen" *(Seite 104)*, Gesagte.

Da die Begriffe *"Windelhose"* oder *"Pampers"* einen Bezug zwischen der bestehenden Hilfsbedürftigkeit und dem Säuglings- bzw. Kleinkindalter herstellen können, empfiehlt es sich, diese Bezeichnung gegenüber dem Inkontinenten nicht zu benutzen, sondern sie zu umschreiben (z.B. "Nässeschutz", "Spezialhose").

3.11.3 Toilettentraining

Die Prinzipien des Toilettentrainings bei Stuhlinkontinenz entsprechen denen des Trainings bei Harninkontinenz (*vgl. "Blasentraining", Seite 105*). Meist wird es ohnehin als eine gemeinsame Maßnahme durchgeführt, wenn beide Formen der Inkontinenz gleichzeitig vorliegen. Die Gewohnheiten der Stuhlentleerung müssen in Erfahrung gebracht und in das Training einbezogen werden. Dabei sind insbesondere die bisherigen Zeiten der Stuhlentleerung zu berücksichtigen, indem der Patient kurz vor Erreichen dieser Zeitpunkte zur Toilette begleitet bzw. ihm das Steckbecken angeboten wird.

Das Pflegepersonal sollte alle Möglichkeiten nutzen, um eine ungestörte Umgebung zu schaffen!

3.11.4 Beckenbodentraining

Auch das Beckenbodentraining bei Stuhlinkontinenz entspricht dem bei Harninkontinenz (*vgl. "Beckenbodentraining", Seite 106*).

3.11.5 Hautpflege bei Stuhlinkontinenz

Für die Hautpflege bei Stuhlinkontinenz gilt das im Abschnitt 3.7.10 "Hautpflege bei Inkontinenz" *(Seite 107)*, Gesagte.

3.11.6 Digitale Ausräumung

Bei der digitalen Ausräumung handelt es sich um die *Entleerung des Enddarms mittels Fingereinsatz*. Sie wird bei schlaffer Darmlähmung, die vom fehlenden

Muskeltonus gekennzeichnet ist, erforderlich. Manchmal kann durch Druck auf die Bauchdecke ein "Vorerfolg" im Sinne von Stuhlabgang erzielt werden. Verbleibende Stuhlmengen werden folgendermaßen ausgeräumt:

Die Pflegeperson führt den handschuh- und fingerlinggeschützten sowie eingefetteten Zeigefinger (und Mittelfinger) in den Enddarm des auf der linken Seite liegenden Patienten ein und befreit den Enddarm mittels Fingerbewegungen schrittweise vom Kot. Ein Abwurfbehälter (Steckbecken) steht in Reichweite.

Der Vorgang kann für alle Beteiligten sehr *unangenehm* sein und Gefühle wie Ekel, Scham und Minderwertigkeit, beim Patienten zusätzlich *Schmerzen* auslösen. Diese sollten so gering wie möglich gehalten werden. Zur Wahrung der Intimsphäre ist es unerläßlich, den betroffenen Menschen vor den Blicken anderer zu schützen. *Einfühlsames* und *taktvolles Verhalten* des Pflegenden sollten selbstverständlich sein. Ein offenes Ansprechen der ggf. beiderseitigen Peinlichkeit kann oftmals zur besseren Situationsbewältigung beitragen.

3.11.7 Darmeinläufe

Einläufe dienen der Stuhlentleerung des Dickdarms.
Klistiere sind sog. kleine Einläufe, bei denen die Flüssigkeit lediglich in den Mastdarm instilliert wird und zur Reinigung dieses Darmabschnitts führt.

Vor *Gebrauch eines Klistiers* wird die Verschlußkappe entfernt und das dünne Ansatzrohr über den After in den Enddarm eingeführt. Die flüssigkeitsgefüllte Tube wird daraufhin ausgedrückt und aufgerollt, bis sie vollständig entleert ist. Nach Entfernung des Klistiers wird der Patient angehalten, die Flüssigkeit möglichst lange im Darm zu halten und dem Entleerungsreflex erst später nachzugeben. Dadurch wird die Wirkung erhöht.

Einläufe können über verschiedene Wirkungsmechanismen zum Erfolg führen:

- Das Darmrohr selbst und zusätzlich die einlaufende Flüssigkeit reizen den Darm mechanisch.
- Salinische (salzhaltige) Zusätze der Einlaufflüssigkeit ziehen infolge ihrer *osmotischen* Wirkung Flüssigkeit in den Darm und reizen ihn durch den Füllungszustand (Einlaufflüssigkeit: z.B. 1 Teelöffel NaCl auf einen Liter Wasser oder entsprechende Fertiglösung).
- Glyzerinzusätze (20 ml pro 1 Liter Wasser) üben ebenfalls eine *flüssigkeitsentziehende* Wirkung aus; sie sind allerdings gleichzeitig stark schleimhautreizend.
- Kamillehaltige Zusätze wirken *schleimhautschützend.*
- Ölhaltige Zusätze (z.B. 20 ml Oliven- oder Rizinusöl auf 1 Liter H_2O) weichen den Kot auf und machen ihn *gleitfähig.*
- Die *Temperatur* der Flüssigkeit übt einen eigenen Reiz aus. Ist die Flüssigkeit körperwarm, so ist der Reiz relativ schwach; bei Temperaturen im Bereich von 30 - 35° C wird er wesentlich stärker und führt zu schmerzhaften Krämpfen der Darmmuskulatur.

Die Durchführung eines Darmeinlaufs wird vom Arzt angeordnet. Entsprechend der jeweils gewünschten Wirkung variiert die Art der Durchführung. Es werden unterschieden:

a) **Reinigungseinlauf:** Er dient der Entleerung des unteren Darmabschnitts, z.B. bei hartnäckiger Obstipation oder zur Vorbereitung von Untersuchungen/Operationen. Die Spülflüssigkeit läuft ein und wird vom Patienten möglichst ca. 10 Minuten gehalten.

b) **Hoher Einlauf:** Er dient der Vorbereitung des gesamten Dickdarms bei einer geplanten Darmoperation bzw. -untersuchung. Der Patient nimmt die *Knie-Ellenbogen-Stellung* ein, d.h. er kniet im Bett und stützt sich mit den Unterarmen ab; die einlaufende Flüssigkeit folgt dem Gefälle und läuft selbständig bis in die hohen Darmabschnitte.

c) **Schwenkeinlauf** (auch *Schaukel-, Heber-, Hebe-Senkeinlauf* genannt): Er wirkt peristaltikanregend und fördert den Abgang von Darmgasen. Das Wasser läuft im Wechsel in den Darm hinein und wieder hinaus; dazu wird der Irrigator (Flüssigkeitsbehälter) abwechselnd gehoben und gesenkt. Bei bräunlicher Verfärbung des Wassers bzw. bei reichlichem Abgang von Darmgasen wird der Einlauf beendet.

Kontraindikationen
Einläufe werden nicht durchgeführt bei:
- mechanischem Darmverschluß (= *Ileus*);
- akuten Baucherkrankungen, z.B. Bauchfellentzündung, Blutungen im Magen- Darmtrakt, Erbrechen mit unklarer Ursache;
- akuten Unterleibserkrankungen;
- bestehender Frühschwangerschaft;
- drohender Fehl- oder Frühgeburt;
- Fisteln im Scheiden- und Enddarmbereich.

Bereitzustellendes Material:
- Irrigator mit 1 - 1,5 m langem Schlauch, Ansatzstück und Schlauchklemme sowie Aufhängevorrichtung (Infusionsständer);
- 1 - 1,5 l Wasser, ggf. mit angeordneten Zusätzen oder fertiger Spüllösung;
- Darmrohr aus Gummi oder Kunststoff;
- Gleitmittel, z.B. Vaseline oder Glyzerin;
- Zellstoff, Einmalunterlage, Abwurfbehälter;
- Einmalhandschuhe;
- Steckbecken oder Toilettenstuhl (sofern der Patient nicht in der Lage ist, die Toilette aufzusuchen).

Der Irrigator wird mit 1 - 1,5 l Flüssigkeit (Temperaturkontrolle !) gefüllt und ca. 60 cm über der Beckenhöhe des Patienten aufgehängt. Man läßt die Flüssigkeit laufen, bis der gesamte Schlauch luftleer ist und klemmt den Schlauch dann ab. Das einzuführende Ende des Darmrohres wird auf den ersten 5 cm mit einem Gleitmittel eingefettet. Es ist darauf zu achten, daß die Öffnungen des Rohres nicht durch Glyzerin verschlossen werden.

Vorbereitung des Patienten:
- ausführliche und einfühlsame Information des Patienten über Sinn, Durchführung und Wirkung des Einlaufs;
- Wahrung der Intimsphäre: Nach Möglichkeit wird der Einlauf im Bad durchgeführt, ansonsten werden die Mitpatienten gebeten, das Zimmer zu verlassen; ist auch dies nicht möglich, wird ein Sichtschutz aufgebaut;
- Schutzunterlage unter das Gefäß legen;
- Lagerung in flacher Seitenlage links (begünstigt den Flüssigkeitsaufstieg im Darm); die Knie werden zur Entlastung der Bauchdecke leicht angezogen; beim hohen Einlauf Lagerung in Knie-Ellenbogen-Lage; ggf. kann der Einlauf auch in flacher Rückenlage mit aufgestellten Beinen erfolgen, nie jedoch in stehender Position (Kreislaufbelastung).

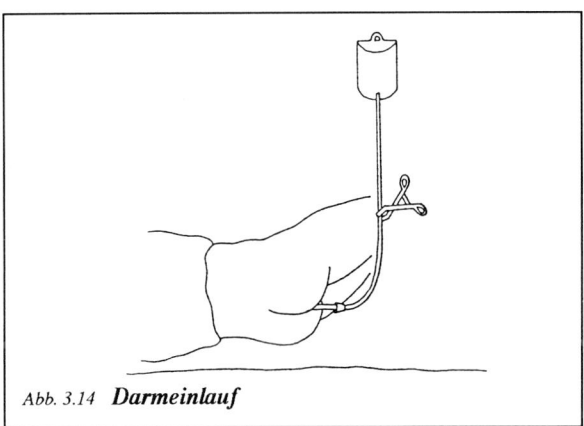

Abb. 3.14 *Darmeinlauf*

Allgemeine Richtlinien für die Durchführung:
- das eingefettete Darmrohr unter leichter Drehbewegung vorsichtig ca. 5-10 cm einführen. Läßt sich ein Widerstand so nicht überwinden, Maßnahme abbrechen; keine Kraft anwenden !
- Schlauch anschließen, Klemme entfernen;
- Spülflüssigkeit einlaufen lassen, dabei den Patienten zum ruhigen und tiefen Atmen auffordern;
- den Patienten auf Kollapsanzeichen und Schmerzen beobachten. Bei Schmerzen den Einlauf unterbrechen, Patienten ruhig durchatmen lassen; nur bei Nachlassen der Beschwerden den Einlauf fortsetzen, ansonsten abbrechen und den Arzt benachrichtigen;
- vor Beendigung des Einlaufs den Schlauch frühzeitig abklemmen, so daß keine Luft in den Darm gelangen oder Flüssigkeit zurücklaufen kann;
- Darmrohr vorsichtig herausziehen und im Abwurfbehälter ablegen;
- Patienten auffordern, die Flüssigkeit möglichst lange (ca. 10 Minuten) im Darm zu behalten, um die Wirkung des Einlaufs zu verstärken;
- mobile Patienten evtl. auffordern, sich mit dem gefüllten Darm einige Male von links nach rechts zu drehen (Verstärkung der Wirkung);
- Patienten zur Toilette / zum Toilettenstuhl begleiten oder Steckbecken anbieten;
- Patienten nicht allein lassen, denn beim Aufsuchen der Toilette / des Toilettenstuhls kann es zu Kreislaufstörungen kommen;
- ggf. den Darminhalt auf Beimengungen beobachten;
- nach der Darmentleerung: Reinigen und Trocknen der Analregion.

3.11.8 Maßnahmen bei Blähungen

Leidet der Patient unter *Meteorismus*, läßt sich der Abgang von Darmgasen über das Legen eines *Darmrohres* forcieren. Das eingefettete Darmrohr wird etwa 5 - 10 cm in den Enddarm eingeführt. Das andere Ende des Rohres wird in eine Urinflasche gelegt, so daß evtl. Stuhlabgänge aufgefangen werden.

Auch ein *Einlauf* kann den Abgang von Winden fördern.

Entspannende Wirkung auf den Darm üben sowohl eine leichte *Massage* der Bauchdecke als auch eine *Wärmflasche* aus.

Bestimmte *Medikamente* oder *Tees* (z.B. Fenchel- oder Kümmeltee) können Erleichterung schaffen, da sie krampf- und blähungslösend wirken.

Eine geschützte Umgebung, in der die *Intimsphäre* gewahrt wird, erleichtert dem Kranken psychisch das Lösen der Winde und wirkt zusätzlicher Verkrampfung entgegen.

3.11.9 Maßnahmen bei Schmerzen

Vom Patienten angegebene Schmerzen sind immer genau zu beobachten (*siehe "Schmerzbeobachtung", Seite 385*); die Beobachtungen werden dem Arzt weitergegeben und schriftlich dokumentiert.

Krampfartige Leibschmerzen können häufig durch lokale *Anwendung von Wärme* (warmer Wickel, Wärmflasche) oder durch Verabreichung krampflösender Medikamente gelindert werden. Auch leichte Massagen oder *Streichungen der Bauchdecke* können schmerzlindernd wirken.

Bei *Hämorrhoiden* oder schmerzhaften Veränderungen der Analschleimhaut kann vor der Defäkation eine anästhesierende (die Schmerzempfindlichkeit senkende) Salbe oder ein entsprechendes Gel aufgetragen werden. Darüber hinaus muß das Grundleiden behandelt werden.

3.11.10 Umgang mit einem künstlich angelegten Darmausgang

Bei einem Stoma (= *griech. Mund, Öffnung*) handelt es sich um eine operativ hergestellte Öffnung an einem Hohlorgan. Ein künstlicher Darmausgang wird auch als *Anus praeter naturalis* bezeichnet.

Indikation zur Anlage eines Stomas können z.B. ein Karzinom, eine chronische Darmerkrankung oder Strahlenschäden sein.

Informationen zum Kolostoma:
- operativ angelegter Dickdarmausgang;
- je nach OP-Technik wird das Darmende flach oder leicht über das Hautniveau erhaben eingenäht;
- die Öffnung befindet sich meist im linken Unterbauch zwischen Bauchnabel und Schambeinstachel;
- je näher das Stoma dem ursprünglichen After liegt, umso natürlicher ist die Stuhlkonsistenz; meist ist sie wie vor der OP.

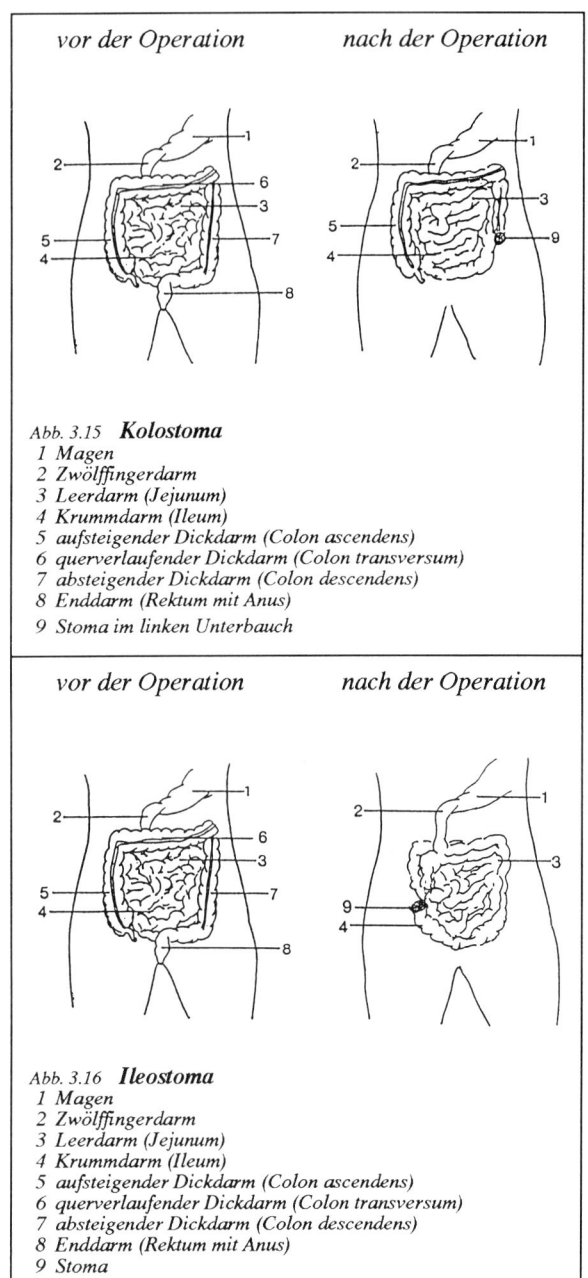

Abb. 3.15 **Kolostoma**
1 *Magen*
2 *Zwölffingerdarm*
3 *Leerdarm (Jejunum)*
4 *Krummdarm (Ileum)*
5 *aufsteigender Dickdarm (Colon ascendens)*
6 *querverlaufender Dickdarm (Colon transversum)*
7 *absteigender Dickdarm (Colon descendens)*
8 *Enddarm (Rektum mit Anus)*
9 *Stoma im linken Unterbauch*

Abb. 3.16 **Ileostoma**
1 *Magen*
2 *Zwölffingerdarm*
3 *Leerdarm (Jejunum)*
4 *Krummdarm (Ileum)*
5 *aufsteigender Dickdarm (Colon ascendens)*
6 *querverlaufender Dickdarm (Colon transversum)*
7 *absteigender Dickdarm (Colon descendens)*
8 *Enddarm (Rektum mit Anus)*
9 *Stoma*

Informationen zum Ileostoma:
- operativ angelegter Dünndarmausgang;
- die Öffnung befindet sich meist im rechten Unterbauch zwischen Bauchnabel und Darmbeinstachel;
- das Stoma wird 2-3 cm über dem Hautniveau angelegt, damit der flüssige - aufgrund der enthaltenen Verdauungsenzyme aggressiv wirkende und die Haut reizende - Darminhalt abgeleitet werden kann, ohne die Haut zu berühren;
- der Darminhalt ist von dünnflüssiger bis breiiger Konsistenz, da die flüssigkeitsentziehende, stuhleindickende Funktion des operativ entfernten Dickdarmes fehlt.

Die Anlage eines Stomas ist für den Betroffenen mit meist schweren **psychischen Belastungen** verbunden. Diese können nur abgebaut werden, wenn der Betroffene eine *positive Einstellung zum Stoma* findet. Ein Schritt dazu ist die Erkenntnis, daß der künstliche Ausgang eine akzeptable Hilfe zur Bekämpfung einer schwerwiegenden - evtl. tödlich verlaufenden - Krankheit bietet.

Der Betroffene beobachtet die Pflegeperson beim Umgang mit dem Stoma meist sehr genau. Ein *unbefangenes Verhalten* ihrerseits zeigt dem Kranken, daß andere sein Stoma akzeptieren.

Es gelingt nicht immer - insbesondere in der ersten Phase nach der operativen Stomaanlegung - das Leben trotz des Stomas lebenswert zu finden. Viele Betroffene haben *Angst vor gesellschaftlichen Kontakten* und ziehen sich zurück. Sie fürchten Darmgeräusche und -gerüche oder den Defekt des Auffangbeutels. Zusätzlich findet häufig die Auseinandersetzung mit dem Krebsleiden statt; die *Angst vor Rezidiven* oder Metastasen kann die Lebensqualität weiter beeinträchtigen. Geduld, Einfühlungsvermögen, Verständnis und Gesprächsbereitschaft sollten den Umgang mit einem Stomaträger prägen.

Weiter ist eine detaillierte Information bzgl. der Bewältigung des Alltagslebens von großer Wichtigkeit. Der Stomaträger muß wissen, daß die meisten *beruflichen und privaten Aktivitäten* auch mit Stoma möglich sind.

Lediglich Tätigkeiten und Sportarten, die die Bauchmuskeln beanspruchen und mit dem Heben von mehr als 10 kg einhergehen, sind wegen der *Herniengefahr* ungeeignet.

Meist sind auch *sexuelle Aktivitäten* - z.T. jedoch nur eingeschränkt - möglich. Probleme entstehen oft durch Hemmungen und Unsicherheiten bei beiden Partnern. Hier sind offene Gespräche der Partner miteinander, evtl. auch mit anderen Betroffenen (und deren Angehörigen), hilfreich.

Speziell geschulte *Stomatherapeuten* und die Deutsche ILCO (= *Ileostomie-Colostomie-Urostomie-Vereinigung*; Selbsthilfegruppe für Stomaträger) bieten den Betroffenen in allen Lebensfragen Beratung und Unterstützung an. Vor allem aber ist der Umgang mit *rehabilitierten Stomaträgern* hilfreich und aufmunternd. Ebenso können praktische Tips bzgl. der Stomaversorgung, der Materialauswahl und der möglichen Sozialleistungen (z.B. Behindertenausweis) von hohem Wert sein.

Für die *Akzeptanz des Stomas* ist es außerdem wichtig, daß sich der Betroffene mit den Funktionen von Darm und Stoma auseinandersetzt. Das diesbezügliche Wissen erleichtert den Umgang mit auftretenden Problemen. Das Erleben und Gestalten eines normalen Alltags wird - wenn auch unter veränderten Bedingungen - möglich. Der Stomaträger findet im allgemeinen zur Lebensfreude zurück.

Wenn möglich, sollte der Stomaträger sein *Stoma selbständig versorgen* und sich gezielt beobachten. So lernt er die Reaktionen seines Darmes und seiner Haut auf die unterschiedlichsten Einflüsse (z.B. bestimmte Speisen) kennen. Eine genaue Aufklärung über die Versorgungsmöglichkeiten und die entsprechenden Materialien ist zu gewährleisten.

Materialien zur Stomaversorgung
Zur Stomaversorgung stehen zahlreiche Materialien verschiedener Firmen zur Verfügung.
An den *Auffangbeutel* werden folgende Anforderungen gestellt:
- absolute Abdichtung,
- hautfreundliche Haftung,
- Knisterfreiheit,
- Geruchssicherheit,
- Haltbarkeit,
- einfache Handhabung,
- ansehnliche Aufmachung,
- nicht auftragend (unter der Kleidung),
- problemlose Beschaffung (im Fachgeschäft).

Verschiedene Beutelarten zeigt Abbildung 3.17.

Der *Hautschutz*, mit dem die stomaumgebende Haut versorgt wird, sollte folgende Eigenschaften aufweisen:
- gut verträglich (hautfreundlich), auch bei Anwendung über mehrere Tage;
- beständig gegenüber aggressiven Ausscheidungen;
- modellierbar, anschmiegsam;
- abdichtend;
- selbsthaftend (ohne Klebebeschichtung);
- feuchtigkeitsbindend;
- einfache Handhabung.

Hautschutzplatten oder -ringe werden aus *Karaya*, einem tropischen Baumharz, angeboten. Dies ist hautfreundlich und feuchtigkeitsaufsaugend, sorgt also für eine trockene Haut in der unmittelbaren Stomaumgebung. Karaya-Produkte sind vor Anwendung durch Körperwärme geschmeidig und formbar zu machen.

Nachteilig ist, daß Karaya in Verbindung mit Feuchtigkeit (starkes Schwitzen, Durchfall, Wasser) und Körperwärme zerläuft.

Adhäsivplatten und -ringe sind hautfreundlich und vor allem bei Hautproblemen geeignet. Sie enthalten i.d.R. keine hautreizenden Klebstoffe und decken sehr gut ab. Der Stomabeutel wird mit Druckknöpfen und/oder einem Haltegurt (Pelotte) über der Hautschutzplatte angebracht. Nach ca. 2-3 Tagen wird die Adhäsivplatte ausgewechselt.

Spezielle *Hautpflegemittel* sollen die Haut widerstandsfähig machen und werden vorsichtig einmassiert.

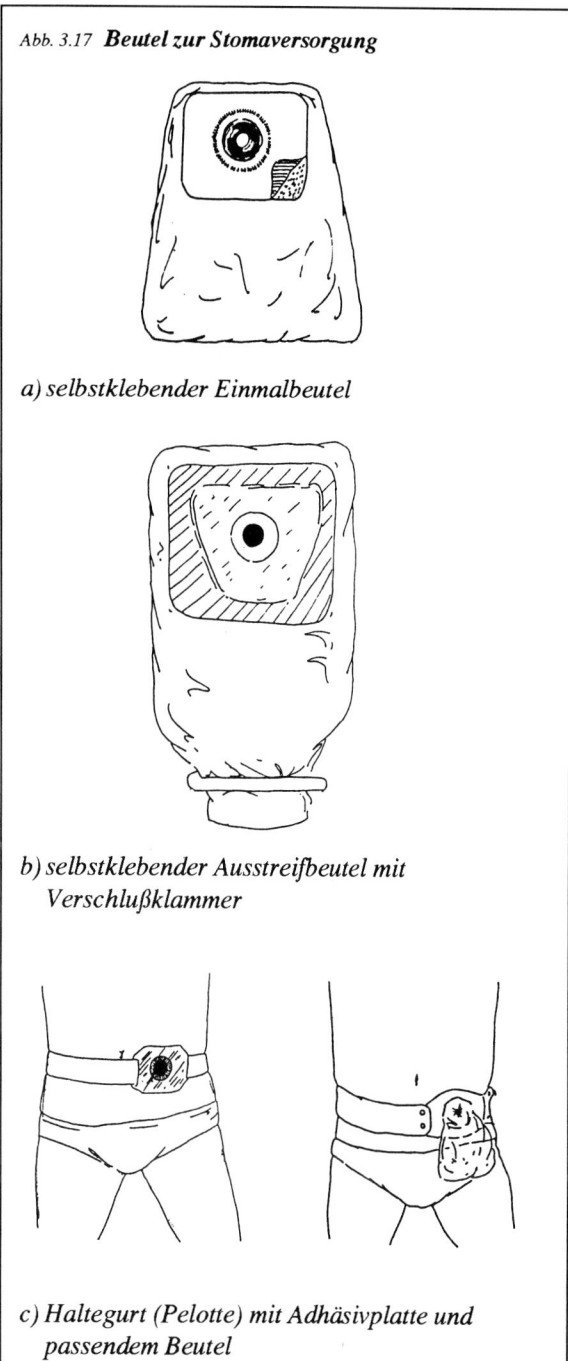

Abb. 3.17 ***Beutel zur Stomaversorgung***

a) selbstklebender Einmalbeutel

b) selbstklebender Ausstreifbeutel mit Verschlußklammer

c) Haltegurt (Pelotte) mit Adhäsivplatte und passendem Beutel

Hilfsmittel können das Tragen eines Stomas erleichtern.
- *Kohlefilter* oder *-tabletten* bestehen aus geruchsabsorbierender Aktivkohle; als Filter ist sie in Spezialbeuteln eingearbeitet, als Tablette wird sie in den Beutel eingelegt.
- *Desodorierende* Sprays können in den Beutel gegeben werden, um den Eigengeruch des Stuhls zu neutralisieren.

- *Beutelüberzüge* werden in verschiedenen Mustern und Farben als Einmalartikel aus Vlies oder aus waschbarem Stoff angeboten. Sie verdecken den Anblick von Stoma und Ausscheidungen, außerdem saugen sie - im Gegensatz zum Beutelmaterial - Feuchtigkeit auf.
- *Verschlußklammern* werden für den Gebrauch von Ausstreifbeuteln benötigt und sind wiederverwertbar.
- *Gürtel* aus elastischem Material dienen der zusätzlichen Befestigung eines Beutels.
- Spezielle *Leibbinden* mit integrierter Möglichkeit zur Stomaversorgung werden für Patienten mit Bauchwandbruch angeboten.
- *Stomakappen* können nach erfolgreicher Irrigation des Darms *(siehe Seite 120)* den Verschluß des Stomas ohne einen Beutel ermöglichen.

Die **Stomaversorgung** sollte soweit wie möglich durch den Träger selbst vorgenommen werden. Während der Selbstversorgung ist in den meisten Fällen ein Spiegel notwendig, um das Stoma sehen zu können. Benötigt der Kranke Hilfe (z.B. bei frisch angelegtem Stoma), ist er bei der Versorgung behutsam zu integrieren und schrittweise anzulernen. Eine systematische Vorgehensweise erleichtert die Stomaversorgung.

Grundsätzlich gilt für die Stomaversorgung:
- *Reinigung* nur mit Wasser und milder, unparfümierter Seife oder mit fettfreier, medizinischer Reinigungslotion;
  - waschaktive Substanzen immer mit klarem Wasser wieder abwaschen;
  - keine hautbelastenden Reinigungsmittel wie Äther oder Benzin verwenden;
- keine fetthaltigen *Pflegesubstanzen* auf die Haut geben, denn sie behindern das Haften des Hautschutzes;
- zur Reinigung nur Einmalmaterial anwenden;
  - keine Schwämme, Waschlappen u.ä., denn sie sind ein Reservoire für Naßkeime;
  - das Einmalmaterial muß weich und nicht krümelnd sein, z.B. Kompressen, Mull oder Einmalwaschhandschuhe;
  - Wattestäbchen eignen sich zur Reinigung der das Stoma umgebenden Hautrille;
- bei der Reinigung von außen (von stomaumgebender Haut) nach innen (zum Stoma hin) wischen, um so die Verschleppung von Keimen und Ausscheidungen auf die Haut so weit wie möglich zu vermeiden;
- *Haare* im Bereich der Stomaumgebung (dort, wo der Hautschutz haften soll) mit dem Elektrorasierer entfernen, lange Haare zuvor mit einer Schere abschneiden;
  - keinen Naßrasierer verwenden, da die Verletzungs- und dadurch auch die Infektionsgefahr zu groß sind;
  - keine Enthaarungscreme anwenden, da sie Hautreizungen und allergische Reaktionen auslösen kann;
- die *Ringgröße* der Öffnung des Beutels bzw. der Hautschutzplatte genau ausmessen, so daß sie mit dem Stoma abschließt, ohne es zu berühren, und eine Benetzung der Haut mit Ausscheidungen verhindert wird;
  - spezielle Schablonen der Firmen zur Größenbestimmung nutzen bzw. markierte Beutelausschnittstellen zurechtschneiden;
  - es können auch individuell angepaßte Öffnungen zurechtgeschnitten werden *(siehe Abbildung 3.18)*;
- das *Aussehen des Stomas* auf Veränderungen *beobachten*; insbesondere in der postoperativen Phase können evtl. folgende **Komplikationen**, die unverzüglich dem Arzt zu melden sind, beobachtet werden:
  - Stomablutung: es können sowohl kleine als auch große Blutmengen aus dem Stoma austreten;
  - Stomaverengung (= *Stomastenose*): der Stuhl ist bleistiftartig geformt, die Entleerung schmerzhaft;
  - Stomavorfall (= *Stomaprolaps*): der Darm stülpt sich mehrere Zentimeter durch die Bauchdecke hindurch, die Darmschleimhaut ist verletzlich und neigt zu Blutungen;
  - Einziehung des Darmes (= *Stomaretraktion*) weit unter das Hautniveau: ist die Folge anderer Komplikationen wie Stomaabszeß oder Stomanekrose;
  - Absterben von Darmgewebe (= *Stomanekrose*): die Schleimhaut des Stomas ist dunkelrot bis grauschwarz verfärbt;
  - Eiteransammlung unter der stomaumgebenden Haut (= *parastomaler Abszeß*): der stomaumgebende Bereich ist gerötet, lokal überwärmt und schmerzhaft, evtl. tritt Fieber auf;
  - Vorfall der Bauchwand (= *Bauchwandbruch; parastomale Hernie*): die das Stoma umgebende Bauchdecke ist halbkugelig vorgewölbt;
- die *stomaumgebende Haut* auf Veränderungen beobachten:
  - *allergisches Kontaktekzem*: die Haut weist eine nicht scharf begrenzte Rötung, Knötchen und Blasenbildung auf; sie juckt, schmerzt und brennt; **Beachte**: Die Materialien müssen sofort umgestellt werden, da eine Überempfindlichkeitsreaktion vorliegt;
  - *toxisches Kontaktekzem*: Hautbezirke, die mit aggressiven Ausscheidungen Kontakt hatten, nässen, schmerzen und sind erosiv verändert;
  - Irritationen, Aufquellen der Haut (= *Mazeration*): die durch (zu)häufiges Beutelwechseln oder durch ständige Feuchtigkeit (zu große Beutelöffnung) gereizte Haut ist gerötet, nässt und löst sich teilweise ab;
  - Haarfollikelentzündung (= *Follikulitis*): einzelne eitergefüllte, schmerzende Bläschen, die infolge unzureichender Rasur im stomaumgebenden Hautbezirk durch mechanische Reizung entstehen;

3. Ausscheiden

- Pilzinfektion (= *Mykose*): auf dem Stoma selbst sind weißgelbliche "Schwämmchen" zu beobachten; die umgebende Haut juckt/schmerzt; (die typischen Hautveränderungen sind unter Punkt 7.3 *"Beobachtung der Haut", Seite 263,* beschrieben).

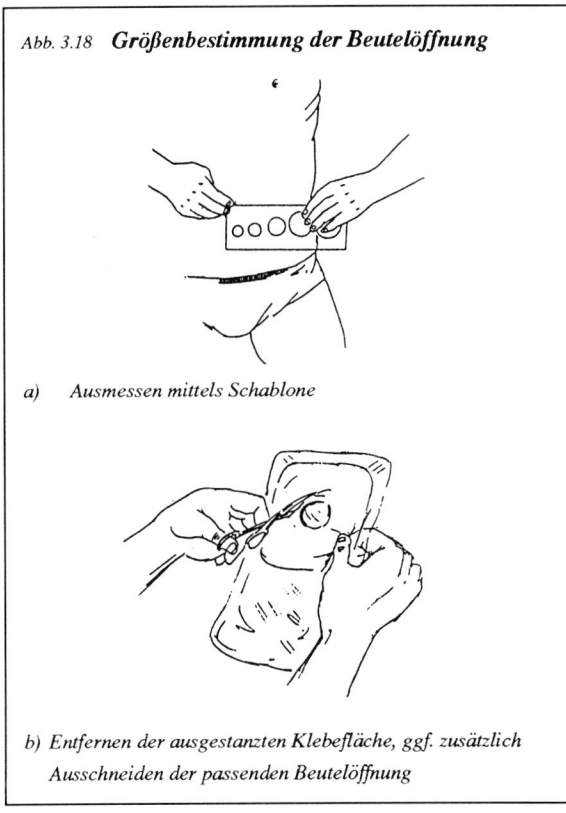

Abb. 3.18 Größenbestimmung der Beutelöffnung

a) *Ausmessen mittels Schablone*

b) *Entfernen der ausgestanzten Klebefläche, ggf. zusätzlich Ausschneiden der passenden Beutelöffnung*

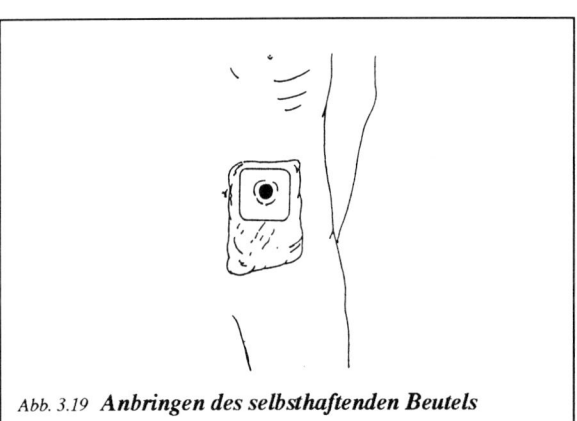

Abb. 3.19 Anbringen des selbsthaftenden Beutels

Für den Beutelwechsel werden folgende Materialien bereitgestellt:
- Beutel mit integrierter selbsthaftender Hautschutzplatte bzw. Beutel und Hautschutz;
- evtl. Pelotte;
- evtl. Beutelüberzug;
- evtl. Verschlußklammer (bei Verwendung eines Ausstreifbeutels);
- evtl. Schere und Schablone;
- Wasser und Seife bzw. fettfreie, medizinische Reinigungslotion;
- Einmalkompressen oder ähnlich beschaffenes Material;
- Wattestäbchen;
- evtl. Kohlefilter/-tabletten;
- Unterlage (als Bettschutz und Ablage);
- ggf. Elektrorasierer;
- evtl. Fön (zum vorsichtigen Trocknen der Haut);
- Abfallbehälter;
- evtl. Spiegel.

Beim Beutelwechsel bietet sich folgende Vorgehensweise an:
- Information des Patienten; bei den ersten Versorgungen nach operativer Stomaanlage sind die Informationen auf die spätere Mitarbeit bzw. die selbständige Versorgung durch den Stomaträger auszurichten;
- Intimsphäre wahren, z.B. Sichtschutz aufbauen, Mitpatienten aus dem Zimmer schicken oder Maßnahme im Badezimmer durchführen (selbständigen Patienten die Nutzung des Badezimmers anbieten);
- frischoperierte und schwache Patienten halbsitzend lagern; die selbständige Versorgung durch den Stomaträger erfolgt im Sitzen oder im Stehen;
- Spiegel (bzw. Patienten) so in Position bringen, daß der Patient das Stoma sehen kann;
- vorsichtiges, langsames Entfernen des aufgeklebten Beutels/der Hautschutzplatte (kann evtl. 2 Tage belassen werden); an einer Ecke beginnen und im spitzen Winkel langsam nach unten ziehen;
- Reinigung der Haut und des Stomas mit kreisförmigen Bewegungen von außen nach innen, zunächst mit sauberem Wasser und milder Seife oder ähnlichen Substanzen, dann mit frischem Wasser;
- stomaumgebende Hautrille mit Wattestäbchen reinigen;
- sorgfältige Beobachtung der Haut und des Stomas;
- Haut vorsichtig trocknen (z.B. mit Kompresse oder sauberem, weichem Handtuch), evtl. wird die Haut trockengeföntet (Vorsicht - Überhitzung vermeiden !);
- evtl. Trockenrasur nachgewachsener Haare;
- evtl. Haut mit speziellem Hautpflegemittel behandeln;
- Abmessen des Stomadurchmessers und entsprechendes Ausschneiden der Hautschutzplatte bzw. Nutzen der vorgestanzten Lochgröße;
- Aufbringen der Hautschutzplatte, undichte Stellen beim Übergang zum Stoma können mit Abdichtpasten bzw. -ringen ausgefüllt werden; Befestigen des Beutels auf der Platte *oder*:
- Aufbringen des Beutels mit integrierter Klebefläche: Schutzpapier von der Klebefläche entfernen, die Beutelöffnung um das Stoma legen und den Beutel faltenfrei auf die Haut drücken;
- Ausstreifbeutel so anbringen, daß der Beutelauslaß seitlich am Körper liegt;
- falls der Beutel keinen Überzug aus Baumwollvlies hat, einen solchen oder einen Stoffüberzug anbringen (damit kein direkter Kontakt zwischen Haut und Plastik entsteht);

- Entfernung der Materialien;
- Patienten in eine bequeme bzw. prophylaktische/therapeutische Lage bringen.

Entsorgung:
- Beutelinhalt in die Toilette entleeren (dazu eine Ecke aufschneiden);
- Beutel in Zeitungspapier o.ä. einwickeln;
- eingewickelten Beutel in den Abfalleimer geben.

Darmirrigation

Die *Darmirrigation* ist eine Darmspülung, mittels der eine Stuhlkontinenz über 24 bis 48 Stunden erreicht werden kann.

Geeignet ist sie allerdings nur für Patienten mit Anlage eines *Kolostomas,* bei welchem der größte Teil des Dickdarmes erhalten wurde. Außerdem muß der Stomaträger fähig sein, die entsprechende Technik zu erlernen. Die *Anleitung* erfolgt meist durch den Stomatherapeuten, evtl. auch durch eine Krankenschwester oder einen Arzt. Von verschiedenen Firmen werden fertige *Sets (siehe Abbildung 3.20)* mit den notwendigen Utensilien angeboten. Sie können vom Arzt verschrieben werden, die Krankenkassen übernehmen die Kosten.

Die Spülung sollte täglich oder jeden 2. Tag zur selben Zeit, im Sitzen oder im Stehen, durchgeführt werden. Das Bad oder WC sollte dem Stomaträger für 1 Stunde ungestört zur Verfügung stehen.

Zunächst wird ein *Beutel* mit 1 l lauwarmem Wasser gefüllt und so aufgehängt, daß seine Unterkante sich auf Schulterhöhe des Stomaträgers befindet. Dann wird ein *Einmalschlauchbeutel* mit Trägerplatte und Gürtel am Körper angebracht; das untere Ende wird entweder sofort in die Toilette gehängt oder mit einer Klammer verschlossen. Der *Konus* wird eingefettet und vorsichtig durch das obere offene Ende des Schlauchbeutels in das Stoma eingeführt. Durch Öffnen des Durchflußreglers läßt man nun ca. 500 ml des Wassers einlaufen und für wenige Minuten einwirken. So löst sich harter Stuhl im letzten Darmabschnitt; mit Zurückziehen des Konus läuft er in den Auffangbeutel. Anschließend werden erneut 500 ml Wasser in den Darm geleitet. Sollten *Krämpfe* oder ein unangenehmes Druckgefühl auftreten, ist der Durchflußregler zu schließen und der Stomaträger zu ruhigem Durchatmen aufzufordern. Anschließend wird überprüft, welcher *Fehler* zu den Beschwerden geführt hat: zu niedrige Wassertemperatur, zu schnelle Einlaufgeschwindigkeit oder zu hoher Einlaufdruck (Beutel hängt zu hoch).

Bei Beschwerdefreiheit wird die Irrigation unter Ausschluß der Fehlerquelle vorsichtig zu Ende geführt. Nach Einlaufen der restlichen Flüssigkeit wird der Konus entfernt und das obere Beutelende mit einer Klammer verschlossen.

Die natürlichen Transportbewegungen des Darmes wurden durch den Wassereinlauf angeregt. Es kommt zur *Massenperistaltik* und dadurch zur Entleerung des Darmes. Ein Teil des Stuhls entleert sich bereits nach wenigen Minuten. Danach kann der Schlauchbeutel mit etwas Wasser ausgespült und aufgerollt werden. Bis zur endgültigen Darmentleerung verbleiben noch ca. 30 - 60 Minuten, die der Stomaträger für andere Tätigkeiten nutzen kann.

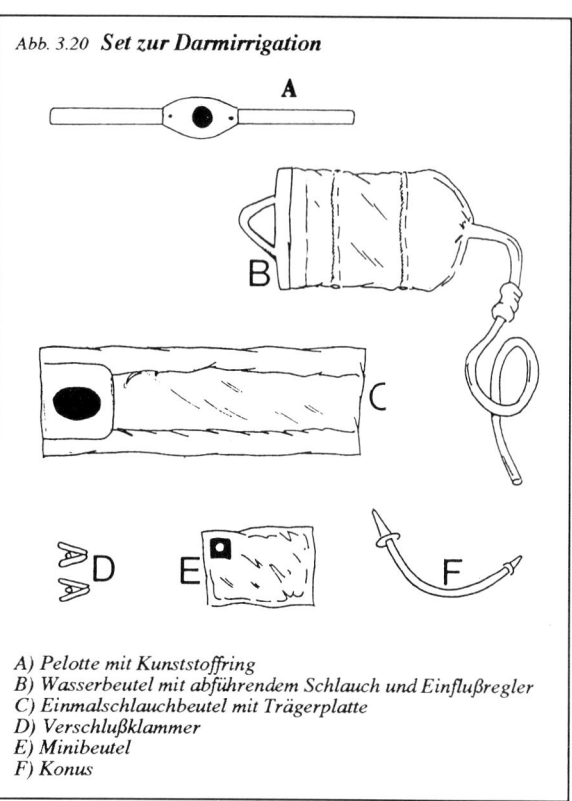

Abb. 3.20 **Set zur Darmirrigation**

A) Pelotte mit Kunststoffring
B) Wasserbeutel mit abführendem Schlauch und Einflußregler
C) Einmalschlauchbeutel mit Trägerplatte
D) Verschlußklammer
E) Minibeutel
F) Konus

Nach vollständiger Darmentleerung werden der Schlauchbeutel entfernt und die Haut gereinigt. Da für die nächsten 24 - 48 Stunden nicht mit Stuhlabgang gerechnet werden muß, kann das Stoma mit einem *Minibeutel* oder einer *Stomakappe* versorgt werden. Diese verleihen mehr Sicherheit und Beweglichkeit; die Angst vor unangenehmen Gerüchen und Geräuschen wird stark reduziert, zumal auch Blähungen nach der Irrigation vermindert auftreten.

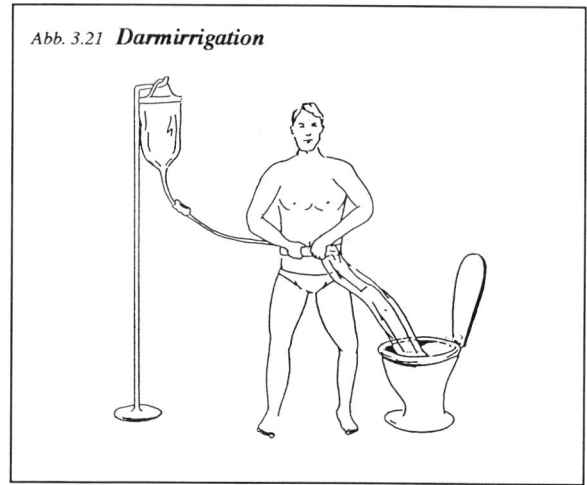

Abb. 3.21 **Darmirrigation**

3.12 Obstipationsprophylaxe

Hierbei handelt es sich um Maßnahmen, die eine Stuhlverstopfung verhindern sollen, indem sie die natürliche *Darmfunktion unterstützen* bzw. anregen. Dazu geeignete Maßnahmen werden im folgenden beschrieben und sollten möglichst miteinander kombiniert angewendet werden.

Bei *hospitalisierten Menschen* ist immer auch an das Ausschalten verstopfungsfördernder Faktoren zu denken. So kann unter Umständen eine Stuhlverstopfung vermieden werden, wenn dem Patienten die Ausscheidung in einer ungestörten Umgebung ermöglicht wird (z.B. indem er mit dem Toilettenstuhl in den Toilettenraum gefahren wird, anstatt ihn im Mehrbettzimmer zu belassen).

In seltenen Fällen ist eine medikamentöse Obstipationsprophylaxe erforderlich. Lesen Sie dazu Seite 122, "Abführmittel".

3.12.1 Ernährung

Die Ernährung hat Einfluß auf die Stuhlmenge, die Verweildauer des Kots im Darm und auf die Darmperistaltik.

Faserstoffe sind weitgehend unverdauliche Nahrungsbestandteile wie Zellulose und Keratin. Sie kommen in pflanzlichen Nahrungsmitteln vor, fördern durch ihr Volumen den Stofftransport im Darm und regen die Peristaltik an. Die Faserstoffe quellen erst in Verbindung mit Flüssigkeit auf, d.h. bei faserstoffreicher Kost ist gleichzeitig für *ausreichende Flüssigkeitszufuhr* zu sorgen.

Besonders faserstoffhaltig sind pflanzliche Nahrungsmittel, insbesondere Vollkornprodukte, Obst, Gemüse, Weizenkleie und Leinsamen. Diese sollten in der täglichen Ernährung enthalten sein. Weiteres dazu wird unter Punkt 2.3 "Gesunde Ernährung" *(Seite 72)*, erläutert.

Moderne Ernährungswissenschaftler begründen die verdauungsanregende Wirkung bestimmter Lebensmittel auf andere Art:

Die *Vitalstoffe* - nicht nur die isolierten Faserstoffe - *(vgl. "Vitalstoffreiche Vollwertkost", Seite 72)* regen die in der Darmwand befindlichen Nervenzellen zur physiologischen Tätigkeit an. Die Darmperistaltik wird demnach nicht durch einen mechanischen (Füllungsdruck), sondern durch einen nervalen Reiz angeregt. Zur Obstipationsprophylaxe wäre folglich die Zufuhr vitalstoffreicher Kost - also von Vollgetreide, Obst und Gemüse in möglichst naturbelassener Form - angebracht.

Auch "*Hausmittel*" können eine Darmanregung bewirken, z.B. Obst- und Gemüsesäfte oder ein Glas warmes Wasser, die bevorzugt morgens nüchtern getrunken werden sollten. Ebenso kann Dörrobst (z.B. getrocknete Pflaumen), das abends in Wasser eingeweicht und am Morgen darauf nüchtern verzehrt wird, einer Verstopfung vorbeugen.

Zusätzlich ist für eine ausreichende Flüssigkeitsaufnahme - mindestens 1500 ml Trinkmenge in 24 Stunden - zu sorgen.

3.12.2 Bewegung

Bewegung in jeglicher Form *regt den Stoffwechsel an* und *fördert* so auch die *Darmperistaltik*. Je größer das Ausmaß der körperlichen Bewegung, um so höher die Wirkung auf die Darmperistaltik. Umgekehrt steigt mit Zunahme der Immobilität die Obstipationsgefahr (z.B. bei bettlägerigen Menschen).

Sofern Bewegung nicht aus anderen Gründen kontraindiziert ist, gehört ausreichende Bewegung (körperliche Betätigung) zu den Maßnahmen der Obstipationsprophylaxe. Beim Bettlägerigen bieten sich Bewegungsübungen und *Gymnastik im Bett* an. Ansonsten wirken *Spaziergänge*, Gymnastik und andere sportliche Betätigungen peristaltikanregend.

3.12.3 Entleerungsgewohnheiten

Die Darmentleerung erfolgt normalerweise *zu bestimmten Zeiten* und auf *bestimmte Reize*. Diese sind individuell unterschiedlich. Häufig stellt sich der Stuhldrang nach dem Frühstück ein; nicht wenige Menschen sind zusätzlich auf anregende Reize (z.B. Koffein- oder Nikotinzufuhr) eingestellt.

Eine ruhige, ungestörte und *angenehme Umgebung* ist für die meisten Menschen Voraussetzung zur Darmentleerung. Auch mangelhafte hygienische Bedingungen oder eine fremde Umgebung / Toilette können zur bewußten oder unbewußten Stuhlverhaltung führen. Kommt dies mehrmals hintereinander vor, so entwickelt sich eine Stuhlverstopfung.

Weitere obstipationsfördernde Faktoren sind Hektik und Zeitmangel. Nimmt man sich morgens (oder zum sonst üblichen Zeitpunkt) nicht die *Zeit, dem Stuhldrang nachzugeben*, kommt es häufig auch im weiteren Verlauf des Tages nicht mehr zur Stuhlentleerung. Wiederholt sich das Geschehen am nächsten Tag, kommt es zu den o.g. Beschwerden, denen der Betroffene dann oft durch die Einnahme von Abführmitteln abhelfen möchte. Die Einnahme von Abführmitteln wiederum reduziert die Tätigkeit des Darms, das Problem vergrößert sich.

Der Darm läßt sich "*trainieren*", d.h. wir können den Zeitpunkt der Defäkation durch Einhaltung regelmäßiger Entleerungszeiten weitgehend bestimmen. Eine angemessene Ernährung und eine ungestörte, die Intimsphäre schützende Umgebung unterstützen das Training des Darmes. Dies sollte bei der Pflege - insbesondere von bettlägerigen Menschen - berücksichtigt werden.

3.13 Stuhlregulierung bei Obstipation

Auch zu der Regulierung des Stuhlgangs bei Obstipation werden die Maßnahmen der *Obstipationsprophy-*

laxe durchgeführt. Zusätzlich kann, meist vorübergehend, die Anwendung bestimmter *Medikamente* erforderlich sein. Meist aber ist die Obstipation durch die Beseitigung der häufigsten Ursachen - Bewegungs- und Flüssigkeitsmangel, vital- oder faserstoffarme Kost, Hektik - dauerhaft zu beheben. Hierzu ist eine patientengerechte und ausführliche *Aufklärung* bezüglich der genannten Faktoren und Mechanismen unerläßlich. Die Empfehlung einer *Ernährungsumstellung* sollte durch konkrete Anleitung (Diätassistenten, Bücher, Kochkurs) unterstützt werden.

Abführmittel (= *Laxantien*)

Die Einnahme von Abführmitteln ist - insbesondere bei Frauen - weit verbreitet. Zum einen soll damit die Stuhlverstopfung behoben werden, zum anderen zielt die Einnahme - oft in viel zu hoher Dosis - auf eine Beschleunigung der Darmpassage und damit auf eine Reduzierung des Körpergewichts, zumindest aber auf die Verhinderung einer Zunahme. Da die regelmäßige und mißbräuchliche Einnahme von Abführmitteln häufig zu *Kaliumverlusten* führt, treten als Zeichen des Kaliummangels u.a. Muskelschwäche, Wadenkrämpfe und Obstipation auf. Somit ist die Fortsetzung der Einnahme von Abführmitteln vorprogrammiert.

Abführmittel sollten *nur auf ärztliche Anordnung* eingenommen werden; diese kann indiziert sein, wenn die Verstopfung auf organische Darmveränderungen oder auf andere Krankheiten zurückzuführen ist. Auch eine spastische Darmlähmung, z.B. bei Querschnittslähmung, kann die Einnahme von Abführmitteln erfordern.

Prophylaktisch werden Abführmittel eingesetzt, wenn Risikofaktoren für eine Stuhlverstopfung vorliegen und der Einsatz der Bauchpresse vermieden werden muß, wie dies z.B. bei bestehender *Thrombose* oder beim *Herzinfarkt* der Fall ist.

Zäpfchen (= *Suppositorien*) sind Arzneimittel in kegel- oder torpedoform, die bei Körpertemperatur schmelzen. Sie können zur *Stuhlregulierung bei Verstopfung* oder vor Operationen / Untersuchungen eingesetzt werden, wenn sie entsprechende *Wirkstoffe* (z.B. Glyzerin) enthalten. Die Wirkung tritt innerhalb von 20-60 Minuten ein. Stuhlzäpfchen werden am besten *frühmorgens verabreicht*, so daß sie den normalen - aber häufig abgeschwächten - Defäkationsdrang nach dem Frühstück unterstützen.

Ist der Patient in der Lage, das Zäpfchen selbständig einzuführen, stellt man ihm einen Fingerhandschuh und einen Fingerling zur Verfügung. Er wird angeleitet, das Zäpfchen rasch einzuführen (sonst schmilzt es in der Hand) und danach für kurze Zeit den Finger vor dem After zu lassen, um ein Herausrutschen des Zäpfchens zu vermeiden. Anschließend ist ihm eine Gelegenheit zum Abwurf der Handschuhe und zum Händewaschen zu geben.

Führt die Pflegeperson das Zäpfchen ein, wird der Patient informiert und *in Rücken- oder Seitenlage* gebracht. Die Durchführung erfolgt wie oben beschrieben.

3.14 Pflegeplanung

3.14.1 Informationssammlung "Obstipationsrisiko"

Darmveränderungen
[ ] Verengungen (Kolonstenosen)
[ ] Aussackungen (Kolondivertikel)

Unterdrückung des Stuhldrangs
[ ] schmerzhafte Defäkation (Hämorrhoiden, Analfissuren)
[ ] Zeitnot, Hektik
[ ] gestörte Intimsphäre, Schamgefühl

Ungenügende Bauchpresse
[ ] Übergewicht
[ ] fortgeschrittene Schwangerschaft
[ ] Aszites

Mangelhafte / fehlende Darmmotorik
[ ] faserstoffarme Kost
[ ] zu geringe Flüssigkeitsaufnahme
[ ] Bewegungsmangel
[ ] Medikamenteneinnahme (Analgetika, Opiate, Anticholinergika, Antazida, Laxantien)
[ ] postoperativer Zustand (Narkotikanachwirkung)
[ ] Erkrankung des Nervensystems
[ ] Erkrankung des Rückenmarks
[ ] Stoffwechselverlangsamung (Schilddrüsenunterfunktion, schwere Depression, Immobilität)
[ ] Elektrolytverschiebung (Hypokaliämie, Hyperkalzämie)
[ ] Schwangerschaft

Ressourcen
[ ] Mobilität
[ ] Problembewußtsein
[ ] Bereitschaft zur Ernährungsumstellung

3.14.2 Pflegestandards zur Obstipationsprophylaxe

Obstipationsprophylaxe - Pflegestandard A

Probleme / Ressourcen	Ziele	Pflegemaßnahmen
Der Patient unterdrückt den Stuhldrang aufgrund	*Der Patient*	
• zu erwartender Schmerzen bei der Defäkation	- führt regelmäßig (Häufigkeit individuell festlegen) weichen Stuhl ab - hat eine möglichst schmerzfreie Defäkation - hat weichen Stuhl	Nach Arztanordnung: Verabreichung von schmerzlindernder Salbe o.ä. Substanzen, evtl. auch von stuhlaufweichenden Substanzen Faser- / vitalstoffreiche Kost verabreichen
• bestehenden Schamgefühls	- erfährt Akzeptanz seines Schamgefühls	Akzeptieren des Schamgefühls, einfühlsamer und taktvoller Umgang mit dem Patienten - Verständnis zeigen - nach Möglichkeit pflegerische Hilfestellung durch gleichgeschlechtliches Personal
• mangelhafter Intimsphäre.	- ist möglichst ungestört bei der Defäkation	Wahren der Intimsphäre - für ungestörte Umgebung sorgen, ansonsten: Sichtschutz aufbauen - soviel Selbständigkeit wie möglich fördern, z.B. beim Gebrauch des Toilettenpapiers - Lüften des Zimmers nach der Defäkation - Intimtoilette und Händewaschen ermöglichen

Obstipationsprophylaxe - Pflegestandard B

Probleme / Ressourcen	Ziele	Pflegemaßnahmen
Der Patient hat eine verlängerte Darmpassage aufgrund von Darmveränderungen; der Kot bleibt in den Aussackungen bzw. vor der Darmverengung liegen.	Der Patient - nimmt vitalstoffreiche Kost zu sich - trinkt mind. 1,5 l/24 Std. - bewegt sich viel, auch außerhalb des Bettes - führt mind. jeden 2. Tag weichen Stuhl ab	(Ärztliche Therapie des Grundleidens) Ernährungsberatung / -umstellung - faser-/vitalstoffreiche Kost - Trinkmenge mind. 1,5 l pro 24 Std. Motivation zur / Unterstützung bei der Bewegung

Obstipationsprophylaxe - Pflegestandard C

Probleme / Ressourcen	Ziele	Pflegemaßnahmen
Der Patient kann die Bauchpresse nicht ausreichend betätigen aufgrund von	*Der Patient*	
• Übergewicht	- kennt den Zusammenhang zwischen Übergewicht und Obstipation - stellt seine Ernährung um; nimmt faser-/vitalstoffreiche sowie kalorienarme, ausgewogene Nahrung zu sich	<u>Informationsgespräch</u> bezüglich - Zusammenhang von Übergewicht und mangelhafter Bauchpresse - Reduktionskost und Ernährungsumstellung <u>Vermitteln</u> professioneller Ernährungsberatung
• (fortgeschrittener) Schwangerschaft	- kennt den Zusammenhang zwischen Obstipation u. Schwangerschaft - nimmt faser-/vitalstoffreiche Kost zu sich - setzt zur Defäkation (soweit möglich) die Bauchpresse ein	<u>Informationsgespräch</u> bezüglich - Zusammenhang zwischen Obstipation und schwangerschaftsbedingter Hormonveränderung - Wirkung von faser-/vitalstoffreicher Kost - Wirkung und Durchführung der Bauchpresse bei der Defäkation: tief einatmen, Atembewegung innehalten und gleichzeitig die Bauchmuskeln leicht anspannen
• Aszites.	- kennt die Zusammenhänge zwischen Obstipation und Aszites - erfährt Erleichterung	<u>Informationsgespräch</u> bezüglich Zusammenhang zwischen Obstipation und Aszites <u>Therapie des Grundleidens</u> - ärztliche Maßnahmen (z.B. Entlastungspunktion; Beschränkung der Flüssigkeitszufuhr) <u>Evtl. medikamentöse Regulierung</u> des Stuhlgangs (Arztanordnung)

3. Ausscheiden

Obstipationsprophylaxe - Pflegestandard D

Probleme / Ressourcen	Ziele	Pflegemaßnahmen
Der Patient hat eine verringerte Darmperistaltik aufgrund	*Der Patient*	
• faser-/vitalstoffarmer Ernährung	- kennt die Wirkung und Zusammensetzung faser-/vitalstoffreicher Kost - nimmt faser-/vitalstoffreiche Kost zu sich - führt regelmäßig (Häufigkeit individuell festlegen!) weichen Stuhl ab (= *Fernziel*)	<u>Information und Anleitung bezüglich</u> - Wirkung, Zusammensetzung und Zubereitung faser-/vitalstoffreicher Kost mittels Gespräch, Ernährungsberatung, Literaturangeboten <u>Verabreichung</u> vitalstoffreicher Vollwertkost
• zu geringer Flüssigkeitsaufnahme	- weiß, daß er viel trinken muß - trinkt mind. 1,5 l/24 Std. - ißt reichlich Obst und Gemüse	<u>Aufklärung über die Notwendigkeit, tägl. mind. 1,5 l zu trinken</u> - Hinweis auf hohen Wassergehalt von Obst und Gemüse, welche gleichzeitig auch Faser-/Vitalstoffe enthalten - Anbieten / Bereitstellen der Getränke - evtl., vor allem bei älteren Menschen, an das Trinken erinnern und ein Einfuhrkontrollblatt führen
• Bewegungsmangels	- kennt den Zusammenhang zwischen Obstipation und Bewegungsmangel - führt regelmäßig Gymnastikübungen durch - bewegt sich soviel wie möglich außerhalb des Bettes	<u>Information bzgl. Zusammenhang zwischen Bewegungsmangel und Obstipation</u> <u>Anleitung / Ermunterung zur</u> Durchführung von Bewegungsübungen und Gymnastik im Bett <u>Aufforderung zur / Unterstützung</u> bei der Bewegung außerhalb des Bettes; zu Spaziergängen motivieren <u>Zur dauerhaften Prophylaxe:</u> Ausdauersport wie Radfahren, Joggen, Schwimmen u.ä. Sportarten empfehlen
• Einnahme bestimmter Medikamente (Analgetika, Opiate, Anticholinergika, Antazida)	- kennt den Zusammenhang zwischen Obstipation und Medikamenteneinnahme - hat trotzdem regelmäßig Stuhlgang (Häufigkeit individuell)	<u>Information bezüglich des Zusammenhangs</u> - zwischen Obstipation und Medikamenteneinnahme - der Peristaltikanregung durch Faser-/Vitalstoffe <u>Weitergabe des Problems an den Arzt</u>

Probleme / Ressourcen	Ziele	Pflegemaßnahmen
• gewohnheitsmäßiger Einnahme von Abführmitteln	*Der Patient* - kennt die Nebenwirkung und den Rückkoppelungseffekt zwischen Abführmitteleinnahme und Obstipation - kennt Alternativen zur Stuhlregulierung - stellt seine Ernährung um - trinkt mind. 1,5 l/24 Std. - verzichtet auf die Einnahme von Abführmitteln	Aufklärung über die Nebenwirkungen der chron. Einnahme von Abführmitteln, insbes. über den dadurch entstehenden Kaliumverlust Information über faser- bzw. vitalstoffreiche Kost - Ernährungsberatung und evtl. Kochkurs vermitteln - ggf. Angehörige einbeziehen - Gespräche und Literatur anbieten - auf Notwendigkeit ausreichender Flüssigkeitsaufnahme hinweisen ggf. vorübergehend Kaliumsubstitution (nach Arztanordnung)
• postoperativer Narkotikanachwirkung	- hat Darmgeräusche - führt spät. am 2. post-OP Tag ab (je nach durchgeführter OP auch später)	Abhören des Abdomens, mehrmals am OP-Tag Beobachtung der Stuhlausscheidung Anregung der Darmtätigkeit mittels Medikamentenverabreichung nach entsprechender Arztanordnung
• einer Erkrankung des Nervensystems bzw. des Rückenmarks (Lähmung der Darmmuskulatur oder des Schließmuskels)	- führt regelmäßig, z.B. jeden 2. Tag, weichen Stuhl ab - gewöhnt sich an die regelmäßige Inanspruchnahme von Hilfsmitteln	Forcieren der Darmentleerung im regelmäßigen, z.B. 2-tägigen Rhythmus und zur selben Tageszeit mittels best. Hilfsmittel wie: - Laxantiengabe per os - Verabreichung von Laxantien in Form von Suppositorien - Verabreichen eines Microklist - digitales Ausräumen des Mastdarms Für weichen Stuhl sorgen - faser-/vitalstoffreiche Kost - ausreichende Flüssigkeitsaufnahme (mind. 1,5 l/24 Std.)
• einer Stoffwechselverlangsamung bei - Schilddrüsenunterfunktion - schwerer Depression - Immobilität.	- bewegt sich soweit und soviel wie möglich - hat einen angeregten Stoffwechsel - nimmt faser-/vitalstoffreiche Kost zu sich - trinkt mind. 1,5 l/24 Std. - hat mind. jeden 2. Tag Stuhlgang	(Ärztliche Therapie des Grundleidens) Mobilisation - soweit und soviel wie möglich, insbesondere außerhalb des Bettes Ernährungsberatung / -umstellung - faser-/vitalstoffreiche Kost - Trinkmenge mind. 1,5 l pro 24 Std.

4. Für Sicherheit sorgen

4.1 Bedeutung

Die ATL *"Für Sicherheit sorgen"* zielt ab auf die *Selbsterhaltung im weitesten Sinne*. Dazu gehören sowohl die Aufrechterhaltung der Vital- und sonstigen Körperfunktionen als auch die Schaffung und Bewahrung der inneren (psychischen) und der sozialen Sicherheit. Diesen Zielen dienen letztendlich - in unterschiedlichem Ausmaß - auch die anderen ATL. Vorrangig sind die *Aufrechterhaltung der Vitalfunktionen* (Puls, Blutdruck, Atmung, Körpertemperatur) und des Stoffwechsels.

Der Abwehr von äußeren Gefahren für die Körperfunktionen dienen verschiedene physiologische *Schutzeinrichtungen* und *Schutzfunktionen*. Dazu gehören die Haut und Schleimhäute, Reflexe (wie Lidschluß, Würgen, Schlucken, Husten), die Wahrnehmung äußerer Reize (Sensibilität*), das Immunsystem (Antikörperbildung, Phagozytose), das Bewußtsein und die Mobilität.

Darüber hinaus sind zur *Abwehr* der vielfältigen *Gefahren aus der Umgebung* bewußte Schutzmaßnahmen erforderlich, deren Ergreifen jeweils ein gewisses Maß an körperlichen und geistigen Fähigkeiten voraussetzt. Solche Gefahren drohen überall, z.B. am Arbeitsplatz, in der häuslichen Umgebung und im Krankenhaus.

Da der Mensch ein soziales Wesen ist, erstreckt sich sein Sicherheitsbedürfnis nicht nur auf den körperlichen, sondern auch auf den seelischen (= *innere Sicherheit*) und sozialen (= soziale Sicherheit) Bereich. Elemente der inneren Sicherheit sind *Geborgenheit, Vertrauen* und *Selbstwertgefühl*. Diese werden u.a. durch Zuwendung, Akzeptanz, Zuneigung und das Gefühl, gebraucht zu werden, vermittelt. Hierzu ist die Fähigkeit, zwischenmenschliche Kontakte zu knüpfen und Bindungen einzugehen, von großer Bedeutung.

Die soziale Sicherheit des Menschen wird außerdem durch Zugehörigkeit zu sozialen Gruppen gestützt und geschützt. Die Veränderung gewohnter sozialer Strukturen, z.B. durch einen Einzug ins Altersheim, kann zur Erschütterung der sozialen Sicherheit führen. Zur Erlangung eines sozialen Sicherheitsgefühls ist für viele Menschen auch ein krisenfester Arbeitsplatz notwendig. Dies gilt insbesondere dann, wenn die wirtschaftliche Sicherheit als Teil der sozialen Sicherheit auch für andere Menschen (z.B. Familienangehörige) gewährleistet werden muß. Nicht zuletzt deshalb werden Behinderungen und chronische Erkrankungen, die zum Verlust des Arbeitsplatzes führen bzw. eine Umschulung erforderlich machen, oft als bedrohlich empfunden.

Hinweis: Gegenstand dieser Abhandlung sind lediglich die durch geistige Verwirrung, Krankheit oder Krankenhausaufenthalt bedingten Gefahren sowie deren Verhütung.

Bei Störungen der Vitalfunktionen, z.B. infolge einer schweren Krankheit oder größeren Operation und bei zu erwartenden Kreislaufstörungen / Komplikationen wird eine regelmäßige Überwachung der Vitalfunktionen erforderlich.

Besondere Maßnahmen der Sorge um die Sicherheit des Patienten sind die Prophylaxen, die der Verhinderung von Sekundärerkrankungen und Nosokomialinfektionen dienen.

4.2 Der Puls

4.2.1 Definition

Der Begriff "Puls" (*lat. pulsus = Stoß*) meint den *Anstoß der Blutwelle in den Gefäßen*. In der Regel bezieht er sich auf den Arterienpuls.

Es wird zwischen zentralem und peripherem Puls unterschieden. Der **zentrale Puls** kann über den herznahen Gefäßen abgehört werden; er entspricht der Herzfrequenz.

Der **periphere Puls** wird an den übrigen peripheren Arterien getastet. Beim Gesunden entspricht der periphere dem zentralen Puls. Kommt es zu Differenzen (= *Pulsdefizit*), so liegen unvollständige Kammerkontraktionen vor, die zwar einen Herzschlag, aber keine starke, bis in die Peripherie tastbare Pulswelle erzeugen.

4.2.2 Anatomisch-physiologische Grundlagen

Mit jeder *Systole* wird *Blut in die Aorta ausgeworfen*. Dadurch dehnt sich die elastische Aortenwand und nimmt das Blut auf. Aufgrund ihrer hohen Elastizität zieht sich die Aorta wieder zusammen; das Lumen verringert sich auf das vorherige Maß. Dadurch wird das Blut in den nächsten Gefäßabschnitt gepreßt.

Durch die nächste Systole wird die *Druckwelle* fortgesetzt. Die hohe Elastizität der Arterien gewährleistet so die wellenförmige Ausbreitung des Blutes und damit einen kontinuierlichen Blutfluß. Man bezeichnet dieses als die *Windkesselfunktion* der Arterien.

Die *Geschwindigkeit*, mit der die Blutwelle sich fortpflanzt, hängt im wesentlichen von dem Verhältnis der Wanddicke des Gefäßes zu seinem Durchmesser und der Elastizität der Gefäße ab. In der hochelastischen Aorta beträgt sie 4-6 m / sec., in den großen Arterien 15 m / sec. Gleichzeitig nimmt die Fließgeschwindigkeit des Blutes ab, weil der Gesamtquerschnitt der Gefäße zunimmt. Bei Nachlassen der Gefäßelastizität,

z.B. im höheren Lebensalter oder bei Arteriosklerose, erhöht sich die Pulswellengeschwindigkeit.
Die Pulswelle läßt sich mit den Fingern an den oberflächlich gelegenen Arterien fühlen *(siehe Seite 131).*

Steuerung der Herztätigkeit
Das Herz arbeitet *autonom*. Es besitzt ein eigenes **Reizleitungssystem**, welches nach dem Alles- oder Nichts-Gesetz arbeitet. Die Anpassung der Herztätigkeit an veränderte Stoffwechselbedürfnisse des Organismus erfolgt über das vegetative Nervensystem. Der *sympathische Anteil* steigert die Schlagfrequenz, die Kontraktionskraft und die Erregungsausbreitung immer dann, wenn ein erhöhter Sauerstoffbedarf vorliegt (körperliche Arbeit, Aufregung). Der *parasympathische Anteil* dagegen vermindert die Kontraktionskraft des Herzens und verringert sowohl die Schlagfrequenz als auch die Erregungsausbreitung. Dies erfolgt z.B. in Entspannungsphasen und im Schlaf.
Das Reizleitungssystem des Herzens sorgt für die *Erregung* und letztendlich für die *Verkürzung der Herzmuskelfasern*. Dadurch entsteht die Pumpkraft des Herzens, d.h. eine gewisse Blutmenge (= *Schlagvolumen, ca. 70 ml*) kann von der rechten Herzkammer in die Lunge und von der linken Herzkammer in die Aorta ausgeworfen werden.
Die Erregung der Herzmuskelfasern geht vom sog. *Sinusknoten*, unserem Schrittmacher im rechten Vorhof, aus. Dieser Sinusknoten hat bei körperlicher Ruhe einen Eigenrhythmus von 60 - 70 Erregungen pro Minute. Sie führen jeweils zur Kontraktion (*Systole*) der Vorhöfe. Von den Vorhöfen wird die Erregung zum *Atrioventrikulärknoten* (= *AV-Knoten*), der zwischen rechtem Vorhof und rechter Herzkammer liegt, geleitet. Bei Ausfall des Sinusknotens gehen ca. 50 Erregungen pro Minute vom AV-Knoten aus. Vom AV-Knoten aus leitet ein zweischenkeliges Erregungsleitungssystem, das sog. *His-Bündel* mit *Tawara-Schenkeln* und *Purkinje-Fasern*, die Erregungen in die Kammermuskulatur weiter. Die Ausbreitung der Erregung über AV-Knoten und His-Bündel führt zur Kontraktion (*Systole*) der Herzkammern.
Die während der Erregungsausbreitung entstehenden elektrischen Veränderungen können als *Elektrokardiogramm* (= *EKG*) aufgezeichnet werden.

4.2.3 Pulsbeobachtung
Die Kontrolle des Pulses liefert wichtige Informationen über die *aktuelle Herz- und Kreislaufsituation*. Akute und chronische Störungen können sich durch Pulsveränderungen bemerkbar machen. So treten bei einigen Herzkrankheiten typische Pulsveränderungen auf, die durch sachgerechtes Pulsfühlen diagnostiziert werden können. Des weiteren kann eine Pulsveränderung erster Hinweis auf - evtl. lebensbedrohliche - Komplikationen, wie z.B. einen größeren Blutverlust, sein.

4.2.3.1 Frequenz
Frequenz ist die Häufigkeit eines Vorganges in einer bestimmten Zeiteinheit. Die Pulsfrequenz gibt die *Zahl der Pulsschläge pro Minute* an. Sie stimmt - außer beim Pulsdefizit - mit der Herzfrequenz überein. Die Pulsfrequenz ist vom Alter und vom Geschlecht abhängig. Es gelten folgende **Normalwerte**:

Neugeborene	ca. 140/min
2-jährige	ca. 120/min
4-jährige	ca. 100/min
10-jährige	ca. 90/min
14-jährige	ca. 85/min
erwachsene Männer	ca. 62-70/min
erwachsene Frauen	ca. 75/min
alte Menschen	ca. 80-85/min

Verlangsamte Pulsfrequenz (= *Bradykardie*)
Liegt die Schlagfolge des Herzens, und somit der Puls, unter 60 / min, handelt es sich um eine Bradykardie. Sie ist **physiologisch** *bei reduziertem Stoffwechsel*, z.B. im Schlaf, bei Überwiegen des Vagotonus oder im Hungerzustand.
Trainierte Sportler haben aufgrund des hohen Schlagvolumens, welches eine gute Sauerstoffversorgung gewährleistet, einen verlangsamten Puls.
Pathologisch ist die Bradykardie bei
- *erhöhtem Hirndruck*, z.B. bei Hirntumor, Hirnhautentzündung, Hirnödem; durch den erhöhten Druck wird der N. vagus gereizt und so die Bradykardie ausgelöst.
- *Reizbildungs- und Erregungsleitungsstörungen*; es liegt eine vollständige oder teilweise Blockierung der herzeigenen Reizleitungen vor. Man spricht vom *Herzblock* oder vom atrioventrikulären (= AV-) Block. Bei weniger als 40 Pulsschlägen pro Minute besteht Lebensgefahr!
- *Vagotonus*; infolge einer Reizung des Karotissinus (= Erweiterung an der Teilungsstelle der A. carotis communis) durch manuelle Kompression (Tumor, Druck von außen) kommt es zur reflektorischen Vaguswirkung.
- *Schilddrüsenunterfunktion*; wegen des Mangels an Thyroxin sind alle Körperfunktionen verlangsamt.
- *Typhus abdominalis*; Krankheitskeime erzeugen Fieber. Der dem Temperaturanstieg entsprechende Pulsanstieg von 8 Schlägen pro 1°C tritt bei dieser Krankheit nicht auf. Man spricht in diesem Fall von einer ***relativen Bradykardie***, denn der Puls ist nur im Verhältnis zur erhöhten Körpertemperatur verlangsamt.
- *Medikamenteneinnahme*; bestimmte Medikamente, z.B. Narkose-, Schlaf- und Beruhigungsmittel, führen zur Pulsverlangsamung; eine Überdosis mit Digitalisglykosiden (Substanzen zur Förderung der Kontraktionskraft des Herzens) führt unter anderem zur Bradykardie.

- *Pulsdefizit (siehe Seite 130)*; die Bradykardie ist nicht tatsächlich vorhanden. Es ist jedoch nicht jede vom Herzen ausgehende Blutwelle als Pulswelle in den peripheren Arterien zu tasten: die unvollständigen Herzmuskelkontraktionen sind im EKG oder am Herzen selbst zu beobachten.

Beschleunigte Pulsfrequenz (= *Tachykardie*)

Eine *Steigerung der Herzfrequenz auf über 100 Kammerkontraktionen pro Minute* bezeichnet man als Tachykardie.

Begleitsymptome der Tachykardie: Sie wird von dem Betroffenen meist als Herzklopfen oder als bedrohliches Herzjagen empfunden. Als Folge des verminderten Herzvolumens treten zusätzlich Blässe, Müdigkeit, Schwindel, Benommenheit und u.U. sogar kurzfristige Bewußtlosigkeit auf.

Eine **physiologische Tachykardie** tritt als Begleitsymptom auf bei/nach

- *erhöhtem Sauerstoffbedarf*, wie dies bei körperlicher Arbeit oder seelischer Erregung (Zorn, Angst, Freude) der Fall sein kann;
- *Zufuhr größerer Koffein- und Nikotinmengen*; es kommt nach kurzfristiger Pulsverlangsamung zur Beschleunigung der Herztätigkeit;
- *verringerter Sauerstoffkonzentration* in der Luft (z.B. in größeren Höhen); durch die erhöhte Herzfrequenz soll das Sauerstoffdefizit ausgeglichen werden.

Die **pathologische Tachykardie** dauert meist länger an und geht mit einer unrationellen Arbeitsweise einher. Sie tritt auf bei

- *krankhaft erhöhtem Stoffwechsel* - also auch Sauerstoffbedarf -, wie er bei Fieber und Schilddrüsenüberfunktion auftritt. Dem erhöhten Sauerstoffbedarf soll durch eine schnellere Sauerstoffversorgung Rechnung getragen werden. Gleichzeitig wird der Abtransport von Schlackenstoffen intensiviert. Bei Fieber steigt die Pulsfrequenz um 8 Schläge je 1°C Temperaturanstieg.
- *Verminderung des Sauerstoffangebotes an die Zellen*; hierzu kommt es
  - durch Abnahme der zirkulierenden Blutmenge, z.B. im Schock, bei großen Blutverlusten;
  - durch mangelhafte Sauerstoffanreicherung der Erythrozyten, z.B. bei Herzinsuffizienz / -krankheiten / -fehlern oder bei Störungen der Ventilation / Diffusion in der Lunge (siehe "Diffusionsstörungen" Seite 36).

Es handelt sich hier um einen Kompensationsversuch: durch Intensivierung der Herztätigkeit soll ein Sauerstoffmangel im Gewebe vermieden werden. Aus demselben Grund ist gleichzeitig eine Tachypnoe (= *beschleunigte Atmung*) zu beobachten.

- *Sympathikusreizung*: Durch Fehlregulation des vegetativen Nervensytems kommt es u.a. zu Funktionsstörungen an den Gefäßen und am Herzen (= *vegetative Dystonie*).
- *Vagusausfall*; es fehlt der Gegenspieler des herzfrequenzsteigernden sympathischen Herznerven, z.B. durch Verletzung oder Operation.

Auch bestimmte *Medikamente* (z.B. Adrenalin, Noradrenalin u. Atropin) haben eine herzfrequenzsteigernde Wirkung und können eine Tachykardie auslösen.

Die Pulsbeschleunigung mit gleichzeitiger Arrhythmie (= *Tachyarrhythmie*) wird unter "Absolute Arrhythmie" *(Seite 130)* beschrieben.

Anfallsweise auftretende Pulsbeschleunigung

Eine anfallsweise auftretende, Minuten bis evtl. Tage andauernde Pulsbeschleunigung auf 130-220 Schläge pro Minute bezeichnet man als *paroxysmale Tachykardie*. Neben dem *Herzjagen* leidet der Betroffene unter *Atemnot, Beklemmungsgefühl* in der Brust, Schwindel- und *Ohnmachtsanfällen*. Diese Beschwerden sind Folge der plötzlichen Verminderung des Herzvolumens und der Minderdurchblutung der Herzkranzgefäße. Ausgelöst wird diese Form der Tachykardie häufig durch eine *vegetative Fehlregulation*, die auch durch starke körperliche Belastung oder durch Nikotin / Koffeinabusus provoziert werden kann. Aber auch *Herzmuskelerkrankungen* oder eine *Herzinsuffizienz* können eine paroxysmale Tachykardie verursachen.

Anmerkung: In der Akutsituation kann eine paroxysmale Tachykardie durch reflektorische Vagusreizung, die z.B. durch einen Karotissinusdruck oder Trinken eiskalten Wassers ausgelöst wird, unterbrochen werden.

4.2.3.2 Rhythmus

Physiologischer Rhythmus

Der physiologische Herz- und Pulsrhythmus ist *regelmäßig*, d.h. die Pulswellen erfolgen in gleichmäßigen Abständen. Er wird durch die physiologische Aktivität des Sinusknotens bestimmt (= *Sinusrhythmus*).

Eine unregelmäßige Schlagfolge wird als **Pulsarrhythmie** bezeichnet. Vereinzelte *physiologische Unregelmäßigkeiten* können insbesondere bei Jugendlichen auftreten und haben keinen Krankheitswert. Eine Sinusarrhythmie (unregelmäßige Reizbildung im Sinusknoten) ist belanglos und häufig atmungsabhängig. Während der Einatmung ist der Puls beschleunigt, während der Ausatmung verlangsamt. Ansonsten sind Arrhythmien des Herz- und Pulsschlages immer Hinweis auf ein *krankhaftes Geschehen*. Im Rahmen von Herzkrankheiten, aber auch bei anderen Organerkrankungen, kann es zur Aktivierung der unterhalb des Sinusknotens liegenden Reizleitungs- / -bildungszentren kommen.

Sonderschläge

Unter Sonder- (oder Extra-) schlägen versteht man *außerhalb des regulären Grundrhythmus auftretende Herzschläge*. Die Erregung des Herzmuskels kann hierbei vom Vorhof (= *supraventrikuläre Extraschläge*) oder von den Kammern (= *ventrikuläre Ex-*

traschläge) ausgehen. Die Extraschläge können einzeln, gehäuft oder als Salve auftreten. Vereinzelt auftretende Extraschläge sind in der Regel belanglos. Ansonsten können Extraschläge *ausgelöst* werden durch Schäden am Herzmuskel, Verengungen der Herzkranzgefäße, Digitalisüberdosierung und Nikotin- oder Koffeinmißbrauch.

Die **Extrasystolen** sind als zusätzliche, vorzeitig einsetzende Pulswellen tastbar. Ihnen folgt eine kompensatorische Pause, d.h. die Zeit bis zum nächsten Herzschlag ist verlängert. Der Patient empfindet dies als Aussetzen des Herzschlages oder als Herzstolpern.

Zwillingspuls
Folgt der Kammerkontraktion (Systole) über längere Zeit regelmäßig eine Extrasystole, so spricht man vom Zwillingspuls oder *Bigeminus*. Beim Fühlen des Zwillingspulses nimmt man zwei dicht aufeinanderfolgende Pulsschläge und eine nachfolgende Schlagpause wahr. Das Auftreten des Zwillingspulses ist typisch bei der *Digitalisüberdosierung*.

Absolute Arrhythmie
Bei der absoluten Arrhythmie ist die Schlagfolge des Herzens beschleunigt und vollständig unregelmäßig. Deshalb spricht man auch von der *Tachyarrhythmie*. Die *Störung* liegt in der *Reizbildung*. Es kommt infolge gestörter Vorhof- und/oder Kammeraktivität zu uneffektiven und ungeordneten Bewegungen des Herzens.

Vorhofflimmern
Als Vorhofflimmern bezeichnet man die zahlreichen Flimmerbewegungen (300 - 400 / min.) der Vorhöfe. Die Vorhofimpulse werden unregelmäßig auf die Kammer übergeleitet; es entsteht eine absolute Arrhythmie. Das Vorhofflimmern wird z.B. durch *Herzkrankheiten / -klappenfehler* oder einen akuten *Herzinfarkt* ausgelöst. Es kommt zur Reduzierung des Herzzeitvolumens, so daß der Betroffene unter Leistungsminderung, Blutdruckabfall und Schwindel leidet. In ca. 30 % der Fälle kommt es zur peripheren Embolie*.

Vorhofflattern
Als Vorhofflattern bezeichnet man die äußerst schnelle (250 - 350 Schläge / min.), noch synchronisiert verlaufende Vorhoftätigkeit. Auch hier liegen meist organische *Herzkrankheiten* zugrunde.

Kammerflattern
Beim Kammerflattern liegt eine rasche Folge (ca. 300 Kontraktionen / min.) vor. Die Förderleistung des Herzens sinkt infolgedessen so stark ab, daß nur noch eine minimale Blutzirkulation aufrechterhalten werden kann. Bewußtseinsverlust und ein lebensbedrohlicher Kreislaufschock sind die Folgen. Kammertachykardien können jederzeit in Kammerflattern übergehen. Verursacht wird es überwiegend durch schwere entzündliche und degenerative *Erkrankungen des Herzmuskels* (Herzinfarkt, Herzfehler). Das Kammerflattern kann in das Kammerflimmern übergehen.

Kammerflimmern
Beim Kammerflimmern ist die Tätigkeit der einzelnen Herzmuskelfasern völlig asynchron, so daß eine wirksame Kontraktionsleistung des Herzens unmöglich wird. Es kommt zum *Herzkreislaufstillstand*, der nach 3-5 Minuten zu irreversiblen Gehirnschäden mit Todesfolge führt.

4.2.3.3 Atrioventrikuläre Leitungsstörungen
Bei Blockierung der Erregungsüberleitung von den Vorhöfen zu den Kammern kommt es zum sog. AV - Rhythmus oder *AV - Block*.

Es liegt eine Behinderung der Erregungsleitung zwischen Vorhöfen und Kammern des Herzens vor. Verursacht wird sie häufig durch *Erkrankungen des Herzmuskels* oder durch eine *Digitalisüberdosierung*. Man unterscheidet, der Schwere der Leitungsstörung entsprechend, drei Grade des AV-Blocks. Sie sind mittels Elektrokardiogramm (EKG) diagnostizierbar.

Bei stärkeren Leitungsausfällen führen nicht alle Vorhoferregungen zur Kammererregung; folglich ist eine Unregelmäßigkeit und Verlangsamung des Pulses zu beobachten.

Beim **totalen Herzblock** schlagen die Vorhöfe unabhängig von den Kammern nach dem vom Sinusknoten vorgegebenen Rhythmus. Die Kammern kontrahieren jedoch entsprechend des langsameren, vom AV-Knoten oder His-Bündel ausgehenden Ersatzrhythmus zwischen ca. 40-60 mal pro Minute. Springt das Ersatzzentrum erst nach längerer Pause ein, so kommt es zum sog. **Adams - Stokes - Anfall**. Hierbei handelt es sich um eine zerebrale Minderdurchblutung, die zu Schwindelgefühl oder tiefer Bewußtlosigkeit führen kann. Sie tritt als Folge der Herzrhythmusstörung auf.

4.2.3.4 Pulsdefizit
Ein Pulsdefizit liegt vor, wenn nicht jede vom Herzen ausgeworfene Blutwelle die peripheren Arterien erreicht. Die hier gefühlte, periphere Pulsfrequenz ist niedriger als die zentrale, über dem Herzen abgehorchte Pulsfrequenz.

Die Ursache liegt in *mangelhaften Herzkontraktionen*, wie sie z.B. bei Herzinsuffizienz oder Vorhofflimmern auftreten können.

Ein Pulsdefizit wird folgendermaßen festgestellt:
Man tastet einerseits die Pulswelle an einer peripheren Arterie (A. radialis) und hört gleichzeitig mittels Stethoskop die Herztöne ab. Eine Person ist mit der Registrierung beider Werte meist überfordert. Deshalb führt man die Erhebung zu zweit durch.

4.2.3.5 Qualität
Die Pulsqualität wird von zwei Komponenten bestimmt, nämlich von der *Füllung des Blutgefäßes* (kleiner/großer Puls) und der *Härte der Pulswelle*. Die *Füllung der Arterien* ist abhängig von ihrer Elastizität, dem Schlagvolumen des Herzens und der zirkulieren-

den Blutmenge. *Die Spannung* (Härte) spürt man als Widerstand gegen den Druck, den man beim Pulsfühlen ausübt. Sie wird beeinflußt von der Intensität der Kammerkontraktionen. Die Beurteilung der Pulsqualität bedarf einiger *Übung und Erfahrung*. Nur dann werden qualitative Unterschiede feststellbar.

Die **physiologische** Pulsqualität läßt sich wie folgt beschreiben: Die Spannung (= der dem ausgeübten Druck entgegengesetzte Widerstand) der Pulswelle ist *gut spürbar*, das Blutgefäß ist *gut gefüllt*, ohne jedoch einen großen Widerstand zu bieten.

Als pathologisch werden folgende Veränderungen der Pulsqualität beurteilt:
- **Harter Puls** (= *Pulsus durus*); der Puls läßt sich nur sehr schwer oder gar nicht unterdrücken. Ursachen können z.B. *Bluthochdruck* oder Druckerhöhung im Gehirn (Hirntumor / - ödem) sein.
- **Druckpuls**; der Puls ist hart, das Blutgefäß vollständig gefüllt und die Schlagfolge stark verlangsamt. Als Ursache liegt ein *Vagusreiz*, ausgelöst meist durch Druckerhöhung im Gehirn, vor.
- **Weicher Puls** (= *Pulsus mollis*); der Puls ist auffällig leicht zu unterdrücken. Er findet sich *infolge erniedrigten Blutdrucks* bei Fieber oder Herzinsuffizienz.
- **Fadenförmiger Puls** (= *Pulsus filiformis oder undulosus*); so bezeichnet man einen kleinen, weichen und schnellen Puls. Diese Pulsqualität ist *bei bedrohlichen Kreislaufsituationen*, z.B. im Schock, bei großen Blutverlusten oder bei Kreislaufversagen zu beobachten. Ursächliche Mechanismen sind das verringerte Schlagvolumen, die verringerte Menge des zirkulierenden Blutes und der dadurch bedingte Blutdruckabfall sowie die kompensatorische Pulsbeschleunigung.
- **Drahtpuls**; es handelt sich um einen sehr harten Puls, der durch den gleichzeitigen Anstieg des systolischen und diastolischen Blutdrucks bedingt ist. Er tritt auf bei fixiertem *nephrogenem Hochdruck* oder bei der *Eklampsie*[*].

4.2.4 Technik des Pulsfühlens

Die Technik des Pulsfühlens bedarf einiger Übung, zumal es nicht nur um das Zählen des Pulses, sondern auch um die Beurteilung seiner Qualität geht.

Das Fühlen des Pulses erfolgt an einer oberflächlichen Arterie (s.u.) *mit den Kuppen des Zeige-, Mittel- und Ringfingers*. (*Beachte*: Der Daumen hat relativ große Arterien. Da die in ihm zu fühlende Pulswelle mit der des Patienten verwechselt werden könnte, ist der Daumen zum Pulsfühlen ungeeignet.)

Der Puls wird *unter leichtem Druck an der ausgesuchten Arterie* getastet. Beim Tasten des Radialispulses sollte das Handgelenk des Patienten in entspannter, leicht gebeugter Haltung und von einer Unterlage gestützt sein. Der Radialispuls läßt sich leicht finden, wenn man die Fingerkuppen an der Daumenseite der Unterarminnenfläche, dicht unterhalb des Handgelenks, auflegt. Der Puls muß deutlich zu fühlen sein.

Zur Kontrolle benötigt man eine Uhr mit Sekundenzähler bzw. eine spezielle *Pulsuhr*. Hierbei handelt es sich um eine Sanduhr, die nach 15 Sekunden abgelaufen ist. Das Zählen des Pulses erfolgt *mindestens 15 Sekunden lang*, bei Unregelmäßigkeiten und Pulsverlangsamung sowie bei Herzkrankheiten wird 1 Minute lang gezählt. Die Zählung beginnt mit der Registrierung des 1. Pulsschlages in der vorgesehenen Meßzeit als "Eins". Bei Wahl einer Viertelminute als Meßzeit wird das Ergebnis mit 4 multipliziert, um das Minutenergebnis zu erhalten; dieses wird sofort in den Patientenunterlagen *dokumentiert*. Dazu sind spezielle Tabellen vorgegeben, in denen der Pulsverlauf mit Rotstift als graphische Darstellung aufgezeichnet wird. Besonderheiten, wie z.B. Rhythmusstörungen und Pulsdefizite, sind zusätzlich zu vermerken.

Die *routinemäßig durchgeführte Pulskontrolle* sollte erfolgen, wenn der Patient ca. 30 Min. geruht hat.

4.2.4.1 Geeignete Schlagadern

An den folgenden Schlagadern ist der Puls leicht zu tasten:
- Speichenschlagader (*A. radialis*), dies ist die am häufigsten gewählte Taststelle;
- Halsschlagader (*A. carotis*), sie wird gewählt, wenn der Radialispuls nicht tastbar ist, z.B. bei Gefäßanomalien, Verletzungen, vermutetem Kreislaufstillstand;
- Schläfenschlagader (*A. temporalis*);
- Schlüsselbeinschlagader (*A. subclavia*));
- Leistenschlagader (*A. femoralis*);
- Kniekehlenschlagader (*A. poplitea*);
- Fußrückenschlagader (*A. dorsalis pedis*);
- hintere Schienbeinschlagader (*A. tibialis posterior*).

Die peripheren Pulse an den unteren Extremitäten werden vor allem bei Verdacht auf Durchblutungsstörungen in diesem Bereich beobachtet.

Abbildung 4.1 zeigt Palpationsstellen der Arterien; bevorzugte Stellen für das Pulsfühlen sind als Kreis dargestellt.

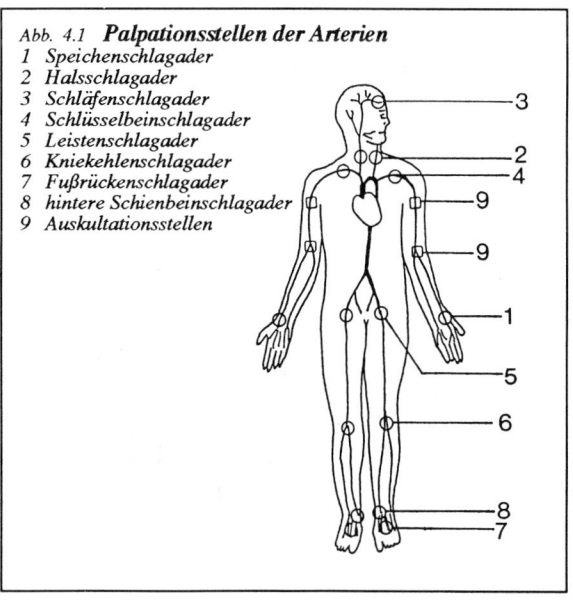

Abb. 4.1 **Palpationsstellen der Arterien**
1 Speichenschlagader
2 Halsschlagader
3 Schläfenschlagader
4 Schlüsselbeinschlagader
5 Leistenschlagader
6 Kniekehlenschlagader
7 Fußrückenschlagader
8 hintere Schienbeinschlagader
9 Auskultationsstellen

4.3 Blutdruck

4.3.1 Definition

Der Begriff *"Blutdruck"* meint den *in den Blutgefäßen und Herzkammern herrschenden Druck*.

Messungen und ermittelte Werte beziehen sich in der Regel auf den in den peripheren Arterien herrschenden Blutdruck. Der gemessene Wert wird in mmHg (= Höhe der Quecksilbersäule) oder in kPa (= Kilopascal) angegeben.

1 mmHg entspricht 0,133 kPa.

Es wird zwischen systolischem und diastolischem Blutdruck unterschieden. Der *systolische Druck* bezeichnet das während der Austreibungsphase der linken Herzkammer im arteriellen Gefäßsystem entstehende Druckmaximum. Der *diastolische Druck* ist der am Ende der Anspannungszeit des linken Ventrikels gemessene, niedrigste arterielle Druck.

4.3.2 Anatomisch - physiologische Grundlagen

Beeinflussende Faktoren

Der Blutdruck in den einzelnen Körperregionen ist unterschiedlich; dies ist wesentlich vom *peripheren Gefäßwiderstand* abhängig. In der Aorta, die den kleinsten Gesamtquerschnitt (ca. 5 cm^2) aufweist, ist der periphere Gefäßwiderstand und damit auch der Blutdruck am höchsten. In den Kapillaren ist der Blutdruck niedriger, da der *Gesamtquerschnitt* (ca. 4500 cm^2) zugenommen hat (Parallelschaltung der Kapillaren). Mit der Zunahme des Gesamtquerschnitts nimmt die Blutstromgeschwindigkeit ab; durch die geringere Blutstromgeschwindigkeit wird der Gas- und Stoffaustausch in den Kapillaren möglich. Ein gut regulierter Blutdruck ist für die Versorgung des Gewebes unerläßlich. Ein stark erniedrigter Blutdruck führt zum Schock, ein dauerhaft erhöhter Blutdruck zu teils schwerwiegenden Gefäßschäden.

Der in den peripheren arteriellen Gefäßen meßbare Blutdruck wird durch folgende Faktoren beeinflußt.

- **Gefäßwiderstand**: Je enger (und je starrer) das Gefäß, umso höher der Blutdruck, insbesondere der diastolische. Der Gefäßwiderstand kann durch *vegetative und hormonelle Einflüsse* verändert werden. Der Sympathikus übt eine gefäßverengende, der Parasympathikus eine gefäßerweiternde Wirkung aus. Die Ausschüttung gefäßverengender Substanzen, z.B. des Hormons Adrenalin und des Enzyms Renin, übt eine blutdrucksteigernde Wirkung aus. Auch die *Blutgaszusammensetzung und der pH - Wert* des Blutes haben Einfluß auf den Gefäßtonus. Ein hoher Kohlendioxid- sowie ein niedriger Sauerstoff- und pH - Wert führen zur Gefäßerweiterung.
- **Herzarbeit**: Je höher das Herzminutenvolumen, umso höher der systolische Blutdruck; sowohl eine Steigerung der Herzfrequenz als auch eine Steigerung des Herzschlagvolumens, die durch einen erhöhten Sauerstoffbedarf ausgelöst werden, führen zur Steigerung des systolischen Blutdrucks.
  Beachte: Mit steigender Herzfrequenz wird das jeweilige Schlagvolumen zwar geringer, insgesamt wird das Minutenvolumen jedoch gesteigert.
- **Flüssigkeitsvolumen in der Blutbahn**: Je höher das Volumen in der Blutbahn, um so größer der von ihm ausgeübte Druck. In den Kapillaren, den venösen Gefäßen und im Lungenkreislauf finden sich sehr niedrige Drücke (20 bis 5 mmHg). Deshalb spricht man auch vom *Niederdrucksystem*. Obwohl in den großen herznahen Venen und in der rechten Herzkammer relativ viel Blut fließt, ist der Blutdruck niedrig. Dies ist auf die während der Systole entstehende Sogwirkung des Herzens und die der Schwerkraft meistens entgegengesetzte Fließrichtung zurückzuführen.

Blutdruckschwankungen können unter bestimmten *physiologischen Bedingungen* auftreten. Während der *Einatmung* sinkt der Blutdruck leicht ab; dies ist auf die Sogwirkung zurückzuführen, die auf die großen Venen und auf das rechte Herz ausgeübt wird.
Starke *körperliche und seelische Schmerzen* und *Angst* können sowohl zum Blutdruckabfall als auch zum Blutdruckanstieg führen. Dies hängt von der individuellen Reaktion ab: ist sie sympathikusbetont, steigt der Blutdruck, ist sie vagusbetont, fällt er (*vgl. "Streß", Seite 375*).
Bei *körperlicher Arbeit* steigt der systolische Blutdruck aufgrund des erhöhten Herzminutenvolumens bis auf 160 mmHg an, im *Schlaf* fällt er ab. Auch die *Körperlage* beeinflußt den Blutdruck. Beim *Stehen* steigt der diastolische Druck durch die Widerstandzunahme in den peripheren Gefäßen an, während der systolische Blutdruck unverändert bleibt. Beim *raschen Aufrichten vom Liegen zum Stehen* kommt es zur Verschiebung der Blutverteilung. Durch die Erhöhung des hydrostatischen Drucks werden die Venen in den Beinen gedehnt; sie nehmen ca. 600 cm^3 Blut auf. Entsprechend geringer ist der venöse Blutrückfluß zum Herzen. Beim gesunden Menschen setzen sofort *Kompensationsmechanismen* ein, die eine Frequenz- und Kontraktionssteigerung des Herzens sowie eine periphere Gefäßengstellung bewirken. Dadurch wird der venöse Blutrückfluß gesteigert.
Funktioniert dieser Mechanismus nicht, so kommt es zum **orthostatischen Kollaps**. Da eine größere Menge von Blut in den Beinvenen versackt, kommt es kurzfristig zur Sauerstoffminderversorgung des Gehirns. Der Betroffene wird ohnmächtig und kommt dadurch in die horizontale Lage. Nun ist der venöse Blutrückfluß erleichtert, das Blut aus den Beinvenen gelangt wieder zum Herzen und von dort aus zum Gehirn. Alsbald wird das Bewußtsein wiedererlangt. Dieser Mechanismus kann durch Hochlagern der Beine unterstützt werden.

4.3.3 Blutdruckbeobachtung

Die Beobachtung des Blutdrucks ermöglicht sowohl spontane als auch kontinuierliche *Aussagen über die Herz- und Kreislaufaktivität*.

Komplikationen können durch Blutdruckveränderungen oft frühzeitig erkannt werden. Aus diesem Grund führt man häufig engmaschige Blutdruckkontrollen nach Operationen und anderen Eingriffen durch.

Des weiteren läßt die kontinuierliche Blutdruckkontrolle den *Verlauf bestimmter Krankheiten* verfolgen und entsprechende Rückschlüsse zu.

4.3.3.1 Normalwerte

Die physiologischen Blutdruckwerte sind *altersabhängig*. Es gelten folgende Normalwerte (systolisch / diastolisch):

Neugeborene	60-80 mmHg (= 8-10,7/- kPa)
bis 10 Jahre	90/60 mmHg (= 12/8 kPa)
10-30 Jahre	110/75 mmHg (= 14,7/10 kPa)
30-40 Jahre	125/85 mmHg (= 16,7/11,3 kPa)
40-60 Jahre	140/90 mmHg (= 18,7/12 kPa)
über 60 Jahre	150/90 mmHg (= 20/12 kPa)

Die Differenz zwischen systolischem und diastolischem Wert (= *Blutdruckamplitude*) beträgt in der Regel ca. 40 mmHg. Abweichungen können physiologisch oder pathologisch bedingt sein.

4.3.3.2 Bluthochdruck / Erhöhter Blutdruck

Eine **physiologische Erhöhung des systolischen Blutdrucks** bis auf ca. 160 mmHg findet sich bei körperlicher Arbeit, sportlicher Betätigung und seelischen Erregungszuständen wie Aufregung oder Wut. Auslöser ist der vorherrschende *Sympathikotonus*, durch den ein *erhöhter Sauerstoff- und Energiebedarf* hervorgerufen wird. Um diesem gerecht zu werden, werden die Herzfrequenz gesteigert und die großen Arterien enggestellt. Da die Muskelgefäße jedoch zur gesteigerten Muskelversorgung weitgestellt werden, steigt der periphere Gefäßwiderstand nicht an. Somit bleibt der diastolische Blutdruck unverändert.

Eine **pathologische Blutdruckerhöhung** kann durch verschiedene Störungen bedingt sein. Die Pathophysiologie der Hypertonieentstehung ist noch nicht vollständig geklärt. Dennoch lassen sich zwei der *blutdruckerhöhenden Mechanismen* darstellen:

- Steigerung des totalen peripheren Gefäßwiderstandes (= **Widerstandshochdruck**); aufgrund einer dauerhaften Engstellung der Arteriolen kommt es zur krankhaften Erhöhung des systolischen und diastolischen Blutdrucks. Die *Arteriolenengstellung* kann z.B. infolge von Arteriosklerose oder infolge chronischer Nierenleiden, bei denen vermehrt Renin ausgeschüttet wird (*vgl. "Hautblässe", Seite 264*) auftreten.

- Steigerung des Herzminutenvolumens (= **Volumenhochdruck**); aufgrund eines erhöhten Blutvolumens kommt es zum Anstieg des systolischen Blutdrucks. Der diastolische Blutdruck ist gleichbleibend. Ursachen sind *gesteigerte Sympathikusaktivität* (Steigerung von Schlagvolumen und Frequenz) oder *erhöhte Natriumkonzentration* im Blut mit vermehrter Wasserzurückhaltung, z.B. bei Nierenkrankheiten.

Ein **Bluthochdruck** (synonym: *Hypertonie, arterielle Hypertension oder Hochdruckkrankheit*) liegt vor, wenn nach mehrmaligen Messungen der systolische Blutdruck 140 mmHg oder mehr und der diastolische Blutdruck 90 mmHg oder mehr beträgt. Ab dem 50. Lebensjahr liegen die kritischen Werte bei 160 / 95 mmHg.

Die **Hypertonie** tritt oftmals lange Zeit *ohne Begleitsymptome* auf. Aufgrund dieser Beschwerdefreiheit wird ein Bluthochdruck häufig nur zufällig erkannt. *Beschwerden*, die auf eine Hypertonie - aber auch auf andere Störungen - hinweisen können, sind Schwindel, morgendliche Kopfschmerzen, Herzklopfen und Atemnot. Bei Auftreten dieser Symptome liegt meist bereits eine Folgeerkrankung des hohen Blutdrucks vor. Typisch dafür sind sich frühzeitig entwickelnde Veränderungen an den Arterien (z.B. *Arteriosklerose*), insbesondere an den kleinen Arteriolen im Gehirn-, Herz- und Nierenbereich.

Entsprechend der Ursachen unterscheidet man zwei Hauptformen der Hypertonie:

Primäre oder essentielle Hypertonie
Bei mehr als 90 % der Menschen mit Bluthochdruck läßt sich keine zugrunde liegende Erkrankung feststellen (*essentiell* = Krankheitsbild ohne erkennbare Ursache). Bekannt sind jedoch einige Teilfaktoren, deren Zusammenspiel das Entstehen einer Hypertonie zumindest begünstigt. Diese sind *Vererbung*, zu hohe *Natriumchloridzufuhr* mit der Nahrung, *Übergewicht* und andauernder psychischer *Streß*.

Sekundäre oder symptomatische Hypertonie
Nur ca. 10 % aller Hypertonien haben eine diagnostizierbare Ursache. Darunter am häufigsten vertreten ist die **renale Hypertonie**. Hier kommt es durch die Beeinträchtigung der Nierenfunktion zur *Zurückhaltung von Natriumchlorid im Blut*. Als weiterer blutdrucksteigernder Mechanismus kommt meist noch die gefäßverengende Wirkung des *Renin - Angiotensin - Aldosteron - Systems* (*vgl. "Hautblässe", Seite 264*) hinzu.

Die **endokrine Hypertonie** wird durch vermehrte Ausschüttung bestimmter Hormone, wie z.B. Adrenalin, Noradrenalin, Aldosteron oder Glukokortikoide, verursacht. Zugrunde liegen Tumoren oder andere schwerwiegende Organstörungen.

Auch in der **Schwangerschaft** kann es zum Bluthochdruck kommen. Die Ursache ist bisher unklar.

Unter der Einnahme hormoneller **Antikonzeptiva** ("Antibabypille") entsteht bei ca. 5 % der Frauen eine Hypertonie. Bei einem Teil dieser Frauen vermutet man eine essentielle Hypertonie, bei den übrigen eine Aktivierung des Renin - Angiotensin - Aldosteron - Systems bei gleichzeitiger Natriumretention.

Die **kardiovaskuläre oder hämodynamische Hypertonie** tritt infolge gestörter Herztätigkeit (z.B. beim AV - Block) oder bei Arteriosklerose auf.

4.3.3.3 Erniedrigter Blutdruck

Einen *physiologischen Abfall* des Blutdrucks findet man im *Schlaf* und während des *Hungerns*. Er ist Folge eines reduzierten Stoffwechsels, der gleichzeitig eine Bradykardie bedingt.

Eine **Hypotonie** (*synonym: Hypotension, Hypotonus*) liegt vor, wenn unter Ruhebedingungen ein systolischer Druck bei der Frau unter 100 mmHg, beim Mann unter 110 mmHg und diastolisch unter 60 mmHg gemessen wird. Zur Diagnosestellung sind mehrmalige Messungen erforderlich.

Bei *trainierten Sportlern* sind niedrige Blutdruckwerte meist physiologisch.

Eine Hypotonie kann auch **konstitutionell** bedingt sein; der Blutdruck ist dann im Liegen zu niedrig. Die Betroffenen haben keine Beschwerden.

Von **orthostatischer Hypotonie** spricht man, wenn der *Blutdruckabfall durch die aufrechte Körperhaltung* bedingt ist. Die Betroffenen haben im Liegen normale Blutdruckwerte. Während des Blutdruckabfalls, z.B. beim Aufstehen, verspüren sie ein Schwindelgefühl; ihnen wird "schwarz vor Augen". Dies ist auf den plötzlichen Sauerstoffmangel im Gehirn zurückzuführen. Um diesen zu kompensieren, wird die *Herzschlagfolge erhöht*. Gleichzeitig wird die Durchblutung der Hautgefäße zugunsten der Durchblutung von Gehirn und Herzkranzgefäßen gedrosselt. Folglich ist die Haut des Hypotonikers *blaß und kühl*.

Die **symptomatische oder sekundäre Hypotonie** tritt begleitend bei bzw. *infolge von Erkrankungen und funktionellen Störungen* auf. Dies sind beispielsweise hypovolämische Zustände, wie sie bei starkem Blutverlust oder im Schock vorkommen.

Erkrankung oder Insuffizienz des Herzens führen über ein vermindertes Herzminutenvolumen zur Hypotonie.

Als *Begleitsymptom* kann eine Hypotonie bei Fieber, in der Rekonvaleszenz*, während der Schwangerschaft, bei Magenleiden oder Tuberkulose beobachtet werden.

Insuffiziente Leistungen des Hypophysenvorderlappens, der Nebenniere oder der Schilddrüse führen ebenfalls zum abnormen Blutdruckabfall.

Die Hypotonie kann des weiteren durch *vegetative Fehlreaktionen* des Herzens oder des Kreislaufs ausgelöst werden.

Begleitsymptome der sekundären Hypotonie sind Tachykardie, blasse und kalte Haut sowie Schwindelgefühl und Müdigkeit. In Extremfällen, z.B. im Schock, sind zusätzlich Zyanose und kalter, klebriger Schweiß auf der Stirn zu beobachten.

4.3.3.4 Veränderungen der Blutdruckamplitude

Physiologisch ist eine *Verkleinerung* der Blutdruckamplitude *während des Stehens*. Der systolische Druck fällt währenddessen um 5-15 mmHg ab, der diastolische Druck steigt um 5-10 mmHg an.

Eine *Vergrößerung* der Blutdruckamplitude ist physiologisch während *körperlicher Arbeit* bzw. *seelischer Anspannung*. Während des systolischen Blutdruckanstiegs bis auf ca. 160 mmHg bleibt der diastolische Blutdruck unverändert.

Zu einer enormen **pathologischen Verkleinerung** der Blutdruckamplitude (um ca. 30-40 mmHg) kommt es bei der *orthostatischen Hypotonie* durch den gleichzeitigen Abfall des systolischen und Anstieg des diastolischen Blutdrucks. Bei diesen Kreislaufverhältnissen kommt es zum orthostatischen Kollaps.

Zu einer **pathologischen Vergrößerung** der Blutdruckamplitude führt die *Aorteninsuffizienz*. Da die Aorta ihre Windkesselfunktion nicht mehr ausreichend erfüllen kann, fällt der diastolische und steigt der systolische Aortendruck; die Blutdruckamplitude vergrößert sich.

4.3.4 Blutdruckmessung

Die Durchführung der Blutdruckmessung erfolgt immer *nach festen Regeln* und muß unter fachlicher Aufsicht geübt werden.

Meßverfahren

Die Blutdruckmessung kann direkt oder indirekt erfolgen.

Beim **direkten** (= *blutigen*) Meßverfahren wird der Blutdruck direkt im Gefäßsystem ermittelt. Dies erfolgt *mittels* eingeführtem, flüssigkeitsgefülltem *Katheter*, der mit einem entsprechenden Druckaufnehmer und Elektromanometer verbunden ist. Der Katheter kann über längere Zeit im Gefäß verbleiben und so eine *genaue und kontinuierliche Blutdruckregistrierung* gewährleisten. Da der Katheter jedoch ein Verletzungs- und Infektionsrisiko in sich birgt, wird dieses Meßverfahren nur unter besonderer Indikationsstellung und *nur auf der Intensivstation* durchgeführt.

Die **indirekten** (= *unblutigen*) Meßmethoden sind einfach und *ohne Risiko für den Patienten* durchführbar. Ein mögliches Verfahren ist die *elektronische Blutdruckmessung*. Sie eignet sich sowohl zur *Selbstkontrolle* des Blutdrucks als auch zur Durchführung *kontinuierlicher und engmaschiger Kontrollen*, wie sie z.B. bei Patienten auf der Intensivstation erforderlich sind. Das Auf- und Entblocken der Oberarmmanschette erfolgt elektrisch. Unter der Manschette ist ein Schallmikrophon befestigt, welches die pulssynchronen Strömungsgeräusche registriert. Die ermittelten Blutdruckwerte werden in Zahlen oder Graphiken aufgezeichnet. Auf von der Norm abweichende Werte wird mittels optischer oder akustischer Signale hingewiesen. Die gewünschten Meßzeitpunkte können dem Gerät vorgegeben werden.

Mit der *palpatorischen Methode*, einer weiteren *indirekten Messung*, läßt sich lediglich der *systolische Blutdruck* ermitteln. Dabei wird der Puls in der A. radialis getastet. Die Blutdruckmanschette wird soweit aufgepumpt, daß der Puls nicht mehr tastbar ist. Bei Ablassen des Manschettendrucks wird der Puls genau dann wieder tastbar, wenn der Arteriendruck den Manschettendruck übersteigt. Dieser Wert entspricht dem systolischen Blutdruck.

Das übliche, ebenfalls *indirekte Meßverfahren* zur Ermittlung des Blutdruck ist die **auskultatorische Messung**. Sie erfolgt mittels Blutdruckmanschette, Manometer, Ballon und Stethoskop. Das *Abhorchen und Registrieren* der sogenannten *Korotkow-Töne* führt zur Ermittlung des systolischen und diastolischen Blutdruckwertes. Bei den Korotkow-Tönen handelt es sich um pulssynchrone Strömungsgeräusche, die distal von der Manschette mit dem Stethoskop zu hören sind. Sie beginnen, wenn der Arteriendruck den von der aufgeblasenen Manschette ausgeübten Druck überwindet = *systolischer Blutdruck*. Bei weiterem Ablassen des Manschettendrucks schwinden die Geräusche schließlich. Der letzte hörbare Ton entspricht dem *diastolischen Blutdruck*. Sobald der Druck in der Manschette niedriger ist als in der Arterie, sind keine Töne mehr zu hören.

<u>Beachte</u>: Bei *hyperzirkulatorischem Kreislauf*, wie er bei Fieber und Anämie sowie in der Schwangerschaft und Kindheit auftritt, ist das Schwinden der Geräusche stark verzögert. Hier wird der diastolische Wert bei deutlich leiser (dumpfer) werdendem Geräusch registriert. Bei Beginn des Leiserwerdens entspricht der Manschettendruck dem diastolischen Blutdruck.

Durchführung der auskultatorischen Blutdruckmessung
Material

Die übliche auskultatorische Blutdruckmessung erfolgt mit dem - nach seinem Erfinder benannten - **Riva - Rocci - Apparat**. Er besteht aus einer aufblasbaren, in der Regel 18 cm breiten *Manschette* und einem damit verbundenen *Manometer*. Dieser Druckmesser ist mit einem quecksilberhaltigen Steigrohr in einer aufstellbaren Säule versehen. Das Quecksilberdepot steigt mit dem über die Manschette ausgeübten Druck an; dieser wird mit einem Ballon, der mit der Manschette verbunden ist, erzeugt. An einer Skala kann der jeweils herrschende Druck abgelesen werden. Die Initialen von *Riva - Rocci (RR)* wurden als allgemein gültige Abkürzung für die Blutdruck- (= RR-) Messung gewählt.

Des weiteren wird für die Auskultation während der Messung ein *Stethoskop* benötigt. Dieses besteht aus dem Schallempfänger (= Flach- oder Filtermembran), einem Schlauchsystem, zwei Ohrenbügeln und zwei Oliven. Bei letzteren handelt es sich um olivenförmige Schutzkappen aus Plastik, die auf dem Ende der Ohrenbügel sitzen. Sie werden in den äußeren Gehörgang eingeführt.

Eine Alternative zum Riva-Rocci-Apparat stellt das **uhrförmige Manometer nach Recklinghausen** dar. Es zeigt auf der uhrähnlichen Skala den jeweils auf die Arterie ausgeübten Druck an.

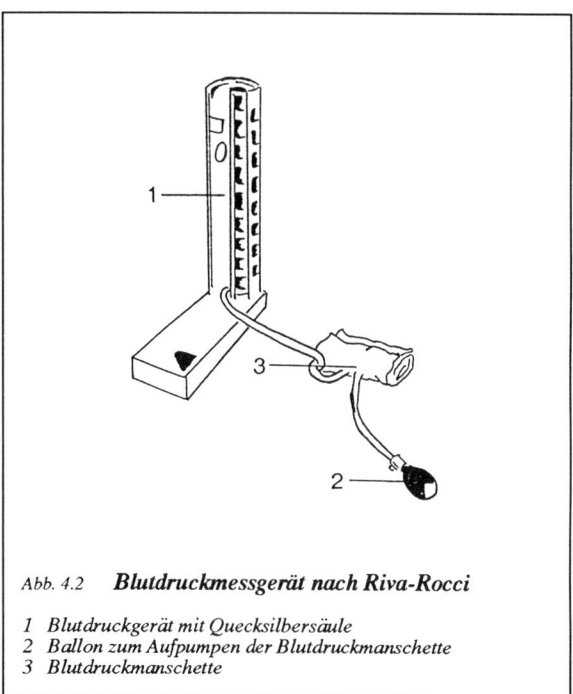

Abb. 4.2 **Blutdruckmessgerät nach Riva-Rocci**

1 *Blutdruckgerät mit Quecksilbersäule*
2 *Ballon zum Aufpumpen der Blutdruckmanschette*
3 *Blutdruckmanschette*

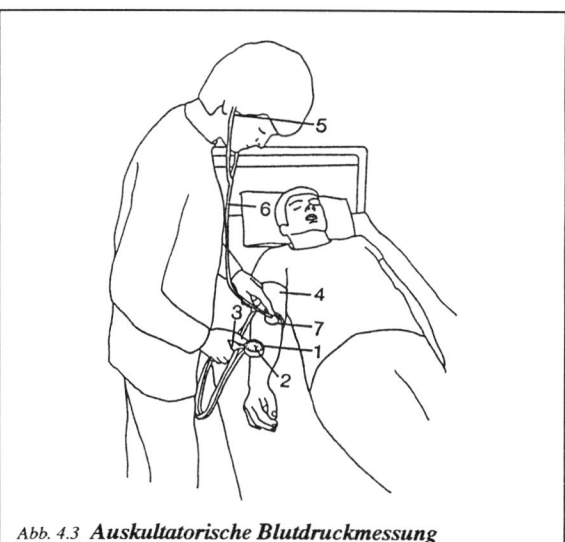

Abb. 4.3 **Auskultatorische Blutdruckmessung**

1 *Blutdruckgerät nach Recklinghausen*
2 *Manometer*
3 *Ballon zum Aufpumpen der Blutdruckmanschette*
4 *Blutdruckmanschette*
5 *Stethoskop-Ohrbügel*
6 *Stethoskop*
7 *Stethoskop-Flachmembran*

Durchführung

Die Durchführung der Blutdruckmessung sollte *immer unter denselben Bedingungen* erfolgen. Ausnahmen ergeben sich aus speziellen Arztanordnungen, z.B. eine Blutdruckmessung während körperlicher Belastung. Bei der Durchführung sind zum Ausschluß von Fehlerquellen und zur Ermittlung konkreter Werte folgende **Prinzipien** zu beachten:

- Der Patient hat eine halbe Stunde vor der Messung geruht (keine Messung direkt nach der Visite, Besuch oder ähnlichen Ereignissen durchführen).
- Der Patient befindet sich in flacher Rückenlage. Erfolgt die Messung im Sitzen, dann muß dies zur Erzielung brauchbarer Vergleichsergebnisse auch bei späteren Messungen geschehen. Dabei ist zu beachten, daß der Arm auf einer Fläche abgestützt, in Herzhöhe gelagert und im Ellenbogengelenk leicht angewinkelt wird.
- Geräuschquellen werden nach Möglichkeit ausgeschaltet (Radio abschalten, Fenster und Türen schließen, um Ruhe bitten).
- Der rechte Oberarm wird freigemacht, so daß die Manschette direkt auf die Haut gebracht werden kann; wird am linken Oberarm gemessen, erfolgen auch die weiteren Messungen hier. Läuft an einem Arm eine Infusionslösung ein oder befindet sich dort ein Shunt*, darf hier nicht gemessen werden.
- Die luftleere Gummimanschette wird fest um den Arm gelegt; sie endet ca. 2,5 cm oberhalb der Ellenbeuge und wird mittels Klett- oder Hakenverschluß fixiert.
  <u>Beachte</u>: Bei mehr als 33 cm Oberarmweite muß eine breitere Manschette verwendet werden.
- Die Oliven werden in die äußeren Gehörgänge eingeführt, dabei ist darauf zu achten, daß die Führung der Bügel dem Verlauf des Gehörganges entspricht.
- Der Schallempfänger des Stethoskops wird locker auf die in der Ellenbeuge verlaufende A. cubitalis gelegt; zur Überprüfung der Funktionstüchtigkeit wird die Membran zuvor mit einem Finger beklopft.
- Das Ventil am Pumpsystem wird geschlossen.
- Die Schläuche, die den Ballon mit der Manschette verbinden, werden ggf. geordnet.
- Der Radialispuls wird getastet.
- Die Manschette wird zügig und mit kräftigen Pumpbewegungen aufgeblasen, bis der Radialispuls nicht mehr tastbar ist.
  <u>Beachte</u>: Bei weiteren Messungen wird die Manschette mit einem über 30 mmHg über dem zu erwartenden Blutdruckwert liegenden Druck aufgepumpt.
- Das Ventil wenig und langsam öffnen.
  <u>Beachte</u>: Der Druck darf nur langsam (2-3 mmHg / Sek.) abfallen, wenn die Blutdruckwerte genau ermittelt werden sollen.
- *Beim ersten hörbaren Ton* wird der Stand der Quecksilbersäule abgelesen; der Wert entspricht dem **systolischen Blutdruck**.
- Die pulssynchronen Geräusche werden weiterverfolgt.
- Bei deutlichem Leiserwerden oder *Aufhören dieser Geräusche* wird der Stand der Quecksilbersäule erneut abgelesen. Das Ergebnis entspricht dem **diastolischen Blutdruckwert**.
- Ist eine *Wiederholung der Blutdruckkontrolle* erforderlich, wird die Manschette zunächst völlig druckentlastet und mindestens 1/2 Minute lang gewartet.
- *Bei der ersten Blutdruckkontrolle* (Neuaufnahme) wird die Messung sowohl am rechten als auch am linken Oberarm durchgeführt.
  <u>Beachte</u>: Bei Gefäßanomalien können die Werte erheblich voneinander abweichen.

Dokumentation

Die ermittelten Blutdruckwerte werden *sofort nach Ermittlung* in der Dokumentationsmappe in die dafür vorgesehene Spalte ("RR") eingetragen. Zuerst wird der systolische, dann der diastolische Wert notiert. Sie werden durch einen Schrägstrich voneinander getrennt, z.B. 120/80 mmHg. *Besonderheiten* der Messung (z.B. "unter körperlicher Belastung durchgeführt") sind ebenfalls zu dokumentieren. Die Werte werden meist in Millimeter Quecksilbersäule (mmHg) angegeben. *(Seit 1985 wird die Angabe in Kilopascal (kPa) empfohlen [1 mmHg = 0,133 kPa]).*

Nachsorge

Nach Beendigung der Blutdruckmessung wird die Manschette *mit einem Desinfektionsmittel abgewischt* bzw. abgesprüht. Die Membran und die Oliven des Stethoskops werden ebenfalls mit einem Desinfektionsmittel abgewischt.

4.4 Bewußtsein

4.4.1 Definition
Mit dem Begriff Bewußtsein ist die *Gesamtheit und der Ausdruck aller uns gegenwärtigen* - also empfundenen - *psychischen Vorgänge* gemeint. Er bezieht sich auf die Gesamtheit des momentanen Seelenlebens.

In wachem Zustand verfügt der Mensch über ein volles, klares Bewußtsein. Im Schlaf besteht eine physiologische Bewußtlosigkeit, aus der der Mensch jederzeit erweckbar ist.

4.4.2 Bedeutung des Bewußtseins
Das Bewußtsein gibt dem Menschen die Fähigkeit zur *Anpassung an die Umwelt* und zur *Selbstkontrolle*. Somit ist es für die ATL "Für Sicherheit sorgen" Voraussetzung. *Abweichungen* vom normalen Bewußtsein gehen u.a. mit der Einbuße der Reaktionsfähigkeit einher. Das Wahrnehmen von und das Reagieren auf Reize, das Denken und das Handeln sind verlangsamt oder fehlen gänzlich.

So können von *Bewußtseinsstörungen* insbesondere betroffen sein die Schutzreflexe, die Mobilität und die Sensibilität. Folglich können nicht nur unbewußte Schutzmechanismen ausfallen, sondern auch bewußte Schutzhandlungen unterbleiben.

4.4.3 Beobachtung des Bewußtseins
Die Beobachtung des Bewußtseins ist wichtig, um die Fähigkeiten der *Selbstkontrolle des Kranken einschätzen* zu können.

Bewußtseinsstörungen stellen eine Gefährdung für den Betroffenen dar und können u.U. bei *neurologischen Erkrankungen, Gehirnverletzungen, Stoffwechselentgleisungen und Intoxikationen* beobachtet werden. Bewußtseinskontrollen lassen außerdem Rückschlüsse auf die Wirkung bestimmter Medikamente zu (z.B. Narkotika). Deshalb wird das Bewußtsein in der *postoperativen Phase* gezielt beobachtet, um Hinweise auf zu hohe Rückstände des Narkosemittels sofort zu erkennen.

Um die **Bewußtseinslage** des Kranken zu erfassen, wird beobachtet, wie er die Reize aus seiner Umwelt wahrnimmt und wie er darauf reagiert.

Merkmale des Bewußtseins sind die Fähigkeiten
- wahrzunehmen,
- zu denken,
- zu reagieren,
- zu handeln,
- zu merken,
- zu reproduzieren und
- sich zu orientieren.

Diese lassen sich durch gezieltes Befragen des Patienten oder im Gespräch einschätzen.

Folgende Tests sollten durchgeführt werden:
- Ansprechen des Patienten
  - Reagiert er spontan und folgerichtig?
  - Muß er geweckt werden?
  - Antwortet er unverständlich?
- Stellen gezielter Fragen
  - nach dem Namen des Patienten,
  - nach dem Aufenthaltsort,
  - nach dem Wochentag,
  - nach dem Namen der Pflegeperson.
- Beobachten der Reaktionen auf Ansprache
  - Öffnet der Patient seine Augen bei Ansprache?
  - Nimmt er Blickkontakt auf?
  - Öffnet er die Augen nach Aufforderung?
  - Führt er Bewegungen (z.B. Hand drücken, Stirnrunzeln) nach Aufforderung durch?

Bei bewußtseinsgestörten Patienten ist eine *genaue Dokumentation* der Beobachtungen von großer Wichtigkeit.

Klares Bewußtsein
Bei klarem Bewußtsein ist der Mensch *ansprechbar* und sowohl zeitlich als auch räumlich und zur Person *orientiert*.

Benommenheit
Die Benommenheit ist eine *leichte Störung des Bewußtseins*. Die Orientierung, das Denken und Handeln sind *verlangsamt*, die Reaktionen sind *unpräzise*. Hierzu kommt es beispielsweise infolge einer Einnahme von Beruhigungs- / Schlafmitteln oder durch die Nachwirkung von Narkosemitteln.

Somnolenz *(= Schläfrigkeit)*
Bei der Somnolenz handelt es sich um *krankhaft bedingte Schläfrigkeit*. Der Patient ist durch äußere Reize (z.B. durch Kneifen) *jederzeit weckbar*. Zur Somnolenz kann es ebenfalls durch die Wirkung bestimmter Medikamente kommen. Auch hohes Fieber, Bakteriengifte und ähnliche Substanzen können zur Somnolenz führen.

Sopor *(= tiefer Schlaf)*
Der Sopor ist ein *krankhafter, schlafähnlicher Zustand*, aus dem der Kranke *nicht weckbar* ist; lediglich stärkste äußere Reize lösen noch Reaktionen aus.
Diesen Zustand findet man z.B. nach schweren Gehirnverletzungen, Schlafmittelvergiftungen und bei Stoffwechselentgleisungen als Vorstufe des Komas.

Koma *(= tiefer, fester Schlaf)*
Das Koma ist ein *Zustand tiefster Bewußtlosigkeit*, der durch äußere Reize nicht unterbrochen werden kann.

Das Koma entwickelt sich bei Entgleisungen von Stoffwechselkrankheiten (z.B. Diabetes mellitus) über Stunden bis Tage. In dieser Zeit befindet sich der Kranke im sogen. Praekoma. Das Ausmaß der Bewußtseinsstörung nimmt kontinuierlich zu: *Benommenheit, Somnolenz, Sopor, Koma*.

Auch auf dem Boden hirnorganischer Prozesse, (z.B. beim Schädel-Hirn-Trauma, bei zerebralen* Blutungen, Sauerstoffmangel, Entzündungen) kann sich spontan oder kontinuierlich zunehmend ein Koma entwickeln. Fällt dabei die Funktion der Hirnrinde aus, so spricht man vom **apallischen Syndrom** *(pallium = Hirnrinde)*. Hierbei zeigt der Betroffene weder Spontanäußerungen noch Bewegungen; Blickfixationen und emotionale Kontakte sind nicht feststellbar (*siehe auch "Umgang mit Bewußtlosen", Seite 336*).

Stupor *(= Erstarrung, Betäubung)*
Beim Stupor handelt es sich um einen *Zustand geistig-körperlicher Erstarrung* bei Aufhebung aller Willensleistungen. Meist ist auch der Denkvorgang eingeschränkt. Der Stupor ist eine seelische Grundstörung, die z.B. bei Angstzuständen, vor allem in Zusammenhang mit psychischen Erkrankungen, vorkommt.

Apathie *(= Teilnahmslosigkeit)*
Bei der Apathie handelt es sich um eine *dauernde oder vorübergehende Teilnahmslosigkeit* gegen äußere Eindrücke. Dieser Zustand tritt häufig im Zusammenhang mit seelisch-geistigen Veränderungen / Erkrankungen auf, z.B. bei schweren Depressionen.

Narkose
Bei der Narkose handelt es sich um einen *durch Zufuhr von Narkotika* hergestellten, reversiblen Zustand*, indem operative Eingriffe bei *erloschenem Bewußtsein, ohne Schmerzempfindung und ohne Abwehrreaktionen* durchgeführt werden können.

Dämmerzustand
Beim Dämmerzustand handelt es sich um eine *Bewußtseinsstörung mit Gedächtnislücken*. Es wird zwischen orientiertem und desorientiertem Dämmerzustand unterschieden.
Der *orientierte Dämmerzustand* kommt selten vor. Das Denk- und Urteilsvermögen ist eingeengt, die Orientierung erhalten.
Der *desorientierte Dämmerzustand* geht mit einer ausgeprägten Denkstörung einher. Der Kontakt zur Umwelt wird durch *Halluzinationen* beeinträchtigt oder ist unterbrochen. Der Betroffene wirkt entweder stuporös oder hochgradig erregt. Der Dämmerzustand kann auftreten bei Epilepsie und Hirntraumen, bei Schizophrenie und Alkoholismus. Auch seelische Störungen können die Ursache sein.

Verwirrtheit *(= Desorientiertheit)*
Die Verwirrtheit stellt eine *Bewußtseinseintrübung* dar. Der desorientierte Mensch ist *unruhig* und *handelt sinnlos*. Weiter kommt es zur Inkontinenz und zur Verkennung der Umgebung.
Die Verwirrtheit tritt im Verlauf zahlreicher Krankheiten auf, insbesondere bei solchen, die mit einer Hirnschädigung einhergehen, z.B. Arteriosklerose, Alkoholabusus.
Mit Nachlassen der Hirnleistungen im Alter, insbesondere bei arteriosklerotisch veränderten Gefäßen, kommt es ebenfalls zu Verwirrtheitszuständen. Diese werden meist von Phasen klaren Bewußtseins unterbrochen.

Delirium *(= Irresein)*
Das Delirium bezeichnet eine *reversibel veränderte Bewußtseinslage* im Sinne einer *Desorientierung* des Betroffenen. Es kommt zu *wahnhaften Vorstellungen* und zu *illusionären Verkennungen*; Halluzinationen treten nicht immer auf. Der Kranke schwitzt, zittert und ist sehr unruhig. Der Kopf ist meist hochrot.

Häufig ist auch eine motorische Unruhe zu beobachten; auffällig ist das *Nesteln* mit den Fingern.
Das **Delirium tremens** ist ein typisches Entzugssyndrom des Alkoholikers.
Andere Ursachen für ein Delirium können z.B. die Entwöhnung von bestimmten Medikamenten, Vergiftungen, Infektionen und hohes Fieber sein.

Halluzinationen
Als Halluzinationen werden *Sinnestäuschungen*, bei denen Nicht-Vorhandenes wahrgenommen wird, bezeichnet (= *Wahrnehmung ohne Objekt*).
Die Halluzinationen können sich auf verschiedene Wahrnehmungsbereiche beziehen,
- *akustische Halluzinationen*: das Hören von nicht realen Stimmen oder Geräuschen;
- *optische Halluzinationen*: das Sehen von real nicht vorhandenen Personen, Tieren, Gegenständen u.ä.;
- *Geruchs-* und *Geschmackshalluzinationen*: das Wahrnehmen nicht vorhandener Gerüche oder Geschmacksrichtungen;
- *taktile Halluzinationen*: das Empfinden real nicht vorhandener Berührungen, Stiche u.ä.;
- *kinästhetische Halluzinationen*: das Empfinden von Bewegungen, die real nicht vorhanden sind; der Betroffene empfindet z.B. den Boden unter seinen Füßen als schwankend.

Halluzinationen gehen häufig mit *Wahnideen* einher. Sie treten bei endogenen und exogenen Psychosen auf oder werden durch Einnahme von Halluzinogenen ausgelöst. *Halluzinogene* sind Substanzen, die Sinneseindrücke verändern oder Sinnestäuschungen hervorrufen. Zu ihnen gehören z.B. LSD, Meskalin und Psilocybin.

Absence *(= kurzer Bewußtseinsverlust)*
Bei einer Absence handelt es sich um eine *kurze Bewußtseinstrübung* oder einen *kurzen Bewußtseinsverlust* mit nachträglicher *Amnesie*. Sie tritt z.B. als kleiner Anfall bei der Epilepsie auf.

Synkope *(= kurzer Bewußtseinsverlust)*
Bei einer Synkope dauert der *Bewußtseinsverlust wenige Sekunden bis Minuten* an. Verursacht wird sie z.B. durch Herzrhythmusstörungen (Adams-Stokes-Anfall), Orthostase*, Epilepsie*, Karotissinus-Syndrom.

Amnesie
Bei der Amnesie handelt es sich um eine *zeitlich oder inhaltlich begrenzte Gedächtnislücke*. Es werden unterschieden
- *anterograde Amnesie*: die Gedächtnislücke besteht *eine bestimmte Zeit lang nach dem Erwachen* aus der Bewußtlosigkeit, der Patient ist scheinbar ansprechbar und reagiert angemessen; später besteht diesbezüglich jedoch eine Gedächtnislücke;
- *kongrade Amnesie*: die Gedächtnislücke bezieht sich auf die *Zeit der eigentlichen Bewußtlosigkeit*;
- *retrograde Amnesie*: die Gedächtnislücke bezieht sich auf die *Zeit vor dem Eintritt* der Bewußtlosigkeit, sie kann sich über Sekunden bis Tage erstrecken;

- *psychogene Amnesie*: die Gedächtnislücke entsteht aufgrund der *Verdrängung* unangenehmer Erinnerungen bei abnormer Erlebnisreaktion. Es handelt sich um eine *inhaltliche Amnesie*.

Eine Amnesie tritt auf nach Bewußtseinsstörungen, bei Psychosen, Schädel-Hirntraumen, epileptischen Anfällen und Intoxikationen.

4.5 Nosokomial - Infektionen

4.5.1 Definition

Als Nosokomial-Infektionen bezeichnet man die Infektionen, die *während des Krankenhausaufenthaltes erworben* werden (*Nosokomeion, griech. = Krankenhaus*).

Synonym werden die Begriffe Krankenhausinfektion, Hospitalinfektion und infektiöser Hospitalismus verwendet.

Unter einer *Infektion* versteht man die Besiedlung, das Eindringen und die Vermehrung eines Infektionserregers in einem Wirt (Mensch oder Tier). Ob dieses Ereignis zur Entstehung einer *Infektionskrankheit* oder eines *Infekts* führt, hängt von mehreren Faktoren ab.

a) **Infektiosität des Erregers**
   Es handelt sich um die Summe folgender Fähigkeiten: Übertragbarkeit von Wirt zu Wirt, Haftungsvermögen, Eindringungsfähigkeit und Vermehrung im Wirt.

b) **Pathogenität des Erregers**
   Es handelt sich um die Eigenschaft eines Infektionserregers, in einem bestimmten Wirt eine Infektionskrankheit auslösen zu können. Ausschlaggebender Faktor ist die Giftigkeit (= *Toxizität*) des Erregers.
   Beachte: Bei reduzierter immunologischer Abwehrfähigkeit des Menschen können Erreger, die beim nicht Abwehrgeschwächten keine Erkrankung hervorrufen, eine Infektionskrankheit auslösen.
   Eine *reduzierte Immunabwehr* ist insbesondere zu erwarten:
   - nach schweren, langandauernden operativen Eingriffen;
   - bei/nach Zytostatikatherapie und Bestrahlungen;
   - im Verlauf von AIDS und Leukämie;
   - bei/nach immunsuppressiven[*] und antimikrobiellen Therapien;
   - bei hohem Lebensalter;
   - bei Frühgeborenen und Säuglingen;
   - bei chronischen Grunderkrankungen wie Diabetes mellitus.

c) **Virulenz des Erregers**
   Es handelt sich um die aktuelle krankheitsauslösende Potenz eines Erregers. Diese wird u.a. bestimmt von der Fähigkeit zur Toxinbildung, zur schnellen Vermehrung, zum Eindringen in das Gewebe und zur Enzymbildung.

4.5.2 Ursachen

Nosokomial-Infektionen haben unterschiedliche Ursachen. Häufig sind sie durch Keime, die gesunde Menschen nicht krank machen, verursacht und werden während ärztlicher oder pflegerischer Tätigkeit übertragen. In erster Linie handelt es sich um:

a) **Opportunistische Keime (=** *fakultativ pathogene Keime*)
   Damit sind Keime gemeint, die in abwartender Haltung, an das Milieu angepaßt, Haut bzw. Schleimhaut des Menschen besiedeln. Als Teil der physiologischen Flora haben sie keine pathologische Wirkung. Erst bei *Schwächung der Infektabwehr* werden sie pathogen.

b) **Naß-Keime**
   Als Naß-Keime werden Bakterien bezeichnet, die geringe Ansprüche an ihren Nährboden stellen und sich *im feuchten Milieu bei Temperaturen unter 37°C* vermehren. Nicht alle Desinfektionsmittel sind in der Lage, Naß-Keime unwirksam zu machen; in weniger wirksamen Mitteln können sie sogar leben.
   Vorrangig verbreitete Naß-Keime sind *Pseudomonas pyocyanea* und bestimmte *Enterobakterien*. Sie sind in und an feuchten Materialien wie Waschbeckenabflüssen, feuchten Putzlappen, Narkose- und Beatmungsgeräten sowie Luftbefeuchtern zu finden.

c) **Andere Keime wie Strepto- und Staphylokokken; Pilze (Candida albicans); Salmonellen; Kolibakterien; Viren**
   Diese Keime werden *über das Krankenhauspersonal*, Mitpatienten oder den Patienten selber übertragen.

Neben der oft reduzierten Immunabwehr hospitalisierter Menschen finden Mikroorganismen im Krankenhaus *weitere günstige Bedingungen* vor:
- Vernachlässigung der Hygiene-Vorschriften bzw. mangelhaftes Hygienebewußtsein / -wissen;
- unkorrekte oder mangelhafte Durchführung von Hygienemaßnahmen wie Händedesinfektion, Sterilisation, aseptisches Arbeiten;
- offene Eintrittspforten und Infektionswege durch liegende Blasenverweil- oder Venenkatheter sowie durch Sonden, Drainagen und apparative Beatmung;
- verletzte Haut, insbesondere bei Verbrennung, Dekubitus und nach mechanischer Einwirkung;
- invasive[*] diagnostische und therapeutische Eingriffe;
- bauliche Mängel im Krankenhaus, z.B. Platzmangel.

4.5.3 Übertragung von Krankheitserregern

Die Erreger sind auf unterschiedlichen Wegen übertragbar. Man unterscheidet zwischen *direkter* und *indirekter Infektion*.

Die Mikroorganismen können auf direktem Wege, also *von Mensch zu Mensch*, oder indirekt *über kontaminiertes Material* übertragen werden. Bei den Krankenhausinfektionen werden die Erreger durch Tröpfchen- oder Kontaktinfektionen übertragen.

Hier lassen sich verschiedene *Übertragungsweisen* unterscheiden. Diese werden in der folgenden Tabelle beschrieben. Gleichzeitig werden *infektionsprophylaktische Maßnahmen* zugeordnet.

Infektionsart / Übertragungsmodus	Vorbeugende Maßnahmen
a) Tröpfcheninfektion • Keimübertragung erfolgt durch Tröpfchen aus Mund und Nase direkt von Mensch zu Mensch, insbesondere während des Hustens, Niesens, Sprechens. *Beispiele* für Krankheiten, die über Tröpfcheninfektion übertragen werden: Diphtherie, Scharlach, Masern, Windpocken, Keuchhusten, Grippe, Tuberkulose.	• Beim Husten und Niesen Papiertaschentuch gebrauchen, das anschließend verbrannt wird; • zwischen Personen 1 bis 2 m Abstand halten; • falls sich engerer Kontakt mit einem Infizierten nicht vermeiden läßt, Gesichtsschutz tragen und diesen stündlich wechseln; • wenn möglich: aktive Schutzimpfung vor Erregerkontakt; • bei Ausbruch einer gefährlichen Infektionskrankheit: Isolierung des Patienten.
b) Kontaktinfektion Schmierinfektion • Keimübertragung erfolgt durch Verschmieren infektiösen Materials auf andere Körperteile oder durch deren orale Aufnahme; • infektiöses Material können sein: Körperausscheidungen (Sputum, Stuhl, Urin, Lochien) und andere Körperflüssigkeiten wie Eiter, Blut, Wundsekret; • Übertragung kann auch über kontaminierte Lebensmittel oder Gegenstände (z.B. Kanülen, Steckbecken) erfolgen. *Beispiele* für Krankheiten, die über Kontaktinfektion übertragen werden: Typhus, Paratyphus, Cholera, Hepatitis A, Kinderlähmung, infektiöse Hautkrankheiten.	• Händewaschen *(siehe Seite 141)*, insbesondere nach den Ausscheidungen und vor dem Essen; • Händedesinfektion nach der Pflegeverrichtung; • Vermeiden direkten Kontakts mit infektiösem Material (Tragen von Handschuhen und ggf. Schutzkitteln, z.B. bei der Wundversorgung, beim Umgang mit Ausscheidungen und anderen Körperflüssigkeiten); • Desinfektion der Ausscheidungen, sofern das Krankenhaus nicht über eine geordnete Abwasserentsorgung verfügt; • Desinfektion / Sterilisation / Vernichtung von Einmalmaterial; • evt. Isolierung Erkrankter; • Lebensmittel verdeckt aufbewahren; • Lebensmittelkontrolle über das Gesundheitsamt; • Abkochen von Wasser und Speisen in Epidemiegebieten.
Übertragung durch Körpersekrete • Keimübertragung erfolgt direkt durch Übertragung von Körpersekreten (Sperma, Scheidensekret, Blut) während des Geschlechtsverkehrs bzw. durch Übertragung von Blut / -produkten (auch denen, die sich an Injektionskanülen befinden); *Beispiele* für Krankheiten, die durch Körpersekrete übertragen werden: Syphilis, Gonorrhoe, Ulkus molle, Lymphopathia venerea, Hepatitis B, HIV-Infektion.	• Bei Verdacht: (sexuelle) Enthaltsamkeit oder Schutz durch Präservative; • bei bestehender Infektion: Information des Patienten; i.d.R. sexuelle Enthaltsamkeit bis zur Heilung; • bei HIV-Infektion: siehe Seite 371 • Meldung der Erkrankung an das Gesundheitsamt.

4.5.4 Verhütung von Nosokomialinfektionen

Die Verhütung von Nosokomialinfektionen gehört zu den Aufgaben des Krankenhauspersonals. Sie bezieht sich sowohl auf die *persönliche Hygiene des einzelnen* (*siehe dazu "Kleidung und Körperpflege des Pflegepersonals", Seite 296*) als auch auf *spezielle hygienische Maßnahmen*, die der Übertragung und Vermehrung von Keimen entgegenwirken. Meist werden sie Bestandteil pflegerischer und ärztlicher Maßnahmen, z.B. beim Katheterismus, beim Verbandswechsel oder bei Operationen. Verletzungen / Nichtbeachtungen der Hygienevorschriften haben häufig zusätzlich krankmachende Auswirkungen auf den Patienten.

Die häufigsten im Krankenhaus erworbenen Infektionen sind die *Harnwegsinfektion* (ca. 40 %), die *Wundinfektion* (ca. 25 %) und die *Atemwegsinfektion* (ca. 16 %). Bei den zweitgenannten Infektionen liegen häufig Hygienefehler zugrunde. Diese sind in der Regel vermeidbar. Um so wichtiger ist es, bei Pflegepersonal und ärztlichem Personal ein diesbezügliches *Problembewußtsein* zu *wecken* und *verantwortliches Handeln* zu *fordern*.

4.5.4.1 Abwehrfunktionen des Organismus

Der gesunde Organismus reagiert beim Eindringen körperfremder Substanzen mit verschiedenen Abwehrmechanismen. Substanzen, die eine **Immunreaktion** auslösen (z.B. Krankheitserreger), werden dann als *Antigene* bezeichnet.

Zunächst erfolgt eine *ungezielte, unspezifische Immunreaktion*, indem phagozytierende* Zellen, wie z.B. Mono- oder Granulozyten (= weiße Blutkörperchen), die Fremdkörper angreifen. Dabei nehmen sie die Antigene auf und machen sie durch enzymatische Zersetzung unschädlich. Liegt bereits eine Infektion vor, so werden sie durch spezielle, jetzt freigesetzte Stoffe bekämpft.

Gleichzeitig kann in den Körperflüssigkeiten durch die Bildung von *Antikörpern* eine *spezifische Immunität* erworben werden. Alle Proteine mit Antikörper-Eigenschaften werden als *Immunglobuline* zusammengefaßt. Sie bilden sich bei wiederholtem Kontakt mit dem Antigen. Ihre Schutzwirkung liegt in der Neutralisation bzw. der Elimination des Antigens. Eine übermäßige Steigerung der Antikörperbildung führt zu *Allergien*.

Die *spezifische Abwehr* erfolgt außerdem durch *B- und T - Lymphozyten*. Nach Kontakt mit dem Antigen wirken sie zellschädigend und regen die Antikörperbildung an.

Die Bildung von spezifischen Antikörpern nach Kontakt mit Antigenen wird bei der Durchführung von *Schutzimpfungen* genutzt. Bei der *aktiven Schutzimpfung* wird die Antikörperbildung durch Gabe von virulenzabgeschwächten, vermehrungsunfähigen Krankheitserregern ausgelöst. Die Antikörperbildung erzeugt eine spezifische Immunität, die in der Regel 14 Tage nach der Verabreichung der letzten Impfstoffdosis wirksam wird.

Die meisten aktiven Schutzimpfungen führen erst nach 2 bis 3-maliger Impfstoffverabreichung zur ausreichenden Antikörperbildung. Zahlreiche Schutzimpfungen werden vom Bundesgesundheitsamt empfohlen, z.B. Röteln-, Masern-, Mumps-, Poliomyelitis-, Diphtherie- und Tetanusimpfung.

Bei der *passiven Schutzimpfung* wird das Serum aktiv immunisierter Menschen oder Tiere - also bereits gebildete Antikörper - gespritzt. Die Wirkung tritt sofort ein, hält jedoch nur 2 bis 4 Wochen an. Die passive Schutzimpfung wird nach Erregerkontakt (z.B. durch Nadelstich mit infizierter Kanüle) zur Vorbeugung einer bestimmten Krankheit, z.B. der Hepatitis B, durchgeführt.

Bei Ausbruch einer Infektion kann antikörperhaltiges Serum zur Therapie verabreicht werden.

Weitere Abwehrmechanismen stellen die **intakte Haut / -flora und die Schleimhautauskleidung** der Körperhöhlen dar. Sie wirken als mechanische Barriere gegen Infektionen.

Eine Schutzfunktion, speziell für die Atmungsorgane, üben **Husten- und Niesreflex** aus.

4.5.4.2 Händewaschen

Neben der Händedesinfektion gehört das Händewaschen zu den wichtigsten Maßnahmen zur Verhütung von Nosokomialinfektionen. Zusätzlich ist bei besonderer Infektionsgefahr das Tragen von geeigneten *Einmalhandschuhen* angezeigt.

In Krankenhäusern werden aus hygienischer Sicht folgende **Anforderungen an Wascheinrichtungen** für das Personal gestellt:

- Wasserhähne sollten durch Fuß- oder Ellenbogenhebel zu bedienen sein, damit sie nicht mit den kontaminierten Händen berührt werden.
- Der Wasserstrahl sollte nicht direkt in den Siphon gerichtet sein, damit die dort befindlichen Naßkeime nicht hochgespritzt werden.
- Je ein Wandspender mit Wasch- und mit Desinfektionsmittel, der sich über Ellenbogendruck betätigen läßt, sollten vorhanden sein. Stückseife darf nicht verwendet werden (Naßkeime).
- Ein Einmalhandtuchspender und eine Abwurfmöglichkeit müssen zur Verfügung stehen; Gemeinschaftshandtücher dürfen nicht benutzt werden, da sich in ihnen Keime ansammeln.

Beim **Händewaschen** sind folgende hygienische **Anforderungen** zu beachten:

- es erfolgt bei allen sichtbaren Verschmutzungen, nach jeder Toilettenbenutzung, nach dem Naseputzen, vor dem Austeilen von Speisen;
- beim Waschvorgang wird flüssige Seife benutzt;

- es ist darauf zu achten, daß auch in den Fingerzwischenräumen und unter den Nägeln gewaschen wird;
- falls erforderlich wird eine desinfizierbare Handwaschbürste aus Kunststoff benutzt; solche aus Holz sind nicht desinfizierbar und damit ungeeignet;
- bei trockener Haut ist ggf. eine Rückfettung notwendig;
- oft ist vor dem Händewaschen eine Händedesinfektion erforderlich (s.u.).

4.5.4.3 Desinfektion

Unter Desinfektion versteht man Maßnahmen, die die *Zahl an Infektionserregern* auf einer Fläche oder einem Gegenstand *so weit reduzieren*, daß eine *Infektion* bzw. eine Übertragung von Infektionserregern *nicht mehr davon ausgehen kann*. Dies geschieht durch Abtötung, Hemmung oder Entfernung aller pathologischen Mikrobien. Es stehen unterschiedliche **Desinfektionsmethoden** *für verschiedene Materialien* zur Verfügung.

Mechanische Desinfektion
Sie erfolgt über das Abwaschen, Abspülen oder Abscheuern unter gleichzeitigem Einsatz von Desinfektionsmitteln (s.u.).

Physikalische Desinfektion
Sie erfolgt mittels
- UV - Bestrahlung zur Raumdesinfektion;
- trockener Hitze zur Desinfektion von Gebrauchsgegenständen und zur Vernichtung von Einmalmaterial (Verbrennen);
- feuchter Hitze, z.B. als *Auskochen* in siedendem Wasser mit Zusatz von 0,5% Na_2CO_3 (mindestens 15 Minuten lang); als *Dampfströmungsverfahren* mit gesättigtem Wasserdampf von 100°C z.B. zur Matratzendesinfektion (über 30 Min.) oder als *Pasteurisieren* (= schonendes Erhitzen aus 62 bis 85°C) zur Vernichtung von Krankheitserregern in hitzeempfindlichen Flüssigkeiten wie z.B. Milch.

Chemische Desinfektion
Sie erfolgt durch den Einsatz von *Desinfektionsmitteln*, also durch Substanzen, die das Weiterleben von Krankheitserregern unmöglich machen; ihrem Wirkungsmechanismus entsprechend werden verschiedene Desinfektionsmittel unterschieden:
- eiweißfällende Mittel (Alkohol, Formalin, Formaldehyd, Schwermetallsalze);
- Oxydationsmittel (Ozon, Wasserstoffsuperoxid, Kaliumpermanganad, Jod, Chlor);
- ätzende und auflösende Mittel (Ätzkalk, Kalkmilch, Säuren);
- Mittel mit Tiefenwirkung auf die Bakterienzellen (Phenole, Kresole).

Je nach Verwendungszweck kann zwischen Grob-, Raum- und Feindesinfektionsmitteln sowie zwischen viren-, pilz-, bakterien- und tuberkelabtötenden Desinfektionsmitteln gewählt werden. Wichtig ist es, sich immer die Gebrauchsanweisung des gewählten Mittels durchzulesen. Vorgegebene Dosierung und Einwirkzeit sind einzuhalten, damit die keimabtötende Wirkung sicher erreicht wird.

> Hautdesinfektionsmittel haben beispielsweise in der Regel eine Einwirkzeit von einer Minute, neuere Präparate wirken zum Teil bereits nach 15 Sekunden. Zur wirksamen Desinfektion eines Hautbezirks vor einer Injektion ist also zwischen dem Einsprühen mit dem Desinfektionsmittel und der Verabreichung der Injektion 15 bzw. 60 Sekunden zu warten!

Händedesinfektion
Es muß hinsichtlich des Zwecks und der Durchführung zwischen hygienischer, chirurgischer und "Zwischendurch-" Händedesinfektion unterschieden werden.

Die hygienische Händedesinfektion dient der Abtötung von sich auf der Haut befindlichen Krankheitserregern und von Anflug-Keimen. Dadurch wird eine *relative Keimarmut der Hände* erzielt. Sie wird erforderlich:
- vor und nach invasiven Eingriffen wie z.B. Legen eines Venen-/Blasenverweilkatheters oder Durchführung von Punktionen;
- vor und nach Kontakt mit Eintrittspforten für Erreger, wie z.B. Kathetern, Wunddrainagen und Wundflächen;
- vor jedem Kontakt mit abwehrgeschwächten Patienten (z.B. mit Kranken, die an Leukämie, Aids, Verbrennungen leiden), weil diese gegenüber Krankheitserregern besonders anfällig sind;
- nach dem Kontakt mit kontaminierter Haut (z.B. bei septischen Wunden) und kontaminierten Flächen oder Gegenständen (z.B. Verband, Wäsche, Instrumente); sichtbare Verunreinigungen werden vor der Desinfektion abgewischt;

Beachte: Handelt es sich um infektiöses Material (oder ist dieses zu vermuten), so trägt das Pflegepersonal zusätzlich Einmalhandschuhe, um sich vor einer Ansteckung zu schützen;
- nach dem Kontakt mit Ausscheidungen und Körperflüssigkeiten wie Blut, Wundsekret, Stuhl und Urin.

Beachte: Auch während dieser Arbeiten werden Einmalhandschuhe getragen!

Durchführung der hygienischen Händedesinfektion:
- Zuerst werden die Hände desinfiziert, dann gewaschen!
- Die trockenen Hände werden mit 3 ml eines gebrauchsfertigen Händedesinfektionsmittels eingerieben; dabei ist darauf zu achten, daß es auch in die Fingerzwischenräume gelangt.
- Die Einwirkzeit, in der Regel 30 Sek., ist abzuwarten.
- Ggf. sind anschließend die Hände zu waschen.

Die "Zwischendurch" - Desinfektion
Sie wird angewandt bei Vorgängen wie dem Bettenmachen oder Pulsfühlen, um ein keimarmes Milieu auf der Haut aufrechtzuerhalten. Sie erfolgt also *unabhängig von einem Kontakt mit kontaminiertem Material*. Die Durchführung dieser Händedesinfektion erfolgt wie bei der hygienischen.

Die chirurgische Händedesinfektion
Sie dient neben der Abtötung von Anflug-Keimen auch der *Reduzierung der Stammkeime* auf der Haut. Durchgeführt wird sie *vor allen operativen Eingriffen* zur Erreichung einer hohen Keimarmut.
Durchführung der chirurgischen Händedesinfektion:
- Zuerst werden die Hände und Unterarme gewaschen, dann desinfiziert!
- Das Waschen erfolgt mit Reinigungsmitteln und über mehrere Minuten.
- Die Fingernägel werden mit einer sterilen Nagelbürste aus Plastik gereinigt:
- Das Abtrocknen geschieht mit einem sterilen Handtuch.
- Die Hände und Unterarme werden mehrmals mit Desinfektionsmittel eingerieben; insgesamt werden ca. 15 ml aufgetragen.

Laufende Desinfektion
Die laufende Desinfektion dient der *Verhinderung einer Keimverbreitung*. Sie wird sowohl auf Allgemeinstationen als auch auf Infektionsstationen kontinuierlich, d.h. unabhängig von einem Patientenwechsel (vgl. dagegen nachfolgend die "Schlußdesinfektion"), durchgeführt.
Durchführung der laufenden Desinfektion:
Die Durchführung bezieht sich auf alle Bereiche, mit denen der Patient in Berührung kommt.

Flächendesinfektion:
- bezieht sich auf Fußböden im gesamten Krankenhausbereich, auf Wände von Naßzellen, Toiletten und Aufzügen sowie auf Fensterbänke, Nachttische und Lichtleisten;
- wird als Wisch- (= Naß-) oder Sprühdesinfektion meist täglich durchgeführt;
- muß so erfolgen, daß die Flächen vollkommen mit dem Desinfektionsmittel benetzt sind;
- ist wirksam, wenn die Lösung auf dem Material getrocknet ist.

Desinfektion von Gebrauchsgegenständen:
- erfolgt nach Gebrauch von Gegenständen wie Fieberthermometer, Blutdruckgerät, Urinflasche, Infusionsständern, Waschschüssel, Bett;
- erfolgt grundsätzlich über Einweichen in einer Desinfektionslösung; die genaue Einwirkzeit ist der Gebrauchsanweisung zu entnehmen;
- erfordert, daß die Gegenstände komplett in die Lösung eingetaucht werden;
- erfolgt bei Gegenständen, die nicht eingetaucht werden können (z.B. Blutdruckmeßgeräte), durch Einsprühen oder besser durch Abwischen mit einem Desinfektionsmittel; die Desinfektionsmittellösung muß antrocknen.

Desinfektion der Raumluft:
- erfolgt in Operationssälen und einigen Untersuchungsräumen;
- wird mittels UV-Bestrahlung, Gas oder Klimaanlagen durchgeführt.

Die laufende Desinfektion schließt auch Maßnahmen am Patienten mit ein. Hierzu zählt in erster Linie die *Desinfektion der Haut*. Sie erfolgt z.B. vor Injektionen, beim Verbandwechsel, vor Operationen und anderen Eingriffen.
Die genannten Maßnahmen der Desinfektion sollten auf jeder Station in einem ausgehängten *Desinfektionsplan* aufgeführt sein.
Letztendlich ist die *persönliche Hygiene*, inklusive regelmäßig durchgeführter Händedesinfektion, zwingende Voraussetzung für den Erfolg der laufenden Desinfektion.

Schlußdesinfektion
Die Maßnahmen der Schlußdesinfektion dienen der gründlichen Desinfektion von *Räumen*, in denen *Patienten mit Infektionskrankheiten* gelegen haben. Sie werden von einem staatlich geprüften *Desinfektor* ausgeführt.
Durchführung der Schlußdesinfektion:
- alle Gegenstände, auch die Kleidung des Patienten, bleiben im Raum;
- Schubladen und Schranktüren werden geöffnet und die Bettmatratzen hochgestellt, damit das Desinfektionsmittel überall wirken kann;
- das Desinfektionsmittel wird vernebelt, verdampft oder versprüht; meist wird Formalin verwendet;
- zum Schutz umliegender Räume wird der zu desinfizierende Raum abgedichtet;
- nach Ablauf der Einwirkzeit muß der Raum gründlich gelüftet werden;
- danach wird eine *Scheuerdesinfektion* (= Behandlung der Oberflächen mit Desinfektionsmittel unter Benutzung von Bürsten, Aufnehmern u.ä.) durchgeführt.

4.5.4.4 Sterilisation
Der Begriff der Sterilisation meint in der Hygiene das Abtöten bzw. das irreversible *Inaktivieren aller vermehrungsfähigen Mikroorganismen*, einschließlich ihrer *Sporen*. Die Sterilisation führt zur *völligen Keimfreiheit*.
Methoden
Je nach Sterilisationsgut werden unterschiedliche Methoden angewendet.

Heißluft-Sterilisation:
- erzielt ihre die Wirkung durch heiße, trockene und bewegte Luft, die sich in einem Spezialbehälter (= Heißluftsterilisator) befindet;
- die Sterilisationszeit beträgt:

bei 200°C	10 Minuten
bei 180°C	30 Minuten
bei 160°C	200 Minuten

- wird angewendet für hitzestabile Materialien wie Instrumente, Glaswaren, Porzellan und wasserfreie Substanzen wie Salben und Puder;
- ist ungeeignet für Gummi- und Plastikmaterial, Textilien und optische Untersuchungsgeräte.

<u>Beachte</u>: Damit die Luft zirkulieren kann, darf der Heißluftsterilisator nicht überfüllt werden.

Dampfsterilisation:
- erzielt ihre Wirkung durch gespannten und gesättigten Wasserdampf, der sich in speziellen Dampfsterilisatoren (*Autoklaven*) befindet;
- die Sterilisationszeit beträgt:

bei 121°C und 1,0 atü (1,0 bar)	15 Min.
bei 134°C und 2,2 atü (2,2 bar)	5 Min.

- wird angewendet für Instrumente, Textilien, Keramik, Glas, Porzellan, Flüssigkeiten und Gummiwaren;
- ist ungeeignet für Untersuchungsgeräte mit Optik, empfindliche Textilien und einige Kunststoffe.

<u>Beachte</u>: Der Autoklav darf nicht überfüllt werden, damit der Dampf überall eindringen kann.

Gassterilisation:
- erzielt ihre Wirkung über Gas (Ethylenoxid), das in eine Kammer (Gassterilisator) eingelassen wird;
- erfolgt bei relativ niedriger Temperatur (*Kaltsterilisation*);
- die Sterilisationszeit beträgt bei 55°C und 5,8 atü (bar) zwischen 20 Minuten und 6 Stunden;
- ist geeignet für thermolabile Materialien wie Herzschrittmacher, Gummi- und Kunststoffmaterial, Kaltlichtkabel, elektrische Geräte und Untersuchungsinstrumente mit Optik.

<u>Beachte</u>: Da Ethylenoxid sich während der Sterilisation an die Oberfläche des Sterilguts bindet, bedarf dieses einer Ausgasungszeit. Mindestzeiten können nach heutigem Erkenntnisstand noch nicht festgelegt werden, in vielen Fällen reicht eine Ausgasungszeit von einer Woche nicht aus!

4.5.4.5 Umgang mit sterilem Material

Das sterile Gut ist vor dem Gebrauch auf das *Ablaufdatum* bzgl. der Sterilität zu überprüfen. Mit Hitze sterilisierte Materialien sind i.d.R. mit einem *Indikatorstreifen* versehen, der sich bei ausreichender Hitzentwicklung verfärbt und somit nachvollziehbar macht, daß das Material sterilisiert wurde. Verpackungsmaterialien sind hinsichtlich ihrer *Unversehrtheit* zu überprüfen. Zum Gebrauch werden sie an den gekennzeichneten Stellen aufgerissen oder durchgedrückt.

Beim Arbeiten mit sterilem Material ist folgendes zu beachten:
- steriles Gut immer deutlich getrennt von unsterilem ausbreiten;
- nicht über ausgebreiteten sterilen Materialien sprechen und keine Luftzüge, die Staub aufwirbeln können, zulassen;
- Sterilgut nicht berühren;
- Trommeln nach der Sterilgutentnahme sofort wieder verschließen; ihre Ränder und Kanten dürfen nicht berührt werden, da sie als kontaminiert gelten; die Entnahme mittels Greifinstrument (z.B. Kornzange) vornehmen;
- Trommeln trocken und kühl aufbewahren;
- Greifinstrumente in Standgefäßen nach Gebrauch mind. 1 mal täglich sterilisieren.

4.5.4.6 Verbandwechsel

Beim Verbandwechsel muß, um die Wundheilung nicht zu gefährden und um weitere Krankheiten zu vermeiden, ein Kontaminieren / Infizieren der Wunde verhindert werden. Dazu ist das Einhalten aseptischer Bedingungen erforderlich. Unter **Asepsis** wird die Keimfreiheit aller Gegenstände, die mit der Wunde in Berührung kommen, verstanden. Sie bezieht sich sowohl auf die Hände des Pflegepersonals und ärztlichen Personals als auch auf genutzte Verbandstoffe und Instrumente. Um die Asepsis zu wahren, darf steriles Gut nur mit sterilen Materialien angefaßt werden und ist streng von unsterilem zu trennen.

Vor einem Verbandwechsel wird das jeweils erforderliche Material (Verbandstoffe, Salben, Lösungen, Tupfer, Pinzette, Handschuhe, Pflaster, Verbandschere u.ä.) zusammengestellt und auf einem *Mehrzweckwagen* ins Patientenzimmer gefahren. Dieser Wagen soll eine Abwurfmöglichkeit, eine Abstellfläche und eine Arbeitsfläche bieten.

<u>Beachte</u>: Ein Verbandswagen, in dem alle Materialien für die Wundversorgung gesammelt werden, darf wegen der Keimverschleppungsgefahr nicht in das Patientenzimmer geschoben werden. Geschieht dies doch, wird eine anschließende Desinfektion der offenen Flächen und freistehenden Materialien erforderlich.

Zur Wahrung der Asepsis wird beim Verbandwechsel eine zweite *assistierende Pflegeperson* benötigt.

Vor Beginn des Verbandwechsels ist der Patient über die bevorstehende Maßnahme zu informieren. Die Fenster werden geschlossen, um Durchzug und Aufwirbeln von Staub zu vermeiden.

Auf der Arbeitsfläche wird nun zunächst das unsterile, sodann separat das sterile Material gerichtet. Die Verpackung von steril angebotenen Materialien kann häufig als sterile Unterlage genutzt werden. Während des

Verbandwechsels ist oberstes Gebot, die *Wunde nicht mit unsterilem Material zu berühren*.

Verbandwechsel bei aseptischen Wunden
Aseptische Wunden sind relativ keimfrei, sie weisen keinerlei Infektion auf.
Die Vorbereitung des Verbandwechsels erfolgt wie oben beschrieben. Der Patient wird nach Beschwerden (Schmerzen) an der Wunde befragt.
Bei der Durchführung sollten die folgenden Prinzipien und die angegebene Reihenfolge eingehalten werden:
- Anziehen von Einmalhandschuhen;
- Lösen des alten Verbandes, Beobachten des Verbandes auf Sekretabsonderungen;
- Abwurf des Materials in einen dafür vorgesehenen Behälter;
- Handschuhe ausziehen und abwerfen;
- Inspektion der Wunde auf Rötung, Schwellung, Sekretabsonderung;
- Desinfizieren der Wunde von innen nach außen (also von der relativ keimfreien zur keimbesiedelten Region) mittels Spray oder auf einem sterilen Tupfer aufgebrachter Lösung, den Tupfer dabei nur mit sterilem Instrument oder sterilem Handschuh berühren;
- Desinfektion der Wundumgebung;
- ggf. Desinfektion von Drainageschläuchen;
- Aufbringen der sterilen Wundauflage, die nur mit steriler Pinzette oder sterilen Handschuhen berührt wird;
- Fixieren des Verbands mit Pflaster, Fixomull oder Binde;
- Kontrolle des Verbandes auf korrekten, nicht zu straffen Sitz, ggf. Kontrolle freiliegender Drainageschläuche.

Nachsorge
Anschließend wird der Patient in die gewünschte Position gebracht und wieder zugedeckt. Die benutzten Materialien werden weggeräumt, *Instrumente* in einer geeigneten Desinfektionslösung eingelegt und der *Mehrzweckwagen* mit Desinfektionslösung abgewischt. Abschließend erfolgt die *hygienische Händedesinfektion* und die *Dokumentation* der Durchführung und der Beobachtungen.

Verbandwechsel bei septischen Wunden
Bei septischen (*Sepsis = Fäulnis*) Wunden handelt es sich um infizierte Wunden.
Auch hier gelten für den Verbandwechsel die o.g. *Regeln der Asepsis*. Zusätzlich ist darauf zu achten, daß die Keime in der Wunde nicht weitergegeben werden. Die Vorbereitung erfolgt wie oben beschrieben. Zusätzlich werden Substanzen zur Behandlung der Infektion (Arztanordnung) und das zur Verabreichung benötigte Material zurechtgelegt. Bei der Versorgung größerer Wunden sollten *Schutzkittel* getragen werden.
Bei der Durchführung des Verbandwechsels sind grundsätzlich folgende Prinzipien und die aufgeführte Reihenfolge einzuhalten:

- Anziehen von Einmalhandschuhen;
- Entfernen des Verbandes, die direkte Wundauflage wird mittels Pinzette entfernt;
- bei Verkleben des Verbandes mit der Wunde wird dieser vorsichtig gelöst, indem er mit steriler, physiologischer NaCl-Lösung getränkt wird (NaCl mittels Spritze auftragen);
- Kontrollieren des Verbandmaterials auf Verunreinigungen und anschließender Abwurf;
- Ausziehen der getragenen, Anziehen neuer Einmalhandschuhe;
- Reinigen der Wunde:
  - mit steriler Pinzette und sterilem Tupfer,
  - Wischrichtung von außen nach innen (von der keimarmen zur keimreichen Region),
  - ggf. ärztlich angeordnete Substanzen auftragen;
- Auflegen des sterilen Verbandmaterials mittels steriler Pinzette und/oder dabei sterile Handschuhe tragen;
- lockere und sichere Fixation des Verbandes;
- Kontrollieren des Verbandes, ggf. auch der Lage von Drainagen.

Die **Nachsorge** erfolgt wie oben beschrieben. Zusätzlich wird das *kontaminierte Einmalmaterial* in einem verschlossenen Plastiksack in den großen Abfallbehälter gegeben.

4.5.4.7 Umgang mit Venenzugängen
Venöse Zugänge (Braunülen, zentrale Venenkatheter) sowie Verletzungen der Haut und Blutgefäße stellen einen offenen Infektionsweg ins Körperinnere dar. *Um das Risiko einer Infektion so gering wie möglich zu halten, sind folgende Regeln zu beachten:*
- venösen Zugang sicher an der Haut fixieren;
- vor Manipulationen am Infusionssystem / an der Kanüle oder am Venenkatheter immer die Hände desinfizieren;
- bei Verbandwechsel an der Einstichstelle diese immer mit Hautdesinfektionsmittel besprühen;
- beim Abschrauben und Wechseln von Schlauchsystemen diese nur mit sterilem Tupfer berühren und vorher desinfizieren;
- Infusionsbesteck täglich erneuern;
- bei zentralem Venenkatheter dafür Sorge tragen, daß er ständig mit Infusionslösung gespült wird;
- zum Abstöpseln eines peripheren Venenzugangs immer neuen, sterilen Verschlußstopfen bzw. Mandrain benutzen;
- bei Anzeichen einer lokalen Entzündung (Rötung, Schwellung, Überwärmung, Schmerz) den Arzt informieren und die Infusion abstellen.

Weitere Informationen zum Umgang mit venösen Zugängen entnehmen Sie bitte Punkt 4.7.4.5 *(Seite 166)*.

4.5.4.8 Infektionsprophylaxe bei Blasenverweilkatheter
Der Katheterismus der Harnblase birgt ein hohes Infektionsrisiko in sich. Die Harnwegsinfektion ist die häufigste der im Krankenhaus erworbenen Infektionen

und kann bei Nierenbeteiligung für den Patienten schwerwiegende Folgen haben. Insbesondere gefährdet sind Menschen, die dauerhaft einen Blasenverweilkatheter tragen. Um Infektionen der Harnwege zu vermeiden, sind hygienische Maßnahmen unerläßlich. Sowohl das Legen eines Blasenverweilkatheters unter Wahrung der Asepsis als auch harnwegsprophylaktische Maßnahmen bei liegendem Blasenverweilkatheter werden im Kapitel 3 "Ausscheiden" beschrieben.

4.6 Durch operative Eingriffe bedingte Sicherheitsbedürfnisse

Unter einer **Operation** versteht man einen zu therapeutischen oder diagnostischen Zwecken durchgeführten chirurgischen Eingriff. Da diese immer mit einer Verletzung des Körpers einhergeht, bedarf sie der *Einwilligung des Betroffenen*.

Ein operativer Eingriff stellt für den Kranken sowohl eine *seelische* als auch eine *körperliche Belastung* dar. Selbst wenn in der Operation die einzige Heilungschance liegt, birgt sie dennoch ein gewisses Risiko in sich. Die Unsicherheit des Patienten bezieht sich im allgemeinen vor allem auf die *Narkose*; nicht selten hat er Angst, aus diesem Zustand nicht wieder aufzuwachen. Weitere Ängste betreffen postoperative Schmerzen, Mobilitäts- und Sensibilitätseinschränkungen, Abhängigkeiten sowie die Diagnosestellung. Einige Operationen haben auch langfristige Auswirkungen auf die Lebensqualität und den Lebensrhythmus; diese beschäftigen den Kranken und können *soziale Fragen*, z.B. nach einer Umschulung, aufwerfen.

Jede Operation geht mit einer *Verletzung* der natürlichen Schutzschicht, der Haut, einher. Daraus resultieren ein Infektionsrisiko und Schmerzen unterschiedlichen Ausmaßes. Durch den Eingriff können auch innere Organe und Gefäße verletzt werden. Hierdurch kann es postoperativ zu Blutungen und Kreislaufschwierigkeiten kommen.

Die *Narkose* birgt, je nach Art, verschiedene Risiken in sich. Ein erhöhtes Risiko besteht bei Patienten mit reduziertem Allgemeinzustand, Herz-, Lungen- und Stoffwechselerkrankungen.

Um die Sicherheit des Patienten vor, während und nach einer Operation zu gewährleisten, sind spezielle pflegerische Maßnahmen und Beobachtungen erforderlich.

Die folgenden Ausführungen beziehen sich auf die allgemein üblichen prä- und postoperativen Pflegemaßnahmen. Die für die Vor- und Nachbereitung spezieller Operationen zusätzlich erforderlichen Maßnahmen können im Rahmen dieser Abhandlung nicht thematisiert werden.

4.6.1 Präoperative Pflegemaßnahmen

Zur Vorbereitung des Kranken auf eine Operation sind verschiedene pflegerische Maßnahmen erforderlich; sie reduzieren das Risiko von Komplikationen.

Aufklärung und Einwilligung des Patienten

Da ein operativer Eingriff im Rechtssinn eine *Körperverletzung* darstellt, ist er nur erlaubt, wenn der Patient seine Einwilligung zur Operation gegeben hat. Dem geht ein umfassendes *Aufklärungsgespräch* durch den Arzt voraus. Der Patient wird über den Befund, über Art, Chancen und Risiken des Eingriffs sowie über Alternativen hierzu unterrichtet; eine standardisierte Aufklärung allein durch Formblätter genügt im allgemeinen nicht. Die Information hat so rechtzeitig zu erfolgen, daß dem Patienten ausreichend Gelegenheit zu eigener Überlegung und Willensbildung bleibt. Hierauf hat der Patient einen Rechtsanspruch (Aufklärungspflicht des Arztes). Eine aufgrund unzureichender Aufklärung erteilte Einwilligung ist unwirksam.

Der Arzt ist auch für das Beibringen der *schriftlichen Einwilligungserklärung* des Patienten verantwortlich.

Die präoperative Phase stellt für den Patienten eine außergewöhnliche Situation dar. Das Pflegepersonal begleitet ihn, zeigt *Verständnis für Ängste* und beantwortet Fragen des Kranken einfühlsam, geduldig und in einer dem Patienten (als Laien) verständlichen Form. Manchmal bietet sich eine Kontaktvermittlung zu einem positiv eingestellten Patienten, der bereits erfolgreich operiert wurde, an. Er kann einen beruhigenden und ermutigenden Einfluß ausüben.

Routineuntersuchungen

Vor einer Operation werden *Körpergröße und -gewicht* gemessen. Die Ergebnisse dienen als Ausgangswert und zur Festlegung individuell angepaßter Medikamentendosen zur Vorbereitung und Durchführung der Narkose. Weitere Routineuntersuchungen dienen der Überprüfung lebenswichtiger Organfunktionen; dazu gehören das EKG (= *Elektrokardiogramm*), eine *Röntgenaufnahme des Thorax*, blutchemische Untersuchungen (*Blutbild, Blutsenkung, Gerinnungsstatus, Leber- und Nierenwerte, Blutgruppe*). Zu weiteren diagnostischen Zwecken wird ein *Urinstatus* erhoben.

Vor Operationen an bestimmten Organen wird die gesamte Diagnostik entsprechend erweitert. Selbstverständlich werden präoperativ auch die *Vitalzeichen* kontrolliert.

Therapeutische Maßnahmen

Patienten mit schwerwiegenden Erkrankungen und/oder reduziertem Allgemeinzustand bedürfen meist einer *zusätzlichen Operationsvorbereitung*. Diese umfaßt therapeutische Maßnahmen, die sich auf das Grundleiden beziehen. So wird z.B. einem Patienten mit Blutarmut vor der Operation eine Bluttransfusion verabreicht oder bei Herzkrankheiten das Herz medikamentös unterstützt. Pflegerische Maßnahmen beziehen sich in diesem Zusammenhang größtenteils auf die gezielte Beobachtung und Unterstützung des Kranken.

Einüben bestimmter Fähigkeiten

Oft sind postoperative Einschränkungen, insbesondere im Bereich der Mobilität, bereits vor der Operation absehbar. *Möglichkeiten*, diese mit wenig Anstrengung und Schmerzen zu kompensieren, sollten bereits *präoperativ geprüft und eingeübt* werden. In der präoperativen Phase fällt dem Patienten das Einüben bestimmter Fähigkeiten und Techniken leichter. Beherrscht er diese, fühlt er sich insgesamt sicherer und selbständiger; die Abhängigkeit vom Pflegepersonal kann so reduziert werden. Fähigkeiten und Techniken, die der Patient einüben kann, sind beispielsweise:

- Atemübungen verschiedener Art *(vgl. "Pneumonieprophylaxe", Seite 49)*;
- Abhusten unter gleichzeitigem Ausüben von Gegendruck auf die Bauchdecke;
- Durchführung aktiver Bewegungsübungen *(vgl. "aktive Bewegungsübungen", Seite 241)*;
- Gehen mit Unterarmgehstützen *(vgl. "Unterarmgehstützen", Seite 251)*;
- Benutzen eines Bettbügels mit Triangel;
- Wasserlassen im Bett (in Urinflasche, auf dem Steckbecken);
- Drehen und Aufstehen "en bloc" *(vgl. "Aufstehen des Patienten", Seite 248)*.

Der Patient wird bezüglich Sinn und Durchführung der Maßnahme / Technik aufgeklärt und angeleitet. Die Durchführung der Übungen sollte geduldig und aufmunternd begleitet bzw. kontrolliert werden, bis der Kranke sie beherrscht.

Körperreinigung

Der optimale Zeitpunkt zur Reinigung des Körpers durch ein Bad oder eine Dusche ist aus hygienischer Sicht der *Morgen des Operationstages*. Kann dieser aus organisatorischen Gründen nicht genutzt werden, so wird die Körperreinigung bereits am Vorabend vorgenommen. Sie dient der *Reduzierung der Hautkeime*. Körperregionen, in denen Keime vermehrt vorzufinden sind - der Bauchnabel und Hautfalten - werden dabei besonders berücksichtigt. Die Reinigung des Bauchnabels kann durch Benutzung eines Wattestäbchens unterstützt werden.

Patienten, die ein Vollbad nehmen, sollten sich anschließend unbedingt mit frischem Wasser abduschen. Ein Vollbad bietet für viele Menschen eine Entspannungsmöglichkeit und fördert so das Wohlbefinden. Aus diesem Grund sollte es gerade in der angespannten präoperativen Phase angeboten werden, sofern keine medizinische Kontraindikation vorliegt. Zur Vorbereitung und Durchführung des Reinigungsbades / Duschens siehe "Baden und Duschen", Seite 284.

Kann der Patient das Bett nicht verlassen, so wird eine gründliche Ganzwaschung im Bett vorgenommen *(siehe "Pflegestandard - Ganzwaschung", Seite 286)*.

Patienten, die *lackierte Finger- oder Fußnägel* haben, werden angehalten, den Lack zu entfernen, da Nagellack splittern kann, ein Keimfänger ist und die Kontrolle der Hautfarbe (Durchblutung) beeinträchtigt. Der Patient ist dabei über den Sinn dieser Maßnahme aufzuklären.

Vorbereitung des Operationsfeldes

Da Haare bevorzugte Bakterienträger sind, müssen sie vor einer Operation im *Bereich des Operationsfeldes großzügig entfernt* werden. Die Haare werden demnach nicht nur im direkten Operationsbereich, sondern auch in dessen Umfeld - im Abstand bis zu ca. 15 cm - entfernt. Die von Haaren befreite Haut kann außerdem besser desinfiziert werden. Klebende Wundverbände lassen sich unproblematisch aufbringen und entfernen. Die Entfernung der Körperhaare wird nach dem Reinigungs- / Duschbad vorgenommen, weil die Haut dann weich und somit wenig verletzlich ist.

Es stehen verschiedene Methoden der Haarentfernung zur Wahl.

- *Trockenrasur mittels Klinge*:
  - ist nur für kleinere Flächen geeignet, z.B. für Rasur in der Leistenbeuge, Achselhöhle, Analfalte.
- *Trockenrasur mittels Elektrorasierer / -langhaarschneider*:
  - ist nur für die Kopfvorrasur geeignet; es muß jedoch mit der Klinge nachrasiert werden.
- *Naßrasur mittels Klinge*:
  - ist für alle Hautbereiche geeignet;
  - muß sehr vorsichtig geschehen, da die Verletzungsgefahr bei Abrutschen der Klinge sehr groß ist (*Verletzung = Eintrittspforte für Keime*).
- *Haarentfernung mittels spezieller Enthaarungscreme*:
  - ist mit Ausnahme des Intimbereichs (Schleimhautreizungen) für alle Körperregionen geeignet;
  - muß zunächst an einer vom Operationsfeld entfernten Hautstelle getestet werden, da die Enthaarungscreme Allergien hervorrufen kann;
  - hat den Vorteil, daß sie keine Hautverletzungen hervorruft (sofern sich keine Allergie entwickelt);
  - muß entsprechend der Gebrauchsanweisung erfolgen: mit Spatel oder Handschuh Creme auftragen, einwirken lassen, abduschen / -waschen von Schaum und Haaren.

Für die **Rasur** werden folgende Artikel benötigt:
- Rasierklinge (scharf) und Haltevorrichtung;
- desinfizierter Rasierpinsel, Rasierschaum / -creme, ggf. Schälchen mit warmem Wasser;
- Zellstoff, Waschlappen, Handtuch;
- Unterlage, Nierenschale.

Die ***Durchführung der Rasur*** wird nach der Information des Patienten über den Zweck der Maßnahme wie folgt vorgenommen:
- der Patient nimmt eine möglichst bequeme Haltung ein, die gleichzeitig optimalen Zugang zur Rasurstelle gewährleistet;
- die Beleuchtung muß gut sein;
- für Wahrung der Intimsphäre ist zu sorgen;
- die Haut ist auf Veränderungen wie Hautunreinheiten, Muttermale oder Warzen zu beobachten und in diesem Bereich besonders vorsichtig (Verletzungsgefahr) zu rasieren (das genaue lokale Ausmaß und der Zeitpunkt der Rasur richten sich in der Regel nach krankenhausinterner Anweisung des Operateurs);
- zunächst ist die Haut mit Rasierschaum / -creme einzuschäumen;
- die feuchte Klinge ist in kurzen Bewegungen zu führen, während die andere Hand Gegenzug auf die Haut ausübt;
- bei großflächigen Rasuren sind Schaum und Haare zwischendurch am Zellstoff abzustreifen und die Klinge in warmes Wasser einzutauchen;
- nach Beendigung der eigentlichen Rasur die Rasierschaumreste abwischen, die Haut abwaschen (am günstigsten ist das Abduschen) und gut abtrocknen;
- die Effektivität der Rasur ist nochmals zu prüfen, evtl. zugefügte Verletzungen werden dem Arzt mitgeteilt;
- den Patienten informieren, daß die Haut jetzt nicht mehr manipuliert werden darf, d.h. kein Kratzen, Einreiben, Pudern der Haut.

Nach der Rasur wird das benutzte Material desinfiziert bzw. weggeworfen.

Weitere besondere Vorbereitungen des Operationsfeldes beziehen sich auf die *Reinigung*. Bei geplanter Operation im Bauchraum ist insoweit insbesondere der *Bauchnabel* zu beachten. Dieser wird mit einem Wattestäbchen gereinigt. Manchmal muß die Haut von *Pflasterresten* befreit werden; dieses erfolgt mittels waschbenzingetränktem Tupfer. Nicht selten wird das Operationsfeld schon auf der Station ein erstes Mal desinfiziert.

Darmreinigung

Eine präoperative Darmreinigung erfolgt *vor jedem chirurgischen Eingriff am Abdomen* und *vor jeder Allgemeinnarkose*. Weitere Indikationen werden individuell gestellt.

Die Darmreinigung erfolgt, um eine Inkontinenz während der Operation zu vermeiden. Hierzu kann es infolge der Wirkung der Muskelrelaxantien* kommen. Des weiteren soll das zum Stuhlgang notwendige Pressen kurz nach der Operation verhindert werden.

Zur Darmreinigung stehen verschiedene Möglichkeiten zur Verfügung: *Reinigungseinlauf, Klistier* oder orale *Abführmittel*.

Vor *Operationen am Darm* wird eine spezielle Vorbereitung mit Abtötung von Darmbakterien vorgenommen.

Die Art der Abführmaßnahme richtet sich nach der ärztlichen Anordnung. Sie beginnt meist am Nachmittag des präoperativen Tages. Zur Durchführung der einzelnen Abführmaßnahmen siehe "Darmeinläufe", Seite 114 und "Abführmittel" Seite 122.

Präoperative Ernährung

Die präoperative Ernährung richtet sich nach der Art der geplanten Operation. Bei *Operationen an den Verdauungsorganen* wird die Ernährung bereits 3 bis 4 Tage vor der Operation umgestellt. *Ansonsten* wird in der Regel am präoperativen Tag mittags noch leicht verdauliche Kost, abends allenfalls wenig breiige Kost verabreicht.

Ab 12 Stunden vor dem geplanten Operationstermin darf der Patient *keine feste Nahrung* mehr zu sich nehmen. Die *Aufnahme von Flüssigkeiten* wird 8 Stunden vor dem Operationsbeginn eingestellt.

In vielen Krankenhäusern gilt eine einheitliche Regelung; danach müssen alle Patienten ab 0.00 Uhr des Operationstages nüchtern bleiben. Die Karenz bezieht sich nicht nur auf die Aufnahme von fester und flüssiger Nahrung, sondern auch auf das *Rauchen*.

Eine entsprechende *Information des Patienten* erfolgt eindeutig und eindringlich, da seine Kooperation sehr wichtig ist.

In diesem Zusammenhang ist die Information der *Nachtwache* und des am Operationstag tätigen *Küchenpersonals* unerläßlich.

Thromboseprophylaxe

Thromboseprophylaktische Maßnahmen werden bereits *am Morgen des Operationstages* durchgeführt.

Der Patient wird über den Effekt der Antithrombosestrümpfe (ATS), wenn möglich auch über die Technik des Anziehens von ATS, informiert. Sodann ist festzustellen, welche Strumpfgröße zu wählen ist. Das Anziehen der ATS erfolgt spätestens vor Verabreichung der Prämedikation *(siehe auch "Anpassen und Anziehen von ATS", Seite 161)*.

Die medikamentöse Thromboseprophylaxe beginnt ebenfalls am Morgen des Operationstags. In der Regel ordnet der Arzt die subkutane Injektion der Low-dose-Heparin an *(vgl. "Wirkung und Anwendung von Heparin", Seite 164)*.

Prämedikation

Der Begriff "Prämedikation" meint die *medikamentöse Vorbereitung auf die* Narkose. Sie wird vom Narkosearzt (= *Anästhesisten*) verordnet und dient
- der psychischen Dämpfung, damit der Kranke ruhig und gelassen reagiert, sein vegetatives Nervensystem soll ausgeglichen arbeiten;
- der Herabsetzung von Reflexen, damit das operative Arbeiten an den Muskeln und die Intubation erleichtert werden;

- der Anhebung der Schmerzschwelle;
- der Hemmung von Speichel- und Bronchialsekretion, damit diese Flüssigkeiten intraoperativ nicht abgesaugt werden müssen.

Durch medikamentöse Vorbereitung kann der Narkosemittelbedarf während der Operation reduziert werden.

Die Prämedikation erfolgt in zwei Abschnitten: *am Vorabend der Operation und am Operationstag.*

Am *Vorabend* wird in der Regel ein Schlaf- oder Beruhigungsmittel verabreicht, damit der Patient ruhig schlafen kann. Wird der Schlaf nicht nur durch Unruhe und Angst, sondern auch durch Schmerz gestört, verordnet der Anästhesist zusätzlich schmerzlindernde Medikamente.

Die Nachtwache sollte beobachten, ob die Medikamente ihre Wirkung erzielen.

Der zweite und wesentlichere Teil der Prämedikation erfolgt *30 bis 60 Minuten vor dem geplanten Operationsbeginn* nach (telefonischer) Aufforderung durch das Operationsteam. Die Zusammenstellung der Prämedikation wurde bereits am Vortag schriftlich festgelegt. In der Regel umfaßt sie ein *Vagolytikum**, ein *Analgetikum**, ein *Neuroleptikum** sowie ein *Sedativum**. Die Dosierung richtet sich nach Gewicht, Alter und Allgemeinzustand des Patienten; auch das geplante Anästhesieverfahren hat Einfluß darauf.

Die Verabreichung der Medikamente erfolgt als intramuskuläre Injektion. Der Patient wird über die Wirkung und die *möglichen Nebenwirkungen* wie trockene Mundschleimhaut, Durstgefühl, Herzklopfen, Schwindelgefühl, Übelkeit und psychische Verstimmung unterrichtet.

Die Medikamentenverabreichung muß genau *dokumentiert* werden; wichtig ist auch die Notierung des Zeitpunktes.

Letzte Maßnahmen vor der Operation

Bevor der Patient nach der (telefonischen) Aufforderung aus der Operationsabteilung prämediziert wird, erfolgen letzte vorbereitende bzw. überprüfende Maßnahmen. Dazu gehören:
- Information des Patienten; das Pflegepersonal signalisiert Verständnis und Gesprächsbereitschaft;
- Patienten zum Wasserlassen auffordern;
- Erkundigen, ob der Patient nüchtern geblieben ist;
- Überprüfen der Rasurstelle;
- Patienten zum Ablegen von Prothesen, Schmuck und anderen Wertgegenständen auffordern; diese in einen mit dem Patienten-Namen beschrifteten Umschlag legen und im Schwesterndienstzimmer einschließen;
- dem Patienten beim Anziehen eines offenen, krankenhauseigenen Operationshemdes helfen; alle anderen Kleidungsstücke werden entfernt;
- sofern nicht bereits geschehen, erfolgt nun die Information des Patienten über die Wirkung der Prämedikation;
- Verabreichung der Prämedikation, danach darf der Patient nicht mehr aufstehen;
- Zusammenstellen aller erforderlichen Krankenunterlagen: Patienten - Dokumentationsmappe, Anästhesieunterlagen, Röntgenbilder und andere Untersuchungsergebnisse; Einverständniserklärung;
- Transport des Patienten in die Operationsabteilung, dabei Beobachtung des Patienten; das Pflegepersonal sollte einfühlsam und entsprechend dem Zustand des Patienten reagieren, d.h., ein schläfriger Patient wird nicht gestört und ein gesprächiger wird unterhalten, getröstet, ermutigt o.ä.;
- spätestens jetzt werden letzte Hilfsmittel wie Brille, Hörgerät oder Perücke entfernt;
- Übergabe des Patienten an das Operationspersonal, Bekanntmachen des Patienten und der Pflegeperson, Verabschieden;
- Übergabe der Patientenunterlagen an das Operationsteam, beobachtete Besonderheiten werden ausdrücklich mitgeteilt.

4.6.2 Postoperative Pflegemaßnahmen
Allgemeine Maßnahmen

Bevor der Patient aus dem Operationssaal bzw. von dem Aufwachraum abgeholt wird, erfolgt die *Vorbereitung seines Bettes*:
- Bettwäsche abziehen, Bettgestell desinfizieren;
- Anbringen eines wasserdichten Bettschutzes zwischen Matratze und Bettlaken, Bettzeug frisch beziehen;
- Anbringen von Haltevorrichtungen für Infusions- / Wundsekretflaschen, Urinauffangbeutel, Magensonde u.ä.;
- ggf. Vorbereitung von Lagerungshilfsmitteln (richten sich nach Art der Operation);
- Einmalnierenschale und Zellstoff ans Kopfende stellen;
- Anwärmen des Bettes unter einem Lichtbogen.

Kommt der Patient nach kleineren Eingriffen sofort in sein Zimmer zurück, so wird dieses so vorbereitet, daß eine *Absaugvorrichtung* zur Verfügung steht, die *Umgebung ruhig* ist und sowohl *Beatmungsbeutel* als auch *Guedel- oder Wendeltubus* bereitliegen.

Übernahme des Patienten

Die Schwere der durchgeführten Operation und der Zustand des Patienten sind ausschlaggebend für die Intensität der postoperativen Betreuung. *Nach kleineren Eingriffen* mit komplikationslosem Verlauf wird der Operierte auf die bisherige Station zurückverlegt; ansonsten ist seine Überwachung in einem speziell ausgestatteten Funktionsbereich (*Aufwachraum*) erforderlich. Hier verbleibt der Patient, bis sich die Kreislaufsituation normalisiert und stabilisiert hat und der überwiegende Teil der Narkotika abgebaut ist.

Nach großen Operationen ist - insbesondere bei reduziertem Allgemeinzustand - manchmal eine mehrstündige / -tägige Betreuung auf der Intensivstation erforderlich.

Für die Übernahme des Patienten aus dem Operationssaal gelten folgende Richtlinien.
- Sie erfolgt immer zu zweit; mindestens eine der beiden Pflegepersonen verfügt über das staatlich anerkannte Krankenpflegeexamen.
- Bei der Übergabe des Patienten werden bisherige Beobachtungen sowie Besonderheiten während der Operation in schriftlicher und mündlicher Form weitergegeben; diese beziehen sich auf
  - die Art der durchgeführten Operation und des angewandten Narkoseverfahrens,
  - evtl. Zwischenfälle,
  - ermittelte Vitalwerte (Kreislaufsituation des Kranken),
  - Bewußtseinslage des Operierten,
  - liegende Ableitungen (Wunddrainagen, Katheter, Magensonde, Braunülen etc.),
  - laufende und angeordnete Infusionen,
  - Anordnungen des Narkosearztes (Kontrolle der Vitalzeichen und laborchemischen Untersuchungen in bestimmten Zeitabständen),
  - die angeordnete Lagerung.
- Der Patient darf nur transportiert werden, wenn
  - die Kreislaufsituation dies zuläßt (zur Beurteilung müssen Puls, Blutdruck, Hautfarbe und Atmung kontrolliert werden);
  - der Operierte auf Ansprache reagiert (antwortet) und nach Aufforderung die Augen öffnet;
  - die Ab- und Zuleitungen kontrolliert, durchgängig und sicher fixiert sind;
  - der Wundverband inspiziert wurde (Nachblutungen?);
  - ein Beatmungsbeutel (Ambu-Beutel) mitgeführt werden kann;
  - die Krankenunterlagen, insbesondere die schriftliche Anordnung für die weitere Betreuung des Patienten, vorliegen;
  - ein zügiger Transport gewährleistet ist.

Während des Transportes befindet sich der Operierte in flacher Rückenlage, sein Kopf ist zur Seite geneigt (sofern die Art der durchgeführten Operation dies erlaubt). Eine ständige Beobachtung des Bewußtseinszustandes ist erforderlich; Veränderungen sind erste Anzeichen bedrohlicher Störungen. Um sie zu erkennen, spricht man mit dem Kranken und fordert ihn dabei zu Reaktionen auf. Des weiteren werden die Hautfarbe und die Atemfrequenz, -tiefe sowie der -rhythmus beobachtet.

Laufende Kontrollmaßnahmen

In den ersten postoperativen Stunden ist das *Risiko von Komplikationen* besonders hoch. Diese sind meist durch Nachwirkungen der Narkotika, die Operation selbst oder durch Blutungen aus dem Operationsfeld verursacht. Es ist Aufgabe des Pflegepersonals, den Patienten *sorgfältig und engmaschig* (zunächst viertel-, dann halb- schließlich stündlich) zu *beobachten*, um *Komplikationen frühzeitig zu erkennen*. Letztendlich lassen sich dadurch häufig schwerwiegende Folgen vermeiden.

Die Ergebnisse der Beobachtungen werden auf einem speziellen *Überwachungsbogen* dokumentiert.

Die Kontrollen beziehen sich auf
- *Pulsfrequenz, -rhythmus, -qualität* und *Blutdruck*, um ein(e) Kreislaufinstabilität / -versagen zu erkennen *(siehe auch "Puls- und Blutdruckkontrolle", Seite 128 und 134)*;
- die *Bewußtseinslage*, um O_2-Mangel (löst Unruhe aus), Narkotikaüberhang (Patient ist nicht oder nur sehr schwer weckbar) und Komplikationen im Bereich des Gehirns (zunehmende Eintrübung) zu erkennen; dem Patienten werden Fragen gestellt, deren Antworten Rückschlüsse auf die örtliche und zeitliche Orientierung zulassen;
- die *Hautfarbe*, insbesondere an den Akren, um einen O_2-Mangel im Gewebe zu erkennen;
- *Atemfrequenz, -rhythmus, -geräusche, -beschwerden*, um eine narkotikabedingte Atemdepression oder -insuffizienz festzustellen;
- die *Körpertemperatur*, um Wundinfektionen und andere Entzündungen (z.B. Pneumonie) zu erkennen (*Beachte*: Resorptionsfieber bis 37,8°C ist in den ersten Tagen als physiologisch anzusehen) *(siehe dazu "Resorptionsfieber", Seite 210)*;
- die *motorischen und sensorischen Fähigkeiten*, um evtl. intraoperativ entstandene Verletzungen festzustellen;
- die *Urinausscheidung*, um ein Nieren- / Kreislaufversagen frühzeitig zu erkennen; die *erste Miktion* sollte spätestens 6 - 8 Stunden nach der Operation erfolgen, andernfalls wird der Urin mittels Katheter entnommen (*Beachte*: Die Harnverhaltung kann auch psychische Ursachen haben; hier ist es wichtig, eine vor fremden Blicken geschützte Umgebung zu schaffen, in Extremfällen hilft auch die Injektion eines krampflösenden Mittels);
- das *Wundgebiet*, um Nachblutungen oder Mängel am Verband zu erkennen; bei Operationen im Bauchraum ist eine stündliche Kontrolle des *Bauchumfanges* notwendig; dabei ist es wichtig, immer in derselben Höhe zu messen (Markierung mit wasserfestem Stift);
- *Flüssigkeitszufuhr und -verluste* (einschl. Wundsekret, Magensaft, starker Schweißsekretion), um eine Flüssigkeitsbilanz erstellen zu können *(vgl. "Flüssigkeitsbilanzierung", Seite 100)*; diese gibt Hinweise auf Kreislauf- und Nierenfunktion und erlaubt eine Berechnung der zu ersetzenden Flüssigkeitsmengen; so kann eine Dehydratation des Gewebes verhindert werden;
- die *venösen Zugänge*, um deren Funktion sicherzustellen; paravenöses Einlaufen der Infusionslösung bzw. Entzündungen und Thrombosen sollen frühzeitig erkannt werden;
- *das subjektive Befinden* des Patienten, z.B. auf Schmerzäußerungen, Übelkeit, Schwindel, um Störungen des Allgemeinbefindens zu erkennen.

Prophylaxen

In der postoperativen Phase ist der Patient gefährdet, verschiedene *Sekundärerkrankungen* zu entwickeln. Die entsprechenden Prophylaxen werden in diesem Zusammenhang nur genannt, ausführliche Informationen sind den jeweiligen Kapiteln zu entnehmen.

Die Operation selbst bedingt eine erhöhte Gerinnungsneigung des Blutes; zu diesem *Thromboserisikofaktor* kommen der verlangsamte Blutrückfluß aufgrund des Bewegungsmangels und die Gefäßwandverletzung hinzu.

Der *Thromboseprophylaxe* dienen verschiedene Maßnahmen:
- Frühmobilisation und weitere Mobilisation,
- Tragen von Antithrombosestrümpfen bzw. Wickeln der Beine bei Tag und Nacht,
- auf ärztliche Anordnung subkutane Injektion von blutgerinnungshemmenden Substanzen,
- ausreichende Flüssigkeitszufuhr,

(siehe dazu "Thromboseprophylaxe", Seite 160).

Die Atmung ist nach Operationen meist oberflächlich, insbesondere, wenn Schmerzen im Bauch- oder Brustraum vorliegen ("*Schonatmung*"). Das daraus resultierende *Pneumonierisiko* wird nach einer Intubationsnarkose durch eine vermehrte Sekretion von Bronchialschleim verstärkt. Ein Abhusten des Sekrets wird häufig unterlassen, um Schmerzen zu vermeiden.

Die Atmung bedarf der besonderen Beobachtung. Die *Pneumonieprophylaxe* umfaßt in der Regel:
- Atemübungen,
- atemerleichternde Lagerung,
- Sekretverflüssigung,
- Alkoholabreibung,

(siehe dazu "Pneumonieprophylaxe", Seite 46).

Ein gewisses *Dekubitusrisiko* resultiert aus der reduzierten Schmerzwahrnehmung nach Narkotika- und Analgetikagabe. Hat die Operation eine Immobilität des Patienten zur Folge, so liegt darin ein weiterer Risikofaktor. Maßnahmen der *Dekubitusprophylaxe* sind hier in erster Linie:
- Druckentlastung durch Weich- / Hohllagerung und/oder zweistündliche Umlagerung,
- Sorge für ein trockenes Hautmilieu,
- Mobilisation,

(siehe dazu "Dekubitusprophylaxe", Seite 181).

Soor- und Parotitisgefährdung resultieren aus der Nahrungskarenz. Eine Abwehrschwäche verstärkt die Gefährdung.

Zur *Soor- und Parotitisprophylaxe* werden durchgeführt:
- allgemeine und spezielle Mundpflege,
- Anregung der Kautätigkeit,

(siehe dazu "Soor- / Parotitisprophylaxe", Seite 281).

Das *Risiko*, eine *Kontraktur* zu entwickeln, besteht insbesondere nach Operationen in Gelenknähe, am Bewegungsapparat und bei therapeutischer Ruhigstellung bestimmter Körperteile. Immobilität ist ein weiterer Risikofaktor.

Die *Kontrakturprophylaxe* bezieht sich in der Regel auf:
- Mobilisation,
- Bewegungsübungen,
- regelmäßige Umlagerungen, im Wechsel Streck- und Beugestellung, ggf. auch Lagerung in physiologischer Mittelstellung,

(siehe dazu "Kontrakturprophylaxe", Seite 234).

Des weiteren ist zu beachten, daß jeder Zugang ins Körperinnere (z.B. Wunddrainagen) ein *Infektionsrisiko* darstellt. Insbesondere über die Operationswunde können Keime ins Körperinnere eindringen.

Der *Infektionsprophylaxe* dienen folgende Prinzipien:
- Verbandwechsel unter aseptischen Bedingungen (= *Kautelen*),
- sichere und sterile Fixation von Braunülen, zentralen Venenkathetern, Sonden, Drainagen u.ä.,
- sorgfältige und regelmäßige Katheterpflege,

(siehe dazu "Verhütung von Nosokomialinfektionen", Seite 141).

Unterstützung der Darmfunktion

In der postoperativen Phase kommt es häufig zur *Darmträgheit*. Sie läßt sich auf die Nachwirkung der Narkotika* und Muskelrelaxantien* zurückführen.

Nach Darmoperationen kommen weitere Ursachen wie mechanische Manipulation und Schwellungen an den Darmnähten hinzu.

Aus ärztlicher Sicht wird die Darmträgheit bis zum 2. postoperativen Tag toleriert. Erfolgt auch dann keine Stuhlentleerung, wird am 2. oder 3. Tag meist routinemäßig eine *Anregung der Darmtätigkeit* mittels Einlauf, Klysma, intravenös verabreichten Medikamenten oder Abführmitteln vorgenommen. Mit Einsetzen der Darmperistaltik treten häufig Blähungen auf. Falls diese starke Schmerzen verursachen, werden den Abgang erleichternde Maßnahmen ergriffen *(siehe "Maßnahmen bei Blähungen", Seite 115)*. Weiter gelten die allgemeinen obstipationsprophylaktischen Maßnahmen wie ausreichende Flüssigkeitszufuhr, Bewegung und eine ausgewogene Ernährung *(siehe "Obstipationsprophylaxe", Seite 121).*

Das erste postoperative Abführen stellt eine körperliche Belastung für den Patienten dar. Befindet sich die Operationswunde im Bauch- oder Brustraum, entstehen durch die Betätigung der Bauchpresse Schmerzen. Um diese so gering wie möglich zu halten, wird der Patient angeleitet, mit seinen Händen einen Gegendruck auf die Wunde auszuüben. Sollte er dazu nicht in der Lage sein, muß das Pflegepersonal diese Aufgabe übernehmen; dabei sind Feingefühl und Diskretion selbstverständlich. Ansonsten sollte die Defäkation nach Möglichkeit ungestört und auf der Toilette ermöglicht werden.

Eine postoperative Darmträgheit kann in Ausnahmefällen auch in eine *Darmlähmung* übergehen und zum Darmverschluß (= *Ileus*) führen. Hierbei handelt es sich um ein bedrohliches Krankheitsbild, welches mit heftigen Koliken, Erbrechen und Kreislaufkollaps beginnt. Im weiteren Krankheitsverlauf kommt es zu vollkommenem Stuhl- und Windverhalt, aufgetriebenem Leib mit oder ohne Auftreten von Darmgeräuschen, Aufstoßen und zum Erbrechen von Dünndarminhalt. Weiter lassen sich eine trockene Zunge, Unruhe und Angst beobachten.

Anzeichen eines Ileus sind unverzüglich dem Arzt zu melden. Auch eine ausbleibende Wirkung der Abführmaßnahmen ist stets als Hinweis auf eine Darmlähmung anzusehen.

Die Therapie muß unverzüglich einsetzen und geschieht - je nach Ursache - auf medikamentösem oder operativem Weg.

Unterstützung der Magenfunktion

Neben der Darmlähmung kann es am 2. postoperativen Tag auch zur *Lähmung der Magenmuskulatur* (= *Magenatonie*) kommen. Diese tritt z.B. infolge einer Durchtrennung des Nervus vagus im Magenbereich oder bei Bauchfellentzündung (= *Peritonitis*) auf. Durch die Lähmung kommt es zu Sekretstau, Magenüberdehnung und Reflux*. Folge ist das sog. "Überlauferbrechen". Das Erbrochene kann neben Magensaft auch Galle und Darmsekrete enthalten. Die entleerten Flüssigkeitsmengen müssen gemessen und im Bilanzbogen *dokumentiert* werden.

Sowohl zu prophylaktischen als auch zu therapeutischen Zwecken wird eine *Magensonde* eingelegt; hierüber kann das Magensekret abfließen. Mit dieser Flüssigkeit gehen auch Elektrolyte verloren. Sie müssen entsprechend der ermittelten Laborwerte ebenso ersetzt werden wie die Flüssigkeitsverluste. *(Zum Umgang mit der Magensonde siehe Seite 84.)*

Das *Erbrechen* beeinträchtigt den Operierten zusätzlich. Er zeigt oft tiefliegende Augen, eine trockene, borkige Zunge, hat zusätzliche Schmerzen und Angst. Nicht selten leidet er unter einem Schluckauf. Er bedarf *besonders intensiver Beobachtung und Zuwendung*. Beim Brechvorgang ist Hilfestellung zu leisten. Es ist darauf zu achten, daß der Kranke nicht aspiriert. Das Erbrochene ist auf Menge, Farbe und Beschaffenheit zu beobachten; die Ergebnisse werden dokumentiert *(vgl. "Hilfestellung beim Erbrechen", Seite 83)*.

Brechreiz und Erbrechen können auch durch *Nachwirkung der verabreichten Narkotika* bedingt sein, treten dann jedoch in wesentlich geringerem Ausmaß und nur am OP-Tag auf.

Mobilisation

Die postoperative Mobilisation ist eine im Hinblick auf mögliche Sekundärerkrankungen mehrfach wirksame *Prophylaxe*. Sie sollte bereits am Operationstag einsetzen *(siehe "Frühmobilisation", Seite 160)*.

Insgesamt sollte *so oft und so intensiv wie möglich* mobilisiert werden. Dem sind jedoch gerade in den ersten postoperativen Tagen häufig enge Grenzen gesetzt. Entscheidend für den Umfang der Mobilisationsmaßnahmen sind das Befinden des Operierten, die Art der durchgeführten Operation und die Anordnung des Arztes. Es ist Aufgabe des Pflegepersonals, die *individuellen Möglichkeiten abzuschätzen*. *Hindernisse*, die z.B. durch Infusionsschläuche gebildet werden, können u.U. ausgeschaltet werden. Meist kann der Infusionseinlauf für kurze Zeit unterbrochen und die Braunüle abgestöpselt werden. Zentrale Venenkatheter dürfen, da sie ständig gespült werden müssen, nicht abgestöpselt werden.

Liegende Wundsekretdrainagen, Katheter und ähnliche Ableitungen sind zu beachten. Sie müssen richtig gelagert und sicher fixiert sein. Manipulationen sollten vorsorglich vermieden werden, denn sie lösen Schmerzen aus und können den Patienten gefährden.

Wichtigstes Ziel der postoperativen Mobilisation ist die Thromboseprophylaxe.

Nach Operationen am Bewegungsapparat muß die Mobilisation häufig mit dem *Einüben neuer Bewegungstechniken* kombiniert werden. Hierzu sind Unterstützung und Rat der Krankengymnasten einzuholen.

Eine gute Möglichkeit zur Mobilisation bietet häufig die *Aktivierung* des Operierten *bei der Körperpflege*.

Die verschiedenen Möglichkeiten der Mobilisation sind im Kapitel "Sich Bewegen", Seite 241, beschrieben.

Körperpflege

Das Ausmaß der *Hilfsbedürftigkeit* nach einer Operation ist sehr unterschiedlich; es ist sowohl von der Art der durchgeführten Operation als auch vom Zustand und Befinden des Kranken abhängig. Nach großen Operationen ist der Patient oft zu geschwächt, um bei der Körperpflege mitzuhelfen. In diesen Fällen wird sie zunächst komplett vom Pflegepersonal übernommen. Es sollte *auch zwischendurch* an erfrischende Abwaschungen des Gesichts und der Hände gedacht werden. Bei Fieber kann das Wohlbefinden durch kühle Waschungen gefördert werden.

Die Unterstützung bei der Körperpflege bietet häufig eine *gute Möglichkeit zur Mobilisation* und zur Krankenbeobachtung.

Ernährung

Die postoperative Ernährung wird in erster Linie *durch die Art der durchgeführten Operation* bestimmt. Entscheidend ist, ob das Bauchfell eröffnet wurde und ob an den Verdauungsorganen operiert wurde. Ist dies der Fall, so muß über mehrere Tage *Nahrungskarenz* eingehalten werden. In dieser Zeit können die Operationsnähte ungestört verheilen und die Verdauungsorgane ihre Funktion langsam wieder aufnehmen. Bis dahin wird der Kranke *parenteral** ernährt.

Operationen im Bereich der Speiseröhre und des Darms erfordern eine bis zu achttägige Nahrungskarenz; die genaue Karenzdauer wird jeweils durch Arztanordnung festgelegt.

Die *orale Flüssigkeitszufuhr* wird in den ersten postoperativen Tagen in der Regel auf eine bestimmte Menge begrenzt. Die zusätzlich notwendige Flüssig-

keitsmenge wird dann über intravenös verabreichte Infusionslösungen zugeführt. Um das Austrocknen von *Lippen und Mundschleimhaut* zu verhindern, werden diese mehrmals täglich mit tee- und wassergetränkten Tupfern angefeuchtet. Alternativ können auch Pagavit - Stäbchen oder synthetischer Speichel verabreicht werden. Dem Patienten wird geholfen, die erlaubte Trinkmenge gleichmäßig über den Tag / die Nacht zu verteilen; so wird auch das Durstgefühl reduziert.
Nach Operationen außerhalb der Verdauungsorgane kann wenige Stunden nach der Operation mit der oralen Flüssigkeitsaufnahme begonnen werden. Voraussetzung ist, daß der Operierte ansprechbar ist und keinen Brechreiz verspürt. Am Operationstag werden in der Regel nur kleine Mengen Tee verabreicht. Bei weiterhin komplikationslosem Verlauf können die Getränke entsprechend dem Durstgefühl angeboten werden. Zusätzlich erhält der Patient *flüssige Kost*, d.h. nährstoffhaltige Flüssigkeiten wie Suppen und Milchgetränke. Sobald die Darmtätigkeit eingesetzt hat, kann der Kranke *leichte Kost* zu sich nehmen. Zeichen für die eingesetzte Darmtätigkeit sind Windabgang und Geräusche über dem Abdomen. Nach Absetzen des ersten postoperativen Stuhls kann *normale Kost* aufgenommen werden.

Wundversorgung

Die Versorgung der Operationswunde erfolgt immer unter sorgfältiger Berücksichtigung der hygienischen Prinzipien. Die Regeln der *Asepsis* sind einzuhalten, um eine Wundinfektion zu vermeiden. Liegt bereits eine Wundinfektion vor, gilt es, eine weitere Ausbreitung zu verhindern. *Wundinfektionen* führen zur Störung der Wundheilung, verursachen Schmerzen und beeinträchtigen das Allgemeinbefinden des Patienten. Häufig wird die Dauer des Krankenhausaufenthaltes durch sie verlängert.
Während der **Wundheilung** kommt es zur Neubildung von Kapillaren, zur Vermehrung von Bindegewebs- und Epithelzellen sowie zur Bildung von kollagenen Fasern. Es werden zwei Verlaufsformen der Wundheilung unterschieden:
 Die **primäre Wundheilung** ist durch ein direktes, komplikationsloses Miteinanderverkleben der Wundränder innerhalb von 4 - 6 Tagen nach der Operation gekennzeichnet. Die Narbe ist zart und meist strichförmig.
 Der Verlauf der primären Wundheilung kann bei allen (prä-, intra- und postoperativ) nicht infizierten Wunden beobachtet werden.
 Zur **sekundären Wundheilung** kommt es durch Infektionen, Quetschung der Wundränder und ähnliche Manipulationen, die vor, während oder nach der Operation erfolgen können. Folglich ist die Wundheilung verzögert. Es kommt zwischen den Wundrändern zur verstärkten Narbenbildung. Die Narbe ist entsprechend verbreitert und unregelmäßig.

Zur Durchführung des Verbandwechsels siehe "Verbandwechsel bei aseptischen / septischen Wunden", Seite 144.

Umgang mit Drainagen

Unter einer *Drainage* versteht man die Ableitung von Flüssigkeitsansammlungen (z.B. von Wundsekret) aus einer Körperhöhle bzw. aus einer Wunde. Dazu wird ein Abzugsrohr, auch *Drain* genannt, in das zu entwässernde Gebiet eingeleitet.
Spezielle Drainagen, z.B. die *Bülau-Drainage*, dienen dem Absaugen von Luft oder Blut aus dem Pleuraraum.
Als **Drain** wird ein Gummi- oder Kunststoffschlauch bzw. ein Glasröhrchen oder ein Gazestreifen verwendet.
Häufig wird während der Operation ein Drain in das Wundgebiet eingelegt. Er kann offen im Wundverband enden. Meist wird er jedoch zur Verbesserung der Wundsekretableitung an ein Saugsystem angeschlossen (**Sog-Drainage**, z.B. Redon-Drainage). Es handelt sich um Beutel oder Flaschen, in denen sich ein *Vakuum* oder *Unterdruck* befindet. Die Stärke dieses Unterdrucks läßt sich regulieren. Ein zu starker Sog kann Schmerzen verursachen, ein zu geringer zum Sekretstau in der Wunde führen.
Alternativ zur Sogdrainage kann das Wundsekret auch mittels **Heber-Drainage** abgeleitet werden. Die Wirkung der Heberdrainage wird letztendlich durch den Gewebedruck und die Schwerkraft verursacht. Aufgrund des Druckgefälles von der Wunde zum *tieferliegenden* Auffangbehälter fließt das Sekret ab. Voraussetzung ist, daß ein stetiges Gefälle von der Wunde zum Auffangbehälter besteht, oder daß der Schlauch immer vollständig mit Flüssigkeit gefüllt ist.
Für den Umgang mit liegenden Drainagen gelten folgende Richtlinien:
- Fixation des Drains an der Austrittsstelle überprüfen;
- Drainageschlauch durchkneten, damit er nicht verstopft;
- auf Anzeichen eines Drainverschlusses (Schmerzen, gespannte Naht, kein Sekretabfluß, an der Drainageaustrittsstelle feuchter Verband) achten;
- Sogdrainage am Bett befestigen;
- bei Sogdrainage die Unterdruckanzeige mindestens 4 mal täglich kontrollieren;
- bei Heberdrainage Gefälle von der Wunde zum Auffangbehälter kontrollieren;
- ableitende Schläuche müssen durchgängig sein, dürfen nicht geknickt und nicht gezogen werden;
- vor Manipulationen an der Wunddrainage erfolgt immer eine hygienische Händedesinfektion;
- Wechsel des Sekretauffangbehälters erfolgt, wenn dieser $1/3$ gefüllt ist;
- bei Wechsel des Sekretauffangbehälters auch das abführende Schlauchsystem auswechseln, dabei den Drain oberhalb der Verbindungsstelle abklemmen;
- neue Ableitungen müssen steril sein;

- Kontrolle des Wundsekrets auf Menge, Farbe, Konsistenz und Beimengungen, anschließend Dokumentation der Feststellungen;
- Auffälligkeiten sofort dem Arzt melden;
- Flüssigkeits- und Elektrolytverluste müssen ersetzt werden;
- ein Verbandwechsel an der Drainaustrittsstelle erfolgt unter aseptischen Bedingungen (*Eintrittspforte für Keime!*);
- bei freiendenden Drainagen erfolgen Wundkontrolle und Verbandwechsel häufiger, evtl. muß die Wundumgebung mit Salben vor Sekretbenetzung geschützt werden;
- während der Mobilisation für eine sichere Fixation des Drainagesystems sorgen.

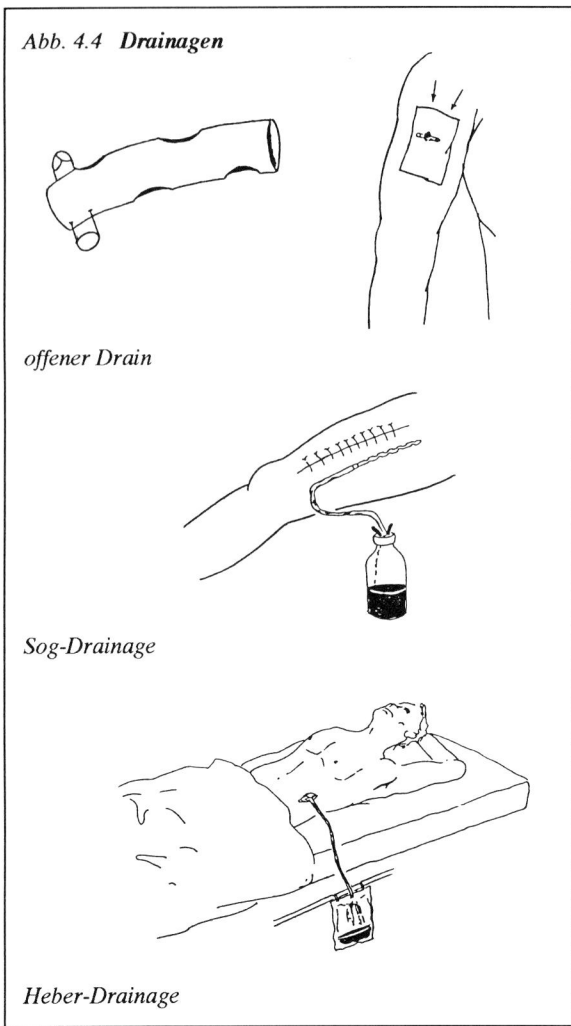

Abb. 4.4 **Drainagen**

offener Drain

Sog-Drainage

Heber-Drainage

Der Kranke hat bzgl. der Wunddrainage ein besonderes *Informationsbedürfnis*. Nicht selten lösen der Anblick des Ableitungsschlauches und des Wundsekrets beim Operierten Angst, Unsicherheit und/oder Ekel aus. Mancher fürchtet, den Schlauch aus der Wunde zu ziehen, und hat deshalb Angst, sich zu bewegen oder einzuschlafen.

Neben der patientengerechten *Aufklärung* bzgl. der Funktion des Drains ist es angezeigt, den Kranken im Umgang mit der Drainage *anzuleiten*. Er sollte wissen, wie er die Auffangvorrichtung während des Aufstehens sicher fixiert.

Ansonsten wird der Auffangbehälter so fixiert, daß er sich nicht im direkten Blickfeld des Kranken befindet. Der Wechsel erfolgt möglichst unauffällig.

Der Operierte wird aufgefordert, sich bei Auftreten von Schmerzen sofort zu melden.

Spezielle Lagerungen

Einige Operationen erfordern spezielle Lagerungen.

Nach Operationen an den Extremitäten geht es in der Regel um eine therapeutische Ruhigstellung. Sie erfolgt mittels *Schienenlagerung*, *Gipsverband* oder *Extensionsbehandlung* (= mechanische Streckung mit anschließender Ruhigstellung langer Röhrenknochen).

Allgemeine pflegerische Überwachungsmaßnahmen sind notwendig, um die Entstehung lagerungsbedingter Komplikationen zu bemerken (Sie können im Rahmen dieser Abhandlung nur exemplarisch angedeutet werden).

Die Überwachungsmaßnahmen beziehen sich auf

- die periphere Durchblutung: Beobachten der Hautfarbe unter dem Nagelbett, Fühlen der Hauttemperatur, Befragen des Patienten nach Schmerzen;
- die sensiblen und sensorischen Fähigkeiten: Prüfen der Oberflächensensibilität durch Streichungen der Haut oder durch Temperaturreize;
- die motorischen Fähigkeiten: Prüfen der Beweglichkeit von Fingern und Zehen;
- den Sitz der Schiene: Überprüfen, ob Schiene und darauf gelagerter Körperteil nicht verrutscht sind;
- die Polsterung: sind aufliegende Körperteile, insbesondere die Fersen und die Abschlußkante am Oberschenkel ausreichend abgepolstert oder zeigen sich Druckstellen bzw. Einschnürungen der Haut;
- Schmerzäußerungen des Patienten: gezieltes Befragen des Patienten und Beobachten seines Gesichtsausdruckes (schmerzverzogen?).

Die Abbildung 6.32 auf Seite 240 zeigt die üblicherweise verwendeten Schienen.

Nach Operationen an der Schilddrüse wird der Kranke, sofern er ansprechbar ist, in *sitzender / halbsitzender Haltung* gelagert, der Kopf wird durch eine Nackenrolle oder ein kleines Kissen unterstützt. Dadurch werden der Abfluß des Wundsekrets und die Atmung erleichtert.

Nach Operationen im Bereich der Lunge wird, sobald der Patient ansprechbar ist, das *Kopfende des Bettes schrittweise höhergestellt*, bis nach ca. 5 Stunden die sitzende Position erreicht ist. Die sitzende Position wechselt dann zweistündlich mit der Seitenlage. Nach *Entfernung eines gesamten Lungenflügels* erfolgt diese auf der operierten Seite; dadurch ist der gesunde Lungenflügel frei von Einengungen und kann sich ungehindert entfalten. Wurden nur *Teile eines Lungenflügels* entfernt, erfolgt die Lagerung auf der gesunden Seite; so wird die Entfaltung der operierten Lungenhälfte erleichtert (*vgl. "Lagerung nach Lungenoperation", Seite 48*).

Nach Operationen an peripheren* Gefäßen werden die Extremitäten so gelagert, daß ihre Durchblutung gefördert wird. Nach Operationen an den *Arterien* wird die Extremität tief, nach Operationen an den *Venen* hoch gelagert.

Operationen in der Analregion erfordern eine *lokale Druckentlastung*. Sie wird durch Hohllagerung erzielt. Günstig ist der Einsatz einer Schaumstoffplatte, die entsprechend großzügig ausgeschnitten wird.

4.7 Thrombose / Embolie

4.7.1 Begriffserklärungen

Der Begriff "*Thrombose*" kommt aus dem Griechischen, von "*thrombosis*" und meint übersetzt Blutgerinnung.

Als Thrombose wird eine *intravasale* Blutgerinnung* im lebenden Organismus bezeichnet. Sie führt hier zur Bildung eines Blutpfropfs (= *Thrombus*) und somit zum partiellen oder kompletten *Gefäßverschluß*.

Ein Thrombus bildet sich wesentlich häufiger in den Venen als in den Arterien.

Arterielle Thrombosen sind lebensbedrohlich, weil das hinter dem Thrombus liegende Gewebe nicht mehr mit O_2 versorgt wird. Da arteriellen Thrombosen durch pflegerische Maßnahmen nicht vorgebeugt werden kann, werden sie in diesem Zusammenhang nicht weiter thematisiert.

Venöse Thrombosen werden lebensbedrohlich, wenn sich der *Thrombus* löst und als *Embolus* (= auf dem Blutweg verschleppter Thrombus) in der arteriellen Strombahn des Lungenkreislaufs steckenbleibt.

Bei der **Lungenembolie** handelt es sich also um den embolischen Verschluß eines Lungenarterienastes durch einen Thrombus. Bei über 90% der Fälle stammt der Thrombus aus den tiefen Venen der unteren Extremitäten oder des Beckens.

Die Lungenembolie stellt aufgrund der akuten Rechtsherzbelastung ein schweres Krankheitsbild dar; in 10% der Fälle wird das hinter dem Gefäßverschluß liegende Lungengewebe nicht mehr ausreichend durchblutet. Zu einer mehr oder weniger ausgeprägten *Rechtsherzbelastung* kommt es infolge einer plötzlichen Druckerhöhung im Lungenkreislauf. Das Ausmaß des Krankheitsgeschehens wird durch die Größe des Embolus bestimmt. Es kommt zu *Thoraxschmerzen, Tachykardie* und *erschwerter Atmung*. Bei großen Embolien kommt es zusätzlich zur *Zyanose*, zum *Schock* und zum *Rechtsherzversagen*.

Die Lungenembolie ist eine der *gefährlichsten Komplikationen nach Operationen und Entbindungen*. In den alten Bundesländern der BRD sterben jährlich ca. 25.000 Menschen an der Lungenembolie.

Als Spätkomplikation einer tiefen Beinvenenthrombose tritt häufig das sogenannte **Postthrombotische Syndrom** auf. Das postthrombotische Syndrom wird heute auch als *chronisch venöse Insuffizienz der Venen* bezeichnet. Durch die unvollständige Auflösung des Thrombus kommt es zum venösen Stau und/oder zur Zerstörung des Venenklappenapparates; Unterschenkelödeme und sekundäre Varizen sind die Folge. Der Betroffene leidet unter Spannungs- und Schweregefühl sowie unter leichter Ermüdbarkeit des betroffenen Beines. Bei banalen Verletzungen bildet sich schnell ein Unterschenkelgeschwür (= *Ulkus cruris venosum*); dieses heilt nur schlecht ab.

4.7.2 Allgemeines Grundwissen

An der Entstehung von Blutgerinnseln und der dadurch bedingten Verlegung eines Blutgefäßes sind verschiedene Faktoren beteiligt. Um dieses Geschehen verstehen zu können, sind grundlegende Informationen über den Blutkreislauf, die Blutgerinnung und die Strömungsverhältnisse erforderlich.

Der Blutkreislauf

Auf das komplexe Thema Blutkreislauf kann in diesem Rahmen nur punktuell eingegangen werden.

Aufgabe des Blutkreislaufes ist es, jede einzelne Körperzelle mit den für ihren Stoffwechsel benötigten Substanzen zu versorgen und von den Abbauprodukten zu entsorgen.

Der Blutkreislauf ist ein geschlossenes System. Als "*Pumpen*" dienen das rechte und das linke Herz. Sie sorgen für den Blutauswurf in die Lungen und in den Körperkreislauf.

Das *linke Herz* pumpt das mit Sauerstoff angereicherte Blut in die große Körperschlagader, die *Aorta*. Von hier aus verteilt sich das Blut über parallel geschaltete und sich ständig verzweigende Gefäße über den gesamten Organismus bis hin zu jeder einzelnen Zelle. Die sehr engen Gefäße nennt man Arteriolen. Sie gehen über in die arteriellen Schenkel der *Kapillaren**, welche jede Zelle netzartig umspülen. Hier findet der *Stoff- und Gasaustausch zwischen Blut und Zellen* statt. Der arterielle Schenkel der Kapillaren führt in erster Linie Nährstoffe und Sauerstoff zu den Zellen; der venöse Schenkel transportiert die Stoffwechselendprodukte, vor allem Wasser, Kohlendioxid und saure Schlackenstoffe, von den Zellen weg *(siehe Abb. 7.2 "Der Stoffaustausch", Seite 267)*. Das Blut gelangt von den venösen Kapillarschenkeln in die kleinsten venösen Gefäße, die Venolen. Diese gehen in immer größer werdende Gefäße, die Venen, über. Letztendlich sammelt sich das Blut in der oberen und der unteren Hohlvene, die in den rechten Vorhof des Herzens münden. Vom *rechten Vorhof* wird das Blut in die *rechte Herzkammer* gepumpt. Von hier gelangt es über die Lungenschlagader in den zwischengeschalteten Lungenkreislauf. Dort findet zwischen den Kapillaren und Alveolen der Gasaustausch, die äußere Atmung, statt *(siehe "Anatomisch-physiologische Grundlagen der Atmung", Seite 34)*.

Das mit Sauerstoff angereicherte Blut gelangt über die Lungenvenen zum linken Vorhof und von dort zur *lin-*

ken Herzkammer. Diese wirft durch Kontraktion das Blut in die Aorta aus.

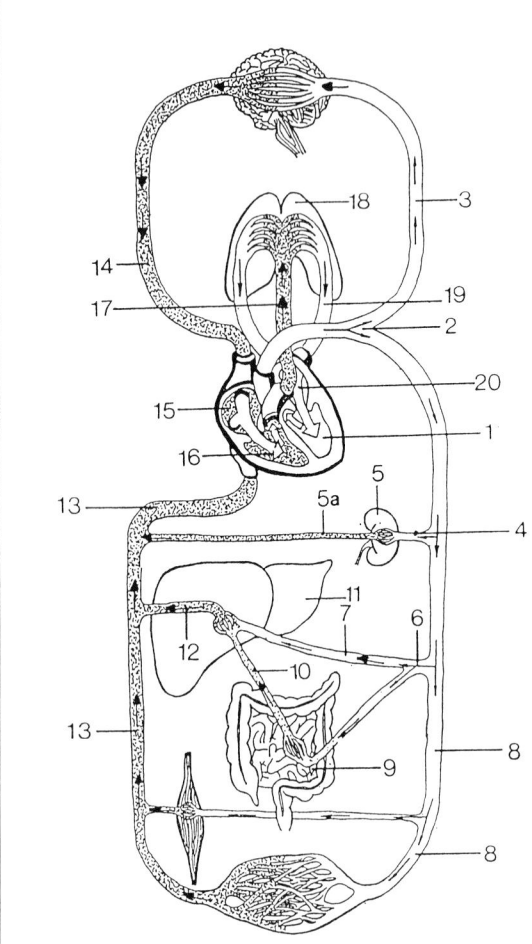

Abb. 4.5 Schematischer Blutkreislauf
1. *Linke Herzkammer*
2. *Aorta*
3. *Arterien für die oberen Extremitäten und den Kopf*
4. *Nierenarterie*
5. *Niere*
5a. *Nierenvene*
6. *Bauchhöhlenarterie*
7. *Leberarterie*
8. *Arterie für das kleine Becken und die unteren Extremitäten*
9. *Magen, Darm*
10. *Pfortader*
11. *Leber*
12. *Lebervene*
13. *Venen aus den unteren Extremitäten, dem kleinen Becken und allen Bauchorganen (münden in die untere Hohlvene)*
14. *Venen aus dem Kopf und den oberen Extremitäten (münden in die obere Hohlvene)*
15. *rechter Herzvorhof*
16. *rechte Herzkammer*
17. *Lungenarterie*
18. *Lunge*
19. *Lungenvene*
20. *Linker Herzvorhof*

Die Strömungsverhältnisse im Gefäßsystem

Die Strömungsverhältnisse in den Blutgefäßen haben Einfluß auf das thrombo-embolische Geschehen, also sowohl auf die Entstehung als auch auf die Verschleppung (*Embolisierung*) eines Thrombus.

Eine verringerte Fließgeschwindigkeit begünstigt die Entstehung eines Thrombus. Dies erklärt auch den häufigeren Befall der Venen gegenüber den Arterien, denn die mittlere *Strömungsgeschwindigkeit* beträgt in den großen Arterien 20 cm/s, in den Venen 12 cm/s. Auch in erweiterten Gefäßen, wie sie bei *Varizen* (Krampfadern), *Aneurysmen* (Ausweitung der Wand eines arteriellen Gefäßes) oder bei erweiterten Herzvorhöfen vorliegen, fließt das Blut langsamer. Eine insgesamt verringerte Fließgeschwindigkeit findet sich *bei Menschen mit insuffizientem* (leistungsschwachem) *Herzen*. Die Kraft des Herzens reicht nicht mehr aus, um das venöse Angebot aufzunehmen (Rechtsherzinsuffizienz), und/oder um es in den arteriellen Kreislauf auszuwerfen (Linksherzinsuffizienz); die Fließgeschwindigkeit des Blutes in der Peripherie verringert sich entsprechend.

Im venösen Gefäßsystem finden wir einen geringeren Druck; im Bereich der Arme und der Beine sowie der abhängigen Rumpfabschnitte wird der *venöse Rückstrom zusätzlich erschwert*, weil das Blut gegen die Schwerkraft zum Herzen fließen muß. An der Innenwand der Venen befindliche Venenklappen sichern - wie ein Ventil - den Blutrückfluß zum Herzen hin.

Der Unterstützung des **venösen Rückstroms** dienen drei Mechanismen:

a) *Die Druck-Saug-Pumpe der Einatmungstechnik*
Der Unterdruck im Brustraum übt eine Sogwirkung auf die im Thorax liegenden Venen aus. Diese dehnen sich und saugen das Blut aus den angrenzenden Venen an. Der Mechanismus wird bei der Einatmung verstärkt. Gleichzeitig kommt es durch die Zwerchfellsenkung während der Einatmung zur Druckerhöhung im Bauchraum, wodurch das Blut von dort in Richtung Brustkorb gedrückt wird.

b) *Sogwirkung durch die Herzaktion*
Durch die Herzarbeit, vor allem in der Phase der Diastole *(siehe "Blutdruck", Seite 132)*, wird das Blut in den großen Hohlvenen vom Herzen angezogen.

c) *Muskelpumpe und Arterienpuls*
Zieht sich ein Skelettmuskel zusammen, wie dies bei jeder Muskelarbeit der Fall ist, verdickt sich der Muskelbauch und drückt auf die umliegenden Venen. Diese werden sozusagen "ausgepreßt", das Blut wird in Richtung Herz gedrückt. Auch der Druck des benachbarten Arterienpulses pumpt das Blut in den Venen von Abschnitt zu Abschnitt.

Es wird deutlich, daß jede Form der körperlichen Betätigung über alle drei genannten Mechanismen den venösen Blutfluß unterstützt.

Die Blutgerinnung

Die Blutgerinnung ist ein physiologischer Schutzmechanismus. Sie verhindert das Verbluten bei Verletzungen. Der Vorgang der Blutgerinnung läuft in mehreren Stufen ab. Beteiligt sind 13 **Gerinnungs-**

faktoren, die in einer Kettenreaktion wirken. Fehlt einer der Faktoren (z.B. bei der Bluterkrankheit), so ist die gesamte Blutgerinnung gestört. Bei Verletzungen besteht die Gefahr, zu verbluten.

Neben den Gerinnungsfaktoren spielen die *Thrombozyten* (Blutplättchen) eine entscheidende Rolle; sie sorgen für die erste Blutstillung. Sobald eine Gefäßinnenhaut verletzt wird, bleiben an dieser Stelle die Thrombozyten haften und ballen sich zusammen: So kann das Blut nicht aus dem Gefäß austreten, die Blutung ist vorläufig gestillt. Dieser Vorgang wird durch die gleichzeitige Kontraktion der umliegenden Blutgefäße und zunehmende Klebrigkeit der Thrombozyten unterstützt. Dieser sog. "weiße Thrombus" dient jedoch lediglich der vorläufigen Blutstillung. Die Bildung eines "roten", nicht mehr aufzulösenden Thrombus, setzt gleichzeitig ein. Mit der Verletzung des Gewebes und der Gefäßinnenhaut werden in einer Reaktionskette die ersten Gerinnungsfaktoren durch die Bildung der *Gewebs-* und der *Blutthrombokinasen* aktiviert und freigesetzt. Unter dem Einfluß von *Kalzium-Ionen* (Gerinnungsfaktor IV) beginnt jetzt die erste Hauptphase der Blutgerinnung: *Prothrombin* (Faktor II) wird zu *Thrombin* umgewandelt. Im Anschluß daran bildet in der zweiten Hauptphase Thrombin das im Blut vorhandene Fibrinogen zu dem eiweißspaltenden Enzym *Fibrin* um. Die einzelnen Fibrinfäden bilden das Gerüst des Gerinnsels: sie bewirken eine bleibende Zusammenlagerung der Thrombozyten, indem sie sich zusammenziehen und ein Gerüst um den weißen Thrombozyten-Thrombus bilden. In diesem Gerüst setzen sich zwischen den einzelnen Fibrinfäden weiter rote und weiße Blutkörperchen sowie Thrombozyten aus dem strömenden Blut fest. Jetzt bildet sich der rote, endgültige Blutpfropf; man spricht von der *irreversiblen Thrombozytenaggregation*. Die Blutgerinnung ist abgeschlossen. Wird der Thrombus nicht mehr zur Abdichtung einer Blutungsquelle benötigt, erfolgt seine *Auflösung durch körpereigene Substanzen*.

Das Ferment *Plasminogen*, eine Vorstufe des fibrinauflösenden *Plasmins*, wird unter bestimmten Voraussetzungen aktiviert und führt zur Auflösung des Fibrins (= *Fibrinolyse*). Außerdem verfügt der menschliche Organismus über natürliche gerinnungshemmende Substanzen; die wichtigsten sind die *Antithrombine* und das *Heparin*. Letzteres kann in alle Gerinnungsphasen eingreifen, vor allem verzögert es die Bildung von Thrombin aus Prothrombin und hemmt die Wirkung von Thrombin auf Fibrinogen.

Aufgrund der physiologischen Mechanismen zur Gerinnungshemmung und -auflösung entwickelt sich beim Gesunden keine Thrombose von klinischer Bedeutung.

4.7.3 Krankheitsbilder
Entstehung einer Thrombose

Zur Entstehung einer Thrombose tragen mehrere Faktoren bei. Die wesentlichen wurden bereits 1856 von dem Pathologen *Rudolf Virchow* beschrieben und sind auch heute noch als die **"Thrombogene Funktionstrias"** gültig.

Demnach entsteht eine Thrombose auf dem Boden folgender Veränderungen:

a) **Veränderung der Gefäßwand**

Sie kann *entzündlich* (Phlebitis), *degenerativ** (Arteriosklerose*), *traumatisch* (Unfall, OP), *hyperergisch* oder *allergisch* (Allergene) bedingt sein. Zu Gefäßwandverletzungen kommt es auch durch den intravasalen Kontakt mit nicht blutneutralen Oberflächen. Dies sind z.B. Venenkatheter und Braunülen.

An der beschädigten Gefäßwand bleiben die Thrombozyten haften und ballen sich zusammen. Gleichzeitig werden vermehrt Gerinnungsfaktoren ausgeschüttet und zur verletzten Stelle transportiert. Es bildet sich rasch ein Thrombus.

Die Veränderung der Gefäßwand ist der wesentliche Faktor bei der *Entstehung von arteriellen Thrombosen*. Diese führen z.B. zum Schlaganfall oder Herzinfarkt.

b) **Erhöhte Gerinnungsneigung des Blutes (Hyperkoagulabilität)**

Hierbei handelt es sich um eine *Störung* des Zusammenspiels von *Gerinnungs-* und *Thrombolysesystem*. Die Thrombinfreisetzung und Fibrinbildung sind gesteigert. Die Konzentration von Antithrombin III, dem physiologischen Thrombininaktivator des Blutes, ist verringert, die Zähigkeit (Viskosität) des Blutes erhöht.

Die *Hyperkoagulabilität* tritt in Situationen, in denen ein Blutungsrisiko vorliegt, als physiologischer Schutzmechanismus auf. Bei gleichzeitig bestehender *Strömungsverlangsamung* kommt es jedoch u.U. zur Thrombose.

Eine erhöhte Gerinnungsneigung des Blutes findet man:
- nach großen Operationen, insbesondere nach Prostata-, Blasen-, Milz- und Darmoperationen;
- bei Verletzungen mit größeren Gewebszerstörungen;
- bei großflächigen Verbrennungen;
- gegen Ende der Schwangerschaft, insbesondere in Kombination mit Bettruhe;
- nach einer Entbindung;
- bei hormoneller Antikonzeption (Empfängnisverhütung) im Zusammenhang mit Bettruhe und Operation;
- bei virusbedingten Infektionskrankheiten;
- bei bösartigen Tumorerkrankungen;
- bei Cortisontherapie bzw. Morbus Cushing*;
- bei Störungen der Blutgerinnung;

- bei Mangel an Antithrombin III, z.B. postoperativ oder bei Frauen, die rauchen und Östrogene (Antibabypille) einnehmen;
- nach plötzlichem Abbruch einer thrombolytischen Therapie oder einer Antikoagulantientherapie*.

c) **Verlangsamung der Strömungsgeschwindigkeit**
Zu einer verlangsamten Blutströmung kommt es, sobald die *Muskel - Venen - Pumpe* an den Extremitäten nur wenig oder gar nicht betätigt wird. Dies bezieht sich insbesondere auf den venösen Blutrückfluß aus den Beinvenen, denn hier erfolgt der Blutstrom quasi "bergauf". *Thrombosegefährdet* sind diesbezüglich alle immobilen Menschen, wobei die *Immobilität* durch allgemeine Schwäche, Bettruhe, postoperativen Zustand, Lähmungserscheinungen, Gips- oder Schienenlagerung und andere Erscheinungen bedingt sein kann.

Ebenso führt ein *mangelhaftes Pumpvermögen des Herzens* (Herzinsuffizienz) zur Verlangsamung des venösen Rückstroms.

Eine *lokale Strömungsverlangsamung* findet sich bei erweiterten Venen, den sogen. Krampfadern (= *Varizen*). Die Venenklappen, die an sich das Zurückfließen des Blutes verhindern, verschließen das Gefäßlumen nicht mehr vollständig, es kommt zum Zurückfließen des Blutes oder zu Wirbelbildungen im Bereich der Venenklappen. Fehlt zusätzlich die Muskelvenenpumpe, steigt das Thromboserisiko enorm an.

Ist der Blutstrom stark verlangsamt oder kommt er zum Stillstand, spricht man von der Blutstockung oder *Stase*. Sie wirkt auf verschiedene Weise thrombosefördernd:
- die mechanische Wirkung - im Sinne einer mitreißenden Kraft - des strömenden Blutes auf einen sich bildenden Thrombus ist verringert; der Thrombus kann fast ungestört wachsen;
- zugleich gelangen weniger gerinnungshemmende Stoffe des Blutes an den Ort der Thrombenbildung, so daß eine Neutralisation nicht gegeben ist;
- die Thrombozyten können bei langsamer Blutströmung leichter an einer verletzten Gefäßwand haften bleiben.

Zum verlangsamten Blutfluß und zur Ausbildung von Krampfadern in den Beinvenen kann es auch während der fortgeschrittenen *Schwangerschaft* kommen. Hier wird - zugunsten der verbesserten Entsorgung der Beckenorgane - die Entsorgung der Vena iliaca externa, die das Blut aus den Oberschenkelvenen aufnimmt, gedrosselt. Außerdem kommt es durch den erhöhten Druck im Bauchraum zur Kompression der unteren Hohlvene.

Bei den *venösen Thrombosen*, auf die sich die folgenden Aussagen beziehen, stehen die *verlangsamte Strömungsgeschwindigkeit* und die *Hyperkoagulabilität* im Vordergrund, bei den *arteriellen Thrombosen* ist es die *Gefäßwandveränderung*.

Disposition und Risikofaktoren

Neben den oben genannten Ursachen begünstigen erfahrungsgemäß folgende Faktoren das Entstehen einer Thrombose:
- höheres Lebensalter;
- überdurchschnittlich hohes Körpergewicht;
- Immobilität;
- Krampfadern (= *Varizen*);
- Schwangerschaft und Geburt;
- hormonelle Empfängnisverhütung (Ovulationshemmer);
- erhöhte Viskosität des Blutes durch Vermehrung der Blutkörperchen, z.B. bei Polyglobulie* und Polyzythämie* (der Anteil der zellulären Blutbestandteile ist erhöht, das Blut wird zähflüssig);
- Hämokonzentration (= Konzentrierung der festen Blutbestandteile in wenig flüssigem Blutvolumen), die infolge erhöhter Flüssigkeitsverluste auftritt, z.B. bei
    - vermehrter Urinausscheidung durch Gabe entsprechender Medikamente (= *Diuretika*),
    - anhaltenden Durchfällen (= *Diarrhoe*),
    - anhaltendem Erbrechen (= *Emesis*),
    - stark reduzierter Flüssigkeitsaufnahme,
    - großflächigen Verbrennungswunden;
- postoperativer Zustand und ausgedehnte Traumen;
- Gefäßkrankheiten, insbesondere Entzündungen;
- bösartige Tumorerkrankungen;
- früher durchgemachte Thrombose.

Einteilung venöser Thrombosen entsprechend der Lokalisation

Die Einteilung venöser Thrombosen entsprechend ihrer Lokalisation bietet sich aufgrund der unterschiedlichen Komplikationen an.

a) **Thrombose der oberflächlichen Venen**
Sie entsteht häufig bei sackartig erweiterten, geschlängelten Venen, den sogen. Krampfadern. In ca. 90% der Fälle sind die oberflächlichen Venen im Bereich der unteren Extremitäten betroffen. Wesentlich seltener sind die oberflächlichen Venen der oberen Extremitäten betroffen.

Da das Blut in den engen oberflächlichen Venen relativ langsam fließt, ist es unwahrscheinlich, daß ein hier lokalisierter Thrombus durch das strömende Blut losgerissen und verschleppt wird. Der Thrombus füllt das gesamte Gefäßlumen aus und wächst an der Gefäßwand fest. Das hierdurch entstandene Strömungshindernis wird durch Ausbildung von Umgehungskreisläufen (= *Kollateralkreisläufen*) überwunden. Das Embolierisiko ist gering.

Symptome der Thrombose einer oberflächlichen Vene sind:
- lokalisierter Schmerz einer strangförmig verdickten subkutanen Vene;

- häufig Entzündungszeichen wie Rötung und Überwärmung;
- evtl. bläuliche Verfärbung mit umschriebener Schwellung.

Geht die Thrombose mit einer gleichzeitigen Entzündung der Venenwand einher, wird sie als Thrombophlebitis superficialis bezeichnet.

b) **Thrombose der tiefliegenden Venen (= *Phlebothrombose*)**

Auch die Thrombose der tiefliegenden Venen betrifft überwiegend die unteren Extremitäten. Häufig liegt der Ausgangspunkt der Thrombose im Unterschenkel; von hier wächst der Thrombus weiter nach proximal (= rumpfwärts) an. Es kann sogar zu einer aufsteigenden *Beckenvenenthrombose* kommen. Da die tiefliegenden Venen einen größeren Gefäßquerschnitt aufweisen und das Blut dort mit höherer Strömungsgeschwindigkeit fließt, ist das **Embolierisiko** relativ hoch. Diese Form der Thrombose verläuft oft *symptomarm* und wird dadurch nicht erkannt.

An *Phlebothrombose* erkrankten Patienten wird meist - entscheidend ist die Lokalisation des Thrombus - für ca. 2 Wochen die Hochlagerung beider Beine und strenge Bettruhe verordnet, damit jede Druckerhöhung im Gefäßsystem, die eine Lösung des Thrombus provozieren könnte, vermieden wird. Des weiteren beziehen sich die therapeutischen Maßnahmen auf das Verhindern eines Thrombuswachstums und die Auflösung / Entfernung des Thrombus. Auch Spätschäden, die zur Ausbildung des sogen. postthrombotischen Syndroms führen, sollen verhindert werden.

Nach 2-3 Wochen ist der Thrombus i.d.R. mit der Gefäßwand verwachsen, so daß die Emboliegefahr nicht mehr besteht und der Kranke mobilisiert werden kann.

Erkennen einer Thrombose

Die Diagnosestellung der Thrombose obliegt dem Arzt. Trotzdem sollte ausgebildetes Pflegepersonal Veränderungen, die Hinweis auf eine beginnende bzw. bestehende Thrombose geben, erkennen können.

Die Durchführung prophylaktischer Maßnahmen, wie z.B. aktiver *Bewegungsübungen*, kann im Falle einer Thrombose zur *lebensbedrohlichen Lungenembolie* führen. Ferner ist die Thrombose im Frühstadium besser therapierbar.

Die nebenstehend beschriebene Symptomatik bezieht sich auf die Thrombose der tiefliegenden Beinvenen. Jedem Symptom werden entsprechende Beobachtungskriterien zugeordnet.

Bei gleichzeitiger Entzündung der Vene, die Ursache oder Folge der Thrombose sein kann, liegt die nebenstehend genannte Symptomatik verstärkt vor.

Symptome	Krankenbeobachtung
Zyanose des Beines (Ursache: Verlangsamte Blutzirkulation)	- Beobachten der Hautfarbe an Ober- u. Unterschenkel - Vergleich mit dem anderen Bein
Schwellung des Beines, zu Beginn meist nicht mit bloßem Auge erkennbar (Ursache: Abflußbehinderung und entsprechende Ödembildung)	- beidseitiges Messen des Waden- bzw. Oberschenkelumfangs an der dicksten Stelle; Markieren der Stelle, damit sie für weitere Messungen nutzbar ist (vergleichbare Werte) - Vergleichen und Dokumentieren der Werte
lokale **Überwärmung** der Haut (Ursache: Blutfülle, Stau)	- Prüfen der Hauttemperatur mit der Hand oder mittels Hautthermometer - Vergleichen mit der Hauttemperatur des anderen Beines
derbe, **druckschmerzhafte Stränge** in der Tiefe (Ursache: ein entlang des Gefäßes wachsender Thrombus)	- vorsichtiges Palpieren von Ober- und Unterschenkel; - Beobachten des Pat. auf / Befragen nach Schmerzen
ziehender oder krampfartiger **Schmerz** (Ursachen: Stauungserscheinungen)	- gezieltes Befragen des Pat. nach Schmerzen und Krämpfen - Achten auf Schmerzäußerungen (auch auf nonverbale)
lokaler **Druckschmerz** an bestimmten Punkten A) Oberschenkelinnenseite B) Kniegelenksbereich C) Wade D) Meyer-Druckpunkte im Verlauf der Vena saphena magna E) Fußknöchelinnenseite (= Kulissenschmerz) F) Fußsohle (Plantarmuskulatur) (Ursache: intravasale Gerinnung)	- vorsichtiges und sorgfältiges Palpieren der Druckpunkte - Achten auf Schmerzäußerungen des Patienten
Wadenschmerz, wenn der Fuß in Richtung Fußrücken gebeugt wird	- Auffordern des Patienten, den Fuß in Richtung Nase zu ziehen
uncharakteristische **Allgemeinsymptome** - leichte Temperaturerhöhung (max. 1° C) - geringe Pulsfrequenzerhöhung (max. 8 / Min)	- Messen der Körpertemperatur - Zählen der Pulsschläge

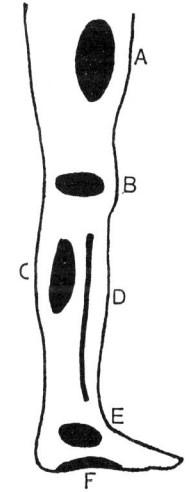

Abb. 4.6

Erkennen einer Lungenembolie
Mikroembolien, bei denen kleine Äste der Lungenarterien verlegt werden, können unbemerkt oder mit nur geringer Symptomatik ablaufen. *Größere Embolien* können eine ausgeprägte Symptomatik hervorrufen. Leider wird eine größere Anzahl der tiefen Bein- und Beckenvenenthrombosen erst durch die Lungenembolie erkannt.

Je nach Größe des Embolus wird die nachfolgende Symptomatik mehr oder weniger ausgeprägt auftreten:

Symptome	Beobachtungskriterien
plötzlich auftretender **Thoraxschmerz**, meist atemabhängig; evtl. Schonatmung	- Schmerzäußerungen (Mimik, Atemtiefe)
Tachykardie, kleiner Puls	- Puls: Frequenz, Qualität
Atemnot, Luftnot Angst, Todesangst, kurze flache und beschleunigte Atemzüge	- Atemtiefe, Atemdauer, Atemfrequenz - Atembeschwerden - Gesichtsausdruck und subjektive Äußerungen
Zyanose, zunächst an den Akren	- Hautfarbe unter den Nagelbetten - Farbe der Lippen - Hautfarbe insgesamt
Einflußstauung, prall gefüllte Halsvenen	- Füllungszustand der Halsvenen
Schock: Blutdruckabfall, Pulsbeschleunigung, Hautblässe /-zyanose	- Puls: Frequenz, Qualität - Blutdruck - Haut- und Schleimhautdurchblutung
nach 2-3 Tagen: **Husten mit blutigem Auswurf** rötlich-schaumiges Sekret	- Husten - Auswurfmenge - Sputumfarbe - Sputumbeschaffenheit

Pflegerische Sofortmaßnahmen bei Verdacht auf Lungenembolie sind:

- Benachrichtigung des Arztes,
- Oberkörperhochlagerung (bei Schock: Flachlagerung),
- Beruhigung des Kranken (bei ihm bleiben),
- nasale Sauerstoffzufuhr (2-3 Liter/Minute).

Der benachrichtigte Arzt wird weitere Maßnahmen anordnen. Sie beziehen sich auf die Schmerzbekämpfung, Beruhigung (mittels Gabe von Sedativa*), Unterstützung der Herz- und Atemfunktion (Verabreichung von Digitalispräparaten*; evtl. künstliche Beatmung) sowie auf die Schockbekämpfung. Eventuell wird eine medikamentöse Auflösung des Thrombus (= *Thrombolyse*) eingeleitet.

4.7.4 Pflegerische Maßnahmen der Thromboseprophylaxe

Die Thromboseprophylaxe erfolgt entsprechend der vorliegenden Risikofaktoren. Folglich dienen die Pflegemaßnahmen vorrangig der Förderung des venösen Rückflusses. Des weiteren kann das Thromboserisiko zusätzlich durch unspezifische Maßnahmen gesenkt werden. Auch die medikamentöse Prophylaxe wird thematisiert, da sie Bedeutung für das pflegerische Handeln hat.

4.7.4.1 Förderung des venösen Blutrückflusses

Eine Förderung des venösen Blutflusses kann über verschiedene Maßnahmen erreicht werden. Gemeinsames Ziel ist das *Heraufsetzen der Strömungsgeschwindigkeit in den venösen Blutgefäßen*.

Frühmobilisation
Der Begriff Frühmobilisation meint im stationären Alltag das frühestmögliche Aufstehen des Kranken nach einer Operation. Dies geschieht meist 6-8 Std. nach der Operation, indem der Patient zunächst auf die Bettkante gesetzt wird und dann möglichst für kurze Zeit vor dem Bett steht bzw. wenige Schritte auf und ab geht.
Erfolge dieser Frühmobilisation sind: *Herz - Kreislaufanregung, Intensivierung* der *Atmung* und *Aktivierung* der *Muskelvenenpumpe*. Diese thromboseprophylaktische Maßnahme ist also dreifach wirksam und sollte möglichst nach jeder OP durchgeführt werden.
(Vgl. "Strömungsverhältnisse im Gefäßsystem", Seite 155).

Mobilisation
Mit der Mobilisation werden die bereits bei der Frühmobilisation angestrebten Ziele weiter verfolgt. Selbstverständlich ist die Mobilisation bei allen thrombosegefährdeten Patienten anzustreben, es sei denn, es liegt eine Kontraindikation vor. Aber auch in diesen Fällen ist meist zumindest die Durchführung passiver Bewegungsübungen sowie die Durchführung isometrischer Spannungsübungen angezeigt. Sowohl bei der Durchführung aktiver als auch passiver Bewegungsübungen liegt der Schwerpunkt bei Bewegungen mit den Zehen, Füßen und Beinen. Ansonsten sollte die Mobilisation *so früh und so oft wie möglich* - unter Berücksichtigung der Belastbarkeit und der Fähigkeiten des Patienten - als thromboseprophylaktische Maßnahme eingesetzt werden.
Lesen Sie zur Ergänzung Punkt 6.9 "Mobilisation" *(Seite 241).*

Ausstreichen der Venen

Das Ausstreichen der Venen fördert ebenfalls den venösen Rückfluß, hat als alleinige Maßnahme jedoch keinen ausreichenden thromboseprophylaktischen Effekt.

Die Mehrzahl der Patienten empfindet diese Maßnahme als *wohltuend*, vor allem, wenn sie mit einer Alkohol- oder Lotioneinreibung der Beine verbunden wird.

Beim liegenden Patienten werden zunächst die Venen des Oberschenkels mit sanftem Druck und gleichmäßigem Tempo *in Richtung Herz* ausgestrichen. Somit wird ein evtl. bestehender Blutstau beseitigt. Dadurch sind die Oberschenkelvenen in der Lage, das durch anschließendes Ausstreichen der Unterschenkelvenen ankommende Blut aufzunehmen.

Das Ausstreichen der Venen erfolgt sinnvollerweise *vor dem Anziehen von Antithrombosestrümpfen*.

Anpassen und Anziehen von Antithrombosestrümpfen (ATS)

Antithrombosestrümpfe (ATS) führen über eine *Kompression der oberflächlichen Hautvenen* zur *erhöhten Strömungsgeschwindigkeit* in den tieferliegenden Beinvenen, weil das Blut dann durch einen insgesamt kleineren Venenquerschnitt fließt. Dieser Effekt tritt beim liegenden Patienten besonders ausgeprägt auf, denn in diesem Zustand sind die Venen aufgrund der fehlenden Muskelanspannung weitgestellt (= *dilatiert*). Aufgrund dieser Wirkung werden ATS bereits *vor OP-Beginn* angezogen.

Aber auch bei zeitweisem Einsatz der Muskelpumpe, insbesondere beim Aufstehen, sind die ATS von Bedeutung. Zum einen wird durch die Kompression der Venen ihrer Dilatation und somit dem Versacken des Blutes infolge aufrechter Körperhaltung entgegengewirkt; zum anderen wird durch die Kompression von außen eine Verstärkung der Muskelpumpe erreicht, da die angespannten Muskeln auf ein elastisches Widerlager stoßen.

Die Kompression der Venen durch ATS erfolgt entlang ihres Verlaufs in unterschiedlicher Stärke. Der Druck nimmt kontinuierlich von rumpffern (= *distal*) nach rumpfnah (= *proximal*) ab. ATS können ihrem Namen nur gerecht werden, wenn sie *korrekt angepaßt* und *angezogen* werden. Ein zu enger, einschnürender Strumpf führt zu Stauungen im venösen System, ein zu weiter Strumpf kann keine Wirkung erzielen. In solchen Fällen ist das Anziehen von ATS nicht nur ohne Nutzen, sondern auch als *Pflegefehler* anzusehen, da neben der fehlenden Prophylaxe auch noch zusätzliche Risikofaktoren, z.B. ein venöser Stau, ausgelöst werden können.

Das Anpassen der ATS

Die ATS werden von verschiedenen Firmen angeboten. Der Hersteller liefert zur Ermittlung der richtigen Strumpfgröße ein Maßband und eine *Maßtabelle*.

Zunächst ist es angebracht, sich bezüglich der *Meßstellen* kundig zu machen. Diese können z.B. sein

- der Oberschenkel an seiner dicksten Stelle, also unterhalb der Gesäßfalte (der ermittelte Umfang dient der Feststellung, ob für diesen Oberschenkelumfang überhaupt Strümpfe angeboten werden; beträgt der Umfang mehr als 63 cm, muß eine Sondergröße gewählt werden);
- die Wade an ihrer dicksten Stelle;
- die Beinlänge von der Ferse bis zur Gesäßfalte.

Je nach Hersteller stehen 3-9 verschiedene Größen zur Auswahl. Die ATS sind z.B.

- kurz / schmal
- normallang / schmal
- lang / schmal
- kurz / mittelweit
- normallang / mittelweit
- lang / mittelweit
- kurz / weit
- normallang / weit
- lang / weit.

Das Erkennen der richtigen Größe wird durch Farbmarkierungen, z.B. am Haftband und der Zehenöffnung, gewährleistet.

Das Anziehen der ATS

Bevor die ATS angezogen werden, streicht man beim liegenden Patienten die Beinvenen aus (s.o.).

Das Anziehen der sehr straffen ATS bedarf einer *Technik*. Sie werden nicht wie normale Strümpfe angezogen, d.h. nicht aufgerollt, da dadurch der Elastikeffekt verstärkt und das Anziehen erschwert wird. Die Schwierigkeit liegt darin, den straffen Strumpf über den Fuß zu ziehen und gleichzeitig die Ferse in der vorgezeichneten Felderung zu positionieren. Jede Pflegeperson sollte herausfinden, mit welcher Technik das Strumpfanziehen am besten gelingt.

Technik A:
- ATS auf links ziehen;
- Pflegeperson stellt sich ans Fußende des Bettes und hält den Strumpf am Zehenfenster so fest, daß die eingearbeitete Ferse des Strumpfes zum Patienten zeigt;
- Strumpfferse an ihrer seitlichen Begrenzung mit Daumen und Zeigefinger der rechten und linken Hand fassen und an der Stelle die Zeigefinger einschieben;
- in dieser Haltung erfordert es jetzt etwas Geschick, den restlichen Fußteil des Strumpfes mit dem Daumen nach innen zu stopfen *(siehe Abbildung 4.7, Seite 162)*.

Technik B:
- mit der Hand bis zur Fersenrundung in den Strumpf fahren, so daß diese auf dem Handballen liegt;
- Mitte der Fersenrundung fassen (Finger auf Handballen legen) und den Strumpf bis zur Fersenmarkierung auf links drehen *(siehe Abbildung 4.7, Seite 162)*.

Weiteres Vorgehen für Technik A und B:
- dann den Fuß des Strumpfes problemlos über den Vorfuß, die Ferse und Fußknöchel des Patienten streifen;
- Kontrolle des Fersensitzes;
- falls dieser aufwendiger Korrekturen bedarf, empfiehlt es sich, den Strumpf auszuziehen und einen erneuten Versuch zu unternehmen, ansonsten
- den Schaft des ATS von oben raffen und über die Ferse ziehen;
- Strumpfschaft zentimeterweise in Richtung Oberschenkel hochziehen, dabei dürfen sich keine Falten bilden;
- bei Erreichen des Knies darauf achten, daß die vorgegebene Kniefelderung (veränderte Stärke des Materials) ca. 3-4 cm unterhalb der Kniebeuge beginnt;
- Strumpf bis zur Leiste hochziehen, das Haftband liegt mit der gummibeschichteten Seite unterhalb der Leiste;
- Kontrolle des korrekten Sitzes der ATS (Fersen- und Kniefelderung, Faltenfreiheit, Abschluß unterhalb der Leiste).

Patienten, die in der Lage sind, die ATS selbständig anzuziehen, sind entsprechend zu unterweisen.

Nach ca. 1 Stunde wird über das Zehenfenster die Durchblutung der Zehen kontrolliert und der Patient nach Beschwerden gefragt. Nicht selten empfindet der Kranke die ATS als zu straff und unangenehm. Er muß deutlich und verständlich über die Wirkung der Strümpfe informiert werden. Selbstverständlich ist auch zu prüfen, ob die richtige Strumpfgröße gewählt wurde.

Häufig kommt es durch das Tragen von ATS zur verstärkten *Austrocknung der Haut* im Bereich der Beine. Deshalb sind beim Waschen der Beine eine gute Hautbeobachtung und anschließende Hautpflege angezeigt. Es ist sinnvoll, die *Beine immer vor dem Aufstehen im Bett zu waschen,* damit die ATS während der Mobilisation außerhalb des Bettes nicht ausgezogen werden müssen und somit an Wirkung einbüßen.

Außerdem ist das Anziehen der ATS beim Stehenden bzw. sitzenden Patienten wenig sinnvoll, denn die aufrechte Körperhaltung läßt das Blut in den Beinvenen versacken und erschwert den venösen Blutrückfluß.

Im Regelfall werden die ATS *Tag und Nacht* getragen. Erst wenn die Mobilität ausreichend ist, kann nach ärztlicher Rücksprache darauf verzichtet werden.

Da die Patienten unter den ATS häufig stark schwitzen, müssen sie entsprechend häufig (ca. alle 2-3 Tage) gewechselt werden. Sie werden wie normale Krankenhauswäsche gewaschen, dürfen jedoch höchstens 15-20 Minuten bei max. 121°C im Wäschetrockner behandelt werden.

Wenn bereits benutzte Strümpfe wiederverwendet werden, sind diese auf ihre *Elastizität* hin zu *prüfen* und ggf. auszusortieren.

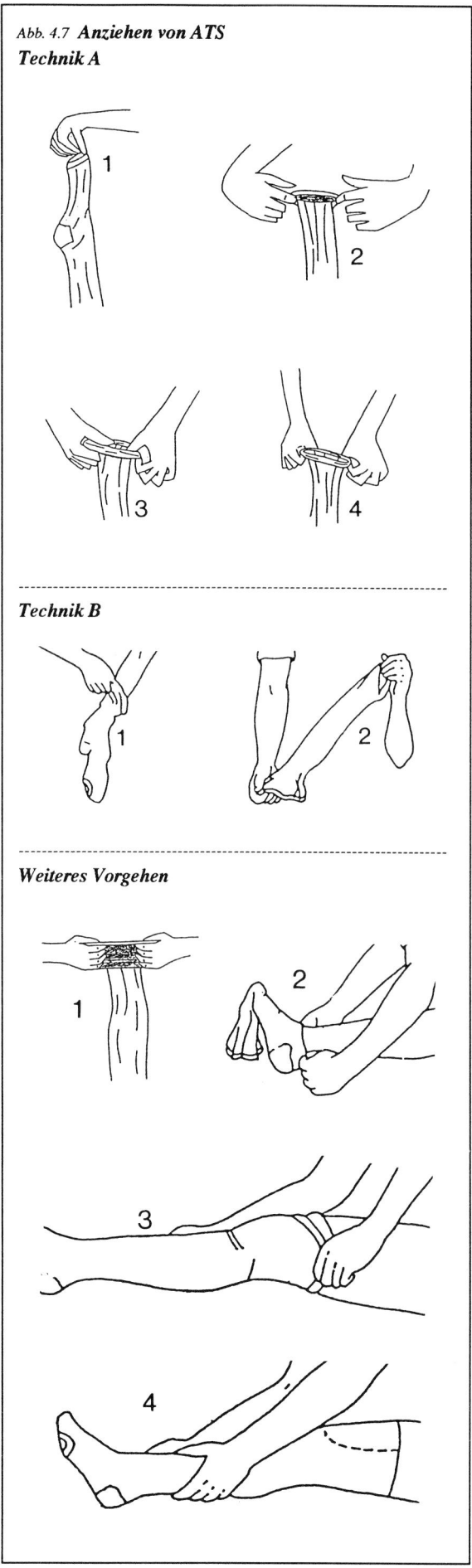

Abb. 4.7 **Anziehen von ATS**

Kontraindikationen für das Anziehen von ATS sind:
- massive Wasseransammlungen (= *Ödemen*) in den Beinen;
- arterielle Durchblutungsstörungen;
- deformierte / zu dicke Beine / zu dünne Beine;
- ausgedehnte, dekompensierte Herzinsuffizienz und Lungenödem (ein verbesserter venöser Rückfluß würde den Stau im Lungenkreislauf und die Herzüberlastung verstärken).

Wickeln der Beine

Das Wickeln der Beine führt ebenfalls über eine Kompression der oberflächlichen Venen zur Erhöhung der Strömungsgeschwindigkeit in den tiefliegenden Beinvenen. Heute erfolgt das Wickeln der Beine zur Thromboseprophylaxe meist nur noch, *wenn keine passenden ATS zur Verfügung stehen*. Dies ist z.B. bei sehr dünnen oder sehr dicken Beinen der Fall. Auch bei ausgedehnten Unterschenkelgeschwüren werden die Beine zugunsten eines gesicherten Verbandsitzes meist gewickelt. Die Kunst des Beinewickelns besteht in der optimalen Dosierung der Kompression.

Durchführung:

Vor Anlegen des *Kompressionsverbands* werden die Beinvenen ausgestrichen *(siehe Seite 161)*.

Für das Wickeln werden *elastische Binden* benötigt. Die Breite wird entsprechend des jeweiligen Beinumfangs gewählt; für den Fußbereich eignen sich schmalere, ca. 6-8 cm breite Binden. Für das Wickeln der Unterschenkel / Knie sind meist 8-12 cm breite und für den Oberschenkel ca. 10-14 cm breite Binden geeignet.

Das Wickeln der Beine ist mittels verschiedener Techniken durchführbar, es gelten jedoch immer folgende *Prinzipien*:
- das zu wickelnde Bein wird zunächst ausgestrichen und in entstauender Position gehalten;
- die Binden werden auf Elastizität überprüft, da diese fast maximal ausgenutzt wird;
- die Binde wird so in die Hand genommen, daß sie leicht abzuwickeln ist, siehe Abbildung 4.8;
- sowohl Fuß als auch Knie werden in rechtwinkeliger Stellung gehalten;
- die Zehen werden nicht eingewickelt; dadurch wird die spätere Beurteilung der Hautdurchblutung gewährleistet;
- die Ferse und das Knie werden eingeschlossen;
- die Führung der Binden erfolgt am Fuß so, daß sich die einzelnen Touren zu 2/3 überlappen;
- die weitere Führung der Binde folgt der Form des Beines, dabei darf die Binde den Kontakt zur Haut nicht verlieren;
- der Kompressionsdruck wird am Fuß am stärksten ausgeübt und in Richtung Oberschenkel kontinuierlich bis auf ca. 40% reduziert;
- der Verband endet unterhalb des Knies oder unterhalb der Gesäßfalte (Arztanordnung) und wird mittels Pflasterstreifen fixiert;

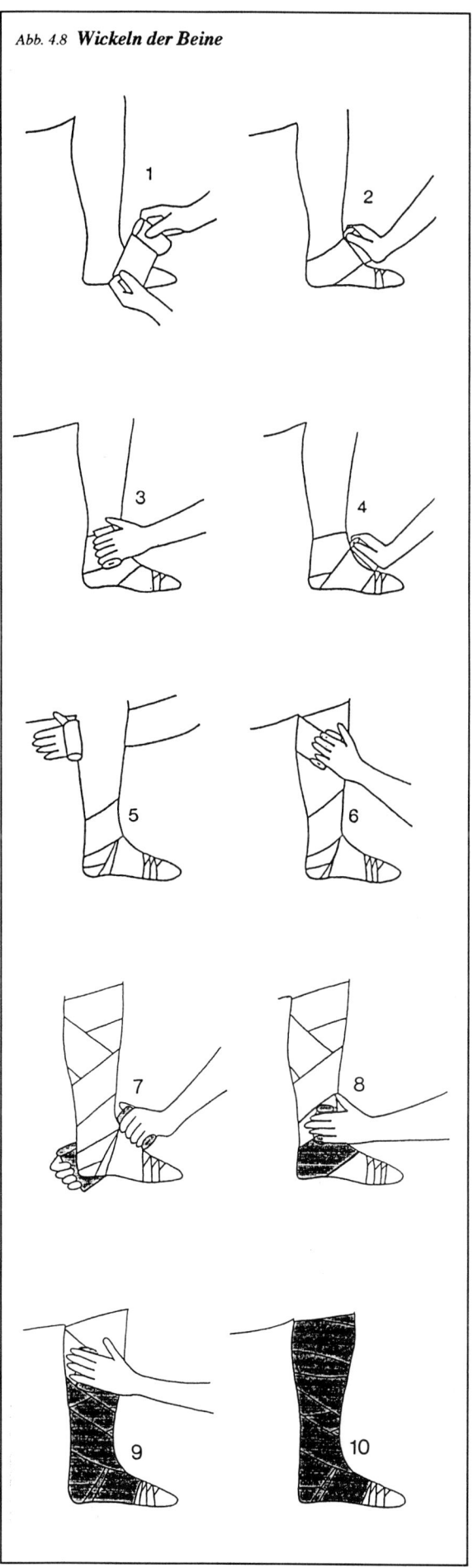

Abb. 4.8 **Wickeln der Beine**

- eine intensivere Wirkung übt der Verband aus, wenn weitere Binden in entgegengesetzter Ablaufrichtung angebracht werden, dabei führt die erste Tour als Befestigungstour um den Außenknöchel und von dort über die Ferse zum Fußrücken;
- ca. $^1/_2$ Std. nach Anlegen des Verbandes muß eine Kontrolle der Hautdurchblutung erfolgen, die Haut unter den Zehennägeln soll rosig aussehen (Hinweise auf eine zu starke Kompression sind Blauverfärbung, Hautblässe sowie kühle Haut);
- der Verband wird alle 12 Stunden gelöst und neu angelegt, um Wirkungsverluste zu verhindern bzw. um Stauungen oder Druckstellen zu erkennen.

Erzeugen eines Sohlendrucks

Das Erzeugen eines Sohlendrucks führt über die Muskelanspannung zur *Verbesserung des venösen Blutrückflusses*. In angespanntem Zustand üben die Muskeln einen Druck auf die Venen aus und wirken somit der Venenweitstellung, zu der es bei fehlender Muskelanspannung kommt, entgegen. Zur Erzeugung eines Sohlendrucks ist als Ausgangsstellung des Fußes der 90° Winkel zum Unterschenkel einzunehmen. In dieser Position wird Druck auf die Fußsohle ausgeübt; ähnlich wie beim Stehen wird jetzt der *Muskeltonus* erhöht. Um einen kontinuierlichen Druck zu gewährleisten, ist meist der Einsatz einer **Bettkiste** erforderlich. Diese kann aus Holz gebaut sein, sollte jedoch immer mit Schaumstoff oder Kissen abgepolstert werden, um die Fußballen vor Druckstellen zu schützen. Gleichzeitig muß auch auf die Druckentlastung der Fersen geachtet werden. Günstig ist es, sie frei zu lagern; dazu wird ein Kissen unter die Unterschenkel, inkl. Knie, gelegt. Hiermit wird gleichzeitig für eine *entstauende Lagerung* gesorgt. Erreicht der Patient aufgrund seiner Körperlänge das Fußende ohne Bettverkürzung, wird er angehalten, die Fußsohlen mehrmals täglich gegen das Fußende zu drücken.

Es werden auch speziell angefertigte **Fußstützen**, die zur Befestigung hinter der Matratze eingesteckt werden, angeboten. Die Fußstütze kann auf die Länge des jeweiligen Patienten eingestellt werden und verkürzt in diesem Zustand das Bett.

Neben der herkömmlichen Fußstütze wird eine andere mit Arretierung vertrieben. Diese ist beweglich und läßt ein gewisses Muskelspiel durch Bewegen der Beine zu. Der liegende Patient kann Trittbewegungen imitieren und somit *zusätzlich die Muskelpumpe betätigen. (Siehe auch Abb. 6.30 "Verschiedene Fußstützen", Seite 240).*

Das Erzeugen eines Sohlendrucks ist bei Patienten mit Neigung zu erhöhtem Muskeltonus (z.B. nach Schlaganfall und bei anderen spastischen Lähmungen), **kontraindiziert**. Hier kann ein erhöhter Druck auf den Fußballen eine Spastik* auslösen. In solchen Fällen wird das gelähmte Bein lediglich vor einem Spitzfuß geschützt. Dazu wird die Stabilisierung des 90° Winkels zwischen Fuß und Unterschenkel durch weiche Kissen erzeugt.

Entstauende Lagerung

Die entstauende Lagerung *erleichtert den venösen Blutrückfluß* und erleichtert die *Rückresorption* evtl. bestehender Ödeme.

Die beste Ausgangsposition dazu bietet die *Hochlagerung der Beine* (bis auf Herzhöhe). Hierzu reicht ein *Höherstellen des Fußendes* um ca. 10 cm aus. Alternativ können auch ein Kissen, Schaumstoff oder eine Lagerungsschiene zur Hochlagerung der Beine eingesetzt werden. Bei Durchführung der Lagerung ist darauf zu achten, daß die Beine sich nicht überkreuzen und nicht in der Leiste eingeknickt sind, denn dadurch würde ein lokales Hindernis den venösen Blutfluß behindern. Außerdem dürfen die Knie nicht überstreckt werden; also sind auch die Kniekehlen durch das Kissen zu unterpolstern.

Die entstauende Lagerung unterstützt andere thromboseprophylaktische Maßnahmen, ist jedoch als alleinige Prophylaxe nicht ausreichend.

4.7.4.2 Medikamentöse Hemmung der intravasalen Blutgerinnung

Die gesteigerte Gerinnungsneigung des Blutes *(siehe Seite 157)* kann durch Medikamente, die hemmend in die Blutgerinnung eingreifen (= *Antikoagulantien*), herabgesetzt werden. Zur medikamentösen *Thromboseprophylaxe* ist die sog. "*Low - Dose - Heparin*" das Mittel der Wahl; sie findet insbesondere im operativen und im geburtshilflichen Bereich sowie bei Immobilisation Anwendung.

Wirkung und Anwendung von Heparin

Eine geringe Dosis Heparin verzögert die Blutgerinnung nur geringfügig, so daß eine provozierte Blutungsneigung ausgeschlossen werden kann. Vereinfacht ausgedrückt beruht die Heparinwirkung auf seiner Bindung an *Antithrombin III*, welches in physiologischer Weise gerinnungshemmend wirkt. Die Reaktionsgeschwindigkeit von Antithrombin III wird so auf ein Vielfaches beschleunigt; der aktivierte Faktor X wird blockiert, die Kette der ablaufenden Blutgerinnungsmechanismen wird gestört und somit gebremst.

Ein weiterer antithrombogener Wirkmechanismus des Heparins wird zur Zeit erforscht; demnach *schützt Heparin das Gefäßendothel*, macht also die Gefäßwände widerstandsfähiger.

Die geringe Dosis Heparin, meist sind es 15.000 I.E. täglich, wird in 2 bzw. 3 subkutanen Injektionen verabreicht. Sowohl die Anordnung als auch die Dosierung fallen dabei in den ärztlichen Aufgabenbereich, die Durchführung der Injektion liegt nach Delegation im pflegerischen Aufgabenbereich.

Subkutane Verabreichung von Heparin

Die Verabreichung der Low - Dose - Heparin erfolgt durch subkutane Injektion.

Das ins *Unterhautzellgewebe* injizierte Heparin wird *schnell resorbiert*, hat also einen raschen Wirkungseintritt. Um die Wirkung konstant zu halten, muß das

Heparin im 8 bzw. 12 stündlichen Rhythmus injiziert werden.

Die Low - Dose - Heparin wird von verschiedenen Firmen in **Fertigspritzen** vertrieben. Sie bieten die Möglichkeit einer exakten Dosierung: eine eingearbeitete Luftblase über der Injektionslösung gewährleistet, daß alle Einheiten des Heparins injiziert werden. In der Kanüle verbleibt lediglich Luft. Eine weitere Besonderheit dieser Fertigspritzen liegt in der Länge (12 mm) der eingearbeiteten Kanüle. Sie ist so bemessen, daß sie bei gerader (!) Stichführung - also im 90 Grad Winkel zur Haut - die Subkutis trifft. (*Anmerk.*: Werden subkutane Injektionen mit den herkömmlichen 30-40 mm langen Kanülen durchgeführt, erfolgt die Stichführung im 45° Winkel; vgl. *"Subkutane Injektion", Seite 203*). Die Nadel wird vollständig eingeführt, die Spitze endet in einer gefäßarmen Region. Die Chance, die Injektionslösung in ein Gefäß zu injizieren, ist hier so gering, daß man auf ein kontrollierendes Aspirieren verzichtet.

Als **Injektionsstellen** eignen sich insbesondere die Hautbezirke rechts und links des Bauchnabels. Dabei werden sowohl seitlich als auch ober- und unterhalb des Bauchnabels 1-2 cm Hautfläche ausgespart. Ansonsten kann die subkutane Injektion auch in die seitliche mittlere Oberschenkel- bzw. Oberarmregion gegeben werden *(vgl. "s.c. Injektion", Seite 203)*.

Vor Verabreichung der Injektion wird eine *Händedesinfektion* durchgeführt. Danach wird die *Injektionsstelle desinfiziert*; dabei ist auf das Einhalten der Einwirkungszeit, die zwischen 15-60 Sekunden beträgt, zu achten. Danach wird mit Daumen und Zeigefinger um die desinfizierte Stelle gefaßt und diese als Hautfalte abgehoben. In diese Hautfalte wird dann die Nadel wie oben beschrieben eingeführt; alsdann drückt man den Spritzenkolben langsam herunter, bis die Spritze vollkommen entleert ist. Danach wird die Nadel vollständig zurückgezogen, die Hautfalte losgelassen und die Injektionslösung durch kreisförmige Bewegungen mit dem Tupfer verteilt *(vgl. "Abbildung 4.25, "Die subkutane Injektion mittels Fertigspritze", Seite 203)*.

Die *benutzte Spritze* ist als Einmalmaterial mit Verletzungsmöglichkeit in einem entsprechenden Behälter zu entsorgen.

Patienten, die bereits an einer *tiefen Beinvenenthrombose* leiden, erhalten zur Vermeidung weiterer Thromben bzw. zur Verhinderung eines Anwachsens des Thrombus eine wesentlich höhere Dosis von blutgerinnungshemmenden Medikamenten. Auch *nach Ablauf einer Thrombose* kann aus prophylaktischen Gründen zunächst eine hochdosierte Antikoagulantientherapie (z.B. mit einem Vitamin-K-Antagonisten) verordnet werden. Im Rahmen dieser Abhandlung kann nicht näher auf diesbezügliche pflegerische Aspekte eingegangen werden. Erwähnt sei, daß der gerinnungshemmende Effekt so ausgeweitet wird, daß gleichzeitig eine *Blutungsneigung* besteht. Aus pflegerischer Sicht wird eine gezielte Beobachtung auf Blutungserscheinungen erforderlich. Weiter ist der Patient vor Verletzungen zu schützen; *intramuskuläre Injektionen* müssen unterbleiben, da sie zur Hämatombildung führen können.

Das Einlaufen der heparinhaltigen Infusionslösung erfolgt nach vorgegebenem Zeitschema, dessen Einhaltung zwingend ist.

4.7.4.3 Unspezifische thromboseprophylaktische Maßnahmen

Die unspezifischen Maßnahmen der Thromboseprophylaxe üben ihre Wirkung indirekt aus, indem sie bestimmten *Risikofaktoren* entgegenwirken bzw. diese ganz ausschalten.

Orale Flüssigkeitszufuhr

Die Konzentration fester und flüssiger Bestandteile des Blutes hat Einfluß auf seine Fließeigenschaft. Je "dicker" das Blut, um so zähflüssiger der Blutfluß. Nimmt der Mensch zu wenig Flüssigkeit zu sich, dickt das Blut ein. Die dadurch bedingte *Viskositätserhöhung* stellt einen Risikofaktor dar. Meist liegen bei hospitalisierten Patienten weitere Risikofaktoren vor, so daß sich das Risiko potenziert. Eine zu *geringe Flüssigkeitsaufnahme* findet man häufig bei älteren Menschen mit verringertem Durstgefühl vor. Manchmal sind die Patienten aufgrund ihrer Immobilität nicht in der Lage, an das Trinkgefäß heranzukommen und/oder es zum Mund zu führen. Wird ihnen nicht häufig - d.h. fast stündlich - etwas zum Trinken angeboten, so nehmen sie nur sehr wenig Flüssigkeit zu sich. Neben der Erhöhung der Blutviskosität kann es auch zur Veränderung der *Bewußtseinslage* kommen. Die Ansammlung *harnpflichtiger Substanzen* im Blut führt letztendlich zur Beeinträchtigung des Hirnstoffwechsels und somit zur *Verwirrtheit* des Patienten. In solchen Fällen ist auch die Haut ausgetrocknet und läßt sich in schlaffen Falten abheben.

Bei alten und/oder verwirrten Menschen ist oftmals eine Kontrolle der Ein- und Ausfuhrmengen durch Führen eines *Bilanzbogens* hilfreich. Die *tägliche Trinkmenge* sollte nicht unter 1,5 - 2 l / Tag liegen. Zusätzliche Flüssigkeitsverluste, z.B. durch Schwitzen, Erbrechen oder Durchfälle müssen außerdem ersetzt werden *(vgl. "Flüssigkeitsbilanzierung", Seite 100)*.

Gewichtsreduktion

Ein überdurchschnittlich hohes Körpergewicht erhöht das Risiko, *Gefäßkrankheiten* zu entwickeln. Außerdem wird die *Fließgeschwindigkeit* des Blutes insgesamt *verlangsamt*. Eine Gewichtsreduktion führt zur Herabsetzung, evtl. zum Ausschluß dieser Risikofaktoren. Eine *kalorienarme* (joulearme), *ausgewogene Kost* verspricht in den meisten Fällen den größten und vor allem langfristigen Erfolg.

Um dem Übergewichtigen falsche Eßgewohnheiten bewußt zu machen und ihm gleichzeitig eine gesundheitsfördernde Ernährungsweise nahe zu bringen, ist eine professionelle Beratung, z.B. durch eine Diätassistentin, sinnvoll *(siehe "Übergewicht", Seite 76)*.

Raucherentwöhnung

Das inhalative Zigarettenrauchen führt zur *Gefäßschädigung* und stellt somit einen Risikofaktor für die Thromboseentstehung im arteriellen Gefäßsystem dar. Thromboembolische Geschehen in diesem Bereich lassen sich kaum durch pflegerische Maßnahmen vermeiden. Die Möglichkeit der Wahl besteht hier in der *Aufklärung* bezüglich der durch das Rauchen entstehenden Schäden sowie einem Hinterfragen der Ursachen des Rauchens. Ziel ist eine Motivation des Betroffenen zum *Nichtrauchertraining (siehe "Raucherentwöhnungstraining", Seite 58).*

4.7.4.4 Angemessene Verhaltensweisen bei Varizen

Im Bereich von Varizen (= *Krampfadern*) kommt es zur *lokalen Strömungsverlangsamung* und somit zum gewissen Thromboserisiko. Diesem kann durch bestimmte **Verhaltensweisen** entgegengewirkt werden:

- Vermeiden von langem Stehen und Sitzen; falls dies nicht möglich ist, zwischendurch die Muskelpumpe durch Zehenstände aktivieren;
- Hochlagern der Beine im Sitzen und im Liegen;
- Tragen von Kompressionsstrümpfen bzw. Wickeln der Beine tagsüber und nachts; durch die Einengung der Venen von außen kommt es zur Wiederherstellung der Funktion der Venenklappen;
- Gefäßtraining: Durchführung aktiver Bewegungsübungen mit den Zehen, Füßen und Knien; dabei sollten jeweils alle möglichen Bewegungen, z.B. Beugung, Streckung, Rotation, Radfahrbewegungen, berücksichtigt und mind. 2 mal täglich durchgeführt werden;
- Durchführen von Wechselduschen mit warmem und kaltem Wasser, zum Abschluß kaltes Wasser benutzen;
- Tragen von bequemem Schuhwerk mit flachem Absatz, denn zu hohe Absätze schalten die Muskelpumpe aus;
- Bewegung jeglicher Art, insbesondere, wenn sie eine vertiefte Atmung fördert, durchführen (Schwimmen, Radfahren, flotte Spaziergänge);
- Vermeiden von Wärmeeinwirkungen, keine heißen Vollbäder, kein Sonnenbad der Beine durchführen (Wärme führt zu hier unerwünschter Gefäßweitstellung und fördert somit das Versacken des Blutes in den Varizen).

4.7.4.5 Umgang mit intravenös liegenden Zugängen

Eine in der Vene liegende Braunüle / ein Katheter imitiert eine aufgerauhte Gefäßinnenwand und aktiviert deshalb die Blutgerinnung. An diesem Mechanismus kann durch pflegerische Maßnahmen nichts verändert werden. Hier erstrecken sich die Möglichkeiten auf das *Vermeiden zusätzlicher Risikofaktoren* und auf das rechtzeitige *Erkennen einer beginnenden Thrombose* / Thrombophlebitis. Zusätzliche Risikofaktoren in diesem Zusammenhang würden durch das Manipulieren an der Braunüle bzw. am Venenkatheter oder durch unhygienischen Umgang geschaffen.

Sollte ein venöser Zugang nicht mehr durchgängig sein, ist dies i.d.R. auf einen *verstopfenden Thrombus* in der Kanüle bzw. im Katheter zurückzuführen. Ein Anspülen des Katheters kann ein Lösen des Thrombus bewirken. Dieser kann als Embolus ein kleines Lungengefäß verstopfen (= *Mikroembolie*). Aus diesem Grund ist es *nicht erlaubt, Manipulationen an venösen Zugängen auszuführen*. Statt dessen ist der Arzt zu informieren; das weitere Vorgehen obliegt ihm.

Des weiteren muß bei liegendem Venenkatheter ein *kontinuierliches Einlaufen* der Infusionslösung gewährleistet werden. Dies geschieht, indem die Infusionen nach einem 24 Std. Zeitplan einlaufen und darauf geachtet wird, daß der Infusionsschlauch nicht abgeknickt ist.

Die *Krankenbeobachtung* zielt auf das Erkennen einer Thrombose oder einer Venenentzündung ab. Sowohl Einstichstelle als auch Venenverlauf werden auf Schwellung, blau-rötliche Hautverfärbung, Anstieg der lokalen Hauttemperatur und Schmerzen beobachtet. Treten diese Symptome auf, ist das Einlaufen der Infusionslösung zu stoppen; der Arzt wird informiert. Dieser ordnet in der Regel ein Entfernen der Braunüle und einen heparinhaltigen Salbenverband an.

Weiteres über den Umgang mit intravenösen Zugängen entnehmen Sie bitte dem Kapitel 4.5.4.7 "Umgang mit Venenzugängen" *(Seite 145).*

4.7.4.6 Unterstützen der Herztätigkeit

Bei unzureichender Herztätigkeit kann der Sauerstoffbedarf der Zellen durch körperliche und seelische Schonung gesenkt werden. Dies führt zur Entlastung des Herzens. Das Herz kann nun meist den minimalen Anforderungen gerecht werden; *venöse Stauungen werden vermindert* bzw. verhindert.

Die körperliche Entlastung durch Bettruhe - insbesondere in Kombination mit entstauender Lagerung - fördert die *Rückresorption von Ödemen*, die sich infolge der Herzüberlastung gebildet haben. Dieses hat durch Auffüllen des Blutvolumens positive Auswirkung auf den venösen Rückfluß. Bei *dekompensierter Herzinsuffizienz* und beim *Lungenödem* kann das vermehrte Blutangebot allerdings auch zur *Überlastung* des Herzens führen. Aus demselben Grund sind in diesen Fällen sowohl eine Kompression der Venen als auch eine entstauende Lagerung **kontraindiziert**.

Auch die *seelische Schonung* des Patienten reduziert seinen O_2 - Bedarf und somit das Ausmaß der Herztätigkeit.

Um den Bedarf an *körperlicher Schonung* und die Möglichkeit *vorsichtiger Mobilisation* bestimmen zu können, bedarf es sowohl einer gezielten Krankenbeobachtung als auch laufend aktualisierter Arztanordnungen. Sollte die Mobilisation angezeigt sein, so werden schwerpunktmäßig *Bewegungsübungen mit den unteren Extremitäten* durchgeführt.

Die Indikation für das *Anziehen von ATS* wird abhängig von der Herzleistung gestellt. Meist werden ATS spätestens zum Zeitpunkt der Mobilisation außerhalb des Bettes angeordnet. Der Kranke wird genau beobachtet. Eine während der Mobilisation auftretende Tachykardie und/oder Atemnot weisen auf eine Überlastung des Herzens hin.

Häufig ordnet der Arzt sowohl eine medikamentöse Unterstützung der Herztätigkeit als auch eine medikamentöse Hemmung der intravasalen Blutgerinnung mittels Low - Dose - Heparin an.

4.7.5 Pflegeplanung

4.7.5.1 Informationssammlung "Thromboserisiko"

Gefäßwandveränderung
- [ ] Entzündung
- [ ] Gefäßerkrankung
- [ ] Trauma
- [ ] Operation
- [ ] intravasaler Kontakt mit Katheter oder Kanüle
- [ ] degenerative Gefäßveränderung
- [ ] allergisch-hyperergische Gefäßveränderung

Verlangsamung der Strömungsgeschwindigkeit
- [ ] Immobilität, Inaktivität, Lähmung
- [ ] verordnete Bettruhe
- [ ] Herzinsuffizienz / -krankheit / -fehler
- [ ] Schilddrüsenunterfunktion
- [ ] Krampfaderleiden, insbes. bei fortgeschrittener Schwangerschaft

Erhöhte Gerinnungsneigung
- [ ] Operation, postoperativer Zustand
- [ ] große Verletzungen oder Verbrennungen
- [ ] Schwangerschaft und Bettruhe
- [ ] Entbindung
- [ ] Einnahme der Antibabypille bei längerer Bettruhe
- [ ] schwere (virusbedingte) Infektionskrankheit
- [ ] bösartige Tumorerkrankung
- [ ] Cortisontherapie
- [ ] Blutgerinnungsstörung
- [ ] plötzlicher Abbruch einer Thrombolyse- oder Antikoagulantientherapie
- [ ] Mangel an Antithrombin III (Rauchen in Kombination mit Einnahme der Antibabypille)

Weitere Risikofaktoren
- [ ] erhöhtes Lebensalter
- [ ] überdurchschnittlich hohes Körpergewicht
- [ ] erhöhte Viskosität des Blutes (Polyglobulie, Polyzythämie)
- [ ] Hämokonzentration (Polyurie; Diuretikatherapie; Exsikkose; zu geringe Flüssigkeitsaufnahme)
- [ ] Strahlentherapie
- [ ] frühere Thrombose / Embolie

4.7.5.2 Pflegestandards zur Thromboseprophylaxe

Thromboseprophylaxe - Pflegestandard A

Probleme / Ressourcen	Ziele	Pflegemaßnahmen

Gefäßinnenwandveränderung mit lokal gesteigerter Blutgerinnung infolge einer
• Entzündung
• Gefäßerkrankung
• Operation
• Verletzung.
 	
Beachte: Häufig ist der Patient gleichzeitig immobil.
	Rasche Verteilung und Abbau der lokal konzentrierten Gerinnungsstoffe
	Aktivierte Muskelpumpe
	Erhöhte Strömungsgeschwindigkeit in tiefliegenden Beinvenen
	Der Patient
	- bewegt sich im Bett
	- führt mehrmals täglich aktive Bewegungsübungen mit den Extremitäten durch
	
	Hemmung der gesteigerten intravasalen Blutgerinnung
	
	Endothelschutz
		Frühmobilisation / Mobilisation
		• erstes kurzes Aufstehen 4-10 Stunden nach OP
		• soweit und soviel wie möglich:
		  - aktive, ansonsten passive Bewegungsübungen mit den oberen und unteren Extremitäten
		  - Bewegung außerhalb des Bettes
		Bei Operation
		• am Morgen des OP-Tages ATS anziehen
		• postoperativ ATS Tag und Nacht belassen
		
		Antikoagulantiengabe entsprechend der Arztverordnung
		• subkutane Injektion von Heparin, tägl. 15.000 I.E.
		  - Stichführung im 90° Winkel (Fertigspritzen)
		  - keine Aspiration nach Einstechen
		  - Zeitschema einhalten

Lokal gesteigerte Blutgerinnung infolge einer/s • intravenös liegenden Braunüle / Venenkatheters. Beachte: Infektionsgefahr an der Einstichstelle.	Vermeiden / Frühzeitiges Erkennen einer Thrombenbildung / Venenentzündung Vermeiden weiterer Komplikationen Ungehindertes und kontinuierliches Einlaufen der Infusionslösung Keimarme, reizlose Einstichstelle	Beobachten • der Einstichstelle und der Vene auf Entzündungszeichen • des Venenverlaufs auf Thrombose- und Entzündungszeichen • von Pulsfrequenz und Körpertemperatur auf allgemeine Entzündungszeichen hin Kontrolle des Infusionssystems • Abknickung des Katheters / des Infusionsschlauchs vermeiden • bei zentralem Venenkatheter: 24 Std. - Infusionsplan so einteilen, daß ununterbrochen Infusionslösung einläuft • mehrmals täglich kontrollieren, ob Infusion regelrecht einläuft • Verbandwechsel bei Bedarf und unter sterilen Kautelen

4. Für Sicherheit sorgen

Thromboseprophylaxe - Pflegestandard B

Probleme / Ressourcen	Ziele	Pflegemaßnahmen
Verlangsamung der Strömungsgeschwindigkeit infolge von - Immobilität, Inaktivität - (weitgehender) Bettruhe - Lähmung - ruhigstellender Lagerung - ruhigstellendem Verband. **Der Patient ist passiv,** zur Zeit ist keine Mobilisation erlaubt / möglich. Beachte: Zusätzliches Risiko für die Entwicklung von Kontrakturen (Spitzfuß) und Dekubiti (Fersendekubitus).	*Der Patient* - kennt Sinn, Wirkung und Durchführung der Maßnahmen - hat verbesserten venösen Blutrückstrom - hat erhöhte Strömungsgeschwindigkeit in den tiefen Beinvenen - hat physiologisch erhöhten Muskeltonus in physiologischer Fußstellung - hat regelrecht durchblutete und intakte Haut (an den Fersen) - hat mehrmals täglich eine aktivierte Muskelpumpe	Information des Patienten bzgl. • Sinn, Wirkung und Durchführung der thromboseprophylaktischen Maßnahmen Ausstreichen der Venen in Herzrichtung • bei der Körperpflege • vor dem Anziehen der ATS Anpassen und Anziehen der ATS bzw. Wickeln der Beine • Tag und Nacht belassen Erzeugen eines Sohlendrucks durch eine Bettverkürzung • *Beachte:* Bei Patienten mit Schlaganfall nur mit weichem Material arbeiten (sonst: Förderung von Spastizität) • Fuß im 90° Winkel zum Unterschenkel lagern Fersen frei lagern Entstauende Lagerung • Unterschenkel und Kniekehlen auf flachem Kissen leicht erhöht lagern, oder • Fußende des Bettes um 10 - 15° höherstellen Durchführung passiver Bewegungsübungen • an oberen und unteren Extremitäten, mind. 2 mal täglich, möglichst öfter, jedes Gelenk durchbewegen
Ressourcen **Der Patient kann im Bett mobilisiert werden und ist kooperativ.**	*Der Patient* - kennt Art und Häufigkeit thromboseprophylaktischer Übungen - führt mehrmals täglich aktive Bewegungsübungen durch - bewegt gezielt die Fuß- und Beinmuskulatur - spannt mehrmals täglich die Fuß- und Beinmuskulatur an	Anleitung zur Durchführung aktiver Bewegungsübungen • Vormachen von Zehen-, Fuß- und Beinbewegungen • auffordern, diese mehrmals täglich durchzuführen • ggf. Bettfahrrad bereitstellen • auffordern, zwischendurch immer wieder die Fußsohlen gegen das Bettende zu stützen und die Wadenmuskulatur anzuspannen • zu isometrischen Spannungsübungen auffordern

Probleme / Ressourcen	Ziele	Pflegemaßnahmen
Ressourcen **Der Patient kann und soll auch außerhalb des Bettes mobilisiert werden; er ist kooperativ.**	Erhöhter O_2 - bedarf Angeregter Kreislauf Beschleunigter Blutfluß *Der Patient* - geht mehrmals täglich einige Schritte umher - nimmt die Mahlzeiten am Tisch ein - wäscht sich z.T. selbständig, hilft bei der Körperpflege mit - bewegt sich zunehmend außerhalb des Bettes - führt aktive Bewegungsübungen im Bett / außerhalb des Bettes durch	Mobilisation außerhalb des Bettes - immer mit ATS - Pat. mehrmals täglich einige Schritte gehen lassen - Pat. zu den Mahlzeiten an den Tisch setzen - Pat. zur Mithilfe bei der Körperpflege am Waschbecken anhalten (*Beachte*: Untere Extremitäten vorher im Bett ausstreichen, waschen, ATS anziehen) - Steigerung der Mobilisation entsprechend der Belastbarkeit des Patienten - Pat. zusätzlich zur Durchführung aktiver Bewegungsübungen im Bett bzw. während des Sitzens im Stuhl auffordern

Thromboseprophylaxe - Pflegestandard C

Probleme / Ressourcen	Ziele	Pflegemaßnahmen

Verlangsamung der Strömungsgeschwindigkeit infolge mangelhafter Herzleistung
- bei Herzinsuffizienz
- bei Herzkrankheiten
- bei Herzfehlern.
 	
Beachte:
Bei dekompensierter Herzinsuffizienz und beim Lungenödem ist das kranke Herz nicht in der Lage, ein vermehrtes Blutangebot (z.B. infolge Wirkung der entstauenden Lagerung) zu verarbeiten.
 	
Beachte:
Bei Ödembildung erhöht sich das Thromboserisiko aufgrund der dadurch bedingten Zähflüssigkeit des Blutes.
	Der Patient hat
	- geringeren O_2 - Bedarf
	- geschontes Herz
	- effektivere Herzleistung
	
	- erleichterten Blutrückfluß ohne gleichzeitige Überlastung des Herzens
	
	- eine aktivierte Muskelpumpe
	
	- intensiv angeregten Muskelstoffwechsel
	
	- erhöhten Muskeltonus
	
	- erhöhte Strömungsgeschwindigkeit in den tiefen Beinvenen
	
	Frühzeitiges Erkennen einer Herzüberlastung
	
	Hemmung der intravasalen Blutgerinnung
	Endothelschutz
		Entlastung des Herzens durch
		• körperliche und seelische Ruhe
		  - Bettruhe
		  - weitgehende Übernahme der Körperpflege durch das Pflegepersonal
		  - Schaffen ruhiger Umgebung
		  - Vermeiden seelischer Belastungen
		
		Verbesserung des venösen Blutflusses
		• entstauende Lagerung
		  - Fußende höherstellen oder
		  - Unterschenkel auf Kissen lagern
		Beachte: Nicht bei dekompensierter Herzinsuffizienz und beim Lungenödem
		• zunächst passive, später aktiv-assistive, dann aktive Bewegungsübungen durchführen
		• mehrmals täglich isometrische Spannungsübungen durchführen
		
		Erzeugen von Sohlendruck
		• Bettverkürzung anbringen, gleichzeitig Spitzfuß- u. Dekubitusprophylaxe durchführen
		
		Kompression der Venen
		• nur auf Arztanordnung
		• Anpassen und Anziehen von ATS bzw. Wickeln der Beine
		• nie beim Lungenödem
		
		• Beobachtung des Patienten
		  - Puls (Tachykardie?)
		  - Atmung (Atemnot?)
		
		Antikoagulantiengabe
		• nach Arztanordnung
		• subkutane Verabreichung der Low- Dose - Heparin nach Zeitschema

Thromboseprophylaxe - Pflegestandard D

Probleme / Ressourcen	Ziele	Pflegemaßnahmen

Lokal verminderte Strömungsgeschwindigkeit (lokale Turbulenzen) durch erweiterte Venen und insuffiziente Venenklappen aufgrund eines **Krampfaderleidens**.
 	
Ressourcen:
Der Patient ist weitgehend mobil, geistig orientiert und kooperativ.
	Der Patient
	- kennt Sinn und Durchführung thromboseprophylaktischer Maßnahmen
	- trägt immer ATS / bzw. Kompressionsverbände
	- vermeidet langes Stehen und Sitzen
	- lagert zwischendurch die Beine hoch
	- führt aktive Bewegungsübungen durch
	- bewegt sich (außerhalb des Bettes)
	
	- führt mind. 1 mal täglich eine Wechseldusche durch
	
	- unterläßt ausgiebige Sonnenbäder
	Maximale Aktivität der Muskelpumpe beim Gehen
	
	Regelrechter Muskeltonus
	Zeitweise aktive Muskelpumpe
		Aufklärung / Anleitung des Pat. bzgl.
		• Ziele der Thromboseprophylaxe
		• Ausstreichen der Venen
		• Anziehen von ATS bzw.
		• Wickeln der Beine bzw.
		• Tragen individuell angepaßter Kompressionsstrümpfe
		• angemessener Verhaltensweisen
		  - Vermeiden von langem Stehen und Sitzen
		  - Hochlagern der Beine um 10 - 15 Grad im Liegen, im Sitzen Schemel unterstellen
		• Gefäßtraining
		  - aktive Bewegungsübungen mit den unteren Extremitäten, z.B.
		  - im Liegen Radfahrbewegungen imitieren
		  - häufiges Bewegen (außerhalb des Bettes)
		  - mind. 1 mal täglich Wechseldusche vornehmen, zum Abschluß kaltes Wasser benutzen
		• Vermeidung lokaler Wärmeeinwirkung
		• Tragen bequemen Schuhwerks mit flachem Absatz
		
		Zusätzliche Maßnahmen bei Immobilisierung
		• Erzeugen eines Sohlendrucks durch Bettverkürzung
		• mehrmals tägl. Durchführung passiver bzw. aktiv-assistiver Bewegungen mit den unteren Extremitäten
		• wenn möglich Durchführung isometrischer Spannungsübungen

Beachte: Bei Immobilisierung erhöht sich das Thromboserisiko.	Hemmung der intravasalen Blutgerinnung Endothelschutz	Antikoagulantiengabe • nach Arztanordnung • subkutane Verabreichung der Low-Dose-Heparin nach Zeitschema

Thromboseprophylaxe - Pflegestandard E

Probleme / Ressourcen	Ziele	Pflegemaßnahmen
Erhöhte Gerinnungsneigung des Blutes infolge von • Operation • ausgedehnter Verletzung / Verbrennung • virusbedingter Infektionskrankheit • Cortisontherapie • Blutgerinnungsstörung • bösartigem Tumorwachstum • Schwangerschaft und Bettruhe • oraler Antikonzeption und Bettruhe (und Rauchen) • Entbindung. Der Patient ist weitgehend immobil, das Thromboserisiko wird durch die verlangsamte Strömungsgeschwindigkeit erhöht.	Hemmung der gesteigerten intravasalen Blutgerinnung Zeitweise aktivierte Muskelpumpe Verbesserter venöser Rückfluß *Der Patient* - führt aktive Bewegungsübungen durch Regelrechter Muskeltonus *Der Patient* - führt isometrische Spannungsübungen durch Beschleunigter Blutrückfluß	Antikoagulantiengabe • subkutane Verabreichung der ärztlich angeordneten Low - Dose - Heparin nach entsprechendem Zeitschema Mobilisation • mind. 2 mal täglich passive Bewegungsübungen an allen Gelenken durchführen • so früh wie möglich: Anleitung zu / Kontrolle der Durchführung aktiver Bewegungen, insbesondere mit den unteren Extremitäten • Frühmobilisation nach OP und Entbindung Erzeugung eines Sohlendrucks • Bettverkürzung anbringen • wenn möglich, zur Durchführung isometrischer Spannungsübungen anleiten und anhalten Ausstreichen der Venen beim Waschen bzw. vor dem Anziehen der ATS Anpassen und Anziehen von ATS bzw. Wickeln der Beine • tagsüber und nachts belassen
Ressourcen Der Patient kann und möchte mobilisiert werden, er ist geistig orientiert und kooperativ.	*Der Patient* - führt mehrmals täglich Bewegungsübungen mit den Füßen durch - bewegt sich mehrmals täglich außerhalb des Bettes	*Zusätzlich:* Anleitung und Aufforderung zur mehrmaligen Durchführung <u>aktiver Bewegungsübungen</u> • Bewegungen jeglicher Art mit den unteren Extremitäten • Verlassen des Bettes / Umhergehen

Thromboseprophylaxe - Pflegestandard F

Probleme / Ressourcen	Ziele	Pflegemaßnahmen
Erhöhte Viskosität des Blutes aufgrund einer Hämokonzentration infolge von • einer Krankheit, die mit Vermehrung der Blutkörperchen einhergehen • Polyurie • Diuretikagabe • anhaltendem Erbrechen • anhaltendem Durchfall • starkem Blutverlust • zu geringer Flüssigkeitsaufnahme.	*Der Patient* - trinkt mind. 1500 ml in 24 Std. - gleicht unphysiologische Flüssigkeitsverluste durch entsprechende Zufuhr aus Ausgeglichene Flüssigkeitsbilanz *Der Patient* - hat physiologischen Hautturgor	Information des Patienten bzgl. • Notwendigkeit zu trinken • Mindesttrinkmenge von 1,5 l/24 Std.; bei unphysiologischen Verlusten ist entsprechend höhere Flüssigkeitsaufnahme notwendig Verabreichung der Flüssigkeiten • Verteilung der täglichen Flüssigkeitsmenge über 24 Std. • immer wieder frische Getränke anbieten und Pat. auffordern, zu trinken • Getränke in Reichweite des Pat. plazieren, ggf. beim Trinken helfen • Ersetzen der z.B. durch Erbrechen, Durchfall entstandenen Flüssigkeitsverluste durch zusätzliche Getränke (ggf. auch mittels Infusionstherapie) Ein- und Ausfuhrkontrolle • über jeweils 24 Std. Kontrolle des Hautturgors • 1 mal täglich durch Abheben einer Hautfalte auf dem Handrücken

Thromboseprophylaxe - Pflegestandard G

Probleme / Ressourcen	Ziele	Pflegemaßnahmen

Das erhöhte thromboembolische Risiko wird durch Hemmung der intravasalen Blutgerinnung mittels hochdosiertem Heparin oder mittels Vitamin - K - Antagonisten reduziert, folglich
 	
• ist die Blutungszeit verlängert, es kann zu Spontanblutungen kommen
• besteht bei Verletzungen Verblutungsgefahr.
	Hemmung der intravasalen Blutgerinnung, Verlängerung der Blutungszeit
	
	Vermeidung von Verletzungen
	
	Frühzeitiges Erkennen von Blutungen
		Antikoagulantientherapie
		• entsprechend der ärztlichen Anordnung
		• Verabreichung des Vitamin-K-Antagonisten (z.B. Marcumar^R Tabl.) nach genauem Zeitschema
		• genaue Dokumentation
		• Information des Pat. über die Wirkung des Medikamentes
		• Vermeiden besonders Vitamin-K-reicher Kost wie Spinat, Blumen- / Grünkohl, Schweineleber
		• Vermeiden von Verletzungen
		  - weiche Zahnbürste benutzen
		  - keine i.m. Injektionen verabreichen
		• Beobachtung der Schleimhäute und der Ausscheidungen auf Blutungen bzw. Blutbeimengungen

4. Für Sicherheit sorgen

4.8 Dekubitus

4.8.1 Definition
Der Begriff "Dekubitus" wird vom lateinischen Wort decumbere = *sich niederlegen* abgeleitet und meint im pflegerisch - medizinischen Sinn
"Das Sichdurchliegen des Kranken bei mangelhafter Gewebsernährung".
Aufgrund der andauernden Ischämie* kommt es zum örtlichen Substanzverlust der Hautschichten (= *Druckgeschwür*), letztendlich zum örtlichen Gewebstod (= *Nekrose*).
Die deutsche Sprache kennt folgende Synonyme für den Begriff Dekubitus:
- Druckbrand, Druckgeschwür,
- Wundliegegeschwür, Durchliegegeschwür,
- Sichwundliegen, Sichdurchliegen.

4.8.2 Allgemeines Grundwissen
Dekubitus und Hautzustand stehen in enger Wechselbeziehung. So beschleunigt eine nicht intakte Haut bei kontinuierlicher Druckeinwirkung die Entstehung von Dekubiti.
Dekubiti wiederum gehen mit einem, oft sehr erheblichen, Hautdefekt und damit verbundenem Verlust von Schutzfunktionen der Haut einher.
Des weiteren gibt eine gezielte Beobachtung der Haut Hinweise auf eine vorliegende Dekubitusgefährdung bzw. auf sich entwickelnde Dekubiti.
Die sorgfältige Pflege der Haut hat eine gewisse dekubitusprophylaktische Wirkung und ist, in Kombination mit anderen prophylaktischen Maßnahmen, von großer Bedeutung. Die aufgeführten Zusammenhänge verdeutlichen, daß sich pflegerisches Wissen bezüglich der Dekubitusentstehung und -prophylaxe auch auf den Aufbau und die Funktionen der Haut erstrecken muß. Bearbeiten Sie diesbezüglich Punkt 7.2.1 "Die Haut" *(Seite 260).*

4.8.3 Ursache
Ein Dekubitus entsteht durch lokale Minderdurchblutung (= *Ischämie*) und den dadurch bedingten Zelltod. Verursacht wird die Ischämie immer durch *Druckeinwirkung*. An der Dekubitusentstehung sind jedoch insgesamt drei Faktoren beteiligt:

Druck	(Auflagedruck)
Zeit	(Druckverweildauer)
Disposition	(vorliegende Risikofaktoren)

Diese Faktoren werden in den folgenden Abschnitten genau erläutert.

Druckeinwirkung
Die Druckeinwirkung stellt die eigentliche Ursache des Dekubitus dar: **ohne Druck, der über eine bestimmte Zeit mit einer gewissen Stärke bei bestehender Disposition einwirkt, kann sich kein Dekubitus entwickeln.**

Unter der Druckeinwirkung kommt es nacheinander zu folgenden Vorgängen:
- Der vorherrschende Auflagedruck an einem bestimmten Hautareal (= Kraft pro gedrückte Fläche) ist höher als der Druck in den Hautkapillaren, so daß diese von außen komprimiert werden.
Beachte: Besonders druckbelastet werden die Knochenvorsprünge, denn hier ist die gedrückte Fläche extrem klein.
- Im Gebiet der Druckeinwirkung ist die Blutzirkulation unterbrochen, die Zellen werden nicht mit O_2 versorgt und nicht von CO_2 entsorgt.
- Bei bedrohlichem O_2 - Mangel im Gewebe wird Schmerz empfunden; dieser führt automatisch zu druckentlastenden Bewegungen / zur Lageveränderung (Schutzmechanismus).
- Liegt allerdings eine Störung der Schmerzwahrnehmung oder der Beweglichkeit vor, können druckentlastende Bewegungen ausbleiben.
- Nach einer gewissen **Druckverweilzeit** entstehen nun die ersten Hautschäden, eine konkrete, allgemeingültige Zeitangabe für die zu Hautschäden führende Druckverweilzeit gibt es nicht. Als Anhaltswert gilt:
Hautzellen sterben bei kontinuierlicher Druckeinwirkung mit Unterbrechung der O_2 - Zufuhr nach ca. 2 Std. ab.
- Bei extrem hoher Druckintensität oder vorgeschädigter Haut u.a. Risikofaktoren können die Hautzellen eher absterben.

Die Druckverweilzeit ist i.d.R. *während des Schlafens* am längsten, denn dann ist die Mobilität am geringsten. Gesunde junge Menschen bewegen sich in jeder Stunde der Nacht ca. 4 mal so, daß die in Rückenlage druckbelastete Kreuzbeinregion entlastet wird. *Alte Menschen* dagegen bewegen sich im Schlaf wesentlich weniger; bei einem 80 jährigen Menschen geht man von 2 - 3 Bewegungen pro Nacht aus, die zur kurzfristigen Druckentlastung des Kreuzbeins führen. Dieses relative Dekubitusrisiko wird sofort verstärkt, wenn eine zusätzliche Mobilitätseinschränkung hinzukommt.

Wirkung der Scherkräfte
Die Beanspruchung eines Körpers durch parallel zu einer festgehaltenen Querschnittsfläche wirkende Kräfte nennt man Scherung; die dabei wirkenden Kräfte werden als Scherkräfte bezeichnet. In Bezug auf die Dekubitusentstehung spielt die Wirkung von Scherkräften, die in sitzender oder halbsitzender Position verstärkt werden, eine bedeutende Rolle.

Eine *unphysiologische Belastung* des Rückens und des Gesäßes im Sitzen kommt durch das *Hinunterrutschen in Richtung Fußende* / Boden zustande. Während das Innere des Körpers der Schwerkraft folgt, bleibt die Haut des Rückens und des Gesäßes an der Matratze / dem Stuhl haften. Die Hautbezirke in Kreuzbein- und Schulterblattregion sind durch die gleichzeitige Druck- und Zugwirkung so extrem belastet, daß hier die lokale Durchblutung vermindert oder unterbrochen wird. Durch die *Konstruktion* der durchschnittlichen *Krankenhausbetten* wird eine Verstärkung der Scherkräfte während der Oberkörperhochlage nahezu provoziert, denn die Knickung zwecks Kopfteilerhöhung ist 25-30 cm zu hoch angebracht. So erfolgt die Beugung des Rumpfes nicht - wie physiologisch - im Hüftgelenk, sondern bereits im Bereich der Brustwirbelsäule. Dies führt auf Dauer zu Rückenschmerzen.

In oben genannter Haltung rutscht der Patient automatisch in Richtung Fußende. Für lange Beine ist die Liegefläche jetzt zu kurz, sie stoßen am Fußende an und werden im Kniegelenk gebeugt. Diese Stellung begünstigt bei entsprechender Disposition nicht nur das Entstehen von Dekubiti, sondern auch das von Beugekontrakturen im Knie- und Hüftgelenksbereich. Außerdem werden der venöse Blutrückfluß aus den Beinen zusätzlich erschwert und sowohl die Bewegungsfähigkeit als auch die Atmung (durch Einsinken des Brustkorbs) eingeschränkt.

Ist der Patient kleiner als die Liegefläche des Bettes, so rutscht er in Oberkörperhochlage solange in Richtung Fußende, bis er dieselbe Position wie ein Mensch mit langen Beinen einnimmt.

Eine ähnlich unphysiologische und belastende Haltung findet man oft bei relativ immobilen, im Sessel sitzenden Menschen vor.

Risikofaktoren und Disposition

Bei Vorliegen bestimmter Risikofaktoren und gleichzeitiger Druckeinwirkung über eine gewisse Zeitdauer ist die Disposition (*besondere Anfälligkeit*), einen Dekubitus zu entwickeln, gegeben. Diese Risikofaktoren werden in den nächsten Abschnitten detailliert besprochen.

Bewegungseinschränkung

Die Ursachen für eine Einschränkung der Beweglichkeit können sehr unterschiedlich sein, z.B.
- ruhigstellende Schienen, Verbände, Gipsverbände;
- Halbseitenlähmung (*Hemiplegie*), Lähmung aller Gliedmaßen (*Tetraplegie*), Lähmung beider Beine (*Paraplegie*);
- starke Schmerzen, die durch Schonhaltung verringert oder ausgeschaltet werden können;
- Erschöpfung und Schwäche, bedingt durch die Schwere der Grunderkrankung oder durch hohes Lebensalter;
- angeborene oder erworbene körperliche Behinderung;
- schwere psychische Störungen, z.B. Depressionen.

> **Bewegungseinschränkungen** führen zu mangelhafter Druckentlastung, weil der Patient nicht fähig ist, einen selbständigen Lagewechsel zu vollziehen.

Sensibilitätsstörungen

Die Sensibilität (= *Fähigkeit der Sinnesorgane und des Nervensystems, Reize aufzunehmen und zu verarbeiten*) kann durch verschiedene Erkrankungen bzw. durch Wirkung bestimmter Substanzen vorübergehend oder dauerhaft gestört werden.

Häufig sind Sensibilitätsstörungen Folge von
- einer Schädigung der Nervenenden durch Verletzung von außen, z.B. bei tiefen Schnitt- und Quetschwunden, Verbrennungen III Grades;
- neurologischen (= *von den Nerven ausgehenden*) Ausfallserscheinungen, z.B. bei Schlaganfall, Multipler Sklerose (= *MS*), Gehirntumoren, zerebralen Durchblutungsstörungen;
- Schmerz- bzw. Schlafmitteleinnahme in hohen Dosen oder Narkotikanachwirkung, die zur Reduzierung bzw. Aufhebung der Schmerzwahrnehmung führen können.

Der *Schutzreflex* in Form automatischer Druckentlastung bei sauerstoffmangelbedingter Schmerzwahrnehmung fällt unter oben genannten Bedingungen aus. *Im Alter* läßt mit Abnahme der Hautfunktionen auch die Sensibilität nach.

> Der unter **Sensibilitätsstörungen** leidende Patient führt aufgrund der fehlenden / reduzierten Druck- und Schmerzwahrnehmung keine druckentlastenden Bewegungen durch.

Reduzierter Allgemein- und Ernährungszustand

Im Extremfall führt ein reduzierter Allgemein- und Ernährungszustand zur Auszehrung, zum Kräfteverfall (= *Kachexie*). Die Kachexie geht u.a. mit einem Schwund (= *Atrophie*) von Fett- und Muskelgewebe und damit verbundenem Elastizitätsverlust der Haut einher.

Sie tritt infolge verschiedener Erkrankungen auf, z.B.
- bösartiger Tumorerkrankungen (Karzinomen, Sarkomen);
- schwerer Allgemeinerkrankungen (Infektionskrankheiten, z.B. Tuberkulose);
- großer Operationen;
- chronischer Erkrankungen der Verdauungsorgane;
- Magersucht (= *Anorexia nervosa*).

> Die **Atrophie** des Fett- und Muskelgewebes führt zum Verlust der Elastizität und der Polsterfunktion der Haut über den Knochenvorsprüngen.

4. Für Sicherheit sorgen   177

Ist lediglich der *Allgemeinzustand reduziert*, z.B. bei hohem *Fieber*, läßt sich die Dekubitusgefährdung durch den *erhöhten O_2- und Eiweißbedarf* der Zellen erklären. Bei Druckeinwirkung reagieren diese wesentlich empfindlicher, die Widerstandskraft der Haut ist herabgesetzt. Oft wird die Haut durch gleichzeitiges *Schwitzen* zusätzlich belastet.

Störungen des Bewußtseins
Bewußtseinsstörungen unterschiedlichen Ausmaßes, z.B. Benommenheit, Somnolenz, Koma, Narkose, stellen eine Dekubitusgefährdung des Betroffenen dar, sobald die Wahrnehmung / das Reagieren / das Handeln beeinträchtigt sind. *(Lesen Sie dazu Punkt 4.4.3 "Beobachtung des Bewußtseins", Seite 137)*

> Bei **Bewußtseinsstörungen** nimmt der Patient die Druckeinwirkung und daraus resultierende Schmerzen nicht wahr. Gleichzeitig fehlt die Fähigkeit, spontane willkürliche Bewegungen durchzuführen.

Herz-, Kreislauf- und Bluterkrankungen
Erkrankungen des Herzens und der Gefäße gehen oft mit Veränderungen der Zirkulation, des Blutdrucks und der Blutgefäße einher. Diese beeinträchtigen einerseits die O_2 - Versorgung der Zellen in der Peripherie und begünstigen andererseits das Entstehen von Ödemen.
Zu diesen Erscheinungen können u.a. die folgenden Krankheiten / Bedingungen führen:

Herzinsuffizienz: Durch die Herzschwäche kommt es zum Anstieg des hydrostatischen Drucks im venösen System; folglich kann nicht die gesamte Flüssigkeitsmenge aus dem Gewebe ins Gefäßsystem rückresorbiert werden *(siehe "Ödeme", Seite 267)*. Es bilden sich Ödeme; diese führen in unmittelbarer Umgebung zur Komprimierung der Kapillaren und somit zur *Minderdurchblutung der Haut*.
Aufgrund der reduzierten Förderleistung des *linken Herzens* wird weniger O_2 - angereichertes Blut in die Aorta ausgeworfen. Somit nimmt die zirkulierende Blutmenge ab, die einzelnen Zellen, insbes. die in der Peripherie, werden schlechter versorgt.
Infolgedessen reagieren die Zellen empfindlicher und schneller auf zusätzlichen O_2 - Mangel, der durch eine Druckeinwirkung ausgelöst wird. Erschwerend kommt hinzu, das herzinsuffiziente Patienten in ihrer *Mobilität* eingeschränkt sind.

Niedriger Blutdruck: Auch ein zu niedriger Blutdruck kann zu einer verringerten O_2 - Versorgung in der Peripherie führen.

Periphere Durchblutungsstörungen: Verengte Gefäße im Bereich der Extremitäten führen dort zur O_2 - Minderversorgung. Die *Fersen* sind folglich hochgradig dekubitusgefährdet, sobald eine gewisse Druckeinwirkung vorhanden ist.

Arteriosklerose: Es handelt sich um eine krankhafte Veränderung der Arterien mit Verhärtung, Verdickung, Elastizitätsverlust und Lichtungseinengung. Durch die verengten Arterien wird weniger O_2 - angereichertes Blut zu den Zellen transportiert; bei Druckeinwirkung kann relativ schnell ein Dekubitus entstehen.

Anämie: Es handelt sich um eine Verminderung der Erythrozytenanzahl und/oder des Hämoglobingehaltes. Da das Eisen im Hämoglobin den Sauerstoff bindet und die Erythrozyten ihn zu den Zellen transportieren, führt deren Mangel zwangsläufig zu einem verringerten O_2 - Angebot an die Zellen; die minderversorgten Zellen reagieren empfindlicher auf weiteren Sauerstoffmangel.

> **Herz-, Gefäß- und Blutkrankheiten** treten nur dann als dekubitusdisponierender Faktor auf, wenn zusätzlich weitere Risikofaktoren wie Immobilität und Sensibilitätsstörungen vorliegen. Dann aber potenzieren sie das Dekubitusrisiko, denn die ohnehin O_2 - minderversorgten Zellen reagieren empfindlicher und schneller auf jeden zusätzlichen Sauerstoffmangel.

Stoffwechselkrankheiten
Einige Stoffwechselerkrankungen gehen u.a. mit pathophysiologischen Mechanismen bzw. mit Gefäßveränderungen einher, die zur *Herabsetzung der Gewebedurchblutung* führen können.
Dies sind

Diabetes mellitus*: Im Verlauf des Diabetes mellitus kann es durch Gefäßveränderungen zu schweren Durchblutungsstörungen und zu Sensibilitätsstörungen kommen. Entsprechend hoch ist das Dekubitusrisiko bei kontinuierlicher Druckeinwirkung.

Adipositas* (Fettsucht): Erfahrungen aus der Praxis lassen auf eine gewisse Dekubitusdisposition bei Fettsüchtigen schließen. Der auslösende Mechanismus ist nicht genau erfaßt; eine schlechtere Hautdurchblutung aufgrund der Zunahme des zu versorgenden Gewebes könnte eine Ursache darstellen.

> Die relative Dekubitusdisposition bei den genannten **Stoffwechselstörungen** erklärt sich ebenso wie die bei Herz-, Gefäß- und Bluterkrankungen (s.o.).

Höheres Lebensalter
Mit zunehmendem Alter setzen unterschiedlich stark ausgeprägte und in individuellem Ausmaß bzw. Tempo physiologische Alterserscheinungen ein.
Relevant in bezug auf die Dekubitusgefährdung sind dies:
- die Verdünnung der Haut *(siehe "Die Altershaut", Seite 261)*;

- Abnahme der Sinnesfunktionen der Haut, insbesondere der Druckwahrnehmung;
- Faltenbildung und Elastizitätsverlust;
- verringerte Schweiß- und Talgproduktion, Austrocknung der Haut;
- Abnahme der körperlichen Mobilität, vor allem der unwillkürlichen Bewegungen im Schlaf;
- ggf. Inkontinenz;
- ggf. Störungen des Bewußtseins;
- Multimorbidität (= gleichzeitiges Vorliegen mehrerer Krankheiten); im Alter treten nicht selten gleichzeitig mehrere Krankheiten, z.B. Diabetes mellitus, Arteriosklerose, Herzinsuffizienz, Durchblutungsstörungen und Verwirrtheitszustände auf.

> Die physiologischen und pathologischen Erscheinungen im **Alter** stellen ein relatives Dekubitusrisiko dar, welches sich bei Auftreten von Immobilität und weiteren Risikofaktoren - vor allem bei Fieber über 39° C, Lähmungen, Narkose, Anämie, schweren Depressionen und Exsikkose - in hohem Maße potenziert.

Veränderungen der Haut

Der auf der Oberhaut befindliche, aus Schweiß und Talg gebildete *Säuremantel* der Haut liegt im pH - Bereich von 4,6 - 6,0 und bietet den hauteigenen, nicht pathologischen Keimen ein optimales Milieu. Solange diese leben und wachsen können, ist kein Platz für die Ansiedlung pathogener Keime. Eine Zerstörung des Säuremantels bedeutet Störung der physiologischen Flora und Schwächung der Immunabwehr; sowohl das Wachstum pathogener Keime als auch ihr Eindringen in die Haut (und somit ins Körperinnere) wird begünstigt.

> Hautareale mit beeinträchtigtem / zerstörtem Säuremantel sind infektgefährdet und gelten als vorgeschädigt, d.h. sie reagieren empfindlicher auf Druckeinwirkung als intakte Hautstellen.

Hinzu kommen oft eine lokale Reizung und ein Aufquellung der Haut durch Kontakt mit zum Teil *aggressiven Flüssigkeiten* wie:

Schweiß	(pH - Wert 4,2 - 7,0);
Urin	(pH - Wert 4,8 - 7,9);
Gärungsstühlen	(pH - Wert ca. 6,5);
Fäulnisstühlen	(pH - Wert ca. 8).

Diese Körperflüssigkeiten verändern den physiologischen pH - Wert der Haut, führen zum feuchtwarmen Milieu und begünstigen somit Bakterienwachstum. Dünnflüssiger Kot enthält außerdem Enzyme, die die Eiweiße der Haut andauen.

Eine zusätzliche Hautbelastung bei *Harn- und* Stuhlinkontinenz entsteht durch das häufige Waschen / Reinigen. Es kommt rasch zum Wundsein, vor allem bei zusätzlichem Hautkontakt mit Krümeln (Puderreste!). Es entwickeln sich, insbesondere in den Hautfalten, Rötungen, Einrisse und eitergefüllte Bläschen. Dieser Zustand des Wundseins wird auch als "*Wolf*" oder im fachlichen Sprachgebrauch als *Intertrigo* bezeichnet.

> Auf dem Boden einer wunden Haut kann sich bei kontinuierlicher Druckeinwirkung rasch ein Dekubitus entwickeln.

Ausgetrocknete Haut kann ein bestehendes Dekubitusrisiko verstärken; aufgrund des Elastizitätsverlustes kann sie *Druck- und Zugeinwirkungen nicht mehr ausgleichen*. Es kommt schnell zu Verletzungen der Haut *(siehe "Exsikkose", Seite 267).*

Vorgeschädigte - und deshalb auch besonders druckempfindliche - Haut liegt vor:
- bei Narbengewebe (z.B. abgeheilter Dekubitus / Verbrennung);
- bei akut verletzter Haut;
- evtl. bei chronischen Hautkrankheiten.

Zusätzliche Druckeinwirkung

Dieser Risikofaktor geht anders als die bisher genannten nicht vom Patienten selbst aus; er wird durch *Einwirkungen von außen* erzeugt. Es gibt zahlreiche Materialien, die eine hohe Druckbelastung an sonst nicht gefährdeten Hautarealen auslösen.

Dies sind z.B.
- Krümel und Falten auf dem Bettlaken;
- Schläuche, auf denen der Kranke liegt, z.B. von Redondrainagen, Blasenverweilkathetern;
- Kanülenkappen und andere Gegenstände, die versehentlich im Bett liegenbleiben;
- Schienen- und Gipsverbände, die auf Knochenvorsprünge drücken; nicht selten werden auch Fremdkörper eingeführt, die liegenbleiben und Druckstellen verursachen (z.B. eine Stricknadel, mit der der Patient den Juckreiz bekämpfen will);
- Sonden, Katheter und Kanülen, die zu therapeutischen Zwecken in vorgebildete Körperhöhlen eingebracht werden.

Haben diese Materialien einen zu großen Durchmesser oder wurden sie zu Fixationszwecken zu stark gefüllt (geblockt), können sie an der Innenwand der Körperhöhle einen Dekubitus erzeugen.

> Zusätzliche Druckeinwirkungen von außen werden durch Unachtsamkeit erzeugt und sind durch sorgfältiges, bewußtes Arbeiten vermeidbar!

4.8.4 Gefährdete Körperstellen

Dort, wo die Haut bei Druckbelastung gegen eine *knöcherne Unterlage* gedrückt wird, lastet ein hoher Druck auf einem relativ kleinen Hautbezirk. Diese Tatsache erklärt die besondere Dekubitusgefährdung an den *Knochenvorsprüngen*. Je nach Lage des Kranken sind unterschiedliche Körperstellen besonders hoher Druckbelastung ausgesetzt.

Dekubitusgefährdete Stellen in Rückenlage:
- Hinterhauptschuppe,
- Ellbogengelenk und -spitze,
- Schulterblattgräte und -spitze,
- Dornfortsätze der Wirbelsäule,
- Kreuz- und Steißbein (häufigste Lokalisation von Dekubiti),
- Ferse (häufige Lokalisation von Dekubiti),
- Fußballen,
- Zehenspitzen (durch Druck der Bettdecke).

Dekubitusgefährdete Stellen in sitzender Position:
- Hinterhauptschuppe,
- Ellbogengelenk / und -spitze,
- Schulterblattgräte / und -spitze,
- Dornfortsätze der Wirbelsäule,
- Sitzbeinhöcker,
- Ferse,
- Fußballen.

Dekubitusgefährdete Stellen in 90° Seitenlage:
- Ohrmuschel,
- Jochbein,
- Schultergelenk,
- Ellbogengelenk,
- Kleinfingerkante bzw. Handgelenk (und Fingergrundgelenke bei aufliegendem Handrücken),
- seitliche Rippenbögen,
- Darmbeinkamm / -stachel,
- großer Rollhügel (Knochenwulst, der im oberen äußeren Oberschenkelbereich fühlbar ist; häufigste Dekubituslokalisation in 90° Seitenlage),
- inneres und äußeres Kniegelenk,
- Wadenbein mit Wadenbeinköpfchen (tastbar unterhalb des Kniegelenks an der Unterschenkelaußenseite),
- Fußaußenknöchel und -kante,
- Fußinnenknöchel und -kante (sofern das obenliegende Bein auf dem unteren ruht).

Dekubitusgefährdete Stellen in Bauchlage:
- Stirn,
- Jochbein,
- Vorderseite der Schultergelenke,
- Ellbogenspitze (sofern der Arm oberhalb des Kopfes gelagert wird),
- Handgelenke und Handrücken (bei Lagerung der Arme seitlich vom Körper),
- vordere Rippenbögen,
- Brustbein,
- Kniescheibe,
- Schienbein,
- Zehenspitzen.

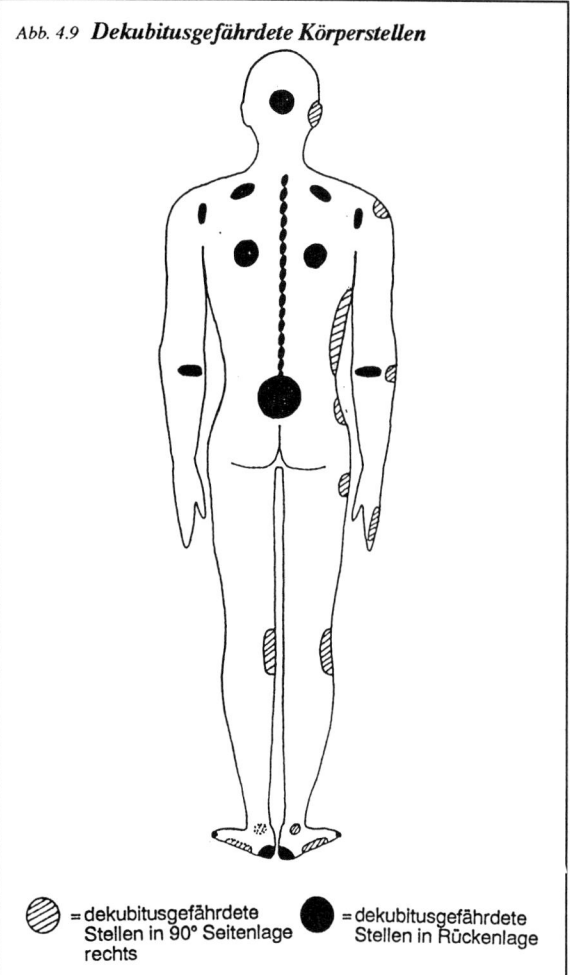

Abb. 4.9 Dekubitusgefährdete Körperstellen

4.8.5 Erkennen eines Dekubitus

Die *Beobachtung der Haut* ist die einzige Methode zur Erkennung eines Dekubitus. Sie wird bei dekubitusgefährdeten Patienten erstmals am Aufnahmetag durchgeführt. Die *Dokumentation* des Befundes ist sowohl aus Gründen der rechtlichen Absicherung als auch zur späteren Effektivitätskontrolle dekubitusprophylaktischer Maßnahmen notwendig.

Ein bereits *vorhandener Dekubitus* wird genau beschrieben; dazu gehören folgende Angaben:
- Lokalisation (z.B. Kreuzbein),
- Ausmaß der Gewebeschädigung (z.B. Stadium III),
- Ausbreitung (z.B. 5 Markstück groß)
- Besonderheiten (z.B. Eiterung der Wunde).

Die weitere Beobachtung der Haut erfolgt in regelmäßigen Zeitabständen, die dem Grad der Dekubitusgefährdung entsprechend bestimmt werden. Selbstverständlich wird die Haut während der Körperpflege und während des Umlagerns gezielt beobachtet. Veränderungen der Haut sind immer ein Alarmzeichen. Eine *Hautrötung*, die nach Druckentlastung blitzschnell auftritt und nicht innerhalb von 2 - 3 Minuten verschwindet, wird bereits als Dekubitus im Stadium I bezeichnet und fordert die Konsequenz der absoluten Druckentlastung.

Die Stadien des Dekubitus

Die Beurteilung eines Dekubitus erfolgt nach dem Ausmaß des Gewebedefektes.

Die Einteilung erfolgt - je nach Literatur - in Dekubitus 1. bis 4. oder 5. Grades. Das Pflegepersonal eines Krankenhauses/Altenpflegeheimes muß sich einheitlich auf eine der möglichen Einteilungen festlegen.

Dekubitus	Einteilung A	Einteilung B
1. Grades	Hautrötung	Hautrötung
2. Grades	Blasenbildung	Blasenbildung
3. Grades	Defekt aller Hautschichten	Nekrose
4. Grades	Nekrose (örtlicher Gewebstod)	Nekrose mit Knochenbeteiligung
5. Grades	Haut- und Gewebsdefekt mit Knochenbeteiligung	-----

Die genaue Beschreibung der einzelnen Dekubitusstadien erfolgt in dieser Abhandlung nach der Einteilung A.

Dekubitus 1. Grades:

Hautrötung

Wird die bisher druckbelastete Hautstelle entlastet, tritt blitzartig eine auf diesen Bereich begrenzte Hautrötung ein. Die Hautrötung ist durch eine *reaktive Hyperämie* bedingt: im zuvor druckbelasteten Gebiet erfolgt eine *reflektorische Gefäßweitstellung*, um die liegengebliebenen Schlackenstoffe möglichst schnell abzutransportieren und um gleichzeitig ein optimales Angebot an Sauerstoff und Nährstoffen zu gewährleisten.

Verschwindet diese Rötung nicht innerhalb von 2 - 3 Minuten, so handelt es sich um einen Dekubitus im Stadium I.

Ein Hautdefekt ist nicht sichtbar. Im Bereich der Druckeinwirkung wird infolge der Gefäßkomprimierung Flüssigkeit aus dem Blutgefäß in das Zwischenzellgewebe gepreßt. Hierdurch und durch eine erhöhte Kapillarpermeabilität* kommt es zur *Ödembildung* zwischen den einzelnen Hautschichten (meist nicht sichtbar).

Bei konsequenter Druckentlastung verschwinden die Symptome wieder.

Dekubitus 2. Grades:

Blasenbildung

Das lokale *Ödem nimmt zu*, die Oberhaut wird dadurch von der Lederhaut abgehoben. Es entsteht eine Blase. Löst sich die Oberhaut ab, so entsteht ein stark nässender, schmerzhafter und infektanfälliger Hautdefekt.

Beachte: An mit Hornhaut bedeckten Körperstellen (z.B. Fersen) kann die Blasenbildung unsichtbar in der Tiefe ablaufen. Ein äußerer Gewebsdefekt entsteht erst, wenn die Hornhaut abgeschliffen ist.

Dekubitus 3. Grades:

Defekt aller Hautschichten

Der Defekt betrifft alle Hautschichten, meist dehnt er sich bis hin zur Knochenhaut (= *Periost*) aus. Bänder, Sehnen und Muskeln sind in der Wunde sichtbar.

Durch den lokal anhaltenden O_2 - Mangel erhöht sich die Durchlässigkeit der Kapillaren, so daß es zum Austritt von Plasma und Zellen (= *Exsudat*) ins Gewebe kommt. Da das Gewebe jedoch nicht mehr durchblutet wird, zerfallen hier die Eiweiße in eine käseartige Masse; diese wird entweder abgestoßen und überzieht als gelblicher Belag die Wunde oder wird verkapselt.

Dekubitus 4. Grades:

Örtlicher Gewebstod (Nekrose)

Zunehmend geht Gewebe unter, es bilden sich Nekrosen.

Die Nekrose ist dunkelblau-schwarz verfärbt.

Sie kann trocken sein oder aber Wundsekret absondern. Dabei kann es, je nach Ausmaß der Wunde, über das austretende Plasma zu erheblichem Eiweißverlust kommen.

In tieferen Gewebeschichten kann es zur sogenannten *Taschenbildung* kommen. Eine Wundtasche gilt als optimaler Nährboden für pathogene Keime, begünstigt also eine lokale Infektion.

Dekubitus 5. Grades:

Haut- und Gewebsdefekt mit Knochenbeteiligung

In diesem Stadium ist auch die unter der betroffenen Haut liegende Knochensubstanz in Mitleidenschaft gezogen. Es kann zur Entzündung und Eiterung des Knochenmarks kommen (= *Osteomyelitis*). Diese Erkrankung belastet den Patienten zusätzlich durch starke Schmerzen und Entzündungszeichen, die oft chronisch werden.

Der Abtransport der toxischen Abbau- und Zerfallsprodukte über die Lymph- und Blutbahnen kann zur Schädigung von Nieren und Leber, zu Blutbildverschiebungen und nicht zuletzt zur sogen. Blutvergiftung, also zur bakteriellen Allgemeininfektion (= *Sepsis*) führen.

Insgesamt betrachtet ist der Dekubitus eine *meist vermeidbare, zusätzliche Erkrankung* des immobilen Patienten. Das Krankheitsgefühl und Schmerzen werden verstärkt. Der Grad der Immobilität nimmt weiter zu, Heilungsprozeß und Krankenhausaufenthalt werden verlängert.

4.8.6 Maßnahmen der Dekubitusprophylaxe

Die individuell angepaßte Dekubitusprophylaxe ist eine hohe Anforderung an die Pflege. An der Effektivität dieser Maßnahme wird nicht selten die Qualität der gesamten Pflege gemessen.

Die Wirkung vieler Maßnahmen war bisher nicht bekannt; Erfahrungswerte und Intuition begründeten ihren Einsatz. Inzwischen gibt es auch in der BRD *Forschungsergebnisse*, insbesondere aus der Pflegeforschung, die eindeutige Aussagen über die Wirkung dekubitusprophylaktischer Maßnahmen machen. Selbstverständlich wurden sie im folgenden Text berücksichtigt.

> Eine genaue Erhebung des individuellen Pflegebedarfs ist die Grundlage für die Auswahl angemessener dekubitusprophylaktischer Maßnahmen.

4.8.6.1 Lagerungen

Da Druck den wesentlichen Faktor bei der Dekubitusentstehung darstellt, muß die *Druckentlastung* die adäquate Prophylaxe sein. Bei gegebener Disposition wird die Mobilität des Patienten beobachtet. Reicht die Mobilität zur selbständigen Druckentlastung durch den Patienten aus, ist er über die Notwendigkeit regelmäßig durchzuführender, druckentlastender Bewegungen aufzuklären.

Werden diese nicht bzw. in unzureichendem Maße ausgeführt, ist die Indikation spezieller Lagerungen gegeben. Die unterschiedlichen Lagerungen dienen alle der Druckentlastung, entweder durch gleichmäßiges Verteilen des Auflagedrucks (*Weichlagerung*), Verkürzung der Druckverweildauer (*Umlagerung im mindestens 2 stündlichen Wechsel*) oder durch Druckbefreiung einzelner Körperregionen (*Hohllagerung*).
Bei der Entscheidung für bestimmte Lagerungen sollten die weiteren Probleme des Patienten berücksichtigt werden (z.B. Atemnot, Kontrakturengefahr).

Weichlagerung

Die Weichlagerung dient der **Druckentlastung durch Vergrößerung der Auflagefläche**. Diese Druckreduktion soll soweit gehen, daß der Auflagedruck den Druck in den Kapillaren (ca. 30 mmHg) nicht überschreitet.

Die Weichlagerung kann am gesamten Körper erfolgen; geeignete Mittel zur Durchführung sind:
- Auflage einer 2. Matratze auf die erste;
- Auflage einer Kissenschicht auf die Matratze;
- sogenannte Antidekubitusmatratzen, die dreiteilig oder durchgehend sind und aus Schaumstoff bestehen;
- Wasserbett.

Eine lokale Weichlagerung gefährdeter Knochenvorsprünge erreicht man durch ihre Abpolsterung mittels:
- Kissen, Spezialkissen;
- Schaumstoffplatten;
- Wasserkissen;
- Gelkissen;
- Schafsfellen, synthetischen Fellen (die druckentlastende Wirkung ist häufig nicht ausreichend).

Die Effektivität der Wirkung ist bei jedem Patienten individuell ausgeprägt und muß deshalb überprüft werden. Führt die Weichlagerung nicht zur ausreichenden Druckentlastung, so muß sie durch eine *Superweichlagerung* und/oder durch eine 2 stdl. Umlagerung in *Schräglage* ergänzt werden.

Die Weichlagerung führt zu einer gewissen *Mobilitätseinschränkung*.

Superweichlagerung

Hier erfolgt die **Druckentlastung durch Vergrößerung der Auflagefläche** mittels Lagerung auf einer superweichen Unterlage. Als *superweich* gilt ein Material, in welches ein Stab mit 1 cm^2 Durchmesser, den man mit 250 g belastet, 40 mm tief einsinkt. Superweiche Materialien sollen eine uneingeschränkte Sauerstoffversorgung aller Hautareale gewährleisten. Sie werden deshalb *bei hohem Dekubitusrisiko* (z.B. beim immobilen und kachektischen Patienten) eingesetzt.

Materialien zur Superweichlagerung sind:
- dreiteilige Schaumstoffmatratzen;
- einteilige Schaumstoffmatratzen;
- superweiche Kissen, in zwei Schichten auf die herkömmliche Matratze gelegt.

Sollte die Haut des superweich gelagerten Patienten dennoch Rötungen aufweisen, so muß im 2 stdl. Rhythmus ergänzend die Schräglage durchgeführt werden.

Schräglage mittels schiefer Ebene

Die schiefe Ebene erzeugt eine *Gewichtsverlagerung im Körper*. Da lediglich eine Kippung von 15 - 20 Grad erfolgt, wird der **Druck gleichmäßig auf die Weichteile der aufliegenden Körperhälfte verteilt**. Somit wird überall eine ausreichende Durchblutung gewährleistet. Gleichzeitig wird die andere Körperseite weitgehend druckentlastet.

Die Lagerung mittels schiefer Ebene erfolgt *im mindestens 2 stdl. Rhythmus*: Linke Seite - rechte Seite - Rückenlage usw. Sollten sich in der Kreuzbeinregion Hautrötungen oder Ödeme zeigen, wird auf die Rückenlage verzichtet. Der Lagewechsel kann von einer Person durchgeführt werden, da die *Kippung der Matratze* durch einfaches Unterschieben von *Materialien unter ihre gesamte Länge* erfolgt. Nicht die Posi-

tion des Patienten, sondern die der Matratze wird also verändert.
Geeignete druckstabile Materialien sind:
- eine zusammengerollte Decke / Bettdecke;
- formstabile Kissen, z.B. aus Schaumstoff oder Roßhaar;
- Keile, z.B. aus hartem Schaumstoff oder Holz;
- Textilien, sofern sie lang, dick und fest genug sind (z.B. Bademantel).

Die Schräglage mittels schiefer Ebene kann *auch bei leicht erhöht gelagertem Oberkörper* durchgeführt werden.
Diese Kombination ist häufig bei gleichzeitig pneumoniegefährdeten und/oder an Atemnot leidenden Patienten erforderlich.
Bei desorientierten, bewußtlosen oder sehr ängstlichen Patienten kann es ratsam sein, seitlich ein *Bettgitter* anzubringen. Die Durchblutung der *Fersen* ist besonders zu beobachten; ggf. müssen sie freigelagert werden.
Werden Hautrötungen beobachtet, so muß das Zeitintervall zwischen den Umlagerungen verkürzt werden und/oder die Lagerung auf weichem Material erfolgen.

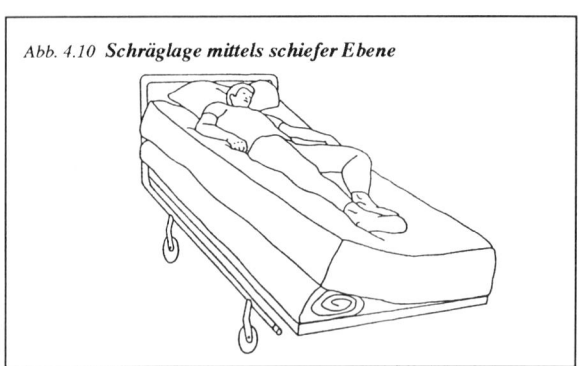

Abb. 4.10 Schräglage mittels schiefer Ebene

30 - Grad - Schräglage

Auch die 30 - Grad - Schräglage dient der **Druckentlastung durch gleichmäßige Verteilung des Drucks auf die Weichteile der aufliegenden Körperseite** bei gleichzeitig weitgehender Druckentlastung der anderen Körperseite. Durch den 2 stdl. Wechsel im Rhythmus: Rückenlage - linke Seite - rechte Seite - wird zusätzlich die Druckverweildauer verkürzt. Diese Lagerung wird, ebenso wie die Lagerung mittels schiefer Ebene, als Alternative zur Weichlagerung oder gleichzeitig mit der Weichlagerung durchgeführt.
Die Drehung des Körpers um 30° wird erreicht, indem Hilfsmittel auf der Matratze, hinter dem Patienten, angebracht werden, z.B.
- schiffchenförmiges Kissen im Rücken-Gesäßbereich;
- 2 Kissen von Schulterblatthöhe bis zum Unterschenkel;
- gerollte Decke von Schulterblatthöhe bis zum Unterschenkel.

Entstehen in dieser Lage *Berührungspunkte* zwischen den unteren Extremitäten, so werden diese zur Vermeidung von Druckstellen abgepolstert. Die Durchblutung der *Fersen* bedarf besonderer Beobachtung; ggf. werden die Fersen freigelagert.
Auch in dieser Position kann ein Seitengitter das Sicherheitsgefühl des ängstlichen Patienten fördern.
Beachte:
Bei gleichzeitig bestehender Pneumoniegefährdung ist oftmals die *90 - Grad - Seitenlage* angezeigt. Da diese Lagerung aus dekubitusprophylaktischer Sicht höchst bedenklich ist (hohe Druckbelastung des großen Rollhügels und des Darmbeinkamms!), sollte sie in diesem Fall jeweils nur kurzfristig, für ca. 15 - 30 Min., durchgeführt werden. Sollte auch aus therapeutischen Gründen eine 90 - Grad - Seitenlage erforderlich sein (z.B. bei Schlaganfall), so ist die aufliegende Körperhälfte immer in regelmäßigen Zeitabständen auf Hautrötungen zu beobachten. Treten diese auf, so muß die 90-Grad-Lage (zumindest zeitweise) durch die 30-Grad-Lage ersetzt werden.

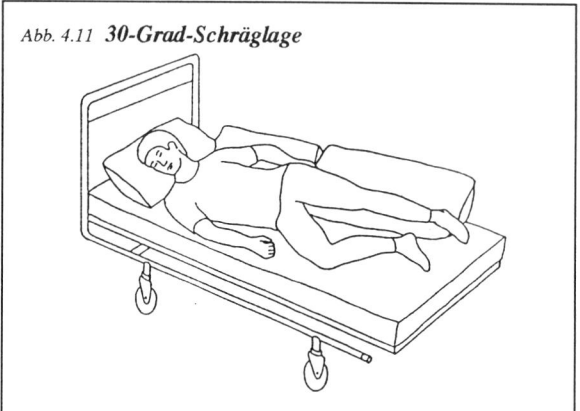

Abb. 4.11 30-Grad-Schräglage

135 - Grad - Lagerung

Diese Lagerung dient der völligen **Druckbefreiung im Rücken-, Kreuzbein- und Fersenbereich** und ist somit optimal zur Entlastung der am häufigsten druckbelasteten Gebiete. Zur Durchführung werden ein großes, als Schiffchen geformtes Kissen und ein - den Patientenwünschen entsprechendes - Kopfkissen benötigt. Das Schiffchen wird zunächst vor dem auf der Seite liegenden Patienten in Höhe Oberkörper - Knie positioniert. Dann winkelt der Patient das obenliegende Bein an, legt es auf das Kissen und dreht den Oberkörper in Richtung Kissen. Der untenliegende Beckenkamm ist kaum mit Druck belastet. Der aufliegende Arm wird hinter dem Körper oder in Kopfhöhe gelagert. Die *Knie- und Ellbogengelenke* müssen hinsichtlich evtl. Hautrötungen beobachtet und ggf. druckentlastet werden.
Viele Menschen empfinden diese Lage als bequem und angenehm, da sie ihrer *natürlichen Schlafposition* ähnelt. Andererseits wird sie von immobilen Patienten eher abgelehnt. Menschen, die unter *Herzbeschwerden* oder *Atemnot* leiden, werden diese Position wegen des

Drucks auf dem Brustkorb und wegen des eingeengten Blickfeldes ablehnen. Bei pneumoniegefährdeten Patienten ist die Atmung zu beobachten; falls sie in dieser Position beeinträchtigt wird, muß eine andere Lagerung gewählt werden.

Die 135-Grad-Lage wird in den Rhythmus anderer Lagerungen integriert oder alternativ zur Rückenlage angewendet. Sie ist die optimale Entlastungslage bei bereits bestehenden Dekubiti im Bereich des Steißbeins, des Rückens und der Fersen.

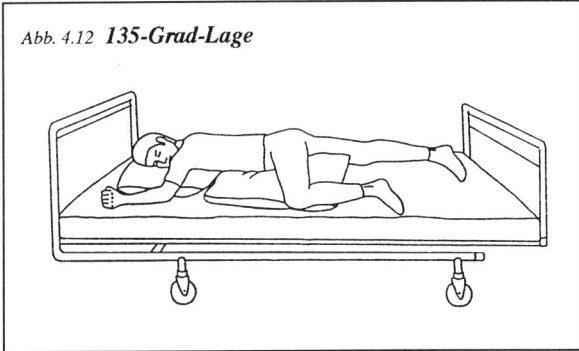

Abb. 4.12 **135-Grad-Lage**

Bauchlage

Prinzip und erwünschte Wirkung der Bauchlage entsprechen denen der 135-Grad-Lage. Es treten allerdings mehr *unerwünschte Nebeneffekte* auf. Die Bereitschaft des Patienten, in dieser Position gelagert zu werden, ist oftmals nicht gegeben, denn Bewegungsfreiheit, Blickfeld und Atmung werden eingeschränkt. Menschen, die in gesunden Tagen gerne in Bauchlage geruht haben, werden diese auch als prophylaktische Lagerung begrüßen, sofern ihre Atmung nicht eingeschränkt ist.

Vor der Lagerung wird der Patient soweit wie möglich an eine der seitlichen Bettkanten gelegt. In die Höhe des Kopfes und des Bauches wird je ein kleines Kissen gelegt. Der aufliegende Arm des Patienten wird hinter den Körper gelegt. Dann erfolgt die Drehung auf den Bauch. Die Arme werden entsprechend den Wünschen und Bedürfnissen des Patienten gelagert. Für eine Weichlagerung der *Zehenspitzen* ist zu sorgen.

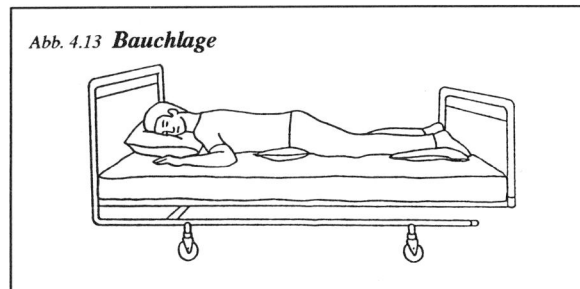

Abb. 4.13 **Bauchlage**

Hohllagerung mittels fünf Kissen

Diese Lagerungsart dient der **Entlastung druckgefährdeter Regionen in Rückenlage**. Die Entlastung wird durch Hohllagerung (= Freilagerung) erreicht. Zur Durchführung eignen sich rechteckig geformte Lagerungskissen; notfalls können auch herkömmliche Kissen zu Schiffchen verformt werden. Das Material wird im Querformat zwischen Patient und Matratze gelegt:
- erstes Kissen unter den Kopf;
- zweites Kissen unterhalb der Schulterblätter (in den Rücken);
- drittes Kissen unterhalb des Kreuzbeins bis unter die Kniekehlen;
- viertes Kissen unter die Unterschenkel bis zum Fußknöchelbereich;
- fünftes Kissen aufgestellt zwischen Füße des Patienten und Bettende (dient so als weiche Bettverkürzung und gleichzeitig der Druckentlastung am Fußballen, der Erzeugung eines Sohlendrucks *(siehe Seite 160)* und der Spitzfußprophylaxe *(siehe Seite 239)*.

In dieser Position sind die *Schulterblätter*, die *Kreuzbeinregion* und die *Fersen* hohlgelagert, was im Idealfall zur absoluten Druckfreiheit dieser Regionen führt. Auch die Ellbogengelenke werden druckentlastet, da sie, auf dem 2. Kissen liegend, weich gepolstert werden.

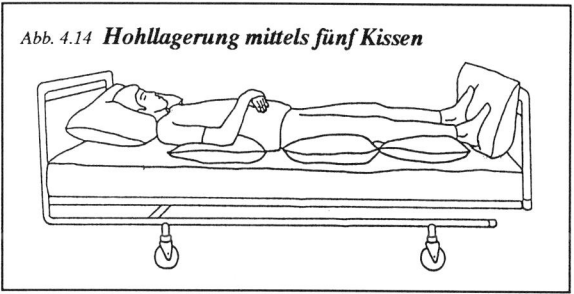

Abb. 4.14 **Hohllagerung mittels fünf Kissen**

V-Lagerung

Die V-Lagerung dient ebenfalls der Hohllagerung; sie gilt allerdings ganz gezielt der Erzeugung einer **Druckfreiheit an den Dornfortsätzen der Wirbelsäule**. Sie eignet sich deshalb für Patienten, die in diesem Bereich Hautrötungen, Verletzungen, Dekubiti oder Fremdkörper wie Drainagen oder Periduralkatheter aufweisen.

Die Lagerung erfolgt mittels zweier Federkissen, die nicht mehr prall gefüllt und die, auch als Schiffchen geformt, nicht sehr dick sind. Ihre Maße sollten 20 x 80 cm nicht überschreiten. Zu große/dicke Kissen führen zur Hohlkreuzhaltung.

Während der Patient aufsitzt, werden die Kissen einander so zugeordnet, daß sie die Form eines auf dem Kopf stehenden V (also: ∧) bilden; dabei überlappen sie sich in Höhe der Spitze des ∧. Diese wird so plaziert, daß der Patient mit dem 3. Halswirbelkörper darauf liegt. Der Kopf wird separat unterstützt.

Die Seiten des ∧ bieten eine weiche Ablage für die Arme.

Die V-Lage hat auch pneumonieprophylaktische Wirkung *(siehe "Pneumonieprophylaxe", Seite 47)*.

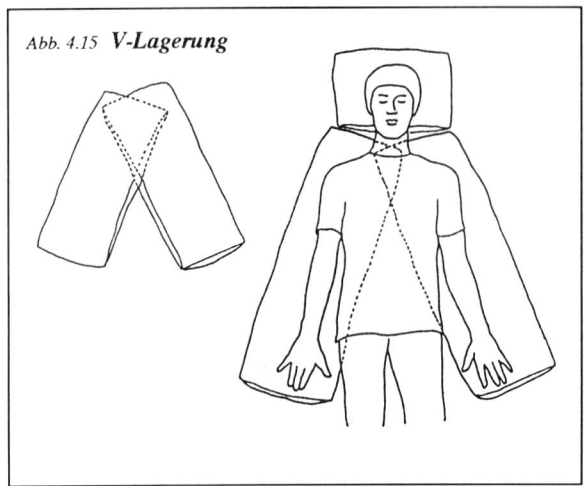

Abb. 4.15 *V-Lagerung*

T - Lagerung

Auch die T - Lagerung dient der gezielten lokalen Hohllagerung; durch sie wird die **Druckfreiheit an den Schulterblattspitzen und am unteren Rippenrand** erzielt.

Es werden zwei dünne, schmale Kissen zu Schiffchen verformt und einander in T-Form zugeordnet. Das "T" wird so unter dem Patienten plaziert, daß *Schultern und Wirbelsäule unterstützt* werden. Dadurch liegen gleichzeitig Schulterblattspitzen und Rippenrand frei. Dieser Effekt ist sowohl in liegender als auch in sitzender Position erreichbar. Der Kopf wird jeweils mit einem zusätzlichen Kissen unterstützt.

Die T-Lagerung hat auch pneumonieprophylaktische Wirkung *(siehe "Pneumonieprophylaxe", Seite 48)*.

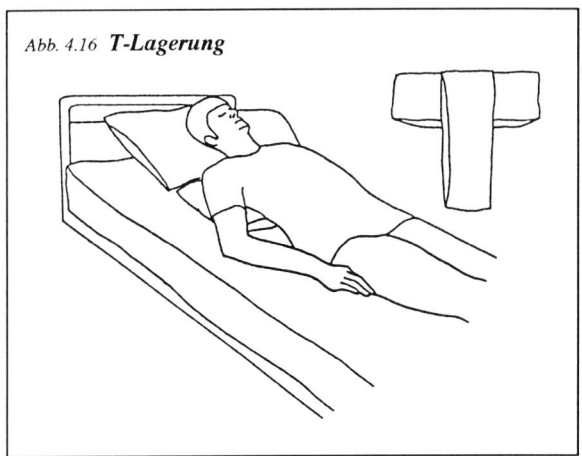

Abb. 4.16 *T-Lagerung*

Freilagerung der Fersen

Auf den Fersen lastet während der Rückenlage ein hoher Druck. Durch eine Weichlagerung kann bei Lähmungen und anderen Formen der Immobilität oft nicht ausreichend Druckentlastung erzielt werden. Die Fersen müssen häufig **völlig druckfrei** gelagert werden, um eine physiologische Durchblutung zu gewährleisten. Zu diesem Zweck werden die *Unterschenkel und die Kniekehlen mittels Schaumstoff oder Kissen höher gelagert*, so daß die Fersen oberhalb der Matratze ruhen. Diese Position verbessert auch den venösen Rückfluß und wirkt somit zusätzlich thromboseprophylaktisch.

Gleichzeitig ist in der Regel eine Spitzfußprophylaxe erforderlich. Bei der entsprechenden Lagerung wird darauf geachtet, daß die Fußballen weich gelagert werden, um auch hier den Druck gleichmäßig zu verteilen *(siehe "Spitzfußprophylaxe", Seite 239)*

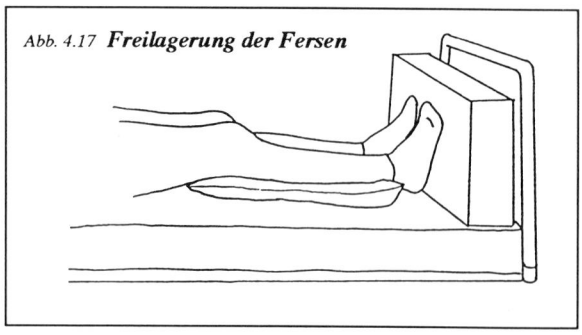

Abb. 4.17 *Freilagerung der Fersen*

4.8.6.2 Lagerungshilfsmittel

Zur Dekubitusprophylaxe werden zahlreiche Hilfsmittel angeboten. Die Effektivität muß bei jedem Einsatz sorgfältig überprüft werden.

<u>Das jeweils vorgesehene Hilfsmittel ist nach folgenden Kriterien auszuwählen.</u>

- **Patientenfreundlichkeit:**
  - bequem, angenehm, akzeptabel;
  - hautfreundlich;
  - ermöglicht Temperaturausgleich;
  - ermöglicht Luftzirkulation;
  - ermöglicht Feuchtigkeitsabgabe;
  - weich, druckentlastend;
  - nicht bewegungseinschränkend;
  - geräuscharm.
- **Personalfreundlichkeit:**
  - unkomplizierte Bedienung und Handhabung;
  - gute Kontrollmöglichkeit der Wirkung;
  - Kundenservice bei technischen Geräten.
- **Hygiene:**
  - abwaschbar, kochfest, desinfizierbar;
  - Einmalmaterial.
- **Wirtschaftlichkeit:**
  - preiswert;
  - haltbar; wiederverwertbar;
  - leicht entsorgbar (bei Einmalmaterial).

Bevor Lagerungsmittel eingesetzt werden, sind sie auf ihren Füllungszustand und ihre Unversehrtheit hin zu überprüfen. Anschließend werden sie meist mit einem Schutzbezug versehen.

Technische Hilfsmittel sind in regelmäßigen Abständen vom Technischen Dienst zu warten und vor jeder Benutzung vom Anwender auf ihre Funktionstüchtigkeit zu kontrollieren.

Federkissen

Herkömmliche Federkissen werden zur *Weichlagerung* eingesetzt, wenn keine anderen Materialien zur Verfügung stehen. Sie sind durchaus geeignet, verlieren jedoch schnell an Stabilität und Füllung. Bei einigen Teillagerungen, z.B. der *V - Lage* und der *T - Lage*, ist dies allerdings erwünscht.

Spezielle Lagerungskissen

Die Industrie bietet zahlreiche Lagerungskissen zur Druckentlastung an. Sie variieren in Format, Größe und Füllungsart. Gemeinsam ist allen Materialien, daß sie eine gewisse *Luftzirkulation* und *Feuchtigkeitsaufnahme* sowie einen *Temperaturausgleich* gewährleisten.

Lagerungskissen sind sowohl patienten - als auch personalfreundlich, da sie auf der Haut als *angenehm* empfunden werden und *einfach zu handhaben* sind. Es ist allerdings darauf zu achten, möglichst wenig Kissen einzusetzen, damit die Bewegungsfreiheit des Patienten nicht unnötig eingeschränkt wird.

Der Anschaffungspreis von Lagerungskissen ist unterschiedlich hoch. Sie sind *kochfest*, staubfrei und lassen sich gut modellieren. Vor dem Einsatz sind sie auf ihren Füllungszustand hin zu überprüfen.

Lagerungskissen erlauben eine einfache und bequeme Durchführung aller Lagerungsarten.

Schaumstoff

Schaumstoff wird als Lagerungshilfsmittel in verschiedener Größe und Stärke als Platte, Kissen, Ring, Block, Keil oder Matratze angeboten. Er ist für den jeweils vorgesehenen Zweck *passend bestellbar* bzw. *zuschneidbar*. Schaumstoff bietet die Möglichkeit der gleichzeitigen *Weich- und Hohllagerung*: für die Knochenvorsprünge werden passende Löcher ausgeschnitten, die Umgebung ist weichgelagert.

Die Stärke des Schaumstoffs sollte bei Platten mindestens 2 - 4 cm, bei durchgehenden Matratzen mindestens 15 cm betragen.

Schaumstoff ist ein *optimales* und *preisgünstiges Hilfsmittel* und wird - mit Ausnahme der Matratzen - als Einmalmaterial gehandhabt. Durch seine chemische Struktur ist er *bakteriostatisch*, verhindert also Bakterienwachstum / -vermehrung. Durch seine hohe *Elastizität* und die gute Anmodellierung wird der Auflagedruck gleichmäßig verteilt und somit für die einzelnen Hautbezirke über den Knochenvorsprüngen reduziert. Schaumstoff läßt auch in gewissem Maße *Luftzirkulation* und *Temperaturausgleich* zu. Aufgrund der genannten Eigenschaften sollte Schaumstoff möglichst ohne Bezug verwendet werden; aufgezogene Schutzbezüge mindern die positive Wirkung.

Wird der Schaumstoff zur Teillagerung verwendet, ist *am Übergang* ein *Niveauausgleich* zu schaffen, um neue Druckstellen an den Kanten zu verhindern.

Antidekubitusmatratzen

Die Industrie bietet zahlreiche dreigeteilte und einteilige *Schaumstoffmatratzen* zur Druckentlastung - die sog. Antidekubitusmatratzen - an. Durch das weiche Material soll der Auflagedruck geringer als 30 mmHg sein. Die regelrechte *Durchblutung der Kapillaren* wird also *gewährleistet*. Diese Wirkung kann bei jedem Patienten unterschiedlich ausgeprägt sein und muß bei jedem Einsatz überprüft werden.

Einige Schaumstoffmatratzen bieten die *zusätzliche* Möglichkeit der *lokalen Hohllagerung*, indem einzelne Elemente (z.B. in der Kreuzbeinregion) entfernt werden können.

Jedes auf die Matratze aufgebrachte Material verringert die Wirkung. Deshalb soll nur ein dünnes, *lose aufgelegtes Bettlaken* über der Matratze angebracht werden, um eine Verschmutzung der Matratze so gering wie möglich zu halten.

Der *Anschaffungspreis* ist relativ hoch, macht sich jedoch bezahlt.

Die *Benutzung* ist sowohl für Patienten als auch für Pflegepersonal einfach, bequem, angenehm und effektiv.

Wechseldruckmatratzen

Diese Spezialmatratzen verfügen über *mehrere Luftkammersysteme*, die abwechselnd mit Luft gefüllt werden. So sind alle Hautregionen immer wieder für eine gewisse Zeitdauer druckentlastet.

Untersuchungen haben gezeigt, daß der Wechsel der Druckzonen manchmal zu selten und die Füllung der Luftkammern zu prall erfolgt.

Jede Wechseldruckmatratze hat eine eigene elektrische *Wechseldruckpumpe*, die am Fußende des Bettes befestigt wird.

Wechseldruckmatratzen haben einen relativ hohen Anschaffungspreis und bedürfen einer *regelmäßigen Wartung*. Durch spitze Gegenstände oder Hitzeeinwirkung kann es schnell zu Defekten kommen.

Beim Einsatz von Wechseldruckmatratzen ist eine engmaschige und *genaue Beobachtung* der gefährdeten Hautbezirke unerläßlich.

Wasserkissen / -matratze

Diese Lagerungshilfsmittel bestehen aus weichem, *gummiähnlichem Material*, das mit *körperwarmem Wasser* gefüllt wird. Wasser modelliert sich sehr schnell am Körper an und *verteilt den Druck gleichmäßig*. Für den *Einsatz bei gänzlich immobilen* Patienten ist dieser Effekt nützlich, nicht jedoch bei Patienten, die über eine gewisse Mobilität verfügen. Gerade weil sich das Wasser so rasch anmodelliert, folgt es auch minimalen druckentlastenden Bewegungen. Folglich bleibt der *Auflagedruck stets permanent*, eine Druckentlastung durch Gewichtsverlagerung des Patienten ist nicht möglich. Die Mobilität des Patienten wird insgesamt eingeschränkt.

Werden Wasserkissen zur Entlastung der Kreuzbeinregion eingesetzt, ist hier für einen *Niveauausgleich an den Übergangsstellen* zu sorgen. Ansonsten entsteht an den Kanten eine extrem hohe Druckbelastung. Der *Verschluß* des Wasserkissens muß so angebracht werden, daß er keinen Druck am Patienten ausüben kann. Die Füllung darf weder zu prall noch zu gering sein. Der korrekte *Füllungszustand* läßt sich überprüfen, indem zunächst die Luft mittels einem quer über das Kissen abgerolltem Stab abgelassen wird. Danach werden die Unterarme auf das Wasserkissen gelegt und hin- und herbewegt; dabei muß die Unterlage (auf der das Kissen liegt) leicht spürbar sein. Da die Wassertemperatur der Körpertemperatur entsprechen soll, eignet sich das Wasserkissen wiederum *nur für den Einsatz beim bettlägerigen Patienten*. Dieser hält durch die ständige Bettruhe das Wasser warm. Würde er das Bett verlassen, käme es zur Abkühlung des Wassers. Zu kühles Wasser übt einen Reiz auf die Hautgefäße aus und führt zur Gefäßengstellung, also zur Verminderung der Hautdurchblutung.

Gefüllte Wasserkissen sind aufgrund ihres Gewichtes schwer zu transportieren.

Beim *Wasserbett* erfolgt die Füllung entsprechend den Herstellerhinweisen. Während der Benutzung einer Wassermatratze muß das Bett flach gestellt sein; ansonsten kann die oft ohnehin bestehende leichte Hüft- und Kniegelenksbeugung verstärkt werden und zu Kontrakturen führen.

Wassergefüllte Materialien werden mit einem Stecklaken überspannt. Das gummiähnliche Material verhindert einerseits das Aufsaugen von Flüssigkeit, andererseits kann es *vermehrtes Schwitzen* hervorrufen. Das Stecklaken muß entsprechend häufig gewechselt werden.

Der Einsatz einer Wassermatratze ist geeignet für Patienten, die völlig immobil sind und nicht umgelagert werden können.

Gelkissen

Gelkissen sind mit einer *gallertartigen, elastischen Silikonmasse* gefüllt; diese *modelliert sich träge* an den Körper an und läßt dadurch bei spontaner Gewichtsverlagerung eine kurzfristige Druckentlastung zu. Im Bereich des Gelkissens wird der Auflagedruck gleichmäßig verteilt. Die Wirkung ist ähnlich der des menschlichen Fettgewebes. Deshalb ist der Einsatz eines Gelkissens vor allem *bei kachektischen Patienten*, die über eine gewisse Mobilität verfügen, sinnvoll.

Gelkissen werden in unterschiedlichen Größen angeboten. Sie sind *teuer* und *schwer*. Zur lokalen Druckentlastung sind sie wirkungsvoll und werden vom Patienten als *angenehm* empfunden.

Da sich ihre Füllungsmenge im Laufe der Zeit verringert, kann das Obermaterial Falten werfen. Dann ist das Gelkissen nicht mehr einzusetzen.

Felle

Felle werden *aus natürlichen Materialien*, z.B. echtem Lammfell *oder synthetisch* hergestellt. Sie werden in unterschiedlichem Format als Rücken- / Gesäßunterlage, Rollstuhlauflage oder als Ellenbogen- und Fersenschützer angeboten.

Die Wirkung des echten Lammfells ist wesentlich effektiver als die des Kunstfells, dennoch *reicht* auch sie *nicht aus*, um bei absoluter Immobilität eine ausreichende Druckverteilung zu erreichen. Deshalb dürfen Felle nur dann *unterstützend eingesetzt* werden, wenn der Patient durch eigenständige Gewichtsverlagerung oder durch regelmäßiges Umlagern Druckentlastung erfährt.

Echtes Lammfell besteht aus Wollfasern und chromgegerbtem Leder, welche aus natürlichen Eiweißmolekülen bestehen. Diese verhalten sich ähnlich wie die menschliche Haut. Die Oberfläche bietet durch das Wollvlies viele kleine Aufliegeflächen, die den Aufliegedruck besser verteilen. Die vielen winzigen Zwischenräume gewährleisten eine *Luftzirkulation*; die Wollfasern können ein hohes Maß an *Feuchtigkeit aufnehmen* und binden, so daß die darauf liegende Haut trocken bleibt. Das Fell bietet weiter eine *knitterfreie, rutschfeste Unterlage*.

Felle, insbesondere die Echten, werden vom Patienten meist als *angenehm* empfunden.

Echtes Lammfell kann nur bei Temperaturen bis *30° C gewaschen* werden, läßt sich jedoch zusätzlich desinfizieren. Der Anschaffungspreis liegt höher als der von *synthetischen Fellen*. Letztere findet man häufig in Krankenhäusern und Altenheimen vor. Sie sind *kochfest*, ansonsten jedoch *minderwertiger*. Die positiven Eigenschaften sind in geringerem Ausmaß vorhanden, insbesondere die Fähigkeit der Flüssigkeitsaufnahme.

Nicht geeignete Hilfsmittel

Zu den nicht geeigneten Hilfsmitteln der Dekubitusprophylaxe zählen *Gummi- und Luftringe*. Sie sind in der Mitte hohl und bieten von daher zwar die Möglichkeit der Hohllagerung gefährdeter Hautareale, führen aber gleichzeitig zu *extremer Druckbelastung* der auf dem Ring liegenden Hautregion. An den Übergangsstellen entsteht rasch eine *zirkuläre Einschnürung*. Ebenfalls ungeeignet ist das Material. Gummi fördert das *Schwitzen* und nimmt keine Feuchtigkeit auf.

Gummi- und Luftringe sind lediglich zur lokalen Druckentlastung bei nicht bestehendem Dekubitusrisiko geeignet. Dies ist bei mobilen Patienten, die eine Wunde im Damm- oder Analbereich haben, der Fall.

4.8.6.3 Allgemeine Maßnahmen

Ergänzend zur Druckentlastung gibt es weitere Möglichkeiten der Dekubitusprophylaxe, die den Risikofaktoren entgegenwirken sollen.

Mobilisation

Die Mobilisation fördert druckentlastende Bewegungen, die zur *besseren Durchblutung aller Hautareale* führen. Dies kann bereits durch das Sichdrehen oder durch das Anheben des Gesäßes im Bett geschehen. Die beste Druckentlastung und Durchblutungsförderung bietet die Bewegung außerhalb des Bettes. Weitere Informationen zur Mobilisation finden Sie im Kapitel "Sich Bewegen".

Hautpflege

Dekubitusgefährdete Haut bedarf besonderer Pflege, um *widerstandsfähig* zu bleiben oder um es zu werden. Außerdem sind die druckbelasteten Hautstellen über den Knochenvorsprüngen mehrmals täglich zu *inspizieren*, damit frühzeitig Rötungen, Einrisse, Austrocknung und andere Veränderungen erkannt werden. Um dies zu gewährleisten, dürfen *keine farblichen Lösungen* (Tinkturen, Desinfektionsmittel) aufgetragen werden.

Die Hautpflege wird dem vorliegenden *Hauttyp entsprechend* durchgeführt *(siehe dazu "Hautpflege", Seite 278).*

Generell sollte nicht öfter als erforderlich gewaschen werden. Waschzusätze sind nur bei Verschmutzungen anzuwenden; sie sollten sowenig Zusatzstoffe wie möglich enthalten. Eine Rückfettung der Haut nach dem Waschen ist notwendig.

Insgesamt ist die Haut - besonders in den Hautfalten - stets trocken zu halten, um ein Wundwerden oder ein Aufweichen zu vermeiden. Dies gilt vor allem für inkontinente und stark schwitzende Patienten. Bei Inkontinenz sollte nach Möglichkeit zusätzlich ein Kontinenz-Training durchgeführt werden *(siehe "Toilettentraining", Seite 105 und "Beckenbodentraining", Seite 106).*

Angemessene Ernährung und Flüssigkeitszufuhr

Zur Unterstützung der Hautfunktionen sollte die Ernährung *eiweiß- und vitaminreich* sein. Bei kachektischen Patienten wird zusätzlich die Kalorienzufuhr gesteigert.

Für eine *ausreichende Flüssigkeitszufuhr* wird gesorgt, um ein Austrocknen und einen Elastizitätsverlust der Haut zu vermeiden. Selbstverständlich sind therapeutische Flüssigkeitsbeschränkungen, z.B. bei kardialen Ödemen, vorrangig.

Der Flüssigkeitsbedarf pro 24 Std. liegt in der Regel bei 2500 ml, wovon ca. 1000 ml mit der festen Nahrung zugeführt werden *(siehe "Prinzipien gesunder Ernährung", Seite 72).* Oft gelingt eine angemessene Flüssigkeitszufuhr nur mit Hilfe einer Flüssigkeitsbilanzierung *(siehe "Flüssigkeitsbilanzierung", Seite 100).*

Förderung der lokalen Blutzirkulation

Maßnahmen, die der Förderung der lokalen Blutzirkulation dienen, sind *sehr umstritten*. Wird die effektivste Dekubitusprophylaxe, die Druckentlastung durchgeführt, so ist eine physiologische Durchblutung der Hautkapillaren gewährleistet. Liegt bei Druckentlastung bereits eine Hautrötung vor, so ist sie Zeichen einer lokalen Hyperämie, d.h. die Blutgefäße sind maximal weitgestellt und blutgefüllt - dieser natürliche Mechanismus ist nicht durch weitere Maßnahmen zu intensivieren.

Da in der Praxis trotzdem häufig angewendet, wird hier auf die durchblutungsfördernden Maßnahmen eingegangen. Das Einreiben mit sogen. hyperämisierenden Salben oder Lösungen regt durch die Wirkung ätherischer Öle die lokale Durchblutung an. Je nach Stärke des angewandten Mittels und individueller Empfindlichkeit kann es zusätzlich zu Reizungen und zu allergischen Reaktionen der Haut kommen; am Übergang zu Schleimhäuten ist dies umso intensiver und kann zu Hautläsionen führen.

Das Eisen und Fönen ist die *umstrittenste Maßnahme der Dekubitusprophylaxe*; nach den Ergebnissen der Pflegeforschung ist die *Durchführung abzulehnen*. Wissenschaftliche Untersuchungen beweisen, daß 5 Min. nach Durchführung dieser Maßnahme sogar bei gesunden Probanden die Hautregion im behandelten Gebiet **schlechter durchblutet ist als vorher**. Insgesamt wurde festgestellt, daß die *physiologische Hyperämie nach Druckentlastung stärker* ist *als die nach* anschließendem *Eisen und Fönen*. Die maximale natürliche Hyperämisierung der Haut wird allenfalls durch den gefäßerweiternden Wärme- und den gefäßverengenden Kältereiz gehemmt. Dies ist insbesondere bei sklerotischen (verhärteten) Gefäßen, deren Fähigkeit zur Eng- und Weitstellung stark eingeschränkt ist, der Fall. Oftmals wird die Durchführung der Maßnahme auch als *schmerzhaft* empfunden.

Aus hygienischen Gründen ist das Eisen und Fönen ebenfalls abzulehnen, da es zur *Vermehrung der Keimzahl* im behandelten Hautgebiet führt. Hierzu kommt es infolge der mechanischen Verteilung der Keime durch die Wirbeleffekte während des Fönens.

Reduzieren weiterer Risikofaktoren

Grunderkrankungen, die im Zusammenwirken mit anderen Faktoren ein Dekubitusrisiko bedingen, sind entsprechend ihrer *Ursachen zu behandeln*. So führt eine Stärkung der Herzleistung zur besseren Sauerstoffversorgung der Zellen und verhindert Ödembildungen.

Eine besondere Herausforderung für das Pflegepersonal stellt das **Toilettentraining** dar, welches den Risikofaktor "Veränderung der Haut" reduzieren, bestenfalls ausschalten soll. Gleichzeitig werden Mobilität und eigenständige Gewichtsverlagerungen des Patienten gefördert.

Um **zusätzlichen Druck** von außen zu vermeiden, ist ein *sorgfältiges Ankleiden, Betten und Lagern* des Patienten erforderlich. Der Kranke darf nie auf Falten, Krümeln, Schläuchen, Kanülenhülsen u.ä. liegen. Aneinanderliegende Knochenvorsprünge werden stets weich gepolstert.

4.8.7 Pflegeplanung

4.8.7.1 Informationssammlung "Dekubitusrisiko"

Bewegungseinschränkung
[ ] völlige Immobilität
[ ] eingeschränkte Beweglichkeit
    (Lähmung, Schiene, Gips)
[ ] körperliche Behinderung
[ ] allgemeine Schwäche, hohes Lebensalter
[ ] starke Schmerzen
[ ] schwere Depression

Sensibilitätsstörungen
[ ] Schädigung peripherer Nervenenden
    durch äußere Verletzung
[ ] neurologische Ausfallserscheinungen
    (Schlaganfall, MS, Gehirn-TU, zerebrale
    Durchblutungsstörungen)
[ ] Analgesie

Schlechter Ernährungs- / Allgemeinzustand
[ ] Kachexie
[ ] bösartige Tumorerkrankung
[ ] schwere Allgemeinerkrankung
[ ] Zustand nach großer OP
[ ] hohes Fieber

Bewußtseinsstörung
[ ] Koma
[ ] Narkose, Aufwachphase
[ ] Sopor, Stupor, Apathie
[ ] Somnolenz
[ ] Benommenheit, Desorientierung

Verminderte Durchblutung
[ ] Herzinsuffizienz, -krankheit
[ ] Hypotonie
[ ] Schock
[ ] periphere Durchblutungsstörungen
[ ] Arteriosklerose
[ ] Anämie

Stoffwechselkrankheiten
[ ] Diabetes mellitus
[ ] Adipositas

Veränderte Hautbeschaffenheit
[ ] Exsikkose
[ ] Ödeme
[ ] Intertrigo
[ ] Stuhl- und/oder Harninkontinenz
[ ] starkes Schwitzen
[ ] alte, faltige, trockene Haut
[ ] Verletzung der Haut
[ ] Narbengewebe über Knochenvorsprüngen
[ ] chronische Hautkrankheit
[ ] abgeheilter Gewebsdefekt (Dekubitus)

Zusätzliche lokale Druckeinwirkung
[ ] Katheter (Blasenverweilkatheter, Nasenkatheter,
    zentralvenöser Katheter)
[ ] Schiene, Gipsverband
[ ] Sonde (Magensonde, Wunddrainage)

Mangelhafte Kooperation
[ ] immer
[ ] zeitweise

Ressourcen
[ ] Durchführung von Spontanbewegungen
[ ] Bewegungen erfolgen nach Aufforderung
[ ] Kooperation
[ ] intakte Schmerzwahrnehmung
[ ] intakte Haut

4.8.7.2 Pflegestandards zur Dekubitusprophylaxe

Dekubitusprophylaxe - Pflegestandard A

Probleme / Ressourcen	Ziele	Pflegemaßnahmen
Der Patient ist immobil; eine selbständige Druckentlastung ist nicht möglich aufgrund von: • ruhigstellender/m Schiene/Verband • Lähmungen • Bewußtlosigkeit • starken Schmerzen • Erschöpfung, Schwäche • hohem Lebensalter • körperlicher Behinderung.	*Der Patient hat* - physiologische Hautdurchblutung - druckentlastete Knochenvorsprünge - zeitweise druckfreie Körperregionen - größtmögliche Bewegungsfreiheit - intakte Haut - zeitweise völlig druckentlasteten Rücken - freiliegende Fersen Frühzeitiges Erkennen von Zellstoffwechselstörungen	Kontinuierliche Druckentlastung - Weich- bzw. Superweichlagerung oder: - Hohllagerung mittels fünf Kissen *Je nach Disposition alternativ oder zusätzlich:* - 2 stdl. Umlagerung: Schräglage rechts, Rückenlage, Schräglage links mittels schiefer Ebene oder mittels 30 - Grad - Lagerung - wenn möglich: zwischendurch statt Rückenlage 135 - Grad - Lage oder Bauchlage - Freilagern der Fersen durch Höherlagern der Unterschenkel - mind. 2 stdl. Kontrolle der Hautdurchblutung an den druckbelasteten Körperstellen
Ressourcen Der Patient kann einzelne Hautregionen zeitweise *durch Gewichtsverlagerung druckentlasten*; er ist *aufnahmefähig* und *kooperativ*.	*Der Patient* - ist informiert und kooperativ - führt mehrmals stündlich druckentlastende Bewegungen durch - hat eine physiologische Hautdurchblutung - kann seine Beweglichkeit voll ausnutzen	Information und Anleitung bzgl. - Notwendigkeit druckentlastender Bewegungen - Variationen druckentlastender Bewegungen - Erinnerung an / Aufforderung zu Bewegungen, mehrmals täglich 2 stdl. Umlagerung wie s.o.; möglichst keine Weichlagerung (erschwert Spontanbewegungen) Kontrolle der Hautdurchblutung wie s.o.

Dekubitusprophylaxe - Pflegestandard B

Probleme / Ressourcen	Ziele	Pflegemaßnahmen
Der Patient hat kein regelrechtes Druck- und Schmerzempfinden infolge einer • Schädigung peripherer Nerven • hochdosierten Schmerz- oder Schlafmitteleinnahme • Narkose • Bewußtseinsstörung • neurologischen Ausfallerscheinung. Deshalb führt er keine / zu wenig druckentlastende Bewegungen aus.	Erkennen des Ausmaßes der Sensibilitätsstörung *Der Patient hat* - physiologische Hautdurchblutung - zeitweise druckfreie Körperregionen - druckentlastende Knochenvorsprünge - gleichmäßig verteilten Aufliegedruck Frühzeitiges Erkennen von Zellstoffwechselstörungen Frühzeitiges Erfassen von Bewußtseinsstörungen	Prüfen der Sensibilität - Setzen äußerer Reize, z.B. durch Streichungen der Haut, sanftes Kneifen - Beobachten der Reaktion des Patienten 2 stdl. Umlagerung - Schräglage rechts, Rückenlage, Schräglage links - in Rückenlage Fersen frei lagern - dabei gezielte Beobachtung der Hautdurchblutung, insbesondere über den Knochenvorsprüngen Weich- oder Superweichlagerung - wenn trotz regelmäßiger Umlagerungen Hautrötungen beobachtet werden, einzelne Körperpartien oder den gesamten Körper weichlagern Beobachtung der Bewußtseinslage
Ressourcen Der Patient ist ansprechbar, **orientiert** und **kooperativ**; er **kann druckentlastende Bewegungen ausführen**.	*Der Patient* - führt stündlich eigenständig Gewichtsverlagerungen durch	Anleitung und Information bzgl. - Notwendigkeit und Durchführung druckentlastender Bewegungen - zunächst 1 mal stündlich daran erinnern Gezielte Beobachtung der Haut mehrmals täglich

Dekubitusprophylaxe - Pflegestandard C

Probleme / Ressourcen	Ziele	Pflegemaßnahmen
Der Patient befindet sich in reduziertem Allgemein- / Ernährungszustand; Fett- und Muskelgewebe sind atrophisch, die Knochenvorsprünge nicht mehr abgepolstert infolge einer • bösartigen Tumorerkrankung • schweren Allgemeinerkrankung • großen Operation • chronischen Magen- Darmerkrankung • Magersucht. Gleichzeitig ist der tägliche Eiweißbedarf erhöht, die **Mobilität erheblich eingeschränkt.**	*Der Patient* - hat druckentlastete Knochenvorsprünge - hat eine physiologische Hautdurchblutung	Mobilisation soweit wie möglich Weich- bzw. Superweichlagerung - an den Knochenvorsprüngen, ggf. am gesamten Körper oder: Hohllagerung - mittels Fünf-Kissen-Methode, V- oder T-Lage 2 stdl. Umlagerung - alternativ oder ergänzend zur Weichlagerung durchführen - Wechsel von Schräglage rechts, Rückenlage (bzw. 135 - Grad-Lage), Schräglage links
	- bekommt eine optimale Eiweiß-, Vitamin- und Kalorienzufuhr - hat widerstandsfähige Haut - nimmt an Gewicht zu - trinkt mind. 1500 ml/24 Std.	Aufbauende Ernährung - eiweiß- und vitaminreiche Kost, z.B. Milchprodukte, frisches Obst, Rohkostsalate und Vollkornprodukte anbieten - ggf. hochkalorische Kost - mind. 1500 ml/24 Std. Trinkmenge zuführen
	- hat intakte, geschmeidige Haut Frühzeitiges Erkennen von Zellstoffwechselstörungen	Sorgfältige Körper- und Hautpflege Hautbeobachtung 2 stündlich durchführen
Ressourcen Der Patient führt - zumindest teilweise - **druckentlastende Bewegungen** durch; er ist **aufnahmefähig** und **kooperativ.**	*Der Patient* - führt sooft wie möglich selbständig druckentlastende Bewegungen durch - hält seine Haut trocken und geschmeidig - hat druckentlastete Knochenvorsprünge	Information und Anleitung bzgl. - Notwendigkeit und Durchführung druckentlastender Bewegungen - sorgfältiger Hautpflege Erinnerung an die Durchführung der jeweiligen Bewegungen zunächst 1 mal stündlich Unterstützung aufliegender Knochenvorsprünge (evtl.) durch - Fersenschützer - Ellbogenschützer - Fell unter Rücken und Gesäß - andere Weichmaterialien Hautbeobachtung wie siehe oben Aufbauende Ernährung wie siehe oben

Dekubitusprophylaxe - Pflegestandard D

Probleme / Ressourcen

Die Mobilität des Patienten ist eingeschränkt;
gleichzeitig ist die **O_2 - Versorgung der Hautzellen beeinträchtigt**, der Zellstoffwechsel reagiert empfindlich auf zusätzliche Minderdurchblutung; zugrunde liegt ein/e:

- Herzinsuffizienz / -krankheit
- periphere Durchblutungsstörung
- Arteriosklerose
- Anämie
- Diabetes mellitus
- Adipositas
- Schock.

Beachte:
Das Risiko erhöht sich mit zunehmendem Lebensalter, vor allem bei hohem Fieber, Lähmungen, Narkose!

Ziele

Möglichst geringer O_2 - bedarf der Zellen
Ausreichende O_2 - Versorgung aller Hautzellen

Der Patient
- führt soweit wie möglich selbständig druckentlastende Bewegungen durch

- hat druckentlastete Knochenvorsprünge

- hat eine physiologische Hautdurchblutung

- hat einen physiologischen Hautturgor

- führt die angemessene Flüssigkeitsmenge zu

- nimmt pro Woche 500g Gewicht ab

Pflegemaßnahmen

Unterstützung der Herz- Kreislauftätigkeit
- entsprechend des Zustands des Patienten
- entsprechend der Arztanordnung
  - Bettruhe oder vorsichtige Mobilisation
  - Aufforderung zu Lageveränderungen im Bett

2 stdl. Umlagerung
- Schräglage rechts, Rückenlage, Schräglage links
- Freilagerung der Fersen

Weichlagerung
- zusätzlich, wenn Umlagerung nicht ausreicht

Hautbeobachtung
- Hautdurchblutung
- Hautturgor (Ödeme? Exsikkose?)

Flüssigkeitszufuhr
- bei Ödemen reduzieren (< 1500 ml/24 Std.)
- bei Exsikkose steigern (> 1500 ml/24 Std.)
- ansonsten ca. 1500 ml/24 Std.

Gewichtsreduktion
- bei Adipositas
- ggf. bei Diabetes mellitus

Dekubitusprophylaxe - Pflegestandard E

Probleme / Ressourcen	Ziele	Pflegemaßnahmen
Der Patient ist immobil und stuhl- und/oder urininkontinent (bzw. schwitzt übermäßig), infolgedessen kann es zur/zum • Mazeration • pH - Wert-Verschiebung • Wundsein der Haut kommen.	*Der Patient* - hat intakten Säureschutzmantel der Haut - liegt auf einer trockenen, faltenfreien Unterlage - hat intakte, geschmeidige Haut - hat regelrecht durchblutete Haut	Hautpflege - entsprechend des Hauttyps - bei Bedarf die Haut sofort vorsichtig und sorgfältig reinigen, trocknen und rückfetten - Haut stets trocken halten, insbesondere die Hautfalten Hautbeobachtung mindestens 2 stündlich Wäschewechsel sooft wie notwendig Leib- und Bettwäsche wechseln
	- hat weniger unwillkürliche Urin- / Stuhlabgänge - ist (überwiegend) kontinent	Toilettentraining - regelmäßig Steckbecken, evtl. Toilettengang anbieten - Miktionsschema anlegen Weichlagerung und/oder regelmäßige, 2 stdl. Umlagerung - Schräglage rechts, Rückenlage, Schräglage links - Fersen mindestens in Rückenlage freilagern Mobilisation soweit möglich
	- hat ausgeglichene Flüssigkeitsbilanz - hat physiologischen Hautturgor - hat nachts verringerte Urinproduktion	Flüssigkeitszufuhr - tagsüber regelmäßig - ab ca. 19.00 Uhr einstellen (bei Inkontinenz) - entsprechend der Flüssigkeitsverluste (v.a. bei Fieber) steigern

4.8.8 Maßnahmen zur Dekubitusbehandlung

Zur Behandlung eines Dekubitus sind zahlreiche Arznei- und Hausmittel im Gebrauch. Oft ist die therapeutische Wirkung sehr fragwürdig bzw. nicht nachweisbar. Ein heilender Effekt kann meist ebenso auf die regelmäßige Druckentlastung (und sei es nur während der mehrmals täglich durchgeführten Dekubitusversorgung) zurückzuführen sein.

Seit mehr als 10 Jahren führen *Dr. Walter O. Seiler* und sein Team in einer medizinisch-geriatrischen Klinik in der Schweiz erfolgreich eine *standardisierte Dekubitustherapie* durch. Positive Forschungs- und Beobachtungsergebnisse bestätigen die Effektivität der angewandten Maßnahmen.

Demnach gelten folgende **Prinzipien zur lokalen Dekubitusbehandlung.**

a) **Optimale lokale Blutzirkulation durch ständige lokale Druckentlastung.**
- Nur bei ausreichender Sauerstoffzufuhr kann die Wundheilung erfolgen; dies ist nur durch *absolute Druckentlastung des betroffenen Gewebes* möglich.
- Der Kranke wird auf superweichen Materialien gelagert, gleichzeitig erfolgt ein regelmäßiges (mind. 2 stündlich) Umlagern bzw. die Mobilisation außerhalb des Bettes.
- Der Dekubitus bleibt immer druckfrei, darf auch nicht für kurze Zeit druckbelastet werden.
- Erreicht wird dies durch den Wechsel von 30-Grad-Lage (bzw. Lagerung in schiefer Ebene) rechts, links und Rückenlage, die Fersen werden freigelagert - wobei jeweils die Lagerung auf dem vom Dekubitus betroffenen Bezirk übersprungen wird.
  Beispiele
  - Dekubitus am rechten Trochanter: Wechsel von Rückenlage und Schräglage links;
  - Dekubitus in der Kreuzbeinregion: Wechsel von Schräglage rechts und Schräglage links; evtl. auch Bauchlage oder 135-Grad-Lage ergänzen;
  - Dekubitus an den Sitzbeinhöckern: Schräglage rechts und links im Wechsel mit Rückenlage (keine Lagerung in sitzender/halbsitzender Position).
- Die Superweichlagerung kann auch durch die Fünf-Kissen-Hohllagerung ersetzt oder durch teilentlastende Hohllagerungen ergänzt werden; die Schräglage sollte zusätzlich durchgeführt werden.
  Beispiele
  - Dekubitus in der Kreuzbeinregion: 5-Kissen-Hohllagerung (oder ausgeschnittenen Schaumstoff so unter den Dekubitus legen, daß dieser druckfrei ist; Höhenunterschiede ausgleichen!) und Wechsel von Schräglage rechts und links;
  - Fersendekubitus: Fersenfreilagerung (z.B. mittels 5-Kissen-Hohllagerung) und Wechsel von Schräglage rechts und links;
  - Dekubitus im Bereich der Dornfortsätze: V-Lagerung und Wechsel von Schräglage rechts und links, wenn möglich zwischendurch 135-Grad- oder Bauchlage integrieren;
  - Dekubitus im Bereich der Schulterblattspitzen oder des unteren Rippenrandes (auf dem Rücken): T-Lagerung und Wechsel von Schräglage rechts und links, wenn möglich zwischendurch 135-Grad- / Bauchlage integrieren.

b) **Nekrosefreie und gereinigte Wunde durch chirurgisches und enzymatisches Debridement*, evtl. auch durch Ringerlösung.**
- Nekrosen verdecken das Ulkus, fördern Bakterienwachstum und verhindern die Bildung von Granulationsgewebe; deshalb sind Nekrosen zu entfernen.
- Ausgedehnte Nekrosen werden *chirurgisch entfernt*. Es wird meist schrittweise vorgegangen; Nekrosereste bleiben stehen, um Blutungen und Schmerzen in Grenzen zu halten.
- Kleinere Nekrosen und Nekrosereste werden *enzymatisch abgedaut*; die denaturierten Eiweiße werden gespalten und abgebaut, so daß sie beim Verbandwechsel mittels Ringerlösung entfernt werden können. *Beachte*: Geeignet sind lokal anwendbare Substanzen, die Streptokinase, Plasmin, Kollagenase, Fibrinolysin, Streptodornase oder Desoxyribonukleinsäure enthalten.
- Sollte die enzymatische Nekroseabdauung nach siebentägiger Anwendung ohne Erfolg bleiben, wird die Wundreinigung stattdessen mit Ringerlösung durchgeführt
  - die Wunde muß ständig feuchtgehalten werden;
  - der Verbandwechsel erfolgt zunächst 4 mal täglich, dann 2-3 mal täglich.

Beachte: Ringerlösung enthält Natrium- und Kalziumchlorid zur Ernährung des Gewebes; sie ermöglicht das Überleben von Fibroblasten* und Epithelzellen*.

c) **Bekämpfung der lokalen Infektion mittels Antibiotikagabe.**
- Infektionen verzögern den Heilungsverlauf und können zu septischen Komplikationen führen; sie sind deshalb zu bekämpfen.
- Infektionen sollten erst bekämpft werden, wenn der Dekubitus nekrosefrei ist.
- Das *Erkennen einer lokalen Infektion* wird durch das Auftreten der klassischen Entzündungszeichen möglich; die tägliche Beobachtung der Wunde / Wundränder ist entsprechend ausge-

richtet auf Rötung, Schwellung, Überwärmung und Schmerz.
- Auch schmierige, stinkende Beläge sowie eine grünliche Verfärbung des Verbandes sind Hinweise auf eine Infektion.
- Treten die Entzündungszeichen auf, ist der Arzt zu informieren; er sollte einen bakteriologischen Abstrich vornehmen und eine dem Ergebnis entsprechende *systemische Antibiotikatherapie* anordnen.
- Eine Anwendung von Lokaldesinfektionsmitteln ist nicht zu empfehlen, da diese eine toxische Wirkung auf das neugebildete Granulationsgewebe ausüben, immunologisch aktive Substanzen im Ulkus inaktivieren und die phagozytierenden* Zellen schädigen.

d) **Förderung von Granulationsgewebe durch Schaffen physiologischer Bedingungen für die Wundheilung.**
- Granulationsgewebe* braucht ein bestimmtes Milieu, um zu wachsen; das optimale Milieu für das Granulationsgewebe wird durch *Ringerlösung* geschaffen:
   - die Wunde wird durch einen mit Ringerlösung getränkten Verband *feucht gehalten*;
   - der Verbandwechsel erfolgt zunächst 3-4 mal täglich, nachts kann die Ringerlösung unter den Verband, direkt auf das Ulkus gegeben werden;
   - der Verbandwechsel wird nur noch 2 mal täglich vorgenommen, wenn Granulationsgewebe (= *Gewebe von himbeerartigem Aussehen; kleine rote, leicht blutende Fleischwärzchen*) sichtbar wird.
- Oberflächliche Dekubiti, deren Ulkustiefe weniger als zwei Millimeter beträgt, erfordern lediglich einen schützenden Wundverband:
   - die Wunde wird durch eine sehr dünne Kompresse oder Gaze, die mit Paraffin getränkt wird, vor äußeren Einflüssen geschützt;
   - *Paraffin* ist eine ölige Substanz mit nur geringer chemischer Reaktionsbereitschaft und ermöglicht ein Abnehmen des Verbandes, ohne daß dabei Granulationsgewebe losgelöst wird.

e) **Schutz vor Keimverschleppung durch hygienisches Arbeiten.**
- Beim Entfernen des Verbandes sind Handschuhe zu tragen.
- Die Wunde wird von außen nach innen und mit sterilen Materialien gereinigt.
- Bei Erneuerung des Verbandes sind sterile Handschuhe und Verbandmaterialien zu verwenden.
- Die Wundversorgung erfolgt unter sterilen Kautelen.

Neben der lokalen Behandlung sind auch **allgemeine Maßnahmen zur Dekubitusbehandlung** erforderlich.

a) **Ausschalten der vorliegenden Risikofaktoren durch prophylaktische und therapeutische Maßnahmen** (Lesen Sie dazu die unter Punkt 4.8.6.3. aufgeführten Maßnahmen der allgemeinen Dekubitusprophylaxe; sie sind ebenso gültig für die Dekubitustherapie):
- Mobilisation soweit wie möglich;
- sorgfältige Hautbeobachtung und -pflege;
- ausreichende Flüssigkeitszufuhr (mindestens 1500ml/24 Std., falls nicht kontraindiziert);
- Vitamin- und eiweißreiche Kost, täglich mindestens 1,5 g Eiweiß pro kg Körpergewicht;
- ggf. Kontinenztraining und Behandlung von Durchfall (um eine ständige Kontamination der Wunde zu verhindern);
- ärztliche Behandlung der Risikofaktoren, z.B. des Fiebers, der Hypotonie*, der Anämie*, der Herzinsuffizienz, der Exsikkose*.

b) **Standardisierte Pflegemaßnahmen:**
- alle an der Pflege und Therapie beteiligten Personen müssen einheitlich handeln;
- die Festlegung der Pflegeziele- und -maßnahmen erfolgt im Team; sie haben verbindlichen Charakter;
- auf die Vielfalt der Arznei- und Hausmittel muß verzichtet werden, genutzt werden nur die im Pflegeplan festgelegten Substanzen;
- eine genaue Beobachtung und Dokumentation des Wundzustands ist erforderlich, um die Wirkung der durchgeführten Maßnahmen nachvollziehen zu können (= Qualitätskontrolle).

4.8.8.1 Pflegestandards zur Dekubitusbehandlung

Dekubitusbehandlung - Pflegestandard A

Probleme / Ressourcen	Ziele	Pflegemaßnahmen
Dekubitus 1. Grades • lokale Hautrötung, die 2-3 Minuten nach Druckentlastung bestehen bleibt.	*Der Patient* - liegt nicht auf der geröteten Hautstelle - ist kooperativ - hat regelrecht durchblutete Haut - hat geschmeidige Haut - hat intakte Haut	Absolute Druckentlastung! - gerötete Stellen nicht mit Druck belasten - evtl. Hohllagerung der betroffenen Region Gezielte Hautbeobachtung an allen gefährdeten Stellen, v.a. an den Fersen Ggf. Instruktion des Patienten, sich öfter zu bewegen und die geröteten Hautstellen nicht zu belasten Die bisherigen prophylaktischen Maßnahmen intensivieren (z.B. Zeitabstände zwischen den Umlagerungen verkürzen, mehr Mobilisation, Superweichlagerung) Sorgfältige Hautpflege - Haut sauber und trocken halten - rückfettende Substanzen auftragen

Dekubitusbehandlung - Pflegestandard B

Probleme / Ressourcen	Ziele	Pflegemaßnahmen
Dekubitus 2. Grades • Blasenbildung • Füllungszustand der Blase(n) nimmt zu • Eröffnung der Blase, oberflächlicher Hautdefekt: schmerzhafte, infektanfällige, nässende Wunde.	(wie bei Dekubitus 1. Grades) zusätzlich: Rückbildung der Blase Nachlassen der Schmerzen Geschützte, infektfreie und trockene Wunde	(wie bei Dekubitus 1. Grades) zusätzlich: Beobachtung der Blase hinsichtlich - Füllungszustand, Entzündungszeichen, Erweiterung Bei Erweiterung oder Entzündung der Blase - Information des Arztes; er trägt die Blase steril ab oder punktiert die Flüssigkeit ab Wunde steril, trocken und luftdurchlässig verbinden

4. Für Sicherheit sorgen

Dekubitusbehandlung - Pflegestandard C

Probleme / Ressourcen	Ziele	Pflegemaßnahmen
Dekubitus 3. Grades • Defekt aller Hautschichten; Bänder, Sehnen und Muskeln sind sichtbar	*Der Patient* - bewegt sich soviel wie möglich außerhalb des Bettes - liegt **nicht** auf dem Gewebsdefekt - hat eine regelrechte Durchblutung der Wunde - hat insgesamt eine ausreichende Hautdurchblutung	absolute Druckentlastung des betroffenen Gewebes - Information des Patienten - mind. 2 stdl. Umlagerung und Mobilisation außerhalb des Bettes soweit wie möglich - abwechselnde Lagerung in Schräglage rechts, Schräglage links, Rückenlage, wenn möglich 135°- oder Bauchlage; Auslassen der Lagerung, die zur Druckbelastung des Dekubitus führen würde (z.B. bei Kreuzbeindekubitus die Rückenlage auslassen) - zusätzlich Freilagerung der Fersen - evtl. alternativ Hohllagerung des betroffenen Gewebes durch 5-Kissen-Hohllagerung oder Lagerung auf ausgeschnittenem Schaumstoff; den Höhenunterschied an den Übergängen ausgleichen
• gelblicher Wundbelag, evtl. Austritt von verkästem Gewebe	Belagfreie saubere Wunde	Reinigung der Wunde - mit Ringerlösung - 3-4 mal täglich vor dem Auftragen enzymatischer Substanzen Enzymatische Abdauung des Wundbelags - mit enzymatischen Substanzen (z.B. Streptokinase /-dornase, Plasmin, Fibrinolysin) Bei Bildung von Granulationsgewebe Wunde ständig feucht halten, wie in Pflegestandard D beschrieben
• infizierte (aber nekrosefreie) Wunde - Heilungsverlauf wird verzögert	Rückgang der Entzündungszeichen	Beobachtung gezielte Beobachtung der Wunde (Rötung, Schwellung, Überwärmung, Schmerzäußerungen des Patienten) bei jedem Verbandwechsel
- septische Komplikationen möglich.	Infektionsfreie gereinigte Wunde	Informationsweitergabe an den Arzt nach ärztlicher Anordnung: Verabreichung eines Antibiotikums entsprechend der Resistenzprüfung

Dekubitusbehandlung - Pflegestandard D

Probleme / Ressourcen	Ziele	Pflegemaßnahmen
Dekubitus 4. Grades • großflächige Nekrose	*Der Patient* - hat spätestens in 2 Wochen eine nekrosefreie Wunde Geschützte Wunde	Chirurgische Abtragung der Nekrose durch den Arzt Enzymatische Abdauung der Nekroseränder: - 2-3 mal täglich Auftragen einer enzymatischen Substanz (siehe Pflegestandard C) - Abspülung gelöster, verflüssigter Nekrosereste mit Ringerlösung - luftdurchlässigen, sterilen Verband anlegen (bei Bildung von Granulationsgewebe siehe unten)
• kleine Nekrose	*Die Wunde* - wird zunehmend sauberer (weniger Nekrosegewebe) - ist ständig feucht - ist spätestens in 7 Tagen nekrosefrei	Enzymatische Abdauung wie s.o.; falls die Nekrose nach 7 Tagen nicht abgedaut ist - Wunde stattdessen mit Ringerlösung reinigen und - ständig mit Ringerlösung feuchthalten - zunächst 4 mal täglich Verbandwechsel - bei Besserung des Wundzustandes 2 - 3 mal täglich Verbandwechsel
• Wundtasche; die Nekrose hat sich in der Tiefe ausgebreitet	Rückbildung der Wundtasche	Lagerung auf der der Wundtasche entgegengesetzten Seite Lockeres Austamponieren der Wundtasche mit dem Mittel, das für die übrige Wundversorgung eingesetzt wird
• beginnende Bildung von **Granulationsgewebe**; entsprechendes Nährmilieu notwendig	Optimales Milieu für das Granulationsgewebe Ständig feuchte und geschützte Wunde	Wunde ständig feucht halten - dünne luftdurchlässige Kompresse / Gaze mit Ringerlösung anfeuchten und direkt auf das Ulkus geben - Verbandwechsel zunächst 2 - 4 mal täglich - bei vermehrtem Auftreten von Granulationsgewebe 2 mal täglich Verbandwechsel
• Ulkustiefe ist geringer als 2 mm.	Geschützte Wunde Granulationsgewebe verklebt nicht mit Wundverband	Wunde ständig mit Paraffin getränkter Gaze feuchthalten und abdecken

Dekubitusbehandlung - Pflegestandard E

Probleme / Ressourcen	Ziele	Pflegemaßnahmen
Die Wundheilung ist erschwert aufgrund der vorliegenden Risikofaktoren (die die Dekubitusentstehung begünstigt haben).	Risikofaktoren sind reduziert bzw. ausgeschaltet *Der Patient* - bewegt sich soweit und soviel wie möglich	<u>Reduzieren / Ausschalten der Risikofaktoren:</u> <u>Mobilisation</u> soweit und soviel wie möglich
	- trinkt mindestens 1500 ml in 24 Stunden - hat physiologischen Hautturgor	<u>Kontrolle und Anregung der Flüssigkeitsaufnahme</u> - Zufuhr von mindestens 1500 ml/24 Std. - evtl. Einfuhrbogen führen
Eiweißverlust über die Wunde.	- nimmt pro Tag 1,5 Gramm Eiweiß pro Kilogramm Körpergewicht zu sich - nimmt vitaminreiche Kost zu sich - nimmt ggf. hochkalorische Kost zu sich	<u>Eiweiß- und vitaminreiche Kost</u>, auch Zwischenmahlzeiten anbieten <u>Kalorienzufuhr</u> dem Ernährungszustand anpassen
	- hat trockene, geschmeidige Haut	<u>Hautpflege</u> entsprechend des Hauttyps
	- hat guten AZ und EZ	Für trockene und faltenfreie <u>Bett-</u> und <u>Leibwäsche</u> sorgen
	- ist kontinent	Ggf. <u>Kontinenztraining</u>
	- hat eine ausreichende O$_2$-Versorgung des Gewebes	Beobachtung des Patienten hinsichtlich der Wirkung der ärztlichen Behandlung
	Frühzeitiges Erkennen von Hautrötungen	<u>Sorgfältige Beobachtung</u> der Haut

4.9 Injektionen

4.9.1 Einführung

Als **Injektion** wird das relativ schnelle *Einspritzen von gelösten Arzneimitteln* in den Körper bezeichnet.
Beachte: Beträgt die Flüssigkeitsmenge mehr als 20 ml, wird sie langsam (tropfenweise) verabreicht; man spricht dann von einer **Infusion**.
Im Vergleich zur oralen Applikation eines Medikamentes bietet die Injektion folgende *Vorteile*:
- Der Magen-Darm-Trakt wird umgangen,
  - Unverträglichkeiten und Beschwerden am Magen-Darmtrakt werden verhindert;
  - Wirkstoffe, die durch die körpereigenen Fermente inaktiviert würden (z.B. Heparin, Insulin), können wirksam verabreicht werden;
  - das Medikament kann auch bei Resorptionsstörungen des Verdauungstraktes gegeben werden.
- Das Medikament kann exakt dosiert werden.
- Das Medikament kann auch bewußtseinsgestörten/bewußtlosen Menschen verabreicht werden.
- Eintritt, Dauer und Stärke der Wirkung des Medikamentes sind kalkulierbar,
  - Wirkungseintritt nach i.v. Injektion erfolgt sofort;
  - Wirkungseintritt nach i.m. Injektion erfolgt nach 10 - 15 Minuten;
  - Wirkungseintritt nach s.c. Injektion erfolgt nach 20 - 30 Minuten.

Injektionen bedürfen generell der **ärztlichen Anordnung**; auch die Durchführung gehört in den ärztlichen Aufgabenbereich.
Die Durchführung der intrakutanen, der subkutanen sowie der intramuskulären Injektion kann - nach ausdrücklicher und schriftlicher Delegation - von examinierten Krankenschwester/-pflegern bzw. Altenpfleger/innen übernommen werden. Das Pflegepersonal muß sich bezüglich der delegierten Aufgabe kompetent fühlen; im allgemeinen wird die Kompetenz während der staatlich anerkannten Ausbildung erworben. Unter besonders schwierigen Bedingungen und bei zu erwartenden Komplikationen kann die Durchführung der Injektion abgelehnt werden. Während der staatlich anerkannten Krankenpflegehilfeausbildung wird ausschließlich die Kompetenz zur Durchführung der subkutanen Injektion erworben.
Für die Durchführung einer Injektion ist allein der Ausführende verantwortlich und somit im Schadensfalle haftbar. Dies trifft jedoch nicht für Auszubildende zu; die Verantwortung trägt die anleitende, examinierte Krankenpflegeperson.

4.9.2 Injektionsarten

Die Injektionsarten unterscheiden sich durch das Gewebe, in welches die Injektionslösung verabreicht wird:
- **Intrakutan** (Abk. i.c.) = in die Oberhaut (= *Epidermis*) hinein; verabreicht werden z.B. Impfstoffe, und Allergene. Im Injektionsgebiet bildet sich eine Quaddel.
- **Subkutan** (Abk. s.c.) = unter die Haut; in das *Unterhautzellgewebe* hinein; verabreicht werden z.B. Insulin, Heparin.
- **Intramuskulär** (Abk. i.m.) = tief in den *Muskel* hinein; verabreicht werden z.B. Analgetika*, Antiphlogistika*, Spasmolytika*.
- **Ventroglutäal** (Abk. v.g.) = in den bauchwärtsgerichteten Teil des *mittleren Gesäßmuskels* hinein; Möglichkeit der i.m. Injektion.
- **Intravenös** (Abk. i.v.) = in die *Vene* hinein; verabreicht werden z.B. Digitalis-Präparate*, Beruhigungsmittel, Narkosemittel.
- **Intraarteriell** (Abk. i.a.) = in die *Arterie* hinein; verabreicht werden z.B. gefäßerweiternde Medikamente.
- **Intraartikulär** = in das *Gelenk* hinein; verabreicht werden z.B. entzündungshemmende Medikamente.

4.9.3 Spritzen und Kanülen

Spritzen zur Injektion werden heute überwiegend als *steril verpacktes Einmalmaterial* aus Kunststoff angeboten. Sie erleichtern das hygienische Arbeiten und sind einfach zu handhaben.
Die Spritzen sind mit einer *Milliliter-Skala* versehen, die bis in Zehntel eingeteilt ist. Spezielle Spritzen für die Tuberkulin- und Insulininjektion weisen eine *Spezialgraduierung* auf. Hier läßt sich die Menge (und somit die Dosis) des aufgezogenen Medikamentes genau ablesen. Solche Spezialspritzen sind für die Injektion von 1 - 2 ml Lösung geeignet; die herkömmlichen Spritzen fassen 2, 5, 10 oder 20 ml Injektionslösung.

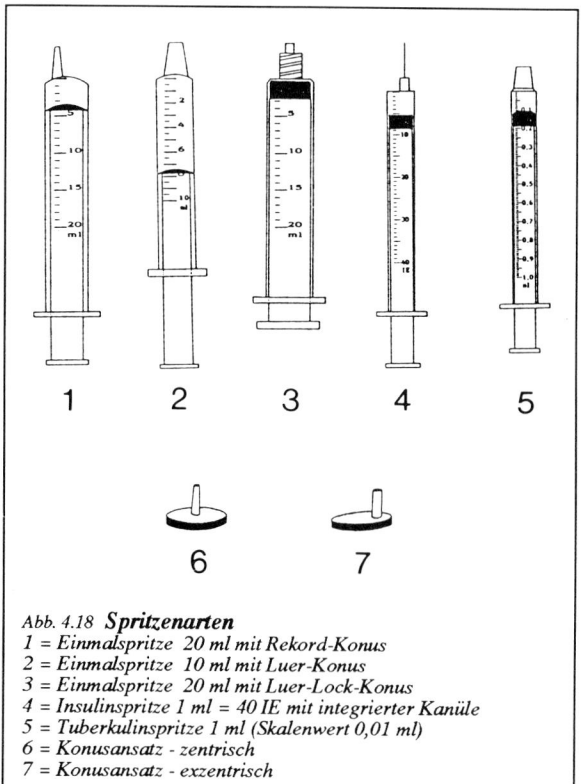

Abb. 4.18 *Spritzenarten*
1 = *Einmalspritze 20 ml mit Rekord-Konus*
2 = *Einmalspritze 10 ml mit Luer-Konus*
3 = *Einmalspritze 20 ml mit Luer-Lock-Konus*
4 = *Insulinspritze 1 ml = 40 IE mit integrierter Kanüle*
5 = *Tuberkulinspritze 1 ml (Skalenwert 0,01 ml)*
6 = *Konusansatz - zentrisch*
7 = *Konusansatz - exzentrisch*

Die **Injektionskanülen** sind ebenfalls *steril* und einzeln verpackt; sie sind aus *rostfreiem* Material hergestellt. An der Ansatzstelle für den Spritzenkonus sind sie je nach Durchmesser und Länge herstellerspezifisch durch bestimmte *Farben gekennzeichnet*. Die Kanüle wird durch eine leicht abnehmbare *Plastikkappe geschützt*.

Die Verpackung jeder Kanüle weist die Länge und den Durchmesser in Millimeterangaben aus; eine Numerierung erleichtert die Unterscheidung zwischen den Kanülenarten. Im allgemeinen gilt:

- Für die *intrakutane Injektion* werden Kanülen mit 0,30-0,45 mm Durchmesser und 3-16 mm Länge gewählt.
- Für die *subkutane Injektion* werden Kanülen mit 0,45-0,55 mm Durchmesser und 13-16 mm Länge bzw. gebrauchsfähige Einmalspritzen mit integrierter Kanüle gewählt.
- Für die *intramuskuläre Injektion* werden Kanülen mit 0,70-0,90 mm Durchmesser gewählt; die Länge der Kanüle ist abhängig von Injektionsart und -ort sowie vom Gewicht (Fett- und Muskelgewebe) des Patienten.
- Für die *ventroglutäale Injektion nach v. Hochstetter* werden Kanülen mit 45-60 mm Länge gewählt; die optimale Länge bei Untergewicht beträgt 47-48 mm Länge, bei Ideal- bis Normalgewicht 51-52 mm Länge, bei Übergewicht 60-61 mm.
- Für die *intramuskuläre Injektion nach Sachtleben* (= *Crista-Methode*) werden die Kanülen wie für die v.g. Injektion nach Hochstetter ausgewählt.
- Für die *intramuskuläre Injektion in den Musculus biceps* werden 30-32 mm lange Kanülen gewählt, bei Übergewicht evtl. längere. *(Beachte*: Stichführung im 45-Grad-Winkel zur Hautoberfläche.)
- Für die *intramuskuläre Injektion in den Musculus deltoideus* werden 30-32 mm lange, bei Übergewicht evtl. längere Kanülen gewählt. *(Beachte*: Stichführung senkrecht zur Hautoberfläche.)
- Für die *intramuskuläre Injektion in den Oberschenkel* (Musculus vastus lateralis) werden 35-40 mm lange Kanülen gewählt.
- Für die *intravenöse Injektion* werden Kanülen mit 0,55-0,70 mm Durchmesser und 30-40 mm Länge gewählt.

4.9.4 Umgang mit verschiedenen Injektionslösungen

Die Injektionslösungen werden in unterschiedlichen Behältern angeboten.

Glasampullen:
- sie enthalten i.d.R. die gewünschte Einzeldosis;
- *Beachte*: Zu kühle Medikamente werden in der Hand erwärmt;
- der Ampullenhals ist durch klopfende Bewegungen vom Inhalt zu befreien;
- am Ampullenhals befindet sich eine kreisförmige Markierung, an dieser Stelle kann die Ampulle aufgesägt oder aufgebrochen werden, dabei ist ein Tupfer an den Ampullenhals zu legen, um sich nicht zu verletzen;
- sowohl Spritze als auch Kanüle werden unmittelbar vor der Benutzung aus der sterilen Verpackung entfernt, indem diese vorschriftsmäßig auseinandergezogen wird; es ist darauf zu achten, daß die Verpackung unbeschädigt und ungeöffnet ist;
- das Medikament wird aufgezogen, ohne dabei den Spritzenkolben und die Kanüle zu berühren;
- die Aufziehkanüle wird gegen eine Injektionskanüle ausgewechselt; letztere wird unverzüglich aufgesetzt, die Plastikhülle wird nicht entfernt;
- die aufgezogene Spritze wird mit dazugehöriger Ampulle auf ein Tablett gelegt, um Medikamentenverwechselungen zu vermeiden.

Stechampullen:
- sie ermöglichen die mehrfache Entnahme einzelner Dosen des Medikamentes, z.B. von Insulin;
- bei der ersten Entnahme wird das Anbruchdatum auf der Stechampulle vermerkt;
- vor jeder Entnahme sind Gummikappe und Metallring zu desinfizieren;
- die Entnahme wird jeweils mittels neuer steriler Kanüle durchgeführt;
- sollen größere Mengen entnommen werden, injiziert man zuvor die entsprechende Menge Luft;
- die Aufziehkanüle wird gegen eine Injektionskanüle ausgewechselt; letztere wird unverzüglich aufgesetzt, ohne daß die Plastikhülle entfernt wird;
- wird die Injektion nicht sofort durchgeführt, bleibt die Stechampulle neben der aufgezogenen Spritze stehen;
- bei weiteren Entnahmen ist die vom Hersteller angegebene Haltbarkeitsdauer zu beachten.

Stechampullen mit Trockenlösung:
- die Trockensubstanz wird unmittelbar vor der beabsichtigten Injektion mit dem vom Hersteller vorgegebenen Lösungsmittel aufgelöst;
- vor dem Einspritzen werden Gummikappe und Metallring der Stechampulle desinfiziert;
- das Lösungsmittel wird unter sterilen Kautelen aufgezogen und in die Stechampulle hineingespritzt;
- es wird beobachtet, ob sich die Trockensubstanz vollständig auflöst, evtl. muß der Prozeß mit leichten Schüttelbewegungen unterstützt werden;
- nur das vollständig aufgelöste Medikament wird in die Spritze aufgezogen;
- die Aufziehkanüle wird gegen eine Injektionskanüle ausgewechselt, die Plastikhülle wird dabei nicht entfernt.

Fertigspritzen:
- das Medikament wurde vom Hersteller fertig aufgezogen und steril verpackt;
- die Injektionskanüle befindet sich gebrauchsfertig auf dem Kanülenansatz (= *Konus*);
- die Spritze wird mitsamt der aufgesteckten Kanüle unmittelbar vor Gebrauch vorschriftsmäßig aus der Verpackung genommen und injiziert.

4.9.5 Vorbereitung einer Injektion

Die Pflegeperson richtet ein **Tablett** mit:
- Einmaltupfer,
- Hautdesinfektionsmittel (nach Möglichkeit mit Sofortwirkung, d.h. die Einwirkzeit beträgt 15 Sekunden),
- Spritze mit aufgezogenem Medikament und aufgesteckter, neuer Kanüle (die leere Ampulle bleibt auf dem Tablett).

Bevor das Medikament verabreicht wird, müssen bestimmte *Informationen* eingeholt und bestimmte *Kontrollen* durchgeführt werden. Ebenso sind vor, nach und während der Verabreichung einer Injektion gezielte *Beobachtungen* vorzunehmen. Diese allgemein gültigen Prinzipien im Umgang mit Medikamenten sind auf Seite 391 "Umgang mit Analgetika und anderen Medikamenten" exemplarisch aufgeführt und dort nachzulesen.

Weiter ist zu beachten, daß das Medikament unmittelbar vor der beabsichtigten Injektion, höchstens jedoch eine Stunde vorher, aufzuziehen ist. Ansonsten können Wirkung und Sterilität des Medikamentes nicht mehr garantiert werden.

4.9.6 Durchführungshinweise

Der Patient ist darauf hinzuweisen, daß er den *Einstich*, evtl. auch ein Druckgefühl (vor allem bei großen Mengen und bei öliger Injektionslösung) spüren wird. So kann er sich auf die - meist geringfügigen - Unannehmlichkeiten einstellen.

Die Pflegeperson führt eine *hygienische Händedesinfektion* durch. Nachdem der Patient informiert wurde und sein Einverständnis ausgedrückt hat, wird er in der richtigen Position - entsprechend der vorgesehenen Injektionstechnik - gelagert.

Die vorgesehene Einstichstelle wird inspiziert, das Gewebe muß intakt sein. <u>Beachte</u>: **In ödematöses, entzündetes oder mangeldurchblutetes Gewebe darf nicht injiziert werden.** Patienten, die unter einer **Blutungsneigung** leiden oder eine hochdosierte Antikoagulantientherapie bekommen, erhalten wegen der wahrscheinlichen Hämatombildung **keine intramuskulären Injektionen.**

Die Einstichstelle wird nach einer bestimmten Methode *(siehe Seite 203-206)* aufgesucht. Sodann erfolgt die *Desinfektion* der vorgesehenen *Einstichstelle* mit einem farblosen Hautdesinfektionsmittel; die vom Hersteller angegebene Einwirkzeit ist unbedingt einzuhalten. Die desinfizierte Hautstelle wird anschließend nicht mehr abgetupft oder berührt.

Der *Einstichschmerz* kann durch Spannen oder durch leicht kneifendes Abheben der Haut verringert werden (evtl. das Muskelgewebe zuvor fest umgreifen und mehrmals zusammendrücken); außerdem ist die Nadel rasch einzustechen. Die Spritze wird wie ein Schreibstift in der Hand gehalten, die Kanüle mit der spitzzugeschliffenen Seite zuerst eingestochen. Von der Kanüle bleibt ca. 1 cm sichtbar.

Beachte: Sollte die Kanüle bereits vorher auf den Knochen treffen, wird sie ca. 1 cm zurückgezogen. Treten spontan *starke Schmerzen oder Lähmungserscheinungen* auf, ist die **Kanüle sofort zu entfernen** und der Arzt zu informieren.

Der Kanülenansatz wird bei der i.m. Injektion mit dem Daumen und Zeigefinger der freien Hand - die auf dem Gesäßmuskel aufgestützt wird - festgehalten; so lassen sich Nadelbewegungen vermeiden.

Vor dem Einspritzen des Medikamentes wird überprüft, ob evtl. ein Blutgefäß punktiert wurde. Dazu ist der sogenannte **Aspirationsversuch** durchzuführen: der Spritzenstempel wird etwas zurückgezogen, bis kleine Luftblasen sichtbar werden.

Beachte: Sollte **Blut** angezogen werden, ist die **Kanüle zu entfernen** und die Einstichstelle zu komprimieren. Die Injektion muß erneut vorbereitet und an anderer Stelle durchgeführt werden. Die gebrauchten Utensilien und das Medikament werden verworfen.

Während der Injektion sind die Schmerzen durch korrekte Stichführung und langsames Einspritzen gering zu halten. Oft können unterhaltsame Worte den Patienten ablenken.

Das *Entfernen der Kanüle* erfolgt rasch. Die Einstichstelle wird mit einem trockenen Tupfer durch kreisende Fingerbewegungen leicht komprimiert; gleichzeitig wird das Medikament im Gewebe verteilt.

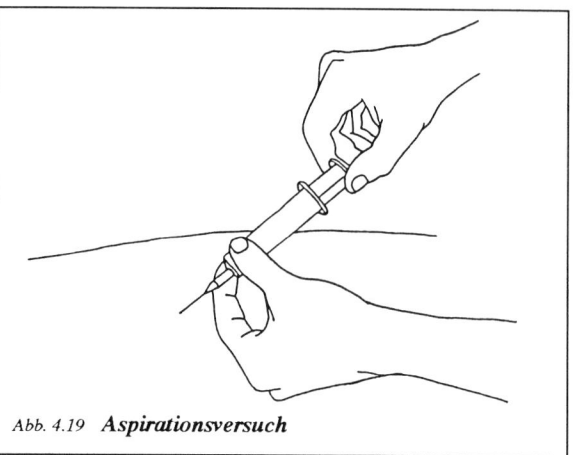

Abb. 4.19 **Aspirationsversuch**

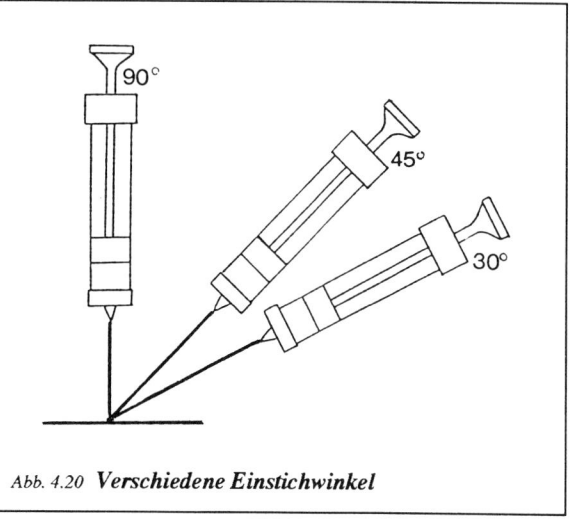

Abb. 4.20 **Verschiedene Einstichwinkel**

4.9.7 Injektionstechniken

Intrakutane Injektion:
- Injektionsort ist die Oberhaut an
  - der Unterarminnenseite,
  - der Oberarmaußenseite,
  - im Rücken- und Schulterblattbereich;
- zur Injektion wird die Haut gespannt;
- die Kanüle wird flach zur Oberhaut eingeführt, bis die Kanülenöffnung nicht mehr sichtbar ist.

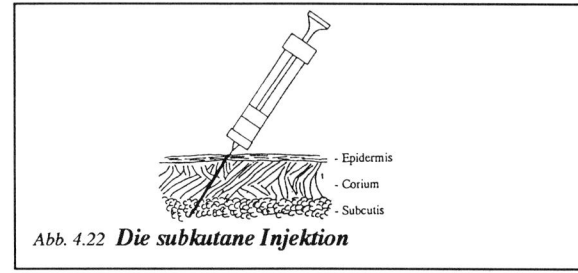

Abb. 4.21 **Die intrakutane Injektion**

Subkutane Injektion:

- Injektionsort ist das Unterhautzellgewebe des/der *(Abb. 4.22)*

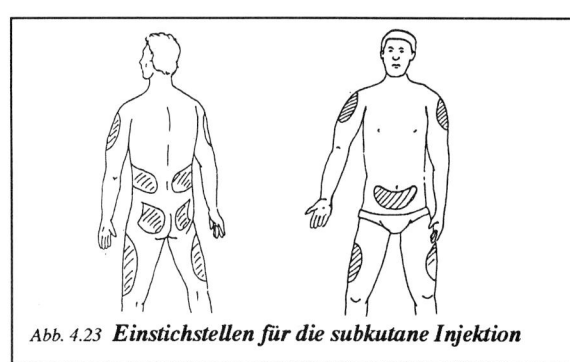

Abb. 4.22 **Die subkutane Injektion**

  - mittleren äußeren Oberschenkeldrittels,
  - mittleren äußeren Oberarmregion,
  - Bauchdecke (unter Aussparung der Region, die sich 1-2 cm um den Bauchnabel herum befindet, *(Abb. 4.23)*
  - mittleren Gesäßregion,
  - Flankenbereiche.

  Beachte: Bei regelmäßiger Injektion ist die Einstichstelle jedes Mal neu zu wählen; systematisches Vorgehen, z.B. wochenweiser Wechsel des Injektionsfeldes, wird empfohlen.

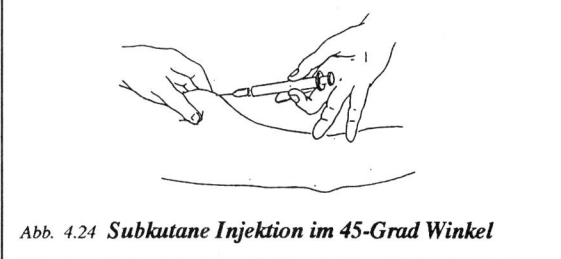

Abb. 4.23 **Einstichstellen für die subkutane Injektion**

- Zur Injektion wird die Hautfalte abgehoben;
- die Kanüle wird im 45-Grad-Winkel zur Hautoberfläche eingestochen. *(Abb. 4.24)*

  Beachte: Extra kurze Kanülen (12mm) werden im 90-Grad-Winkel eingestochen.
  Nach einer Insulininjektion muß auf die zeitgerechte Nahrungsaufnahme - je nach Insulinart 15-45 Minuten nach der Injektion - geachtet werden.

Abb. 4.24 **Subkutane Injektion im 45-Grad Winkel**

- *Handhabung von Fertigspritzen mit extra kurzer Kanüle (Abb. 4.25)*
  - Nach Desinfektion des Injektionsortes wird mit Daumen und Zeigefinger eine Hautfalte abgehoben. Eventuell vorhandene Tropfen von der Nadelspitze abschütteln, niemals abstreifen. Die Hautfalte festhalten, die Nadel senkrecht (im 90-Grad-Winkel) zur Hautoberfläche einstechen und in ihrer ganzen Länge einführen.
  - Aufgrund der speziellen Nadellänge von 12 mm liegt die Nadelspitze zwischen den beiden subkutanen Gefäßetagen, so daß keine größeren Gefäße getroffen werden können. Folglich ist ein Aspirationsversuch überflüssig; das Medikament wird appliziert. Die Luftblase sorgt für eine vollständige Entleerung der Spritze. Die Nadel wird wieder gerade herausgezogen, erst danach die Hautfalte loslassen.

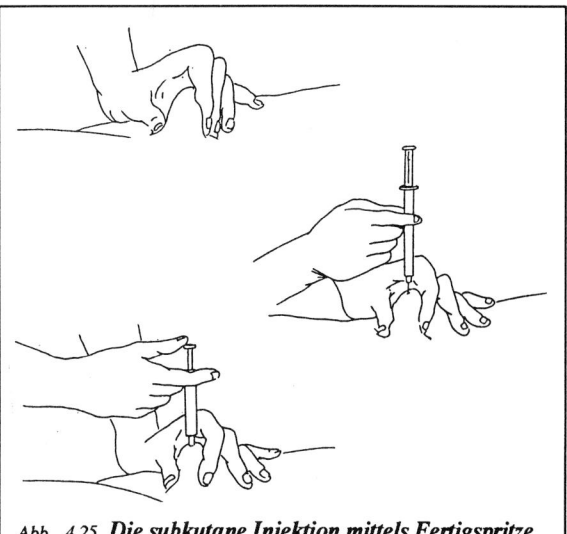

Abb. 4.25 **Die subkutane Injektion mittels Fertigspritze**

Intramuskuläre Injektionen:
a) Ventroglutäale Injektion nach von Hochstetter

- Injektionsort ist das nerven- und gefäßarme Muskelgewebe der seitlichen Gesäßregion (= *Musculus glutaeus medius*), das Dreieck zwischen Crista iliaca, Spina iliaca und Trochanter major.
Beachte: Die v.g. Injektion nach von Hochstetter ist bei Kindern nicht geeignet!
- Zum Einstich wird die Hautfalte fest gegriffen und abgehoben.
- Die Injektion in den Gesäßmuskel erfolgt beim liegenden Patienten
- in flacher Seitenlage, das oben liegende Knie ist leicht angezogen (Muskelentspannung);
- Schwerkranke können von erfahrenem, examiniertem Pflegepersonal die Injektion in Rückenlage erhalten.

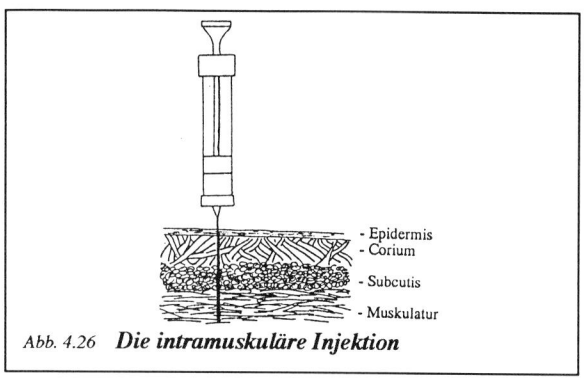

Abb. 4.26 *Die intramuskuläre Injektion*

Aufsuchen der Injektionsstelle nach von Hochstetter

Orientierungspunkte *(Abb. 4.27)*
- Crista iliaca (= Darmbeinkamm) = C,
- Eminentia cristae iliacae (= Vorsprung des Darmbeinkamms, Darmbeinhügel) = E,
- Spina iliaca anterior superior (= vorderer, oberer Darmbeinstachel) = S,
- Trochanter major (= großer Rollhügel) = T,
- Injektionsstelle (= Dreieck zwischen Zeige- und Mittelfinger) = I.

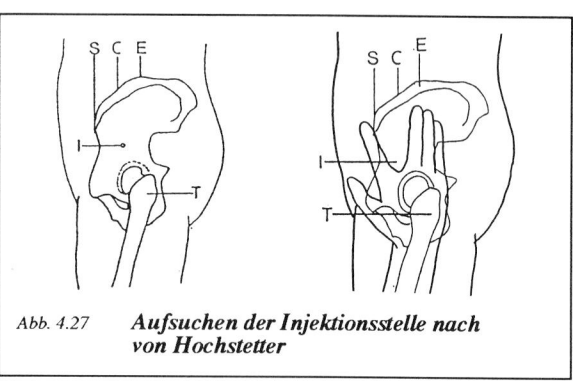

Abb. 4.27 *Aufsuchen der Injektionsstelle nach von Hochstetter*

Anlegen der nicht injizierenden Hand auf der linken Hüfte *(Abb. 4.28)*
- Der Mittelfinger tastet den vorderen, oberen Darmbeinstachel = S;
- der Zeigefinger fährt den Darmbeinkamm = C entlang, bis er den höchsten Punkt, den Darmbeinhügel = E, erreicht hat;
- der Handteller wird nun um ca. 2 cm verschoben, bis er auf dem großen Rollhügel = T liegt; dabei bleibt der Mittelfinger auf dem Darmbeinstachel liegen, der Zeigefinger wird um ca. 2 Querfinger verschoben.

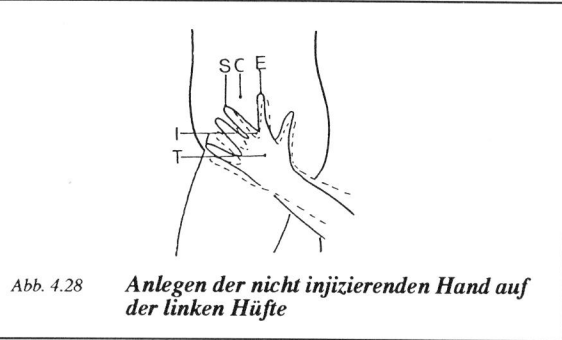

Abb. 4.28 *Anlegen der nicht injizierenden Hand auf der linken Hüfte*

Anlegen der nicht injizierenden Hand auf der rechten Hüfte *(Abb. 4.29)*
- Der Zeigefinger tastet den vorderen, oberen Darmbeinstachel = S;
- der Mittelfinger fährt den Darmbeinkamm = C entlang, bis er den höchsten Punkt, den Darmbeinhügel = E erreicht hat;
- der Handteller wird um ca. 2 cm verschoben, bis er auf dem großen Rollhügel = T liegt; dabei bleibt der Zeigefinger auf dem Darmbeinstachel liegen, der Mittelfinger wird um ca. 2 Querfinger verschoben.

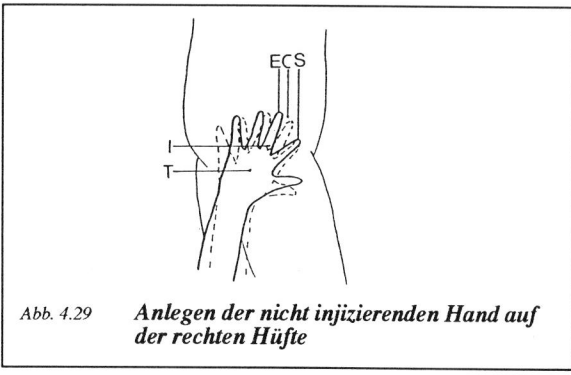

Abb. 4.29 *Anlegen der nicht injizierenden Hand auf der rechten Hüfte*

Stichführung *(Abb. 4.30)*
- Die Haut wird zwischen Zeige- und Mittelfinger gespannt;
- die Kanüle wird im 90-Grad-Winkel zur Körperoberfläche (also senkrecht) bauchwärts eingeführt.

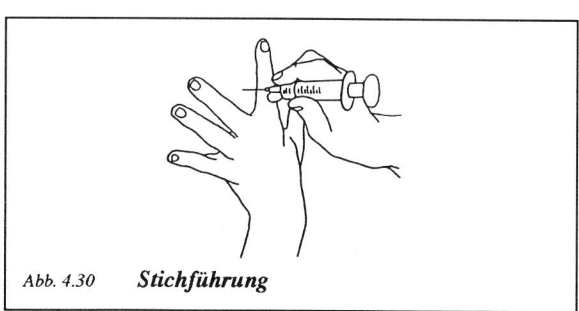

Abb. 4.30 *Stichführung*

b) Intramuskuläre Injektion nach Sachtleben
(= *Crista-Methode*)
- Injektionsort ist der Musculus glutaeus medius (identisch mit der nach Hochstetter bezeichneten Injektionsstelle); *(Abb. 4.31)*
- der Patient liegt auf der Seite, sein Kopf liegt rechts von der Pflegeperson;
- die linke Hand wird in die Flanke des Patienten gelegt, der Zeigefinger liegt dabei auf der Knochenleiste des Darmbeinkammes = C;
- links vom Zeigefinger, ca. 3 Finger breit unterhalb des Darmbeinkamms (also in Höhe des kleinen Fingers) - auf der gedachten Verbindungslinie zwischen der Mitte des Darmbeinkammes und dem großen Rollhügel = T - liegt die Injektionsstelle = I;
- bei der Crista-Methode kann der Patient neben der Seitenlage auch die Bauchlage einnehmen.
Beachte: Bei Kindern bis ca. 75 cm Körpergröße liegt die Injektionsstelle einen Querfinger, bei Kindern bis 125 cm Körpergröße zwei Querfinger breit unterhalb des Darmbeinkamms.

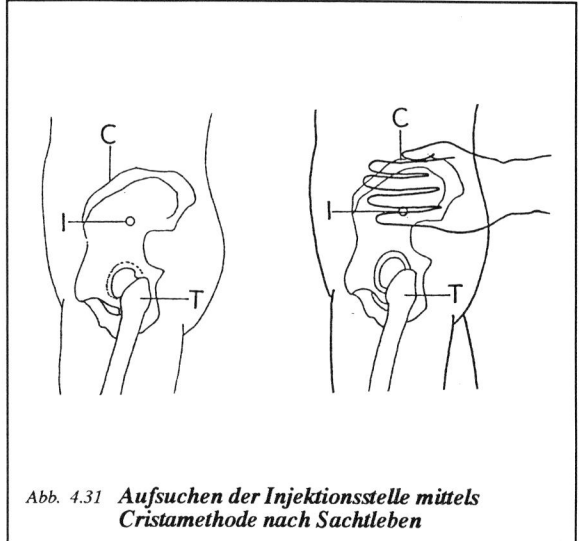
Abb. 4.31 **Aufsuchen der Injektionsstelle mittels Cristamethode nach Sachtleben**

Stichführung *(Abb. 4.32)*
- Die Kanüle wird senkrecht (90-Grad-Winkel) zur Körperoberfläche eingeführt;
- die Kanüle ist dabei nach oben-außen (kranial-lateral, in Richtung Bauchnabel) gerichtet.

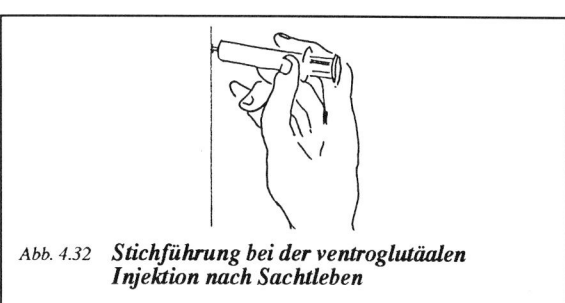
Abb. 4.32 **Stichführung bei der ventroglutäalen Injektion nach Sachtleben**

c) Intramuskuläre Injektion in den Oberschenkel
- Injektionsort ist das mittlere Drittel der Oberschenkelvorderseite, lateral der Bügelfalte (= Muskulus vastus lateralis); *(Abb. 4.33)*
- beim liegenden Patienten wird die Vorderseite des Oberschenkels in drei Bereiche unterteilt:
Region a - Leiste bis eine handbreit unter der Leiste,
Region b - Knie bis eine handbreit über dem Knie,
Region c - mittleres Oberschenkeldrittel;
- der Länge nach wird der Oberschenkel eingeteilt in die vordere Bügelfalte = vB und in die seitliche Hosennaht = sH; zwischen diesen Linien liegt im mittleren Oberschenkeldrittel der Injektionsbereich = I = Mitte der seitlichen Oberschenkelregion;
- die Injektionsstelle wird mit sanftem Druck umgriffen und leicht abgehoben.

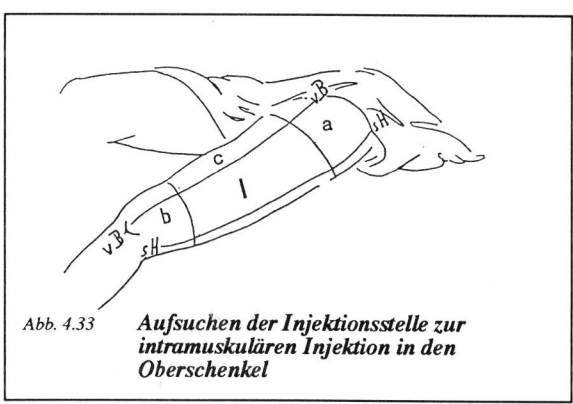
Abb. 4.33 **Aufsuchen der Injektionsstelle zur intramuskulären Injektion in den Oberschenkel**

Stichführung *(Abb. 4.34)*
- Kanüleneinstich erfolgt senkrecht zur Körperoberfläche in Richtung Oberschenkelknochen (= *Femur*).
Beachte: Das Bein darf nicht in Außenrotation liegen, da in dieser Lage Gefäße getroffen werden könnten.

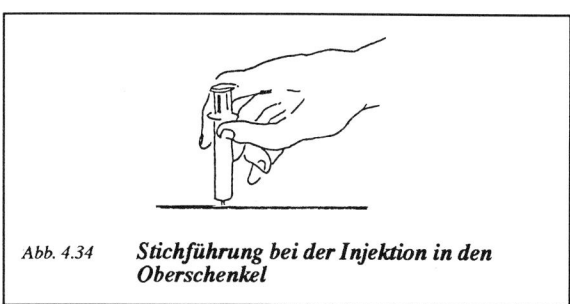
Abb. 4.34 **Stichführung bei der Injektion in den Oberschenkel**

d) Intramuskuläre Injektion in den Oberarm
- Sie ist für den Patienten relativ schmerzhaft;
- die Gefahr, Nerven und Gefäße zu verletzen, ist relativ groß;
- aufgrund der geringen Muskelmasse ist eine relativ kurze Kanüle zu wählen; es dürfen max. 2 Milliliter - aber keine öligen Substanzen - injiziert werden;
- nach Möglichkeit sind andere Injektionsorte für eine i.m. Injektion vorzuziehen;

- Injektionsort kann die obere Region der Oberarmaußenseite, unterhalb der Schulterblatthöhe *(Musculus deltoideus)* sein; *(Abb. 4.35)*
- die Einstichstelle findet sich drei Querfinger breit unterhalb der Schulterhöhe an der höchsten Stelle der Muskelwölbung;
- die Kanüle wird senkrecht (im 90-Grad-Winkel) zur Körperoberfläche eingestochen.

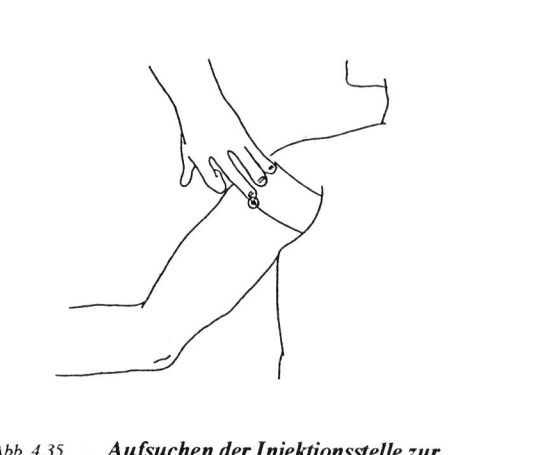

Abb. 4.35 **Aufsuchen der Injektionsstelle zur intramuskulären Injektion in den Oberarm (Musculus deltoideus)**

- Injektionsort kann das mittlere Drittel der Oberarmaußenseite *(Musculus biceps)* sein; *(Abb. 4.36)*
- die Außenseite des Oberarms wird in Längsrichtung durch die Bügelfalte = B geteilt;
- der Oberarm wird von oben nach unten in drei gleich große Regionen eingeteilt;
- die mittlere Region = M, ist die zum Einstich geeignete = I;
- die Haut wird zwischen Daumen und Fingern angehoben;
- die Kanüle wird im 45-Grad-Winkel schräg nach oben eingeführt.

Beachte: Der Arm darf nicht außenrotiert sein.

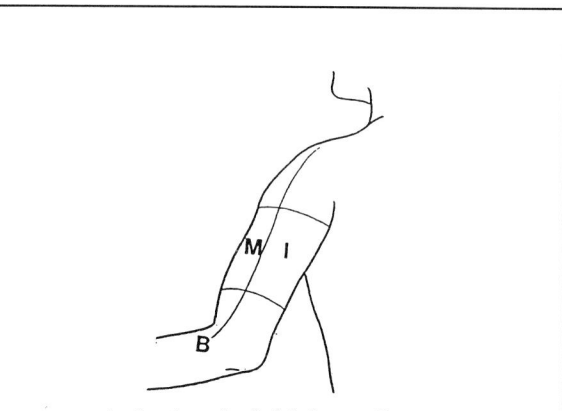

Abb. 4.36 **Aufsuchen der Injektionsstelle zur intramuskulären Injektion in den Oberarm (Musculus biceps)**

4.9.8 Mögliche Komplikationen

Sowohl bei der subkutanen als auch bei der intramuskulären Injektion können folgende Komplikationen auftreten:
- Nekrosenbildung* nach Injektion eines öligen Medikamentes (= *aseptische Nekrose*);
- intravasale Injektion bei unterlassener Probeaspiration;
- Hämatombildung infolge Durchstechen eines Blutgefäßes;
- Abszeßbildung (sogen. "*Spritzenabszeß*") infolge unzureichender Hygienemaßnahmen.

Bei der intramuskulären Injektion können außerdem weitere Komplikationen auftreten:
- Nervenschädigung (Sofortschmerz, Lähmungserscheinungen) infolge Anstechen eines Nervens oder infolge einer Deponierung des Medikamentes in unmittelbarer Nähe des Nervens (subakuter Schmerz/Lähmung);
- Kanülenabbruch am Konusansatz.

4.9.9 Nachbereitung

- Die Kanüle wird in einem speziell dafür vorgesehenen Behälter entsorgt, ohne daß die Kanülenkappe wieder aufgesteckt (Verletzungs-/Infektionsgefahr) wird;
- die Spritze und der Tupfer werden in den Abfallbehälter geben;
- die Glasampulle wird im Spezialbehälter für Glas entsorgt;
- die Injektionsart, der Name des verabreichten Medikamentes und evtl. Besonderheiten werden dokumentiert.

5. Regulieren der Körpertemperatur

5.1 Bedeutung

Das Regulieren der Körpertemperatur ist eine der *lebensnotwendigen Funktionen* des menschlichen Körpers. Sie dient der Konstanthaltung der im Körperinneren entstandenen Wärme und verhindert somit eine Unterkühlung bzw. Überwärmung des Organismus. Der Mensch ist gegenüber äußeren Temperatureinflüssen weitgehend geschützt. Trotzdem ist zusätzlich eine den klimatischen Bedingungen angepaßte Bekleidung erforderlich, um Hitzestauungen bzw. eine Auskühlung des Körpers zu verhindern.

Die Körpertemperatur beeinflußt das menschliche *Wohlbefinden*. Liegt sie ober- oder unterhalb des Normbereichs, kommt es zu unangenehmen Temperaturempfindungen; es ist uns zu warm oder zu kalt. Diese Empfindungen können zur Beeinträchtigung anderer Lebensbereiche führen. Kalte Füße beispielsweise können zu Einschlafstörungen führen. Umgekehrt können auch seelische Erregungszustände die Körpertemperatur kurzfristig beeinflussen. Dieser Zusammenhang hat sich im täglichen Sprachgebrauch niedergeschlagen. So kann es uns "*vor Schreck eiskalt den Rücken herunterlaufen*"; bei großer Unsicherheit wird uns "*abwechselnd heiß und kalt*"; vor Aufregung bekommen wir "*Lampenfieber*". Nicht zuletzt ist es die "*Nestwärme*", die uns Geborgenheit und Liebe vermittelt.

Abweichungen von der Temperaturnorm sind jedoch häufig Ausdruck einer körperlichen Störung. Art und Ausmaß des Temperaturanstiegs liefern meist wichtige Daten zur Diagnosestellung.

Die Körpertemperatur kann zu therapeutischen Zwecken durch bestimmte Medikamente oder physikalische Anwendungen beeinflußt werden. So verabreicht man bei Bedarf z.B. fiebersenkende Substanzen oder wendet Wärme / Kälte an.

5.2 Anatomische und physiologische Grundlagen

5.2.1 Wärmehaushalt und Temperaturregulation

Der menschliche Organismus bildet einerseits durch Stoffwechselvorgänge Wärme im Körperinneren und gibt andererseits über die Haut Wärme an die kühlere Umgebung ab. Um ein *Gleichgewicht zwischen Wärmebildung und -abgabe*, also eine konstante Temperatur (= *Sollwert*), aufrechtzuerhalten, sind bestimmte Regulationsmechanismen erforderlich. Diese werden über die **Temperaturzentren im Hypothalamus*** gesteuert. Sie erhalten ständig Meldungen über die jeweilige Temperatur des Körperkerns (= *Rumpf und Kopf*) und der Körperschale (= *Gliedmaßen*). Die Vermittlung erfolgt zum einen auf nervösem Weg über Wärme- und Kälterezeptoren der Haut, zum anderen durch die Temperatur des Blutes, welches die Zentren selbst durchströmt.

Infolge einer reflektorischen Beantwortung dieser Reize kommt es - entsprechend der Meldung - zur Steigerung der Wärmebildung oder -abgabe.

Wärmebildung

Die Körperwärme entsteht durch die fortlaufenden chemischen *Stoffwechselvorgänge* in den Organen (besonders in der Leber) und durch die Muskelkontraktionen. Der erste Mechanismus überwiegt bei körperlicher Ruhe, der zweite bei körperlicher Betätigung (= *Muskelarbeit*).

Bei Kälte wird die Wärmebildung zusätzlich angeregt, indem der *Muskeltonus* reflektorisch *erhöht* wird. Wir werden "*steif vor Kälte*". Zusätzlich erfolgt eine Wärmebildung durch unwillkürliche *Muskelkontraktionen*, welche als Zähneklappern oder Kältezittern bemerkt werden.

Die Aufrichtung der Härchen auf der Haut erfolgt durch Kontraktion feinster Muskeln. Diese sogen. "*Gänsehaut*" hat beim Menschen kaum noch Funktion. Im Gegensatz zu den Tieren fehlt ihnen ein dichtes Haarkleid oder Gefieder, welches im aufgerichteten Zustand die Wärmeabstrahlung verhindern würde. Zur bewußten Steigerung der Wärmebildung ist jede Art der körperlichen Betätigung wirksam (z.B. das Stampfen mit den Füßen).

Zur **Verhütung** eines *Wärmeverlustes* erfolgt gleichzeitig die reflektorische *Engstellung der Hautgefäße*. Die Haut ist blaß und kühl. Diese automatisch ablaufenden Regulationsvorgänge werden - sofern der Mensch dazu in der Lage ist- durch bewußte Reaktionen ergänzt. Der Mensch bekleidet sich mit warmen Textilien oder deckt sich warm zu; er stellt die Heizung an, nimmt eine warme Flüssigkeit zu sich oder sitzt zusammengekauert in der Ecke.

Bei *älteren Menschen* ist der Stoffwechsel reduziert, folglich auch die Wärmebildung. Häufig kommt eine Mobilitätseinschränkung hinzu, so daß auch die Wärmeproduktion durch Muskelarbeit relativ gering ist. Diese Tatsachen erklären, daß alte Menschen meist schneller frieren als jüngere.

Wärmeabgabe

Die Wärmeabgabe erfolgt zu ca. 90% über die Haut, und zwar nach den physikalischen Gesetzen der *Strahlung, Leitung* und *Verdunstung*. Dies wird vom Verhältnis der Körperoberfläche zur Körpermasse beeinflußt. Ist die Körperoberfläche im Vergleich zur Körpermasse groß, erfolgt eine rasche Wärmeabgabe.

Aus diesem Grund kühlen bei gleicher Umgebungstemperatur *Säuglinge* und kleine Kinder schneller aus als Erwachsene.

Wenn sich der Mensch bei Kälte unbewußt zusammenkauert, bedient er sich des umgekehrten Effektes.

Der *Wärmetransport* innerhalb des Körpers erfolgt über das Blut. Mit dem Blut gelangt die Wärme an die ableitende Körperoberfläche. Zur Steigerung der Wärmeabgabe erfolgt eine reflektorische Weitstellung der Hautgefäße. Hierdurch strömt in gleicher Zeiteinheit eine größere Menge Blut durch die Haut; Wärmetransport und Wärmeabgabe werden beschleunigt. Strahlung und Leitung sind allerdings nur möglich, wenn ein Temperaturgefälle zwischen Haut und Umgebung besteht. Liegt die Außentemperatur über der Körpertemperatur, so ist die Wärmeabgabe nur noch begrenzt, und zwar über den Vorgang der *Verdunstung*, möglich. Ständig wird unmerklich Wasser über die Haut und die Lungen (Wasser in der Ausatmungsluft) verdunstet. Dieser unmerkliche Wasserverlust über die Haut wird als *Perspiratio insensibilis* bezeichnet und beträgt täglich ca. 450 ml.

Zur Steigerung der Wärmeabgabe, z.B. bei sportlicher Betätigung oder hoher Außentemperatur, wird die *Schweißsekretion* erhöht. Bei der Verdunstung von 1 l Schweiß werden dem Körper ca. 2400 kJ (ca. 570 kcal), also eine hohe Wärmemenge, entzogen. Dieser merkliche Wasserverlust über die Haut wird als *Perspiratio sensibilis* bezeichnet.

5.2.2 Physiologische Temperaturschwankungen

Die Körpertemperatur unterliegt sowohl tagesrhythmischen als auch periodischen Schwankungen. Diese geringfügigen Veränderungen beruhen auf physiologischen Begebenheiten.

Zu *physiologischen Temperaturschwankungen* kommt es auch durch wechselnde Stoffwechselaktivitäten. Sind sie erhöht, z.B. bei körperlicher Arbeit oder seelischer Erregung, wird mehr Wärme produziert. In Ruhe, insbesondere im Schlaf, wird der Stoffwechsel - und somit die Wärmeproduktion - gedrosselt.

Tagesrhythmische Temperaturschwankungen

Die physiologische Körpertemperatur liegt bei *axillärer Messung* zwischen 36,0° C und 36,9° C, bei *rektaler Messung* zwischen 36,5° C - 37,4° C. Morgens zwischen 5.00 und 6.00 Uhr ist sie am niedrigsten, abends zwischen 17.00 und 18.00 Uhr am höchsten.

Periodische Schwankungen der Körpertemperatur

Während des Menstruationszyklus ist die Körpertemperatur der *Frau* typischen, *hormonell* bedingten Schwankungen unterworfen. Sie steigt etwa 1-2 Tage nach dem Eisprung um ca. 0,5° C an, bleibt bis zum Eintreten der Menstruation bei diesem Wert und fällt dann wieder ab. Während des Eisprungs ermittelt man den niedrigsten Temperaturwert. Bei eingetretener Schwangerschaft bleibt die Temperatur gleich hoch. Die Beobachtung dieses Temperaturverlaufs gibt Auskunft über die Funktion der Eierstöcke und hat somit diagnostischen Wert. Er gibt Aufschluß über den *Zeitpunkt des Eisprungs* und ist zur Feststellung des Konzeptionsoptimums *(siehe "Schwangerschaftsverhütung", Seite 366)* von Nutzen.

Genaue und verläßliche Werte werden nur unter folgenden Bedingungen ermittelt:

Die Messung erfolgt morgens, vor dem Aufstehen zur selben Tageszeit und nach mindestens 6 stündigem Schlaf. Sie wird rektal oder oral durchgeführt. Krankheiten, seelischer Streß, Schlafmangel oder exzessiver Genußmittelkonsum (Alkohol, Nikotin) können zur Ermittlung unverläßlicher Werte führen.

Diese sogen. "*Aufwachtemperatur*" wird auch als *Basaltemperatur* bezeichnet.

Unterschied zwischen Körperkern- und Schalentemperatur

Die Körpertemperatur ist nicht am ganzen Körper gleich. Die *Körperschale*, darunter versteht man in diesem Zusammenhang die Haut und die Gliedmaßen, ist kühler als der *Körperkern*, der aus Rumpf und Gehirn besteht. Die Temperatur der Körperschale schwankt sehr, da sie, im Gegensatz zur Kerntemperatur, von Außentemperatur und Kreislaufsituation (Durchblutung) beeinflußt wird. Messungen der *Hauttemperatur* ergeben je nach Körperregion Werte zwischen ca. 28°C - 33°C.

Die *Kerntemperatur* ist beim gesunden Menschen lediglich den o.g. physiologischen Schwankungen ausgesetzt. Spricht man von der Körpertemperatur, ist im allgemeinen die Kerntemperatur gemeint.

5.2.3 Die Schweißsekretion

Schweiß ist eine dünnflüssige Absonderung, die zu *99% aus Wasser* besteht und außerdem Kochsalz, Harnstoff, Ammoniak, Cholesterin und Fettsäuren enthält. Er wird von den in der Unterhaut liegenden *Schweißdrüsen* gebildet und durch ihre Ausführungsgänge über den ganzen Körper verteilt. Gemeinsam mit dem Hauttalg bildet der Schweiß den *Säuremantel der Haut (siehe "Die Haut", Seite 260 und "Schweißdrüsen", Seite 261)*.

Duftdrüsen in der Genitalregion und in der Achselhöhle erzeugen einen Schweiß mit typischem, aber dezentem Geruch.

An Handinnenflächen, Fußsohlen, in den Achselhöhlen, auf der Stirn und am Nasenrücken finden sich besonders zahlreich Schweißdrüsen.

Die *Schweißsekretion* ist ein wichtiger Faktor der Wärmeabgabe. Sie wird fast ausschließlich über den *N. sympathikus* gesteuert. Lediglich der Gesichtsnerv hat parasympathische Schweißfasern.

Bei körperlicher Arbeit und emotionalen Erregungszuständen wird also aufgrund der Sympathikusaktivität die Schweißproduktion gesteigert. Durch die Flüssigkeitsverdunstung auf der Haut wird dem Körper Wärme entzogen (= *Verdunstungskälte*).

Da der Körper *bei hoher Außentemperatur* Wärme durch Strahlung und Leitung aufnimmt statt abzugeben, kann der Wärmeausgleich nur noch über Verdunstung stattfinden. Die Schweißsekretion wird entsprechend erhöht. Die Umgebungsluft muß dazu allerdings relativ trocken sein (Sauna); bei hoher Luftfeuchtigkeit (tropischer Urwald) können nur Außentemperaturen bis zu 33°C vom Menschen toleriert werden. Höhere Temperaturen bei hoher Luftfeuchtigkeit führen zum Hitzestau *(siehe Seite 210)*.

5.3 Beobachtung der Körpertemperatur

Die Beobachtung der Körpertemperatur liefert wichtige *diagnostische Hinweise*. Die Art, das Ausmaß und der Verlauf des Temperaturanstiegs können spezifische Symptome eines Krankheitsbildes sein. Normabweichende Temperaturwerte können ebenso erster Hinweis auf Komplikationen, Entzündungen und andere Störungen der Körperfunktionen sein.

5.3.1 Ermittlung der Körpertemperatur

Die Beobachtung der Körpertemperatur geschieht in erster Linie durch das *Messen* der Körpertemperatur. Sie erfolgt erstmalig bei der Aufnahme des Patienten, um einen Ausgangswert zu erhalten. Die *Häufigkeit* weiterer Messungen ist abhängig vom Krankheitsbild bzw. von diagnostischen Zwecken. Bei Temperaturwerten außerhalb des Normbereichs erfolgen mehrmals täglich kontinuierliche Messungen.

Da Bewegung und Aufregung die Körpertemperatur beeinflussen, sollte die Messung *immer am liegenden, mindestens 30 Minuten ruhenden Patienten vorgenommen werden*. Günstig ist die Messung vor dem ersten morgendlichen Aufstehen. Sie ist mit verschieden konstruierten Thermometern möglich.

Das **Maximalthermometer** beinhaltet in einer Glashülle eine in Zehntelgrade, von 35-42°C eingeteilte Skala und ein Quecksilberdepot mit einer Kapillare. Die Quecksilbersäule bleibt während der Messung beim höchsten gemessenem Wert stehen, weil der Quecksilberfaden bei Abkühlung abreißt. Vor erneuter Verwendung muß die Quecksilbersäule heruntergeschlagen und das Thermometer desinfiziert werden.

Fieberthermometer mit geradem oder leicht kugeligem Quecksilberdepot eignen sich für die orale Messung. Eine schmale Spitze wird bei der axillaren, eine abgerundete Spitze bei der rektalen Messung bevorzugt.

Immer häufiger stehen auch **elektronische Geräte** zur rektalen und zur sublingualen Temperaturmessung zur Verfügung. Ein Temperaturfühler, der mit einer Schutzhülle versehen wird, registriert rasch die Temperatur und leitet die Werte an das Meßgerät weiter. Hier erscheint mittels Digitalanzeige der fortlaufend registrierte Wert. Das Erreichen des maximalen Wertes wird durch ein besonderes - akustisches oder optisches - Signal vermittelt.

Die *genauesten* Werte bezüglich der Temperatur im Körperinneren liefert die rektale Messung; deshalb wird sie zu diagnostischen Zwecken bevorzugt durchgeführt. Routinemessungen erfolgen meist oral (sublingual), da sie für den Patienten angenehmer sind.

Meßarten

Je nach Meßart sind die im folgenden aufgeführten Punkte zu beachten.

Rektale Messung:
- normal sind Werte von 36,5 - 37,4°C;
- erfolgt mit dem Rektalthermometer, welches mit einer Schutzhülle versehen ist;
- wird in Bauchlage oder Seitenlage, notfalls in Rückenlage durchgeführt;
- Thermometer wird ggf. mit Wasser angefeuchtet und unter drehender Bewegung die Spitze in den Darm eingeführt;
- bei unruhigen/verwirrten Menschen ist das Thermometer während der gesamten Meßdauer von der Pflegeperson festzuhalten;
- erfolgt 3-5 Minuten lang;
- kann auch mittels Rektalsonde als Dauerüberwachung der Temperatur erfolgen, dazu wird eine Sonde mit Meßfühler ca. 10 cm in das Rektum eingeführt und mit einem elektronischen Überwachungsgerät verbunden; dieses ermöglicht eine dauernde optische Darstellung der Temperaturwerte.

Axillare Messung:
- normal sind Werte von 36,0 - 36,9°C;
- erfolgt mittels Thermometer, das über eine lange Spitze verfügt;
- die Achselhöhle wird getrocknet, dann die Thermometerspitze in die Achselhöhle einlegt;
- der Patient wird aufgefordert, den Arm dicht am Oberkörper zu halten;
- ist ungeeignet, wenn der Patient nicht kooperativ ist;
- erfolgt 8-10 Minuten lang;
- liefert relativ ungenaue Werte.

Orale Messung (sublinguale Messung):
- normal sind Werte von 0,3 - 0,5°C unter der rektalen Temperatur, ca. 36,1 - 37,1°C;
- erfolgt mittels Spezialthermometer in Höhe des Übergangs vom Zungengrund zum Mundboden, rechts und links neben dem Zungenbändchen;
- die Lippen sind währenddessen geschlossen zu halten;
- erfordert, daß der Patient ab 15 Minuten vor der Messung keine heißen oder eißgekühlten Getränke

zu sich nimmt (ansonsten Verfälschung der Meßwerte!);
- erfolgt bei Verwendung eines Spezialthermometers 7-9 Min. lang, bei Einsatz eines elektronischen Meßgerätes weniger als 1 Minute.

Nach Ablauf der jeweils einzuhaltenden Meßdauer wird das Thermometer zur Temperaturablesung waagerecht gehalten. Der abgelesene Wert wird sofort aufgeschrieben bzw. mit einem *Blaustift* in der *Temperaturkurve* eingezeichnet; dabei muß die Art der Messung durch stationsübliche Symbole gekennzeichnet werden. Abweichungen von der Norm werden dem Arzt zusätzlich mündlich mitgeteilt.

Nach Gebrauch werden die Maximalthermometer in Desinfektionslösung eingelegt und nach Ablauf der Einwirkzeit gereinigt, klar abgespült und abgetrocknet. Der Quecksilberfaden ist durch leichtes, ruckartiges Schütteln herunterzuschlagen.

Elektronische Geräte werden lediglich von außen mit einem Desinfektionsmittel abgewischt.

5.3.2 Veränderungen der Körpertemperatur

5.3.2.1 Erhöhte Körpertemperatur

Die Erhöhung der Körpertemperatur wird in verschiedene Stufen eingeteilt:

• subfebrile Temperatur	37,1 - 38,0°C
• mäßiges Fieber	38,0 - 38,5°C
• hohes Fieber	38,5 - 40,5°C
• sehr hohes Fieber	über 40,5°C

Die o.g. Werte beziehen sich auf eine axillare Messung.

Eine Erhöhung der Körpertemperatur *ohne Krankheitswert* entsteht infolge einer Stoffwechselerhöhung bei körperlicher Arbeit oder emotionalen Erregungszuständen.

Fieber (= *Febris*)

Als Fieber wird eine durch Symptome der Temperaturerhöhung geprägte, krankhafte *Veränderung des Allgemeinzustandes* bezeichnet.

Fieber tritt oft als *Begleitsymptom* von Infektionskrankheiten oder von lokalen Entzündungsprozessen auf. Verursacher sind dabei meist die *exogenen Pyrogene*. Hierunter versteht man Stoffe, die von den Krankheitserregern (Bakterien, Viren, Pilze) abgegeben werden und die die Makrophagen zur Bildung von *endogenen Pyrogenen** anregen. Diese verstellen den Sollwert der Körpertemperatur im Hypothalamus* nach oben. Um diesen zu erreichen, wird sofort eine *Engstellung der Hautgefäße* zwecks Drosselung der Wärmeabgabe veranlaßt. Gleichzeitig wird durch *Muskelzittern* die Wärmeproduktion gesteigert; im Extremfall kommt es hierbei zum *Schüttelfrost*. Erst wenn der erhöhte Sollwert erreicht ist, wird das Muskelzittern eingestellt. Zum *Fieberabfall* kommt es, wenn der Sollwert wieder auf ein niedrigeres Niveau eingestellt ist. Dies geschieht auf natürliche Weise durch das Abklingen der Infektion, also den Wegfall der Pyrogene oder durch die Wirkung fiebersenkender Medikamente (= *Antipyretika*). Zwecks Wärmeabgabe erfolgt nun eine *vermehrte Hautdurchblutung* und *Schweißsekretion*; ggf. sind sogar Schweißausbrüche zu beobachten.

Der langsame, allmähliche Fieberabfall wird als *Lysis* bezeichnet. Einen schnellen Fieberabfall, bei dem die Temperatur innerhalb von 24 Stunden auf Werte unter 38,0°C abfällt, bezeichnet man als *Krisis*.

Bei Fieber werden phagozytierende Zellen, welche die Krankheitserreger unschädlich machen, freigesetzt. Es handelt sich somit um eine *Abwehrreaktion des Organismus*. Trotzdem muß andauerndes hohes Fieber medikamentös behandelt werden, da es ansonsten zu Gehirnschäden kommen kann.

Zerfallsprodukte von Körperzellen sind ebenfalls fiebererzeugende Stoffe. Sie fallen nach größeren aseptischen Verletzungen, Operationen, bei Gewebsuntergang und bei bösartigem Tumorwachstum mit Zerfall gesunder Zellen an. Die dadurch bedingte Temperaturerhöhung beträgt ca. 1,0 - 1,5°C und dauert meist nicht länger als 5 Tage an; die Temperatur fällt langsam und gleichmäßig. Da dieses Fieber durch die Aufnahme von zerstörten Gewebselementen und Toxinen bedingt ist, spricht man vom *Resorptionsfieber*.

Bei *Verletzungen der Temperaturzentren* im Gehirn, z.B. infolge eines Schädel-Hirn-Traumas, kann es ebenfalls zum veränderten Sollwert und somit zu Fieber kommen (= *zentrales Fieber*).

Hitzschlag

Beim Hitzschlag handelt es sich um eine *Störung der Wärmeabgabe* nach längerem Einfluß hoher Außentemperaturen. Die Entstehung eines Hitzschlags wird durch vermehrte Wärmeproduktion, z.B. durch körperliche Betätigung, begünstigt. Bei einer Außentemperatur, die über der Körpertemperatur liegt, kann diese nur über die Verdunstung gesenkt werden. Bei hoher Luftfeuchtigkeit und bei geringer Luftströmung ist dieser Mechanismus jedoch erschwert und unzureichend. So kann es zum Hitzestau kommen: Die Körpertemperatur liegt über 40°C, die Haut ist rot, trocken und heiß.

Wenn zuviel Flüssigkeit verlorengegangen ist, wird auch die Schweißsekretion unmöglich.

Als Vorboten des Hitzschlags treten Kopfschmerzen, Schwindel, Übelkeit und Erbrechen auf. Weitere Symptome sind Bewußtseinstrübung, Krämpfe, Tachykardie und Atemstörungen.

Fiebertypen

Entsprechend der Differenz zwischen höchster und niedrigster Tagestemperatur bzw. eines typischen, längerandauernden Fieberverlaufs unterscheidet man verschiedene Fiebertypen.

Kontinuierliches Fieber

Das Fieber ist *gleichbleibend* hoch, die Tagesschwankungen bleiben unter 1°C. Dieser Fiebertyp ist z.B. bei Lungenentzündung, Scharlach oder Typhus abdominalis zu beobachten.

Remittierendes Fieber

Das Fieber dauert *mehrere Tage* an, die Tagesschwankungen bleiben unter 1,5°C. Diesen Fiebertyp findet man bei z.B. bakteriellen Entzündungen der Niere, bei Tuberkulose oder septischen Prozessen.

Intermittierendes Fieber

Es kommt *stundenweise* zu *Fieberanfällen*. Im Tagesverlauf wechseln hohe Temperaturen und fieberfreie Intervalle. Schüttelfrost kann auftreten. Dieser Fieberverlauf ist eine typische Erscheinung bei der Blutvergiftung (= *Sepsis*).

Rekurrierendes Fieber

Da mehrtägige *Fieberschübe und fieberfreie Intervalle* (2-15 Tage) wiederholt wechseln, spricht man auch vom *Rückfallfieber*. Es tritt z.B. bei Borreliosen (= typische Infektionskrankheiten durch bestimmte Erreger) oder bei Malaria auf.

Undulierendes Fieber

Es findet sich eine *wellenförmige Fieberkurve* mit langsamem Fieberanstieg, hohem Fieber über einige Tage und langsamem Fieberabfall. Einige fieberfreie Tage bilden das Tal der Welle, bevor sie erneut wie oben beschrieben an- und absteigt. Das Auftreten dieses Fiebertyps kommt vor bei Brucelosen (= Infektionskrankheiten, die durch Brucellen ausgelöst werden) und bei Morbus Hodgkin.

Biphasisches (= *Diphasisches*) Fieber

Das Fieber tritt *in zwei Phasen* auf; Anstieg und Abfall verlaufen in jeweils typischer Form, so daß die Aufzeichnung dem Umriß eines Dromedares gleicht (= *Dromedarkurve*). Dieser Fieberverlauf ist typisch bei Infektionskrankheiten wie Kinderlähmung, Masern und Hepatitis epidemica.

Anmerkung: Aufgrund des therapeutischen Einsatzes bestimmter Medikamente, insbesondere der Antibiotika, werden die o.g. typischen Fieberverläufe verändert. Oft wird das Fieber schnell gesenkt bzw. beseitigt, so daß sich die krankheitstypische Fieberkurve nicht beobachten läßt.

Fieberzeichen

Bei Fieber sind sowohl *objektive* als auch *subjektive Zeichen* zu beobachten. Letztere werden vom Patienten angegeben. In der folgenden Tabelle sind den Fieberzeichen die jeweiligen Ursachen zugeordnet.

Objektive Fieberzeichen	Ursachen
- Temperaturerhöhung	- Pyrogene oder - Verletzung der Temperaturzentren im Gehirn oder - Zerfall körpereigener Produkte
- beschleunigte Atemfrequenz	- der erhöhte Stoffwechsel bedingt einen höheren O_2-Bedarf - Ermöglichung einer gesteigerten Wärmeabgabe über die Ausatmungsluft
- erhöhte Pulsfrequenz um 8 Schläge / Min. pro 1°C Temperaturanstieg	- erhöhter O_2-bedarf aufgrund der Stoffwechselsteigerung - Erhöhung des Herzminutenvolumens, um die fiebererzeugenden Stoffe schneller abzutransportieren und um körpereigene Abwehrstoffe rascher zu transportieren
- Muskelzittern, Zähneklappern, Schüttelfrost	- reflektorisch veranlaßte Wärmeproduktion
- Veränderungen der Haut	
• Blässe und Kälte	- Gefäßengstellung zum Schutz vor Wärmeverlusten bei Fieberanstieg
• Rötung, Hitze, Trockenheit	- Gefäßweitstellung zwecks Wärmeabgabe bei erreichtem Sollwert
• Rötung, Hitze, Schweiß	- Gefäßweitstellung zwecks Wärmeabgabe zur Erreichung des normalen Sollwertes (Fiebersenkung)
- verminderte Urinausscheidung; dunkler (konzentrierter) Urin	- hohe Flüssigkeitsverluste über die Haut (Schweißdrüsen)
- trockene belegte Zunge	- hohe Flüssigkeitsverluste - verminderte Speichelproduktion, mangelhafte Kautätigkeit, Mundatmung
- Obstipation	- mangelhafte Anregung der Darmmotorik aufgrund Flüssigkeits-/ Bewegungs-/ Faserstoffmangel
- allgemeine Unruhe bis Schlaflosigkeit	- Stoffwechselerhöhung
- Fieberdelirium (Bewußtseinstrübung mit Wahnideen und motorischer Unruhe)	- toxische Wirkung der fiebererzeugenden Stoffe

Subjektive Fieberzeichen	Ursachen
- abwechselndes Hitze- und Kältegefühl (Frösteln)	- Körpertemperatur liegt jeweils über bzw. unter dem Soll-Wert
- Kopf- und Gliederschmerzen	- ständig erhöhter Muskeltonus - Wirkung des Muskelzitterns (und der Bakterientoxine)
- allgemeines Krankheitsgefühl: Schwäche, Müdigkeit, Appetitlosigkeit	- Wirkung der Toxine - Stoffwechselerhöhung
- Durst	- erhöhter Flüssigkeitsbedarf infolge des erhöhten Flüssigkeitsverlustes
- Lichtempfindlichkeit der Augen	- unbekannt

5.3.2.2 Erniedrigte Körpertemperatur

Eine *physiologisch* erniedrigte Körpertemperatur findet sich *bei Stoffwechselreduzierung* im Schlaf. Derselbe Mechanismus liegt bei Schilddrüsenunterfunktion vor, hat hier allerdings Krankheitswert.

Untertemperatur

Liegt die Körpertemperatur unter 36°C, so spricht man von Untertemperatur. Sie entsteht entweder durch zu große Wärmeabgabe (mangelhafte Bekleidung), durch zu geringe Wärmeproduktion oder durch unzureichende Regulierung über die Temperaturzentren.
Eine zu geringe Wärmeproduktion findet man bei Patienten im *Schock* infolge der Stoffwechselreduzierung, die zur Senkung des O_2-Bedarfs führt. Gleichzeitig erfolgt die *Kreislaufzentralisation*; sie führt zur Unterkühlung der Körperschale, die Haut ist blaß-zyanotisch, kalt und feucht.
Auch *bewegungslose*, z.B. bewußtlos im Schnee liegende Menschen, produzieren wenig Wärme und kühlen schnell aus. Ein eventuell vorangegangener *Alkoholkonsum* beschleunigt die Unterkühlung aufgrund seiner gefäßerweiternden Wirkung.
Bei Unreife (*Frühgeborene*) oder Schädigung der Temperaturzentren (infolge von *Gehirnverletzungen* / *Gehirntumoren* oder *Vergiftungen*) kann es ebenfalls zur Untertemperatur kommen.
Zeichen der Untertemperatur sind neben des unter 36°C liegenden Temperaturwertes das Frieren, das Muskelzittern und eine kühle, bläulich verfärbte Haut.

Je nach Grad der Unterkühlung sind weitere Zeichen zu beobachten.
Eine *Untertemperatur* bis zu 34°C geht mit Gefäßverengung und erhöhtem O_2-Verbrauch einher. Pulsschlag und Blutdruck sind erhöht.
Geht die *Körpertemperatur auf 34 - 27°C* zurück, so setzt eine Schmerzunempfindlichkeit ein. Die Viskosität des Blutes ist erhöht; dazu tragen sowohl die Kälte als auch der Volumenmangel bei. Die Kreislaufgegenregulation bricht zunehmend zusammen, es kommt jetzt zum Puls- und Blutdruckabfall und zur Reduzierung des Energiestoffwechsels. Die Muskeln werden starr, Reflexe zeigen sich abgeschwächt.
Bei *Temperaturen unter 32°C* kommt es zur Bewußtseinstrübung / Bewußtlosigkeit. Liegt die Körpertemperatur *unter 27 - 22°C*, so erlöschen alle autonomen Körperfunktionen.
Durch langfristig einwirkende Minustemperaturen kommt es zu **lokalen Erfrierungen**, insbesondere an den Akren. Feuchtigkeit und Nikotinabusus sowie eine periphere Minderdurchblutung beschleunigen das Entstehen von Erfrierungen.
Analog zu den Verbrennungen werden die Erfrierungen in drei Grade eingeteilt.

Erfrierung 1. Grades:
- Blässe;
- Abkühlung;
- Gefühlslosigkeit;
- nach Wiedererwärmung treten leichte Schmerzen, Juckreiz und Hyperämie auf.

Erfrierung 2. Grades:
- Blasenbildung; sie heilen ohne Narbenbildung ab.

Erfrierung 3. Grades:
- Blutblasen (blaurot) oder Nekrosen; sie heilen immer unter Narbenbildung ab.

5.4 Beobachtung der Schweißabsonderung

Die Beobachtung des Schweißes (= *Sudor*) liefert ggf. wichtige Hinweise bezüglich der psychischen und physischen Verfassung des Menschen.

5.4.1 Physiologische Beschaffenheit

Die Zusammensetzung und Absonderung des Schweißes wurde bereits zu Anfang des Kapitels (*"Die Schweißsekretion", Seite 208*) besprochen.
Frischer Schweiß ist geruchsneutral; lediglich die sogenannten *apokrinen Schweißdrüsen* in der Genitalregion und in der Achselhöhle erzeugen alkalische, geschlechtsspezifische Duftstoffe.
Ein *unangenehmer Schweißgeruch* kommt erst durch bakterielle Zersetzungsprozesse, vor allem in schlecht-

belüfteten Körperregionen und Kleidungsstücken, zustande.

5.4.2 Veränderungen der Schweißsekretion

Eine **vermehrte Sekretion** warmen, großperligen Schweißes (= *Hyperhidrosis*) findet man bei Aufregung, vermehrter Muskelarbeit, hohen Außentemperaturen, Fettsucht und Fieberabfall. Bei Fettsucht wird die Zersetzung des Schweißes in den Körperfalten begünstigt; Intertrigo und Körpergeruch können sich schneller bilden.
Auch die Einnahme bestimmter Medikamente, z.B. kortikoid- und salizylsäurehaltiger Präparate sowie bereits vorhandene Störungen des ZNS können zu vermehrter Schweißsekretion führen.

Kalter, kleinperliger Schweiß ist immer als *Alarmzeichen* zu werten. Er tritt bei vegetativen Störungen, Erbrechen, (beginnendem) Kreislaufzusammenbruch und Unterzuckerung (= *Hypoglykämie*) auf.

Eine vermehrte nächtliche Schweißsekretion kann durch vegetative Störungen bedingt sein. Nachtschweiß kann auch Hinweis auf eine bestehende Tuberkulose, Schilddrüsenüberfunktion oder Störung der Nierenfunktion sein.

Eine übermäßige Schweißsekretion auf nur einer Gesichts- oder Körperhälfte (= *Hemihyperhidrosis*) kommt vor bei Halbseitenlähmung, Gehirnentzündungen / -tumoren oder Affektionen des Halssympathikus.

Eine verminderte Schweißsekretion (= *Hyphidrosis*) findet sich bei Schilddrüsenunterfunktion und nach Verabreichung des Wirkstoffs Atropin.
Bei endogenen Ekzemen und Schuppenflechte kommt es durch Verlegung der Schweißdrüsengänge zur verminderten Schweißabsonderung.

5.5 Unterstützung der Temperaturregulation

5.5.1 Pflegemaßnahmen bei Fieber

Patienten mit hohem Fieber müssen *kontinuierlich beobachtet* und bei der *Temperaturregulation unterstützt* werden. Den Begleiterscheinungen des Fiebers wird entgegengewirkt. Das starke Krankheitsgefühl und die Unruhe des Kranken erfordern einen *einfühlsamen* und *häufigen Kontakt* mit dem Patienten.
Entsprechend des Fieberstadiums erfolgt die Unterstützung bei der Wärmebildung und der Wärmeabgabe.

Unterstützung während der Phase des Fieberanstiegs

Während dieser Phase ist für eine *warme Umgebung* zu sorgen. Das Fenster sollte geschlossen werden, evtl. ist die Heizung höherzustellen. Der Kranke wird mit *wärmenden Decken* vor Wärmeverlusten geschützt. Die Wärmebildung wird durch das Trinken warmer Flüssigkeiten und durch das Auflegen von Wärmflaschen unterstützt.
Bei rascher Wärmeproduktion durch extremes Muskelzittern kommt es zum *Schüttelfrost*.
Der unruhige, zitternde Patient bedarf besonderer *Zuwendung*.
Der *benachrichtigte Arzt* wird evtl. zwecks Erregernachweis oder Resistenzbestimmung die Entnahme von Blut zur Anlage einer Blutkultur anordnen. Er führt sie möglichst bei Einsetzen des Fieberanstiegs, ansonsten direkt nach Beendigung des starken Muskelzitterns durch.
Sobald der Kranke aufhört zu zittern, wird die Körpertemperatur durch rektale Messung ermittelt.
Dem Schüttelfrost folgt die zweite Phase des Fiebers; sie wird als Stadium der Fieberhöhe bezeichnet. Die erhöhte Solltemperatur ist erreicht, die vermehrte Wärmebildung durch Muskelzittern ist nicht mehr erforderlich.

Unterstützung während des Stadiums der Fieberhöhe

Zunächst werden die während des Fieberanstiegs eingesetzten *Wärmespender entfernt*. Die Höhe der Temperatur wird in regelmäßigen Zeitabständen - je nach Krankheitsbild stündlich bis achtstündlich - durch rektale Messung ermittelt.
Dem Kranken werden *kühle* (aber nicht eisgekühlte) *Getränke* angeboten.
Zur *Unterstützung* der *Wärmeabgabe* können Abwaschungen mit lauwarmem Wasser durchgeführt werden. Je größer die gewaschene Fläche, umso intensiver die Wirkung, aber auch die Kreislaufbelastung. Deshalb wird je nach Zustand des Patienten entschieden, ob eine Ganzkörperwaschung oder nur eine Teilwaschung erfolgt. Die Durchführung geschieht immer zügig. Auf eine gute Pflege der Haut ist zu achten.
Da die *Wärmeabstrahlung* durch eine kühlere Umgebungstemperatur erleichtert wird, sollte die Luft im Krankenzimmer zwischen 17 - 19°C temperiert sein. Die *Kleidung* des Kranken darf nicht zu dick sein, da sonst die Wärmeabstrahlung behindert wird. Aus diesem Grund werden auf Intensivstationen hochfiebernde Patienten oft nur leicht bekleidet und zugedeckt.
Bei hohem Fieber können *Wadenwickel*, die durch Erzeugung von Verdunstungskälte zur Wärmeabgabe verhelfen, eingesetzt werden.

Der **Wadenwickel** wird (nach Absprache mit dem Arzt) nur angelegt, wenn die *Temperatur 39°C überschreitet* und nachdem man sich vergewissert hat, daß die Beine des Kranken regelrecht durchblutet werden. Bei *kalten Füßen* und/oder *Durchblutungsstörungen* der Beine ist der Wadenwickel ***kontraindiziert***.

Zur **Durchführung des Umschlags** werden zwei dünne Handtücher aus Baumwolle oder Leinen, eine wasserabweisende und eine Moltonunterlage zum Bettschutz und eine mit Wasser gefüllte Schüssel benötigt. Die Temperatur des Wassers sollte etwas geringer als die des Körpers, nämlich *handwarm*, sein. Dadurch wird die Durchblutung der Beine nicht beeinträchtigt. Da Eiswasser eine Gefäßengstellung bewirkt, würde seine Anwendung der Wärmeabgabe entgegenwirken.

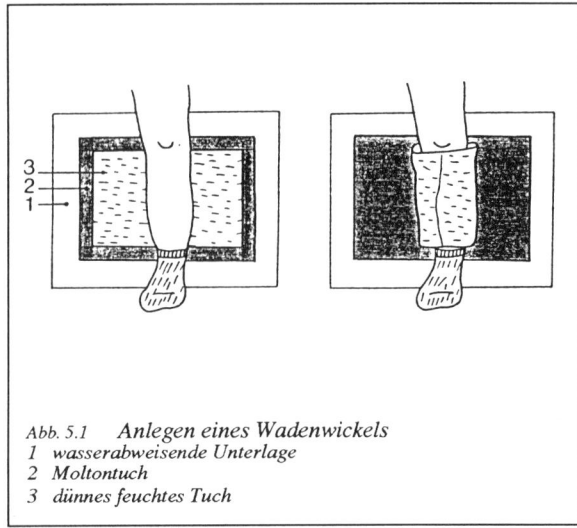

Abb. 5.1 Anlegen eines Wadenwickels
1 *wasserabweisende Unterlage*
2 *Moltontuch*
3 *dünnes feuchtes Tuch*

Vor Anlegen des Wickels wird der Patient über die bevorstehende Maßnahme informiert. Die Bettdecke schlägt man bis zum Knie hoch, so daß die Unterschenkel unbedeckt sind. Man beobachtet die Hautfarbe und -temperatur an den unteren Extremitäten. Die Füße des Patienten werden mit wärmenden Socken versehen. Die wasserabweisende Unterlage und das Moltontuch werden unter die Unterschenkel gelegt. Daraufhin erfolgt die Anfeuchtung des dünnen Handtuchs. Es wird sodann um den gesamten Unterschenkel, und zwar *von den Fußknöcheln bis zum Knie*, gelegt. Auf der gegenüberliegenden Seite wird ebenfalls ein Wadenwickel angelegt. Die Unterschenkel werden nicht weiter zugedeckt, da dies das Entstehen der *Verdunstungskälte* verhindern würde.

Nach ca. 10-15 Min., wenn die Temperatur der Wadenwickel die des Körpers erreicht hat, werden die Wickel erneuert. Dies geschieht ca. *3-4 mal hintereinander*, dann erfolgt eine längere Pause. Die Körpertemperatur wird *um max. 1°C gesenkt*, dem Fieber wird die Spitze genommen.

Der Wärmeentzug stellt eine *Kreislaufbelastung* dar. Deshalb wird während der Maßnahme die Kreislaufsituation durch *Beobachtung* von Hautdurchblutung, Puls, Blutdruck und Temperatur kontrolliert.

Ein *vorzeitiger Abbruch* der Maßnahme ist bei Unwohlsein oder Kreislaufveränderungen angezeigt.

Sowohl die Durchführung des Wadenwickels als auch die währenddessen ermittelten Werte sind in den Patientenunterlagen zu dokumentieren.

Eispackungen oder *Kühlelemente*, die bevorzugt in den Leistenbeugen angebracht werden, führen kurzfristig zur erhöhten Wärmeableitung in diesem Bereich. Bei kontinuierlicher bzw. längerer Anwendung verringert die kältebedingte Gefäßengstellung diese Wirkung jedoch.

Eine fiebersenkende Wirkung kann auch durch das Trinken *fiebersenkender Tees* (z.B. Lindenblütentee) und Einnahme fiebersenkender Medikamente (= *Antipyretika*) erzielt werden. Bei Infektionen erfolgt i.d.R. eine medikamentöse Bekämpfung der Erreger mittels spezieller Medikamente (z.B. Antibiotika).

Während der *Fieberhöhe* kann die Haut sowohl trocken als auch schweißbedeckt sein. In jedem Fall ist eine *sorgfältige Körper- und Hautpflege* erforderlich. Insbesondere ist für trockene Hautfalten zu sorgen, um ein Aufquellen oder Wundwerden der Haut zu verhindern.

Aufgrund der Kreislaufbelastung, aber auch um eine zusätzliche Wärmebildung zu vermeiden, soll der Fieberkranke weitgehend *Bettruhe* einhalten. Sowohl körperliche Anstrengungen als auch seelische Belastungen sind zu vermeiden. Durch die Bettruhe und die evtl. erhöhte Viskosität des Blutes infolge hoher Flüssigkeitsverluste sind ggf. *thromboseprophylaktische Maßnahmen* erforderlich *(siehe "Thromboseprophylaxe", Seite 160)*. Die Notwendigkeit der Dekubitus-, Obstipations-, Pneumonie-, Soor- und Parotitisprophylaxe muß individuell geprüft werden.

Bei *betagten Menschen* sind meist alle genannten Prophylaxen erforderlich. *Junge Menschen* und Menschen, die nicht an zusätzlichen Erkrankungen leiden, sind im Hinblick auf Sekundärerkrankungen meist weniger gefährdet.

Die Ernährung des Fieberkranken richtet sich nach seinen Bedürfnissen. Während der Zeit der Appetitlosigkeit sollte der Kranke nicht zum Essen überredet werden. Angebote kühler, erfrischender Speisen werden zum Teil angenommen; bevorzugt werden Kaltschale, Joghurt, Quarkspeisen, Kompott und Pudding. Auch leicht bekömmliche Suppen wie Fleischbrühe werden vom Fieberkranken meist akzeptiert. Sobald er mehr Appetit verspürt, sollte er kohlenhydrat- und eiweißreiche, leichtverdauliche Kost erhalten.

Die Flüssigkeitszufuhr gewinnt mit Ausmaß des Schwitzens an Bedeutung. Sie ist wichtig, um die Fähigkeit des Schwitzens - und somit der Wärmeabgabe über Verdunstung - zu erhalten. Außerdem muß eine Dehydratation *(siehe "Exsikkose/Dehydratation", Seite 76)* verhindert werden. Die reichliche Flüssigkeitszufuhr hat zudem auch eine gewisse obstipationsprophylaktische Wirkung.

Unterstützung während des Stadiums des Fieberabfalls

In dieser Fieberphase schwitzt der Patient, es kann zu *Schweißausbrüchen* kommen. Die Entfieberung stellt eine *Herz- Kreislaufbelastung* dar. Je schneller der Fieberabfall, umso höher die Kreislaufbelastung. Der Patient bedarf einer gezielten *Krankenbeobachtung*. Neben Temperatur-, Puls- und Blutdruckkontrollen ist die Beobachtung der Haut und des subjektiven Befindens des Patienten von großem Wert.

Blässe und kalter Schweiß müssen als Vorboten eines *Kreislaufkollaps* gedeutet werden. In diesem Fall wird die Wärmeabgabe durch *warmes Zudecken* gebremst. Die zusätzlichen *Flüssigkeitsverluste* müssen ersetzt werden. Der Kranke erhält stets frische Getränke seiner Wahl; bevorzugt sind Früchtetee, Mineralwasser und Fruchtsäfte anzubieten.

Die Häufigkeit des *Leib-* und *Bettwäschewechsels* sowie der *Körperpflege* richten sich nach dem Ausmaß des Schwitzens und nach dem Wunsch des Patienten.

In den *ersten Tagen nach Abfall des Fiebers* ist der Kranke noch erschöpft und bedarf ausgedehnter *Ruhephasen*; diese sind zu ermöglichen.

Des weiteren werden in größeren Zeitabständen die Vitalzeichen, insbesondere die Körpertemperatur, beobachtet.

5.5.2 Pflegemaßnahmen bei Untertemperatur

Da die Untertemperatur eine hohe *Kreislaufbelastung* darstellt, darf der von ihr Betroffene nur *langsam erwärmt* werden. Der stündliche Temperaturanstieg soll 0,5°C nicht überschreiten. Die jeweilige Messung der Körpertemperatur erfolgt mittels Spezialthermometer mit nach unten erweiterter Skala. Auch Puls, Blutdruck und Atmung werden engmaschig, zunächst $^{1}/_{4}$-stündlich, beobachtet. Die *Raumtemperatur* sollte zwischen 25° und 30°C liegen, um die Wärmeabstrahlung zu verringern. Der Patient wird in *Decken* oder in eine wärmerückstrahlende Folie gehüllt. Falls er bei Bewußtsein ist, wird er aufgefordert, warme Getränke zu sich zu nehmen.

Evtl. bestehende *Erfrierungen* werden steril abgedeckt und durch einen Watteverband langsam erwärmt. Nekrosen werden chirurgisch abgetragen, ggf. ist eine Gliedmaßenamputation erforderlich.

5.5.3 Pflegemaßnahmen bei Hitzschlag

Beim Hitzschlag ist die wichtigste *Sofortmaßnahme* das *Kühlen des erhitzten Körpers*, z.B. durch kalte Umschläge. Der Betroffene wird in eine kühlere Umgebung gebracht.

Im Krankenhaus wird der Arzt Elektrolytlösungen infundieren und die ggf. vorhandene Atemstörung behandeln. Durch das Pflegepersonal erfolgt zunächst eine *engmaschige Beobachtung* von Temperatur, RR, Puls und Atmung. *Kühlende Umschläge* werden solange angelegt, bis die Körpertemperatur auf ca. 38°C abgefallen ist; *kühle Getränke* werden nur verabreicht, wenn keine Bewußtseinstrübung vorliegt.

5.6 Physikalische Therapie

Unter der physikalischen Therapie (synonym: *Physiotherapie*) wird die Behandlung der Krankheiten mit sogen. natürlichen Mitteln verstanden. Dazu zählen Anwendungen von Wasser, Licht, Luft, Wärme und Kälte sowie Massage, Heilgymnastik und Elektrotherapie.

Die *Hauptaufgaben der physikalischen Therapie* sind:
- Muskelentspannung und Durchblutungsförderung;
- Schmerzlinderung / -stillung;
- Dämpfung von Entzündungen;
- Funktionsverbesserung des Bewegungsapparates;
- Vor- und Nachbehandlung bei chirurgisch-orthopädischen Eingriffen;
- Prophylaxe, z.B. von Kontrakturen;
- Rehabilitation;
- Einsparung von Medikamenten.

Im folgenden Abschnitt werden bewußt nur die Wärme- und Kälteanwendungen thematisiert.

5.6.1 Kälteanwendung

Aufgrund ihrer unterschiedlichen Wirkungsmechanismen muß zwischen *Kurzzeit- und Langzeitkältetherapie* unterschieden werden.

Durch *lokale Kälteanwendung* kommt es immer zur lokalen Arteriolenkonstriktion sowie zur Stoffwechselverringerung und -verlangsamung. Die Dauer der lokalen Kälteapplikation ist ausschlaggebend für weitere Wirkungsmechanismen.

Kurzzeitkältetherapie

Erfolgt die Kälteanwendung nur für wenige Sekunden - Minuten, so hat sie eine *reaktive Hyperämie* zur Folge, wirkt also lokal durchblutungsfördernd. Diese Reaktion trifft nicht auf sklerotisch veränderte Gefäße zu; sie reagieren eher mit einem Gefäßspasmus.

Weitere Effekte sind eine lokale *Muskelanspannung*, eine *Stimulation* des neuromuskulären Apparates und *Schmerzlinderung*. Die Kurzzeitkältetherapie übt keine entzündungshemmende Wirkung aus. Der kurzfristige Einsatz von Kälte zwecks Wärmeaustausch bei Fieber wurde bereits zuvor besprochen.

Zur Kurzzeitanwendung von Kälte eignen sich Eis- und Alkoholabreibungen, kühle Bäder (15 bis 30°C), Kühlelemente und Umschläge.

Langzeitkältetherapie

Bei längerdauernder Kältetherapie über 20-30 Minuten kommt es zur Stoffwechselreduzierung, zur Abnahme der Muskeldurchblutung und zur Temperaturabnahme in Muskulatur und Gelenken. Dadurch werden *Schmerzen und Entzündungen gelindert*, die *Muskeln entspannt* und *Blutungen gestillt*; Blutergüsse, Schwellungen und entzündungsbedingte Ödeme bilden sich zurück.

Kältespender sind Eispackungen und Kühlelemente sowie kalte Umschläge und Bäder. Eiswürfel gibt man in vorgeformte Gummiblasen / -schläuche, bis diese zur Hälfte gefüllt sind. Nach dem Verschließen werden sie mit einem Schutzbezug versehen.

Kühlelemente werden in gefrorenem Zustand dem Eisfach entnommen und mit einem dünnen Schutzbezug versehen. Sollen sie an Körperstellen anmodelliert werden, so benötigen sie eine Temperatur von ca. -4°C. Wird die gelartige Masse unter Einwirkung der Körperwärme weich, so wird das Kühlelement gewechselt.

Bei Anwendungen im *Kopf- / Halsbereich* ist die vor dem Ohr liegende Austrittsstelle des Nervus trigeminus durch Unterlegen eines Wattepolsters zu schützen.

Muß eine *Druckeinwirkung des Kältespenders* auf die erkrankte Körperregion vermieden werden, so wird er schwebend, z.B. an einer Reifenbahre oder Bettstange direkt über der zu behandelnden Region aufgehängt.

Zur intensiven Kälteanwendung wird auch mit tiefgekühlter Luft, Stickstoff oder Kohlensäureschnee gearbeitet. Diese Verfahren finden beispielsweise in der Therapie rheumatischer Erkrankungen Anwendung; vorrangig angestrebte Ziele sind *Schmerz- und Entzündungshemmung* sowie *Muskelentspannung*.

Kälteanwendungen sind **kontraindiziert** bei Morbus Raynaud, Gefäßentzündungen, Kälteüberempfindlichkeit, Kältehaemoglobinurie, schweren Herz-Kreislaufkrankheiten sowie Nieren- und Blasenaffektionen.

5.6.2 Wärmeanwendung

Sowohl die lokale als auch die generalisierte Anwendung von Wärme führt zur entsprechenden Erwärmung, *Stoffwechselerhöhung* und *Verstärkung der Phagozytose*. Muskelkrämpfe und Schmerzen werden gelindert. Die *gesteigerte Durchblutung* kann sich bis auf tieferliegende Organe erstrecken.

Positive Effekte der *verstärkten Kapillardurchblutung* sind eine gesteigerte Zufuhr von Sauerstoff, Nährstoffen, Antikörpern und Leukozyten. Der Abtransport von Wärme und von Stoffwechselendprodukten ist entsprechend gesteigert.

Ein *negativer Effekt* der verstärkten Kapillardurchblutung kann die lokale Ödembildung sein.

Feuchte Wärme hemmt die Schweißverdunstung und führt somit zum *Wärmestau* (s.u.).

Als Wärmespender werden Wasser, Kurz-, Mikrowellen- und Infrarotstrahlen, Umschläge, Heizkissen, Wärmflaschen sowie Kataplasmen eingesetzt.

Im folgenden Text werden die im Pflegebereich einsetzbaren **Wärmespender** besprochen.

Die *Wärmflasche* wird zwecks allgemeiner Wärmezufuhr eingesetzt. Die *trockene Wärme* führt zur Schmerzlinderung und Muskelentspannung, evtl. auch zur Lösung eines Muskelkrampfes. Die Temperatur des einzufüllenden Wassers beträgt ca. 60°C; sie ist mittels Badethermometer zu prüfen. Man bedenke, daß Menschen mit *Bewußtseins-* und *Sensibilitätsstörungen* evtl. auftretende Verbrennungszeichen nicht wahrnehmen können. Falls ein Thermometer fehlt, ist die Temperatur durch Anlegen der Wärmflasche am eigenen Unterarm zu prüfen.

Bevor die bis zur Hälfte gefüllte Wärmflasche verschlossen wird, streicht man die Luft aus dem Innenraum. Nach Anbringen des Verschlußstopfens wird die Wärmflasche mit der Öffnung nach unten gehalten, um sich bezüglich der Dichtigkeit zu vergewissern. Aus hygienischen Gründen wird ein Schutzbezug über die Flasche gezogen, bevor sie an dem Körper des Patienten angebracht wird. Dabei ist darauf zu achten, daß der Verschluß nicht am, sondern seitlich vom Körper liegt. Der Patient wird angewiesen, sich bei unangenehmer Hitzeempfindung sofort zu melden bzw. die Wärmflasche zu entfernen.

Sobald das Wasser in der *Wärmflasche* Körpertemperatur hat, wird die Anwendung beendet oder erneut heißes Wasser eingefüllt.

Elektrische Heizkissen können zur Erwärmung eines leeren Bettes eingesetzt werden. Sollen sie der direkten Erwärmung von Körperteilen dienen, so müssen sie zur Vermeidung eines Kurzschlusses mit einem wasserdichten Bezug versehen sein. Aufgrund dieser erhöhten *Unfallgefahr* sollte generell nachts und bei verwirrten Menschen auf den Einsatz von Heizkissen verzichtet werden.

Die Wärmezufuhr über das Heizkissen wird mittels Schalter reguliert.

Feuchtwarme Umschläge (*Wickel*) und Auflagen fördern ebenfalls die Durchblutung und wirken entspannend, beruhigend sowie schmerzlindernd. Sie werden in bestimmten Regionen als Waden-, Brust-, Bauchwickel etc. angelegt.

Da dieser Wärmestau für 30 bis 60 Minuten belassen wird, sollte der Patient vorher zur Toilette gehen. Das Pflegepersonal bereitet unterdessen das **Material** vor.

Benötigt werden:
- 1 saugfähiges, anschmiegsames Tuch aus Baumwolle oder Leinen in passender Größe;
- 1 Baumwolltuch;
- 1 dickeres und größeres Tuch aus Flanell oder Wolle;
- Sicherheitsnadeln;
- 1 Schüssel mit warmem Wasser und evtl. angeordneten Zusätzen wie Alkohol, essigsaure Tonerde oder Kamillenextrakt;
- Badethermometer.

Durchführung:

Die Temperatur des Wassers ist zu regulieren: für einen warmen Wickel auf 36-40 °C, für einen heißen Wickel auf 40-45°C.

Zuerst legt man das dickere Tuch unter den zu behandelnden Körperteil; darüber wird das Baumwolltuch ausgebreitet. Die oberste Lage bildet das saugfähige, flüssigkeitsgetränkte, aber nicht tropfende, Tuch. Der entsprechende Körperteil wird auf dieses Tuch gelegt und dann nacheinander mit allen Tüchern umwickelt. Es ist darauf zu achten, daß die Tücher dicht abschließen, so daß keine Verdunstungskälte entstehen kann. Sie können zu diesem Zweck mit Sicherheitsnadeln befestigt werden.

Während der Wickel angelegt ist, hält der Kranke Bettruhe ein. Eine entsprechende Information und die Sorge für eine Schelle in Reichweite sind selbstverständlich. Die *Kreislaufsituation* des Patienten muß beobachtet werden, denn je nach Art der Wickellösung kann die Maßnahme kreislaufbelastend sein.

Nach der Anwendung soll der Patient ruhen. Seine Haut wird beobachtet und getrocknet.

Warme Bäder (36 - 40°C) wirken beruhigend und entspannend; bei höheren Temperaturen wirken sie schweißtreibend, kreislaufanregend, evtl. auch kreislaufbelastend. Deshalb sind letztere bei Patienten mit Herz-Kreislauferkrankungen zu unterlassen.

Andere Patienten bedürfen während des 10 - 20 minütigen Bades einer Kreislaufkontrolle. *(Nähere Information zur Durchführung finden Sie unter Punkt 7.9.18 "Baden und Duschen", Seite 284).*

Die lokale Wärmeanwendung ist **kontraindiziert** bei gestörter Blutzirkulation und Temperaturempfindung, bei akuten Blutungen, Ödemen, aktiver Tuberkulose sowie bei Säuglingen und sehr alten Menschen.

Auf Informationen über Heilquellen und medizinische Bäder sowie über weitere Maßnahmen der physikalischen Therapie muß im Rahmen dieser Abhandlung verzichtet werden.

5.7 Pflegeplanung

5.7.1 Informationssammlung "Besonderheiten im Bereich der Temperaturregulation"

Körpertemperatur
[ ] Untertemperatur
[ ] subfebrile Temperatur
[ ] Fieber
[ ] Fiebertyp:..........................
[ ] Hitzschlag
[ ] wechselnde Körpertemperatur
[ ] Erfrierungen

Befinden
[ ] Schwitzen (akut)
[ ] Frieren (akut)
[ ] Hitzegefühl (akut)
[ ] Schweißneigung (immer)
[ ] Frösteln (häufig)

Stoffwechsellage
[ ] gesteigerter Stoffwechsel
[ ] verringerter Stoffwechsel
[ ] Bewegungsarmut

Bekleidung
[ ] zu luftig
[ ] wärmestauend
[ ] zu warm

Gewohnheiten
[ ] Wärmflasche (tagsüber; nachts)
[ ] dicke Socken (tagsüber; nachts)
[ ] Strickjacke u.ä. (tagsüber; nachts)

Ressourcen
[ ] kleidet sich angemessen
[ ] ist kooperativ

Grad der Hilfsbedürftigkeit
[ ] selbständig
[ ] teilweise abhängig
[ ] vollständig abhängig

Pflegebedarf
[ ] ..... x tägl. rektale Temperaturkontrolle
[ ] Temperatursenkung
[ ] Körpererwärmung
[ ] häufiger Wäschewechsel
[ ] Wärmeanwendung
[ ] Kälteanwendung

5.7.2 Pflegestandard - Pflege eines Fieberkranken

Probleme / Ressourcen	Ziele	Pflegemaßnahmen

Der Patient friert; er
 	
• leidet unter Muskelzittern
• hat Schüttelfrost
• ist unruhig
 	
aufgrund eines erhöhten Sollwertes der Körpertemperatur.
	Der Patient
	- erfährt Unterstützung bei der Wärmebildung
	
	- gibt möglichst wenig Wärme nach außen ab
	
	- weiß sich in Sicherheit
	
	Ermittlung der Körpertemperatur
		Unterstützung während des Fieberanstiegs
		- warme Umgebung schaffen, Fenster schließen
		- Wärmezufuhr
		  - Anbieten warmer Getränke
		  - Auflegen einer Wärmflasche
		- Verringern der Wärmeabstrahlung
		  - angemessene Bekleidung, evtl. Strickjacke, Socken, Bettschuhe anziehen
		  - warme Decken auflegen
		- Betreuung des Patienten
		  - Vermitteln von Ruhe und Sicherheit
		  - häufiges Zuwenden
		  - Schelle in Reichweite anbringen
		Benachrichtigung des Arztes
		Nach Ende des Schüttelfrostes
		- Messen der rektalen Temperatur
		- Entfernen der zuvor eingesetzten Wärmespender

Der Patient hat hohes Fieber. Folgen sind: • heiße trockene bzw. feuchte Haut	*Der Patient* - fühlt sich erfrischt - gibt Wärme nach außen ab - verliert zusätzlich Wärme über Verdunstungskälte - produziert so wenig Wärme wie möglich (hält Bettruhe ein)	Fördern der Wärmeabgabe - Abwaschungen einzelner Körperteile oder des gesamten Körpers, je nach Wunsch und Kreislaufsituation des Patienten - Anbieten kühler Getränke, insbes. fiebersenkenden Tees - Zimmertemperatur auf 17 - 19°C regulieren - öfters lüften, ohne Zugluft aufkommen zu lassen - bei andauernden Temperaturen über 39°C nach Rücksprache mit dem Arzt Wadenwickel anlegen; dazu nach entsprechendem Pflegestandard arbeiten Verringern der Wärmeproduktion - weitgehende Bettruhe - den Toilettenstuhl am Bett benutzen lassen

5. Regulieren der Körpertemperatur

Probleme / Ressourcen	Ziele	Pflegemaßnahmen
• Puls- und Atembeschleunigung	Nachvollziehbarer Fieberverlauf	<u>regelmäßiges Messen</u> der rektalen Körpertemperatur (Zeitabstände müssen individuell bestimmt werden) <u>mehrmals täglich Beobachtung von</u> - Puls, Atmung - Urinausscheidung
• Kollapsneigung	Frühzeitiges Erkennen / Vermeiden von Komplikationen	<u>vor dem Aufstehen</u> - Puls und Blutdruckkontrolle <u>während des kurzfristigen Aufstehens</u> beim Patienten bleiben und ihn beobachten
• feuchte Haut, Mazeration und Intertrigo möglich	*Der Patient* - hat trockene, intakte Haut / Hautfalten	Hautpflege - Wäschewechsel sooft erforderlich - Haut, besonders in Hautfalten gut abtrocknen - spezielle Hautpflege (nach entsprechendem Standard "Hautpflege")
• erhöhte Flüssigkeitsverluste über die Haut und die Atmung - trockene Schleimhäute, Dehydratation und Obstipation möglich - verstärktes Durstgefühl	- trinkt mind. 2000 ml/24 Std. - hat physiologischen Hautturgor - hat feuchte, geschmeidige Schleimhäute	ausreichende Flüssigkeitszufuhr - ständig frische Getränke, vorzugsweise kühle, anbieten - morgens überprüfen des Hautturgors am Handrücken - mehrmals täglich Lippen anfeuchten, bei Bedarf einfetten
• starkes Krankheitsgefühl, Unruhe	- weiß sich in behüteter Umgebung - ist ruhiger	Sicherheit und Ruhe vermitteln - Verständnis zeigen - Patienten oft aufsuchen - Ruhe ausstrahlen
• Appetitlosigkeit	- erfährt Akzeptanz der Appetitlosigkeit - nimmt auf eigenen Wunsch erfrischende, nährstoffreiche Getränke / Speisen zu sich	Angepasste Ernährung - Ablehnung von Speisen akzeptieren, Patienten nicht zum Essen überreden - Energiezufuhr mit der Flüssigkeit: Früchte- / Gemüsesäfte, Boullion, Suppe nach Wunsch des Patienten; Tee mit Traubenzucker - bei wenig Appetit leicht verdauliche Speisen anbieten: Schleimsuppen, Milch- / Quarkspeisen, Kaltschale, Früchtekompott und Speisen, die der Kranke verlangt

Probleme / Ressourcen	Ziele	Pflegemaßnahmen
• möglicherweise: Verwirrtheitszustand (Fieberdelirium)	- weiß, daß er nicht alleine ist - ist vor Verletzungen geschützt	Für Sicherheit sorgen - häufig nach dem Patienten sehen - Bewußtseinslage beobachten - Patienten beruhigen; sich durch Hautkontakt und Ansprache bemerkbar machen - ggf. Bettgitter anbringen (wenn akute Gefahr besteht, daß der Patienten aus dem Bett fällt)
• erhöhtes Dekubitusrisiko bei entsprechender Disposition, insbes. in höherem Lebensalter	*Der Patient* - hat trockene, intakte Haut	Dekubitusprophylaxe nach Pflegestandard
• Pneumonierisiko bei entsprechender Disposition (höheres Lebensalter, Atemwegs-/ Lungenkrankheiten)	- hat freie, gut belüftete Atemwege	Pneumonieprophylaxe nach Pflegestandard
• Soor- u. Parotitisrisiko bei entsprechender Disposition (Abwehrschwäche, Nahrungskarenz, Mundatmung)	- hat intakte Mundschleimhaut und regelrechten Speichelfluß	Soor- und Parotitisprophylaxe nach Pflegestandard
• Obstipationsrisiko aufgrund von Bewegungs- / Flüssigkeitsmangel, mangelhafter Ernährung	- führt entsprechend der früheren Gewohnheiten ab (z.B. 1 mal täglich)	Obstipationsprophylaxe nach Pflegestandard
• Thromboserisiko bei entsprechender Disposition (Krampfadern, Immobilität, Dehydratation).	- hat verbesserten venösen Blutrückfluß	Mobilisation / Thromboseprophylaxe nach Pflegestandard
Schneller Fieberabfall Der Patient schwitzt, hat ggf. Schweißausbrüche; infolgedessen kommt es zu: • erhöhten Flüssigkeitsverlusten • Kreislaufbelastungen (weitere Probleme s.o.) • erhöhtem Ruhebedürfnis, auch in den ersten Tagen nach Fieberabfall.	Frühzeitiges Erkennen von Kreislaufveränderungen *Der Patient* - hält die notwendigen Ruhephasen ein - wird zunehmend mobiler, ohne den Kreislauf zu überlasten	Beobachtung (stündlich, ggf. öfter) von - Puls, Blutdruck, Hautfarbe - Temperatur, Schweißsekretion Kreislaufschonung - Patienten nur in Begleitung und nach Kontrolle der Vitalzeichen aufstehen lassen - bei Kollapsneigung: Bettruhe einhalten lassen - bei beginnendem Kollaps die Wärmeabgabe durch Zudecken bremsen - bei Temperaturen unter 38°C: Mobilisation langsam zunehmend steigern, aber ausreichende Ruhephasen garantieren Durchführung weiterer Maßnahmen - wie in der Fieberphase *(siehe Seite 218/219)* - Körper- / Hautpflege, Wäschewechsel und Flüssigkeitszufuhr ggf. intensivieren

5.7.3 Pflegestandard - Wadenwickel

Probleme / Ressourcen	Ziele	Pflegemaßnahmen
Die Körpertemperatur liegt anhaltend über 39°C.	*Der Patient* - gibt Wärme über Verdunstungskälte ab *Der Patient* - kennt Ablauf und Wirkung des Wadenwickels - meldet sich bei Beschwerden / Veränderungen Frühzeitiges Erkennen von Kreislaufveränderungen Temperaturabfall bis max. 1°C Vermeiden großer Kreislaufbelastung	**Anlegen von Wadenwickel** (*nicht* bei Durchblutungsstörungen in den unteren Extremitäten) <u>Materialvorbereitung</u> - wasserabweisende Gummiunterlage - Schüssel mit Wasser, dessen Temperatur etwas unter der Körpertemperatur liegt - 2 dünne Tücher aus Leinen oder Baumwolle - 1 größeres Tuch aus Flanell oder Wolle, evtl. 2 dicke Baumwolltücher <u>Information des Patienten bezüglich</u> - Durchführung und Wirkung der Maßnahme - der Kreislaufbelastung und entsprechend möglicher Auswirkungen, bei deren Auftreten er schellen soll <u>Durchführung am rechten und linken Unterschenkel</u> - Bettdecke hochschlagen, so daß die Unterschenkel aufgedeckt sind - Beobachtung der Hautfarbe und Hauttemperatur - Patienten warme Socken anziehen - über der Matratze wasserabweisende Unterlage anbringen - Moltontuch unter den Unterschenkeln ausbreiten - evtl. zusätzlich dickeres Baumwolltuch auf das Moltontuch legen - dünnes Tuch anfeuchten und um den gesamten Unterschenkel legen, so daß er von den Knöcheln bis zum Knie bedeckt ist - wenn Wadenwickel körperwarm ist (nach ca. 10-15 Min.), dünnes Handtuch erneut anfeuchten <u>Vitalzeichenkontrolle</u> - ½ - 1 stdl. Puls und Blutdruck-Kontrolle - ½ stündlich Messen der Körpertemperatur <u>Beenden der Maßnahme</u> - wenn Körpertemperatur um 1°C gesenkt wurde - spätestens nach der dritten (nach ca. 1 Stunde) Erneuerung des Umschlages - bei stärkeren Kreislaufveränderungen - bei Unwohlsein des Patienten - bei zyanotischer Verfärbung an den Unterschenkeln <u>Dokumentation</u> der Wirkung und Durchführung

6. Sich Bewegen

6.1 Bedeutung

Die Fähigkeit, sich bewegen zu können, hat maßgeblichen *Einfluß auf weitere Aktivitäten* des täglichen Lebens.

Jede Form der Aktivität setzt ein gewisses Maß an Beweglichkeit voraus. Letztendlich vermittelt Beweglichkeit *Unabhängigkeit* und *Freiheit*. Wer sich uneingeschränkt bewegen kann, verfügt über die Möglichkeit, seine *Umwelt zu erkunden* und sowohl Ort als auch Dauer seines Aufenthaltes zu bestimmen.

Körperliche Beweglichkeit ermöglicht die Aufnahme von Eindrücken und Erfahrungen, *fördert* also auch die *geistig - seelische Entwicklung*.

Beweglichkeit ermöglicht weiterhin Unabhängigkeit bei der Nahrungsaufnahme, in der Körperpflege und Sexualität, bei den Ausscheidungen, der Kommunikation und der Beschäftigung.

Sich zu bewegen ist ein *menschliches Bedürfnis*, das individuell unterschiedlich ausgeprägt ist.

Bewegung wirkt positiv auf die Körperfunktionen, es kommt zur:

- Beanspruchung und zum Training des Bewegungsapparates;
- Beanspruchung und zum Training des Herz- Kreislaufsystems;
- Intensivierung der Atmung;
- Anregung von Stoffwechselvorgängen und Verdauung;
- Förderung des allgemeinen Wohlbefindens.

Bewegung, eingesetzt als bewußte körperliche Aktivität, kann Freude, Kreativität und Selbstbewußtsein vermitteln.

Über Bewegung, z.B. durch Sport, lassen sich angesammelte seelische und/oder körperliche *Spannungen abbauen*. Energien, die in Streßsituationen vom Organismus bereitgestellt aber nicht genutzt wurden, lassen sich so verstoffwechseln; der Organismus befindet sich somit wieder im Gleichgewicht. Es ist bekannt, daß z.B. ein Waldlauf oder emsiges Holzhacken helfen, Aggressionen abzubauen. Werden seelische Erregungszustände nicht abgebaut, können sie bei langfristigem Bestehen zu psychosomatischen Veränderungen führen *(siehe "Streß", Seite 375)*.

Bewegung und Körperhaltung geben auch *Hinweise auf das seelische Befinden*. Jeder weiß, wie z.B. ein beschwingter Gang oder herabhängende Schultern auf den Betrachter wirken.

6.2 Anatomisch - physiologische Grundlagen

6.2.1 Aufbau und Funktion eines Gelenkes

Die bewegliche *Verbindung zweier Knochen* wird als Gelenk (= *Diarthrose*) bezeichnet.

Die Kontaktstellen der beiden Knochenenden sind mit glasartigem (= *hyalinem*) Knorpel überzogen. Dieser Gelenkknorpel gleicht Unebenheiten und Inkongruenz[*] zwischen den beiden Gelenkteilen aus, so daß diese bei Bewegung besser gegeneinander gleiten können, ohne sich aneinander zu zerreiben. Gleichzeitig sorgt der Gelenkknorpel aufgrund einer gewissen elastischen Verformbarkeit für eine breitflächige Druckverteilung zwischen den beiden Knochenenden.

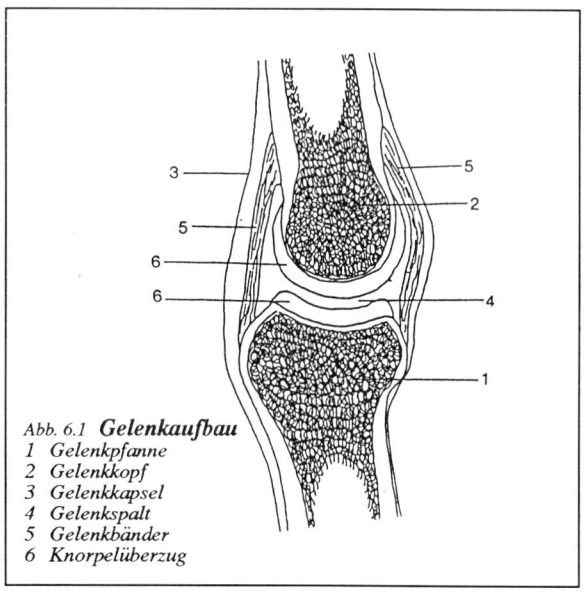

Abb. 6.1 **Gelenkaufbau**
1 *Gelenkpfanne*
2 *Gelenkkopf*
3 *Gelenkkapsel*
4 *Gelenkspalt*
5 *Gelenkbänder*
6 *Knorpelüberzug*

Meist sind die Formen der einander zugewandten Gelenkflächen aufeinander abgestimmt. Die eine Gelenkfläche ist oft kugel- oder rollenförmig und bildet den *Gelenkkopf* bzw. die *Gelenkrolle*; die andere bildet durch entsprechende Aushöhlung die *Gelenkpfanne*. Passen die Gelenkflächen nicht genau aufeinander, wie dies z.B. beim Kniegelenk der Fall ist, schaffen knorpelige Zwischenscheiben (z.B. die *Menisken*), die als kleine Keile in das Gelenkinnere ragen, einen Ausgleich. Zwischen den beiden Gelenkflächen bleibt immer ein schmaler *Gelenkspalt* bestehen. Die das Gelenk bildenden Knochenenden werden von einer *Gelenkkapsel* umgeben. Diese besteht aus einer äußeren Schicht, die durch kollagene Fasern für eine hohe Widerstandsfähigkeit gegen einwirkende Zugkräfte sorgt. Sie wird durch feste Bänder (= *Ligamenta*) verstärkt, so daß eine optimale Gelenkbeweglichkeit bei gleichzeitigem Zusammenhalten des Gelenkes besteht. Hierfür sorgen auch *Muskeln*, die das Gelenk überspannen. Die innere Schicht der Gelenkkapsel wird von der feinen *Gelenkinnenhaut* gebildet; diese sondert eine gallertartige, fadenziehende Flüssigkeit, die sogenannte Gelenkschmiere (= *Synovia*), in die Gelenkhöhle ab. Damit ist für die Gleitfähigkeit der Gelenkflächen gesorgt.

Gelenkarten

Aufgrund ihres knöchernen Aufbaus lassen sich mehrere Gelenkarten unterscheiden.
Die vier wichtigsten sind:

a) Das Scharniergelenk
Es handelt sich um die einfachste Gelenkart, die mit dem Scharnier einer Tür vergleichbar ist. Beide sind *nur um eine Achse in zwei Richtungen zu bewegen*. Fast alle Röhrenknochenverbindungen stellen Scharniergelenke dar, z.B. Finger- und Zehengelenke.

b) Das Kugelgelenk
Diese Gelenkart läßt *Bewegungen um drei Hauptachsen mit 6 Bewegungsrichtungen* zu. Außerdem sind viele Mischbewegungen möglich. Da sowohl das Schultergelenk als auch das Hüftgelenk in relativ viele Richtungen bewegt werden können (z.B. durch Beugung, Streckung, Abspreizen, Anziehen, Innendrehung und Außendrehung), bezeichnet man sie annähernd als Kugelgelenke.

c) Das Sattelgelenk
Es erlaubt *Bewegungen um zwei Achsen* und somit *in vier Hauptbewegungsrichtungen*. Ein Beispiel ist das Daumengrundgelenk, welches zwischen Handwurzel- und Mittelhandknochen liegt. An- und Abspreizen sowie Beugen und Strecken sind möglich.

d) Das Zapfengelenk (Drehgelenk)
Hierbei handelt es sich um einen dem Scharniergelenk ähnlichen Aufbau, der ebenfalls nur *zwei Bewegungsrichtungen um eine Achse* (Längsachse) ermöglicht. Ein Beispiel ist das Gelenk zwischen dem ersten und dem zweiten Halswirbel, welches sich nur nach rechts und links drehen läßt.

Viele Gelenke unseres Körpers lassen sich nicht nur einer Gelenkart zuordnen. So ist z.B. das Ellenbogengelenk ein Dreh- und Scharniergelenk, es läßt Beugung und Streckung sowie Pronation (Drehung des Handtellers nach unten) und Supination (Drehung des Handtellers nach oben) zu.

Gelenkbewegungen

Gelenkbewegungen sind in Richtung und Ausmaß von der Gelenkart abhängig. Die möglichen Bewegungsrichtungen werden am <u>Beispiel des Schulter- und Ellenbogengelenks</u> aufgezählt.

- **Beugung** *(= Flexion)*
  - <u>Beispiel Ellenbogen:</u>   Hand zur Schulter führen
  - <u>Beispiel Schultergelenk:</u> Arm bis 180° nach vorne anheben (= *Anteversion*)

- **Streckung** *(= Extension)*
  - <u>Beispiel Ellenbogen:</u>   Hand von der Schulter weg führen
  - <u>Beispiel Schultergelenk:</u> Arm nach hinten strecken (= *Retroversion*)

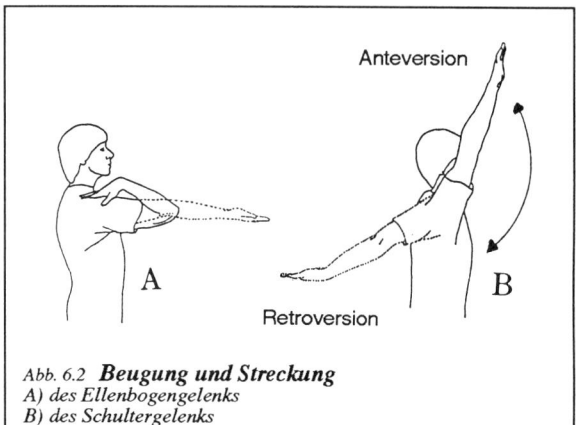

Abb. 6.2 **Beugung und Streckung**
A) *des Ellenbogengelenks*
B) *des Schultergelenks*

- **Abspreizen** *(= Abduktion)*
  - <u>Beispiel Schulter:</u>   Arm vom Körper abspreizen
- **Heranziehen** *(= Adduktion)*
  - <u>Beispiel Schulter:</u>   Arm an den Körper ziehen

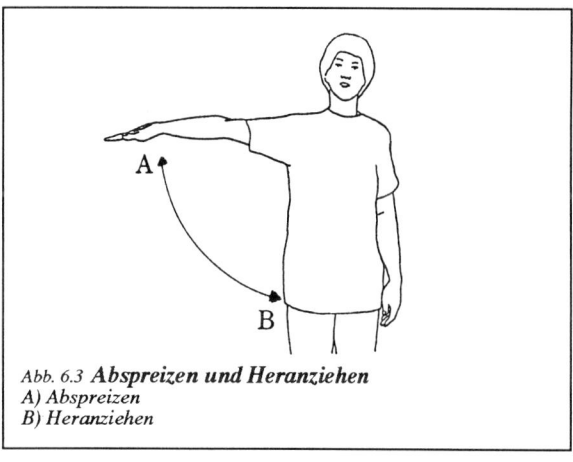

Abb. 6.3 **Abspreizen und Heranziehen**
A) *Abspreizen*
B) *Heranziehen*

- **Drehung nach innen** *(= Innenrotation)*
  - <u>Beispiel Schulter:</u> Arm einwärts drehen
- **Drehung nach außen** *(= Außenrotation)*
  - <u>Beispiel Schulter:</u> Arm auswärts drehen

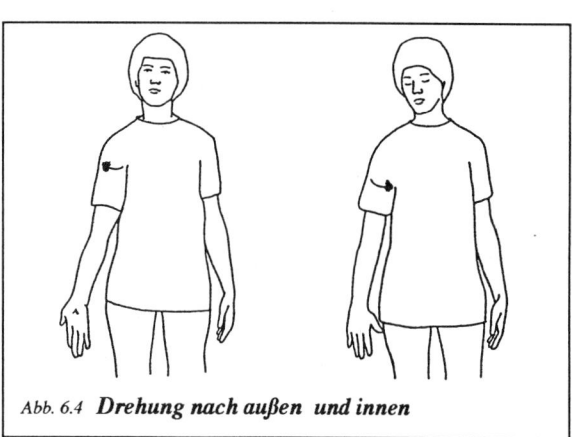

Abb. 6.4 **Drehung nach außen und innen**

- **Einwärtsdrehung** (= *Pronation*)
  (Anmerkung: Der Begriff Pronation bezieht sich nur auf die Drehung des Handtellers bzw. auf die Senkung des inneren Fußrandes.)
  - Handteller: Drehung des Handtellers (bei gebeugtem Arm) nach unten
  - Fußrand: Senkung des inneren Fußrandes
- **Auswärtsdrehung** (= *Supination*)
  (Anmerkung: Der Begriff Supination bezieht sich nur auf die Drehung des Handtellers bzw. auf die Hebung des inneren Fußrandes.)
  - Handteller: Drehung des Handtellers und des Vorderarmes (bei gebeugtem Arm) nach oben
  - Fußrand: Hebung des inneren Fußrandes.

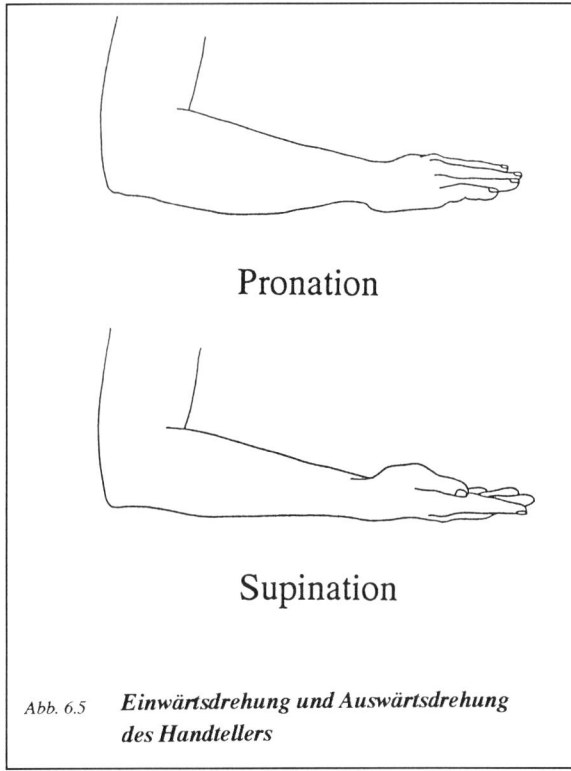

Abb. 6.5 *Einwärtsdrehung und Auswärtsdrehung des Handtellers*

Außer von der Gelenkart sind die Bewegungen von der **Gelenkführung** abhängig. Hier werden drei Hauptformen unterschieden:

a) Die Knochenführung
Die Bewegungsrichtung(en) wird *durch die Knochenenden*, die passend füreinander geformt sind, festgelegt. So lassen sich z.B. die Scharniergelenke an den Fingern und Zehen um eine Achse bewegen, also beugen und strecken.

b) Die Bänderführung
Die Bewegungsrichtungen werden vorwiegend von der Anlage und dem *Spannungszustand der Gelenkbänder* bestimmt. Die Gelenkflächen selbst sind so inkongruent*, daß sie Bewegungen des Gelenks in mehrere Richtungen zulassen würden. Die Bänderführung ist z.B. für Kniegelenksbewegungen ausschlaggebend.

Zur Verstärkung sind hier zusätzlich sogenannte Kreuz- und Seitenbänder angebracht.

c) Die Muskelführung
Ein Gelenk, das nur wenig knöchern oder bandhaft geführt wird, bedarf einer guten Muskelführung, damit es nicht instabil ist. So wird z.B. das Schultergelenk mit relativ wenig und schwachen Bändern gehalten; gleichzeitig ist die Gelenkpfanne in Relation zum Gelenkkopf klein - das Gelenk muß über die Muskulatur gesichert werden.

Die Muskeln sind über *Sehnen*, die aus besonders zugfesten Fasern bestehen, mit den Knochenenden verbunden. Sie überspannen ein oder mehrere Gelenke. Die Sehne übernimmt bei den Bewegungsvorgängen die Kraftübertragung.

6.2.2 Steuerung des Bewegungsapparates durch das Nervensystem

Das **Nervensystem** verbindet alle Teile unseres Körpers zu einem funktionellen Ganzen und stellt eine sehr enge Beziehung zur Außen- und Innenwelt her. Es läßt sich in *drei sich funktionell ergänzende Hauptabschnitte* unterteilen:

- Das **zentrale Nervensystem** (= *ZNS*), bestehend aus Gehirn und Rückenmark;

- das **periphere Nervensystem**,* bestehend aus Hirn- und Rückenmarksnerven sowie aus Nervenzellen (= *Ganglienzellen*);

- das **vegetative Nervensystem**,* bestehend aus N. sympathikus und N. parasympathikus.

Das **vegetative Nervensystem** regelt die lebenswichtigen Funktionen der Atmung, Verdauung, des Stoffwechsels, der Sekretion, des Wasserhaushaltes, der Wärmeregulation und Fortpflanzung weitgehend *ohne unseren Willen*; ebenso innerviert es die glatte Muskulatur unserer Eingeweide.

Die quergestreifte Muskulatur des Bewegungsapparates dagegen wird *willkürlich* von uns in Funktion gesetzt. Dabei kommt es zu einem Zusammenspiel zwischen ZNS und peripherem Nervensystem, indem die Spinalnerven (= *aus Rückenmark und Wirbelsäule austretende Nerven*) die Verbindung zwischen Rückenmark (*ZNS*) und peripherem Nervensystem herstellen.
Sowohl ZNS als auch peripheres NS gliedern sich in einen afferenten* und einen efferenten* Teil.
Über die *afferenten* oder *sensiblen** / *sensorischen** *Bahnen* werden Impulse von der Peripherie zum ZNS geleitet (z.B. Druck- oder Wärmeempfinden).
Werden Meldungen vom ZNS zur Peripherie geleitet, so passieren sie die *efferenten* oder *motorischen** *Nervenbahnen*. Dieses geschieht z.B., wenn willentlich der Befehl zur Kontraktion vom Gehirn an einen Muskel gegeben wird. Eine Muskelkontraktion kann aber auch

eine motorische Antwort des Gehirns auf einen sensiblen Reiz hin sein.

Die kleinste Einheit im Nervensystem ist die einzelne **Nervenzelle**, von der ein oder mehrere Fortsätze (= *Neuriten*) abzweigen und Verbindungen, z.B. zum Rückenmark, zu einer anderen Nervenzelle oder zu einer Muskelzelle schlagen. Diese Verbindungen werden als **Nervenfasern** bezeichnet. Innerhalb des Gehirns und des Rückenmarks gehören sie zum ZNS; treten sie allerdings aus dem Wirbelkanal als Spinalnerven aus, so gehören sie zum peripheren Nervensystem. Damit ein Bewegungsimpuls vom Gehirn aus zur Muskelfaser gelangt, muß er über diese Nervenfortsätze geleitet werden. Dabei läuft folgender - vereinfacht dargestellter - Vorgang ab:

Zuerst spielt die *Willkür* des Handelnden eine entscheidende Rolle, in dem ein gedanklicher Bewegungsplan im Großhirn zu bestimmten elektrischen Impulsen verschlüsselt wird. Über die efferenten Neuriten des ZNS und des peripheren NS wird dieser Impuls nach vorheriger Umschaltung zur Muskelzelle geschickt.

Zur elektrischen Impulsweiterleitung am Nerv - Muskelübergang, den Nervenschaltstellen (= *Synapsen*), kommt eine chemische Erregung über bestimmte Erregungssubstanzen und Überträgerstoffe (= *Transmitter*) hinzu. Gelangen genügend starke Impulse an eine Muskelzelle (= *Aktionspotential*), so lösen sie dort eine *Muskelkontraktion* aus.

Anschließend wird dieses Aktionspotential wieder in ein Ruhepotential umgewandelt; hierdurch entspannt sich die Muskelfaser wieder.

Die **Muskelkontraktion** selbst kann sich in einer Verkürzung oder / und einer Spannungsentwicklung, die mit Kraftzunahme einhergeht, äußern. Folglich gibt es sogenannte *Haltemuskeln*, die hauptsächlich Spannung entwickeln, ohne daß sich der Muskel verkürzt; man spricht von der isometrischen (*Isometrie** = *Längengleichheit*) Kontraktion *(siehe "Isometrische Spannungsübungen", Seite 242)*.

Eine weitere Kontraktionsform ist die *isotonische** *Kontraktion*, d.h. der Muskel verkürzt sich, ohne seine Spannung zu verändern. Der Muskelbauch wird dicker, verändert seine Lage und drückt auf die Venenwand, *fördert also den venösen Rückfluß* zum Herzen.

Bei den täglichen Bewegungen findet man i.d.R. beide Kontraktionsformen in fließenden Übergängen vor. Wollen wir z.B. ein Bein anheben, so muß eine Kraft entwickelt werden. Hierzu wird zunächst Spannung ohne Muskelverkürzung erzeugt. Um das Bein dann anheben zu können, verkürzen sich bestimmte Muskelfasern. Um das Bein in der gehobenen Position halten zu können, ist wieder statische Haltearbeit, also isometrische Muskelspannung notwendig.

Für die meisten unserer Bewegungen ist das *Zusammenspiel verschiedener Muskeln* ausschlaggebend. Gleichsinnig arbeitende Muskeln werden als Zusammenspieler (= *Synergisten*), entgegengesetzt Arbeitende als Gegenspieler (= *Antagonisten*) bezeichnet. Zur Beugung einer Gliedmaße werden also mehrere Beugemuskeln kontrahiert, zur Streckung mehrere Streckmuskeln. Gleichzeitig findet automatisch ein Wechselspiel von Agonist (z.B. Beuger) und Antagonist (z.B. Strecker) statt, d.h.: werden die Beugemuskeln kontrahiert, entspannen sich gleichzeitig die Streckmuskeln, indem sie in ihrer Länge nachgeben.

6.3 Die Rückenschule

Um das rückenschonende Arbeiten richtig zu erlernen und um seinen Sinn zu verstehen, sind einige anatomische Vorkenntnisse notwendig.

6.3.1 Die Wirbelsäule (= *Columna vertebralis*)

Aufbau und Funktion der Wirbelsäule:
- **Halswirbelsäule** (= HWS)
  - besteht aus 7 Wirbeln,
  - ist nach vorn gewölbt (= *Lordose*);
- **Brustwirbelsäule** (= BWS)
  - besteht aus 12 Wirbeln,
  - wölbt sich rückenwärts (= *Kyphose*);
- **Lendenwirbelsäule** (= LWS)
  - besteht aus 5 Wirbeln,
  - ist nach vorn gewölbt (= *Lordose*);
- **Kreuzbein** (= Os sacrum)
  - besteht aus 5 zusammengeschmolzenen Wirbeln;
- **Steißbein**
  - besteht aus 4 - 5 zusammengewachsenen Wirbeln;

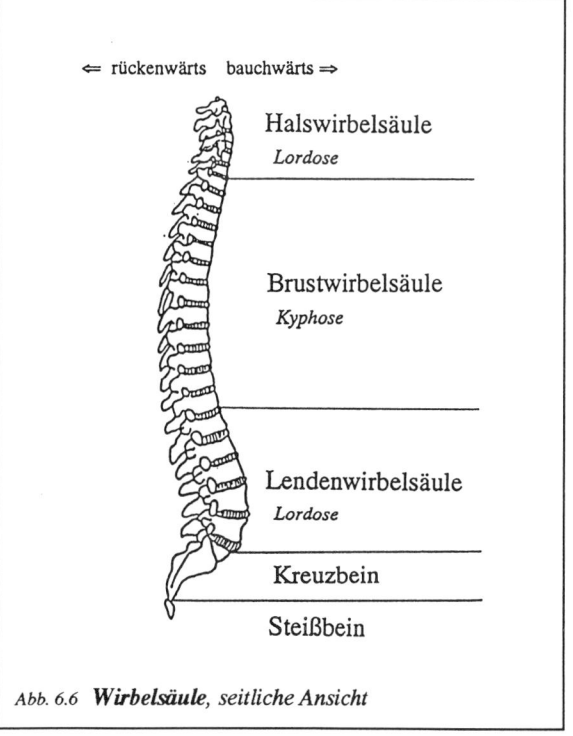

Abb. 6.6 **Wirbelsäule**, seitliche Ansicht

- von vorn oder hinten betrachtet sind die Wirbelkörper (= WK) senkrecht untereinander angeordnet;
- seitlich betrachtet weist sie eine Doppel - S - Form auf;
- die Krümmungen der Wirbelsäule gehen fließend ineinander über und entsprechen bei normaler Ausprägung der physiologischen Haltung;
- Hals-, Brust- und Lendenwirbel werden als echte, Kreuz- und Steißbeinwirbel hingegen als falsche Wirbel bezeichnet. Daher spricht man auch nur von 24 beweglichen Wirbelkörpern mit 23 **Zwischenwirbelscheiben** (= *Bandscheiben, Discus intervertebralis*).

Die **Beweglichkeit** der Wirbelsäule wird ermöglicht durch:
- den segmentalen Aufbau (Wirbelkörper),
- die einzelnen Wirbelgelenke,
- die Zwischenwirbelscheiben,
- die Muskulatur (insbesondere die Bauch- und Rückenmuskulatur).

Die Bewegung zwischen zwei untereinander liegenden Wirbelkörpern ist relativ gering, insgesamt ist das Bewegungsausmaß der Wirbelsäule jedoch durch die Summierung aller Teilbewegungen relativ groß.

Aufgrund des anatomischen Aufbaus sind die einzelnen Wirbelsäulenabschnitte unterschiedlich stark beweglich:
- die HWS ist besonders gut beweglich,
- die BWS ist am wenigsten beweglich,
- die LWS hat ein mittelstarkes Bewegungsausmaß, ist jedoch nicht für die Rotation geschaffen.

Jede Bewegung nimmt Einfluß auf die dazwischenliegenden **Bandscheiben**:

Im Zentrum befindet sich ein Gallertkern (= *Nucleus pulposus*), der wie ein Wasserkissen wirkt. Er verschiebt sich bei Belastung ausgleichend in die Richtung des schwächeren Drucks. Der Kern ist von kollagenen Faserbündeln mit eingelagerten Knorpelzellen umgeben; dieser Faserring sorgt für die Beweglichkeit der einzelnen Wirbel untereinander.

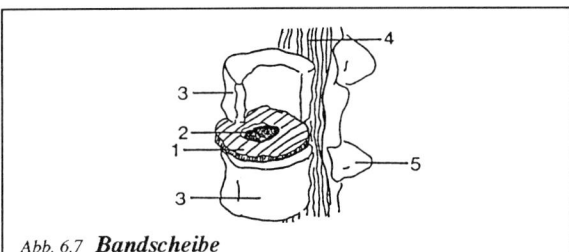

Abb. 6.7 **Bandscheibe**
1 bindegewebiger, äußerer Faserring der Bandscheibe
2 innerer Gallertkern der Bandscheibe
3 Wirbelkörper
4 Rückenmark
5 Dornfortsatz

Der *Flüssigkeitsgehalt einer Bandscheibe* ist im wesentlichen von zwei Faktoren abhängig:
- vom Wasserbindungsvermögen der einzelnen Fasern und des Gallertkerns, das im Alter abnimmt.

Folglich können früher oder später kleine Einrisse im Faserring entstehen. Auch die Tatsache, daß der Mensch im Laufe seines Lebens ca. 2 cm kleiner wird, läßt sich so erklären.
- von der Versorgung der Bandscheibe über das umliegende Gewebe, die mittels Osmose erfolgt, da die Bandscheibe selbst über kein Versorgungsnetz verfügt. Während der Belastung (Kompressionswirkung durch Stehen, Sitzen, Tragen, ...) wird die Bandscheibe mechanisch leicht ausgepreßt, so daß Wasser und Stoffwechselschlacken austreten. Bei Entlastung, z.B. im Liegen, dringen umgekehrt Wasser und Nährstoffe ein.

Die *günstigste Belastung der Bandscheibe* findet sich in der physiologischen Wirbelsäulenhaltung, da sie in dieser Position mit ihrer gesamten Oberfläche den Druck abfangen kann. Dagegen erfolgt beim Bücken mit gekrümmtem Rücken eine keilförmige Belastung der Wirbelsäule *(vgl. Abbildung 6.8).*

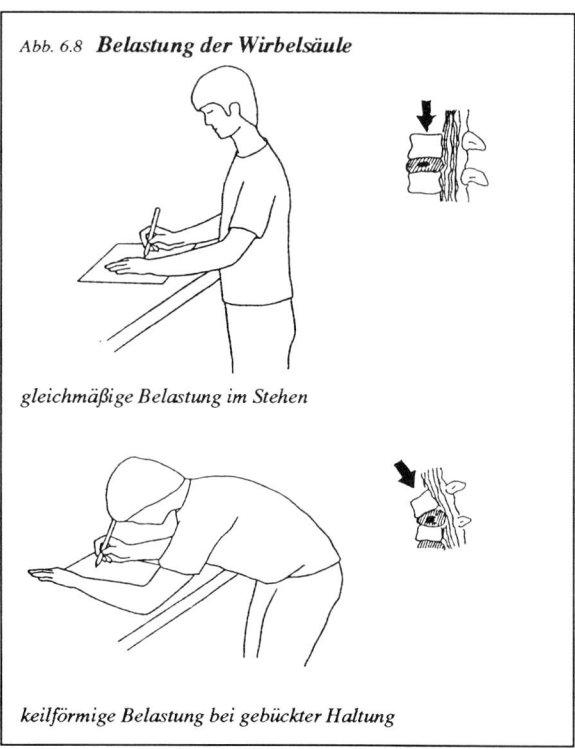

Abb. 6.8 *Belastung der Wirbelsäule*

gleichmäßige Belastung im Stehen

keilförmige Belastung bei gebückter Haltung

Wiederkehrende asymmetrische und/oder mechanisch stark ausgeprägte *Belastungen* der Bandscheiben sowie das *Poröswerden* durch Alterungsprozesse können Einrisse im Faserring hervorrufen. Bei erneuten Belastungen dringen Teile des Gallertkerns in die Rißstelle ein und können sich als **Bandscheibenvorfall** (= *Diskusprolaps*) bemerkbar machen. Am häufigsten ist die Lendenwirbelsäule betroffen. Ein Bandscheibenvorfall kann neben *Schmerzen* je nach Segmenthöhe und Druckrichtung unterschiedliche Symptome hervorrufen. Drückt das vorgefallene Bandscheibengewebe auf einen Nervenstrang oder auf eine Nervenwurzel, kommt es zu *neurologischen Veränderungen* in Form von Sensibilitätsstörungen, ggf. auch zu Lähmungserscheinungen in den unteren Extremitäten.

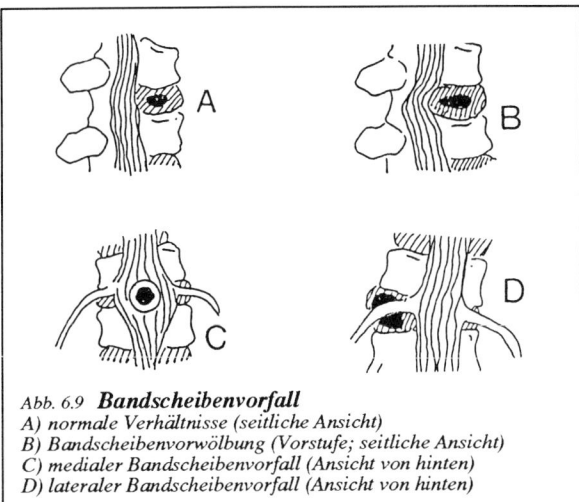

Abb. 6.9 **Bandscheibenvorfall**
A) *normale Verhältnisse (seitliche Ansicht)*
B) *Bandscheibenvorwölbung (Vorstufe; seitliche Ansicht)*
C) *medialer Bandscheibenvorfall (Ansicht von hinten)*
D) *lateraler Bandscheibenvorfall (Ansicht von hinten)*

6.3.2 Rückenschonende Arbeitsweise und Haltung

Um einem Bandscheibenschaden, aber auch anderen - durch Fehlbelastung und Verspannung bedingten - Auswirkungen wie Rückenschmerzen vorzubeugen, ist es sinnvoll, die *Bauch-, Rücken- und Oberschenkelmuskulatur zu kräftigen*.

Außerdem sind stets die **Prinzipien der rückenschonenden Arbeitsweise bzw. Körperhaltung** zu beachten.

- **Im Stehen, Gehen, Sitzen und Liegen die physiologische Wirbelsäulenhaltung einnehmen**
  - im Sitzen muß auf das richtige Höhenniveau der Sitzfläche geachtet werden, so daß die Oberschenkel im rechten Winkel zu den Unterschenkeln einerseits und zu den Hüften andererseits stehen; die Unterarme liegen locker auf dem Tisch;
  - für die liegende Position sollte eine leicht verformbare, aber auch unterstützende Matratze benutzt werden.

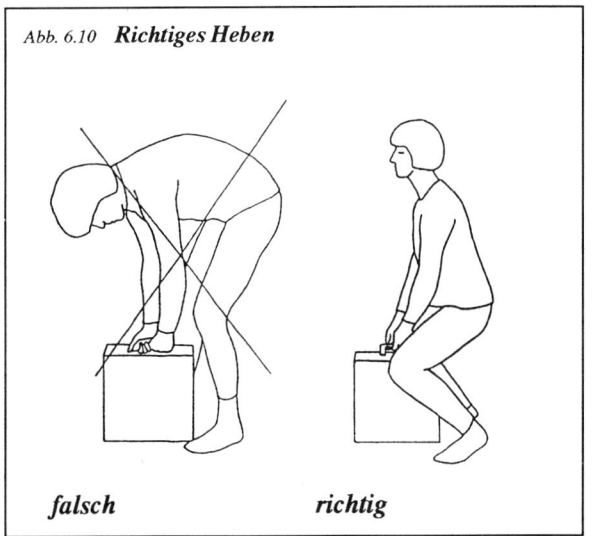

Abb. 6.10 **Richtiges Heben**
falsch   *richtig*

- **Die Wirbelsäule entsprechend der anatomisch vorgegebenen Bewegungsmöglichkeiten nutzen**
  - wenig Rotation in der LWS, d.h. besser mit dem ganzen Körper als nur mit dem Oberkörper drehen (also die Füße umsetzen).
- **Gegenstände mit geradem Rücken und aus den Knien heraus anheben**
  - zur Verbesserung des Standvermögens Füße dabei in Schritt-Grätsch-Stellung;
  - zur muskulären Stabilisierung der Wirbelsäule vor dem Anheben einatmen, während des Anhebens Atem anhalten;
  - zur Entlastung der Wirbelsäule die Armkraft einsetzen.
- **Lasten körpernah heben und tragen**
  Beachte das Hebelgesetz:
  Kraft x Kraftarm = Last x Lastarm;
  - die Last(en) seitengleich verteilen, so daß die Belastung symmetrisch erfolgt;
  - während des Tragens weiteratmen.

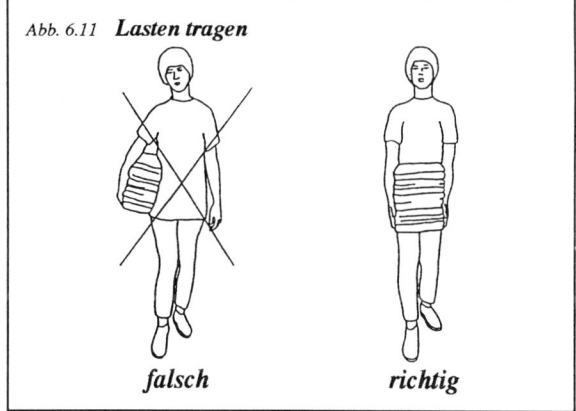

Abb. 6.11 **Lasten tragen**
falsch   *richtig*

- **Wenn möglich zu zweit / zu dritt arbeiten**, z.B. beim Umbetten eines immobilen Patienten
  - Vorgehensweise: Handlungsablauf festlegen, Kommandos vereinbaren, auf Absprache gleichzeitig (ggf. auch mit dem Patienten) handeln.

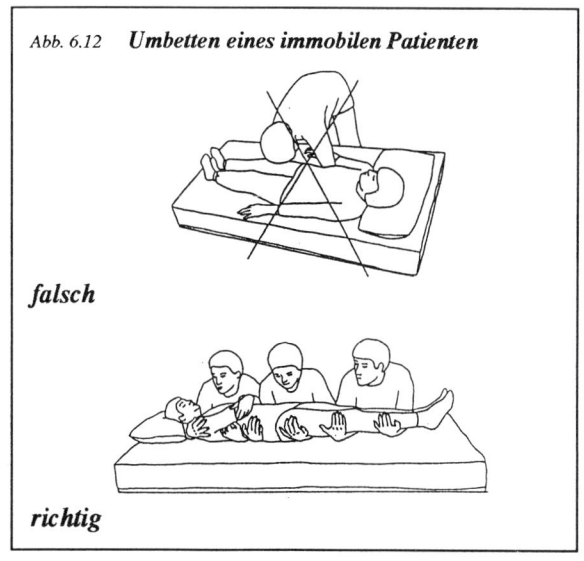

Abb. 6.12 **Umbetten eines immobilen Patienten**
falsch

richtig

- **Hilfsmittel einsetzen**
  - Drehscheibe, um den Transfer immobiler Patienten, z.B. von der Bettkante auf den Stuhl, zu erleichtern *(siehe "Rehabilitationsmittel", Seite 349)*;
  - Patientenlifter, um den Immobilen innerhalb und außerhalb des Bettes zu bewegen. *(siehe "Patientenlifter", Seite 247)*;
  - Mehrzweckwagen u.ä. zum Transport von Lasten.

- **Hilfsgriffe einsetzen** *(siehe "Hilfsgriffe", Seite 245)*
  - Hebe- / Hebestützgriff;
  - Australiagriff;
  - Patienten mit einem Stecklaken, dreifach gefaltener Unterlage u.ä. höherziehen.

- **Für angepaßtes Höhenniveau der Arbeitsfläche sorgen**, so daß der Rücken gerade gehalten werden kann
  - elektrisch oder mechanisch höhenverstellbare Betten der eigenen Körpergröße anpassen;
  - ansonsten durch Kniebeugung die eigene Körpergröße dem Arbeitsflächenniveau anpassen.

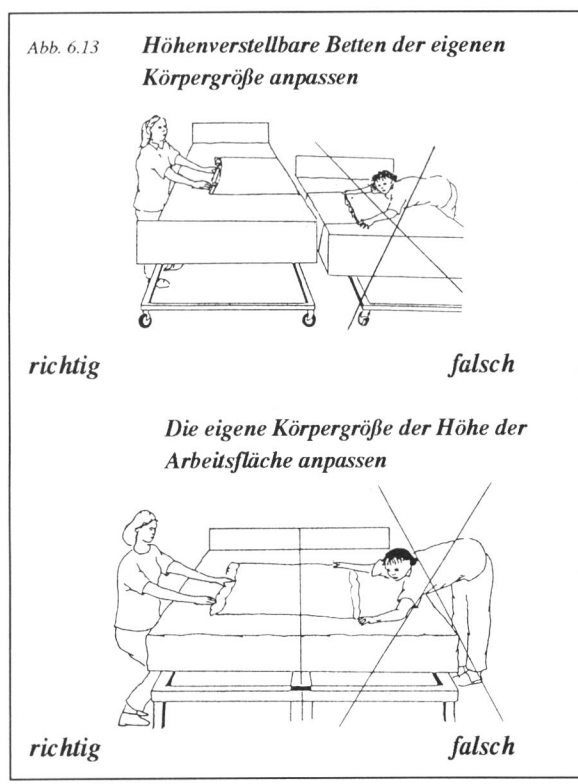

Abb. 6.13 Höhenverstellbare Betten der eigenen Körpergröße anpassen

richtig   falsch

Die eigene Körpergröße der Höhe der Arbeitsfläche anpassen

richtig   falsch

- **Geeignete Schuhe tragen**
  - geschlossene oder hinten mit Riemchen versehene Schuhe mit rutschfester Sohle tragen, denn sie bietet Halt;
  - flache bis mäßig hohe Absätze tragen, denn zu hohe Absätze fördern auf die Dauer eine Verkürzung der rückseitigen Beinmuskulatur und eine dadurch bedingte Verstärkung der LWS - Lordose; diese Fehlhaltung kann wiederum zu Beschwerden führen.

6.3.3 Gymnastische Übungen

Zur Umsetzung der genannten Prinzipien der Rückenschule ist zwecks Kräftigung und Dehnung der Muskeln folgendes **Übungsprogramm** empfehlenswert.

a) Isometrische Ganzkörperspannung *(Abb. 6.14)*
Bei dieser Übung wird die Muskelspannung nacheinander - in aufgeführter Reihenfolge - aufgenommen. Dabei wird die Spannung in allen Muskeln gehalten, bis auch die letztgenannten Muskeln für einige Sekunden angespannt waren.
Während der gesamten Übungszeit wird gleichmäßig weitergeatmet (nicht pressen !).
In umgekehrter Reihenfolge wird mit der Entspannung begonnen. Die Übung sollte 3 - 5 mal täglich wiederholt werden.
Beachte: Das Beherrschen dieser Übung erfordert mehrmalige Erprobung!

- Rückenlage mit etwas angestellten Beinen einnehmen;
- Arme seitlich neben den Oberkörper legen, Handinnenflächen liegen oben;
- Füße hochziehen;
- Fersen fest in den Boden eindrücken;
- Gesäß anspannen;
- Füße (Fersen) in Richtung Gesäß spannen;
- Lendenwirbelsäule in den Boden drücken;
- gestreckte Finger breit spreizen, Handrücken und gesamten Arm in den Boden drücken und in Richtung Körper spannen;
- Schultern etwas zurücknehmen, Schulterblätter zur Wirbelsäule ziehen;
- Kinn zur Brust ziehen und den Kopf nach oben herausschieben.

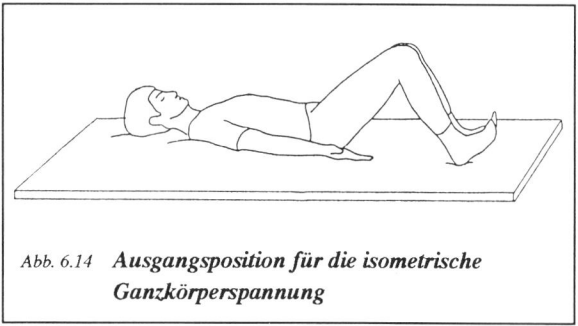

Abb. 6.14 Ausgangsposition für die isometrische Ganzkörperspannung

b) Bauchmuskeltraining *(Abb. 6.15)*
- Rückenlage mit angestellten Beinen einnehmen;
- Lendenwirbelsäule liegt auf, die Hände befinden sich neben dem Körper;
- Arme etwas abheben und bis zu den Schulterblattspitzen mit dem Oberkörper hochkommen;
- Kinn dabei zur Brust ziehen.

Während diese Anspannung für ca. 7 Sekunden gehalten wird, ist normal weiterzuatmen. Danach erfolgt eine kurze Entspannungsphase. Insgesamt wird die Übung täglich 3-5 mal wiederholt.

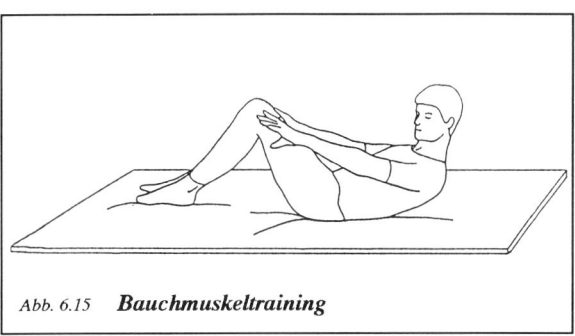

Abb. 6.15 Bauchmuskeltraining

Eine weitere Übung des Bauchmuskeltrainings:
(Abb. 6.16)
- Ausgangsposition wie vorstehend einnehmen;
- das rechte Bein rechtwinklig anheben und versuchen, dieses mit der linken Hand wegzudrücken = Gegendruck aufbauen;
- Kinn zur Brust nehmen, Kopf leicht anheben.

Während der 7 Sekunden dauernden Anspannung normal weiteratmen. Anschließend die Übung mit der entgegengesetzten Körperhälfte durchführen. Die Übung insgesamt 3 - 5 mal täglich wiederholen.

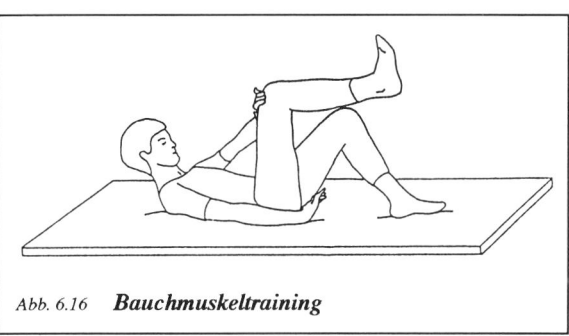

Abb. 6.16 Bauchmuskeltraining

c) Kräftigung der Oberschenkelmuskulatur
(Abb. 6.17)
- In der Rückenlage beide Füße hochziehen, die Knie nach unten drücken und in dieser Position ein Bein gestreckt etwas anheben;
- mit dem angehobenen Bein Auf- und Abwärtsbewegungen durchführen, Kreise, Zahlen, Buchstaben schreiben; dabei bleibt das Knie durchgedrückt.

Die Anspannung sollte wenn möglich länger als 30 Sekunden gehalten werden. Anschließend wird die Übung mit dem anderen Bein durchgeführt. Insgesamt empfiehlt sich täglich eine 3 - 5 malige Wiederholung der Übung.

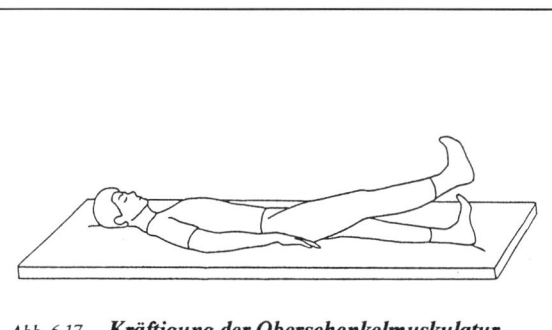

Abb. 6.17 Kräftigung der Oberschenkelmuskulatur

d) Kräftigung der Rückenmuskulatur *(Abb. 6.18)*
- Im Vierfüßlerstand zuerst die Wirbelsäule in die physiologische Stellung bringen - dabei Bauchspannung erzeugen;
- langsam den gespannten rechten Arm und das gespannte linke Bein bis zur Horizontalen anheben, dabei Bauch- und Gesäßspannung beibehalten;
- Position ca. 7 - 8 Sekunden halten;
- die Übung mit linkem Arm und rechtem Bein wiederholen.

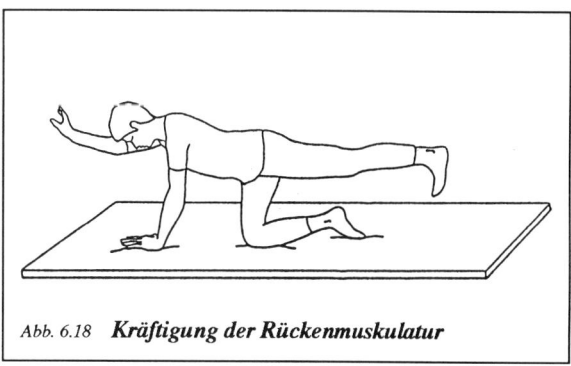

Abb. 6.18 Kräftigung der Rückenmuskulatur

f) Dehnung der rückseitigen Beinmuskulatur
(Abb. 6.19)
- In Rückenlage ein Bein ausgestreckt auf den Boden legen;
- das andere Bein zunächst angewinkelt zum Bauch ziehen, die Hände liegen auf der Rückseite des Oberschenkels;
- dann wieder etwas nachgeben und dabei das Knie möglichst gut strecken, der Fuß wird dabei in Richtung Kopf gezogen;
- in dieser Position mindestens 20 - 30 Sekunden verharren.

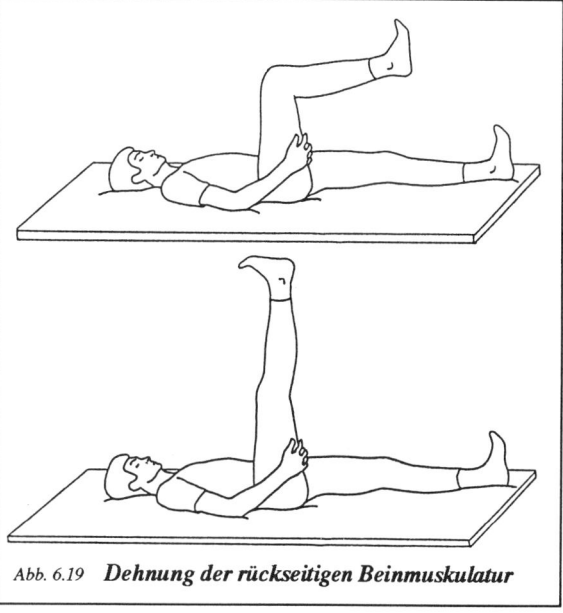

Abb. 6.19 Dehnung der rückseitigen Beinmuskulatur

6.4 Beobachtung der Körperhaltung

Die Körperhaltung eines Menschen läßt oft Rückschlüsse auf seine seelische Verfassung zu. Redensarten wie *"Halt den Kopf hoch"* oder *"Das Problem lastet auf meinen Schultern"* weisen auf diesen Zusammenhang hin.

Ein sich wohlfühlender, gesunder Mensch hält seinen *Körper gerade und aufrecht*, die Muskeln sind locker: Beine, Arme und Finger sind leicht gebeugt, die Schultern leicht zurückgenommen, der Kopf leicht erhoben. Selbstverständlich steht der Mensch mit *"beiden Beinen im Leben"*, also auf beiden Füßen, die - je nach Sicherheitsbedürfnis - weiter auseinandergestellt werden. Eine verbreiterte Standfläche erhöht die Sicherheit des Stehens.

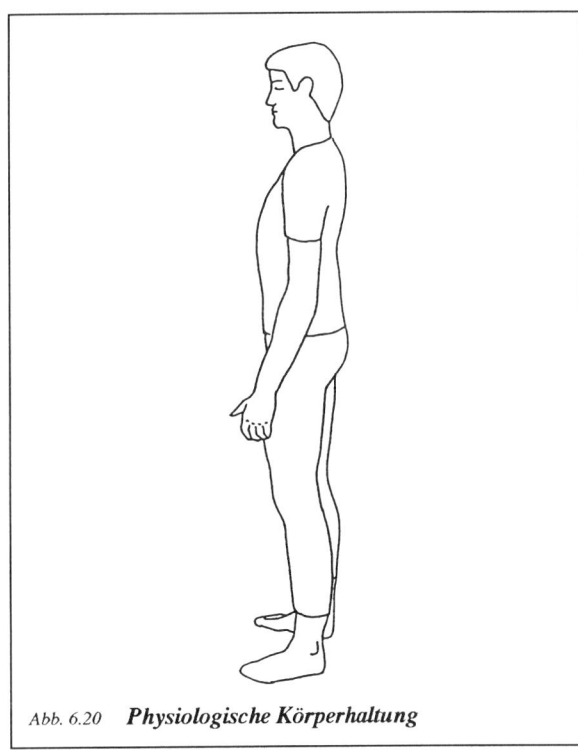

Abb. 6.20 Physiologische Körperhaltung

Das **Sitzen** erfolgt mit aufgerichtetem Oberkörper. Die Oberschenkel werden so gebeugt, daß sie einen 90° Winkel zum Rumpf bilden. Auch die Knie werden so gebeugt, daß Ober- und Unterschenkel einen 90° Winkel bilden.

Während des **Gehens** werden die Arme unwillkürlich mitbewegt; der Bewegungsablauf ist rhythmisch und harmonisch. Die Bewegungen werden ohne merklichen Kraftaufwand durchgeführt; sie wirken federnd, sportlich, elastisch oder dynamisch.

Veränderungen der Körperhaltung können Folge und Ausdruck von gesundheitlichen Störungen sein. Bestimmte Krankheiten, insbesondere die des Bewegungsapparates, des Nervensystems und des Geistes, können von typischen Erscheinungen begleitet werden.

Beispielsweise lassen sich beobachten:
- hängende Schultern und gesenktes Haupt bei Niedergeschlagenheit;
- kraftloser Gang, schlaff herabhängende Glieder bei Traurigkeit;
- gebeugte, schlaffe Haltung und kraftloser Gang bei Depressionen;
- kraftloser, müder und schleppender Gang bei allgemeiner Schwäche;
- trippelnder und schlurfender Gang bei alten Menschen, die unsicher sind und bei Morbus Parkinson*;
- Schonhaltung bestimmter Gelenke bei Schmerzen;
- vorgebeugte Haltung des Oberkörpers bei Morbus Bechterew*;
- unsicherer, schwankender Gang bei Kreislaufregulationsstörungen oder nach übermäßigem Alkoholgenuß;
- "tänzelnder" Gang (= plötzliche und unwillkürliche Unterbrechung des Gehens durch Wanken und Innehalten, asymmetrische Bewegungen) bei Chorea*;
- ataktischer (= *unkoordinierter*) Bewegungsablauf, torkelnder Gang, unsicherer Stand bei Funktionsstörungen des Kleinhirns oder des Rückenmarks.

6.5 Einschränkungen der Beweglichkeit

Beweglichkeit wird auch als **Mobilität** bezeichnet.
Diese kann teilweise oder komplett eingeschränkt sein, dann sprechen wir von der **Immobilität** eines Gelenkes, einer Gliedmaße oder des gesamten Körpers.
Die geistige Mobilität ist nicht Gegenstand dieses Kapitels, wird jedoch im Abschnitt "Psychische Veränderungen" angesprochen.
Im folgenden Abschnitt werden verschiedene Faktoren, die zur Bewegungseinschränkung führen können, besprochen.

6.5.1 Reduzierter Allgemein- / Ernährungszustand

Ein reduzierter Allgemeinzustand (= AZ) und/oder Ernährungszustand (= EZ) geht mit Leistungsabfall, Müdigkeit, Abgeschlagenheit und körperlicher, meist auch seelischer Schwäche einher. Dadurch wird die *Mobilität* des Patienten *allgemein gemindert*; die Beweglichkeit büßt an Kraft und Dynamik ein.
Häufig haben schwere Erkrankungen, bösartige Tumorleiden, ausgedehnte Verletzungen oder große operative Eingriffe zum reduzierten AZ / EZ des Patienten geführt.
In hohem Lebensalter läßt der AZ physiologischerweise nach.
Krankheiten, die zu einer *mangelhaften Sauerstoffversorgung* des Gewebes führen, bedingen eine Verringerung der Belastbarkeit. Somit wird die Mobilität eingeschränkt, obwohl die Fähigkeit zur Bewegung an sich vorhanden ist. Dies kann z.B. bei Erkrankungen des

Herzens, der Gefäße oder des Atemtraktes der Fall sein.
Jede Form der Immobilität führt wiederum zu mehr oder weniger ausgeprägter Einschränkung der Muskel- und Herz-Kreislauftätigkeit; die Leistungsfähigkeit läßt insgesamt nach.

6.5.2 Therapeutische Eingriffe und Maßnahmen

Operationen und Verletzungen an Teilen des Bewegungsapparates erfordern häufig eine therapeutische Ruhigstellung betroffener Körperteile.
Wie vorangegangen beschrieben, können auch schwere Erkrankungen eine relative oder absolute Ruhigstellung des Kranken erfordern, obwohl der Bewegungsapparat intakt ist.
Die Schonung der erkrankten Organe steht hier im Vordergrund des therapeutischen Interesses.

6.5.3 Neurogene Störungen

Neurogene Störungen gehen vom Nervengewebe aus, folglich handelt es sich um eine Störung der Reizaufnahme / -verarbeitung oder -beantwortung. Die Ursache eines solchen Defizites kann im *Zentralnervensystem* oder im *peripheren Nervensystem* liegen. Immer ist die Leitung der Erregungen an einer Stelle unterbrochen. Infolgedessen kommt es zu unterschiedlichen Ausfallserscheinungen, d.h. zur Minderung bzw. zum Verlust der Fähigkeit, bestimmte Reize wahrzunehmen *(= Sensibilität)* und/oder Muskeln gezielt zu bewegen. Das Wechselspiel der Muskulatur - das An- und Entspannen der Beuge- und Streckmuskeln - kann unterbrochen sein. So verharren die *gelähmten Extremitäten* in der durch Ruhetonus und Schwerkraft bestimmten Stellung. Logischerweise kommt es zur Rückbildung der nicht angespannten Gewebe: Sehnen, Muskeln, Bänder und Gelenkkapsel verkürzen sich bzw. schrumpfen; letztendlich kommt es zur Fehlstellung des Gelenks *(= Kontraktur)*.
Vom ZNS ausgehende neurogene Störungen sind z.B. die Lähmungserscheinungen infolge Gehirn- / Rückenmarksverletzung, Schlaganfall oder Multiple Sklerose. Je nach Lokalisation der Schädigung im Gehirn bzw. Rückenmark kommt es zur schlaffen oder spastischen Lähmung; diese treten auf als Lähmung einer Gliedmaße *(= Monoplegie*)*, als Halbseitenlähmung *(= Hemiplegie*; typisch beim Schlaganfall)*, als Lähmung aller Gliedmaßen *(= Tetraplegie*)* oder als Lähmung zweier symmetrischer Extremitäten *(= Paraplegie*)*.
Bei den **spastischen Lähmungen** werden Muskelgruppen durch einen erhöhten Muskeltonus und durch gesteigerte Reflexe in dauerhaft falsche Haltungs- und Bewegungsmuster gezogen. Gleichzeitig fehlen bewegungshemmende Impulse des Nervensystems. Die Spastizität in der betroffenen Körperhälfte wird bei typischen Vorgängen gefördert; hierzu zählen größere Anstrengungen, Schmerzen, falsche Bewegungsmuster und Druck auf die Fußballen.

Bei der **schlaffen Lähmung** ist der Spannungszustand der Muskulatur stark herabgesetzt; die Gliedmaße fällt nach passivem Anheben in die durch den Ruhetonus vorgegebene Position. Aktives Betätigen der Skelettmuskulatur ist dem Erkrankten nicht möglich.
Zum **Ausfall peripherer Nerven** kann es durch Verletzungen von außen, z.B. durch Quetschungen, tiefe Schnittwunden oder falsch angelegte Gipsverbände, kommen. So kann der Nervus peroneus, der die Streckmuskeln an Unterschenkel und Fuß betätigt, durch einen falsch angelegten Gipsverband geschädigt werden. Bei Operationen an den Extremitäten können ebenfalls Nerven verletzt werden.
Nach der Durchtrennung eines peripheren Nervs ist die Aufnahme und/oder die Beantwortung eines Reizes nicht möglich. Befehle des Gehirns, bestimmte Muskeln zu betätigen, erreichen das Erfolgsorgan nicht. Werden folglich die Bewegungen nicht ausgeführt, können sich im Laufe der Zeit Kontrakturen entwickeln.

6.5.4 Körperliche Behinderungen

Körperliche Behinderungen können die willkürlichen Bewegungen erheblich beeinträchtigen. Dies kann insbesondere bei Lähmungserscheinungen, Erkrankungen des zentralen oder peripheren Nervensystems, Deformitäten* und bei Kontrakturen *(siehe Seite 233)* der Fall sein. Resultieren daraus Abhängigkeiten und Veränderungen der Lebensgewohnheiten, so erfährt der Behinderte, wie eng Körper, Geist, Seele und soziales Umfeld miteinander verknüpft sind *(vgl. "Behinderung", Seite 382)*.
Ausfallserscheinungen der Sinnesorgane wie Taubheit und Blindheit können die Mobilität indirekt beeinflussen.

6.5.5 Psychische Veränderungen

Bei psychischen Veränderungen wird die Ganzheitlichkeit des Menschen ebenfalls deutlich gestört. So können *Depressionen*, die u.a. mit innerer Leere, dem Gefühl der Sinnlosigkeit und tiefer Traurigkeit einhergehen, von Antriebslosigkeit begleitet werden.
Diese kann so weit fortschreiten, daß der Betroffene ununterbrochen im Bett liegen bleibt. Für ihn gibt es keinen Anreiz aufzustehen. Im weiteren Verlauf kommt es häufig zu Störungen des Schlafes, des Appetits und der Verdauung.
Die seelisch-geistige Mobilität ist eingeschränkt, die Gedanken kreisen um dieselben Probleme und sind von Hoffnungslosigkeit geprägt. Lösungswege können zunächst nicht entdeckt und gesehen werden; der Betroffene leidet außerdem unter Konzentrations- und Entscheidungsschwierigkeiten.
Zahlreiche psychische Störungen gehen mit körperlicher Hypo- oder Hyperaktivität einher. Letzteres ist z.B. bei der Manie der Fall.
Veränderungen der Beweglichkeit im Rahmen von Bewußtseinsstörungen sind auf Seite 137 beschrieben.

6.5.6 Schmerzen

Schmerzen am Bewegungsapparat oder an inneren Organen können zur Mobilitätseinschränkung und zur Einnahme einer schmerzentlastenden Lage (= *Schonhaltung*) führen. So entlastet z.B. ein Anziehen der Knie die Bauchdecken und lindert Schmerzen in diesem Bereich. Auch bei Entzündung der Gehirnhäute nimmt der Kranke eine bestimmte Entlastungslage ein, um die gereizten Nervenwurzeln zu entlasten. Traumatische und entzündliche Veränderungen an Gelenken oder in Gelenknähe können besonders starke Schmerzen auslösen, die durch eine Schonhaltung gelindert werden sollen. Eine dauerhaft eingenommene Entlastungslage kann zur Kontraktur führen.

6.6 Pathologische Gelenkveränderungen

Pathologische Gelenkveränderungen können die Beweglichkeit des Menschen sowohl vorübergehend als auch dauerhaft beeinträchtigen. Sie können das Entstehen einer *Kontraktur* begünstigen bzw. verursachen.

6.6.1 Gelenkverschleiß (= *Arthrose*)

Als Arthrose bezeichnet man *Verschleißerscheinungen der Gelenkflächen*. Sie entstehen durch übermäßige Beanspruchung einzelner Gelenkanteile. Dies kann entweder direkt durch Schwerstarbeit, extreme und einseitige sportliche Belastungen, zu hohes Körpergewicht oder indirekt durch Leistungsminderung des Gewebes, wie dies bei Alterungsprozessen oder gewissen Stoffwechselveränderungen vorkommt, bedingt sein.

Der Gelenkknorpel büßt zunehmend an Funktionstüchtigkeit ein, da er nicht ausreichend ernährt wird. Letztendlich kann er abgerieben und zerstört werden, wodurch sich der *Gelenkspalt verschmälert*. Später kommt es zu kleinen Knochenwucherungen / -neubildungen in Form von Höckern, Zacken u.ä. Diese sogen. "*Osteophyten*" haben eine Inkongruenz* der Gelenkflächen zur Folge. *Einzelne Bewegungen* werden jetzt für den Betroffenen *schmerzhaft*, er verspürt zunächst ein Spannungsgefühl und Steifigkeit in den betroffenen Gelenken, Schmerzen zu Beginn der Bewegungen, später jedoch auch unter Belastung.

Im fortgeschrittenen Stadium finden sich dann Dauerschmerzen, die auch nachts auftreten können. Diese Schmerzen führen zur *Schonhaltung*, d.h. der Patient hält das Gelenk in der Position, in der er die geringsten Schmerzen verspürt; gleichzeitig vermeidet er schmerzauslösende Bewegungen. Dadurch werden die einzelnen Gelenkanteile auf die Dauer nicht ausreichend genutzt und weiter funktionseingeschränkt.

6.6.2 Gelenkentzündung (= *Arthritis*)

Die Gelenkentzündung geht einher mit Schwellung, Rötung, Erwärmung, Schmerzen und Bewegungseinschränkung. Letztere wird häufig durch eine *Schonhaltung*, mit der weitere Schmerzen verhindert werden sollen, verstärkt.

Die Gelenkentzündungen werden entsprechend ihrer *Ursache* eingeteilt. Sie werden z.B. durch Bakterien oder durch Autoimmunprozesse ausgelöst; andere sind stoffwechselbedingt. Die Bezeichnung "**Rheuma**" meint im Sprachgebrauch medizinischer Laien hauptsächlich die chronische Polyarthritis. Aus medizinischer Sicht werden jedoch unter dem Sammelbegriff "Rheuma" sowohl entzündliche als auch degenerative* Erkrankungen der Gelenke und der Weichteile zusammengefaßt. Entsprechend wird zwischen Gelenk- und *Weichteilrheumatismus* unterschieden. Letzterem liegen zum Teil entzündliche, zum Teil degenerative Prozesse zugrunde, die z.B. die Muskeln, Sehnen oder das Bindegewebe betreffen.

Die **rheumatische Arthritis** wird auch als *Gelenkrheumatismus* bezeichnet, der akut oder chronisch verlaufen und ein oder mehrere Gelenke befallen kann. Ein besonderes Risiko, Kontrakturen zu entwickeln, birgt der **primär-chronische Gelenkrheumatismus** (auch: *progressiv-chronische- Polyarthritis = PCP*) in sich. Er geht u.a. mit Entzündungen an der Gelenkkapsel und mit Veränderungen der knöchernen Gelenkfläche infolge Zerstörung des Gelenkknorpels einher. Weiter können die Sehnen und der Kapsel-Band-Apparat soweit destruiert werden, daß der Patient durch instabile Gelenke einen *Kraft- und Bewegungsverlust* verspürt. Die knöchernen Gelenkveränderungen können schließlich zur *Gelenkversteifung* führen.

Die **Gicht** (= *Arthritis urica*) zählt zu den stoffwechselbedingten Gelenkentzündungen. Es handelt sich um eine allgemeine Stoffwechselerkrankung, bei der u.a. harnsaure Salze im Knorpelgewebe abgelagert werden; häufig ist das Großzehengrundgelenk betroffen.

6.6.3 Muskelerkrankungen (= *Myopathien*)

Muskelkrankheiten gehen mit *Funktionsstörung* der *Muskulatur* einher, die sich für den Betroffenen meist in Form von Kraftlosigkeit und Müdigkeit sowie durch Schmerzen, Muskelkater oder Verkrampfungen bemerkbar macht. Später kommt zur *Muskelschwäche* nicht selten ein *Muskelschwund* hinzu.

Die Ursachen der verschiedenen Muskelkrankheiten sind sehr vielfältig, zum Teil auch noch ungeklärt.

Der Verlauf ist meist chronisch. Bei vielen Betroffenen entwickeln sich schwere *Behinderungen der Motorik*, ebenso der *Rumpf- und Kopfstabilität*. Der Muskelschwund führt langfristig über mangelhafte Gelenkbewegungen bzw. über Zwangshaltungen der Gelenke zu *Kontrakturen*.

Eine besondere Disposition für die Entwicklung von Kontrakturen bergen die teils erblich bedingten *dystrophischen** Myopathien in sich.

Infolge dieser Störung des Muskelstoffwechsels kommt es zunehmend zu Muskelveränderungen, z.B. zum lokalen Muskelschwund bei gleichzeitiger Pseudovermehrung des Gewebes an anderen Stellen. Hier handelt es sich nur scheinbar um Muskelzuwachs; tatsächlich führen Binde- und Fettgewebszuwachs zur Zunahme des Muskelumfangs. Im weiteren Verlauf führen diese Veränderungen zu *Stürzen* des Betroffenen; letztendlich entwickeln sich Kontrakturen.

6.6.4 Veränderungen infolge langer Ruhigstellung

Die längerfristige Ruhigstellung des Bewegungsapparates kann aus therapeutischen Gründen angezeigt sein. Wird die Funktionseinheit eines Gelenks längere Zeit nicht betätigt, so bilden sich die Strukturen der Gewebe zurück. Zunehmend kommt es zu *Verkürzungen von Sehnen, Bändern und Muskeln, die Gelenkkapsel schrumpft.*

Starke Schmerzen, erhebliche Schwäche, Lähmungen oder Bewußtlosigkeit können ebenfalls eine Ruhigstellung bedingen.

6.6.5 Knochenbrüche (= *Frakturen*)

Knochenbrüche, die nicht in physiologischer Stellung der Knochenenden zusammenwachsen, führen zu einer inkongruenten* Stellung der beiden Gelenkflächen. Das Gelenk kann nicht in physiologischem Ausmaß und nur unter Schmerzen bewegt werden. Seltener kommt es durch die Fehlstellung der Gelenkflächen zur Kontraktur. Auch ein ärztlich versorgter Knochenbruch kann zur Kontraktur führen. Hier liegen ursächlich die Mechanismen vor, die durch die Ruhigstellung in Gang gesetzt werden (s.o.).

Manchmal muß aus therapeutischen Gründen das Risiko einer Kontraktur eingegangen werden; dieses kann z.B. bei langverbleibenden Gipsverbänden der Fall sein.

6.6.6 Kontraktur

Begriffserläuterung

Als Kontraktur bezeichnet man die *Funktions- und Bewegungseinschränkung von Gelenken*, die durch Verkürzung von Muskeln, Sehnen, Bändern und/oder Schrumpfung der Gelenkkapsel und/oder Verwachsungen der Gelenkflächen bedingt ist.

Letztendlich kann es zur völligen Gelenkversteifung kommen.

Ursachen und Risikofaktoren

Zahlreiche Krankheiten und pathologische Veränderungen können die o.g. Gelenkveränderungen bedingen bzw. begünstigen. Sie können ausgehen
- **vom Gelenk selbst,** z.B. bei
  - Gelenkentzündung,
  - Gelenkverschleiß,
  - Gelenkverletzung (Fraktur, OP);
- **vom Weichteilapparat,** z.B. bei
  - Muskelkrankheiten,
  - Verletzungen an Sehnen, Bändern, Muskeln, Kapsel,
  - langer Ruhigstellung aus therapeutischen Gründen (Gips- oder Schienenlagerung);
- **von anderen Erkrankungen,** die einhergehen mit
  - Schmerzen, die zur Schonhaltung führen,
  - Immobilität,
  - Bewußtlosigkeit (Ausfall von Nervenimpulsen für die Willkürmotorik);
- **von Verletzung / Ausfall peripherer oder zentraler Nerven**, z.B. bei
  - Schlaganfall,
  - Gehirnverletzung,
  - Lähmung;
- **von Verbrennungen und Operationswunden in Gelenknähe,** denn
  - jede Narbe hat Schrumpfungstendenz,
  - die Haut über der Verletzung kann möglicherweise nicht mehr entsprechend den Gelenkbewegungen gedehnt werden;
- **von unsachgemäßer und/oder mangelhafter Durchführung von Lagerungen,** z.B. bei
  - Immobilen,
  - Bewußtlosen,
  - Gelähmten.

Patienten mit Verletzungen am Bewegungsapparat und Patienten mit genannten Störungen bzw. Krankheiten sind gefährdet, eine Kontraktur zu entwickeln.

Einteilung

Entsprechend der Fehlstellung, in der ein Gelenk funktions- und bewegungseingeschränkt ist, wird zwischen **Beuge-, Streck-, Abduktions- und Adduktionskontraktur** unterschieden.

Bei immobilen Menschen, die über lange Zeiten in halbsitzender Position gelagert werden, können sich *Beugekontrakturen im Hüft- und Kniegelenk* entwickeln. Die häufigste im Krankenhaus / Altenheim erworbene Kontraktur ist der **Spitzfuß**. Hier ist der Vorfuß in Richtung Fußsohle gebeugt (= *Plantarflexion**), der Fußinnenrand wird nach oben gezogen (= *Supination*). Eine Streckung in Richtung Fußrücken (= *Dorsalextension**) ist weder aktiv noch passiv möglich. Folglich kann der Betroffene nur noch auf den Zehen / Fußballen gehen und den Fuß nicht mehr abrollen. Die Mobilität ist erheblich eingeschränkt.

Die häufigsten Ursachen eines Spitzfußes sind:
- langdauernde Fehlhaltung des Fußes bei Immobilität
  - physiologisches Überwiegen des Ruhetonus der Beugemuskeln;
  - diese Haltung wird durch den Druck der Bettdecke und den Einfluß der Schwerkraft verstärkt und fixiert.
- Lähmungen des Beines
  - Ausfälle am ZNS, z.B. bei Schlaganfall, Hirnverletzungen, Kinderlähmung;
  - Ausfälle peripherer Nerven durch Traumen, insbesondere bei Verletzung des Nervus peronaeus.

Symptome und entsprechende Beobachtungskriterien

Typisch für eine Kontraktur sind folgende **Symptome**:
- Zwangshaltung,
- schmerzhafte Bewegungseinschränkung,
- unharmonischer Bewegungsablauf,
- eingeschränkte passive Beweglichkeit.

Entsprechende **Beobachtungskriterien** sind:
- Die Gelenkstellung
  - Ist das Gelenk in einer bestimmten Position fixiert? (Zwangshaltung?)
  - Ist die Zwangshaltung auch bei passivem Durchbewegen des Gelenks nicht überwindbar?
  - Liegt eine sichtbare Muskelatrophie vor?
- Schmerzäußerungen
  - Besteht ein Schmerz, der zur Schonhaltung veranlaßt?
  - Werden durch bestimmte Gelenkbewegungen Schmerzen ausgelöst?

6.7 Pflegerische Maßnahmen der Kontrakturenprophylaxe

6.7.1 Allgemeine Mobilisation

Jede Art der Mobilisation führt zur Bewegung einzelner Gelenke, hat somit kontrakturenprophylaktische Bedeutung. *Der physiologische Gebrauch eines Gelenks* ist die einfachste und zugleich effektivste Maßnahme zur Erhaltung eines intakten Bewegungsapparates. Das Sprichwort "*Wer rastet, der rostet*", trifft hier zu.

Mobilitätseingeschränkte Menschen sollten - soweit ihr Befinden und das Krankheitsbild es zulassen - so oft und so intensiv wie möglich mobilisiert werden. Die Möglichkeiten der allgemeinen Mobilisation sind auf Seite 241 beschrieben.

6.7.2 Bewegungsübungen

Besteht das Risiko, eine Kontraktur zu entwickeln, ist es sinnvoll, die gefährdeten Gelenke, ggf. *jedes Gelenk, mindestens 2 mal täglich in all seinen Freiheitsgraden zu bewegen*. Dies kann aktiv, aktiv - assistiv oder passiv erfolgen. Die Durchführung wird auf Seite 241 beschrieben. Bei Knochenbrüchen und nach Operationen an Knochen sind isometrische Spannungsübungen zur Vorbeugung der Muskelatrophie angezeigt. *(siehe Seite 242)*

6.7.3 Lagerungen

Sind aktive Bewegungsübungen nur teilweise, begrenzt oder gar nicht durchführbar, so gewinnen neben den passiven Übungen spezielle kontrakturenprophylaktische Lagerungen an Bedeutung. Durch einen regelmäßigen Wechsel zwischen Beuge- und Streckstellung der Gelenke soll die Inanspruchnahme aller an der Gelenkbildung beteiligten Körperteile gewährleistet sein.

Der **Wechsel zwischen Beuge- und Streckstellung** erfolgt im mindestens 2 stdl. Wechsel; werden dabei alle gefährdeten Gelenke entsprechend ihren physiologischen Möglichkeiten 2 - 3 mal durchbewegt, so sind die prophylaktischen Möglichkeiten optimal genutzt. Sollte ein zweistündlicher Lagewechsel nicht möglich sein, so wird das Gelenk in **physiologischer Mittelstellung** gehalten.

Patienten, die unter halbseitig auftretenden *Lähmungserscheinungen* (z.B. nach Schlaganfall und anderen Gehirnverletzungen) leiden, werden aus kontrakturenprophylaktischer Sicht und gleichzeitig zur Vermeidung / Reduktion einer Spastik* nach bestimmten Gesichtspunkten gelagert. Die Lagerung wird nach ihrer Begründerin, Frau Bertha Bobath, die **Bobath - Lagerung** genannt.

6.7.3.1 Lagerung in Streckstellung

Die Lagerung in Streckstellung *verhindert die Verkürzung der Beugemuskeln* bei Immobilität. Selbstverständlich ist diese Lagerung im Wechsel mit der entgegengesetzten Beugestellung der Gelenke durchzuführen. Die Einnahme der Beugestellung ist **kontraindiziert**, wenn an der Beugeseite des Gelenks eine Verletzung vorliegt. Stattdessen wird dann in Streckstellung gelagert, damit Haut und neugebildetes Gewebe ausreichend gedehnt werden.

Durchführung

Die Lagerung in Streckstellung geschieht - sofern sie an allen Gelenken gleichzeitig durchgeführt wird - in **flacher Rückenlage**. Gleichzeitig kann die meist ebenfalls erforderliche dekubitusprophylaktische Lagerung in schiefer Ebene *(siehe "Schräglage mittels schiefer Ebene", Seite 181)* erfolgen.

- Der **Kopf** liegt in Mittelstellung* auf einem flachen Kopfkissen;
- die **Schultergelenke** werden durch Abspreizung der Oberarme in 30 Grad Abduktion gehalten;
- die **Ellenbogengelenke** werden gestreckt, indem Ober- und Unterarm so gelagert werden, daß sie eine Linie bilden;
- die **Handgelenke** führen die von Ober- und Unterarm gebildete Linie weiter; sie sind in Null-Grad-Stellung gestreckt;
- die **Fingergelenke** sind ebenfalls gestreckt, die Finger befinden sich in gerader Haltung;
- die **Hüftgelenke** werden gestreckt, indem die Oberschenkel so gelagert werden, daß sie eine gerade Linie mit dem Rumpf bilden;

  Beachte: Es muß überprüft werden, ob die Matratze stabil genug ist, das Gewicht des Beckens aufzufangen; ist dies nicht der Fall, kann es zur Beugekontraktur der Hüfte kommen.

Eine evtl. bestehende Außenrotation ist durch das keilförmige Einschieben eines Kissens / Schaumstoffkeils unter das Hüftgelenk / den Oberschenkel zu beheben; evtl. ist es notwendig, diese Position durch einen hinter das Kissen gelegten Sandsack zu stabilisieren.

Eine bestehende Innenrotation ist durch ein weiches, an der Oberschenkelinnenseite angebrachtes Lagerungsmaterial zu korrigieren;
- die **Kniegelenke** werden gestreckt, indem Ober- und Unterschenkel die o.g. gerade Linie weiterführen;
- die **Fußgelenke** läßt man in die natürliche Stellung, in Richtung Fußsohle fallen; das obere Sprunggelenk befindet sich in Plantarflexion*;

Beachte: Aus dekubitusprophylaktischer Sicht ist meist eine gleichzeitige Weich- / bzw. Hohllagerung der Fersen erforderlich;
- die **Wirbelsäule** ist immer gerade zu lagern, d.h. Verschiebungen in eine seitliche Richtung sind zu vermeiden.

mit die Spastik proviziert werden *(siehe "Lagerung nach Bobath", Seite 236)*;
- die **Fingergelenke** werden soweit gebeugt, daß sie eine Schalenhaltung einnehmen (die Handinnenfläche zeigt dabei nach unten); diese Haltung wird auch als Apfelsinengriff beschrieben und durch einen entsprechend großen Ball, eine weiche Rolle o.ä. fixiert;
- die **Hüftgelenke** werden leicht gebeugt, entweder durch das Unterlegen eines Kissens unter die Oberschenkel oder durch das Erhöhen des Kopfteils;
- eine evtl. bestehende Außen- oder Innenrotation ist wie oben (unter Lagerung in Streckstellung) zu korrigieren;

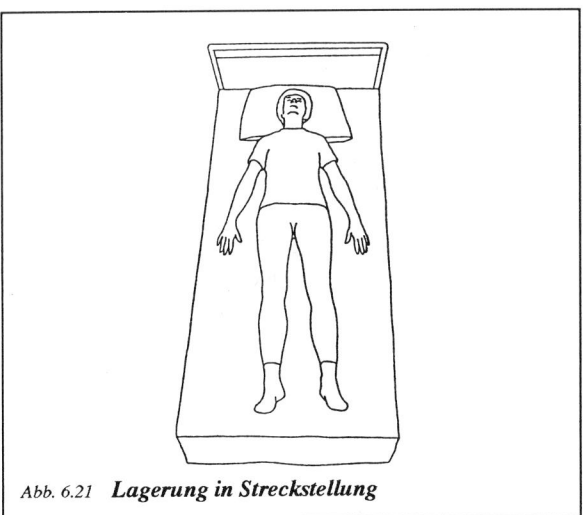

Abb. 6.21 *Lagerung in Streckstellung*

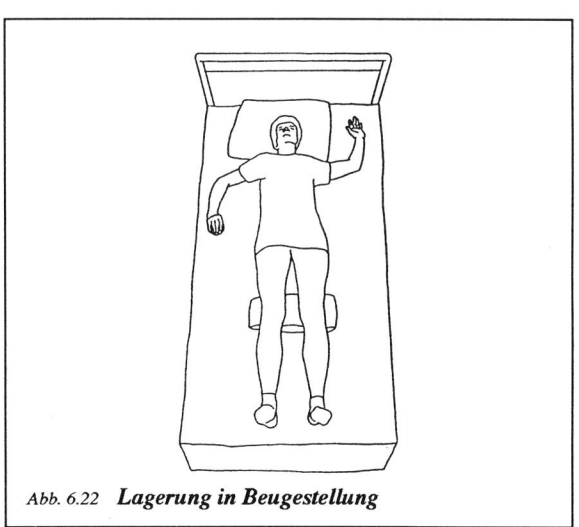

Abb. 6.22 *Lagerung in Beugestellung*

6.7.3.2 Lagerung in Beugestellung

Die Lagerung in Beugestellung *verhindert die Verkürzung der Strecker* bei Immobilität. Sie wird im Wechsel mit der Lagerung in Streckstellung durchgeführt.

Durchführung

Die Lagerung kann sowohl in **flacher Rückenlage** als auch **mit leicht erhöhtem Oberkörper** durchgeführt werden. Gleichzeitig ist eine Lagerung in schiefer Ebene möglich.
- Der **Kopf** wird leicht gebeugt, indem er durch ein separates Kissen mit mittlerer Füllung unterlagert wird,

  oder er wird wie bei der Streckstellung in Mittelstellung gelagert;
- der **Oberarm** wird soweit vom Körper abgespreizt, daß er mit dem Rumpf einen 90 Grad Winkel bildet (= *90 Grad Abduktion der Schultergelenke*);
- der **Unterarm** wird so gelagert, daß er mit dem Oberarm einen 90 Grad Winkel bildet (= *90 Grad Flexion des Ellenbogengelenks*);
- die **Handgelenke** werden in Richtung Handrücken gestreckt (= *Dorsalextension**); die Haltung kann durch einen weichen Ball oder eine Rolle, z.B. aus Schaumstoff oder Stoff, in der Handinnenfläche fixiert werden;

Beachte: Bei Patienten mit spastischer Lähmung kann hierdurch der Greifreflex ausgelöst und da-

- die **Kniegelenke** werden leicht gebeugt, z.B. durch das Unterlegen einer dünnen Knierolle, eines kleinen Kissens oder einer gerollten Schaumstoffplatte; gleichzeitig ist es sinnvoll, den entstandenen Niveauunterschied zu den Fersen zwecks Druckentlastung mit einem Kissen auszugleichen;

Beachte: Die Lagerungshilfsmittel bei langfristigem Einsatz jeweils nur für ca. 30 - 60 Minuten anbringen (sonst Beugekontraktur möglich);
- die **Fußgelenke** werden in Richtung Fußrücken gestreckt, so daß der Fuß mit dem Unterschenkel einen rechten Winkel bildet; dies wird mittels Bettverkürzung, Fußstütze, Schaumstoffblock, Kissen o.ä. Material erreicht *(siehe "Spitzfußprophylaxe", Seite 239)*; gleichzeitig ist eine Hohllagerung der Ferse aus dekubitusprophylaktischer Sicht angebracht;
- die **Wirbelsäule** ist gerade zu lagern, so daß keine seitlichen Verschiebungen und somit Fehlhaltungen entstehen können.

6.7.3.3 Lagerung in physiologischer Mittelstellung*

Die physiologische Mittelstellung der Gelenke meint die *Lage der Gelenke, die bei einer evtl. Versteifung die noch größtmögliche Arbeitsverrichtung erlaubt.*
Sie findet Anwendung, wenn das 2 stündliche Umlagern der Gelenke aus therapeutischer Sicht nicht ange-

zeigt ist. Dies ist z.B. bei Knochenbrüchen, Verbrennungswunden an der Streckseite eines Gelenks oder bei eitrigen Gelenkentzündungen der Fall. Die oberen Extremitäten werden so gelagert, daß sie im funktionseingeschränkten Zustand noch zur Nahrungsaufnahme, Körperpflege u.ä. brauchbar sind. Die unteren Extremitäten werden in eine Position gebracht, die das Gehen - wenn auch eingeschränkt - möglich macht.

Die physiologische Mittelstellung der Gelenke wird, sofern sie als Ganzkörperlagerung durchgeführt wird, in flacher Rückenlage eingenommen. Eine zusätzliche Lagerung in schiefer Ebene ist möglich.

Die Lagerung einzelner Gelenke in physiologischer Mittelstellung wird weitaus häufiger angewandt.

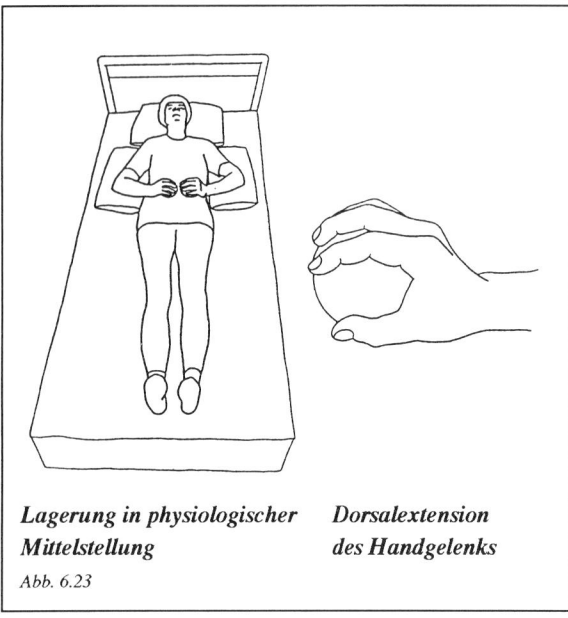

Lagerung in physiologischer Mittelstellung   *Dorsalextension des Handgelenks*
Abb. 6.23

Durchführung
- Der **Kopf** wird in Mittelstellung, also zwischen maximaler Streckung und maximaler Beugung gelagert; dazu wird ein kleines Kissen untergelegt;
- die **Oberarme** werden 30 Grad vom Oberkörper abgespreizt (= *30 Grad Abduktion der Schultergelenke*);
- **Ober- und Unterarmknochen** (= *Ellenbogengelenke*) sind so zueinander gestellt, daß sie einen Winkel von 100 Grad bilden;
- die **Handgelenke** werden in Richtung Handrücken gestreckt (= *Dorsalextension**);
- die Fingergelenke werden leicht gebeugt, der Daumen gestreckt; Schalenhaltung / Apfelsinengriff *(siehe Abbildung 6.23)*;
- die **Hüftgelenke** werden gestreckt, so daß sie eine Ebene mit dem Oberkörper bilden; hierzu ist eine flache Lage auf fester Unterlage erforderlich;
  Beachte: Gibt die Matratze zu sehr dem Gewicht im Rücken- / Gesäßbereich nach, so muß sie ausgetauscht bzw. mit einem harten Brett unterlagert werden;
- die **Kniegelenke** werden ebenfalls gestreckt, d.h. sie werden in natürlicher Stellung belassen;

- die **Fußgelenke** bilden durch entsprechende Bettverkürzung einen 90 Grad Winkel zum Unterschenkel *(siehe "Spitzfußprophylaxe", Seite 239)*;
  Beachte: Eine Innen- oder Außenrotation ist zu vermeiden, entsprechende Fehlhaltungen werden durch Lagerungshilfsmittel korrigiert;
- die **Wirbelsäule** wird gerade und gestreckt gelagert, eine Seitenneigung des Rumpfes ist mittels Kissen zu korrigieren.

6.7.3.4 Lagerung nach Bobath

Die Lagerung nach Bobath dient der Hemmung bzw. *Vermeidung von Spastizität*, der *Korrektur von Fehlhaltungen* und der *Stimulation* der betroffenen Körperhälfte *bei Hemiplegie*. Sie ist somit kontrakturenprophylaktisch wirksam; die Selbständigkeit des Patienten wird gefördert.

Angezeigt ist die Bobath - Lagerung bei Patienten, die infolge eines Schlaganfalls oder anderer Gehirnverletzungen Lähmungen (meist Halbseitenlähmungen) aufweisen. An den gelähmten Körperteilen entwickelt sich häufig nach wenigen Tagen/Wochen eine Spastik*; diese fördernde Bedingungen sind z.B. Druck auf den Fußballen, große Anstrengung und Überforderung der Kranken.

Deshalb wird die Lagerung durch ein weiteres Prinzip ergänzt: **Vermeidung spastikfördernder Bedingungen**. Dazu gehört, daß am Bett des Hemiplegikers *kein Patientenaufrichter* angebracht wird, denn dieser fördert den Einsatz der gesunden Seite bei gleichzeitiger Vernachlässigung der förderungswürdigen gelähmten Seite. Außerdem wird durch eine zu große Anstrengung während des Hochziehens mit der Kraft nur einer Körperhälfte die Spastik gefördert. Harter Druck auf den Fußballen fördert die Spastik ebenso. Um diesen zu vermeiden, muß das zur *Spitzfußprophylaxe* eingesetzte Lagerungshilfsmittel *weich und großflächig* sein (= *gleichmäßige Druckverteilung auf die gesamte Fußsohle*).

Das typische **Haltungsmuster eines Hemiplegikers** zeigt auf der betroffenen Seite:
- eine spastische Haltung der Beugemuskulatur im Bereich der oberen Extremität;
- eine spastische Haltung der Streckmuskulatur im Bereich der unteren Extremität;
- eine nach hinten unten gezogene (= retrahierte) Schulter;
- ein nach hinten unten gezogenes (= retrahiertes) Becken;
- eine Haltung des Fußes in Spitzfußstellung;
- Gleichgewichtsstörungen, so daß der Körper im Sitzen / Stehen oft zur betroffenen Körperhälfte neigt bzw. fällt.

Die Durchführung der therapeutischen und prophylaktischen Lagerung nach Bobath erfolgt kontinuierlich (24-Std.-Rhythmus) im ca. 2 stündlichen Wechsel zwischen Rückenlage, 90-Grad-Seitenlage rechts und 90-Grad-Seitenlage links. Oft muß der Patient langsam an die einzelnen Positionen gewöhnt werden, so daß er sie anfangs nur für kürzere Zeit einnimmt. Zwischendurch kann übergangs- oder ersatzweise statt der 90-Grad die 30-Grad-Seitenlage bzw. die Lagerung in Schiefer Ebene *(siehe "Dekubitusprophylaxe", Seite 181)* durchgeführt werden, wenn dies aus dekubitusprophylaktischer Sicht erforderlich ist. Prinzipien der im folgenden beschriebenen Lagerung können dabei weitgehend eingehalten werden.

6.7.3.4.1 Rückenlage

- Bett flach stellen, damit der **Rumpf** nicht gebeugt wird;
- **Kopf** in Mittelstellung, mit Blickrichtung zur gelähmten Seite lagern;
- **gelähmte Schulter und Arm** werden mit einem Kissen unterpolstert, so daß die Retraktion im Schultergelenk ausgeglichen wird;
  Beachte: Das Schultergelenk / der Oberarm muß vorher etwas nach vorn geholt werden;
- **gelähmten Arm** in 30 Grad Abduktion und gestreckt lagern;
  - mindestens 1 mal während der Rückenlage den Ober- und Unterarm für ca. 10 Minuten in Außenrotation / Supination lagern;
  - der Arm kann zwischendurch auch für einige Minuten (nicht für längere Zeit) oben neben dem Kopf gelagert werden;

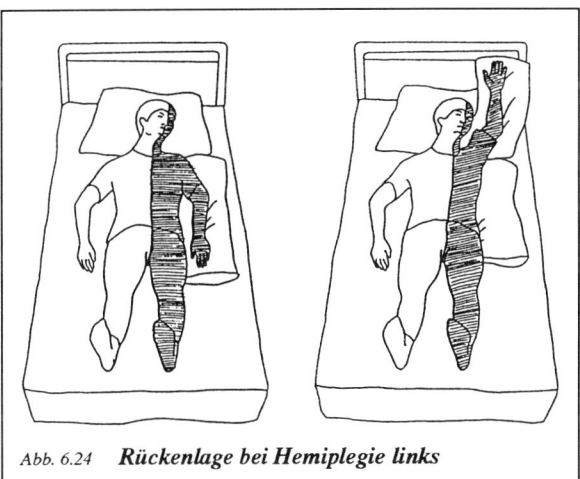

Abb. 6.24 **Rückenlage bei Hemiplegie links**

- **Finger** gestreckt auf ein Kissen legen, Handteller abwechselnd nach oben bzw. nach unten lagern;
- die retrahierte **Hüfte** durch Einschieben eines keilartig verformten Kissens in die physiologische Haltung bringen, alternativ kann auch keilförmig zugeschnittener Schaumstoff o.ä. eingeschoben werden;
- fällt / zieht das hemiplegische **Bein** in Außenrotation, wird die Oberschenkelaußenseite ebenfalls durch ein Kissen unterstützt;
- die **Füße** in 90-Grad-Stellung zum Unterschenkel lagern *(= Spitzfußprophylaxe)*; hierbei darf kein harter Druck auf den Fußballen ausgelöst werden, der Druck wird auf die ganze Fläche der Fußsohle verteilt; geeignete Lagerungshilfsmittel sind weiche Kissen oder Schaumstoff;
- ein Bettbogen über den Füßen entlastet die Zehenspitzen vom Bettdeckendruck.

6.7.3.4.2 Lagerung auf der gelähmten Seite

- Sie erfolgt in **90-Grad-Seitenlage**, durch den Aufliegedruck wird die *hemiplegische Seite stimuliert* und soll dadurch dem Patienten wieder bewußt werden;
  - den Patienten zuvor zur Bettkante an der gesunden Körperhälfte rutschen lassen bzw. ihn dort hin legen,
  - den Patienten parallel zur Bettkante in die 90-Grad-Seitenlage drehen; zur Stabilisierung der Lage ein Kissen hinter Oberkörper/Gesäß legen;
  Beachte: Ein Seitengitter verhindert das verrutschen der Kissen und vermittelt dem Kranken Sicherheit;

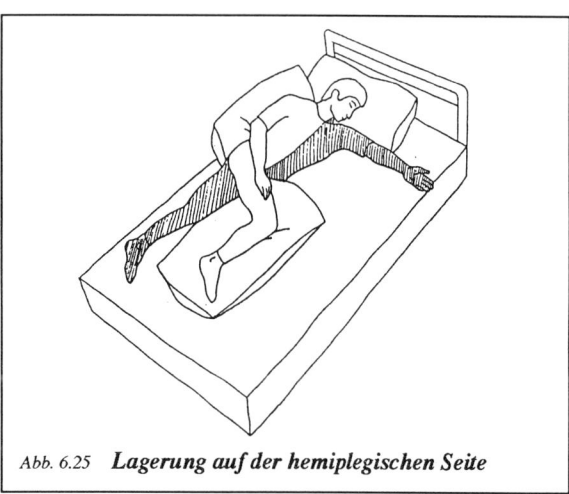

Abb. 6.25 **Lagerung auf der hemiplegischen Seite**

- der **Kopf** liegt auf der hemiplegischen Seite und wird durch ein separates Kissen unterstützt (es ist darauf zu achten, daß die Sicht nicht behindert wird);
- die **zurückgezogene Schulter** wird vorsichtig nach vorne geholt; bei korrekter Lagerung liegt der mediale Rand des Schulterblattes an der Brustwand an; die Schulter liegt frei auf der Matratze (kein Kissen unterschieben);
- der **gelähmte Arm** bildet einen ca. 90-Grad-Winkel zum Oberkörper;
- die **Handinnenfläche** liegt nach oben geöffnet auf der Matratze; ist die Matratze nicht breit genug, muß sie durch einen Stuhl, dessen Sitzfläche z.B. durch einen abgepolsterten Bettkasten erhöht wird, verbreitert werden; eine weitere Möglichkeit, das Bett zu verbreitern, bietet ein seitlich eingeschobenes Brett; der Niveauunterschied zur Matratze wird durch ein Kissen ausgeglichen;
- der **gesunde Arm** liegt in natürlicher Stellung, z.B. auf der oberen Rumpfseite;

- das **gelähmte Bein** liegt in gerader Haltung direkt auf der Matratze, die Hüfte ist gestreckt, das Knie leicht angewinkelt;
- die **aufliegende Hüfte** wird leicht nach vorne gezogen;
- das **gesunde Bein** liegt in Beugestellung, durch Unterlegen eines Kissens für Niveauausgleich zum Hüftgelenk sorgen;
- die **Füße** liegen in natürlicher Stellung.

Beachte: Bei Lagewechsel sind die druckbelasteten Hautstellen über den Knochenvorsprüngen auf Druckschäden zu beobachten; ggf. sind das Zeitintervall zwischen den Lagewechseln zu verkürzen und/oder die Knochenvorsprünge abzupolstern.

6.7.3.4.3 Lagerung auf der gesunden Seite

- Sie erfolgt ebenfalls in **90-Grad-Seitenlage** und ermöglicht eine gute Lagerung der gelähmten Seite;
  - vom Patienten wird sie verständlicherweise zunächst meist abgelehnt, da sie zur völligen Blockierung der gesunden Körperhälfte - und somit aller Bewegungsmöglichkeiten - führt; hier ist eine patientengerechte Information von außerordentlicher Wichtigkeit;
  - zunächst wird der Patient parallel zur Bettkante, möglichst weit hinten, in die 90-Grad-Seitenlage gebracht;

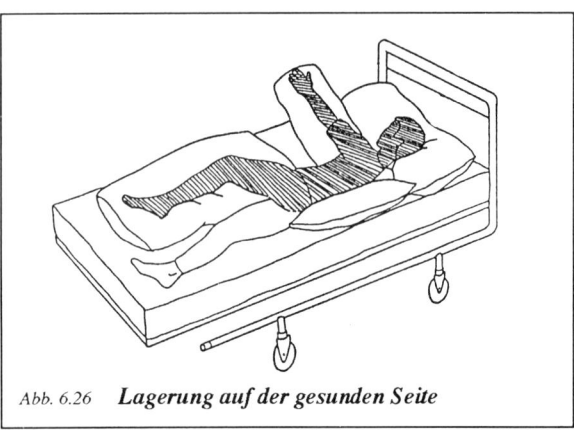

Abb. 6.26 Lagerung auf der gesunden Seite

- der **Kopf** liegt auf der gesunden Seite und wird durch ein separates Kissen gestützt;
- das **Schultergelenk** wird nach vorne geholt (= *protrahiert*), der **hemiplegische Arm** in Schulterhöhe gerade auf einem Kissen gelagert, das Ellenbogengelenk ist leicht gebeugt;
- die **Fingergelenke** werden gestreckt oder leicht gebeugt, z.B. indem sie um das Ende des Kissens gelegt werden (die Hand sollte nicht zur Faust geschlossen werden, da dies den Greifreflex sowie Spastizität auslösen kann);
- die **hemiplegische Hüfte** und das Bein werden, unterstützt durch ein untergelegtes Kissen, leicht gebeugt;
- die **Fußinnenkante / -knöchel** sollten zwecks Druckverteilung ebenfalls auf dem Kissen gelagert werden;

- das **gesunde Bein** befindet sich in natürlicher, bequemer Stellung;
- der **gesunde Arm** liegt entsprechend der Gewohnheit bzw. des Wunsches des Patienten vor dem Brust- / Bauchraum oder unter dem Kopf;
- das aufliegende **gesunde Becken** wird leicht nach hinten gezogen;
- die Haltung des **Oberkörpers** wird durch ein Kissen o.ä. im Rücken- / Gesäßbereich stabilisiert.

6.7.3.4.4 Sitzende Lagerung im Bett

- Diese Lagerung ist therapeutisch gesehen ungünstig und wird nur kurzfristig, z.B. zur Einnahme einer Mahlzeit, eingenommen;

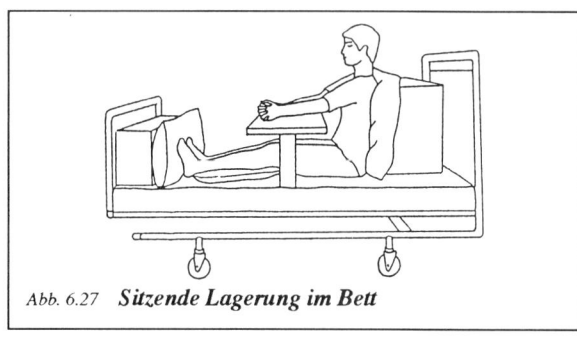

Abb. 6.27 Sitzende Lagerung im Bett

- der **Kopf** sollte nach Möglichkeit aktiv gehalten werden, also nicht von einem Kissen gestützt werden;
- der **Oberkörper** wird in aufrechter und gerader Position gelagert, er bildet einen 90-Grad-Winkel zu den Oberschenkeln; eine entsprechende Rückenlehne muß vorhanden sein bzw. mit Kissen hergestellt werden;
- die **Unterarme** liegen auf einem Tischchen/Kissen parallel zu den Oberschenkeln; die Hände sind ineinander gefaltet;
- die **Füße** werden in 90-Grad-Stellung durch weiche Materialien gestützt.

6.7.3.4.5 Sitzende Lagerung außerhalb des Bettes

- Das Sitzen im Stuhl ist dem Sitzen im Bett vorzuziehen, weil es dabei einfacher ist, die aufrechte Stellung einzunehmen und zu halten;

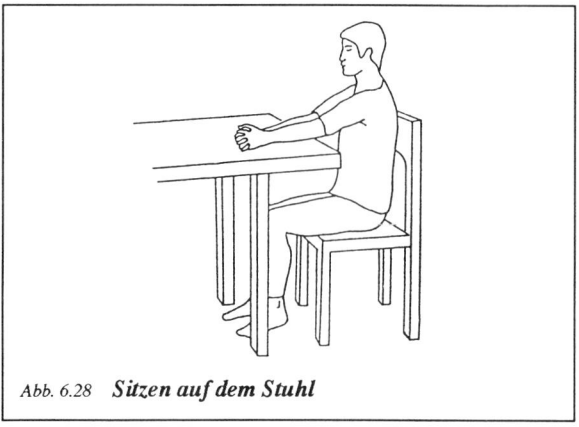

Abb. 6.28 Sitzen auf dem Stuhl

- bei der Durchführung der Lagerung gelten dieselben Prinzipien wie bei "Sitzende Lagerung im Bett" *(siehe vorstehend)*;
- es ist zu beachten, daß der Kranke - vor allem in den ersten Wochen nach einem Schlaganfall - schnell ermüdet und deshalb relativ viel im Bett ruhen sollte; das Sitzen im Stuhl ist entsprechend einzuteilen, denn das unbequeme Schlafen im Stuhl verstärkt die vorhandenen Tonus- und Haltungsanomalien.

6.7.3.5 Spitzfußprophylaxe

Zur Spitzfußprophylaxe werden die Füße des Patienten *im rechten Winkel zu den Unterschenkeln* gelagert. Dies wird mittels Fußstützen *(siehe Seite 240)* erreicht. Zusätzlich werden die Zehen mittels *Deckenheber* vom Druck der Bettdecke entlastet. Bei hohen Außentemperaturen kann statt dessen die Bettdecke oft einfach über das hintere Fußbrett gehängt werden.

Bei spastischer Lähmung der Extremität ist der Druck auf die gesamte Fußsohle zu verteilen; das Lagerungsmaterial muß von weicher Beschaffenheit sein *(siehe Seite 240)*.

Beachte: Eine gleichzeitige Hohl- bzw. Weichlagerung der Fersen ist aus dekubitusprophylaktischer Sicht erforderlich!

6.8 Lagerungshilfsmittel

Um die gewünschte Position des Patienten zu stabilisieren, ist der Einsatz von Lagerungshilfsmitteln erforderlich. Die allgemeinen Kriterien zur Auswahl eines Lagerungshilfsmittels sind auf Seite 184 aufgeführt.

Spezielle Lagerungskissen

Sie eignen sich zur Unterstützung einzelner Körperteile; diese führt zur Stabilisation der gewünschten Lage. Werden sie vom Körpergewicht des Patienten weggedrückt, empfiehlt es sich, die Kissen ihrerseits mit einem Sandsack, einer gerollten Decke o.ä. zu stützen. Allgemeine Informationen über spezielle Lagerungskissen sind auf Seite 185 nachzulesen.

Hirsekissen

Diese Kissen sind mit feinen Hirsekörnern gefüllt; dadurch ist das Kissen weich und anschmiegsam, hat jedoch gleichzeitig eine gewisse Stabilität. So können sie zur Unterstützung einer kontrakturenprophylaktischen Lagerung direkt am Körper des Patienten angebracht werden. Sie sind in unterschiedlichen Größen verfügbar.

Spreukissen

Spreukissen beinhalten Getreidedreschabfälle; diese verleihen ihnen eine gewisse Anschmiegsamkeit und Festigkeit zugleich. Sie eignen sich z.B. zum Aufbau einer Fußstütze oder zur Unterstützung eines Lagerungskissens. Auch Spreukissen sind in unterschiedlichem Format erhältlich.

Sandsack

Der Sandsack modelliert sich kaum an. Aufgrund seiner festen Konsistenz ist er geeignet zur Ruhigstellung von Körperteilen oder zur Unterstützung der Lagerung von schweren Körperteilen. Zwischen dem Körper des Patienten und dem Sandsack sollte ein weiches Material (Schaumstoff oder Kissen) zur besseren Druckverteilung eingelegt werden.

Schaumstoff

Da Schaumstoff ein weiches Lagerungsmaterial ist, eignet er sich nur begrenzt zur kontrakturenprophylaktischen Lagerung. Dicke Schaumstoffblöcke oder mehrere aufeinander gelegte Schaumstoffplatten eignen sich zum Einsatz als Bettverkürzung bzw. Fußstütze. Weiter eignet er sich als Druckpolster, welches zwischen Patient und hartem Lagerungsmaterial geschoben wird. Weitere Informationen über Schaumstoff sind auf Seite 185 nachzulesen.

Nacken- / Knierolle

Sowohl Nacken- als auch Knierollen sind mit unterschiedlicher Füllung erhältlich. Meist sind sie straff gefüllt mit Schaumstoff oder mit halbweichem Roßhaar.

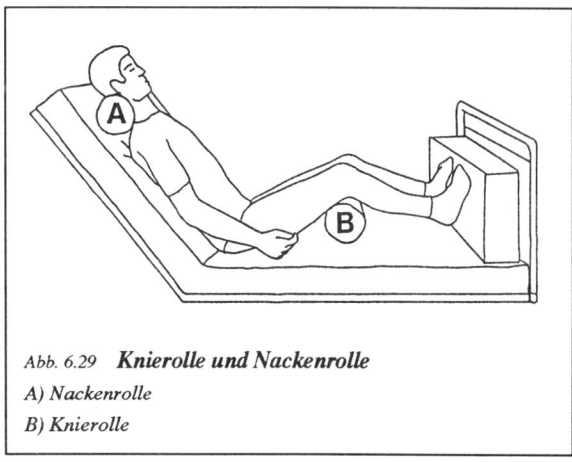

Abb. 6.29 **Knierolle und Nackenrolle**
A) Nackenrolle
B) Knierolle

Die **Nackenrolle** dient der Unterstützung des Kopfes und verhindert gleichzeitig ein Überstrecken des Kopfes (sollte allerdings zwischendurch entfernt werden, um einer Kontraktur vorzubeugen).

Die **Knierolle** unterstützt die Beugung im Knie- und indirekt im Hüftgelenk, sollte jedoch nicht kontinuierlich eingesetzt werden. Für viele Menschen führt die untergelegte Knierolle zur bequemen und entlastenden Haltung, insbesondere bei Schmerzen im Bauchraum. Diese werden durch Einsatz der Knierolle, die zur Entlastung der Bauchmuskeln führt, gelindert. Doch gerade diese schmerzlindernde Wirkung kann zu dauerhaftem Einsatz der Knierolle verleiten; bei gleichzeitiger Immobilität können sich dann - früher oder später -

Beugekontrakturen an den Knie- und Hüftgelenken entwickeln.

Harte Unterlagen (Brett, Lattenrost)
Harte Materialien wie ein Holzbrett oder ein Lattenrost werden zur Stabilisierung einer geraden Wirbelsäule unter die Matratze geschoben. Ein Sichdurchdrücken des Körperschwerpunktes in die Matratze - und damit verbunden eine automatische Beugung im Hüftgelenk- werden verhindert. Fehlen diese Hilfsmittel, kann das Brett vom Kopfende des Bettes entfernt und unter der Matratze angebracht werden.

Fußstützen
Fußstützen dienen der Lagerung und Stabilisierung der Füße in 90-Grad-Stellung zum Unterschenkel; gleichzeitig verhindern sie das Hinunterrutschen zum Fußende.
Einzelne Firmen bieten **fertige Fußstützen** an, die mittels Halteschienen an der Matratze rutschfest angebracht werden. Die aufrecht gestellte Platte kann entsprechend der Länge des Patienten weiter vorne oder hinten festgestellt werden.

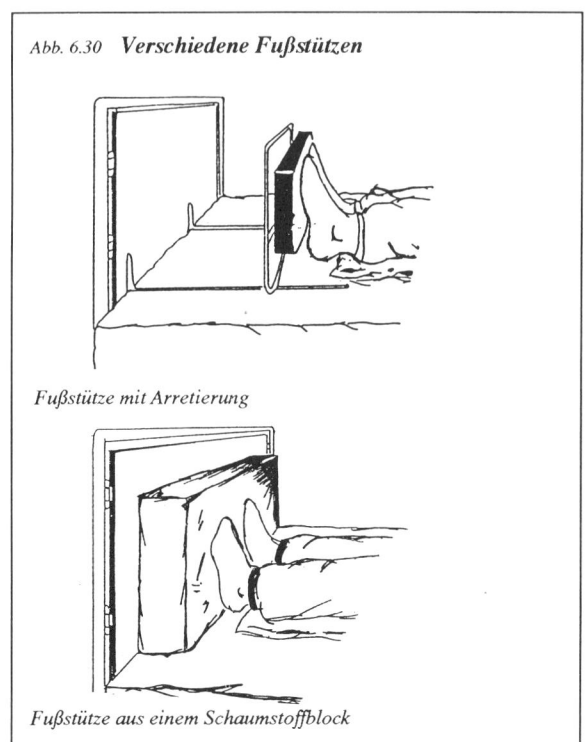

Abb. 6.30 *Verschiedene Fußstützen*

Fußstütze mit Arretierung

Fußstütze aus einem Schaumstoffblock

Fußstützen mit Arretierung erlauben eine gewisse Bewegung der Füße; ansonsten gewährleisten sie die 90-Grad-Stellung der Füße zu den Unterschenkeln. Zusätzlich hat sie durch die Möglichkeit der Betätigung der Muskel-Venen-Pumpe thromboseprophylaktische Wirkung.
Unbewegliche Fußstützen sind mittels anderer Materialien selbst baubar. Geeignet sind z.B. stabile, zu Schiffchen geformte Kissen oder Schaumstoffblöcke / -platten.

Eine **hölzerne Bettkiste** kann zur Bettverkürzung und als Fußstütze nur eingesetzt werden, wenn sie durch weiche Materialien (Schaumstoff, Kissen) abgepolstert wird.

Deckenheber
Es gibt verschieden geformte Deckenheber, die als Bettbogen oder -gabel auf das Fußende der Matratze gestellt werden. Sie halten so die Füße und Unterschenkel frei vom Druck der Bettdecke; dies ist z.B. für die Spitzfußprophylaxe bedeutsam.

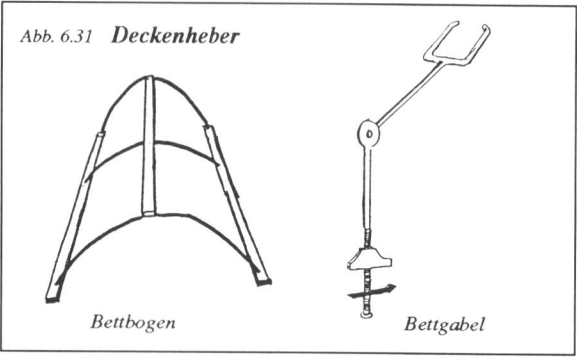

Abb. 6.31 *Deckenheber*

Bettbogen   *Bettgabel*

Schienen
Schienen dienen der Ruhigstellung von Körperteilen, z.B. bei Entzündungen oder Knochenbrüchen. Sie sind in unterschiedlichen Arten erhältlich und zum Teil verformbar. Außer den Schaumstoffschienen müssen alle Schienen mit Schaumstoff oder Watte abgepolstert werden. Schaumstoffschienen sind so ausgeschnitten, daß der darin gelagerte Körperteil die gewünschte Position einnimmt. Beim Anbringen einer Schiene ist die Funktionstüchtigkeit der Extremität zu überprüfen; bei Kompression eines Nervens durch die Schiene bzw. durch den Verband / Gips muß die Fixierung unbedingt korrigiert werden.

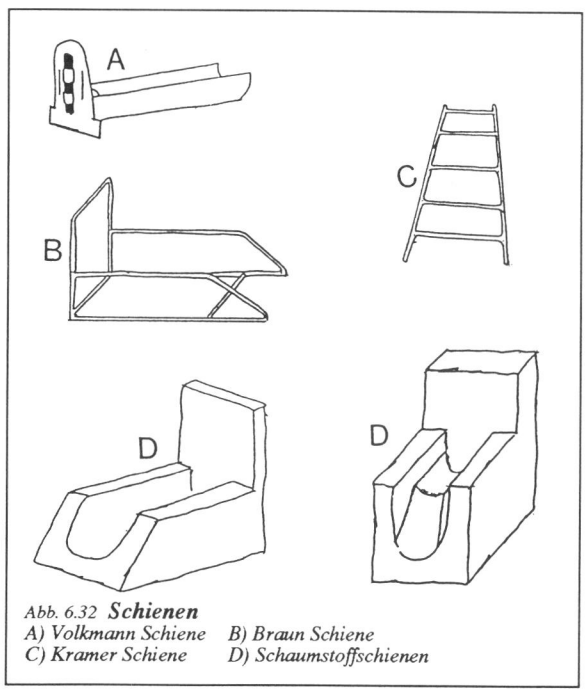

Abb. 6.32 *Schienen*
A) Volkmann Schiene B) Braun Schiene
C) Kramer Schiene D) Schaumstoffschienen

6. Sich Bewegen

6.9 Mobilisation

Begriffserläuterung
Der Begriff **Mobilisation** meint: in Bewegung setzen, beweglich machen.
Dies kann sich sowohl auf ein einzelnes Gelenk als auch auf den gesamten Körper und/oder auf die geistigen Fähigkeiten beziehen.
Im Krankenhausalltag wird der Begriff Mobilisation in bestimmten Situationen mit dem Aufstehen des Patienten gleichgesetzt.

Als **Frühmobilisation** bezeichnet man das frühestmögliche Aufstehen des Patienten nach einer Operation. Dies findet meist in den ersten 4 - 10 Stunden nach der Operation statt.
Nach großen Operationen, schweren Erkrankungen und verordneter Bettruhe müssen Art und Ausmaß der Mobilisation ärztlich angeordnet werden.

Mit der **Mobilisation der geistigen Fähigkeiten** ist ihre Aktivierung und Förderung gemeint. Sie gewinnt vor allem bei der Pflege betagter, inaktiver, desorientierter und psychisch kranker Menschen an Bedeutung.

Stellenwert in der Pflege
Die Mobilisation nimmt einen hohen Stellenwert in der Alten- und Krankenpflege ein. **Sie dient der:**
- Erhaltung und Wiederherstellung der Gesundheit;
- Verhinderung weiterer Erkrankungen (= *Sekundärerkrankungen*) wie Dekubitus, Pneumonie, Obstipation, Thrombose oder Kontrakturen und zusätzlicher Krankheitsauswirkungen wie Schmerzen oder Immobilität;
- größtmöglichen Selbständigkeit und Unabhängigkeit des Patienten/Bewohners;
- Förderung der Genesung.

Meist entfaltet die Mobilisation ihre Wirkung nicht allein durch Inanspruchnahme des Bewegungsapparates; vielmehr werden gleichzeitig verschiedene Körperfunktionen angeregt.

Während der Mobilisation kommt es zur:
- Förderung der vorhandenen Kräfte und Energien (= *Ressourcen*), so daß auch Selbständigkeit und Selbstwertgefühl des Kranken/Betagten gefördert bzw. erhalten werden.
- Beanspruchung des Bewegungsapparates; die vorhandene Beweglichkeit wird erhalten bzw. gefördert, Defizite werden abgebaut.
- Anregung des Herz-Kreislaufsystems, um seine Leistungsfähigkeit entsprechend der individuellen und krankheitsbezogenen Möglichkeiten zu erhalten bzw. zu fördern.
- Intensivierung der Atmung und somit zur gleichmäßigen Belüftung aller Lungenbezirke.

Die Mobilisation des kranken und/oder des alten Menschen kann auf verschiedenen Wegen erfolgen. Jedes aktive *Einbeziehen* des Patienten bzw. des Bewohners in *Handlungen und in Denkvorgänge* führt zur Mobilisierung körperlicher und geistiger Kräfte. Dies geschieht z.B. durch ein Höherrutschen im Bett, den Gang zur Toilette, die Durchführung der Körperpflege, die selbständige Auswahl eines Menüs oder das bewußte Führen eines Gesprächs. Die Mobilisation läßt sich also *in viele pflegerische Maßnahmen integrieren*. Dabei richten sich Art und Ausmaß nach den Möglichkeiten des alten bzw. des kranken Menschen. Somit wird die Mobilisation zur Grundlage der **aktivierenden Pflege**.
Gezielte Übungen zur Mobilisation werden in den folgenden Abschnitten besprochen.

6.9.1 Bewegungsübungen

Passive Bewegungsübungen
Passive Bewegungsübungen werden am Patienten durchgeführt, *ohne daß er aktiv mithilft*.
Indikation:
Sie werden bei *jedem bettlägerigen, immobilen Patienten* durchgeführt, sofern keine anders ausgerichtete Anordnung des Arztes vorliegt. Meist handelt es sich um bewußtlose, gelähmte oder stark geschwächte Patienten.
Passive Bewegungsübungen werden auch zur Vorbereitung aktiver Übungen nach langer Ruhigstellung einzelner Körperteile durchgeführt.
Ziele:
Die Durchführung passiver Bewegungsübungen dient der *Erhaltung eines funktionstüchtigen Bewegungsapparates*. Durch eine gewisse Dehnung und Kontraktion aller Muskeln wird die Muskel- und Hautdurchblutung angeregt sowie der venöse Blutrückfluß gefördert. Das Gewebe bleibt locker, die Gelenke können leicht bewegt werden.
Durchführung:
Die Durchführung erfolgt *mindestens 2 mal täglich*. Vor Beginn wird der Patient über Sinn, Zweck und Handhabung der Übungen informiert. Während der Durchführung können patientengerechte Erklärungen abgegeben werden, ggf. auch eine spätere Mitarbeit vorbereitet werden. Dabei wird jedes Gelenk - entsprechend der möglichen physiologischen Grundbewegungen - mehrmals vorsichtig und langsam durchbewegt. Man beginnt an den kleinen Gelenken und fixiert immer das nächstliegende Gelenk.

Aktive und aktiv - assistive Bewegungsübungen
Hilft der Patient bei der Durchführung der Bewegungsübungen mit, so handelt es sich um aktiv - assistive Übungen; führt er diese völlig selbständig durch, spricht man von der Durchführung aktiver Bewegungsübungen.

Indikation:
Aktive und aktiv - assistive Bewegungsübungen werden bei Patienten durchgeführt, deren *Herz-Kreislaufsystem* und/oder *Bewegungsapparat beansprucht* und - mehr oder weniger intensiv - trainiert werden sollen. Oft sind dies Menschen, die aufgrund einer Operation oder einer Erkrankung der inneren Organe noch weitgehend bettlägerig sind.

Ziele:
Verfolgte Ziele sind neben einem intakten Bewegungsapparat die *angeregte Herz-Kreislauftätigkeit*, eine aktivierte Muskel-Venen-Pumpe *(siehe "Thromboseprophylaxe", Seite 160)*, ein verbesserter venöser Blutstrom und eine intensivierte Durchblutung von Haut und Bewegungsapparat. Das Ziel der intensivierten Ein- und Ausatmung ist mit den anderen verknüpft.
Insgesamt sollen *Selbständigkeit und Selbstwertgefühl* sowie die allgemeine Beweglichkeit des Patienten erhalten bzw. wiederhergestellt und gefördert werden.

Durchführung:
Vor Beginn der Übungen wird der Patient gut informiert, ermutigt und angeleitet. Auch ist es wichtig, den Zustand und das Befinden des Patienten zu erkunden. Dazu werden Puls und Blutdruck gemessen, die Hautfarbe, die Atmung und der Gesichtsausdruck beobachtet sowie das subjektive *Befinden des Patienten erfragt*. Entsprechend der Ergebnisse werden Art, Dauer und Tempo der Übungen festgelegt.
Falls erwartet wird, daß starke Schmerzen die Durchführung behindern, kann entsprechend einer ärztlichen Anordnung 20 - 30 Minuten vor Beginn ein schmerzlinderndes Medikament *(siehe "Analgetika", Seite 390)* verabreicht werden. In der Regel gilt jedoch: *schmerzauslösende Übungen* sind zu *unterlassen*.

Um den notwendigen Bewegungsfreiraum zu schaffen, sind folgende Tätigkeiten auszuführen:
- Entfernung der Bettdecke oder Austausch gegen ein leichtes Laken;
- Lösen von Schienen und Verbänden, soweit dies aus therapeutischer Sicht erlaubt werden kann;
- Entfernung von Lagerungshilfsmitteln wie Kissen oder Schaumstoffplatten;
- sichere Fixation von ab- und zuleitenden Schlauchsystemen, z.B. bei liegendem Blasenverweilkatheter, Infusionen und Drainagen.

Die Durchführung der Übungen kann *individuell variiert* werden. Es werden einzelne, mehrere oder alle Gelenke entsprechend ihrer physiologisch möglichen Grundbewegungen *(siehe "Gelenkbewegungen", Seite 223)* betätigt.
Weitere Möglichkeiten aktiver Bewegungsübungen sind z.B. die aktiven Lageveränderungen im Bett *(siehe Seite 244)*. Auch das Spreizen, Strecken und Einkrallen der Finger und Zehen oder das Betätigen eines Bettfahrrades sind effektive Übungen. Anzahl und Häufigkeit der Übungen sind abhängig vom Zustand des Patienten. Nach jeder Übung erfolgt eine *Entspannungsphase*, in der die Extremitäten durch vorsichtige Schüttelungen gelockert werden.
Der Patient wird bei den ersten Durchführungen genau beobachtet, damit eine Überanstrengung frühzeitig erkannt wird.
Die Durchführung von Bewegungsübungen fällt weitgehend in den *Aufgabenbereich der Krankengymnasten (siehe Seite 243)*. Einfache Bewegungsübungen, die der allgemeinen Mobilisation und Kontrakturenprophylaxe dienen, sollen jedoch auch vom Pflegepersonal durchgeführt werden.

6.9.2 Isometrische Spannungsübungen

Als "*isometrisch**" werden Spannungsübungen des Muskels bei gleichbleibender Muskellänge bezeichnet. Die Muskelanspannung erfolgt durch *Drücken gegen* einen tatsächlichen oder einen gedachten *Widerstand*, ohne daß dabei Bewegung entsteht. Es wird *statische Haltearbeit* geleistet *(siehe "Steuerung des Bewegungsapparates", Seite 225)*.

Indikation:
Die Durchführung isometrischer Spannungsübungen ist bei *fast allen bettlägerigen, immobilen Menschen*, insbesondere wenn deren Herz - Kreislauf - System weitgehend geschont werden soll, angezeigt. Mit einer geringfügigen Blutdruckerhöhung muß allerdings gerechnet werden, da es infolge der Muskelanspannung zur Kapillarkompression kommt.
Isometrische Spannungsübungen sind ebenfalls indiziert bei *Ruhigstellung von Gelenken* mittels Gips- oder Schienenverband bzw. bei Schonhaltung aufgrund bewegungsabhängiger Schmerzen; *gesunde Menschen* können ihre Muskeln mittels isometrischer Übungen kräftigen *(siehe "Gymnastische Übungen", Seite 228)*.

Kontraindikation:
Isometrische Übungen dürfen bei Menschen, die während der Bewegung einen verstärkten muskulären Widerstand (= *Spastizität*) *entwickeln*, nicht durchgeführt werden. Dies betrifft u.a. Patienten, die an spastischen Lähmungen (z.B. nach Schlaganfall*), Multipler Sklerose* oder an der Parkinson Krankheit* leiden. Bei *Bluthochdruck* wird in der Regel ebenfalls auf isometrische Übungen verzichtet.

Ziele:
Die Durchführung isometrischer Spannungsübungen führt zur *Intensivierung des Muskelstoffwechsels* und zur *Erhöhung des Muskeltonus*, ohne daß damit eine wesentliche *Herz-Kreislaufbelastung* verbunden ist. Somit dient sie der Erhaltung bzw. der Aktivierung der Muskelkraft und beugt dem Muskelschwund vor.

Durchführung:
Isometrische Spannungsübungen werden nacheinander an einzelnen Muskelgruppen durchgeführt; dabei wird die entsprechende *Muskelgruppe gleichmäßig und mit zunehmender Kraft für 2 - 3 Sekunden gegen Widerstand angespannt*. Bewegungen müssen dabei vermieden werden. Die Atmung wird im normalen Rhythmus weitergeführt. Es ist zu beachten, daß das Anspannen

der Muskeln unbewußt zu gleichzeitiger Preßatmung verleiten kann. Diese muß verhindert werden, denn sie führt zu Blutdruckveränderungen. Zunächst kommt es zur Blutdruckerhöhung; kurz darauf führt die Unterbrechung der Blutzufuhr in den Brustraum zum Blutdruckabfall.

Nach jeder Übung wird eine Pause von wenigen Sekunden eingelegt, um eine *Kreislaufbelastung* zu *vermeiden*. Aus demselben Grund sollten nicht mehr als 15 Übungen hintereinander durchgeführt werden. Nach längerer Pause können die einzelnen Übungen mehrmals täglich wiederholt werden. Ist selbst eine geringfügige Blutdruckerhöhung unerwünscht (z.B. bei Patienten mit frischem Herzinfarkt), so erfolgt die Durchführung der Übungen unter laufender Blutdruckkontrolle; ggf. müssen die Übungen abgesetzt werden.

Beispiele für isometrische Spannungsübungen

a) Der Patient wird aufgefordert, den Hinterkopf in das Kopfkissen zu drücken und dabei das Kinn in Richtung Brust zu ziehen, also ein Doppelkinn zu bilden.

b) Die Hände werden ca. 30 cm vor der Brust gehalten, die Oberarme werden etwas abgespreizt, so daß sie nicht am Oberkörper anliegen. Die Finger werden von einander abgespreizt; in dieser Stellung werden die Fingerkuppen der rechten und der linken Hand gegeneinander gedrückt.

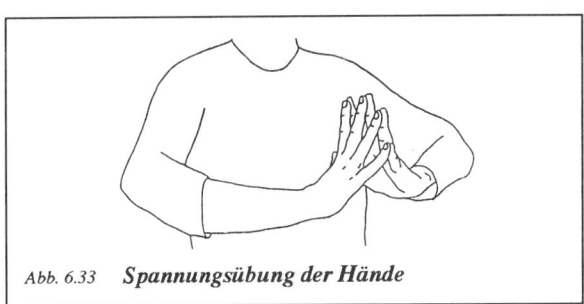

Abb. 6.33 **Spannungsübung der Hände**

c) In sitzender oder liegender Position werden die Knie gestreckt; die Sohle des einen Fußes wird auf den Rücken des anderen Fußes gelegt. Nun wird die obenliegende Fußsohle in den darunterliegenden Fußrücken gedrückt; mit diesem wird gleichzeitig Gegendruck erzeugt. Bewegung wird somit vermieden.

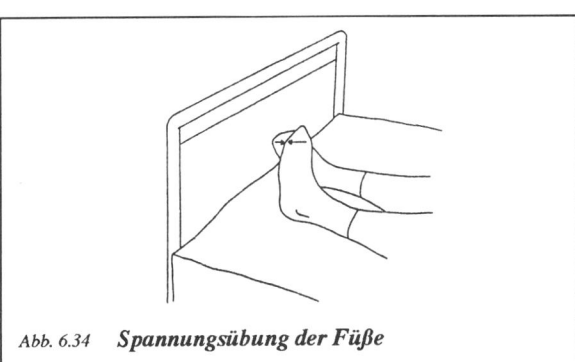

Abb. 6.34 **Spannungsübung der Füße**

d) Der Patient liegt mit gestreckten Beinen in Rückenlage. Die Pflegeperson legt die Handflächen an die Fußsohlen des Patienten und fordert ihn auf, diese Fuß- / Beinstellung zu halten, während sie scheinbar versucht, die Fußsohle wegzudrücken.

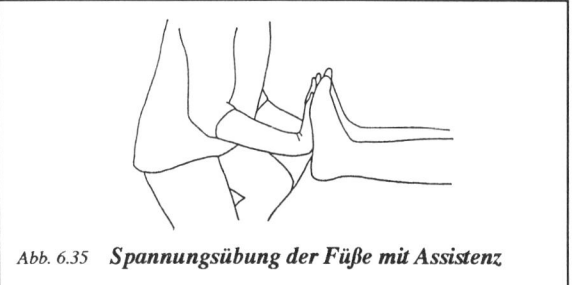

Abb. 6.35 **Spannungsübung der Füße mit Assistenz**

e) Der Patient liegt oder sitzt, die Oberarme sind ein wenig vom Oberkörper abgespreizt. Die Unterarme und die geöffneten Handinnenflächen werden angespannt, indem sie in die Matratze gedrückt werden.

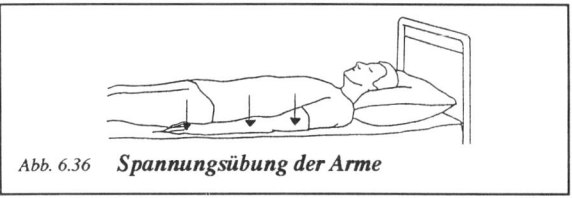

Abb. 6.36 **Spannungsübung der Arme**

f) Diese Übung kann bei eingegipstem Bein gegen die Gipsschicht ausgeführt werden:
Der Fuß wird hochgezogen, das Knie in den Gips gedrückt. Anschließend wird bei gleicher Grundspannung das gestreckte Bein nach außen angespannt (so, als wolle man eine Wand wegdrücken). Danach erfolgt die Spannung nach innen. Zuletzt wird die Ferse in den Gips gedrückt und in Richtung Gesäß angespannt. Dabei muß der Druck so fest ausgeübt werden, daß keine Bewegung möglich ist. Gleichzeitig erfolgt die Anspannung des Gesäßes.

6.9.3 Gezielte Krankengymnastik

Mit krankengymnastischen Übungen wird das Erreichen der oben unter "Stellenwert der Mobilisation in der Krankenpflege" aufgeführten Ziele angestrebt. Das Repertoire der KG-Übungen ist differenziert und umfangreich, z.B. können *selektive Bewegungen angebahnt* und geschult werden, *Fehlhaltungen korrigiert* oder *zielgerichtete Atemübungen* durchgeführt werden. Die Kranken- und Altenpflege unterstützt und ergänzt diese Maßnahmen, denn sie betreut den Patienten rund um die Uhr. Mobilisation, die lediglich 1 - 2 mal täglich für 10-20 Minuten stattfindet, ist nicht immer ausreichend; eine sinnvolle Ergänzung bietet sich oft während der Unterstützung täglicher Verrichtungen (z.B. Körperpflege, Nahrungsaufnahme) an.

Eine enge und *konstruktive Zusammenarbeit* zwischen Alten- / Krankenpflegepersonal und Krankengymnasten ist für beide Seiten fachlich bereichernd und steigert gleichzeitig die Qualität der prophylaktischen und therapeutischen Versorgung der ihnen anvertrauten Menschen. Falls möglich, sollten auch Ergotherapeuten in diese Zusammenarbeit integriert werden (siehe "Ergotherapie", Seite 345).

6.9.4 Lageveränderungen im Bett
Höherrutschen

Kann der Patient seine Lage im Bett aktiv verändern, so nimmt er günstigerweise folgende *Ausgangsposition* ein: die Knie werden angewinkelt, die Füße auf der Matratze in Gesäßnähe aufgestellt. Der Kopf wird zur Brust geneigt. Um in Richtung Kopfende zu rücken, drückt der Patient die Füße - evtl. auch die aufliegenden Unterarme - in die Matratze, hebt das Gesäß an und stößt sich langsam aber kraftvoll mit den Beinen ab. Die Zuhilfenahme eines Aufrichters / *Bettbügels mit Triangel* kann die Bewegung des Oberkörpers zusätzlich erleichtern. Das Bett sollte dabei flach gestellt sein.

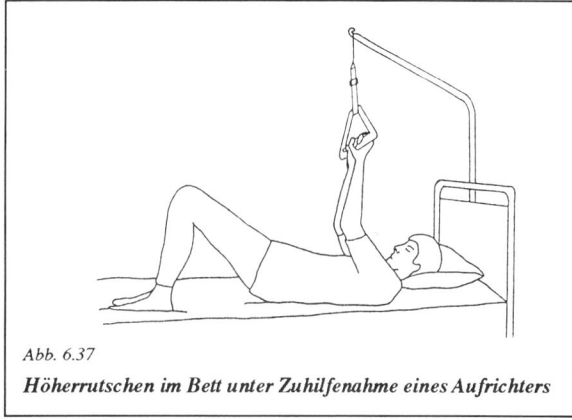

Abb. 6.37
Höherrutschen im Bett unter Zuhilfenahme eines Aufrichters

Drehen und Aufsetzen "en bloc"

Der Patient nimmt die *flache Rückenlage* ein und beugt die Knie nacheinander, so daß die Füße aufgestellt sind. Um die Drehbewegung einzuleiten, legt der Patient beide Knie auf die gewünschte Seite; gleichzeitig führt er den gegenüberliegenden Arm ebenfalls auf diese Seite. Dadurch wird die Rumpfdrehung automatisch eingeleitet, der Patient liegt in der gewünschten Seitenlage.

Aus dieser Position heraus kann er sich auch *ohne großen Kraftaufwand* auf die Bettkante setzen: aus der Seitenlage heraus schiebt er die Unterschenkel bei angewinkelten Knien über die Bettkante; dadurch wird die Aufrichtung des Oberkörpers eingeleitet. Diese wird aktiv unterstützt, indem der Patient sich mit dem untenliegenden Unterarm und der gegenüberliegenden Hand auf der Matratze abdrückt und in die sitzende Position stemmt.

Diese Technik des Aufstehens ist besonders *geeignet für Menschen mit Rückenbeschwerden / -verletzungen* und für operierte Menschen, da sie mit relativ wenig Kraft und Muskelanspannung durchführbar ist. Außerdem entspricht sie der physiologischen Beweglichkeit der Wirbelsäule. Die Technik sollte möglichst vor der Operation eingeübt werden.

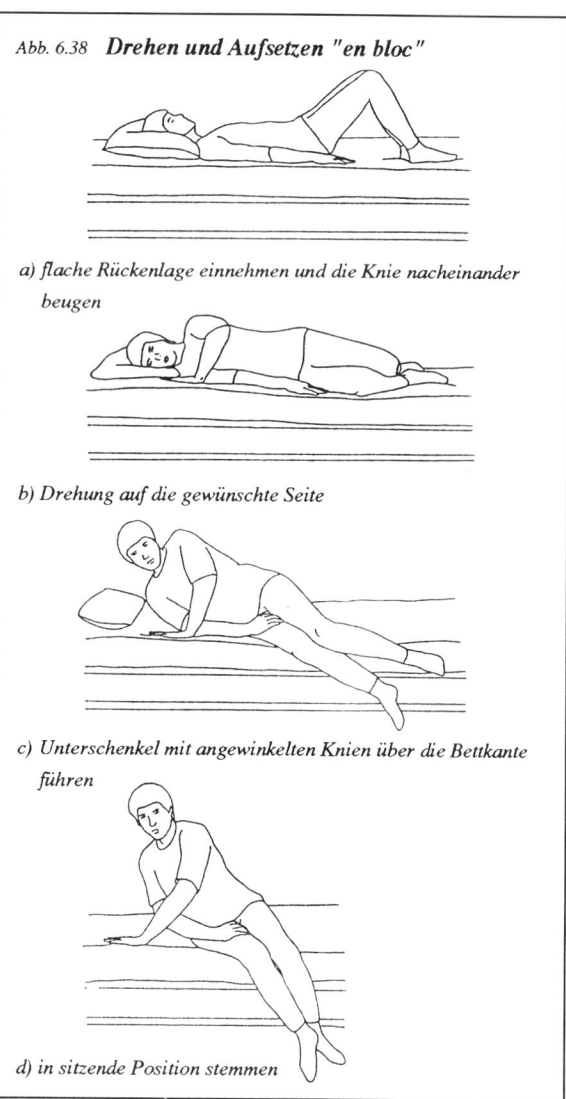

Abb. 6.38 *Drehen und Aufsetzen "en bloc"*

a) *flache Rückenlage einnehmen und die Knie nacheinander beugen*

b) *Drehung auf die gewünschte Seite*

c) *Unterschenkel mit angewinkelten Knien über die Bettkante führen*

d) *in sitzende Position stemmen*

Menschen, die an **Hemiplegie** leiden, schieben zunächst das hemiplegische Bein über die Bettkante, dann stützen sie sich mit der gesunden Hand auf der gegenüberliegenden Seite ab. Zur Unterstützung kann das Pflegepersonal die gesunde Schulter nach oben und das gesunde Becken nach unten drücken.

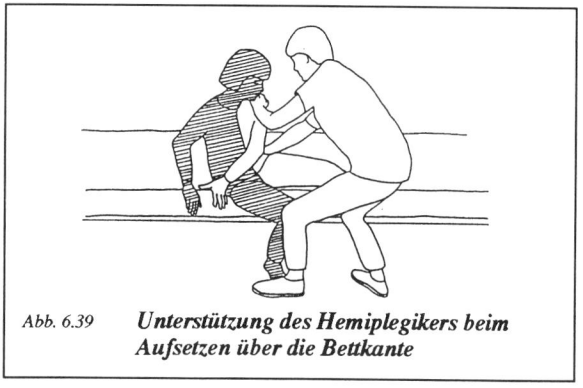

Abb. 6.39 *Unterstützung des Hemiplegikers beim Aufsetzen über die Bettkante*

Drehen und Aufsetzen mit Hilfe

Wird der Patient auf die Seite gedreht, so stellt sich die *Pflegeperson auf die zu drehende Seite* und zieht den Patienten leicht zu sich hin. Sie verhindert dadurch, daß der Patient aus dem Bett fällt, gleichzeitig vermittelt sie ein *Sicherheitsgefühl*. Zur Unterstützung der Drehung werden die Beine aufgestellt und oberhalb der Kniekehlen oder am Oberschenkelansatz unterstützt. Einen weiteren Unterstützungspunkt bietet die obenliegende Schulter.

Zur *Hilfestellung beim Aufsetzen* auf die Bettkante wird an denselben Körperstellen unterstützt. Liegt eine Verletzung bzw. Operation im Bauchraum vor, so wird der Patient angeleitet, mit einer Hand Gegendruck auf der Wunde zu erzeugen. Schmerzen, die durch Muskelanspannung im Wundgebiet entstehen, werden somit reduziert.

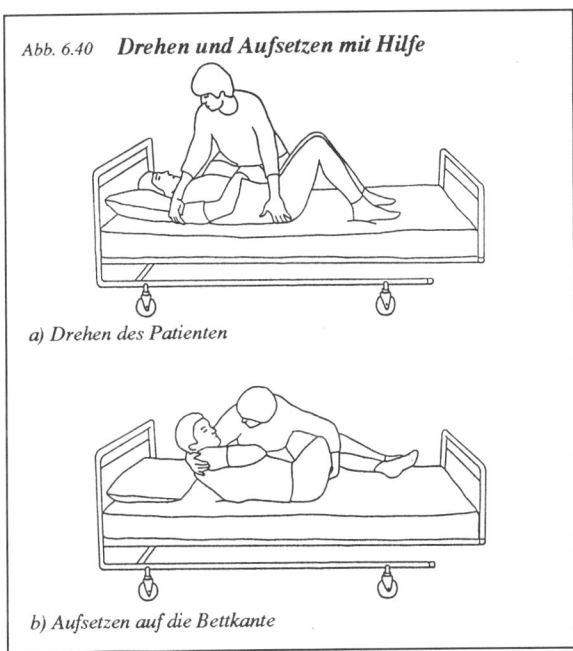

Abb. 6.40 Drehen und Aufsetzen mit Hilfe

a) *Drehen des Patienten*

b) *Aufsetzen auf die Bettkante*

6.9.5 Hilfsgriffe

Bei teilweiser oder vollständiger Immobilität ist der Einsatz verschiedener Hilfsgriffe *zur Entlastung* des Pflegepersonals und des Kranken sinnvoll.

Stütz- und Hebegriff

Der Stütz- und Hebegriff wird zur *Aufrichtung des Oberkörpers* eingesetzt. Der Kopf des Patienten liegt auf dem ihm untergeschobenen Unterarm der Pflegeperson; deren Hand umgreift das Schultergelenk der entfernt liegenden Seite. Mit dem zweiten Arm unterstützt die Pflegeperson den Patienten, in dem sie von vorn durch die Achselhöhle der ihr zugewandten Seite greift, bis sie mit der Hand das Schultergelenk oder den Oberarm umfassen kann. Aus dieser Ausgangsposition heraus kann der Oberkörper des Patienten bequem aufgerichtet werden.

Mit Hilfe des Stütz- und Hebegriffs kann auch das *Höherrutschen im Bett* erleichtert werden. Hierzu stellt der Patient seine Füße möglichst nahe dem Gesäß auf und drückt sich damit auf das vereinbarte Kommando hin nach oben. Gleichzeitig hebt die Pflegeperson den Oberkörper des Patienten in Richtung Kopfende.

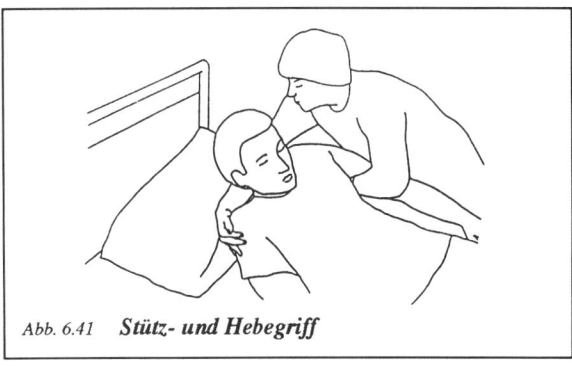

Abb. 6.41 Stütz- und Hebegriff

Hakengriff (= *Australia-Griff*)

Der Hakengriff wird angewendet, um den *immobilen Patienten zu zweit höherzuziehen*. Der Patient muß allerdings seinen *Kopf aktiv halten* können. Die beiden Pflegepersonen stehen einander gegenüber und umfassen fest ihre Handgelenke, die unter dem Patienten liegen. Die oberen Hände/Arme werden dabei unterhalb der Schulterblätter, die Unteren unterhalb des Gesäßes am Oberschenkelansatz plaziert.

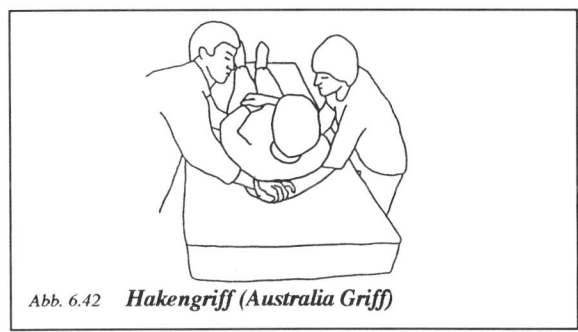

Abb. 6.42 Hakengriff (Australia Griff)

Höherziehen mittels Stoffunterlage

Einfacher und bequemer in der Handhabung ist das Höherziehen des Patienten mittels einer zusätzlichen, *unter dem Gesäß- / Rückenbereich plazierten Stoffunterlage*. Dazu kann z.B. ein Stecklaken zwei- oder dreifach zusammengelegt werden. Die Pflegepersonen fassen jeweils an den seitlichen Enden das Stecklaken, bitten den Patienten, den Kopf in Richtung Brust zu nehmen und ziehen - auf das vereinbarte Kommando hin - den Patienten in Richtung Kopfende.

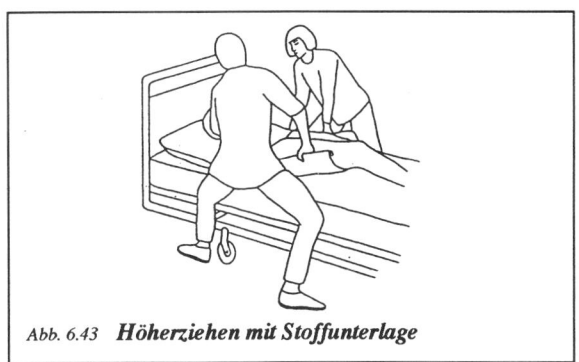

Abb. 6.43 Höherziehen mit Stoffunterlage

Haken-Stütz-Griff

Dieser Griff wird angewendet, wenn der *Patient so immobil ist, daß er nicht* einmal seinen *Kopf aktiv halten* kann. Dieser wird dann mittels Stützgriff von dem linken Unterarm der ersten Pflegeperson gehalten. Ihre rechte Hand verhakt sie mit der rechten Hand der Kollegin unter der Gesäßmitte des Patienten. Die linke Hand der zweiten Pflegeperson stützt die Oberschenkel.

Auch hier kann durch Unterlegen einer Stoffunterlage das Unterschieben der rechten Hände ersetzt werden. Sie greifen stattdessen die unter dem Patienten liegende Stoffunterlage; die linken Hände unterstützen jeweils den Kopf bzw. die Oberschenkel.

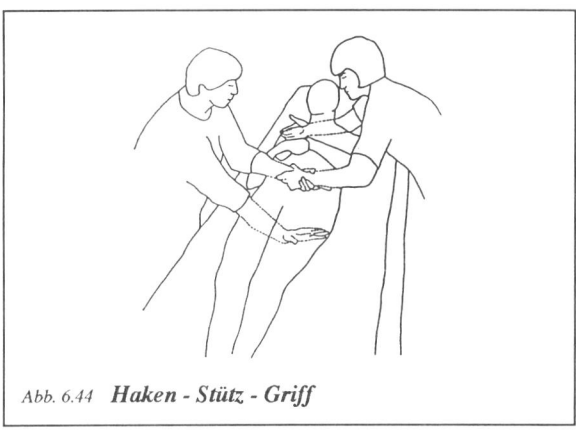

Abb. 6.44 **Haken - Stütz - Griff**

Anheben einer kranken Gliedmaße

Das **Mobilisieren** einer erkrankten Gliedmaße erfolgt immer mit dem *Einsatz beider Hände*, wobei die eine gelenknah (z.B. kurz oberhalb des Ellenbogens), und die andere am Ende der Gliedmaße (z.B. an der Hand) stützt. Eine Überstreckung ist dabei zu vermeiden.

Beim Bein: Untergriff mit körperferner Hand unter das Knie, so daß der Unterarm den Unterschenkel hält. Die 2. Hand an den Oberschenkel legen.

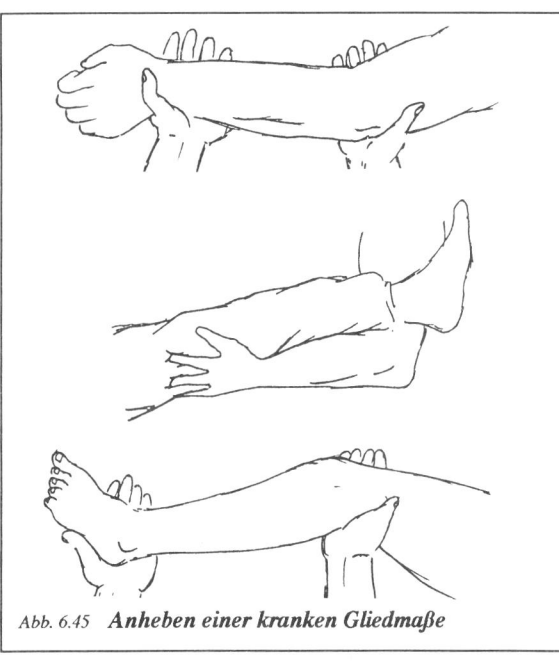

Abb. 6.45 **Anheben einer kranken Gliedmaße**

6.9.6 Umbetten des immobilen Patienten

Soll der Patient in ein anderes Bett umgebettet werden, so arbeitet man mit mindestens 2, besser mit 3 Personen. Die Betten werden so plaziert, daß der *Patient nicht unnötig hin- und hergetragen* werden muß.

Folgende Plazierungen sind günstig:

- Die Betten stehen sich gegenüber, dabei sind Kopf- und Fußteil jeweils entgegengesetzt plaziert; der Patient wird angehoben, die Pflegepersonen führen mit ihm eine halbe Drehung durch und legen ihn im zweiten Bett ab *(Abb. 6.46)*.

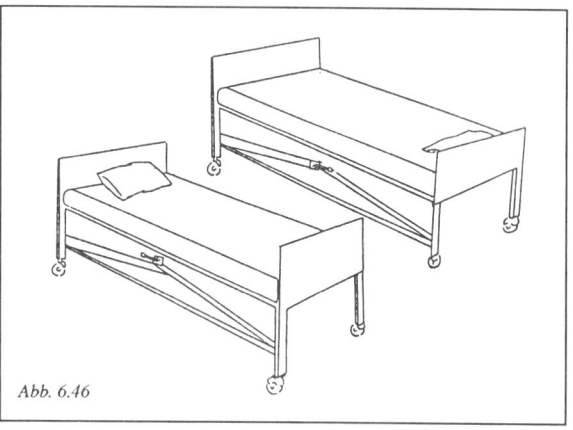

Abb. 6.46

- Die Betten werden einander so zugeordnet, daß sie einen rechten Winkel bilden. Dabei schließt das Fußende des zweiten Bettes am Kopfende des 1. Bettes an. Nach Anheben des Patienten wird eine Vierteldrehung durchgeführt und der Patient im zweiten Bett abgelegt *(Abb. 6.47)*.

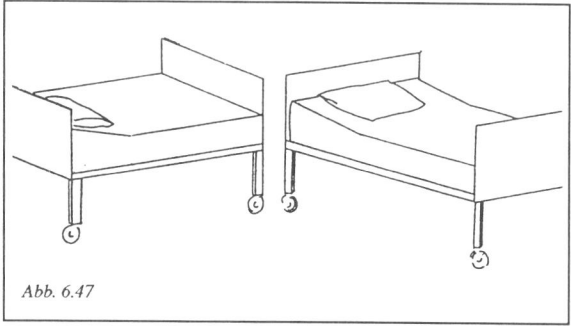

Abb. 6.47

- Die Betten werden hintereinander aufgestellt, der Patient wird angehoben und direkt zum 2. Bett transportiert; dazu bewegen sich die Pflegepersonen seitwärts mit sich kreuzenden Schritten *(Abb. 6.48)*.

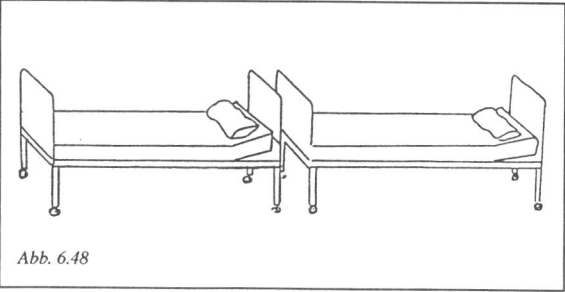

Abb. 6.48

- Die Betten stehen nebeneinander; der Patient wird in das zweite Bett gezogen; dies kann durch untergelegte Stoffunterlagen erleichtert werden *(Abb. 6.49)*.

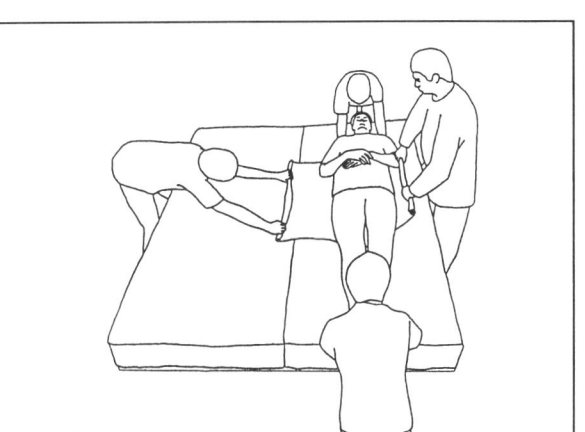

Abb. 6.49

Die für den Patienten *sicherste* und für das Pflegepersonal **rückenschonenste Arbeitshaltung beim Umbetten** wird folgendermaßen eingenommen:
- drei Pflegepersonen stehen auf derselben Bettseite und pumpen das Bett so hoch bzw. gehen soweit in die Knie, daß sie den Patienten mit gerade gehaltenem Rücken anheben können;
- die erste Pflegeperson stützt den Kopf und den Rücken (unterhalb der Schulterblätter), indem sie ihre Arme / Hände unter den Rücken bis auf die gegenüberliegende Seite des Patienten schiebt;
- die zweite Pflegeperson (die körperlich Stärkste) schiebt ihre Hände / Unterarme unter das Gesäß;
- die dritte Pflegeperson stützt die Oberschenkel und die Waden.

Der Patient legt seine Arme auf den Brustkorb. Auf *Kommando* heben alle drei den Patienten gleichzeitig an und gehen einen Schritt zurück. Die weiteren Schritte richten sich nach der Position des zweiten Bettes.

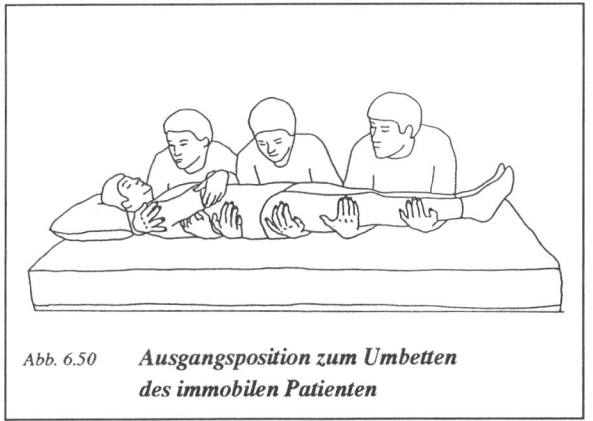

Abb. 6.50   Ausgangsposition zum Umbetten des immobilen Patienten

Patientenheber / -lifter

Wesentlich *einfacher und kräftesparender* wird das Umbetten mit Hilfe eines Patientenhebers / -lifters. Zahlreiche Firmen bieten unterschiedliche Modelle an, deshalb ist eine genaue Information und Gebrauchsanweisung vor dem Einsatz dieses Hilfsmittels erforderlich. Im Rahmen dieser Abhandlung kann nur auf *Prinzipien* eingegangen werden.

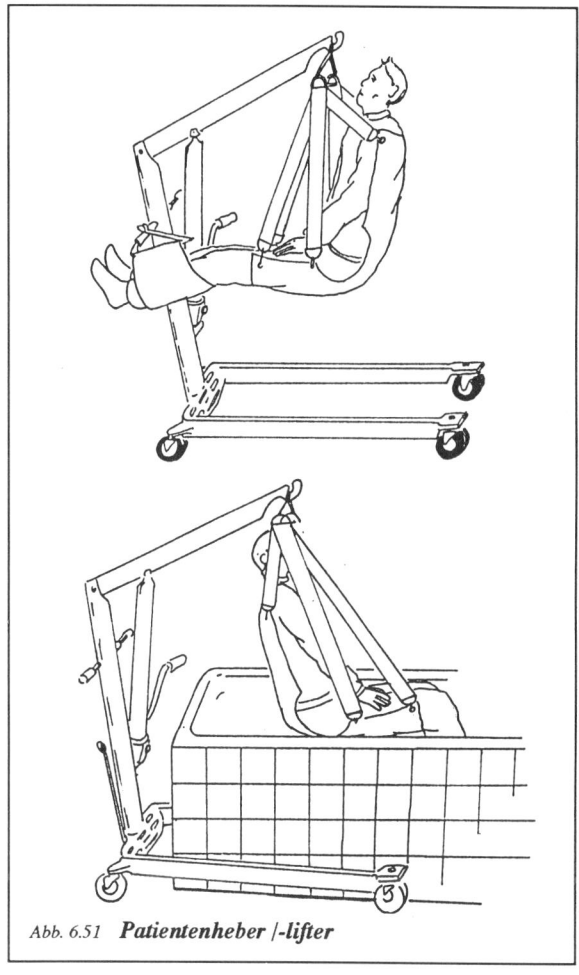

*Abb. 6.51   **Patientenheber /-lifter***

Immer muß das *Vertrauen* des Patienten zu diesem Hilfsmittel und zu der Person, die es bedient, geschaffen werden. Eine genaue und patientengerechte Information ist ebenso wichtig wie die sichere und *fachgerechte Handhabung* des Gerätes. Patientenheber werden über ein Fahrgestell auf Rädern unter das Bett gefahren und dort mittels Bremsen festgestellt. Vom Fahrgestell aus zieht der Hebearm senkrecht nach oben. Er wird mittels Kurbel oder ölhydraulischer Pumpe auf- bzw. abwärts bewegt. Am oberen Ende des Hebearms befindet sich ein Bügel, eine Triangel o.ä. Hieran werden über stählerne Ketten die ledernen Haltegurte befestigt. Sie sind - entsprechend des Bedarfs - in unterschiedlichem Format bzw. Größe erhältlich, z.B. als Kopf-, Rücken-, Sitz- oder Toilettengurt. Bei Anwendung der meisten Gurte werden die Arme außerhalb gelagert. Die Gurte werden unter die entsprechenden Körperteile des Hilfsbedürftigen geschoben bzw. gerollt und dann am Bügel o.ä. eingehakt. Nun kann der Hebearm betätigt werden, der *Patient wird angehoben*. Jetzt kann z.B. das Bett frisch bezogen werden. Der Patient kann selbstverständlich auch *mittels Patientenheber transportiert* werden, z.B. ins Badezimmer, zur Toilette oder zum Sessel. Dort wird er abgesenkt, bis die Sitzfläche erreicht ist; die Gurte werden vom Hebearm gelöst und bleiben während des Aufenthaltes unter dem Patienten liegen.

Nach Einsatz des Patientenhebers ist eine Sprüh- oder Wischdesinfektion angemessen. Wie alle Räder sind auch die des Lifters regelmäßig von Haaren, die ein zielbewußtes Steuern des Lifters unmöglich machen, zu befreien.

6.9.7 Aufstehen des Patienten

Das erste Aufstehen des bisher bettlägerigen Patienten bedarf der ärztlichen Anordnung und geschieht immer *zu zweit*. Der Patient wird bezüglich des Ablaufs und seiner Möglichkeiten zur Mithilfe beim Aufstehen informiert.

Für eine angemessene Bekleidung - Antithrombosestrümpfe, feste Schuhe, Schlüpfer, Morgenmantel - ist zu sorgen.

Bevor der Patient auf die Bettkante gesetzt wird, ist seine *individuelle Hilfsbedürftigkeit einzuschätzen*. Der angemessene Einsatz von Hilfsmitteln wie Gehstützen, Rollstuhl oder ein am Kopfende plazierter Stuhl kann ggf. organisiert werden. Weiter orientiert sich die Pflegeperson bezüglich der Ableitungen; vorübergehend kann eine Infusion evtl. abgetöpselt oder ein Katheterbeutel am Bein befestigt werden.

Zur *Beurteilung der aktuellen Kreislaufsituation* werden die Puls- und Blutdruckwerte des Patienten gemessen, die Hautdurchblutung beobachtet und sein momentanes Befinden erkundet. Liegen die ermittelten Werte im Normbereich, so kann mit der Mobilisation begonnen werden. Mitunter ist es notwendig, vorher kreislaufanregende Übungen im Bett durchzuführen.

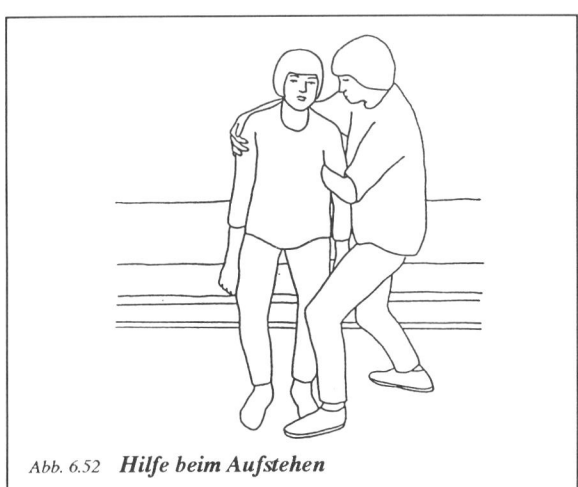

Abb. 6.52 **Hilfe beim Aufstehen**

Zuerst wird der *Patient auf die Bettkante* gesetzt. Hier bewegt er aktiv die Füße, um den venösen Blutrückfluß zu fördern. Wenn sich der Kreislauf an die aufrechte Körperhaltung angepaßt hat, der Patient sich somit wohlfühlt, läßt man ihn vorsichtig soweit wie möglich bis zur Bettkante rutschen. Dies geschieht über abwechselnde Gewichtsverlagerungen von einer Gesäßhälfte auf die andere; die jeweils entlastete Gesäßhälfte wird vorgeschoben (= "Gehen mit dem Gesäß"). Sitzt der zu Mobilisierende ganz vorn auf der Bettkante, sollen seine *Füße* nach Möglichkeit *den Boden berühren*. Dort werden sie durch einen quergestellten Fuß der Pflegeperson vor dem Abrutschen gesichert. Dabei steht sie seitlich neben dem Patienten und unterstützt ihn, indem sie mit einer Hand den Oberarm umfaßt und die andere Hand um den Rücken herumführt, um das entfernt liegende Schulterblatt zu umfassen.

Auf das vereinbarte *Kommando* hin richtet sich der Patient auf, so daß er aufrecht vor dem Bett steht.

Jetzt ist seine *Hautfarbe zu beobachten*.

Wird er blaß, so kann dies auf einen bevorstehenden Kreislaufkollaps hinweisen. Um diesen zu vermeiden, wird der Patient ggf. ins Bett zurückgelegt. Sollte er zuvor **kollabieren**, läßt man ihn vorsichtig auf den Boden gleiten (Kopfverletzungen vermeiden!) und lagert ihn dort flach. Ein Hochhalten der Beine fördert den venösen Blutrückfluß zusätzlich; die Kreislaufsituation verbessert sich spontan, der Patient erlangt das Bewußtsein wieder. Liegt der Kollabierte im Bett, so wird das Kopfteil tief, das Fußteil hoch gestellt (= *Trendelenburg - Lage*).

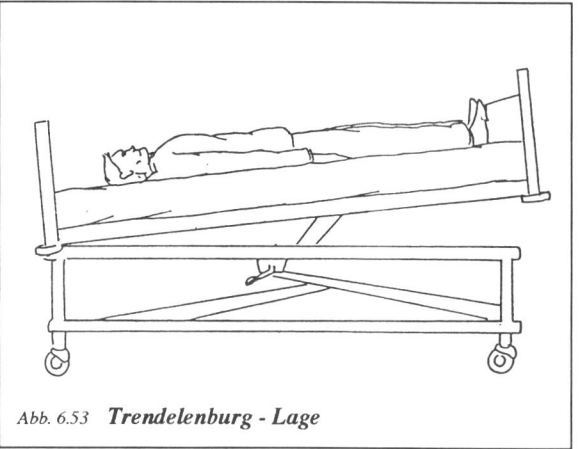

Abb. 6.53 **Trendelenburg - Lage**

Erfolgt das Aufstehen ohne Kreislaufprobleme, so fordert man den Patienten auf, *ruhig und tief durchzuatmen* und im Raum *umherzuschauen*. Hat sich der Kreislauf stabilisiert, so wird der Patient zum Stuhl bzw. Sessel begleitet und dort behutsam abgesetzt.

Zweite Möglichkeit, den Patienten beim Aufstehen zu stützen:

Die *Pflegeperson stellt sich vor den* auf der Bettkante sitzenden *Patienten*. Sie paßt ihre Größe dem Höhenniveau des Patienten an, indem sie in den Knien nachgibt. Sie sichert mit ihren Knien ein oder beide Knie des Patienten ab und fordert ihn auf, seine Arme auf ihre Schultern zu legen. Die Schwester legt ihre Hände auf die Schulterblätter oder auf den Rücken des Patienten; ihre gestreckten Arme schienen dabei die Arme des Patienten. Auf Kommando richten sich beide auf, die Schwester verlagert dabei das Körpergewicht auf die Knie des Patienten. Gleichzeitig drückt sie mit ih-

ren Händen den Oberkörper des Patienten nach oben. Automatisch hebt sich das Gesäß von der Sitzfläche ab, der Patient kommt in den aufrechten Stand.
Beim Absetzen in den Sessel wird in entgegengesetzter Reihenfolge verfahren.

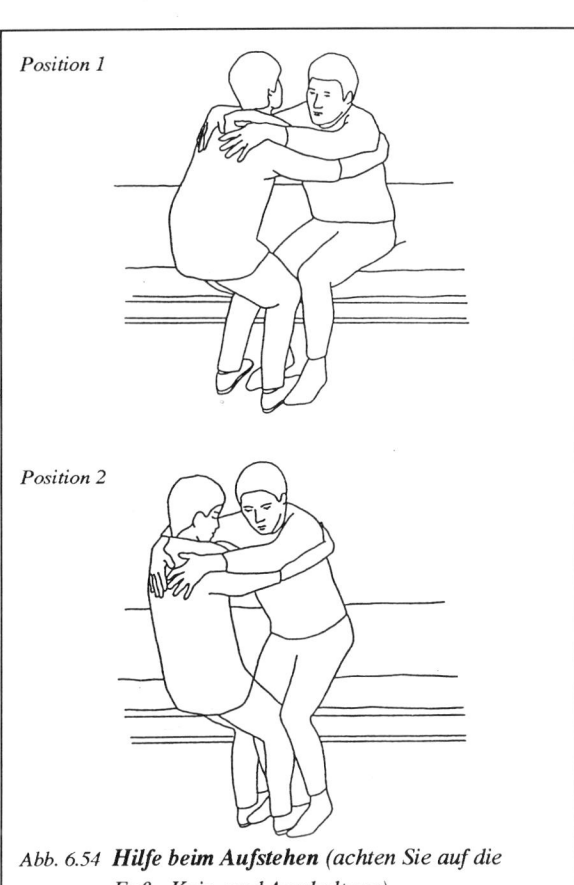

Abb. 6.54 **Hilfe beim Aufstehen** *(achten Sie auf die Fuß-, Knie- und Armhaltung)*

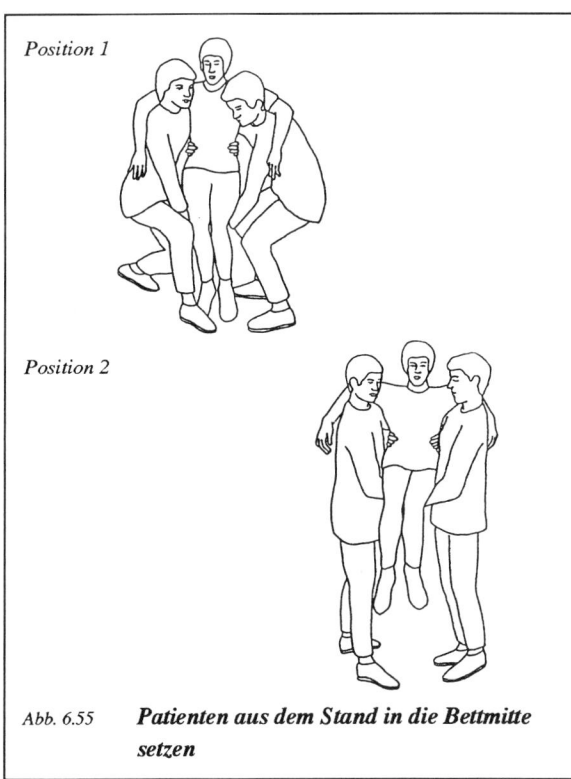

Abb. 6.55 **Patienten aus dem Stand in die Bettmitte setzen**

6.9.8 Sitzen außerhalb des Bettes

Das Sitzen außerhalb des Bettes ist *therapeutisch und prophylaktisch* sehr *wertvoll*. Dem kranken und/oder alten Menschen ermöglicht es mehr *Anteilnahme an seiner Umwelt*. Deshalb sollte der Stuhl möglichst so plaziert werden, daß der Patient im Zimmer umherschauen und aus dem Fenster blicken kann. Selbstverständlich sind ggf. notwendige Hilfsmittel wie Brille oder Hörgerät, evtl. auch gewünschtes Beschäftigungsmaterial wie Zeitungen in Reichweite anzubringen.

Das Absetzen des Patienten im Sessel erfolgt entweder mit Hilfe der seitlich neben ihm oder der vor ihm stehenden Pflegeperson, die mit ihm in die Knie geht, bis er sitzt. Der Patient wird weit hinten im Sessel plaziert, damit der Oberkörper aufrecht gehalten und das Gesäß gleichmäßig belastet wird. Ist eine Korrektur erforderlich, wird hierzu der **Rautek - Griff** angewendet: die Pflegeperson steht hinter dem Patienten und umfaßt mit beiden Händen einen - vor dem Oberkörper angewinkelten - Arm des Patienten. Damit hat sie ausreichend Kraft, den Patienten weiter hinten im Stuhl zu plazieren; dieser kann evtl. mithelfen, indem er sich an der Armlehne abstützt und sein Gewicht aus dem Stuhl hebt.

Bei länger vorgesehener Verweildauer werden aufliegende Knochenvorsprünge gut gepolstert. Wünsche des Kranken / Betagten bezüglich Wärme und Bequemlichkeit werden erfragt und erfüllt. Die Haltung und das Befinden sind während des Sitzens immer wieder zu beobachten und ggf. zu verbessern.

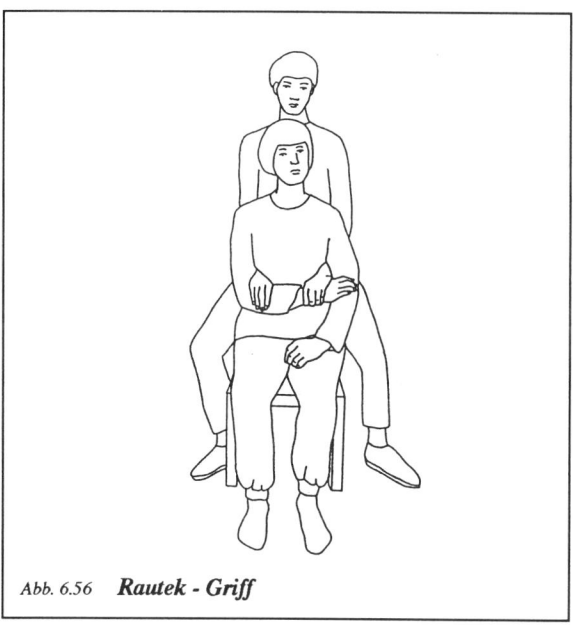

Abb. 6.56 **Rautek - Griff**

6.9.9 Gehen mit dem Patienten

Die *seitlich neben dem Patienten* eingenommene Position ist die günstigste, um ihn während des Gehens zu unterstützen. Dabei greift die Pflegeperson mit einer Hand die Hand des Patienten, mit der zweiten Hand schient sie den Unterarm des Patienten und umfaßt sein Handgelenk. Aus dieser Position heraus kann sie den Patienten ggf. zusätzlich stützen, indem sie den Unterarm auf dem Beckenkamm abstützt und somit das Gewicht aufgefangen wird. Neigt der Patient zu Kreislaufstörungen, ist er sehr schwach oder handelt es sich um das erste Gehen, so erfolgt die Hilfestellung auf jeder Körperseite, also durch zwei Pflegepersonen. Die Kreislaufsituation wird vor, während und nach dem Gehen beobachtet.

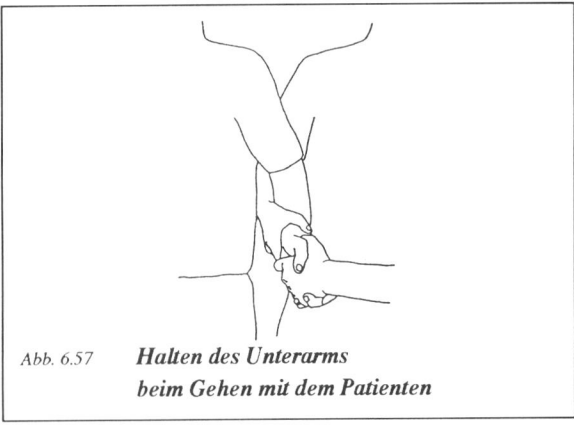

Abb. 6.57   *Halten des Unterarms beim Gehen mit dem Patienten*

6.10 Mobilisationshilfen

Im Rahmen dieser Abhandlung können nicht alle Hilfsmittel der Mobilisation besprochen werden; Prinzipien der Handhabung werden beispielhaft aufgeführt.

6.10.1 Gehwagen "Eulenburg"

Dieses und ähnliche Gestelle dienen zur *Unterstützung des Gehens*. Es wird eingesetzt für betagte oder behinderte Menschen und vermittelt ein *relativ hohes Sicherheitsgefühl*. Das Gestell wird individuell angepaßt: beim gerade Stehenden, der die Schultern locker hängen läßt, werden die Achselpolster zwei fingerbreit unter der Achselhöhle, direkt seitlich am Oberkörper, festgestellt. Der Patient hält sich mit den Händen am Gestell fest und schiebt es mit jedem Schritt vor sich her. Der Wagen muß regelmäßig gereinigt werden, insbesondere die staub- und haarefangenden Räder.

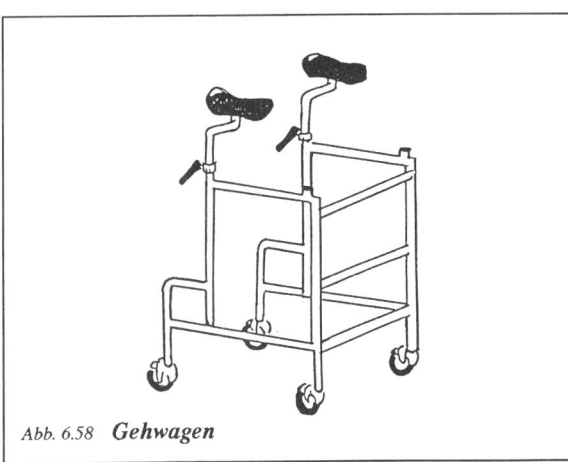

Abb. 6.58   *Gehwagen*

6.10.2 Rollstuhl

Der Rollstuhl bietet dem Benutzer weitgehende Beweglichkeit und ermöglicht die *Teilnahme am gesellschaftlichen* Leben. Deshalb ist der Rollstuhl mehr als nur eine körperliche Mobilisationshilfe.

Rollstühle werden in verschiedensten Ausführungen angeboten. Gemeinsam sind ihnen meist folgende **Teile**:

- verstellbare Rückenlehne;
- gepolsterte, abnehmbare Armstützen (bei deren Entfernung die Sitzfläche des Rollstuhls direkt an die Liegefläche des Bettes angeschoben werden kann);
- großes Lenkrad;
- kleines Rollrad;
- mit der Hand zu betätigende Bremse;
- gepolsterte, seitlich abklappbare und abmontierbare Beinstützen;
- hochklappbare Fußstützen;
- Schiene, auf der die höhenverstellbaren Fußplatten entsprechend der Beinlänge eingestellt werden können.

Für die Sitzflächen werden verschiedene Auflagen zur Weichlagerung angeboten.

Bei der Handhabung des Rollstuhls sollte daran gedacht werden, daß die *Fußstützen* sich einige Zentimeter über dem Fußboden befinden. Sie müssen, bevor sich der Benutzer hinstellt, hochgeklappt werden; ansonsten kommt es durch die Schwerpunktverlagerung zum Vornüberkippen des Stuhls und des Patienten.

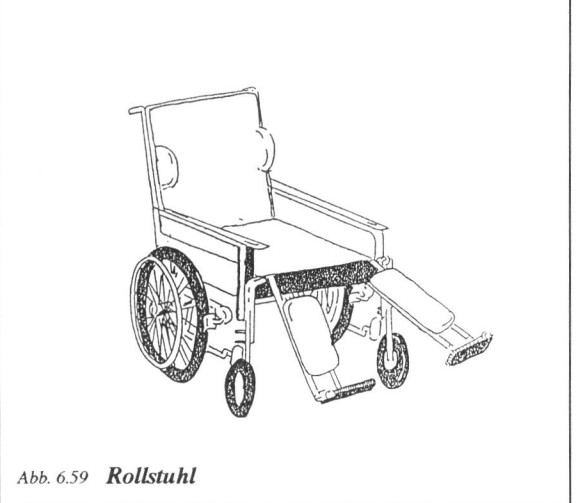

Abb. 6.59   *Rollstuhl*

6.10.3 Bettbügel mit Triangel

Ein Bettbügel mit Triangel kann auch als *Patientenaufrichter mit Dreieck* bezeichnet werden. Diese Vorrichtung dient dem selbständigen *Aufrichten und Höherrutschen* des bettlägerigen Menschen.

Sie sollte *nicht* angebracht werden *bei Rückenverletzten* und *nicht bei Halbseitengelähmten*; hier kann es während der Benutzung zu Überanstrengung und Fehlbelastungen kommen. Außerdem werden dadurch die intakten Funktionen beansprucht, die Trainingsbedürftigen werden vernachlässigt.

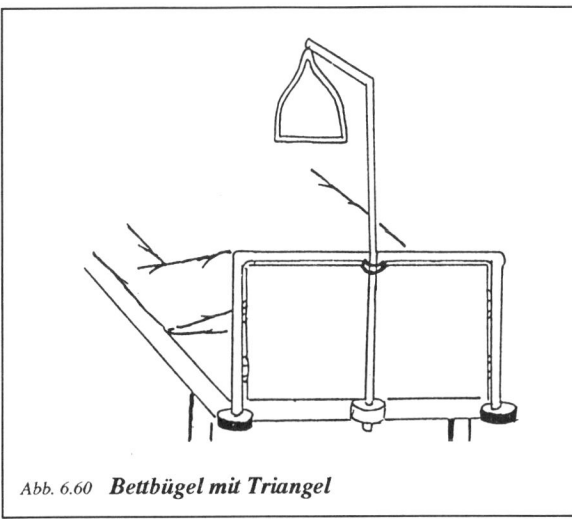
Abb. 6.60 Bettbügel mit Triangel

6.10.4 Unterarmgehstützen

Unterarmgehstützen (= *UAG*) werden zur *Entlastung bei gezielten Gehübungen* eingesetzt.
Oft ist dies nach Operationen am Bewegungsapparat der Fall. Es ist wichtig, die Gehhilfen korrekt anzupassen und den Benutzer zur korrekten Handhabung anzuleiten.

Anpassung der Unterarmgehstützen

Der verstellbare *Handgriff* wird auf die gleiche Höhe wie die des Handgelenks seines Benutzers beim locker herabhängendem Arm eingestellt. Die *Unterarmstütze* wird, sofern möglich, 3 - 4 fingerbreit unter dem Ellenbogen eingestellt; häufig ist allerdings nur der Handgriff verstellbar.
Der *Gummipfropfen* am unteren Ende des Gehstocks ist auf Rutschfestigkeit, Trockenheit und intaktes Profil zu prüfen und ggf. auszuwechseln.

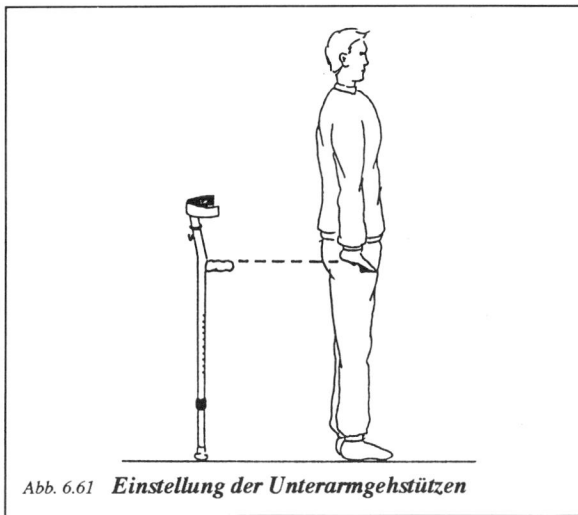
Abb. 6.61 Einstellung der Unterarmgehstützen

Anleitung zum Gehen mit Unterarmgehstützen

Die Gangart richtet sich nach der therapeutischen Zielsetzung, d.h. konkret, daß die gewünschte Ent- bzw. Belastung des kranken Beins ausschlaggebend ist.

Drei-Punkte-Gang ohne Belastung:
- beide Stützen etwas vor den Füßen aufsetzen;
- gesundes Bein etwas vor den Stützen aufsetzen, dabei die Arme kraftvoll einsetzen;
- das kranke bzw. zu entlastende Bein
  - entweder: heranziehen und ohne Belastung neben das Gesunde stellen,
  - oder: mit gebeugtem Knie etwas hochhalten,
  - evtl. mit Scheinabrollen in der Luft und nur Schritte mit dem gesunden Bein machen.

Drei-Punkte-Gang mit Teilbelastung bis max. 20 kg:
- Position gesundes Bein und Stützen wie s.o.;
- das kranke Bein
  - wird entweder zum gesunden Bein vorgeholt und von der Ferse zu den Zehen hin abgerollt oder
  - macht einen kleinen Schritt vor die Stützen, dabei ist der größte Teil des Körpergewichts auf den Armen.

Vier-Punkte-Gang mit zunehmender Belastung:
- die Stütze auf der einen und das Bein der anderen Seite werden nacheinander vorgestellt, z.B.
  - rechte Stütze vor, dann linkes Bein daneben,
  - danach linke Stütze vor, rechtes Bein daneben;
- bei Zunahme der gewünschten Belastung geht der Vier-Punkte-Gang langsam in den Zwei-Punkte-Gang über.

Zwei-Punkte-Gang:
- rechte Stütze und linkes Bein werden gleichzeitig vorgeholt, danach
- linke Stütze und rechtes Bein nach vorne setzen;
- die Belastung mit dem Körpergewicht nimmt vorsichtig zu, die Gehstützen bringen weiterhin dosierte Entlastung.

Gehen an einer Stütze:
- erfolgt, wenn der Zwei-Punkte-Gang problemlos durchgeführt wurde und zunehmend volle Belastung angestrebt wird;
- die Stütze wird nicht auf der betroffenen, sondern auf der gegenüberliegenden Seite geführt.

Beachte: Bei angeordneter Teilbelastung muß erst mittels Waage ausprobiert werden, welche Belastung wieviel Kilogramm ausmacht.

6.10.5 Patientenlifter / -heber

Diese für das Pflegepersonal rücken- und kräfteschonende Mobilisationshilfe wurde bereits im Abschnitt "Umbetten des immobilen Patienten" *(Seite 247)* besprochen.

6.11 Pflegeplanung

6.11.1 Informationssammlung "Kontrakturenrisiko"

Bei der Aufnahme eines kranken und/oder alten Menschen wird überprüft, ob folgende Risikofaktoren und Ressourcen vorliegen:

Veränderungen am Gelenk
[ ] Gelenkverschleiß
[ ] Gelenkentzündung, z.B. bei Gicht, PCP u.a. rheumatischen Erkrankungen
[ ] Gelenkverletzung
[ ] Knochenbruch in Gelenknähe / mit Gelenkbeteiligung

Veränderungen am Weichteilapparat
[ ] Muskelkrankheit
[ ] Verletzung / Entzündung an Sehnen, Muskeln, Bändern, Gelenkkapsel
[ ] Atrophie am Halteapparat des Gelenks bei langer Ruhigstellung

Neurogene Störungen
[ ] Verletzung / Erkrankung peripherer Nerven
[ ] Verletzung / Erkrankung zentraler Nerven
[ ] Hemiplegie rechts / links
[ ] Paraplegie
[ ] Tetraplegie
[ ] Monoplegie
[ ] Neurologische Erkrankung, z.B. MS

Weitere beeinflussende Faktoren
[ ] Schonhaltung bei Schmerzen
[ ] Schienen- / Gipslagerung
[ ] Narbengewebe in Gelenknähe (nach OP, Verbrennung)
[ ] Immobilität
[ ] Knochenbruch
[ ] Bewußtlosigkeit

Ressourcen
[ ] Durchführung von Spontanbewegungen
[ ] Bewegungen erfolgen nach Aufforderung
[ ] Kooperation

Selbst wenn nur einer der genannten Risikofaktoren vorliegt, besteht in der Regel eine Gefährdung des Patienten, die kontrakturenprophylaktische Maßnahmen erforderlich macht.

6.11.2 Pflegestandards zur Kontrakturenprophylaxe

Für die verschiedenen Pflegestandards "Kontrakturenprophylaxe" gilt übergreifend:

Probleme	Fernziele	Allg. Pflegemaßnahmen
Es liegt das Risiko einer Funktions- und Bewegungseinschränkung an einem / mehreren Gelenken vor.	*Der Patient* • hat intakten Bewegungsapparat • hat funktionstüchtige Gelenke • hat harmonischen Bewegungsablauf	• Mobilisation • Bewegungsübungen • prophylaktische / therapeutische / ruhigstellende Lagerung

Kontrakturenprophylaxe - Pflegestandard A

Probleme / Ressourcen	Ziele	Pflegemaßnahmen
Ruhigstellung Der Patient soll aus therapeutischen Gründen ein / mehrere Gelenke nicht bewegen, da ein / eine • Gelenkentzündung • Gelenkverletzung • Knochenverletzung • Knochenbruch • Entzündung am Weichteilapparat • Verletzung am Weichteilapparat vorliegt: es kann zur Atrophie der Gewebe kommen.	*Der Patient* - kennt Sinn und Handhabung der Gelenkruhigstellung - ist einsichtig und kooperativ - hält sein(e) Gelenk(e) in physiologischer Mittelstellung - erfährt keine zusätzliche (Nerven-) Verletzung durch die Fixation des Gelenks - kann bei evtl. Funktions- und Bewegungseinschränkung noch gewisse Arbeiten / Bewegungen verrichten	Information des Patienten - bzgl. des therapeutischen Nutzens und der Handhabung der Ruhigstellung Ruhigstellung des / der betroffenen Gelenks / Gelenke in physiologischer Mittelstellung - mittels Schiene bzw. Gipsverband; dabei Überprüfung der Sensibilität / Motorik und Durchblutung der gelagerten Gliedmaße(n) - mittels anderer Hilfsmittel wie Kissen, Sandsack u.ä.
Ressourcen: Der Patient ist orientiert, bewußtseinsklar, aufnahmefähig und kooperativ; er kann und möchte bei den Pflegemaßnahmen aktiv mitarbeiten.	*Der Patient* - kennt Sinn und Technik der isometrischen Spannungsübungen - führt mehrmals täglich bis zu 15 Übungen hintereinander durch - hat einen angeregten Muskelstoffwechsel - hat zeitweise einen physiologisch erhöhten Muskeltonus	Information über / Anleitung zur - Durchführung isometrischer Spannungsübungen: mehrmals täglich max. 15 Übungen hintereinander durchführen lassen *(Nicht durchführen bei Patienten, die bei Bewegungen einen verstärkten muskulären Widerstand entwickeln!)* - Durchführung aktiver, ggf. passiver Bewegungsübungen mit den nicht betroffenen Gelenken Krankengymnastik - nach Verordnung des Arztes - Zusammenarbeit: die individuelle Lagerung u.ä. mit KG besprechen

Kontrakturenprophylaxe - Pflegestandard B

Probleme / Ressourcen	Ziele	Pflegemaßnahmen
Veränderungen am Gelenk liegen vor / sind zu erwarten aufgrund von • Gelenkverschleiß • Gelenkentzündung (Rheuma, PCP) • Gelenkverletzung. Infolge der Schmerzen und der Schonhaltung kann es zu zusätzlicher Bewegungs- und Funktionseinschränkung kommen. Trotz der Beschwerden soll(en) das (die) betroffene(n) Gelenk(e) mobilisiert werden. Der Patient ist ggf. in der Durchführung der ATL eingeschränkt.	*Der Patient* - kennt Sinn und Technik der Bewegungsübungen / Lagerungen - kann die physiologischen Bewegungsmöglichkeiten im betroffenen Gelenk nutzen bzw. - erfährt keine weitere Funktionseinschränkung - hat wenig / keine Schmerzen - hat leicht bewegliche Gelenke - führt mindestens 4 mal täglich aktive Bewegungsübungen mit dem / den gefährdetem/n Gelenk/en und mit den Nachbargelenken durch - hat ausgeglichenes Zusammenspiel von Agonisten und Antagonisten - vermeidet einseitige Schonhaltungen - übernimmt zunehmend die Durchführung von Tätigkeiten im Bereich der ATL bzw. - bleibt selbständig in der Durchführung der ATL	Information des Patienten bzgl. - Gefährdung und Stellenwert sowie Durchführung der prophylaktischen Übungen und Lagerungen Spezielle krankengymnastische Übungen - mit Krankengymnast/in - evtl. Ergotherapeut/in - ggf. Weiterführung der speziellen Übungen (Pflegepersonal informiert sich bei KG) - ggf. laut Arztanordnung 20 - 30 Minuten vor Durchführung der Übungen schmerzlindernde Medikamente oder physikalische Anwendung (z.B. Eis) verabreichen Passive Bewegungsübungen - mindestens 2 mal täglich passive Bewegung des / der betroffenen Gelenks/e entsprechend der physiologischen Gelenkbewegungen *oder*: Aktive Bewegungsübungen - nach Möglichkeit Anleitung zu aktiven (bzw. zu aktiv-assistiven) Bewegungsübungen, entsprechend der physiologischen Gelenkbewegungen; Patienten anhalten, diese mindestens 4 mal täglich durchzuführen Lagerung - zwischendurch Lagerung des / der gefährdeten Gelenks/e in Beuge- und Streckstellung Allgemeine Mobilisation bei den ATL - Patienten zur Mithilfe / Selbständigkeit bei den ATL ermutigen - bei eingeschränkter Beweglichkeit die betroffenen Gelenke vor bestimmten Aktivitäten wie Körperpflege oder Nahrungsaufnahme vorsichtig (passiv) durchbewegen und Patienten ermutigen, weitere Bewegungen durchzuführen; Hilfestellung, soweit erforderlich, leisten - Hilfsmittel (z.B. UAG, Eßhilfen) zur Verfügung stellen

6. Sich Bewegen

Kontrakturenprophylaxe - Pflegestandard C

Probleme / Ressourcen	Ziele	Pflegemaßnahmen
Der Patient weist Funktionsstörungen, Kraftlosigkeit, Schmerzen und Verkrampfungen aufgrund einer <u>Muskelerkrankung</u> auf. Infolgedessen kommt es zu Muskelschwund und bevorzugten Haltungen, in denen die Kontrakturgefahr sehr ausgeprägt vorliegt. Der Patient ist - mehr oder weniger stark ausgeprägt - bewegungseingeschränkt und benötigt ggf. Hilfestellung bei den ATL.	*Der Patient* - bewegt so oft wie möglich alle Gelenke - kann sich ggf. mit Hilfsmitteln bewegen - verliert möglichst keine (so wenig wie möglich) weitere Muskelkraft - kennt die Grenzen seiner Belastbarkeit - hat gleichmäßig beanspruchte Muskelgruppen - hält die Gelenke in verschiedenen Positionen - erfährt keine weiteren Bewegungseinschränkungen - ist weitgehend selbständig in den ATL - kennt seine Möglichkeiten und Grenzen der Belastbarkeit	<u>Allgemeine Mobilisation soweit wie möglich</u> - ggf. Gehhilfen einsetzen - isometrische und isotonische Bewegungen mit der KG, Patienten zu Wiederholungsübungen anhalten - schwerpunktmäßig Übungen mit den Muskelgruppen durchführen, die der jeweils bevorzugten Haltung entgegenwirken - nicht bis zur Ermüdung der Muskulatur mit dem Patienten arbeiten, sondern frühzeitig andere Muskelgruppen trainieren; Patienten entsprechend informieren <u>Lagerung einzelner Gelenke</u> - entsprechend dem Befund wird der Vorzugshaltung entgegenwirkend gelagert; - hierzu Informationen vom Orthopäden / KG einholen <u>Hilfestellung bei den ATL</u> - entsprechend der Einschränkungen Hilfestellung leisten, dabei den Patienten auffordern, selbständig mitzuarbeiten, ohne sich zu überfordern

Kontrakturenprophylaxe - Pflegestandard D

Probleme / Ressourcen	Ziele	Pflegemaßnahmen
Der Patient leidet unter neurogenen Störungen aufgrund einer/s • Verletzung / Erkrankung peripherer Nerven • Verletzung / Erkrankung zentraler Nerven oder des Gehirns • Schlaganfalls • Bewußtlosigkeit. Infolgedessen kommt es zu Lähmungserscheinungen wie • Monoparese* / Monoparalyse* • Hemiparese* / Hemiparalyse* • Tetraparese* / Tetraparalyse* • Paraparese* / Paraparalyse* • Sensibilitätsstörungen*. Die Gelenke verharren in der Position, die der Ruhetonus der Muskeln vorgibt.	*Der Patient* - hat funktionstüchtige, leicht bewegliche Gelenke - hat gleichmäßig beanspruchte Beuge- und Streckmuskeln	Begleitend und in Zusammenarbeit mit der KG werden folgende Maßnahmen durchgeführt: bei schlaffer Lähmung - betroffene Gelenke im 2-stdl. Rhythmus abwechselnd in Beuge- und Streckstellung lagern - zusätzlich 30°-Lagerung oder Lagerung in schiefer Ebene (Dekubitusprophylaxe) - mindestens 2 mal täglich passive Bewegungsübungen mit allen Gliedmaßen bei Monoparese - wird evtl. (Arztanordnung) kontinuierlich in derselben Stellung (= in der der Fehlhaltung entgegengesetzten Position) gelagert - an unteren Extremitäten: Spitzfußprophylaxe durchführen
	- nimmt die gelähmte(n) Körperpartie/n zunehmend wahr	bei Sensibilitätsstörungen - verschiedenartige Reize wie Druck, Vibration, Berührung, Wärme und Kälte anbieten
Bei spastischer Lähmung kommt es durch den erhöhten Muskeltonus zu Fehlhaltungen von Gliedmaßen, z.B. zur Spitzfußhaltung. *Beachte*: Druck auf den Fußballen löst Spastik aus; der Deckendruck verstärkt die Spitzfußstellung.	- hat verringerten Hypertonus der Muskulatur - entwickelt Bewußtsein und Gefühl für die gelähmte Seite - erfährt Korrektur der Gelenkfehlhaltungen	bei spastischer Lähmung - *Lagerung nach Bobath:* im 2 stündlichen Wechsel entsprechende Lagerungen in der Seitenlage rechts - Rückenlage - Seitenlage links durchführen - *Förderung der Sensibilität* s.o. - bei "einschießender" Spastik während der passiven Bewegungsübungen diese abbrechen; bei KG erkundigen, welche speziellen Bewegungen / Stellungen bzw. Streichungen die Spastik vermindern
	- hat angespannte Streckmuskeln am Unterschenkel - kann mit den Füßen physiologische Bewegungen ausführen	- *Spitzfußprophylaxe:* nur mit weichen und großflächigen Materialien durchführen, keinen harten Druck auf Fußballen geben; so lagern, daß der Fuß einen 90°-Winkel mit dem Unterschenkel bildet; Deckenheber zur Entlastung der Zehenspitzen über den Unterschenkeln anbringen; ggf. Patienten hochgeschnürte Turnschuhe anziehen; Fersen frei lagern

6. Sich Bewegen

Probleme / Ressourcen	Ziele	Pflegemaßnahmen
	Der Patient - kennt spastizitätsfördernde Haltungen / Bedingungen und weiß, wie sie zu umgehen sind	- Patienten über spastizitätsauslösende und hemmende Bedingungen informieren - Hinweis geben, daß später ggf. orthopädische Schuhe angefertigt werden können, die den spastizitätsauslösenden Druck am Fußballen vermeiden
Ressourcen Der Patient ist orientiert, aufnahmefähig und kooperativ, die Funktion der nicht gelähmten Körperteile / -hälfte ist intakt; der Patient möchte und kann aktiv mitarbeiten und das Bett verlassen.	- führt (entsprechend seiner Möglichkeiten) mehrmals täglich aktive Bewegungen durch - hilft ggf. bei Bewegungsübungen der gelähmten Seite mit	Allgemeine Mobilisation - soweit das Befinden des Patienten und das Ausmaß des Krankheitsbildes es zulassen: nach Anleitung des Patienten mehrmals täglich Durchführung aktiver Bewegungsübungen mit den gesunden Gliedmaßen; passive / aktiv-assistive Bewegungsübungen mit den gelähmten Gliedmaßen
Beachte: Das Schlafen im Stuhl / Sessel verstärkt die Fehlhaltungen.	- hat im Sitzen aufrechte und symmetrische Oberkörperhaltung - meldet sich, wenn er müde wird (schläft nicht im Stuhl ein)	Lagerung außerhalb des Bettes - ggf. mit Einsatz von Hilfsmitteln wie Rollstuhl, Lagerungskissen - auf symmetrische, aufrechte Körperhaltung achten - entsprechende Unterweisung des Patienten - Schelle in Reichweite anbringen
	- bezieht seine gelähmten Körperteile in die täglichen Verrichtungen mit ein - gewinnt Gefühl und Bewußtsein für die gelähmten Gliedmaßen - weiß, daß und warum er sich nicht überfordern soll und kann seine Grenzen einschätzen - wird zunehmend selbständiger bei den ATL	Mobilisation der gelähmten Gliedmaßen - während der Körperpflege, Nahrungsaufnahme u.a. Tätigkeiten, indem sie von den gesunden Gliedmaßen geführt und berührt werden - Hilfeleistungen von der gelähmten Seite her ausführen - Überforderung vermeiden (da sie Spastizität fördern kann) evtl. den Patienten entsprechend aufklären und beobachten

Kontrakturenprophylaxe - Pflegestandard E

Probleme / Ressourcen	Ziele	Pflegemaßnahmen
Der Patient entwickelt nach Operation oder Verbrennung in Gelenknähe Narbengewebe. Infolgedessen kommt es dort zu Verkürzungen der Haut, die die Gelenkbeweglichkeit vermindern können. Ggf. ist das Gelenk aus therapeutischen Gründen in einer bestimmten Position fixiert.	*Der Patient* - hat ausreichend dehnbare Haut über dem betroffenen Gelenk - hat einen angeregten Muskelstoffwechsel im gefährdeten Gelenkbereich - kann später die physiologischen Gelenkbewegungen soweit erlaubt beschwerdefrei durchführen	Bei Verletzung / Op. auf der Beugeseite - Lagerung in Streckstellung Bei Verletzung / Op. auf der Streckseite - Lagerung in physiologischer Mittelstellung Fixierung des Gelenks durch Gipsverband - in physiologischer Mittelstellung - evtl. ist die Fixierung in einer anderen Position zur Heilung notwendig - siehe entsprechende Arztanordnung Spannungsübungen - mehrmals täglich mit der betroffenen Extremität isometrische Spannungsübungen durchführen - bei Verbrennungen spezielle Dehnübungen mit KG Mobilisation des Gelenks - Zeitpunkt, Art, und Ausmaß der Bewegungsübungen richten sich nach der jeweiligen Arztanordnung

7. Sich Pflegen und Kleiden

7.1 Bedeutung

Körperpflege und Bekleidung sind *Mittel der nonverbalen Kommunikation*. Sie können bewußt eingesetzt werden (*Signalcharakter*), aber auch unbewußt Eindrücke über eine Person vermitteln.

Eindrücke, die durch das äußere Erscheinungsbild entstehen, können jedoch auch falsch sein. So können Vorurteile entstehen, die zu Ängsten, Abneigungen oder gar Ekel führen und die Kontaktaufnahme oder die Kommunikation behindern.

Andererseits vermittelt ein gepflegtes "Äußeres" meist auch ein gepflegtes "Inneres". Tatsächlich stehen seelisches und körperliches Empfinden und entsprechende Ausdrucksformen in Wechselwirkung. In Zeiten seelischer Krisen oder geistiger Störungen kann es zur Vernachlässigung der Körperpflege und zur Gleichgültigkeit gegenüber der Bekleidung kommen, da die Kraft oder die Motivation fehlen.

Makellose, zarte, gut durchblutete und gebräunte Haut wird vor allem durch die Werbung zum Schönheitsideal stilisiert. Mit der sogenannten "Pfirsichhaut" wird oftmals Ausstrahlung und Erotik verbunden. Um so mehr leiden chronisch Hautkranke unter ihrer veränderten Haut und neigen dazu, sich zurückzuziehen.

Hautveränderungen können durch seelische Belastungen ausgelöst werden; umgekehrt können sie zur seelischen Belastung werden. Daß die Haut (einschließlich der Hautanhangsgebilde) "*der Spiegel unserer Seele*" ist, wird auch in folgenden alltäglichen *Redewendungen* deutlich:

- Er kann nicht aus seiner Haut heraus.
- Es läuft ihm heiß und kalt den Rücken herunter.
- Ihm stehen die Haare zu Berge.
- Es brennt ihm unter den Nägeln.
- Er wird vor Scham rot.
- Er erblaßt vor Schreck.

Da das äußere Erscheinungsbild Signalcharakter hat, kann es Sympathie oder Antipathie wecken. Es kann auch Aussagen über Gruppenzugehörigkeiten, den sozialen Status, die finanziellen Möglichkeiten, Modebewußtsein bzw. das bewußte Ablehnen von Modetrends u.a. m. vermitteln. Eine bestimmte Art der Kleidung und der äußerlichen Gestaltung (Frisur, Make up) kann das Selbstvertrauen stärken. Auf der anderen Seite sind selbstbewußte Menschen unabhängiger von Modetrends und nicht darauf angewiesen, Bestätigung durch ein angepaßtes äußeres Erscheinungsbild zu suchen.

Für die Mitmenschen hat das äußere *Erscheinungsbild* zweifelsfrei immer Bedeutung und Ausdruck. Die damit verbundene individuelle Absicht des einzelnen einerseits und die subjektive Interpretation des Betrachters andererseits können jedoch völlig unterschiedlich sein. So kann sich z.B. eine Frau bewußt nicht schminken und nicht modebewußt kleiden, weil sie damit ihre Naturverbundenheit oder ihre Unabhängigkeit von gesellschaftlichen Erwartungen zeigen möchte oder weil ihr ihr Erscheinungsbild einfach gefällt. Ein andersdenkender Betrachter kann dies als unscheinbares, von mangelndem Selbstbewußtsein oder fehlendem Schönheitsempfinden geprägtes Auftreten interpretieren ("graue Maus").

Umgekehrt können durch modebewußtes Kleiden und Verwenden von Kosmetika Zeitgeist, Selbstbewußtsein, Ästhetik und Individualität ebenso vermittelt werden wie Mitläufertum, Angepaßtheit und Oberflächlichkeit.

Jeder Mensch sollte bei der Wahrnehmung eines anderen Menschen seine Wertvorstellungen und Vorurteile kritisch hinterfragen; Toleranz läßt hier manche zwischenmenschlichen Probleme gar nicht erst entstehen.

Die Körperpflege und Bekleidung haben selbstverständlich auch Bedeutung für das *körperliche Wohlbefinden* und sind wichtige Mittel zur *Gesunderhaltung* des Menschen. So dient die Körperpflege z.B. der Verhinderung übermäßiger Vermehrung von Mikroorganismen auf der Haut, beugt dem Ungezieferbefall vor und erhält die Widerstandskraft der Haut. Das Reinlichkeitsbedürfnis ist individuell unterschiedlich und wird allgemein im Kindesalter geprägt. Auch kulturelle Einflüsse führen zu unterschiedlichen Verhaltensweisen. So ist es z.B. in westlichen Kulturkreisen üblich, die Körperpflege in geschützten Räumen, in denen die Intimsphäre gewahrt ist, durchzuführen. Meist wird das diesbezügliche Schamgefühl nur innerhalb der Familie abgelegt. Lediglich die Haar-, Bart- und Nagelpflege werden gern anderen, fachlich geschulten Menschen überlassen; dies ist dann sogar oft mit dem Gedanken verbunden, "sich etwas Gutes zu gönnen".

Eine zweckmäßige Bekleidung schützt in gewissem Maße vor Witterungseinflüssen und vor äußeren Verletzungen. Ihre Auswahl wird u.a. beeinflußt durch das vorhandene Klima, (beruflich bedingte) Belastungen, (beruflichen) Status, Modetrends, Kultur und individuelle Einflüsse (Ausdruckswillen).

Sich Pflegen und Kleiden sind *sehr persönliche Aktivitäten* des täglichen Lebens und sollten von jedem Menschen individuell zu gestalten sein. Zahlreiche Erkrankungen und Behinderungen können zur diesbezüglichen Hilfsbedürftigkeit und Abhängigkeit führen. Pflegerische Hilfe bedeutet dann Eingriff in die Intimsphäre und löst nicht selten unangenehme Empfindungen beim Betroffenen - oft gleichzeitig beim Helfenden - aus.

Andererseits kann während der Körperpflege über die Haut Kontakt aufgenommen und Zuwendung ausgedrückt werden. Je geringer die Verfügbarkeit verbaler

Kommunikationsmöglichkeiten, umso bedeutsamer wird der Hautkontakt. Er stellt eine Möglichkeit dar, dem Menschen - vor allem, wenn er desorientiert oder bewußtlos ist - Reize aus der Umwelt anzubieten. Eine Orientierung und Kontaktaufnahme kann u.U. angebahnt und gefördert werden; somit kommt der Ganzwaschung eines hilfsbedürftigen Menschen in einigen Fällen therapeutische Bedeutung zu.

7.2 Anatomisch- physiologische Grundlagen

7.2.1 Die Haut

Aufbau der Haut

Die Haut gliedert sich in drei Schichten, die:
- Oberhaut (= *Epidermis*),
- Lederhaut (= *Kutis*),
- Unterhaut (= *Subkutis*).

Diese lassen sich nochmals in einzelne Schichten untergliedern.

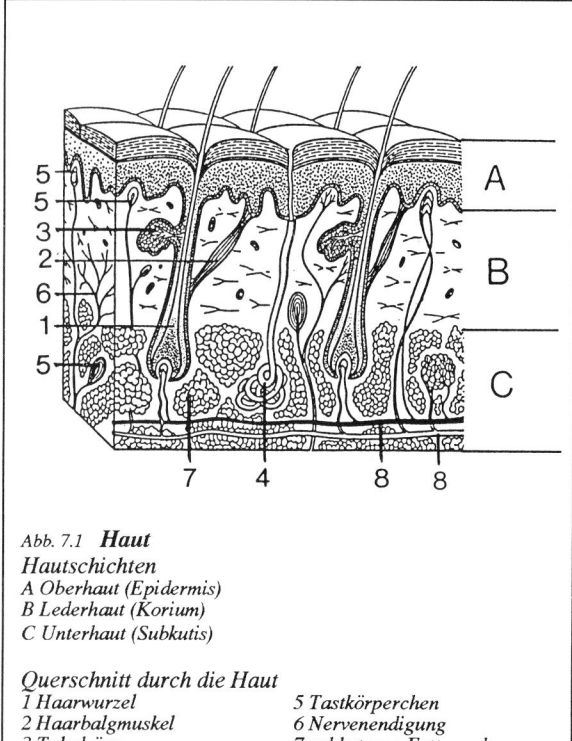

Abb. 7.1 **Haut**
Hautschichten
A Oberhaut (Epidermis)
B Lederhaut (Korium)
C Unterhaut (Subkutis)

Querschnitt durch die Haut
1 Haarwurzel	*5 Tastkörperchen*
2 Haarbalgmuskel	*6 Nervenendigung*
3 Talgdrüse	*7 subkutanes Fettgewebe*
4 Schweißdrüse	*8 Blutgefäße*

Die **Oberhaut** besteht aus mehrschichtigem Plattenepithel. Sie gliedert sich in zwei Hauptschichten: die außen liegende Hornschicht (= *Stratum corneum*), bestehend aus verhornten, kernlosen, sich abstoßenden Zellen und in die tieferliegende, unverhornte Keimschicht (= *Stratum germinativum*), welche die Melanozyten enthält. Letztere bilden und speichern das schwarz-braune Pigment *Melanin*.

Die Oberhaut ist frei von Gefäßen. Ihre Ernährung erfolgt über die Gefäße der Lederhaut, mit der sie dicht verzahnt ist. Im Alter nimmt die Intensität der Verzahnung - mit der Folge einer verminderten Ernährung der Haut - ab. Dieses trägt zur Austrocknung der Haut und zur Faltenbildung bei.

Die Dicke der Oberhaut variiert: an Stellen hoher mechanischer Beanspruchung, wie an der Fußsohle und am Handteller, beträgt sie 1,5 bis 2,0 mm; an wenig belasteten Körperstellen 0,5 bis 1,0 mm.

Die **Lederhaut** besteht aus straffem Bindegewebe, welches von einem Netz aus kollagenen und elastischen Fasern gebildet wird und der Haut hohe Elastizität verleiht. Die äußere Schicht der Lederhaut (= *Stratum papillare*) hat feine, warzenförmige Erhebungen (= *Papillen*), deren Fortsätze die Verbindung mit der Epidermis schaffen. Sie bilden auch die Hautleisten an den Innenflächen der Hände, Finger, Füße und Zehen, die die individuellen Abdrücke liefern.

Die Papillen enthalten entweder eine kapilläre Gefäßschlinge oder die sog. *Meissnerschen Tastkörperchen*, die als nervöser Reizaufnahmeapparat für die Druckwahrnehmung verantwortlich sind.

Die äußere Lederhautschicht geht allmählich in die innere (= *Stratum reticulare*) über. Hier werden die Faserbündel dicker und bilden ein zugfestes Netzwerk.

In der Lederhaut können auch Ansammlungen von glatten Muskelzellen vorkommen, wie z.B. in der Brustwarze, im Warzenvorhof und im Hodensack.

Darunter liegt die **Unterhaut**. Sie besteht aus lockerem Bindegewebe mit unterschiedlich starken Fetteinlagerungen, die bedingt als Kälteschutz, Organpolster und Speicher dienen. In der Unterhaut liegen die Schweißdrüsen, Abschnitte der Haarfollikel und sog. *Vater-Pacini-Körperchen*, die als Rezeptoren für die Tiefensensibilität dienen. Besonderheiten der Unterhaut stellen die Schleimhautbeutel (= *Bursae subkutaneae*) dar. Sie findet man an den Stellen, wo die Haut gegen eine harte, unnachgiebige Unterlage gedrückt wird. Dies ist z.B. an der Kniescheibe, der Ferse und dem Ellenbogen der Fall.

Funktionen der Haut

Die Haut ist mit ca. 2 m^2 Oberfläche unser größtes Sinnesorgan und erfüllt verschiedene Schutzfunktionen. Sie ist ein **Kontaktorgan**, mit dem wir ständig in Beziehung zu unserer Umwelt stehen; gleichzeitig grenzt sie uns auch von ihr ab.

Die Haut erfüllt ebenso Sinnes-, Speicher-, Schutz-, Aufnahme- und Ausscheidungsfunktion und ist maßgeblich an der Temperaturregulation beteiligt.

a) **Schutzfunktion:**
- **vor mechanischen Schäden**, z.B. durch Reibung, Stoß und Druck, erfüllt durch
  - Hornkörper der Hornhaut, insbesondere an Fußsohlen und Handinnenflächen;
  - Elastizität der Lederhaut;

- Fetteinlagerungen der Unterhaut (insbesondere Polster für innenliegende Organe);
- Schleimbeutel in der Subkutis;
• **vor chemischen Schäden**, z.B. durch Säuren und Laugen, erfüllt durch
- die Fettschicht des Hauttalgs;
- den Säuremantel der Oberhaut (pH 4,6-6,0), der durch abgesonderten Schweiß und Hauttalg gebildet wird;
• **vor UV-Strahlen**, erfüllt durch Melaninbildung in der Oberhaut;
• **vor Bakterieninvasion**, erfüllt durch
- den Säuremantel auf der Oberhaut;
- die residente Flora (die hauteigenen, nicht krankheitsverursachenden Keime verhindern durch "Besetzung des Platzes" die Ansiedlung krankheitsverursachender Keime).

b) **Ausscheidefunktion:**
• für Stoffwechselprodukte, Salze, Wasser und Duftstoffe (= Schweiß) sowie für Talg, erfüllt durch
- Schweißdrüsen in der Leder- bzw. Unterhaut;
- Talgdrüsen in der Lederhaut.

c) **Sinnesfunktion:**
• registrieren von Druck, Berührung, Vibration, Temperatur, Lage (Tiefensensibilität), Juckreiz und Schmerz durch Mechano- und Thermorezeptoren in der Leder- und Unterhaut.
Anmerkung: Die Sinnesfunktion der Haut ist gleichzeitig als Schutzfunktion von großer Bedeutung, da sie den Menschen vor schädlichen Einflüssen auf die Haut warnt.

d) **Speicherfunktion:**
• für Fette, die zur Energielieferung bei unzureichender Nahrungsaufnahme benötigt werden;
• für Fette, die tieferliegende, innere Organe schützen und Knochenvorsprünge abpolstern, erfüllt durch die Fettablagerungen in der Unterhaut.

e) **Temperaturregulation:**
• zur Konstanthaltung der Körpertemperatur bei Schwankungen durch Stoffwechselprozesse oder Temperatureinflüsse von außen, erfüllt durch
- Eng- und Weitstellung der in der Lederhaut liegenden Blutgefäße;
- Sekretion der Schweißdrüsen und durch Verdunstung des Schweißes (entstehende Verdunstungskälte).
Anmerkung: Die Wärmeabgabe unseres Körpers erfolgt nach den physikalischen Gesetzen der Strahlung, Leitung und Verdunstung; sie erfolgt zu 90 % über die Haut. Das Blut transportiert als guter Wärmeleiter die Wärme. So gelangt diese letztendlich über das dichte Kapillarnetz der Haut zur Körperoberfläche und wird dort abgegeben. Wird vermehrt Wärme produziert (z.B. bei körperlicher Arbeit), so werden die Hautgefäße weitgestellt, damit eine größere Blutmenge die Haut durchströmen und gleichzeitig Wärme abgeben kann.
Umgekehrt werden die Blutgefäße der Haut zwecks Wärmeisolation enggestellt, so daß weniger Blut die Gefäße durchströmt. Gesteuert werden die Vorgänge über die Temperaturzentren im Gehirn, welche über Rezeptoren in den Blutgefäßen und in der Haut Informationen über die Körpertemperatur erhalten *(siehe dazu "Regulieren der Körpertemperatur", Seite 207)*.

f) **Aufnahmefunktion:**
• für Stoffe aus der Umwelt, die in die Haut bzw. Blutbahn gelangen sollen oder können, wie Salben, Cremes, Medikamente und deren Wirkstoffe sowie Schadstoffe aus der Luft oder aus dem Wasser, erfüllt durch
- die Histiozyten der Oberhaut;
- das Gewebe der Unterhaut, in das bestimmte Medikamente wie Insulin und Heparin oder bestimmte Impfstoffe injiziert und von dort ins Blut resorbiert[*] werden.

Die Altershaut
Die elastischen und kollagenen Fasern der Haut verlieren mit zunehmendem Alter an Funktion. Dies führt zur Verdünnung aller Hautschichten; durch die Abnahme des Unterhautfettgewebes kommt es zwangsläufig zur Faltenbildung der darüberliegenden Haut. Die nachlassende Wasserbindungsfähigkeit des Gewebes trägt ebenfalls zur Herabsetzung des Hautturgors bei. Nicht selten wird dies durch eine reduzierte Flüssigkeitsaufnahme (geringeres Durstgefühl im Alter) verstärkt.

Auch die Schweiß-, vor allem aber die Talgproduktion, lassen im Alter nach, mit der Folge, daß die Haut austrocknet.

Gleichzeitig nimmt die Leistung der Haut als Sinnesorgan ab. Bemerkbar wird dies oft durch eine verminderte Druckwahrnehmung. Ältere Menschen führen seltener spontane Bewegungen zur Druckentlastung durch, vor allem im Schlaf. Dadurch ist das Dekubitusrisiko erhöht.

Kommt es durch das Nachlassen der Gehirnfunktion oder der Schließmuskelfunktion zur Inkontinenz, wird die Altershaut oft lokal noch zusätzlich mit Urin und Kot belastet, so daß ihr Säureschutzmantel angegriffen wird.

Obwohl das Altern der Haut ein durchaus physiologischer Vorgang ist, gibt es Anlaß zu besonderer Hautbeobachtung und -pflege. Die Altershaut ist besonders schutzbedürftig und dekubitusgefährdet *(vgl. "Dekubitus - Risikofaktoren", Seite 176)*.

7.2.2 Drüsen

In der Lederhaut liegen die **Talgdrüsen**, die in der Regel an Haare gebunden sind. Sie produzieren einen Fettbrei *(Talg)*, der aus Fettsubstanzen, Wasser, Salzen, Harnstoff und Eiweißkörperchen besteht; sie münden nahe der Hautoberfläche jeweils in einen

Haarbalg (= *Haarbalgdrüsen*). Von dort gelangt das Fett auf die Hautoberfläche, wo es als Hauttalg (= *Sebum cutaneum*) Haut und Haar mit einer dünnen, schützenden Schicht überzieht.

Freie, nicht an Haare gebundene Talgdrüsen finden sich an Übergängen von Haut und Schleimhaut (Lippen, äußere Geschlechtsorgane, Anus).

Die **Schweißdrüsen** liegen ebenfalls in der inneren Lederhautschicht (= *Stratum reticulare*) oder aber in der oberen Schicht der Unterhaut. Sie sind über die ganze Haut verbreitet und produzieren als Sekret den Schweiß (= *Sudor*).

Andere Drüsen sondern keinen gewöhnlichen Schweiß ab, sondern Sekrete, die durch Duft, Farbe und andere Eigenschaften gekennzeichnet sind (z.B. in der Leistenbeuge, an den großen Schamlippen, in der Afterregion; Milchdrüse).

Die Beobachtung der Schweißdrüsenabsonderung ist in Kapitel 5.4 *(Seite 212)* beschrieben.

7.2.3 Nägel

Nägel (= *Ungues*) sind leicht vorgewölbte Hornplatten, welche die Rückseite der Finger- und Zehenendglieder als Schutzorgane bedecken. Diese Hornplatten sind mit ihrer Nagelwurzel ca. $1/2$ mm tief in eine Hauttasche (= *Nagelpfalz*) eingebettet. Das *Nagelbett*, auf dem der Nagel liegt und sich nach vorn schiebt, wird von der Keimschicht der Oberhaut gebildet. Senkrecht verlaufende Bindegewebsbündel der Lederhaut verbinden unverschieblich die Nägel mit dem darunterliegenden Knochen. Der sichtbare Nagelanteil ist transparent; so scheint die Farbe des darunterliegenden Gewebes, die von der aktuellen Durchblutung bestimmt wird, durch. Das Wachstum der Nagelplatte erfolgt im proximalen Teil des Nagelbettes, der halbmondförmig und hell durchscheint. Das tägliche Nagelwachstum beträgt ca. 0,05 mm.

7.2.4 Haare

Die Haare (*Pili*) sind zugfeste, biegsame Hornfäden, die von der Oberhaut gebildet werden. Sie bestehen aus Mark, Rinde und Haaroberhäutchen. In der Haarrinde liegt das *Haarpigment*; erlischt die Pigmentbildung, ergrauen die Haare. Den über die Haut hinausragenden Teil des Haares bezeichnet man als *Haarschaft*, den in der Haut (und dort in der Hülle des Haarbalges) steckenden Teil als *Haarwurzel*.

Man unterscheidet Woll-, Borsten- oder Kurz- und Langhaare. Wollhaare sind äußerst dünne, bis zu 14 mm lange Haare, die im Gesicht, am Rumpf und an den Extremitäten wachsen.

Borsten- oder *Kurzhaare* sind $1/2$ - $1 1/2$ cm lang und als Augenbrauen, Wimpern oder im Nasen- und Gehöreingang zu finden.

Als *Langhaare* bezeichnet man die Kopf-, Bart-, Achsel-, Scham- und Brusthaare. Kopfhaare wachsen täglich ca. 0,35 mm; ihre Lebensdauer beträgt 4 - 5 Jahre. Pro Tag fallen ca. 80 von ihnen aus.

7.2.5 Zähne

Der Zahn (= *Dens*) ist aus drei harten Baustoffen, dem Zahnbein, dem Zahnschmelz und dem Zahnzement aufgebaut. Das *Zahnbein* bildet die Hauptmasse des Zahnes und ist sehr kalkhaltig und hart. Es wird vom *Zahnschmelz*, der härtesten Substanz des menschlichen Körpers, überzogen. Der *Zahnzement* ist chemisch aufgebaut wie Knochengewebe und umgibt die Zahnwurzeln. Der sichtbare Teil des Zahnes wird als *Zahnkrone*, der im Kiefer sitzende Teil des Zahnes als *Zahnwurzel* bezeichnet. Die Zähne besitzen 1- 3 Wurzeln. Der schmale, zwischen Zahnkrone und -wurzel liegende Bereich wird *Zahnhals* genannt; er liegt noch außerhalb des Kiefers und ist von Zahnfleisch umgeben.

Der Erwachsene besitzt 32 Zähne, nämlich je 16 im Unter- und Oberkiefer (= untere und obere Zahnreihe). Jede Hälfte einer Zahnreihe umfaßt zwei Schneidezähne, einen Eckzahn, zwei Backenzähne und drei Mahlzähne. Der letzte Mahlzahn wird auch Weisheitszahn genannt, weil er erst nach dem 17. Lebensjahr auswächst. Die beiden Zahnreihen treffen beim Zubeißen nicht genau aufeinander, wodurch eine Scherwirkung hervorgerufen wird.

Die Zähne dienen dem Abriß und der Zerkleinerung der Speisen im Mund.

7.2.6 Die Schleimhaut

Die Schleimhaut (*Tunica mucosa*) kleidet die Innenflächen von Hohlorganen aus. Sie besteht aus Epithel und einer darunterliegenden Bindegewebsschicht. Schleimhäute produzieren Drüsensekret; dadurch sind sie stets feucht und lassen zum Beispiel in den Verdauungsorganen ein Gleiten von Speisen zu. Sie sind gut durchblutet und lassen, sofern sie sichtbar sind, Rückschlüsse auf die momentane Kreislaufsituation zu; dies gilt insbesondere für die Lippen, wo die äußere Gesichtshaut in die Mundschleimhaut übergeht.

7.2.7 Der Bilirubinstoffwechsel

Zum besseren Verständnis später aufgeführter Hautveränderungen (*Ikterus*) ist eine - wenn auch vereinfachte - Darstellung des Bilirubinstoffwechsels erforderlich.

Der gelbbraune Gallenfarbstoff (= *Bilirubin*) entsteht durch den Abbau des roten Blutfarbstoffes (= *Hämoglobin*). Dieser ist Bestandteil der *Erythrozyten* (= rote Blutkörperchen); ein Erythrozyt lebt 100 - 120 Tage, bevor er abgebaut und durch einen neuen ersetzt wird. Bei dieser sog. *Blutmauserung* werden täglich ca. 0,8% der gesamten Erythrozytenmasse ab- und aufgebaut.

Das anfallende Bilirubin ist wasserunlöslich und kann deshalb nicht ausgeschieden werden. Es wird als *indirektes (freies) Bilirubin* im Blut zunächst an Albumin gebunden und so zur Leber transportiert. Hier wird es mittels eines Enzyms (*Glukuronyltransferase*) an Glukuronsäure gebunden und somit wasserlöslich. In diesem Zustand bezeichnet man es als *direktes (konjugiertes) Bilirubin*. Mit der von der Leber produzierten Galle gelangt das direkte Bilirubin in den Darm und wird hier durch Einwirken von Darmbakterien in einer geringen Menge zu Urobilinogen und zum größten Teil zu Sterkobilinogen abgebaut. Das *Urobilinogen* wird zum Teil aus der Darmwand rückresorbiert und in der Leber abgebaut oder (zu einem geringen Teil) über die Nieren ausgeschieden (Urobilinogen färbt den Urin gelb). Nicht rückresorbiertes Urobilinogen und *Sterkobilinogen* werden mit dem Stuhl ausgeschieden und färben den Stuhl braun. Aus Urobilinogen und Sterkobilinogen entstehen durch Oxidation außerhalb des Körpers Urobilin und Sterkobilin.

7.3 Beobachtung der Haut

Die Beobachtung der Haut kann wichtige Hinweise auf den seelischen und körperlichen Zustand des Menschen geben.
Während der Körperpflege bietet sich die gezielte Beobachtung der Haut an. Auch bei anderen pflegerischen Tätigkeiten sollte die Haut aufmerksam - und entsprechend der nachfolgend beschriebenen Kriterien - beobachtet werden.

7.3.1 Hautfarbe

Die Hautfarbe des gesunden Menschen wird beeinflußt durch
- die Pigmentierung: das Ausmaß der Pigmentierung wird bestimmt durch Rasse, geographische Lage, Erbfaktoren, UV-Bestrahlung;
- das Ausmaß der jeweiligen Durchblutung (besonders deutlich zu beobachten an Lippen, Schleimhäuten und unter den Fuß- / Fingernägeln);
- die Dicke der Oberhaut (zwischen 0,5 und 2,0 mm): je dünner die Haut, um so deutlicher das Durchscheinen des Blutes in den Kapillaren der Lederhaut.

In unseren Breitengraden ist die gesunde Haut - sofern sie nicht intensiv UV-bestrahlt ist - blaß rosa.

Hautröte

Häufige Ursache einer Rötung der Haut ist ihre vermehrte Durchblutung (*Hyperämie*) aufgrund einer Gefäßweitstellung. Die Rötung wird insbesondere im Gesichts- und Halsbereich sichtbar. Die verschiedenen **Ursachen der Gefäßweitstellung** können sowohl physiologischer als auch pathologischer Art sein.

Anstrengung und Aufregung (physiologisch):
Muskelarbeit und erhöhter Stoffwechsel führen zu einer verstärkten Wärmeproduktion; zum Zweck der Wärmeabgabe erfolgt eine Gefäßweitstellung.

Hohe Außentemperatur (physiologisch):
Eine hohe Außentemperatur führt zur Erwärmung des Körpers; wiederum dient die Gefäßweitstellung der Wärmeabgabe.

Alkoholkonsum / -mißbrauch:
Alkohol hat gefäßerweiternde Wirkung.

Fieber (pathologisch):
Fieber wird bei Reizung der Temperaturzentren durch fiebererzeugende Eiweißstoffe (= *Pyrogene*) oder durch Krankheitsprozesse im Gehirn (zentrales Fieber) ausgelöst. Die Folge ist eine Steigerung des Sollwertes der Körpertemperatur. Zur Vermeidung von Wärmeverlusten während des Temperaturanstiegs sind die Hautgefäße enggestellt; in dieser Phase ist die Haut blaß. Sobald die Soll-Temperatur erreicht ist, erfolgt zur Verhinderung eines weiteren Anstiegs eine Gefäßweitstellung; die Haut ist rot, heiß und trocken. Während des Absinkens des Fiebers, also bei einer verstärkten Wärmeabgabe nach außen, wird die weiterhin rote und heiße Haut zusätzlich feucht *(vgl. "Regulieren der Körpertemperatur", Seite 207)*.

Entzündungen (pathologisch):
Bei der Entzündung stellt sich die Gefäßerweiterung - als Reaktion auf einen von innen oder außen ausgeübten Reiz - infolge Ausschüttung des Gewebshormons Histamin ein. Der lokale Stoffwechsel und der Abtransport der Zelltrümmer werden so beschleunigt.

Verbrennungen I. und II. Grades und Sonnenbrand (pathologisch):
Die Verbrennung bedingt Hautreizungen, die entzündliche Reaktionen hervorrufen (siehe vorstehend).

Bluthochdruck (pathologisch):
Infolge einer Arteriolenengstellung ist der Widerstand im arteriellen Gefäßsystem zu hoch. Das Blut wird in die dehnbaren, elastischen Kapillaren im Kopf-, Hals- und Gesichtsbereich gepreßt. Diese stellen oft die einzige Ausweichmöglichkeit für das Blut dar, da sie sich nicht arteriosklerotisch verändern. Sichtbar wird die Hautröte namentlich im Gesicht, eventuell auch im Halsbereich.

Exantheme (pathologisch):
Diese, vom Gefäßbindegewebe ausgehenden, größere Körperpartien erfassende Hautveränderungen, sind entzündlich oder nervös-vasomotorisch verursacht und gehen mit Effloreszenzen einher *(siehe Seite 269)*. Zum Teil stellen sie sich als Reaktion auf Allergene, Toxine oder chemische Stoffe wie Arzneimittel ein. In anderen Fällen treten sie als Begleiterscheinung von Infektionskrankheiten wie Masern, Röteln, Typhus, Fleckfieber oder Scharlach auf.

Nicht immer ist die Gefäßweitstellung Ursache der Hautrötung. Mögliche Ursachen für die **Hautrötung ohne Gefäßweitstellung** sind:

Kohlenmonoxid- (CO-) Vergiftung:
Das eingeatmete CO gelangt in den Blutkreislauf, bindet sich hier 250 - 400 mal schneller an Hämoglobin als Sauerstoff und färbt das Blut hellrot.

Vermehrung der Erythrozyten:
Erythrozyten sind in der Lage, reichlich Sauerstoff an sich zu binden. Bei einem chronischen Sauerstoffmangel bildet der Organismus zur Kompensation vermehrt Erythrozyten (= *Polyglobulie*). Diese verleihen dem Blut eine tiefrote Farbe. Reicht dieses zur Kompensation nicht aus (z.B. bei chronischen Atemwegserkrankungen), bleibt der Sauerstoffgehalt des Blutes pathologisch reduziert. Der Anteil des reduzierten Hämoglobins nimmt zu. Ein deutliches Zeichen hierfür ist die tiefrote und gleichzeitig leicht bläulich schimmernde Haut und Schleimhaut (*Zyanose*).

Andere, nicht hypoxämisch* bedingte Ursachen einer Vermehrung der Erythrozyten können Hormonstörungen, Nierenerkrankungen oder eine gesteigerte Blutneubildung im Knochenmark (Polycythämia vera) sein.

Hautblässe

Hautblässe kann eine dauerhafte, aber auch eine zeitweise Erscheinung sein. Letztere entsteht häufig durch eine Minderdurchblutung der Haut (*Hypoämie*), die gleichzeitig kühl ist. Am augenfälligsten ist die Blässe an der Gesichtshaut und den Schleimhäuten (Lippen, Mundschleimhaut). Die **Ursachen der Hautblässe sind** vielfältig.

Kälte (physiologisch):
Die Kältemeldung erfolgt über die Thermorezeptoren der Haut an den Hypothalamus*. Dieser veranlaßt zur Vermeidung von Wärmeverlusten eine reflektorische Engstellung der Gefäße in der Peripherie.

Schreck und Aufregung (physiologisch):
In der Streßvorphase *(siehe "Streß", Seite 375)* verursacht eine gesteigerte Vagustätigkeit die Drosselung der Herz- und Kreislauftätigkeit bei einer gleichzeitigen Venenweitstellung im Bauchraum. Wegen der hier erfolgenden Blutfülle werden die Hautkapillaren schlechter durchblutet.

In der sympathikusbetonten Hauptphase der Streßreaktion wird das Hormon Adrenalin ausgeschüttet, wodurch eine Gefäßengstellung (außer an den Herzkranz- und Muskelgefäßen) bei gleichzeitiger Erhöhung des Herzminutenvolumens ausgelöst wird. Kurz darauf kommt es zur Gefäßweitstellung (Hautröte), um die produzierte Wärme abgeben zu können.

Konstitutionelle Hautblässe (physiologisch):
Ist die Oberhaut anlagebedingt stark ausgeprägt, so ist das Durchscheinen der Hautgefäße kaum möglich.

Eine angeborene oder durch geringe Lichtexposition erworbene Hypopigmentation führt zu sehr heller und dadurch blaß erscheinender Haut. Hautrötungen bei Anstrengung sind aber auch bei blassen Hauttypen deutlich sichtbar.

Niedriger Blutdruck (pathologisch):
Sinkt der Blutdruck unter ca. 105/60 mm Hg (*Hypotonie*), entsteht ein zerebraler Sauerstoffmangel. Zur Sicherung der Durchblutung des Gehirns und der inneren Organe erfolgt eine Engstellung der Hautgefäße.

Kollaps (pathologisch):
Bei schnellem Aufstehen (aufrechte Körperhaltung = *Orthostase*) versackt das Blut in den Beinvenen. Liegt ein streßbedingter massiver Vagusreiz vor, konzentriert sich das Blut im Bauchraum. In beiden Fällen kann ein Sauerstoffmangel im Gehirn entstehen, der zur Ohnmacht führt. Durch die dann erfolgende horizontale Lage wird der venöse Blutrückfluß zum Herzen erleichtert und das Gehirn wieder besser durchblutet; das Bewußtsein kehrt zurück.

Schock (pathologisch):
Die Abnahme des Herzminutenvolumens führt zum Blutdruckabfall und provoziert zur Sicherung der Grundversorgung eine *Kreislaufzentralisation*. Ursachen sind u.a. Herzversagen, Toxine, hoher Blutverlust oder eine massive Gefäßweitstellung durch eine pathologisch übersteigerte Streßreaktion (psychischer Schock). Eine der sichtbaren Folgen ist die Minderdurchblutung der Haut. Sie ist blaß und feucht, evtl. auch zyanotisch.

Lokale arterielle Zirkulationsstörungen (pathologisch):
Die Butversorgung von Hautbezirken und tieferliegenden Regionen kann durch eine Gefäßverengung oder einen -verschluß stark reduziert bzw. unterbrochen sein. Mögliche Ursache ist eine Gefäßerkrankung oder ein Embolus. Durch den Sauerstoffmangel bedingt treten gleichzeitig starke Schmerzen auf.

Anämie (Blutarmut; pathologisch):
Ein verminderter Anteil von Erythrozyten und/oder Hämoglobin führt zum Sauerstoffmangel im gesamten Organismus. Zugunsten der Durchblutung der inneren Organe werden die Hautgefäße eng gestellt und der Stoffwechsel reduziert.

Akuter Blutverlust (pathologisch):
Bei akutem Blutverlust werden die peripheren Gefäße zugunsten der Aufrechterhaltung der Sauerstoffversorgung der lebensnotwendigen Organe enggestellt.

Verminderte Nierendurchblutung (pathologisch):
Im Falle einer Nierenminderdurchblutung, z.B. bei Nierenerkrankungen, Nierenarterienstenosen, starkem Blutdruckabfall oder Blutverlust, schüttet die Niere vermehrt Renin aus. Renin ist ein Enzym, welches Angiotensinogen zu Angiotensin I umwandelt. Dieses wird unter der Wirkung des Konversionsenzyms zu Angiotensin II umgewandelt, welches stark gefäßverengend wirkt.

Gleichzeitig stimuliert es die Freisetzung des Nebennierenrindenhormons Aldosteron; hierdurch werden das extrazelluläre Flüssigkeitsvolumen und letztendlich auch der Blutdruck erhöht.

Eine dauerhafte Renin- und Aldosteronausschüttung, wie sie bei Nieren- und Nierengefäßerkrankungen auftritt, führt zum *renalen Bluthochdruck (siehe "Bluthochdruck", Seite 133).* Trotzdem ist die Haut des Patienten blaß, denn Angiotensin II hält die Gefäßengstellung aufrecht (sogenannter "weißer" Bluthochdruck).

Pigmentmangel

Bei Bestehen eines Pigmentmangels ist die Haut hell. Häufige Ursachen des Pigmentmangels werden im folgenden beschrieben.

Geringe Lichtexposition (physiologisch):

Die Exposition von Sonnenlicht regt die Bildung der Melanine (= *dunkle Hautpigmente*) an. Da nur diese die Dunkelfärbung der Haut verursachen, bleibt sie bei geringer Lichtexposition ("*Stubenhocker*") hell.

Albinismus (pathologisch):

Die Bildung der Melanine in den Melanozyten kann durch einen vererbten Enzymdefekt gestört sein (= *Albinismus*). Die Haut schimmert hell, die Körper- und Kopfhaare sind weißblond. Bei absolutem Pigmentmangel ist zusätzlich die Regenbogenhaut des Auges rötlich oder hellblau.

Vitiligo (Scheckhaut; pathologisch):

Aufgrund ungeklärter Ursache (Hemmung der Melaninsynthese?) kommt es zu weißen, pigmentfreien Hautflecken mit hyperpigmentiertem Rand. Diese Erscheinung tritt vor allem am Rumpf, den Händen, im Gesicht und im Intimbereich auf.

Hautbräune

Hautbräune (= *Hyperpigmentierung*) entsteht durch eine große Anzahl von Melaninen (= dunkle Hautpigmente). Sie kann verschiedene **Ursachen** haben.

Hohes Lebensalter (physiologisch):

In höherem Alter kann eine erhöhte Pigmentierung in Form von linsen- bis talergroßen braunen Flecken ("Altersflecken"), insbesondere an Handrücken, Unterarmen und im Gesicht, in Erscheinung treten.

Hohe Lichtexposition (physiologisch):

Die bräunende Wirkung eines "Sonnenbades" ist allgemein bekannt (vgl. auch oben "Geringe Lichtexposition").

Schwangerschaft (physiologisch):

Durch die mit der Schwangerschaft einhergehenden hormonellen Veränderungen kann es zur vermehrten Bildung des melanozytenstimulierenden Hormons kommen. Infolge dessen können reversible Pigmentflecken im Gesicht oder ein Pigmentstreifen zwischen Bauchnabel und Schambehaarung auftreten.

Medikamenteneinnahme:

Medikamente, Hormone (z.B. Antibabypille), aber auch Kosmetika können scharf begrenzte, unregelmäßig gestaltete, gelblich-braune Flecken (= *Chloasma*) im Gesicht auslösen.

Morbus Addison (pathologisch):

Aufgrund einer Nebennierenrindeninsuffizienz wird die Ausschüttung des Hypophysenvorderlappenhormons ACTH nicht ausreichend gehemmt. Das gleichzeitig vermehrt ausgeschüttete melanozytenstimulierende Hormon verursacht eine Bronzepigmentierung an den belichteten Körperstellen, den Innenhandlinien, den Brustwarzen, der Genitalregion, der Wangenschleimhaut und z.T. auch des Zahnfleisches.

Gelbverfärbung

Die Gelbverfärbung der Haut, auch der Schleimhäute und des Bindegewebes (= *Ikterus*) entsteht in den meisten Fällen durch Ablagerungen des gelbbraunen Gallenfarbstoffs Bilirubin infolge unzureichender Ausscheidung. Diese Ablagerungen werden zuerst erkennbar in der Bindehaut des Auges, die auf dem Hintergrund der weißen *Skleren* (= gefäßfreie Lederhaut des Auges) sichtbar wird; man spricht vom sogenannten "Sklerenikterus" *(siehe auch "Bilirubinstoffwechsel", Seite 262).*

Nur gelegentlich ist die Verfärbung anders verursacht, z.B. durch die Zufuhr bestimmter Substanzen. So kann häufiger Verzehr von Karotten- und Orangensaft, insbesondere bei Säuglingen, zu Karotinablagerungen in der Haut führen.

Auch einige Laxanzien und fiebersenkende Medikamente verursachen gelbliche Hautverfärbungen durch Ablagerung von Farbstoffen.

Die Auslöser eines Ikterus sind meist pathologischer Art. Eine Ausnahme bildet der physiologische Neugeborenenikterus.

Je nachdem, ob die Ursache eines Ikterus vor (im Blutkreislauf), in oder hinter der Leber liegt, unterscheidet man zwischen prä-, intra-, und posthepatischem Ikterus.

Neugeborenenikterus (physiologisch):

Das fetale Hämoglobin (= *Hb-F*) verfügt über eine sehr hohe Sauerstoffbindungskapazität. Da sich die Sauerstoffversorgung mit Einsetzen der Lungenatmung verbessert, wird dieses Hämoglobin in den ersten Lebenstagen abgebaut und durch Hb-A ersetzt. Das dabei anfallende Abbauprodukt Bilirubin kann aufgrund einer noch bestehenden funktionellen Leberunreife des Neugeborenen (relativer Mangel an Glukuronyltransferase) nicht über die Galle ausgeschieden werden. Es wird deshalb in der Haut und in anderen Organen abgelagert.

Prähepatischer Ikterus:

Diese Ikterusform findet man bei der *Hämolyse* (= abnormer Erythrozytenabbau und Bilirubinanfall); die Bilirubinbildung ist so erhöht, daß die Leber überlastet wird und das Glukuronyltransferasesystem sich erschöpft. Die Bindung an Glukuronsäure erfolgt nicht und das indirekte Bilirubin ist folglich erhöht.

Intrahepatischer Ikterus:
Durch Leberschäden (z.B. *Leberzirrhose, Leberentzündung, Fettleber*) kann das Bilirubin nicht ausreichend aufgenommen, gebunden und ausgeschieden werden. Es kommt zum Rückstau ins Blut und zu vermehrter Ausscheidung im Urin.

Posthepatischer Ikterus:
Bei Einengungen oder *Verschluß des Leber- Gallengangsystems* durch Steine, Tumore oder Entzündungen kann nur wenig oder gar kein Bilirubin in den Dünndarm fließen; das direkte Bilirubin tritt über die Lebervene zurück ins Blut und wird im Urin ausgeschieden (= *Bilirubinurie*). Folglich ist der Urin bierbraun verfärbt und von *gelbem Schüttelschaum* bedeckt. Wegen Fehlens des Gallenfarbstoffes ist der Stuhl grau-weiß und enthält nicht absorbierte Fette (= *acholischer Stuhl*).

Schmutziggelb-graue Haut

Eine schmutziggelb-graue Hautfarbe ist bei chronischen *Nierenkrankheiten* typisch. Die Farbentstehung ist nicht sicher geklärt, aber vermutlich auf Ablagerungen zurückzuführen.

Blausucht (= *Zyanose*)

Als Blausucht wird die blaurote Verfärbung der Haut und Schleimhäute durch die *relative Vermehrung des reduzierten Hämoglobins** in den Kapillaren bezeichnet. Sie ist Folge und Zeichen einer *unzureichenden Sauerstoffsättigung des Blutes*. Die Verfärbung wird zuerst sichtbar an den Lippen, der Bindehaut des Auges und den distalen Körperteilen (*Akren*), also an Fingern, Zehen, Händen, Füßen, Nase und Ohrläppchen. Sie wird häufig von Atemnot und Pulsbeschleunigung begleitet.
Die **Ursachen** sind vielfältig und stets **pathologisch**.

Störung des Gasaustausches in der Lunge:
Infolge von Atemwegserkrankungen, die mit einer Einengung oder Verkleinerung der Gasaustauschfläche einhergehen (z.B. *Lungenemphysem**/ *-tumor*), kommt es zur verringerten Sauerstoffanreicherung des Blutes. Die Zyanose nimmt mit dem Schweregrad der Erkrankung zu.

Herzerkrankungen:
Infolge einer **Rechtsherzinsuffizienz** staut sich das venöse Blut vor dem rechten Herzen. Da das Blut somit länger in der Peripherie* verbleibt, wird der Sauerstoff intensiver genutzt. Dadurch nimmt die Menge reduzierten Hämoglobins zu, der Gehalt an Sauerstoff nimmt ab.
Ist allein das **linke Herz insuffizient**, wirft es nicht mehr genug Blut in den Körperkreislauf aus. Es ist gleichzeitig nicht mehr fähig, die gesamte Blutmenge aus der Lunge aufzunehmen. So entsteht ein Rückstau im Lungenkreislauf; im Extremfall bildet sich ein Lungenödem. In den gestauten Gefäßen ist die Sauerstoffdiffusion behindert, die Menge reduzierten Hämoglobins nimmt entsprechend der Schwere des Krankheitsbildes zu.
Infolge von angeborenen **Herzfehlern** kann es bei Säuglingen zu Kurzschlußverbindungen (= *Shunt*) zwischen dem großen und dem kleinen Kreislauf kommen.
Durch die Vermischung von venösem und arteriellem Blut, zum Beispiel beim Rechts-Links-Shunt, gelangt venöses Blut unter Umgehung des Lungenkreislaufes (ohne O_2-Sättigung) in den Körper und verursacht dort eine Zyanose.
Beachte: Patienten mit Herzerkrankungen sind oft blaß, da die Hautgefäße infolge des Sauerstoffmangels enggestellt werden. Eine Zyanose läßt sich bei erhöhtem O_2-Bedarf und zusätzlich bei Vorgängen wie Pressen, Husten oder Niesen, wenn das Blut in die Kapillaren gedrückt wird, beobachten.

Verbindung des Hämoglobins mit anderen Substanzen (Methämoglobinämie):
Verschiedene Stoffe, z.B. Nitrat, können die Oxidation von Hämoglobin zu seiner Variante *Methämoglobin*, das zum Transport von Sauerstoff ungeeignet ist, bewirken.
Säuglinge, die Wasser mit erhöhtem Nitratgehalt trinken, können eine *Methämoglobinämie* (Form der Blausucht) entwickeln, da ihr Organismus das Enzymsystem, welches Methämoglobin wieder abbaut, erst im 6. bis 8. Lebensmonat vollständig entwickelt hat.
Auch andere Substanzen, wie Sulfonamide, Chinin oder Nitrose Gase, können zur Vermehrung des in geringen Mengen im Körper vorhandenen Methämoglobins führen.

Gesteigerte Kälteempfindlichkeit:
Die gesteigerte Kälteempfindlichkeit (*Akrozyanose*) entwickelt sich in der Pubertät und schwindet meist um das 25. Lebensjahr. Als Ursache wird eine neuro-hormonelle Regulationsstörung vermutet. Bereits bei Außentemperaturen von 15 bis 18°C kommt es an den Akren zu blau-roten Verfärbungen. Bei stärkerer Abkühlung können sich auch hellrote Flecken bilden. Die Haut ist feucht und kalt.

7.3.2 Spannungszustand der Haut

Die Eigenspannung der Haut (= *Hautturgor*) ist abhängig von dem Grad der Wasserbindung, dem Gehalt an elastischen Gewebselementen und an Fettgewebe. Die Beobachtung des Hautturgors läßt Rückschlüsse hierauf zu.

Normaler Hautturgor

Die Spannung der Haut ist druckelastisch (gibt bei Druck nach und geht bei Druckentlastung in die Ausgangsform zurück). Die Haut läßt sich mit 2 Fingern als Falte abheben und glättet sich bei Loslassen sofort wieder.

Herabgesetzter Hautturgor

Bei einem herabgesetzten Hautturgor ist die Haut schlaff und faltig.

Altershaut (physiologisch):
Der herabgesetzte Hautturgor kommt aufgrund der verminderten Wasserbindungsfähigkeit des Bindegewebes physiologisch im höheren Lebensalter vor. Die Hautdicke vermindert sich um ca. ein Drittel, so daß sie außerdem an Elastizität verliert.

Flüssigkeitsverlust (pathologisch):
Der herabgesetzte Hautturgor entsteht bei *Dehydratation** / *Exsikkose** infolge hoher Flüssigkeitsverluste, sofern diese nicht durch ausreichende Zufuhr von Wasser und Natrium ausgeglichen werden. Die Flüssigkeitsverluste können z.B. entstehen bei langanhaltendem/n Erbrechen bzw. Durchfällen, starken Blutverlusten, Verbrennungen, Fieber oder einer Diuretikatherapie*.
Anmerkung: Säuglinge reagieren aufgrund ihres veränderten Wasserhaushaltes (größerer Anteil am Gesamtkörpergewicht) extremer auf Flüssigkeitsverluste.

Gesteigerter Hautturgor durch Ödeme

Ödeme sind schmerzlose, nicht gerötete Schwellungen infolge Ansammlung wäßriger Flüssigkeiten in den Gewebsspalten. Der Druck mit dem Finger hinterläßt eine Vertiefung im ödematösen Gewebe (Ausnahmen: Myxödem *(siehe Seite 268)*, Lid- und Skrotumödem). Ausgedehnte Flüssigkeitsansammlungen im Unterhautzellgewebe werden als *Anasarka* bezeichnet.

Mechanismen der Ödembildung
Erhöhter hydrostatischer* Druck:
Aufgrund einer Zunahme der Flüssigkeitsmenge im Gefäßsystem erhöht sich der Blutdruck in den Kapillaren. Dadurch wird
a) aus dem arteriellen Abschnitt der Kapillaren mehr Flüssigkeit ins Interstitium filtriert,
b) die Möglichkeit zur Reabsorption der Flüssigkeit aus dem Gewebe in den venösen Abschnitten der Kapillaren verringert,
c) das Lymphsystem *(siehe Seite 268)* überlastet; der Lymphabfluß kann nicht entsprechend der vergrößerten Flüssigkeitsmenge im Interstitium gesteigert werden.

Es bilden sich Ödeme *(vgl. "Kardiale Ödeme")*.

Erniedrigter kolloidosmotischer* Druck:
Die Konzentration der Eiweiße im Blut bestimmt den kolloidosmotischen Druck (auch *onkotischer Druck* genannt). Er sorgt für die Wasserbindung im Gewebe, insbesondere aber in den Blutgefäßen. Bei Eiweißmangel im Blut wird die Flüssigkeit
a) im Gefäßsystem nicht ausreichend gebunden und
b) aus dem Gewebe nicht in ausreichendem Maße in die Kapillaren reabsorbiert.

Es bilden sich Ödeme *(vgl. "Hungerödeme")*.

Kapillarwandschäden:
Durch Kapillarwandschäden kommt es zu vermehrtem Flüssigkeitsaustritt ins Gewebe. Ursachen sind z.B. Entzündungen, Allergien oder Sauerstoffmangel *(vgl. "Ödeme durch Kapillarwandschäden")*.

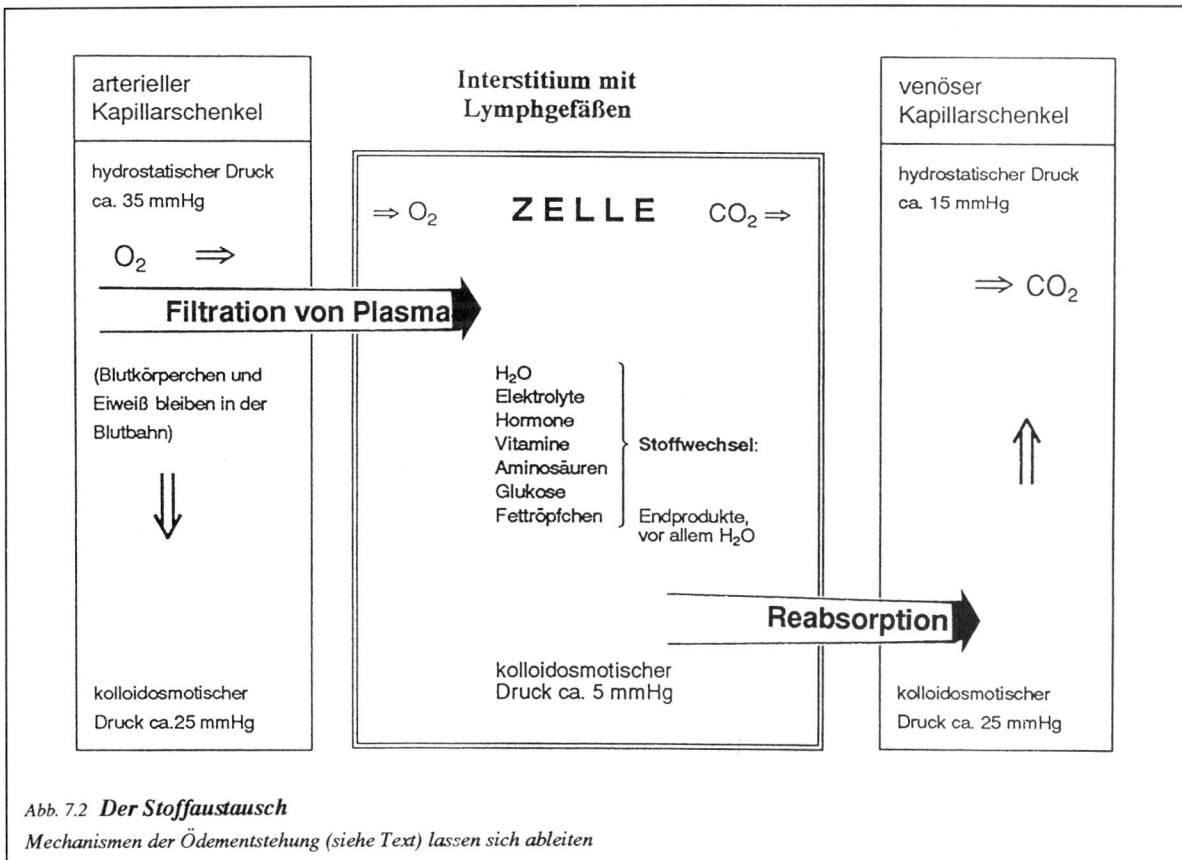

*Abb. 7.2 **Der Stoffaustausch***
Mechanismen der Ödementstehung (siehe Text) lassen sich ableiten

Gestörter Lymphabfluß:
Lymphgefäße dienen u.a. dem Abtransport von Flüssigkeiten aus dem Gewebe; sie durchziehen Gewebsspalten und münden letztendlich in die großen Venen. Krankhafte Veränderungen der Lymphgefäße und damit Störungen des Lymphabflusses treten u.a. auf bei Entzündungen, Tumoren und ähnlichen Erkrankungen *(vgl. "Lymphödeme")*.

Ödeme können entsprechend ihrer Ursache eingeteilt werden.

Kardiale Ödeme:
Kardiale (= *vom Herzen ausgehende*) Ödeme (= *Stauungsödeme*) haben ihre Ursache in einer verminderten Pumpleistung des Herzens, die zu einem Rückstau des Blutes im venösen System und folglich auch im Lymphsystem führt. Infolgedessen ist der hydrostatische Druck erhöht, es kommt zur Ödembildung *(siehe "erhöhter hydrostatischer Druck")*. Die Flüssigkeit sammelt sich beim stehenden Menschen zunächst an den Stellen, an denen der Druck der Blutsäule am stärksten wirkt, also an den *Füßen, Fußknöcheln und Unterschenkeln*. Bei Liegenden bilden sich die Ödeme bevorzugt in der Kreuzbeinregion aus.
Die Ödeme treten tagsüber, wenn der Kreislauf belastet wird, verstärkt auf. Während der nächtlichen (oder sonstiger) Herz- Kreislaufentlastung werden sie zum Teil rückresorbiert. Infolgedessen kommt es zur vermehrten Urinproduktion und zum nächtlichen Wasserlassen (= *Nykturie*).

Renale Ödeme:
Verschiedene Nierenerkrankungen (*ren = Niere*) gehen mit einer erhöhten Eiweißdurchlässigkeit der *Glomerulumschlingen* (= arterielles Kapillarnetz der Niere, welches den Urin abfiltriert) einher. Es kommt zur Eiweißausscheidung im Urin. Der dadurch im Blut entstehende Eiweißmangel führt zur Herabsetzung des *kolloidosmotischen Drucks*. Nun kann die Flüssigkeit einerseits im Blutgefäß nicht ausreichend gebunden werden und andererseits nicht ausreichend aus dem Gewebe in die Kapillaren reabsorbiert werden.
Die Ödeme entstehen in erster Linie in Regionen, die einen niedrigen Gewebedruck aufweisen; das sind
- Gesicht, besonders Lidbereich;
- Haut vor dem Schienbein (*prätibitale* Region);
- Hodensack (*Skrotum*);
- Fußknöchel.

Hepatogene Ödeme:
Bei bestimmten Leberkrankheiten (*Hepar = Leber*), wie z.B. der Leberzirrhose, sind die geschädigten Leberzellen nicht mehr in der Lage,
- das venöse Blut der Pfortader aufzunehmen. Folglich kommt es in der Pfortader zum Rückstau und damit zum Hochdruck; das Serum wird in die freie Bauchhöhle gepreßt, es entsteht die sogenannte Bauchwassersucht (= *Aszites*).
- ausreichend Plasmaproteine zu bilden; durch den Proteinmangel wird der kolloidosmotische Druck erniedrigt.

So kommt es zur lagebedingten Ödembildung an den unteren Extremitäten.
Im fortgeschrittenen Stadium der Lebererkrankung ist die Ausschüttung des Hormons *Aldosteron* gesteigert. Aldosteron fördert die *Natrium-* und *Wasserresorption* in das Blut und das Zwischenzellgewebe. Die Ödembildung wird dann zusätzlich begünstigt.

Hungerödem:
Durch andauernde Eiweißmangelversorgung (Hungern, falsche Ernährung) entsteht ein erniedrigter *kolloidosmotischer Druck*. Die aus der Darmwand resorbierte Flüssigkeit (täglich ca. 15 Liter!) kann nicht ausreichend in die Blutbahn zurückgeholt werden. So kommt es zur Ansammlung von Flüssigkeit in der freien Bauchhöhle (*Aszites*). Sie kann zur Auftreibung des Leibes mit Verstreichen des Nabels, zu bläulich-braunrotgefärbten Hautstreifen und Atemnot führen.

Ödeme durch Kapillarwandschäden:
Durch Allergene wie Staub, Pollen oder best. Nahrungsmittel, durch Insektenstiche oder Entzündungsvorgänge können die Kapillarwände geschädigt und lokal erhöht durchlässig werden.
In diesen Bereichen kommt es durch den vermehrten Austritt von Blutflüssigkeit ins Gewebe zur Ödembildung.

Lymphödeme:
Durch Lymphstauung, z.B. bei lokalen Entzündungen, bei Verschluß des Brustlymphganges oder der Entfernung regionaler Lymphknoten (bei Karzinomerkrankungen) kommt es zur Ausbildung lokaler Ödeme. Die Schwellung ist *teigig* und nur zum Teil eindrückbar.

Myxödem:
(*Myxo = Schleim oder Schleimhaut*) Bei einer angeborenen Schilddrüsenunterfunktion kommt es aufgrund des Thyroxinmangels zur Anreicherung schleimartiger Substanzen in der Unter- und Lederhaut des gesamten Körpers. Die angeschwollene Haut läßt sich leicht eindrücken, geht jedoch unmittelbar in ihre vorherige Form zurück. Sie ist insgesamt trocken, rauh, fahl, wachsartig und gelblich.

Gesteigerter Hautturgor aufgrund anderer Ursachen

Bösartige und gutartige Tumore der Haut können über das Hautniveau hinaus erhaben sein und durch ihre Größe zur **lokalen Steigerung des Hautturgors** führen.

Malignes Melanom:
Dieser bösartige Tumor bildet sich vornehmlich aus *Naevi* (Muttermalen, Leberflecken), aber auch aus noch unveränderter Haut durch Umwandlung von Melanozyten in Melanomzellen. Pigmentierte Hautveränderungen sollten deshalb von jedermann hin-

sichtlich folgender Kriterien, die auf eine Bösartigkeit hinweisen können, beobachtet werden:
- Asymmetrie;
- Unregelmäßigkeiten des Randes mit verformten Ausläufern;
- Farbunregelmäßigkeiten innerhalb der Hautveränderung, es finden sich schwarze, braune, helle und weiße Abschnitte;
- Durchmesser der Hautveränderung mindestens 6 mm, zunehmend;
- Blutungsneigung;
- rötlich entzündlicher Hof;
- Schmerz oder Juckreiz.

Beachte: Jedes sich verändernde Muttermal sollte vom Hautarzt untersucht werden.

Haarbalgdrüsenentzündung:
Bei der Haarbalgdrüsenentzündung (= *Furunkel*) handelt es sich um eine umschriebene, akut-eitrige und schmerzhafte Entzündung eines Haarbalges und der dazugehörigen Talgdrüse. Sicht- und tastbar ist ein bohnen- bis walnußgroßer, geröteter Knoten mit gelbem Mittelpunkt und geschwollener Umgebung. Ein Furunkel kann an jeder behaarten Körperstelle - meist durch Staphylokokkeninfektion - entstehen.

Blutergüsse:
Blutergüsse (= *Hämatome*) bestehen aus einer geschlossenen Blutmasse außerhalb eines Blutgefäßes. Sie entstehen operations- oder unfallbedingt oder bei krankhafter Blutungsneigung. Sie führen zu einem lokal erhöhten Spannungszustand der Haut und zu einer blau-roten, später durch den Hämoglobinabbau blau-gelb-grünen, Hautverfärbung.

Entzündungen:
Sie führen zur *Exsudation* (Austritt) von Blutplasma aus dem Blutgefäß ins Gewebe. Der hierdurch lokal erhöhte Spannungszustand ist manchmal nur tastbar aber nicht sichtbar. Die Haut ist außerdem gerötet, überwärmt und schmerzhaft.

7.3.3 Die Hautoberfläche
Die Hautoberfläche kann zahlreiche Veränderungen mit Krankheitswert aufweisen.

Hautblüten
Hautblüten (= *Effloreszenzen*) ist ein Sammelbegriff für krankhafte Hautveränderungen.

Besenreiservarizen:
- dicht unter der Haut verlaufende Erweiterung kleinster Venen;
- finden sich häufig am weiblichen Oberschenkel.

Cicatrix (Narbe):
bindegewebige Neubildung von harter Konsistenz, die nach größeren Substanzverlusten als Endzustand der Wundheilung auftritt.

Dekubitus:
Druckgeschwür *(siehe "Dekubitus", Seite 175)*.

Ekzem (= *Juckflechte*):
- juckende, schubweise auftretende entzündliche Erkrankung der Oberhaut und des Papillarkörpers;
- die flächenhafte Rötung ist gegenüber der gesunden Haut nicht deutlich abgegrenzt;
- kann insbesondere durch Unverträglichkeiten, Allergien und toxische Einwirkungen verursacht sein.

Erosion:
- nässender, nicht blutender, nur das Epithel betreffender Substanzverlust der Haut oder Schleimhaut;
- kann mechanisch oder infektiös bedingt sein und heilt ohne Narbenbildung ab.

Exanthem:
- vom Gefäßbindegewebe ausgehende, recht gleichmäßige Hautrötung, die sich auf größere Hautpartien erstreckt;
- tritt häufig mit charakteristischen Hautausschlägen bei Infektionskrankheiten wie Masern, Röteln, Scharlach, aber auch als Reaktion auf chemische Stoffe und Arzneimittel auf.

Hämatom:
Bluterguß *(siehe vorstehend)*.

Herpes simplex:
virusbedingter Hautausschlag mit Bläschenbildung.

Naevus (Mal, Muttermal):
scharf umschriebene Fehlbildung der Haut unterschiedlichen Ausmaßes.

Naevus flammeus (Feuermal):
- angeborener, meist kapillärer Gefäßnaevus;
- ist fleckenförmig, meist zackig begrenzt und von hellroter bis violetter Farbe.

Papula (Papel):
- knötchenartige Erhebung der Haut durch Vermehrung von Hautzellen.

Petechien:
- kleinste, nadelstichartige Hautblutungen (*Kapillarblutungen*) infolge von Blutgerinnungsstörungen;
- werden häufig durch Druck provoziert.

Pustula (Pustel):
mit Eiter gefülltes Bläschen.

Rhagade (Schrunde):
- streifenförmiger, linearer Riß der Haut an den Übergangsstellen zwischen Haut und Schleimhaut, wie an der Nase, den Lippen, am Anus und am Genitale;
- tritt meist bei Vorschädigungen (z.B. Entzündungen) oder Vitamin- / Eisenmangel auf.

Spider naevus:
- auch Sternnaevus oder Gefäßspinne genannt;
- stecknadelkopfgroße, rote, arterielle Gefäßerweiterung bei chronischen Leberkrankheiten;
- tritt vor allem im Gesicht, auf der Brust und an den oberen Extremitäten auf.

Striae (Streifen):
- blau-rötliche, später gelblich-weiße Streifen, insbesondere in Bauch-, Hüft- und Brustregion auftretend;
- entstehen durch Schädigung der elastischen Fasern nach Erhöhung des Glukocorticoidspiegels;

- heilen unter Atrophie und Pigmentverlust ab;
- treten bei Fettsucht, Bauchwassersucht und bei ca. 70% der Schwangeren in der zweiten Schwangerschaftshälfte auch ohne Erhöhung des Glucocorticoidspiegels auf.

Urtika (Quaddel):
- hellrosa bis weißlich, stecknadel- bis handtellergroße Erhebung der Haut;
- vom Gefäßsystem ausgehende Reizödeme.

Urtikaria (Nesselsucht / -ausschlag):
- flüchtige, stark juckende, schubweise auftretende *Quaddelbildung*;
- kommt vor bei allergischer und nicht allergischer Überempfindlichkeit der Haut auf exo- und endogene Reize.

Ulkus (Geschwür):
- tiefer Gewebsdefekt infolge krankhaften Gewebszerfalls;
- es kommt zum Substanzverlust der Haut / Schleimhaut und zur narbigen Abheilung.

Verruca (Warze):
- gutartige, infektiöse, durch einen Virus hervorgerufene Neubildung der Haut (*Epidermiswucherung*);
- halbkugelförmig, hart und knötchenartig.

Verruca seborrhoicae (Alterswarze):
- Warze, die ab dem 5. Lebensjahrzehnt auftritt;
- ist rundlich bis oval und meist linsen- bis bohnengroß;
- ist hellbraun bis schwarz-braun und fettig.

Vesicula (Bläschen):
mit Flüssigkeit gefüllte, im Hautniveau liegende oder erhabene Hautblüte.

Zellulitis (Orangenhaut):
- vorzugsweise an Oberschenkeln und Gesäß der Frau auftretende Besonderheit der Bindegewebsstruktur und des Unterhautfettgewebes;
- beim Zusammendrücken der Haut kommt es zu grübchenförmigen Einziehungen.

Ungeziefer und Mikroorganismen

Lausbefall:
Läuse sind 1 - 3 mm lange, blaßgraue Insekten, die ihre Eier (= Nissen) an Haaren oder Kleidungsstücken ablegen (Kopf-, Scham- oder Kleiderlaus).

Flohstiche:
Flöhe verursachen gruppenweise angeordnete, stark juckende Quaddeln oder rote Flecken.

Milbengänge:
Milben sind die Erreger der Krätze (= *Scabies*). Sie graben bis zu 10 mm lange Gänge in die Oberhaut und verursachen heftigen Juckreiz.

Herpes simplex:
Dieser Hautausschlag geht mit Bläschenbildung einher. Er wird durch Infektion mit dem Herpes-Virus (zwei verschiedene Typen) ausgelöst. Die Bläschen treten meist örtlich begrenzt, gruppenweise im Übergangsbereich von Haut und Schleimhaut auf (Lippen, Nase, Geschlechtsorgane); Juckreiz und Spannungsgefühl gehen voraus. Bei Schwächung des Immunsystems kommt es oft zu Rückfällen.

Verruca (= Warze):
Virusinfektion (siehe vorstehend).

Furunkel:
Bakterielle Infektion *(siehe Seite 269)*.

Pilzkrankheiten (Dermatomykosen):
Pilzinfektionen verursachen juckende, ekzemartige Hautveränderungen unterschiedlichen Ausmaßes. Sie treten bevorzugt bei gestörter Abwehrlage und im feuchtwarmen Milieu (Hautfalten: Achselhöhlen, Leisten, unter den Brüsten, zwischen den Zehen) auf.

Soormykose (Candidose):
Soormykosen sind durch Hefepilze der Gattung *Candida* ausgelöste Erkrankungen. Sie führen zu roten, nässenden Hautflächen, die eine nach innen gerichtete Schuppenkrause erkennen lassen. Rundherum finden sich Pusteln und eröffnete Bläschen mit schuppendem Saum.

Die *Candidose der Mundschleimhaut* geht meist mit weißlichen, stippchen- bis flächenförmigen, schwer abwischbaren Belägen einher.

Die *Candidose der Scheidenschleimhaut* ist mit Juckreiz und weißlichem Ausfluß dickbreiiger/körniger Konsistenz (vergleichbar geronnener Milch) verbunden.

Hefepilzerkrankungen entstehen bei beeinträchtigter Abwehrlage des Körpers (Unterernährung, Zuckerkrankheit, Leukämie, Aids, Antibiotika- / Cortisontherapie u.ä.).

Wundsein, Wolf (= Intertrigo):
Durch Bakterien- oder Pilzbefall entstehen - bei gleichzeitiger Reibung oder *Mazeration* der Haut - juckende und brennende, erosiv veränderte Hautbezirke. Sie finden sich insbesondere unter den weiblichen Brüsten, an den Oberschenkelinnenseiten, in der Analfalte und in den Leisten.

7.3.4 Hauttyp

Man unterscheidet die Hauttypen *normal*, *fett* und *trocken*.

Viele Menschen weisen gleichzeitig fette (z.B. an Stirn und seitlichem Nasenbereich), trockene (z.B. an den Wangen) und normal gefettete Hautbezirke auf. Hier spricht man auch von *Mischhaut*.

Der Hauttyp wird vererbt, aber auch durch Umwelteinflüsse und individuelle Hautpflege beeinflußt.

Normale Haut

Normale Haut ist zart, feinporig, glatt, geschmeidig und gut durchblutet. Ihr Aussehen ist frisch und weder zu fett (glänzend) noch zu trocken (stumpf), wobei sich das Aussehen im Alter ändert *(siehe "Altershaut", Seite 261)*.

Trockene Haut

Die trockene Haut fühlt sich rauh an. Sie ist spröde, reißt leicht ein und kann schuppen; die Talgproduktion ist erniedrigt (*Sebostase*). Die trockene Haut ist empfindlich (insbesondere gegenüber Temperatureinflüssen), schnell gerötet und juckend, vor allem nach Kontakt mit Wasser. Parallel dazu sind auch die Haare trocken und spröde.

Extrem trockene Haut findet man bei *Neurodermitis*, deren Leitsymptom der quälende Juckreiz ist. Außerdem finden sich an den betroffenen Stellen (v.a. Gelenkbeugen, Gesicht, Hals, Brust) ein vergrößertes Oberflächenrelief der Haut, Knötchen mit zentraler Kruste sowie eine gerötete, nässende und schuppende Hautoberfläche.

Eine trockene Haut kann durch zu häufiges Waschen und Reinigen provoziert werden. Sie kann auch durch Medikamente, die die Talgproduktion drosseln (z.B. blutfettsenkende Präparate, weibliche Sexualhormone), verursacht sein.

In *hohem Lebensalter* tritt die trockene Haut physiologisch auf, sie nimmt dann ein glanzloses Aussehen an.

Fette Haut

Fette Haut ist feucht, dick, grobporig und ölig glänzend. Sie entsteht durch eine gesteigerte Talgproduktion (*Seborrhoe*) und wird häufig von vermehrter Schweißproduktion und *Hautunreinheiten* (Pickel, Mitesser) begleitet. Gelegentlich tritt auch ein seborrhoisches Ekzem (gelblich schuppende Herde, von denen unterschiedlich starker Juckreiz ausgeht) auf.

Die Einnahme bestimmter *Medikamente* (u.a. Beruhigungsmittel, Hormonpräparate) kann zur Entstehung fetter Haut führen. Ebenso kommt sie bei gesteigerter Nebennieren- oder Eierstockfunktion vor.

Bei *Morbus Parkinson** kommt es u.a. zu einer dauernden Vermehrung der Talgabsonderung. Ein glänzendes Aussehen der Gesichtshaut (= *Salbengesicht*) ist die Folge.

Mitesser (*Komedonen*) entstehen immer auf dem Boden einer fettigen Haut. Dabei ist der Ausführungsgang der Talgdrüse durch einen Hornpfropf verstopft, so daß der Talg nicht nach außen abgesondert werden kann. Bei stärkerer Ausbildung kommt es zur Bildung eitergefüllter Bläschen und entzündlicher Knoten an den talgdrüsenreichen Hautpartien (Gesicht, Rücken, mittlere Brustregion); diesen Zustand der Haut bezeichnet man als *Akne vulgaris* (gewöhnliche Akne).

7.4 Beobachtung von Nagelveränderungen

Nägel können sich aufgrund von äußeren Einflüssen oder von Organstörungen in typischer Weise verändern.

Beschaffenheit
Uhrglasnägel:
- übermäßig gewölbte Nägel;
- treten meist gemeinsam mit *Trommelschlegelfingern* (= aufgetriebenes Fingerendglied bei gleichzeitig hochgradiger Weichteilverdickung), bei chronischen Herz- und Lungenleiden, Herzfehlern und Schilddrüsenerkrankungen auf.

Krallennagel:
- krallenartige Krümmung, Verdickung und schwärzliche Verfärbung des Nagels, meist an der Großzehe;
- wird verursacht durch Verletzungen, venöse Insuffizienz oder Vererbung, besonders in höherem Lebensalter.

Nagelablösungen

Nagelablösungen erfolgen durch häufige, langandauernde Wasser- und Seifeneinwirkung, Entzündungen im Nagelbereich, schwere Allgemeinerkrankungen und nach Hämatomen unterhalb des Nagels.

Nagelstrukturveränderungen
Querrillen:
Querrillen entstehen durch eine gestörte Nagelproduktion nach Infektionskrankheiten, Zytostatikatherapie, Schockzuständen, Vergiftungen, schweren gastrischen Störungen, Gichtanfällen und bei anhaltender psychischer Belastung.

Spröde brüchige Nägel:
Sie entstehen bei Eisenmangel, Nagelmykosen, Schilddrüsenfunktionsstörungen oder Mangelernährung. Sie können auch äußerlich durch Nagellack, Alkali und Azeton hervorgerufen werden.

Platten- oder schüsselförmig eingedellte Nagelplatten:
Sie werden durch mechanische Schädigung (oft durch Berufstätigkeit in Wäscherei, Druckerei, Molkerei) hervorgerufen.

Eingewachsene Nägel:
Sie entstehen durch Schuhdruck oder falsches Schneiden der Nägel.

Abgekaute Fingernägel:
Sie finden sich bei Nervosität, psychischen Störungen und Erkrankungen oder als schlechte Angewohnheit.

Nagelfarbe
Weißnagel:
Es handelt sich um eine weißliche, fleck- oder streifenförmig verlaufende Verfärbung der Nagelplatte durch Eindringen von Luft in die Hornlamellen oder als Folge einer Pilzinfektion.
Insgesamt weiße Nägel finden sich bei Leberzirrhose.

Gelblich-bräunliche Verfärbung
der Nägel sieht man bei starken Rauchern.

Blau-schwarze Verfärbung
entsteht durch ein Nagelbetthämatom.

Gelbliche Verfärbung
kann bei Schuppenflechte oder Pilzerkrankung vorkommen.

Entzündung des Nagels und des Nagelbettes
Das **Panaritium** (auch: Nagelgeschwür oder Umlauf) ist eine eitrige Entzündung des Nagelbettes oder der Nagelpfalz, die oft in die Tiefe weiterdringt und bis auf die Knochen und Gelenke der Finger und Hände übergreifen kann. Es kann entstehen durch Infektion, auch bei kleinsten Verletzungen. Die Entzündung geht einher mit Rötung, Schwellung, Eiterung, Hitze und Schmerz am Nagelwall.

7.5 Beobachtung der Haare

Veränderungen der Haare und des Haarwachstums können Begleiterscheinung verschiedener Erkrankungen oder Therapien sein. Sie werden von den Betroffenen, insbesondere von Frauen, oft als unangenehm und entstellend empfunden. Manche Menschen reagieren sogar mit Rückzug aus dem gesellschaftlichen Leben.

7.5.1 Haartypen
Ebenso wie bei der Haut unterscheidet man beim Haar den normalen, fettigen und trockenen Typus.

Normales Haar
Normales Haar ist kräftig, voll und matt glänzend. Es ist weder zu trocken noch zu fettig.

Fettiges Haar
Fettiges Haar entsteht bei übermäßiger Talgproduktion. Das Haar ist oft schon wenige Stunden nach dem Waschen fettig. Ursache können eine erbliche Veranlagung, psychischer Streß, Ernährungsfehler oder zu stark entfettende Haarpflegemittel sein.

Trockenes Haar
Trockenes Haar ist die Folge verringerter Talgproduktion. Aufgrund des fehlenden Fettfilmes ist das Haar schutzlos gegenüber mechanischen und chemischen Einflüssen. Trockenes Haar kann vererbt werden, aber auch durch schwere Allgemeinkrankheiten oder Schilddrüsenunterfunktion begründet sein.

7.5.2 Haarveränderungen

Haarausfall
Die Ursachen des Haarausfalles (*Alopecia*) sind vielfältig. Physiologisch findet er sich in hohem Lebensalter.
Die "*Glatzenbildung*" beginnt beim *Mann* meist an den Geheimratsecken und der Tonsurstelle. Sie tritt - bei ausreichendem Androgenspiegel und entsprechender erblicher Veranlagung - häufig schon ab dem 20. - 25. Lebensjahr auf und schreitet bis etwa zum 30. Lebensjahr schnell fort, um dann nachzulassen.
Die "*Glatzenbildung*" bei der *Frau* kommt entweder als diffuse Lichtung des Haares oder - fast ausschließlich in der Menopause - als käppchenförmiger, hochgradiger Haarausfall um den Wirbel vor. Zugrunde liegt eine erbliche Veranlagung, eine vermehrte Androgenbildung oder eine erhöhte Androgenempfindlichkeit der Haarfollikel.

Ein *diffuser, reversibler Haarausfall* ist nach Zytostatikatherapie, Antikoagulantien- / Thyreostatikaeinnahme u.a. Medikationen, nach ausgedehntem Kopfhautekzem, fieberhaften Infektionskrankheiten, Röntgenbestrahlungen und langandauernden Streßphasen zu beobachten.

Ein *kreisförmiger Haarausfall*, der sich auf eine oder mehrere kahle Stellen am Kopf beschränkt, tritt bei Pilzerkrankungen und Ekzemen auf.

Der *Ausfall sämtlicher Körperhaare*, also z.B. auch der Wimpern und Augenbrauen, wird möglicherweise durch Allergien ausgelöst. Die Ursache ist bisher nicht geklärt.

Vermehrter Haarwuchs
Ein lokal verstärkter Haarwuchs tritt bei ca. 40% aller Frauen in höherem Lebensalter an der Oberlippe und am Kinn auf ("*Damenbart*").
Ein vermehrter Haarwuchs kann erblich bedingt sein. Bei Frauen kann eine hormonelle Störung zugrunde liegen; in extremen Fällen gleicht sich die Behaarung der typisch männlichen an: Schambehaarung bis zum Nabel, dunkle Haare auf der Brust, Bartwuchs. Auch weitere sekundäre männliche Geschlechtsmerkmale können ausgebildet werden.

Haarspliss
Haarspliss meint den Zustand ausgefranzten und glanzlosen Haares, das leicht abbricht. Ursache können einerseits unsachgemäße Pflege, andererseits hormonelle oder mechanische Einflüsse, Hitze und Chemikalien (Dauerwelle, Färbung) sein.

Ergrauen der Haare
Das Ergrauen der Haare ist eine physiologische Alterserscheinung durch Pigmentschwund oder Sauerstoffeinlagerung in den Haaren. Frühzeitiges Ergrauen kann auf erblicher Veranlagung beruhen oder durch Krankheiten hervorgerufen sein.

7.6 Beobachtung der Zunge

Die Beobachtung der Zunge kann wertvolle Hinweise auf bestimmte Erkrankungen des Organismus liefern.

7.6.1 Physiologische Beschaffenheit

Die Zunge ist, bedingt durch kleine Wärzchen an der Oberfläche und am Zungenrücken, aufgerauht. Die Absonderung dünnflüssigen Schleims hält sie ständig feucht. Die Zunge ist rot, gut durchblutet und frei von Belägen.

7.6.2 Veränderungen
Grauweißlicher Belag des Zungenrückens
  ist die Folge ungenügender mechanischer Reinigung

bei Ausfall des Kauens oder bei Magen-, Leber- und Gallenkrankheiten.

Fleckiger, weißlicher, schwer abwischbarer Belag des Zungenrückens und der Mundschleimhaut
findet sich bei Soorinfektion (Belag ähnelt geronnener Milch).

Trockenheit
entsteht durch längere Mundatmung, mangelnde Flüssigkeitsaufnahme, hohe Flüssigkeitsverluste, akute Bauch- und Speicheldrüsenerkrankungen.

Lederne Zunge
tritt auf bei Harnvergiftung (= *Urämie**).

Glatte, lackiert wirkende Zunge
findet sich bei atrophischer Schleimhaut; mögliche Ursachen sind neben der Entzündung der Zunge Vitamin-B-12-Mangel, Eisenmangel und Blutkrankheiten.

Himbeerzunge
Die rote, lackiert und himbeerartig aussehende Zunge kommt vor bei Tumoren und chronischen Erkrankungen der Verdauungsorgane sowie bei dekompensierter Herzinsuffizienz.
Beschränkt sich die Erscheinung auf die Zungenspitze und -ränder bei ansonsten schmierig-weißlich belegter Zunge, deutet dieses auf Scharlach hin.

Zungenbrennen
Es handelt sich um das subjektive Gefühl eines Brennens, das sich auch auf die Lippen erstrecken kann. Meist liegen seelische Störungen im Sinne depressiver Verstimmungszustände, seltener Allergien, Vitaminmangel oder degenerative Veränderungen zugrunde.

7.7 Beobachtung der Mundschleimhaut

Die Mundschleimhaut ist recht empfindlich und reagiert schnell mit zum Teil spezifischen Veränderungen. Diese können Hinweise auf die zugrunde liegende Erkrankung geben. Wegen der physiologisch guten Durchblutung sind oft Rückschlüsse auf die aktuelle Kreislaufsituation möglich.

7.7.1 Physiologische Beschaffenheit
Die Mundschleimhaut ist gut durchblutet, feucht und frei von Belägen.

7.7.2 Veränderungen
Veränderungen entwickeln sich fast immer auf dem Boden einer lokalen oder generalisierten Abwehrschwäche (z.B. bei Fieber, reduziertem Allgemein- und Ernährungszustand, Antibiotikaeinnahme) bzw. bei unphysiologischer Ernährung (Nahrungskarenz, Sondenernährung) oder veränderter Atmung (Mundatmung, maschinelle Beatmung). Die physiologische Flora der Mundschleimhaut wird in diesen Fällen verändert, folglich wird die Entstehung von Infektionen begünstigt.

Mundschleimhautentzündung (= *Stomatitis*):
- meist virusbedingte Rötung und Schwellung der Schleimhaut sowie Bildung zahlreicher Aphten (s.u.);
- verursacht heftige, brennende Schmerzen, die häufig Anlaß zur Verweigerung der Nahrungsaufnahme sind.

Schwämmchen (= *Aphten*):
- weißliche, rundlich-ovale, von rotem Rand umgebene Defekte der Mundschleimhaut;
- rezidivierend, insbesondere bei Abwehrschwächen und Verdauungsstörungen;
- treten einzeln oder in geringer Zahl auf;
- sind sehr schmerzhaft.

Schrunde (= *Rhagade*):
- streifenförmiger, linearer Riß der Haut an den Übergangsstellen zwischen Haut und Schleimhaut, hier also am Mundwinkel oder an den Lippen;
- tritt meist bei Vorschädigungen (z.B. Entzündungen) oder Vitamin- / Eisenmangel auf.

Lippenbläschen (= *Herpes labialis*):
- Virusinfektion;
- zunächst Schwellung und Juckreiz, dann Bläschenbildung und Schmerz an den Lippen;
- tritt rezidivierend, insbesondere bei allgemeiner Abwehrschwäche und bei Fieber (= *Fieberbläschen*) auf.

Soorpilzbefall (= *Candidose der Mundschleimhaut*):
- Pilzinfektion;
- weißliche, stippchen- bis flächenförmige, schwer abwischbare Beläge der Mundschleimhaut;
- gehäuftes Auftreten bei Zahnlosigkeit.

Zahnfleischentzündung (= *Gingivitis*):
- gerötetes, geschwollenes, leicht blutendes Zahnfleisch, insbesondere am Übergang zum Zahn.

Trockene Mundschleimhaut:
- entsteht durch verringerten Speichelfluß infolge Einnahme bestimmter Medikamente (z.B. Parasympatholytika) oder bei verstärkter Sympathikusaktivität (Aufregung);
- entsteht bei Mundatmung;
- kann durch Flüssigkeits- und Nahrungskarenz bedingt sein.

7.8 Beobachtung der Ohrspeicheldrüse

In physiologischem Zustand ist die Ohrspeicheldrüse (= *Glandula Parotis*) unauffällig und nicht zu sehen.
Bei **Entzündung der Ohrspeicheldrüse** (= *Parotitis*) ist folgendes zu beobachten:
- stark schmerzende Schwellung der vor dem Ohr liegenden Drüse;
- ggf. Eiterabfluß in die Mundhöhle;
- gelegentlich tritt eine Kieferklemme auf.

Die Entstehung einer Parotitis wird durch Abwehrschwäche und mangelhaftes Kauen mit infolgedessen vermindertem Speichelfluß begünstigt. Krankheitserreger können so eher vom Mund in den Ohrspeicheldrüsengang eindringen. Die Parotitis kommt auch bei generalisierter Infektion mit dem *Mumpsvirus* - als nicht eitrige Entzündung - vor.

7.9 Körperpflege

Die Körperpflege dient nicht nur der Reinigung und Pflege der Haut und der Hautanhangsgebilde. Wie bereits erwähnt, bietet sie die *Möglichkeit der zwischenmenschlichen Kontaktaufnahme*. Die Hände des Pflegenden und die Haut des Hilfebedürftigen stellen den Kontakt miteinander her. Selbst bei Menschen, die für uns nicht sichtbar reagieren, kann eventuell durch die Vermittlung von sensiblen Reizen (Wärme, Kälte, Berührung, Vibration, Druck) oder von Gerüchen die Wahrnehmung der Umwelt und die Kontaktaufnahme zu ihr angebahnt bzw. gefördert werden (Basale Stimulation). Auch bewußtlose Menschen sollen im wahrsten Sinne des Wortes "spüren", daß sie nicht vergessen sind.

Bei Armut an äußeren Reizen (z.B. bei Bettlägerigkeit und voller Pflegebedürftigkeit), bei Störungen der verbalen Sprache und bei Verwirrtheitszuständen gewinnt die nonverbale Sprache sehr an Bedeutung.

Die Durchführung der Körperpflege bietet eine ausgiebige und intensive Möglichkeit zur nonverbalen Kommunikation. Auch erfährt der Kranke durch die Berührung seine Körperstrukturen, er nimmt die Grenzen zwischen sich und anderen wahr. Pflegende sollten sich dessen bewußt sein und dem Hilfebedürftigen ausdrücklich sensible Reize und menschliche Zuwendung vermitteln.

Bei der Waschung / Einreibung von Gesicht, Brust und Rücken werden *kreisförmige Bewegungen* meist als angenehm empfunden. Dabei geht man von der Mitte des Körperteils aus (z.B. wirbelsäulennahe, mittlere Region der linken Rückenhälfte), streicht mit der Hand kopfwärts und fährt dann mit einer bogenförmigen Bewegung auf die andere Seite dieser Körperhälfte, um dann den Kreis zu schließen. Die Streichungen werden mehrmals als größer werdende Kreise ausgeführt und anschließend auf der gegenüberliegenden Hälfte des Körperteils (z.B. rechte Rückenhälfte) in gleicher Art durchgeführt.

Druck und Tempo der Streichungen werden den Wünschen des Hilfebedürftigen angepaßt, sofern dieser Rückschlüsse darauf ermöglicht. Diesbezüglich sollte eine gezielte Beobachtung durchgeführt werden.

Streichungen und Massagen der Haut können auch entsprechend der Wuchsrichtung der Körperhaare ausgeführt werden; in diesem Fall werden sie als beruhigend empfunden. Erfolgt die Strichrichtung entgegen der Wuchsrichtung, wirken die Streichungen anregend; manchmal werden sie auch als unangenehm empfunden.

Das herzwärts gerichtete Ausstreichen der Extremitäten fördert den venösen Blutrückfluß und den Lymphstrom.

Weiter kann dem Körper durch eine Waschung - je nach Temperatur des Wassers - Wärme zugeführt bzw. abgeleitet werden.

Die Gefäße können durch Bürsten der Haut ein gewisses Training erfahren.

Durch den Geruch eines Waschzusatzes oder eines Hautpflegemittels (oder durch den Geruch des Pflegenden) kann ein zusätzlicher Reiz angeboten werden. Nach Möglichkeit sollte dieser Geruch dem Patienten aus gesunden Tagen bekannt und in angenehmer Erinnerung sein *(vgl. "Umgang mit Bewußtlosen", Seite 336).*

7.9.1 Einschränkungen

Durch den Krankenhausaufenthalt entstehen häufig Einschränkungen im Bereich der Körperpflege. Gewohnheiten wie ausgiebiges Duschen und Baden können meist nicht beibehalten werden; vor allem aber fehlt die gewohnte und ungestörte Umgebung. Außerdem befinden sich auf engstem Raum die Körperpflegeutensilien mehrerer sich fremder Menschen.

Die selbständige Durchführung der Körperpflege kann durch verschiedenartige Begebenheiten behindert werden und die Beanspruchung fremder Hilfe erfordern.

Beispiele:
- Immobilität, (Alters-) Schwäche, Lähmung, Deformitäten behindern/erschweren die Durchführung;
- Bewußtlosigkeit erfordert die komplette, geistige Behinderung und Verwirrtheitszustände erfordern die teilweise Übernahme der Körperpflege durch Helfer;
- Sehstörungen und Blindheit können, insbesondere in fremder Umgebung, Unterstützung erfordern;
- Herz-, Kreislauf- und Lungenkrankheiten können die Belastbarkeit so stark beeinträchtigen, daß der Patient die Körperpflege nicht selbständig durchführen kann.

7.9.2 Besonderheiten

In besonderen Situationen und bei kranker oder verletzter Haut gelten folgende Regeln:
- *Bestrahlte Hautfelder* werden mit einem wasserfesten Stift umrissen; in diesem Bereich darf weder gewaschen, gebürstet, gerieben und massiert noch Sonnenbestrahlung zugelassen werden; sie wird lediglich vorsichtig mit unparfümiertem Puder betupft.
- *Verletzte Haut* (Verbrennung, Dekubitus, OP-Wunde) wird vorerst nicht gewaschen sondern im Rahmen der Wundversorgung gereinigt und gepflegt.
- *Chronisch kranke Haut* (bei Schuppenflechte, Neurodermitis, Allergien u.ä.) bedarf einer besonderen, auf die individuellen und krankheitsbezogenen Bedürfnisse abgestimmten Körperpflege; soweit keine ärztliche Verordnung vorliegt, bestimmen die bisherigen Gewohnheiten und Pfle-

gemittel des Patienten die Hautpflege auch im Krankenhaus.
- *Vermehrtes Schwitzen*, das bei bestimmten Krankheiten oder Fieber auftritt, erfordert meist mehrmals täglich die Durchführung einer Teil- oder Ganzkörperwaschung, um das seelische und körperliche Wohlbefinden des Betroffenen zu fördern.
- Patienten mit *Blasenverweilkatheter* müssen zur korrekten Intimtoilette angeleitet werden. Nachlässige Patienten werden diskret auf ihre Versäumnisse hingewiesen.
- *Verwirrte* Patienten vergessen unter Umständen das Waschen / Abtrocknen einzelner Körperregionen und benötigen sowohl Hautkontakt als auch korrigierende Unterstützung.
- Bei Menschen mit *beeinträchtigter Kommunikation* wird die Körperpflege auch zur Kontaktaufnahme und zur basalen Stimulation genutzt *(siehe Seite 274)*.

7.9.3 Prinzipien

Die Körperpflege ist eine ATL, die sehr persönliche Bereiche des Menschen berührt. Durch fremde Hilfeleistung kann die Intimsphäre verletzt werden. Ein einfühlsamer Umgang mit dem Hilfebedürftigen und die weitgehende Wahrung der Intimsphäre sind deshalb von großer Wichtigkeit. Dazu ist meist der Aufbau eines Sichtschutzes erforderlich.

Vielen Menschen ist es weniger unangenehm, von einem gleichgeschlechtlichen als von einem andersgeschlechtlichen Menschen gewaschen zu werden.

Auch die individuellen, sehr unterschiedlichen Gewohnheiten bei der Körperpflege und der Anwendung von Pflegemitteln sind während des Krankenhausaufenthaltes und in anderen pflegeabhängigen Situationen zu berücksichtigen. Zur Erfassung der individuellen Gewohnheiten sollte folgendes in Erfahrung gebracht werden.

Reinigungsgewohnheiten:
- Dusche, Vollbad, Waschen am Waschbecken;
- Reihenfolge, Häufigkeit und Zeitpunkt der Durchführung (auch bezüglich Haar-, Zahn- und Nagelpflege);
- Temperatur des Waschwassers.

Gebrauch von Reinigungsmitteln:
- Seife, Syndets, Waschlotion;
- Gesichts- und Mundwasser;
- Zahncreme und -seide; elektrische Zahnbürste, Munddusche, Reinigungstabletten für Zahnprothesen;
- Intimlotion.

Benutzung von Kosmetikartikeln:
- Deodorant, Puder;
- Salben, Cremes, Hautlotionen (evtl. unterschiedliche für verschiedene Körperregionen);
- Lippenstift, Lidschatten u.ä.

Handhabung von Waschlappen und Handtüchern:
- Menge, farbliche Unterscheidung, verschiedene für einzelne Körperregionen;
- Häufigkeit des Wechsels.

Haarpflege:
- Frisur, Kamm, Bürste;
- Shampoo, Häufigkeit des Waschens.

Der Pflegebedürftige soll die Körperpflege soweit wie möglich selbständig und entsprechend seiner Gewohnheiten durchführen. Seine Ressourcen sollen erhalten bleiben und gefördert werden.

Die Benutzung des Badezimmers sollte nach Möglichkeit angeboten werden. Auch wenn der Patient Hilfe benötigt, ist eine Dusche oder ein Bad meist angenehmer als das Waschen im Bett oder am Waschbecken.

Bettlägerige Patienten, die in der Lage sind, die Körperpflege selbständig durchzuführen, bekommen das Waschwasser in einer Waschschüssel ans Bett gestellt. Selbstverständlich sind alle Pflegehilfsmittel bereit zu stellen; an einen Waschwasserwechsel und ggf. an einen Sichtschutz ist zu denken.

Wird ein *thrombosegefährdeter Patient* am Waschbecken gewaschen, so sollten zuvor die Beine im Bett herzwärts ausgestrichen, gewaschen und die Antithrombosestrümpfe angezogen werden.

Schwerkranke Menschen werden möglichst von zwei Personen gewaschen.

Während der Unterstützung bei der Körperpflege bietet sich die Gelegenheit eines *intensiveren Kontaktes* zwischen Patient / Bewohner und Pflegendem. Außerdem kann der Pflegebedürftige währenddessen mobilisiert und beobachtet werden. Auch die gleichzeitige Durchführung prophylaktischer Maßnahmen bietet sich in der Regel an.

Die Körperpflege erfolgt oft morgens vor dem Frühstück, kann aber auch im Laufe des Vormittags durchgeführt werden. Dann wird dem Patienten allerdings vorher die Gelegenheit geboten, Gesicht und Zähne zu reinigen.

Erfrischende Hände-/Gesichtswaschungen sollten während des Tages bei Bedarf angeboten werden.

Das Ausmaß der *Abendtoilette* wird durch die Gewohnheiten des Patienten bestimmt; Mindeststandard sollte jedoch die Reinigung von Gesicht, Händen und Zähnen sein.

7.9.4 Reinigungsmittel

Zur Reinigung und Pflege des Körpers werden vom Fachhandel zahlreiche Hilfsmittel angeboten. Die meisten Menschen verwenden über Jahre hinweg dieselben Produkte und möchten dies auch während des Krankenhausaufenthaltes beibehalten; das sollte ihnen ermöglicht werden. Liegen allerdings Hautveränderungen aufgrund der Benutzung ungeeigneter Pflegemittel vor, so sollten dem Patienten aufklärende und korrigierende Informationen gegeben werden. Informationen über die Zusammensetzung und Wirkungsweise von Reinigungs- und Hautpflegemitteln sind dem jeweiligen Beipackzettel zu entnehmen. Zusätzliche Informationen können über das Fachpersonal in Drogerien und ähnlichen Einrichtungen oder bei Verbraucherberatungsstellen eingeholt werden.

Auf die Besonderheiten dekorativer Kosmetika wird im Rahmen dieser Abhandlung nicht eingegangen.

Wasser

Durch den Kontakt mit Wasser - insbesondere mit heißem - wird nicht nur Schmutz, sondern auch Hauttalg von der Hautoberfläche gelöst und weggeschwemmt. Mechanische Einflüsse, z.B. durch Benutzung eines rauhen Waschlappens, verstärken diesen Effekt.

Dieser Erkenntnis sollte bei der Entscheidung über die Häufigkeit, Dauer und Intensität der Körperwäsche Rechnung getragen werden; das Duschen ist dem Baden vorzuziehen.

Die gesunde Haut ist - bis zu einem gewissen Grade - in der Lage, sich durch Talgproduktion selbst rückzufetten.

Die *Wassertemperatur* sollte einige Grad unter der Körpertemperatur liegen. Abgekochtes Wasser reizt die Haut nicht, da die Elektrolyte ausgefällt wurden.

Seifen

Seife besteht aus den Alkalisalzen höherer Fettsäuren. Als *waschaktive Substanz* ist sie, in Wasser gelöst, in der Lage, Schmutz und Talg von der Hautoberfläche zu lösen; außerdem verhindert sie das Wiederabsetzen dieser Stoffe auf der Haut. Gleichzeitig beeinträchtigt die alkalische Substanz jedoch den Säuremantel der Haut und führt über den *Talgverlust* zur Austrocknung. Bei Seifen, denen rückfettende Substanzen, z.B. Wollwachs, Lezithin, Lanolin oder Partialglyceride zugefügt wurden, ist dieser Nachteil verringert, aber nicht gänzlich aufgehoben. Die Alkalisalze können Hautreizungen und Juckreiz auslösen. Aus diesem Grund ist Seife bei juckenden Hautkrankheiten als Reinigungsmittel ungeeignet. Gelangt Seife in die Augen, verursacht sie ein starkes Brennen, welches ebenfalls auf die alkalische Wirkung zurückzuführen ist.

Einige Seifen enthalten *Zusatzstoffe* wie Parfümöl und Desinfektionsmittel; diese können Allergien auslösen.

Inzwischen werden auch *pH-neutrale Seifen* angeboten. Unter Hautärzten wird zur Zeit noch diskutiert, ob ihr Einsatz dem der alkalischen Seife vorzuziehen ist.

Seife sollte aus den genannten Gründen nur bei gesunder, intakter und nicht trockener Haut Verwendung finden. Zu starke Austrocknung ist ggf. durch Hautpflegemittel (s.u.) zu kompensieren; besser ist jedoch die Umstellung auf weniger austrocknende Reinigungsmittel.

Medizinische Seifen enthalten arzneiliche Zusätze wie Teer oder Schwefel und werden bei bestimmten Hauterkrankungen eingesetzt.

Synthetische Waschmittel (*Syndets*)

Es handelt sich um künstlich hergestellte, *sehr waschaktive Substanzen*, die vorwiegend in flüssiger Form angeboten werden. Um ihre z.T. stark entfettende Wirkung auszugleichen, enthalten sie meist rückfettende Bestandteile. Bei trockener Haut werden sie zwar den Seifen vorgezogen, sollten aber so selten und sparsam wie möglich verwendet werden. In diesem Fall werden Präparate mit *Zusatz* von Sojabohnen- / Olivenöl oder Kokosfettabkömmlingen empfohlen. Fette Haut wird dagegen mit nicht rückfettenden Syndets gewaschen.

Die meisten *Haarwaschmittel* enthalten als waschaktive Substanzen Syndets.

7.9.5 Hautpflegemittel

Hierzu werden die verschiedenen *Cremes, Salben und Lotionen* gezählt. Sie dienen der Erhaltung bzw. Wiederherstellung der physiologischen Verhältnisse der Hautoberfläche und sind dem vorhandenen Hauttyp entsprechend auszuwählen.

Bezüglich des regelmäßigen Aufbringens fettender und feuchtigkeitsspendender Pflegemittel bestehen unterschiedliche Auffassungen und Gewohnheiten. Jeder Mensch sollte für sich - ggf. unter Hinzuziehung eines Beraters (Kosmetiker / Hautarzt) - prüfen, welche Pflegemittel seiner Hautbeschaffenheit entsprechen. Die gesunde, normal talgproduzierende Haut bedarf in der Regel keiner zusätzlichen Fettzufuhr. Dies läßt sich an der geschmeidigen Haut von Menschen, die keine Pflegemittel benutzen, nachvollziehen. Solche Haut benötigt nur bei extremen Belastungen, wie Kälte- oder Hitzeeinwirkung und häufigem Waschen oder Kontakt mit Desinfektionsmitteln, eine Unterstützung des natürlichen Fettmantels. Bei den meisten Menschen ist diesbezüglich die Haut im Gesichts- und Halsbereich sowie an den Händen betroffen. Nach langen Sonnenbädern bedarf die Haut einer Flüssigkeitszufuhr.

Auftretende Unverträglichkeiten wie Hautreizungen und Allergien sind meist durch *Konservierungsmittel, Duftstoffe* oder *Salbengrundstoffe* ausgelöst. Inzwischen werden deshalb Präparate angeboten, die diese Bestandteile nicht enthalten.

Die *Eigenherstellung* von Hautpflegemitteln erfreut sich zunehmender Beliebtheit, da der Verbraucher die Inhaltsstoffe entsprechend seiner Wünsche und Bedürfnisse zusammenstellen kann.

Pflegemittel dienen nicht, wie häufig angenommen, der Ernährung der Haut. Diese erfolgt von innen, also über das Blut. Es können aber bestimmte Wirkstoffe (z.B. Medikamente) über die Haut aufgenommen und in das Blut weitergegeben werden.

Hautpflegemittel sollten sowohl den Säure- als auch den Wasser- und Fettschutzmantel der Haut erhalten bzw. korrigieren. Dazu werden verschiedene Präparate angeboten.

Wasser-in-Öl-Emulsion (*W/O-Emulsion*)

Die Wasser-in-Öl-Präparate (z.B. die meisten der sogenannten Nachtcremes) überziehen die Haut mit einem Fett- und Wassermantel, wobei der Fettanteil relativ hoch ist. Es handelt sich um Salben oder Lotionen, die für einen angemessenen *Fettersatz* sorgen und somit der Austrocknung entgegenwirken. Diesbezüglich gefährdete Haut sollte folglich mit Wasser-in-Öl-Präparaten gepflegt werden.

Öl-in-Wasser-Emulsion (O/W-Emulsion)
Bei diesen Präparaten (z.B. Reinigungsmilch; die meisten der sogenannten Tagescremes) ist der Wasseranteil höher, der Ölanteil niedriger als bei der Wasser-in-Öl-Emulsion. Sie dienen der *Wasserzufuhr* und sind zum Teil durch schwache Säuren (z.B. Zitronen- oder Milchsäure) auf den pH-Wert der Haut eingestellt. Sie werden als Creme oder Lotion angeboten. Bei der Anwendung ist zu beachten, das Wassereinwirkung zum Aufquellen der Haut führen kann. Die so vergrößerte Haut bietet eine größere Fläche zur Verdunstung der zugeführten und der körpereigenen Feuchtigkeit; die Haut kann dadurch letztendlich austrocknen anstatt, wie gewünscht, Feuchtigkeit aufzunehmen.
Öl-in-Wasser-Präparate sind demnach für die Pflege der trockenen Haut, also auch der Altershaut, allenfalls bedingt geeignet.

Fettpräparate
Reine Fettpräparate (z.B. Melkfett, Hirschtalg, Vaseline) dienen dem Schutz der Haut vor Wärme- und Feuchtigkeitsverlusten, indem sie als *isolierende Schicht* auf der Epidermis liegen. Dieser Schutz ist allerdings nur bei vorübergehenden extremen Umwelteinflüssen (z.B. Temperaturen unter dem Nullpunkt) notwendig. Ansonsten eignen Fettpräparate sich eher zu anderen Zwecken, z.B. als Gleitmittel beim Einführen eines Darmrohres.
Nach einigen Stunden sollten Fettpräparate zur Vermeidung eines Hitze- und Feuchtigkeitsstaus entfernt werden.

Ölbad
Das Ölbad dient zur *Fettung der Haut*, indem sich das mit dem Wasser vermischte Öl netzartig auf die Haut legt. Es sollten keine weiteren Zusätze enthalten sein. Die Anwendung empfiehlt sich bei extrem trockener Haut und erfolgt maximal jeden 2. oder 3. Tag.

Alkoholische Lösungen
Alkohol entzieht der Haut Fett und übt eine *kühlende, erfrischende sowie desinfizierende Wirkung* aus. Bei Anwendung hochprozentiger Alkohollösungen erfolgt auf den Kältereiz nach Gefäßengstellung eine reaktive Hyperämie; diesen Effekt nutzt man z.B. bei der Pneumonieprophylaxe aus. Anschließend ist es dann allerdings wichtig, die Haut rückzufetten.
Bei *Gesichts-* und *Reinigungswässern*, deren Alkoholgehalt geringer ist, wird dagegen gerade die entfettende und desinfizierende Wirkung zur Behandlung von Haut mit starker Talgproduktion (fette Haut) und Unreinheiten ausgenutzt.

Puder
Streufähiger Puder wird zur Hautpflege, evtl. auch zur Hautbehandlung eingesetzt. Er enthält neben Pudergrundstoffen sowohl *feuchtigkeitsabsorbierende* als auch *hautpflegende Stoffe* (Fette). Er kann außerdem keimhemmende oder desodorierende *Zusätze* enthalten.
Puder schützt die Haut u.a. vor mechanischen Einflüssen. Er wird dünn aufgetragen und darf nicht krümeln. Reste müssen beim Waschen entfernt werden. Weiter kann Puder als *Träger für Arznei-, Farb- oder Duftstoffe* eingesetzt werden.

7.9.6 Ganzwaschung

Vor der Ganzkörperwäsche werden alle benötigten *Utensilien* bereitgestellt.
Dazu gehören:
- Waschschüssel mit Wasser, das nach den Wünschen des Patienten temperiert ist;
- je 2 Waschlappen und Handtücher; soweit sie nicht täglich gewechselt werden, verschiedenfarbig für den oberen und unteren Körperbereich;
- Reinigungsmittel;
- Pflegemittel zur Durchführung der Prophylaxen und anderer Pflegemaßnahmen;
- Haut-, Mund- und Haarpflegemittel;
- Rasierzeug;
- persönliche Toilettenartikel des Patienten (Deodorant, Lippenstift, Toilettenwasser, Handspiegel, Rasierwasser).

Das Fenster wird geschlossen, ggf. ein Sichtschutz aufgebaut und der Patient über die bevorstehende Maßnahme informiert. Störende Lagerungshilfsmittel werden nach Möglichkeit entfernt. Der Patient wird in eine für ihn bequeme Lage gebracht. Während der Ganzwaschung im Bett empfinden die meisten Menschen die Oberkörperhochlage als angenehm.
Das Pflegepersonal trägt eine(n) Schutzkittel (-schürze), ggf. auch Handschuhe. Vor Beginn der Körperpflege erfolgt eine Desinfektion der Hände.
Bei der **Durchführung** bietet sich das Vorgehen nach dem folgenden Schema an; individuelle Gewohnheiten des Patienten werden jedoch vorrangig beachtet:
- Oberkörper des Patienten entkleiden, aber wieder mit der Bettdecke oder Leibwäsche zudecken;
  Beachte: Generell wird nur die jeweils zu waschende Körperregion aufgedeckt;
- großes Kopfkissen entfernen, Handtuch unter den Kopf legen;
  Beachte: Zum Schutz des Bettes wird das Handtuch im weiteren Verlauf unter den jeweils zu waschenden Körperteil gelegt;
- Augen vom äußeren zum inneren Augenwinkel mit klarem Wasser auswischen;
- Gesicht, Hals, Ohrmuscheln und Region hinter dem Ohr waschen (meist mit klarem Wasser) und abtrocknen, ggf. Nasenpflege durchführen;
- Mundpflege vornehmen (kann auch an den Schluß gesetzt werden);
- Brust und Achselhöhlen waschen, gründliches Abtrocknen, insbesondere unter den Achselhöhlen und den weiblichen Brüsten;

- erst den entfernt liegenden, dann den naheliegenden Arm mit langen zügigen Bewegungen waschen; abtrocknen; am Ellenbogen auf Hautrötungen (Dekubitus) achten;
- Hände und Finger waschen; Fingerzwischenräume nach dem Waschen der Hände gut abtrocknen; auf die Fingernägel achten, ggf. nach Beendigung der Waschung Maniküre anschließen;
- Bauchregion inklusive des Bauchnabels waschen; abtrocknen;
- Patienten aufsitzen lassen bzw. zur Seite drehen, Rücken waschen und abtrocknen; ggf. Pneumonieprophylaxe durchführen;
- den Oberkörper mit einem/r frischen Nachthemd / Schlafanzugjacke bekleiden;
- Nachthemd / Schlafanzugjacke bis zum Bauchnabel hochrollen, Bekleidung des Unterkörpers ausziehen; Intimregion mit Bettdecke oder Handtuch abdecken;
- erst das entfernt liegende, dann das naheliegende Bein mit langen, zügigen Bewegungen waschen; abtrocknen;
- Füße und Zehen, insbesondere die Zehenzwischenräume waschen und abtrocknen; Zustand der Fußnägel überprüfen, ggf. später Pediküre/Fußbad (siehe Seite 283) durchführen oder veranlassen; Fersenregion auf Hautrötungen (Dekubitus) überprüfen;

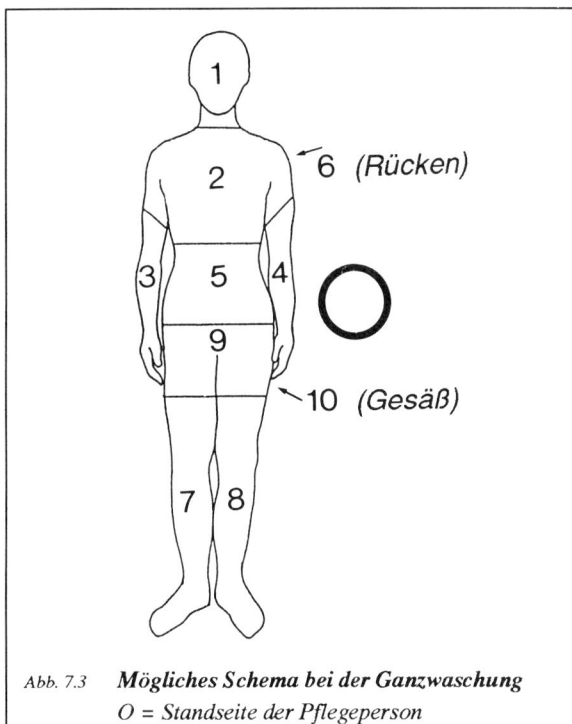

Abb. 7.3 Mögliches Schema bei der Ganzwaschung
O = Standseite der Pflegeperson

- Patienten zudecken, Waschwasser wechseln;
- mit frischem Waschlappen und Handtuch Intimpflege wie auf Seite 283 beschrieben durchführen;
- Patienten drehen (lassen), Gesäßregion und Analfalte waschen, sorgfältig abtrocknen und auf Hautrötungen (Dekubitus) beobachten;
- Schlüpfer, Antithrombosestrümpfe und Schlafanzughose anziehen, Kleidungsoberteil ordnen;

- Patienten, wenn möglich, aufsetzen, Haarpflege, ggf. Bartpflege / Rasur *(siehe Seite 282)* durchführen;
- falls bisher nicht durchgeführt: Mundpflege vornehmen;
- Patienten in bequeme bzw. therapeutische Lage bringen;
- Fenster öffnen;
- Aufräumen, Entsorgen der Pflegeutensilien und Einweichen der Waschschüssel in Desinfektionsmittel.

Eine erwünschte bzw. notwendige *Hautpflege* sowie die Durchführung der *Prophylaxen* werden nach dem Abtrocknen des jeweiligen Körperteils vorgenommen.

7.9.7 Hautpflege

Die Hautpflege erfolgt meist während der Körperpflege und wird entsprechend der Bedürfnisse bzw. Gewohnheiten des Hilfebedürftigen durchgeführt. Die Pflegemittel sollten möglichst wenig Zusatzstoffe, die die Haut reizen können, enthalten.

Folgende Richtlinien gelten bei den unterschiedlichen Hauttypen:

Normale Haut braucht allenfalls nach der Reinigung etwas rückfettende und feuchtigkeitsspendende Creme.

Fettige Haut wird bei Bedarf an einzelnen Stellen mit einer Öl-in-Wasser-Emulsion (Creme oder Lotion) eingefettet. Besonders fettige Hautstellen sollten auch zwischendurch gewaschen oder mit alkoholischer Lösung entfettet werden.

Trockene Haut wird regelmäßig nach dem Waschen mit Wasser-in-Öl-Salbe rückgefettet; ansonsten kann ein Austrocknungsekzem entstehen. Trockene Altershaut sollte abends besonders stark, tagsüber etwas weniger gefettet werden.

(Anmerkung: Das Pflegepersonal schützt seine Haut vor besonderen Belastungen wie häufigem Händewaschen oder Desinfektionsmitteleinwirkungen soweit möglich durch das Tragen von Schutzhandschuhen.)

7.9.8 Augenpflege

Eine besondere Augenpflege wird erforderlich, wenn die *Gefahr einer Hornhautaustrocknung* oder einer *Bindehautinfektion* vorliegt. Dies ist bei fehlendem oder verlangsamtem Lidschlag bzw. unvollständigem Lidschluß, z.B. während der Bewußtlosigkeit und bei Gesichtsnervlähmung der Fall. Dann wird die Bindehaut mehrmals täglich mit ärztlich verordneten/r Augentropfen bzw. -salbe befeuchtet. Auf das Auge wird anschließend - bei geschlossenem Oberlid - ein mit Aqua destillata angefeuchteter Tupfer gelegt; dieser ist ständig feucht zu halten.

Auch *verklebte und verkrustete Augen* bedürfen besonderer Pflege. Da das Sekret infektiös sein kann, sollten während der Augenpflege Schutzhandschuhe getragen werden.

Die Augen und ihre Umgebung werden mit sterilen, Aqua destillata getränkten Tupfern angefeuchtet; dabei wird vom äußeren zum inneren Augenwinkel gewischt. Für jeden Wischvorgang und für das zweite Auge werden zur Verhinderung einer Keimverschleppung jeweils frische Tupfer verwendet. Falls ärztlich angeordnet, werden anschließend Augentropfen oder -salbe verabreicht.

Verabreichung von Augentropfen / -salbe

Das Verabreichen von **Augentropfen** geschieht auf folgende Weise:
- Patienten informieren;
- Patient neigt Kopf leicht nach hinten und richtet den Blick nach oben;
- Unterlid leicht nach unten ziehen;
- einen **Tropfen** aus dem senkrecht gehaltenen Fläschchen oder mit einer Pipette in den unteren Bindehautsack träufeln, ohne daß Auge und Wimpern berührt werden, bzw. den **Salbenstrang** vom inneren zum äußeren Augenwinkel in den Bindehautsack einstreichen;
- während der Patient das Oberlid senkt, das Unterlid noch einige Sekunden nach unten gezogen halten, um ein Herausdrücken der Flüssigkeit oder der Salbe zu verhindern;
- Tränen und überschüssige Augensalbe abtupfen.

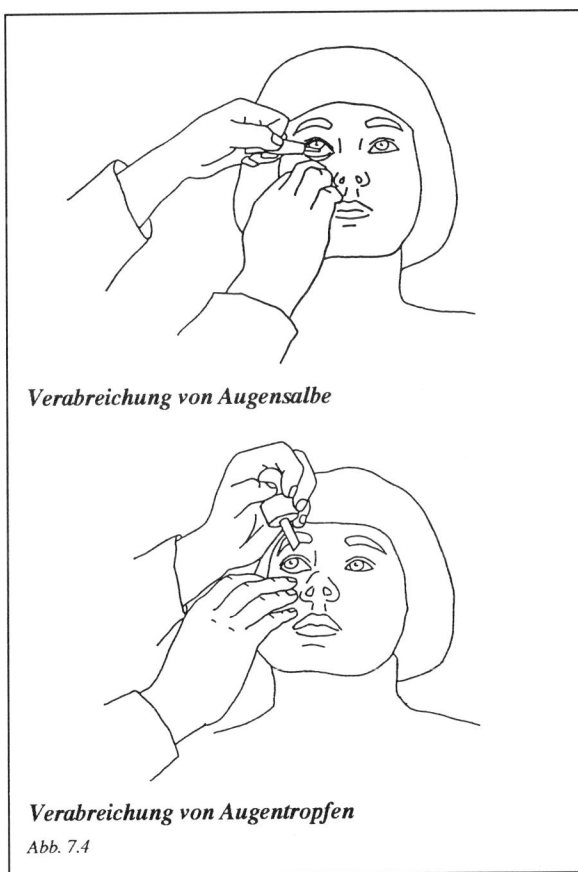

Verabreichung von Augensalbe

Verabreichung von Augentropfen
Abb. 7.4

Umgang mit Augenprothesen

Die Augenprothese kann Tag und Nacht getragen werden, muß jedoch mindestens 1 mal täglich in lauwarmem Wasser **gereinigt** werden. Dabei wird wie folgt verfahren:

- Spezialbehälter mit lauwarmem Wasser bereitstellen;
- weiches Tuch (zum Schutz des Glasauges bei evtl. Herabfallen) unterlegen;
- zum Herausnehmen das Unterlid nach unten ziehen und leicht andrücken; evtl. mit einem Glasstäbchen, das von der Schläfe aus an den Rand der Prothese geschoben wird, nachhelfen;
- künstliches Auge ca. 10 min. lang einweichen lassen, anschließend mit trockenem Tuch abwischen;
- vor dem Einsetzen die Lidspalte mit sauberer, Aqua destillata getränkter Kompresse auswischen;
- zum Einsetzen das Oberlid anheben, Prothese an ihrer breitesten Stelle mit Daumen und Zeigefinger fassen und in die obere Falte einschieben; Unterlid abziehen und Glasauge auch in der unteren Falte richtig einsetzen.

Umgang mit Kontaktlinsen

Grundsätzlich gilt für den Umgang mit Kontaktlinsen:
- vorsichtige Handhabung, da der Kunststoff kratzempfindlich ist;
- sorgfältige Handhabung, da sie leicht verloren gehen können;
- Entfernung und Reinigung einmal täglich, möglichst vor der Nachtruhe.

Das Entfernen und Einsetzen der Kontaktlinsen durch den Träger selbst geschieht folgendermaßen:
- zuvor die Hände waschen;
- Kopf leicht nach vorne neigen;
- eine Hand zum Auffangen der Linse unter das Auge halten;
- mit einem Finger das Oberlid nach oben - außen ziehen;
- den Blick nach vorne richten und zwinkern, dabei fällt die Linse heraus;
- vor dem Einsetzen die Linse reinigen und anfeuchten (s.u.);
- Linse auf eine angefeuchtete Fingerspitze setzen;
- mit dem Zeige- und Mittelfinger der anderen Hand die Lidfalte erweitern;
- Kontaktlinse auf die Mitte des Auges setzen.

Das Entfernen und Einsetzen von Kontaktlinsen durch eine andere Person geschieht wie folgt:
- Linsen mittels kleinem Sauger, der mit den Kontaktlinsen / Reinigungsmitteln verkauft wird, vom Auge entfernen;
- das Einsetzen erfolgt wie oben beschrieben oder auch mit Hilfsmitteln.

Grundsätzliches zur Reinigung und Pflege der Kontaktlinsen:
- immer die Linsen für das rechte und linke Auge getrennt aufbewahren (die Behälter sind entsprechend mit "R" und "L" gekennzeichnet);
- zur Reinigung einige Tropfen spezieller Reinigungslösung auf die Linsenaußen- und Linseninnenfläche geben; Linse so für ca. 1 Min. zwischen Daumen und Zeigefinger bewegen;
- nochmals Spüllösung auf die Linse geben;

- gereinigte Linsen in den mit spezieller Aufbewahrungslösung gefüllten Behältern aufbewahren.

Umgang mit Brillen

Beim Umgang mit Brillen ist folgendes zu beachten:
- sie werden bei Bedarf mit speziellen Reinigungstüchern oder einfach mit Spülmittel und klarem Wasser gereinigt, dazu weiches Material verwenden;
- zum Trockenwischen fusselfreies Tuch verwenden;
- die Aufbewahrung erfolgt in der Schutzhülle (Brillenetui).

7.9.9 Ohrenpflege

Die Ohrenpflege betrifft nur die äußere Ohrmuschel. Der nach innen führende Gehörgang reinigt sich selbst; dabei wird Ohrenschmalz (= *Zerumen; Mischung aus Talg und abgeschilferten Deckzellen*) produziert. Bei reichlicher Ansammlung kann das Ohrenschmalz vorsichtig mit einem Watteträger abgetragen werden. Verkrustungen können mit Öl aufgeweicht und gelöst werden. Sollte das Sekret verändert, z.B. eitrig sein, wird diese Beobachtung dem Arzt weitergegeben.

Reinigen von Hörgeräten

Dies geschieht, je nach Ohrenschmalzmenge, 1 mal täglich bis ca. 3 mal wöchentlich. Hierzu können eine spezielle Reinigungsflüssigkeit oder Spülmittel und Wasser verwendet werden. Anschließend wird mit klarem Wasser abgespült.
Der außen getragene Teil des Hörgerätes kann bei Verschmutzung mit einem feuchten Tupfer abgewischt werden *(siehe auch "Umgang mit Hörgeräten", Seite 324)*.

7.9.10 Nasenpflege

Die gewöhnliche Nasenpflege erfolgt durch Schneutzen in ein Taschentuch. Ist dies nicht möglich, z.B. aufgrund von Bewußtlosigkeit, Verletzungen der Nase, des Gesicht- und Schädelbereichs oder einer liegenden Nasensonde, wird eine besondere Nasenpflege notwendig.

Material:
- Tablett mit Watteträgern, physiologischer Kochsalzlösung und fettenden Substanzen (Öl, Bor-Vaseline, Salbe) richten;
- bei liegender Nasensonde zusätzlich benzingetränkte Tupfer, hautfreundliches Pflaster und Schere bereitstellen;
- Abwurfbehältnis bereitstellen.

Vorgehen:
- Patienten informieren;
- Verkrustungen werden mit öligen fettenden Substanzen aufgeweicht und mit dem Watteträger vorsichtig entfernt;
- die Nasenschleimhaut mehrmals täglich mit NaCl betupfen oder dünn Nasensalbe auftragen (verhindert erneutes Austrocknen und Borkenbildung).

Vorgehen bei liegender Nasensonde:
- Patienten informieren;
- Fixierung lösen, die Sonde wenig zurückziehen und mit einem Tupfer reinigen;
- Nase von sichtbaren Verschmutzungen befreien;
- Nasenschleimhaut anfeuchten (s.o.);
- Hautstellen (Nasenrücken und Stirn), an denen die Sonde fixiert wird, mit Benzin entfetten und evtl. schmale Tupfer / Watte unterlegen, um Druckstellen zu vermeiden;
- Sonde wieder etwas vorschieben und erneut mit Pflaster befestigen.

7.9.11 Mundpflege

Die gewöhnliche Mundpflege bezieht sich auf die Pflege und Säuberung der Zähne, die Massage des Zahnfleisches und die Spülung der Mundhöhle.

Da diese Hygienemaßnahmen der *Karies-* und *Parodontoseprophylaxe* dienen, müssen sie korrekt und regelmäßig durchgeführt werden. Unter Umständen ist eine Aufforderung, Kontrolle oder Anleitung durch das Pflegepersonal erforderlich.

Des weiteren dient die Mundpflege der Verhinderung von unangenehmem Mundgeruch, der Erhaltung einer intakten Schleimhaut (inklusive Lippen) und der Steigerung des Wohlbefindens.

Zähneputzen

Für das Zähneputzen gelten folgende Richtlinien:
- es sollte nach jeder Mahlzeit, auf jeden Fall vor der Nachtruhe, durchgeführt werden;
- die Zahnbürste sollte einen relativ kleinen Kopf und intakte Borsten haben, sie wird mit Zahnpasta bestrichen;

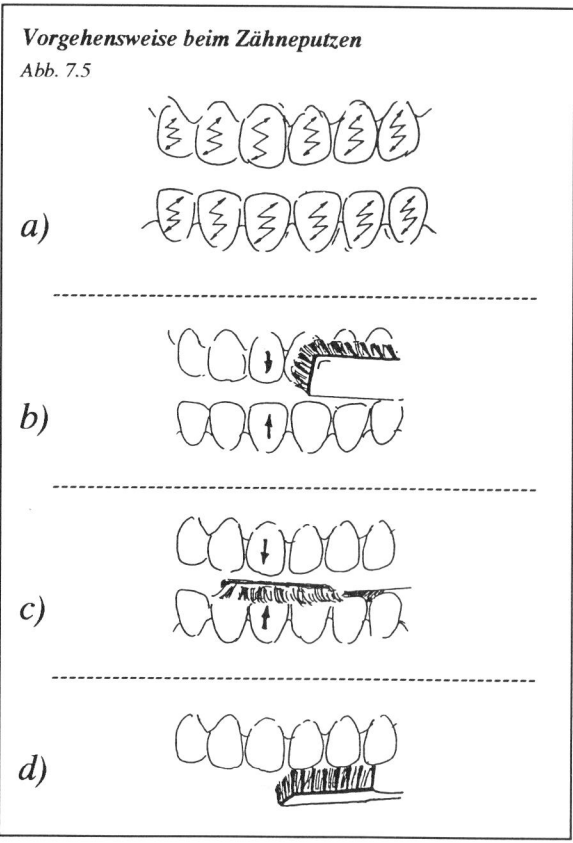

Vorgehensweise beim Zähneputzen
Abb. 7.5

- die Innen- und Außenflächen der Zähne werden wie folgt gereinigt:
  - von rot nach weiß (vom Zahnfleisch weg zum Zahn hin),
  - mit rüttelnden, kleinen Bewegungen, wobei die Borsten sanft angedrückt und unter den Zahnfleischrand geschoben werden, so daß die Zahnbeläge ober- und unterhalb des Zahnfleischrandes entfernt werden *(siehe Abbildung 7.5 a)*;
  - mit vorsichtigen, wischenden Bewegungen, so daß die losen Zahnbeläge entfernt werden *(siehe Abbildung 7.5 b und 7.5 c)*;
- die Kauflächen werden mit kräftigen Bewegungen gebürstet *(siehe Abbildung 7.5 d)*;
- bei gründlicher Durchführung dauert das Zähneputzen ca. 3 Minuten (!);
- nach dem Zähneputzen wird die Mundhöhle gründlich mit Wasser ausgespült, ein erfrischendes Mundwasser kann hinzugefügt werden.

Die Zähne eines anderen Menschen zu putzen, erfordert Geschick und Einfühlungsvermögen; auf der Seite des Hilfebedürftigen löst der Vorgang oft unangenehme Gefühle hervor.

Der Umgang mit Zahnprothesen

Die Zahnprothesen werden zur gründlichen Reinigung aus der Mundhöhle entfernt. So ist gleichzeitig ein Spülen und Beobachten der Mundschleimhaut möglich.

Die *Gewohnheiten* bezüglich des nächtlichen Prothesentragens sind unterschiedlich. Einige Menschen verzichten nachts darauf, fühlen sich gleichzeitig aber meist unsicher und möchten nicht ohne Zähne gesehen werden. Auch die dadurch veränderte Aussprache führt zu Unsicherheiten.

Tagsüber sollte die Zahnprothese eingesetzt werden, da sich der Kiefer ansonsten rasch verändert und die Prothese nicht mehr passend ist.

Jeder Prothesenträger benötigt zur Aufbewahrung des Gebißes eine *Prothesenschale*; diese verfügt über einen siebartigen Einsatz, der beim Herausnehmen ein problemloses Abspülen der Prothese ermöglicht.

Bei *verwirrten* oder *bewußtlosen Menschen* sollte die Zahnprothese in Behältern aufbewahrt werden, die deutlich mit dem Namen ihres Besitzers versehen sind; geschieht dies nicht, kommen leider immer wieder Verwechslungen vor.

Zahnprothesen müssen vor *Narkosen* und vor *örtlicher Betäubung* des Mund- und Rachenraumes sowie vor dem Legen einer Magensonde entfernt werden, da sie sich lockern und zur Verlegung der Atemwege führen könnten.

Die **Reinigung** erfolgt bei fließendem Wasser über dem Waschbecken. Im Waschbecken befindet sich bereits Wasser, damit die Prothese ggf. weich fällt und somit nicht zerbricht. Die künstlichen Zähne und die Gaumenseite werden gründlich gebürstet. Möglicherweise verwendet der Träger zusätzlich ein Reinigungsmittel in Pulver- oder Tablettenform.

Bevor die gereinigte Zahnprothese eingesetzt wird, spült der Patient seine Mundhöhle mit Wasser oder mit erfrischender Lösung aus.

Sind noch eigene Zähne vorhanden, erfolgt vor dem Einsetzen der Zahnprothese die Reinigung der Zähne.

7.9.12 Soor- und Parotitisprophylaxe

Unter bestimmten Voraussetzungen sind zur Erhaltung bzw. Wiederherstellung einer intakten Mund-, Zungen- und Lippenschleimhaut sowie einer regelrechten Ohrspeicheldrüsentätigkeit spezielle Maßnahmen erforderlich.

Betroffen sind vor allem schwerkranke, operierte und abwehrgeschwächte Menschen *(vgl. im einzelnen "Soor- und Parotitisprophylaxe - Pflegestandards", Seite 289)*.

Mundspülungen:

Wenn eine erhöhte Infektanfälligkeit besteht (z.B. bei Antibiotika- oder Zytostatikatherapie), werden mehrmals täglich - insbesondere vor den Mahlzeiten - Mundspülungen mit schleimhautzusammenziehenden *(adstringierenden)* oder antiseptischen Lösungen durchgeführt. Dies sind beispielsweise Kamillosan, Myrrhentinktur und medizinisches Mundwasser. Die genaue Dosierung ist dem jeweiligen Beipackzettel zu entnehmen.

Bei Patienten, die über eine Magensonde ernährt werden, oder bei Patienten, die eine ständige Mundatmung aufweisen, reicht meist ein Mundspülen mit Kamillen-, Pfefferminz- oder Salbeitee zur Anfeuchtung und Erfrischung aus.

Auswischen der Mundhöhle:

Diese Maßnahme dient sowohl der Reinigung und Anfeuchtung als auch dem Aufbringen schützender bzw. therapeutischer Substanzen auf die Mundschleimhaut.

Die Pflegenden richten sich ein sogenanntes **Mundpflegetablett**, das nach Möglichkeit am Bett / im Zimmer des Kranken bleibt. Hierauf befinden sich:

- Taschenlampe und Zungenspatel zur Inspektion der Mundhöhle;
- Schale mit gedrehten Tupfern (sind ohne fransige Ränder);
- saubere Peanklemme;
- Mundpflegelösung/en und/oder
- erfrischende Lösungen (Pfefferminztee, Tee mit Zitronensaft, Mundwasser);
- Lippenpflegesubstanzen (eigener Fettstift des Patienten, Borsalbe, weiße Vaseline);
- Zitronenstäbchen (Lemmonsticks, Pagavitstäbchen);
- bei haftenden Zungenbelägen: Zitronenscheiben;
- bei bereits bestehender Munderkrankung: verordnete Medikamente.

Zusätzlich werden zur jeweiligen Durchführung ein Handtuch zum Schutz des Patienten und eine Abwurfmöglichkeit bereitgestellt.

Folgende **Vorgehensweise** bietet sich an:

- Inspektion der Mundhöhle;

- der Tupfer wird so in der Peanklemme fixiert, daß er dessen Kopf vollständig bedeckt (keine Verletzungsgefahr);
- Tupfer mit gewünschter Lösung (s.o.) befeuchten;
- die Zunge, den Gaumen, die Wangenschleimhaut, das Zahnfleisch und die Zähne vorsichtig und gründlich abwischen, dabei sooft wie nötig frischen Tupfer einsetzen;
- evtl. vorhandene Borken lösen / abreiben;
- zum Schluß mit erfrischenden Substanzen auswischen;
- Lippen dünn mit fettender Substanz bestreichen.

Die *therapeutische Mundpflege* erfolgt wie oben besprochen und nach Einnahme der Mahlzeit. Zusätzlich wird die ärztlich verordnete Substanz aufgetragen.

Anregung der Kautätigkeit

Die Kautätigkeit regt die Speichelproduktion und den Speichelfluß an. Dieser schützt sowohl die Mundschleimhaut als auch die Ohrspeicheldrüse vor dem Eindringen pathogener Keime.

Die Anregung der Kautätigkeit und somit auch die Anregung der Speichelsekretion erfolgt durch:
- Trockenübungen (= *imitierte Kaubewegungen*);
- Kauen von salzigen Speisen, z.B. von Trockenfleisch;
- Kauen von Dörrobst oder einer Zitronenscheibe;
- Kauen von trockenem Brot oder Brotrinde;
- Kauen von Kaugummi, dies ist nur bedingt geeignet (auf keinen Fall bei Zahnprothesenträgern oder alten Menschen, die nie zuvor Kaugummi gekaut haben, einsetzen);
- Trinken von zitronenhaltigem Tee; Lutschen an zitronensäurehaltigen Stäbchen.

Besteht die Gefahr des Verschluckens oder ist eine Nahrungsaufnahme unerwünscht, so wird der Kranke lediglich zu *Trockenübungen* angehalten. Alternativ kann eine Speise in Gaze eingewickelt und dem Patienten zu Kauübungen angeboten werden.

7.9.13 Die Rasur und Bartpflege

Rasur und Bartpflege erfolgen in der Regel einmal täglich.

Die *Trockenrasur* erfolgt mit dem elektrischen Rasierapparat und ist einfach durchzuführen.

Die *Naßrasur* ist gründlicher, jedoch auch zeitaufwendiger und erfordert mehr Geschick.

Nach Einpinseln mit Rasierschaum wird die Haut mit einer Hand gespannt. Die andere zieht mit kurzen Bewegungen die scharfe Klinge in die entgegengesetzte Richtung. Anschließend wird ein Rasierwasser aufgetragen, um die gereizte Haut zu beruhigen, ggf. auch aus kosmetischen Gründen (Duft).

Die *Kotletten* und der *Oberlippenbart* werden mit dem eingebauten Langhaarschneider des elektrischen Rasierapparates gestutzt.

Ein *Vollbart* bedarf gründlicher Pflege. Reicht bei Bettlägerigen das tägliche Kämmen nicht aus, so bestellt man einen Friseur.

Mit einem *Damenbart* wird entsprechend der bisherigen Gewohnheiten der Patientin verfahren.

7.9.14 Haarpflege

Während der täglichen Haarpflege, die in der Art und Häufigkeit soweit wie möglich entsprechend der Gewohnheiten des Hilfebedürftigen ausgerichtet wird, legt man ein Handtuch zum Schutz der Leib- und Bettwäsche unter. Unterschiedliche Kämme und Bürsten finden Verwendung.

Bei der Gestaltung der Frisur bedingt die *Bettlägerigkeit* Einschränkungen. Ein Zusammenbinden oder Aufstecken der Haare im Bereich aufliegender Kopfpartien würde Druckstellen und Schmerzen hervorrufen. Deshalb ist es sinnvoll, langes Haar seitlich zu einem oder zu zwei Zöpfen zusammenzubinden. Normale Gummibänder aus dem Haushalt sind dazu ungeeignet, denn sie greifen das Haar an; es ist ein spezielles Haargummi (oder andere weiche Bänder) zu benutzen. Dem Patienten ist die Möglichkeit, seine Frisur im Spiegel zu betrachten, anzubieten.

Bei besonders *starkem Haarausfall*, z.B. während einer Chemotherapie, empfiehlt sich das Unterlegen und häufige Wechseln eines Handtuchs. So wird der Betroffene nicht ständig an seinen - meist mit Trauer empfundenen - Haarausfall erinnert.

Nach der Haarpflege ist daran zu denken, den Kamm bzw. die Bürste von Haaren zu säubern.

Das **Haarewaschen** sollte, sofern Krankheitsgründe nicht dagegen sprechen, so oft wie erforderlich bzw. gewohnt erfolgen. Dies ist auch während einer Phase der Bettlägerigkeit möglich und trägt entscheidend zum Wohlbefinden des Kranken bei. Zur Erleichterung der Durchführung gibt es spezielle *Haarwaschbecken*. Wenn möglich, wird die oberste Matratze entfernt und das Haarwaschbecken an ihrer Stelle plaziert. Es fängt die Flüssigkeit auf und leitet sie nach außen, z.B. in einen Eimer, ab.

Während der Haarwäsche wird der Nacken des Patienten mit einem Kissen gestützt. Nach dem Anfeuchten, Einshampoonieren und Massieren der Kopfhaut erfolgt die schwierigste Handlung, das *Klarspülen* des Haares. Hierzu sollte man einen Behälter und ausreichend Wasser zurechtgestellt haben. Es empfiehlt sich, zu zweit zu arbeiten. Anschließend wird das Haar gut frottiert, gekämmt und trocken geföhnt.

Bei besonderen Frisurwünschen (Locken etc.) kann fast immer eine entsprechende Fachkraft vermittelt werden. Das Pflegepersonal sollte dies vor allem den Langzeitpatientinnen und Altenheimbewohnerinnen anbieten.

7.9.15 Hand- und Fingernagelpflege

Neben dem täglichen Waschen der Hände ist manchmal eine gründliche Reinigung - insbesondere bei Inkontinenz und Verwirrtheitszuständen - erforderlich. Hierzu eignet sich ein *Handbad* im Waschbecken oder in einer Waschschüssel. Der Schmutz wird aufgeweicht und anschließend mit einer Nagelbürste / -pfeile entfernt.

Selbstverständlich sollten die *Fingernägel* während jeder Körperpflege hinsichtlich bestehender Schmutzränder und ihrer Länge kontrolliert werden. Falls erforderlich, werden sie *kurz und rund geschnitten* bzw. gefeilt.

Beachte: Das Aussehen der Fingernägel ist für einige Menschen wie eine Visitenkarte ihres Trägers (manchmal auch des Pflegepersonals!).

7.9.16 Fuß- und Fußnagelpflege

Für die Fußpflege gelten dieselben Grundsätze wie für die Handpflege. Auch *im Bett* ist ein *Fußbad* möglich; es kann dem Patienten zu zusätzlichem Wohlbefinden verhelfen. Das Fußende sollte mittels einer wasserfesten Unterlage geschützt werden; der Oberkörper und die Knie werden so unterstützt, daß die Füße auf der Matratze - in der Waschschüssel - bequem aufgestellt werden können.

Das **Fußbad** kann mit einem pflegenden, in besonderen Fällen auch mit einem therapeutischen Zusatz versehen werden. Nach ca. 10 Minuten "*Einweichzeit*" werden die Füße und Zehen gründlich gereinigt. Hierbei ist, ebenso wie beim nachfolgenden Abtrocknen, besonderer Wert auf die Zehenzwischenräume zu legen. Anschließend bietet sich das Pfeilen und Schneiden der *Fußnägel* an. Sie werden *gerade abgeschnitten*, damit sie nicht einwachsen.

Wenn **Hornhaut** als störend empfunden wird, kann sie folgendermaßen entfernt werden:

Auf die gewaschenen Füße wird 1 - 3 %ige Salizylsalbe aufgetragen und über Nacht mittels Verband belassen. Morgens erfolgt ein Fußbad; während dessen löst sich die Hornhaut schmerzlos ab.

Weitere Maßnahmen, wie die Behandlung von Hühneraugen, eingewachsenen Nägeln u.ä., obliegen der *medizinischen Fußpflege*.

Auch sollten Menschen, die unter Durchblutungsstörungen der Beine oder an Diabetes mellitus leiden, die Fußpflege von fachlich geschultem Personal durchführen lassen. Ihre besonders verletzliche Haut heilt schlecht und ist infektgefährdet.

Ein *warmes Fußbad* kann außerdem zur Erwärmung kalter Füße eingesetzt werden und somit Unwohlsein oder gar Schlafstörungen beseitigen.

7.9.17 Intimpflege

Um das *Schamgefühl* nicht unnötig zu verletzen, sollte die Intimpflege soweit wie möglich vom Kranken selbst durchgeführt werden. Er wird ggf. bezüglich der korrekten Durchführung einfühlsam und diskret instruiert; dies ist insbesondere dann erforderlich, wenn der Patient einen Blasenverweilkatheter oder eine Infektion im Intimbereich hat.

Da im Intimbereich Körperöffnungen liegen (Scheide, Harnröhre, After) und dort gleichzeitig Ausscheidungen erfolgen, ist dieser Bereich besonders infektionsgefährdet. Die natürliche Schleimhautflora wirkt zwar diesbezüglich wie eine Barriere, ist jedoch bei kranken Menschen häufig gestört und geschwächt. Eingriffe in diesem Körperbereich (Katheterismus, Untersuchungen) sowie Harn- und Stuhlinkontinenz erhöhen das Infektionsrisiko.

Eine korrekt durchgeführte Intimpflege ist also auch gleichzeitig *Infektionsprophylaxe*.

Durchführung:
- immer mit frischem Wasser, milder waschaktiver Substanz und sauberem Waschlappen / Handtuch;
- immer unter weitestgehender Wahrung der Intimsphäre (Sichtschutz);
- das Pflegepersonal trägt - auf jeden Fall bei bestehender Infektion - Handschuhe;
- unter dem Gesäß des Patienten liegt ein Handtuch;
- zunächst werden die äußeren Geschlechtsorgane (s.u.), dann die Schambehaarung und die Leisten gewaschen;
- bei bestehender Infektion im Genitalbereich erfolgt das Vorgehen in umgekehrter Reihenfolge;
- Beobachtung auf Hautveränderungen und Sekretausscheidungen;
- bei übergewichtigen Menschen zur Vermeidung eines Wundwerdens dünne Baumwollstreifen in die Hautfalten der Leisten und unter dem Bauch einlegen oder einen saugfähigen Puder dünn aufgetragen;
- Patienten auf die Seite drehen und das Gesäß, zuletzt die Gesäßfalte und die Analregion, waschen und sorgfältig abtrocknen.

Besonderheiten der Durchführung bei der Frau:
- zunächst die Schamlippen von vorn nach hinten (in Richtung Damm) waschen;
- sorgfältiges Abtrocknen der gewaschenen Region;
- bei verstärkter Scheidensekretion oder während der Menstruation wird die Intimpflege eventuell mehrmals täglich durchgeführt;
- nach *gynäkologischen Operationen* und nach einer *Geburt* werden die äußeren Geschlechtsorgane und die Oberschenkelinnenseiten *abgespült*, dazu
  - ca. 500 ml körperwarme Spülflüssigkeit (z.B. Wasser mit kamillehaltigem oder desinfizierendem Zusatz) vorbereiten;
  - Patientin auf ein Steckbecken setzen;
  Beachte: Falls die Patientin zuvor wasserlassen möchte, wird ein zweites Steckbecken benötigt!
  - Handschuhe anziehen;
  - die Spülflüssigkeit über die äußeren Genitalien gießen, dabei zur Reinigung der inneren Schamlippen die äußeren mit den Fingern spreizen (nur nach gynäkologischer OP);
  - zuletzt die Leistenbeugen und die Oberschenkelinnenseiten abspülen;
  - abgespülte Region vorsichtig mit einer sauberen Kompresse trocken tupfen;
  - saubere Vorlage anbringen.

Besonderheiten der Durchführung beim Mann:
- die Vorhaut zurückschieben und die Eichel von ihren Absonderungen (= *Smegma*) säubern;
- die Vorhaut wieder nach vorn über die Eichel streifen, da sich sonst eine Paraphimose* bilden kann;
- Waschen / Abtrocknen des Penisschaftes;
- Hodensack waschen und abtrocknen.

Die *Intimpflege bei besonderen Begebenheiten* (Intertrigo, Inkontinenz, transurethraler Blasenverweilkatheter) wird in den entsprechenden Pflegestandards "Intimpflege" beschrieben. Weitere Informationen finden Sie auch im Kapitel "Ausscheiden".

7.9.18 Baden und Duschen

Zu Reinigungszwecken ist, sofern der Patient sitzen oder stehen kann, das Duschen dem Baden vorzuziehen, da es hygienischer ist.

Das *Reinigungsbad* erfordert ein abschließendes Duschen, um die gelösten Schmutz- und Hautteile von der Haut zu spülen.

Wechselduschen wirken durchblutungsfördernd. Man läßt abwechselnd warmes und kaltes Wasser über die Haut fließen. Begonnen wird mit warmem, abgeschlossen mit kaltem Wasser.

Viele Menschen schätzen die entspannende und erholsame Wirkung des Badens. Es sollte jedoch auch die Belastung der Haut bedacht werden und deshalb nicht zu häufig und zu lange gebadet werden. Letztendlich werden Bäder auch zu *Heilzwecken* verordnet.

Zur **Vorbereitung des Reinigungsbades** werden die benötigten Pflegeutensilien wie Badehandtuch, Waschlappen, Seife / Badezusatz, Nagelbürste, Haarshampoo und frische Kleidungsstücke bereitgelegt. Die Pflegeperson bringt an der Badezimmertür das "Besetzt" - Schild an, zieht sich einen Schutzkittel über und schließt ggf. das Fenster. Vor dem Einstieg des Kranken in die Badewanne wird diese ausgespült, dann das Wasser eingelassen. Die Wassertemperatur wird auf 35 bis 37°C eingestellt; höhere Temperaturen führen zur Kreislaufbelastung und können Kranke, insbesondere Herzkranke, gefährden. Ein Vollbad sollte nicht direkt nach der Nahrungsaufnahme erfolgen.

Unterstützung beim Reinigungsbad

Der Patient wird informiert und aufgefordert, vor dem Baden Blase und Darm zu entleeren. Der mobile Patient steigt nun selbständig oder mit Unterstützung in die Wanne.

Bei *körperlicher Behinderung* oder Schwäche können verschiedene Einrichtungen wie Badelifter, Halteschienen oder -griffe sowie rutschfeste Unterlagen das Ein- und Aussteigen erleichtern. Eine andere Möglichkeit bietet das Einsteigen über das Wannenende (Kopfteil). Man fährt den Patienten mit einem Toilettenstuhl bis ans Badewannenende, hebt ihn zu Zweit an, setzt ihn auf den Wannenrand und unterstützt von dort das langsame Hineingleiten in die Wanne. Immer ist es wichtig, dem Hilfsbedürftigen das Gefühl der Sicherheit zu vermitteln.

Für *Herzkranke* empfiehlt sich zur Kreislaufschonung ein Halbbad von kurzer Dauer.

Immer ist dafür zu sorgen, daß sich eine Schelle in Reichweite des Patienten befindet.

Das Bad sollte nicht länger als 10-15 Min. andauern. Die Kreislaufsituation des Patienten ist zu überwachen (Hautfarbe, Puls, subjektives Befinden). Nach der Reinigung wird der Patient mit frischem Wasser abgeduscht.

Das Aussteigen ist mit einer der genannten Techniken in umgekehrter Reihenfolge zu unterstützen. Der Kranke wird danach in ein Badetuch gehüllt und abfrottiert, angekleidet und in sein Zimmer zurückgebracht. Meist ist ein Rückfetten der Haut erforderlich.

Nach dem Bad wird das Badezimmer aufgeräumt und gelüftet. Die Badewanne und die Hilfsmittel sind zu reinigen und zu desinfizieren. Weil es immer wieder vergessen wird, soll hier daran erinnert werden, daß das außen angebrachte Türschild "Besetzt" wieder umzudrehen ist.

Nach einigen Minuten sollte man sich nochmals nach dem Befinden des Patienten erkundigen.

Unterstützung beim Duschen (Duschbad)

Patienten, die nicht sicher stehen können, benötigen einen Plastikstuhl in der Duschwanne. Dieser muß mit rutschfesten Gumminoppen versehen sein. Für eine rutschfeste Unterlage am Boden der Duschwanne ist zu sorgen. Handgriffe an den Wänden sind ebenfalls sehr hilfreich und geben dem Patienten Sicherheit.

Zur Erleichterung des Einseifens kann ein mit einer Kordel durchzogenes Seifenstück benutzt werden. Es wird um den Hals des Kranken gehängt, dadurch wird auch das einhändige Einseifen möglich.

Eine Schelle sollte sich in Reichweite befinden.

7. Sich Pflegen und Kleiden

7.10 Pflegeplanung

7.10.1 Informationssammlung "Pflegebedürftigkeit bei der Körperpflege"

Hautbeschaffenheit
- [ ] Verletzungen (Verbrennung, Dekubitus u.ä.)
- [ ] chronische Hautkrankheit
- [ ] Altershaut
- [ ] bestrahlte Haut
- [ ] infizierte Haut
- [ ] normale Haut
- [ ] trockene Haut
- [ ] fettige Haut
- [ ] Intertrigo (möglich)
- [ ] Ungezieferbefall

Mobilitätseinschränkung
- [ ] Atemnot
- [ ] Lähmung
- [ ] Schwäche
- [ ] Streckverband, Gips u.a. langfristige Lagerungen
- [ ] Bewußtseinstrübung / Bewußtlosigkeit
- [ ] Behinderung
- [ ] Zu- und Ableitungen
- [ ] verordnete Bettruhe

Schleimhautbeschaffenheit
(Mund, Auge, Geschlechtsorgane)
- [ ] trocken
- [ ] verstärkte Sekretion
- [ ] Verkrustung / Verklebung
- [ ] Belag
- [ ] Entzündung
- [ ] Infektion (Pilze / Viren / Bakterien)
  (Anfangsbuchstaben des betroffenen Organs eintragen)

Drüsentätigkeit
- [ ] vermehrte Schweißsekretion
- [ ] verminderte Schweißsekretion
- [ ] vermehrter Speichelfluß
- [ ] verringerter Speichelfluß (z.B. durch Nahrungskarenz, Einnahme sekretionshemmender Medikamente)

Besonderheiten im Intimbereich
- [ ] Inkontinenz (Stuhl, Urin)
- [ ] Blasenverweilkatheter
- [ ] Infektionen

Prothesen / Hilfsmittel
- [ ] Oberkieferprothese
- [ ] Unterkieferprothese
- [ ] Teilprothese / Teilbrücke
- [ ] Auge (Kunstauge)
- [ ] Kontaktlinsen
- [ ] Brille
- [ ] Hörgerät
- [ ] Haarteil / Perücke

Gewohnheiten
- [ ] normale Körperpflegeaktivitäten
- [ ] verstärkte Körperpflegeaktivitäten
- [ ] verminderte Körperpflegeaktivitäten
- [ ] Verwendung nicht rückfettender Reinigungsmittel
- [ ] Verwendung rückfettender Reinigungsmittel
- [ ] Rückfettung nach dem Waschen
- [ ] tägliches Duschen
- [ ] tägliches Baden
- [ ] Waschen am Waschbecken

Weitere Gewohnheiten, die vom Pflegepersonal berücksichtigt werden sollten (Make-up; Deostift; Haarspray; bestimmte Frisur; Parfüm etc.):

- [ ] ....
- [ ] ....
- [ ] ....
- [ ] ....

Grad der Hilfsbedürftigkeit
- [ ] selbständig
- [ ] teilweise hilfsbedürftig
- [ ] vollständig hilfsbedürftig
- [ ] Körperpflege im Bett
- [ ] Körperpflege am Waschbecken
- [ ] Belastung ist kontraindiziert

Erforderliche prophylaktische Maßnahmen
- [ ] Soor- und Parotitisprophylaxe
- [ ] Lippenpflege
- [ ] spezielle Hautpflege
- [ ] Intimpflege
- [ ] Harnwegsinfektionsprophylaxe
- [ ] Mobilisation
- [ ] Pneumonieprophylaxe
- [ ] Thromboseprophylaxe

7.1o.2 Pflegestandard - Ganzwaschung / Hautpflege

Probleme / Ressourcen	Ziele	Pflegemaßnahmen
Der Patient ist bezüglich der Körperpflege völlig unselbständig. Zugrunde liegen: • Bewußtseinstrübung • Bewußtlosigkeit • allgemeine Schwäche • Lähmungen • schwere Erkrankung • Verletzungen • verordnete Bettruhe. **Mögliche Auswirkun(gen)** für den Patienten ist (sind): • Unbehaglichkeit • Abhängigkeitsgefühl • Verletzung des Schamgefühls • Infektionen der Haut und Schleimhäute.	*Der Patient* - fühlt sich wohl - hat saubere, geruchsneutrale Haut - erfährt Berücksichtigung seiner bisherigen Gewohnheiten - erfährt Wahrung seiner Intimsphäre - wird nicht zusätzlich mit Keimen kontaminiert - wird einmal täglich, bei Bedarf mehrmals täglich, erfrischt / gewaschen Frühzeitiges Erkennen von Haut-, Schleimhaut-, Haar- und Nagelveränderungen	**Ganzwaschung und Hautpflege** Vorbereitung - Wünsche des Patienten erfragen; Information - je zwei Waschlappen und Handtücher bereitlegen - Reinigungs- und Hautpflegemittel entsprechend des Hauttyps / der Gewohnheiten bereitstellen - Haar- und Mundpflegeartikel, ggf. Rasierzeug bereitstellen - persönliche Toilettenartikel des Patienten herauslegen - Pflegemittel zur Durchführung von Prophylaxen oder u.U. zur Wundversorgung sowie Handschuhe zurechtlegen - frische Leibwäsche, ggf. auch Bettwäsche und Antithrombosestrümpfe besorgen - Fenster schließen, ggf. Raumlufttemperatur regulieren - Waschschüssel mit (nach Patientenwunsch temperiertem) Waschwasser bereitstellen - Sichtschutz aufbauen - Händedesinfektion durchführen - Schutzkittel / Schutzschürze anlegen Durchführung - mindestens 1 mal täglich, bei Bedarf häufiger - während des Waschens Haut, Haare und Nägel beobachten - immer nur die zu waschende Körperpartie aufdecken; ein Handtuch darunter legen

7. Sich Pflegen und Kleiden

Probleme / Ressourcen	Ziele	Pflegemaßnahmen
	Der Patient	*Sofern die individuellen Wünsche des Patienten nicht anders sind, nachfolgendes Schema zugrunde legen*
	- erkennt die Systematik des Vorgehens und kann den Ablauf nachvollziehen / kann sich an den Ablauf erinnern	
	- hat intakte, reizfreie Bindehaut	- Augen mit klarem H_2O von außen nach innen auswischen
		- Gesicht, Hals, Ohren waschen und abtrocknen
	- hat intakte Mundschleimhaut	- Mundpflege (ggf. auch später; ggf. nach Standard "Soor- und Parotitisprophylaxe") inklusive Zahnpflege und Inspektion der Mundhöhle
	- hat ein sauberes Gebiß	
• Wundsein (Intertrigo) zwischen aufliegenden Hautfalten;	- hat trockene Haut	- Brust und Achselhöhlen waschen und vorsichtig abtupfen / abtrocknen, insbesondere unter den weiblichen Brüsten
		- in wunde Hautfalten dünne Baumwollstreifen einlegen oder Puder einstreuen
		- entfernt liegenden Arm, dann naheliegenden Arm mit langen, zügigen Bewegungen waschen und abtrocknen
		- Hände waschen / abtrocknen
	- hat saubere, gepflegte Nägel	- Fingernägel beobachten, ggf. Nagelpflege anschließen / vormerken
		- Patienten aufsetzen oder drehen, Rücken waschen / abtrocknen
		- ggf. Pneumonieprophylaxe durchführen
		- Schlafanzugjacke bzw. Nachthemd anziehen und unten aufkrempeln
		- entfernt liegendes, dann naheliegendes Bein mit langen, zügigen Bewegungen von unten nach oben waschen / abtrocknen
	Frühzeitiges Erkennen von Druckschäden	- waschen, abtrocknen, beobachten der Füße, insbesondere der Fersen, Zehen, Fußnägel
		- Waschwasser-, Waschlappen- und Handtuchwechsel
		- Intimpflege *(bezieht sich auf Geschlechtsorgane und Gesäßregion)* nach Pflegestandard durchführen
		- Schlafanzughose / Unterhose, ggf. Antithrombosestrümpfe anziehen

Probleme / Ressourcen	Ziele	Pflegemaßnahmen
• evtl. verknotetes Haar.	*Der Patient* - hat gepflegtes, aufgelockertes Haar - hat intakte Kopfhaut	- <u>Haarpflege</u>: Haar kämmen / bürsten; langes Haar seitlich zusammenbinden; verknotetes Haar von den Spitzen ausgehend bürsten - ggf. Haarwäsche vormerken - ggf. Rasur / Bartpflege durchführen
Fett- und Feuchtigkeitsentzug der Haut durch Wasser und Waschzusätze	Erhaltung / Wiederherstellung der normalen Hautbeschaffenheit	<u>Schonende Hautreinigung / Hautpflege entsprechend des Hauttyps</u>
• *bei normaler Haut*	*Der Patient* - hat intakte, geschmeidige Haut	*bei normaler Haut* - Verwendung rückfettender Seife oder Syndets, möglichst ohne Zusatzstoffe - rückfettende, feuchtigkeitsspendende Creme oder Salbe dünn auftragen (z.B. im Gesicht)
• *bei fetter Haut*	Entfettung besonders fettiger Stellen	*bei fetter Haut* - Verwendung nicht bzw. wenig rückfettender Syndets / Seife - evtl. lokal alkoholhaltiges Reinigungsmittel anwenden - nur bei Bedarf O/W-Emulsion auftragen
• *bei trockener Haut*	*Der Patient* - hat intakte, geschmeidige und ekzemfreie Haut	*bei trockener Haut* - Verwendung milder, stark rückfettender Seife / Syndets, so sparsam wie möglich; evtl. Verzicht auf Zusatz waschaktiver Substanzen - W/O-Emulsion (Salbe) auf alle trockenen Hautbezirke auftragen; ggf. mehrmals täglich wiederholen
• *bei Altershaut.*	- hat widerstandsfähige, intakte Haut	*bei Altershaut* - Reinigung erfolgt wie bei trockener Haut - evtl. 1-2 mal wöchentlich für ca. 10 Minuten Ölbad durchführen - W/O-Emulsion (Salbe) auf alle Hautbezirke auftragen; abends zusätzlich besonders fetthaltige Substanz verwenden

7.10.3 Pflegestandards zur Soor- und Parotitisprophylaxe

Soor- und Parotitisprophylaxe - Pflegestandard A

Probleme / Ressourcen	Ziele	Pflegemaßnahmen

Die Infektabwehr des Patienten ist geschwächt aufgrund:
• schwerer Erkrankung
• großer Operation
• Unterernährung
• Leukämie
• AIDS
• Antibiotika-/ Zytostatika-/ Cortisontherapie.
 	
<u>Ressourcen</u>
Der Patient nimmt auf oralem Weg Nahrung zu sich, er kann die Mundpflege selbständig durchführen und ist kooperativ.
	Der Patient
	- kennt Sinn und Durchführung soorprophylaktischer Maßnahmen
	- putzt sich nach jeder Mahlzeit die Zähne, spült die Mundhöhle aus und führt die spezielle Mundpflege durch
	
	- bemerkt frühzeitig Veränderungen der Mundschleimhaut und meldet diese
	
	- hat intakte, geschmeidige Lippen
		Information des Patienten bzgl.
		- Sinn und Durchführung der Soorprophylaxe
		
		Anleitung des Patienten zur
		- Anfeuchtung und Intakterhaltung der Mundschleimhaut bei Bedarf und vor jeder Mahlzeit
		  • vor jeder Mahlzeit mit medizinischem Mundwasser/-pflegelösung Mundhöhle und Rachen ausspülen
		  • nach jeder Mahlzeit Zähne und Mundhöhle gründlich reinigen
		
		- Inspektion der Mundhöhle
		  • mit Taschenlampe 1 mal täglich in die Mundhöhle leuchten
		  • Veränderungen melden
		- zuletzt Mundhöhle mit erfrischenden Substanzen auswischen
		
		- Lippenpflege
		  • Lippen mit fettendem/r Stift / Salbe bestreichen
		
		<u>Bereitstellen von</u>
		- Mundpflegelösung
		- Taschenlampe
		- evtl. Salbe für die Lippenpflege

Soor- und Parotitisprophylaxe - Pflegestandard B

Probleme / Ressourcen	Ziele	Pflegemaßnahmen
Die Infektabwehr des Patienten ist geschwächt (mögliche Gründe siehe Pflegestandard A); gleichzeitig nimmt er wenig / gar keine Nahrung zu sich; die selbständige Durchführung der Mundpflege ist nicht möglich.	*Der Patient* - kennt Sinn und Durchführung der Soor- und Parotitisprophylaxe Frühzeitiges Erkennen von Mundschleimhautveränderungen *Der Patient* - hat feuchte, intakte Mundschleimhaut und Zunge - hat angenehmen Geschmack im Mund - hat geschmeidige, intakte Lippen	Information des Patienten bzgl. - Sinn und Durchführung der Soor- und Parotitisprophylaxe Zusammenstellung eines Mundpflegetabletts - Taschenlampe; Zungenspatel - Schale mit gedrehten Tupfern - Peanklemme/n - Mundpflegelösung - erfrischende Lösung (zum Nachwischen) - Lippenpflegestift / Salbe o.ä. - Zitronenstäbchen - Abwurfschale Inspektion der Mundhöhle Auswischen / Anfeuchten der Mundschleimhaut - mehrmals täglich - mit angefeuchteten Tupfern Wangentaschen, Zunge, Gaumen, Zahnfleisch und Zähne abwischen - zuletzt mit erfrischender Lösung Mundhöhle auswischen

Soor- und Parotitisprophylaxe - Pflegestandard C

Probleme / Ressourcen	Ziele	Pflegemaßnahmen
Der Patient hat borkige Beläge auf der Zunge.	*Der Patient* - hat eine belagfreie Zunge	Mundpflege - nach Pflegestandard A bzw. B Borkenentfernung - durch Abreiben der Zunge mit einer Zitronenscheibe oder mit Würfelzucker - hartnäckige Borken mit Glyzerin aufweichen

Soor- und Parotitisprophylaxe - Pflegestandard D

Probleme / Ressourcen	Ziele	Pflegemaßnahmen
Der Patient hat bereits Defekte / Infektionen der Mundschleimhaut.	Wiederherstellung einer intakten Mundschleimhaut Der Infektionsherd bleibt lokal begrenzt	Defekt- und Infektionsbehandlung - vor und nach den Mahlzeiten Mundpflege wie in Pflegestandard A, B bzw. C beschrieben durchführen, dabei verordnete Arzneimittel auf die Mundschleimhaut / Zunge bzw. Lippen aufbringen - ggf. Patienten gurgeln lassen Inspektion - der Mundschleimhaut und entsprechende Dokumentation

Soor- und Parotitisprophylaxe - Pflegestandard E

Probleme / Ressourcen	Ziele	Pflegemaßnahmen

Der Speichelfluß ist aufgrund der mangelhaften / fehlenden Kautätigkeit verringert (Parotitisgefahr).	*Der Patient*
	- führt mehrmals täglich Kaubewegungen durch
	- hat eine angeregte Speichelproduktion
	- hat eine intakte Ohrspeicheldrüse
		Anregung der Kautätigkeit und des Speichelflußes
		- mehrmals täglich Kaubewegungen durchführen lassen, z.B. durch
		  • imitierte Kauübungen
		  • Kauen salziger Speisen
		  • Kauen von Trockenobst / Zitronenscheiben / Brotrinde
		  • evtl. Kauen zuckerfreien Kaugummis (nur, wenn Patient dies gewohnt ist und eigene Zähne hat)
		- zwischendurch zitronensäurehaltige Getränke verabreichen

7.10.4 Pflegestandards zur Intimpflege

Intimpflege - Pflegestandard A

Probleme / Ressourcen	Ziele	Pflegemaßnahmen
Der Patient kann die Intimpflege nicht selbständig bzw. nicht korrekt durchführen, mögliche Auswirkungen: • Schuld- / Schamgefühl • Infektionen im Uro-Genitalbereich.	*Der Patient* - erfährt Akzeptanz seines Schamgefühls - kann die Hilfestellung akzeptieren - hat eine keimarme und geruchsneutrale Intimregion - hat intakte Schleimhaut- und Hautflora	Durchführung einer korrekten Intimpflege **Vorbereitung** • Information des Patienten • sauberes Wasser mit mildem, waschaktivem Zusatz bereitstellen • frischen Waschlappen und frisches Handtuch bereitlegen • Einmalhandschuhe (für das Pflegepersonal) bereitlegen • Sichtschutz aufbauen / gewährleisten **Durchführung** • mindestens 1 mal täglich, bei Bedarf öfter • währenddessen: Beobachtung der Haut, Schleimhäute und evtl. Absonderungen • Handtuch unter das Gesäß legen • Waschen der äußeren Geschlechtsorgane: *bei der Frau* zuerst die Schamlippen, Wischrichtung von vorne (ventral) nach hinten (dorsal) *beim Mann* - Vorhaut zurückschieben, Eichel von Absonderungen säubern - Vorhaut über Eichel schieben - Penisschaft und Hodensack waschen • Waschen der Schambehaarung und der Leisten • Abtrocknen der gesamten Intimregion • Drehen des Patienten in die Seitenlage • Waschen des Gesäßes, zuletzt der Gesäßfalte und Analregion • Abtrocknen
Ressourcen • Patient ist geistig aufnahmefähig • Patient ist kooperativ • ggf. kann Patient die Intimpflege selbständig durchführen.	- kennt die hygienischen Richtlinien und Ziele der Intimpflege - führt die Intimpflege (falls er selbständig ist) korrekt durch	Anleitung des Patienten • zur korrekten Intimpflege Hilfestellung • soweit erforderlich/gewünscht

Intimpflege - Pflegestandard B

Probleme / Ressourcen	Ziele	Pflegemaßnahmen
Der Patient ist adipös, die Hautfalten liegen aufeinander; mögliche Auswirkungen: • Feuchtigkeitsansammlung • Mazeration • Intertrigo • Keimbesiedlung.	*Der Patient* - hat intakte Haut und Schleimhäute - hat trockene Hautfalten	Intimpflege - nach Standard A durchführen - mindestens 2 mal täglich, bei Bedarf öfter Schutz aufeinanderliegender Hautfalten - in den Hautfalten sorgfältig abtrocknen (Leisten, Bauchfalte) - dünnes Auftragen eines feuchtigkeitsaufsaugenden Puders oder: - dünne Baumwollstreifen einlegen

Intimpflege - Pflegestandard C

Probleme / Ressourcen	Ziele	Pflegemaßnahmen
Die Haut im Intimbereich ist wund (Intertrigo); Auswirkungen: • die Haut juckt, brennt und näßt • (mögliche) Infektionen durch Pilz- oder Bakterienbefall.	*Der Patient* - hat in ca. einer Woche intakte, schmerzfreie, nicht juckende Haut	Intimpflege - nach Standard A durchführen, mindestens 2 mal täglich Infektionsprophylaxe / -therapie - stets frisches Waschzeug benutzen - Hautfalten vorsichtig waschen und trocken tupfen - bei Infektion zuerst die nicht betroffenen Regionen waschen, danach die betroffenen Regionen - bei Infektion verordnetes Medikament auf die Haut geben - Baumwollstreifen einlegen Beobachtung der Hautbeschaffenheit Dokumentation der Beobachtungen

Intimpflege - Pflegestandard D

Probleme / Ressourcen	Ziele	Pflegemaßnahmen
Der Patient leidet unter **Harn- und/oder Stuhlinkontinenz**, mögliche Auswirkungen: • Scham- und Schuldgefühl • Mazeration der Haut • unangenehme Geruchsbildung.	*Der Patient* - findet Verständnis - hat saubere, trockene Haut - hat geschützte, intakte Haut	Verständnis und Geduld zeigen Säuberung - so oft wie erforderlich - Handschuhe tragen - mit besonders milden und rückfettenden Substanzen - bei Einkoten: zunächst Zellstoff und Einmalwaschlappen verwenden, um den Kot zu entfernen; dann - äußere Geschlechtsorgane, danach Gesäßregion waschen und trocknen (nach Standard A) Hautpflege - rückfettende, evtl. feuchtigkeitsabweisende Salbe dünn auftragen Kontinenztraining sobald wie möglich

Intimpflege - Pflegestandard E

Probleme / Ressourcen	Ziele	Pflegemaßnahmen
Der Patient trägt **transurethralen Blasenverweilkatheter**; es besteht die Gefahr einer Harnwegsinfektion. Ressourcen Der Patient ist geistig aufnahmefähig, kooperativ und in der Lage, die Intimpflege selbständig durchzuführen.	*Der Patient* - hat eine keimarme Intimregion / keimarmen Blasenkatheter - kennt Technik und Ziele der Harnwegsinfektionsprophylaxe	Durchführung einer hygienischen Intim- und Katheterpflege (Harnwegsinfektionsprophylaxe) - mindestens 2 mal täglich - Intimpflege nach Pflegestandard A, anschließend: - harnröhrennahes Katheterende von der Harnröhrenöffnung aus in Richtung Urinbeutel mit H_2O und waschaktivem Zusatz oder mit Pflegeschaum abwaschen; Verkrustungen vorsichtig aufweichen - bei Verkrustungen / Entzündungszeichen • hautfreundliches Desinfektionsmittel auf Katheterende und Harnröhreneingang aufbringen - beim Mann evtl. zum Schutz der Harnröhrenmündung sterile, eingeschnittene Kompresse um das harnröhrennahe Katheterende legen Instruktion des Patienten zur Durchführung einer hygienischen Intim- und Katheterpflege

Intimpflege - Pflegestandard F

Probleme / Ressourcen	Ziele	Pflegemaßnahmen
Zustand nach **gynäkologischer Operation bzw. Geburt**: • das äußere Genitale darf nicht abgewaschen werden • es besteht die Gefahr einer Infektion • es kommt zu Sekretabsonderungen aus der Wunde.	*Die Patientin* - kennt den Sinn des Abspülens - unterläßt das Waschen des äußeren Genitale - ist vor den Blicken der Mitpatientinnen geschützt - hat keim- und reizarmes äußeres Genitale - fühlt sich sauber	Abspülen der äußeren Geschlechtsorgane - Information der Patientin - mehrmals täglich, auf jeden Fall nach jedem Ausscheidungsvorgang - mit ca. 500 ml körperwarmer Spülflüssigkeit (mit ärztlich verordnetem Zusatz) - Sichtschutz aufbauen - Patientin auf ein sauberes Steckbecken setzen - Handschuhe anziehen - Spülflüssigkeit über die äußeren Genitalien gießen *Beachte:* Nach gynäkologischer OP dabei die äußeren Schamlippen mit den Fingern spreizen - Leistenbeugen und Oberschenkelinnenseiten abspülen - mit sauberer Kompresse die abgespülte Region trocken tupfen - saubere Vorlage anbringen
Ressourcen: Die Patientin kann selbständig zur Toilette gehen und ist kooperativ.	*Die Patientin* - kennt Sinn und Technik des Abspülens der äußeren Geschlechtsorgane	Information über und Anleitung zum Abspülen des äußeren Genitale auf der Toilette

7.11 Kleidung

7.11.1 Zweckmäßigkeit

Kleidung dient dem Menschen zum *Schutz vor Witterungseinflüssen* wie Nässe, Kälte und Hitze, der *Verhüllung* und als *Schmuck*. Demnach wird sie entsprechend vorherrschender Klimabedingungen, Sitten, Kultur, Technik und Mode gestaltet und ausgewählt.

Da bereits zu Beginn des Kapitels ausführlicher auf die psychologischen Aspekte der Kleidungswahl eingegangen wurde, sind an dieser Stelle die physiologischen Aspekte vordergründig.

Die Art der Kleidung wird entsprechend des angestrebten Zwecks ausgewählt. Die jeweiligen *Eigenschaften* sind auf die Art, Zusammenstellung, Verarbeitung und Menge der Textilfasern zurückzuführen. Ein optimales Gewebe, das allen Anforderungen entspricht, gibt es nicht. Die Textilien sollten Feuchtigkeit aufnehmen, Wärme leiten und somit einen Hitzestau verhindern können.

Je mehrschichtiger die Kleidung aufgebaut ist, um so wärmer hält sie. Kleidung sollte leicht und bequem zu tragen sein. Im folgenden werden einzelne Textilfasern vorgestellt.

7.11.2 Textilfasern

Baumwolle

Baumwolle ist eine aus Zellulose bestehende Faser aus den Samenhaaren verschiedener Baumwollpflanzen. Ihre hohle Struktur garantiert einen hohen Luftgehalt und trägt somit zur Wärmeisolation bei. Intensiver ist diese Wirkung, wenn die Baumwollschicht von einer weiteren, lockerer aufliegenden Schicht umgeben wird. Der wärmende Effekt ist bei aufgerauhten Stoffen (z.B. Flanell, Biber) wesentlich stärker ausgeprägt.

Baumwolle ist kochfest, hautfreundlich und schweißaufsaugend.

Wolle

Wolle besteht hauptsächlich aus Eiweißstoffen und ist damit den Eigenschaften der menschlichen Haare recht ähnlich. Wollfasern besitzen ein hohes Wasserbindungs- und Geruchsabsorptionsvermögen. Sie reagieren allerdings empfindlich gegenüber feuchter Hitze, sind also nicht kochbar.

Deshalb ist Leibwäsche aus Wolle ungeeignet. Bekleidungsstücke wie Jacken und Mäntel, die der Wärmeisolation dienen, werden sinnvollerweise aus Wollfasern hergestellt.

Leinen (Flachs)

Leinen wird aus der Oberhaut von Stengeln der Leingewächse gewonnen und als Bastfaser zur Textilherstellung verwendet. Es ist kochfest, wenig anschmiegsam, hat einen niedrigen Luftgehalt sowie ein geringes Wasserbindungsvermögen. Leinen eignet sich somit zur Herstellung kühler Kleidungsstücke, z.B. von Sommerhosen / -blusen / -jacken.

Seide

Echte Seide wird während des Verpuppens von den Raupen des Maulbeerspinners erzeugt. Die glänzenden Fasern haben ähnliche Eigenschaften und Wirkungsweisen wie die Leinenfasern, sind nur insgesamt leichter, anschmiegsamer und nicht kochfest.

Chemiefasern

Chemiefasern (vollsynthetische Fasern) sind bekannt als Dralon, Diolen, Trevira, Nylon, Perlon und anderen Stoffe. Sie sind reißfest, weisen jedoch ein nur geringes Wasserbindungsvermögen und eine Hitzebeständigkeit bis max. 70° Celsius auf. Besonders wasserabstoßende Fasern neigen zu elektrostatischer Aufladung. Textilien mit hohem Chemiefaseranteil saugen wenig Schweiß auf und sind deshalb als Leibwäsche nicht geeignet.

7.11.3 Kleidung und Körperpflege des Pflegepersonals

Während der meisten pflegerischen Tätigkeiten ist das Tragen von Berufskleidung erforderlich; dies hat zweckmäßige Gründe.

Berufskleidung

Die Berufskleidung hat *Schutzfunktion*: Keime aus dem Privatbereich sollen nicht mit ins Krankenhaus gebracht werden und umgekehrt. Die Keimverschleppung innerhalb des Krankenhauses wird bei besonderen Tätigkeiten u.a. durch das Tragen zusätzlicher Schürzen oder Schutzkittel so gering wie möglich gehalten.

Die **Schwesternkleider**, **Hosenanzüge** und **Arztkittel** sollen:

- hell sein, damit Verschmutzungen gut sichtbar sind;
- kochfest sein, damit die Keime bei der Wäsche abgetötet werden;
- aus Baumwolle hergestellt sein, weil diese schweißaufsaugend und hautfreundlich ist;
- als Bereichskleidung farblich gekennzeichnet sein und nur in diesen Bereichen (OP, Intensivstation) getragen werden;
- bei Bedarf - möglichst täglich - gewechselt werden, um das Keimwachstum so gering wie möglich zu halten.

Der Schutz für die Pflegeperson wird bei besonderer Gefährdung durch **zusätzliche Kleidungsstücke** (Handschuhe, Schutzbrille, Schutzkittel, Mundschutz, Haarschutz, lange Ärmel mit festanliegendem Bündchen) erweitert. Dies ist z.B. beim Aufziehen von Zytostatika erforderlich.

Eine **Schürze** kann zusätzlichen Schutz bieten und die Keimverschleppung reduzieren. Ihr Tragen ist bei bestimmten Pflegearbeiten, z.B. dem Betten oder der Ganzwaschung des Patienten, sinnvoll.

Die **Schuhe** sollen abwaschbar und desinfizierbar sein. Glattes Oberleder ist geeignet, nicht jedoch Wildleder, Stoff und ähnliche Materialien. Des weiteren sollten die berufsmäßig getragenen Schuhe rutschfest sein und

sicheren Halt bieten; dazu müssen sie zumindest hinten verschlossen bzw. mit Riemchen versehen sein.
Aus hygienischen Gründen sollten **Strümpfe** getragen werden. Sie saugen den Schweiß auf und bieten Schutz vor Verletzungen und vor Verunreinigungen.
Das Tragen von **Schmuck** während der Dienstzeit stellt eine potentielle Quelle der Keimverschleppung dar und birgt sowohl für den Patienten als auch für das Pflegepersonal Verletzungsgefahren in sich. Auf Ringe, Armreifen und Armbanduhren muß aus diesen Gründen bei der Arbeit am Patientenbett verzichtet werden. Auch lange Ohrringe und Ketten können zu Verletzungen, insbesondere im Umgang mit verwirrten Menschen, führen und sind deshalb vor dem Dienst abzulegen.
Ansonsten kann die Bekleidung des Pflegepersonals durchaus modisch sein.
Längere **Kopfhaare** müssen zusammengebunden und hochgesteckt werden, um Kontamination und Keimverschleppung so gering wie möglich zu halten.
Die **Fingernägel** werden kurz geschnitten und stets sauber gehalten. Auch hier sollen Kontamination und Verletzungsgefahr gering gehalten werden. Da Nagellack schnell splittert und somit zum Keimfänger wird, ist in pflegerischen Bereichen darauf zu verzichten.
Die persönliche Körperhygiene des Pflegepersonals sollte ein gepflegtes Äußeres garantieren.
Aufgrund des zum Teil sehr nahen Körperkontaktes mit Pflegebedürftigen sollten intensive Körpergerüche (alter Schweiß, Knoblauchausdünstungen, intensive Parfüms, kalter Zigarettenrauch) vermieden werden.

7.11.4 Die Kleidung des Kranken / Altenheimbewohners

Der Patient ist häufig mit sogenannter **Nachtwäsche**, Schlafanzug bzw. Nachthemd, bekleidet. Dies entspricht den Gewohnheiten der Schlafkleidung in gesunden Tagen. Spezielle Krankenhemden - wie die offenen weißen Hemden - werden nur eingesetzt, wenn es erforderlich ist. Hierzu geben meist die ersten postoperativen Tage oder besonders intensive Pflegesituationen Anlaß. Ansonsten wird die persönliche Kleidung vorgezogen. Sie sollte häufiger gewechselt werden und gut zu pflegen sein. Ein lockerer Sitz bei einer gewissen Weite fördert die Bequemlichkeit und erleichtert das An- und Auskleiden.
Das Tragen von **Unterwäsche** unter der Nachtkleidung hat für viele Patienten die Bedeutung eines Sicht- und Intimsphärenschutzes. So liegen sie nicht ganz entkleidet im Bett, wenn z.B. die Wunde auf dem Bauch begutachtet oder ein EKG abgeleitet wird. Außerdem verhindert das Tragen von Unterwäsche unnötige Wärmeabstrahlung.
Patienten, die aufstehen können, bevorzugen oft locker sitzende **Sport-** oder **Hausanzüge**. Dies hat auch psychologische Wirkung: sie sind darin nicht gleich als Kranker erkennbar und fühlen sich meist auch wohler - "weniger krank" - in dieser Kleidung.

Ein **Bade- / Morgenmantel** sowie **Socken** und **Hausschuhe** sollten zu den Utensilien eines hospitalisierten Patienten gehören.
Private Kleidungsstücke von Altenheimbewohnern sind mit dem Namen des Besitzers zu kennzeichnen. Mitunter ist bei der Auswahl der jeweiligen Tagesbekleidung und beim Einkaufen neuer Kleidungsstücke Beratung oder Hilfestellung seitens des Pflegepersonals notwendig.

7.12 Einschränkungen beim An- und Auskleiden

Einige **Krankheiten** und **Behinderungen** führen zur Einschränkung der freien Kleidungswahl; auch kann die Selbständigkeit beim An- und Auskleiden verloren gehen. **Einschränkungen der Feinmotorik** (z.B. bei Deformitäten der Finger) können das Binden einer Schleife oder das Zuknöpfen erschweren bzw. unmöglich machen.
Nicht alle Kleidungsstücke, insbesondere modische, sind in jeder Konfektionsgröße erhältlich; besonders **fettleibige** oder **kleine Menschen** sind davon betroffen.
Lähmungen behindern, je nach Ausfallserscheinungen, das selbständige An- und Auskleiden des Ober- / Unterkörpers oder einer Körperhälfte.
Sehschwäche oder Blindheit können ebenfalls zu Schwierigkeiten führen.
Auch ein **verringertes Kräfte-** und **Griffvermögen** erfordern manchmal helfende Hände beim An- und Auskleiden.
Gelenkfixierungen (Gips, Schiene, Kontraktur) erschweren das Bekleiden einiger Körperteile.
Ausfallserscheinungen des Gehirns können zu Gleichgewichtsstörungen und zur Handlungsunfähigkeit bei erhaltener Beweglichkeit (= *Apraxie*) führen.
Starkes Zittern (z.B. bei Morbus Parkinson*) kann selbständiges An- und Auskleiden unmöglich machen.
Geistige Behinderungen / Entwicklungsstörungen können sowohl bei der Kleidungsauswahl als auch bei der Durchführung des Bekleidens Hilfestellung erfordern.

7.13 Hilfestellung beim An- und Auskleiden

Der Patient / Bewohner sollte langfristig gesehen so wenig wie möglich auf fremde Hilfe angewiesen sein. Deshalb wird seine Selbständigkeit gefördert, ggf. auch durch den Einsatz von Hilfsmitteln. Der Hilfsbedürftige wird prinzipiell soweit wie möglich an der Auswahl der Kleidungsstücke und am Bekleidungsvorgang selbst beteiligt.

Erleichtert wird das An- und Auskleiden durch:
- das Zurechtlegen der Kleidungsstücke in umgekehrter Reihenfolge des Anziehens (das oberste Kleidungsstück wird als Erstes angezogen);
- die Bevorzugung weiter und leichter Kleidungsstücke;
- den Einsatz von Reißverschlüssen statt Knöpfen;
- den Einsatz von Mokassins, Schuhen oder Stiefeln mit Reiß- oder Klettverschluß anstelle von Schuhen mit Schnürsenkeln.

Anleitung zum selbständigen An- und Auskleiden bei Halbseitenlähmung

Hierbei geht es um die Wiederherstellung der Selbständigkeit mit Hilfe der im folgenden beschriebenen Techniken. Der Kranke ist, sobald sein Zustand es erlaubt, entsprechend anzuleiten.

Hose anziehen:
- im Sitzen das gelähmte über das gesunde Bein legen;
- die gelähmte obere Extremität wird seitlich vor dem Oberkörper gehalten;
- mit gesunder Hand das passende Hosenbein über gelähmtes Bein ziehen;
- mit gesundem Bein in das zweite Hosenbein steigen;
- aufstehen, falls nötig am Tisch abstützen;
- Hose mit gesunder Hand bis zur Taille hochziehen;
- Reißverschluß im Stehen oder Sitzen schließen.

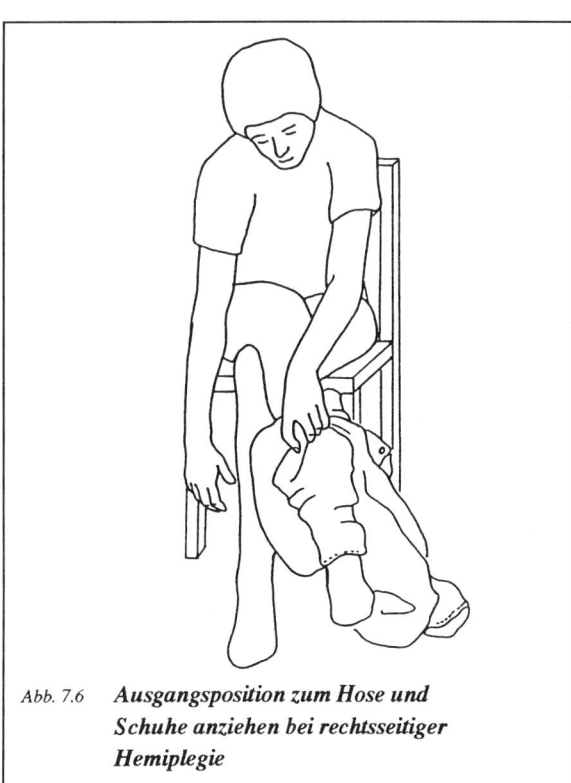

Abb. 7.6 Ausgangsposition zum Hose und Schuhe anziehen bei rechtsseitiger Hemiplegie

Schuhe anziehen:
- Ausgangsposition und Technik wie bei "Hose anziehen" (gilt ebenfalls für das Anziehen von Socken);
- geeignetes Schuhwerk wählen, d.h. geschlossene Schuhe mit Klettverschluß, Mokassins oder halbhohe Turnschuhe / Stiefel mit Reißverschluß.

Hemd oder Jacke anziehen:
- Kleidungsstück auf die Knie legen und die Ärmel zwischen den Knien nach unten hängen lassen;
- gelähmten Arm mit gesunder Hand einführen und den Ärmel zur Schulter hochziehen;
- mit gesunder Hand von außen hinten die Jacke greifen und soweit ziehen, daß der gesunde Arm in den Ärmel gesteckt werden kann;
- Reißverschluß schließen.

Pullover anziehen:
- Pullover so auf die Knie legen, daß der Halsausschnitt auf ihnen liegt und der Ärmel für den gelähmten Arm zwischen ihnen hängt;
- gelähmten Arm mit gesunder Hand einführen und Ärmel bis zur Schulter hochziehen;
- mit gesunder Hand in den Ärmel gehen;
- mit gesunder Hand den Pulloverrücken fassen, raffen und über den Kopf ziehen.

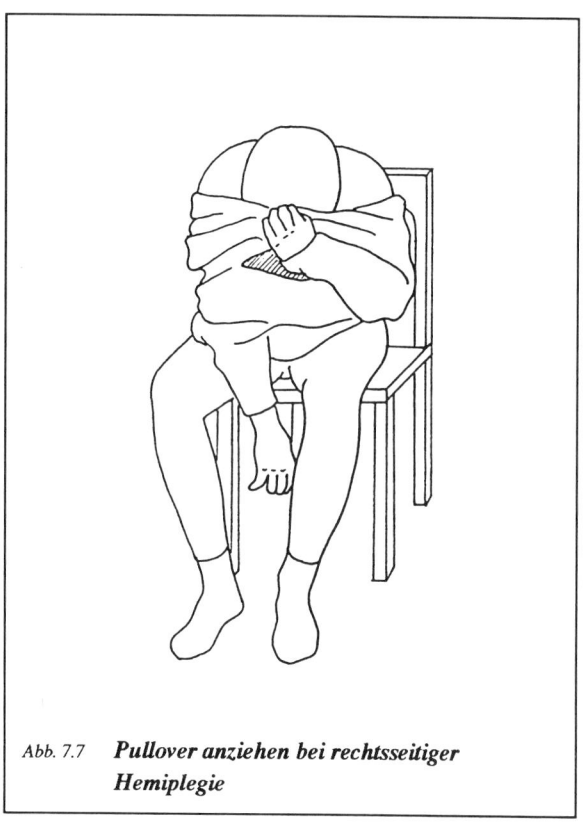

Abb. 7.7 Pullover anziehen bei rechtsseitiger Hemiplegie

8. Ruhen und Schlafen

8.1 Bedeutung

Ruhen und Schlafen gehören zu den Aktivitäten des täglichen Lebens. Der Mensch benötigt diese Phasen, um sich zu *erholen* und um seine *Kräfte wieder aufzufrischen*. Dabei wird das Bewußtsein vorübergehend ausgeschaltet, seelische und geistige Aktivitäten finden auf einem anderen Niveau - als Traum - statt. Das *Träumen* ist ein physiologisch notwendiger Vorgang und wird meistens als angenehm empfunden. Dies spiegelt sich z.B. im Ausdruck "*es ist traumhaft schön*" wieder. Unangenehme Träume, die mit Angstzuständen einhergehen, bezeichnen wir als "*Alpträume*". Häufig finden sich darin belastende Erlebnisse des Tages wieder. Die enge Wechselbeziehung zwischen Schlaf und seelischem Erleben ist wohl jedem Leser bekannt und findet sich in unserem **Sprachgebrauch** wieder.
Beispiele:
- "Ich habe vor Angst / Aufregung keine Auge zugetan";
- "Die Sorgen bringen mich um den Schlaf".

Erholsame Schlaf- und Ruhephasen sind notwendig, um *Ausgeglichenheit* und innere *Zufriedenheit* zu finden. Dazu gehört auch die Fähigkeit, geistig abzuschalten.

Neben der geistigen und seelischen *Regeneration* bietet der Schlaf auch die Möglichkeit zu körperlichem Wachstum und *physiologischen Erneuerungsprozessen*. Während des Tiefschlafes wird das Wachstumshormon STH (= *somatotropes Hormon*) ausgeschüttet; dies fördert nicht nur das Längenwachstum, sondern auch die Eiweißsynthese. Somit erstreckt sich die wachstumsfördernde Wirkung nicht nur auf das Heranwachsen, sondern auch auf die Erneuerung der im physiologischen Rhythmus absterbenden Zellen bzw. Zellbestandteile.

Die Einstellung zum Ruhen und Schlafen ist individuell unterschiedlich. Für viele Menschen ist die damit zugebrachte Zeit angenehm und steigert das allgemeine *Wohlbefinden*. Sie gönnen sich - im Sinne einer gesunden Lebensführung - bewußt Ruhe und Erholung.

In der Regel wird die Ruhe- oder Schlafzeit in vertrauter Umgebung verbracht, evtl. gemeinsam mit einem sehr vertrauten Menschen. Diese Schlafsituation vermittelt *Geborgenheit* und und andere positive Gefühle.

Für andere Menschen ist der Schlaf ein *lästiges Übel*, sie gönnen sich meist wenig Ruhe. Manchmal wird auch versucht, Sorgen oder Einsamkeit, die in der Nacht nicht verdrängt werden können, zu unterdrücken: der Mensch arbeitet solange, bis er vor Erschöpfung in den Schlaf sinkt. Die quälende, *gedankenschwere Einschlafphase* wird umgangen, obwohl sie oftmals vorübergehend zur *Problemverarbeitung* (z.B. zum Trauern) unumgänglich ist und als solche akzeptiert werden sollte.

Ein erschöpfter Geist und ein überlasteter Körper erzwingen nicht selten die notwendigen Ruhephasen: der Mensch erkrankt und ist ans Bett gebunden, zumindest aber zu längeren Ruhephasen gezwungen.

8.2 Anatomisch - physiologische Grundlagen

8.2.1 Physiologie des Schlafes

Der Schlaf stellt den physiologischen *Ausgleich zum Wachsein* dar. Er kehrt im *Zirkadianrhythmus* wieder, d.h. die Schlafphasen treten im Tagesrhythmus auf. Dafür verantwortlich ist die sogenannte "*innere Uhr*" des Menschen. Sie programmiert die Wach- und Schlafzeiten ursprünglich auf eine 25-Stunden-Periodik; die Erdumdrehung als äußerer Zeitgeber bestimmt letztendlich den 24 Stunden-Rhythmus mit seinen Schlaf- und Wachphasen. Wird dieser Rhythmus gestört, wie es bei Zeitverschiebungen durch Flugreisen oder durch Schichtwechsel (von Tages- zur Nachtschicht) vorkommt, dauert es meist Tage, bis er sich den veränderten Bedingungen angepaßt hat.

Sowohl der Wach- als auch der Schlafzustand werden über bestimmte Regionen im Bereich des Zwischen- und Mittelhirns gesteuert. Es handelt sich dabei um das *Schlaf - Wachzentrum*, welches auch *Weckzentrum* genannt wird.

8.2.2 Schlafphasen

Den Schlaf teilt man entsprechend seiner Tiefe in vier Stufen (B bis E oder I bis IV) ein, wobei mit "B" der flache Schlaf, mit "E" der Tiefschlaf bezeichnet wird. Als Stufe "A" wird der *Wachzustand* bezeichnet. Der Schläfer erreicht nicht etwa eine dieser Stufen, um in diesem Zustand bis zum Aufwachen zu verweilen, vielmehr "pendelt" er zwischen den einzelnen Stufen.

Die *Einschlafphase* (Stufe B) ist durch langsame Augenbewegungen des Schläfers gekennzeichnet. Entsprechend wird die Einschlafphase als SEM - Phase bezeichnet. (*SEM = slow eye movements*). Man spricht auch vom *orthodoxen Schlaf*.

Nach dem Einschlafen wird in ca. 35 bis 40 Minuten erstmals die *Tiefschlafphase* (Stufe E) erreicht, die ca. 30 bis 60 Minuten andauert. Anschließend flacht der Schlaf wieder bis zur Stufe B ab. Anders als in der Einschlafphase sind für diese Phase nun rasche Augenbewegungen des Schläfers typisch, weshalb man nun vom REM-Schlaf (*REM = rapid eye movements*) oder *paradoxen Schlaf* spricht.

Im Laufe einer Nacht flacht der Schlaf eines Erwachsenen so in Abständen von 90 - 60 Minuten etwa 4 mal bis zum REM-Schlaf ab, wobei bei jungen Erwachsenen gegen Morgen diese Phasen länger und die Abstände zwischen ihnen kürzer werden. Während des REM-Schlafes wird viel geträumt; die Träume sind meist lebhaft.

Die zwischen diesem REM-Schlaf liegenden Phasen des tieferen Schlafes bezeichnet man als *Non - REM - Phasen*, da in ihnen keine Augenbewegungen stattfinden. Im Laufe einer Nacht werden diese Phasen kürzer. Gleichzeitig läßt die Schlaftiefe nach; die Stufe E wird in der zweiten Nachthälfte meist nicht mehr erreicht (Volksmund: "Der Schlaf vor Mitternacht ist der gesündeste").

Bei *älteren Menschen* finden sich häufig nur kurze REM-Phasen. Die Schlaftiefe erreicht oft nur die Stufe D; ebenso treten vermehrt Phasen des flachen Schlafes mit Wachzuständen auf.

8.2.3 Schlafbedarf

Der Schlafbedarf *variiert* in den unterschiedlichen *Altersstufen* und ist auch darin *individuell* unterschiedlich. Er nimmt mit zunehmendem Alter ab.

Der individuelle Bedarf an Schlaf läßt sich entweder an der Schlafdauer ohne Wecker oder an der tagsüber vorhandenen Wachheit und Ausgeruhtheit messen.

Ansonsten gelten folgende **Anhaltswerte für den Schlafbedarf**:

- 1. Lebensjahr ca. 18 - 20 Std.
- 2. - 4. Lebensjahr ca. 14 - 16 Std.
- 4. - 6. Lebensjahr ca. 12 - 14 Std.
- 7. - 8. Lebensjahr ca. 11 - 12 Std.
- 9. - 11. Lebensjahr ca. 10 - 11 Std.
- 12. - 14. Lebensjahr ca. 9 - 10 Std.
- 15. - 18. Lebensjahr ca. 8 - 9 Std.
- Erwachsene ca. 7 - 8 Std.
- alte Menschen ca. 6 Std.

8.3 Beobachtung des Schlafes

Die Beobachtung des Schlafes kann Hinweise auf organische und/oder seelisch - geistige Störungen des Menschen geben.

Andererseits läßt sich körperliches und seelisch-geistiges Unwohlsein gegebenenfalls durch beobachtete Schlafstörungen erklären.

8.3.1 Physiologische Veränderungen während des Schlafes

Im Schlaf überwiegt der *Einfluß des parasympathischen Nervensystems*. Dem zur Folge werden beobachtet:

- verlangsamte Atmung,
- verlangsamte Herzfrequenz,
- herabgesetzter Blutdruck,
- erniedrigte Körpertemperatur,
- herabgesetzter Muskeltonus,
- reduzierte Drüsentätigkeit (Ausnahme: Schweißdrüsen),
- reduzierter Stoffwechsel,
- verminderte Darmtätigkeit.

Das *Bewußtsein* ist - je nach Schlaftiefe - eingeschränkt bis ausgeschaltet. Die *Augen* sind geschlossen. Das *Gehör* ist dagegen uneingeschränkt funktionsfähig, um bedrohliche Geräusche als Alarmsignale wahrzunehmen (Schutzfunktion).

In diesem Zustand kann sich der Mensch mit Körper, Geist und Seele erholen.

8.3.2 Erhöhter Ruhe- und Schlafbedarf

Das *Ruhebedürfnis ist physiologisch gesteigert* nach Belastungssituationen:

- nach dem Essen,
- nach Untersuchungen oder Behandlungen,
- nach der Besuchszeit,
- nach seelisch-geistiger Anspannung,
- nach anstrengenden Tätigkeiten.

Besonders groß ist das Ruhebedürfnis in Krankheitstagen, nach Operationen und in der Rekonvaleszenz*.

Ein *gesteigertes Schlafbedürfnis* findet sich physiologisch in der Rekonvaleszenz und nach ungewohnten körperlichen, seelischen und/oder geistigen Anstrengungen bzw. Belastungen.

Auch im Rahmen *seelischer Erschöpfung*, z.B. durch chronische Konflikte bedingt, kann es zum auffällig *hohen Schlafbedürfnis* kommen. Meist handelt es sich dabei um eine unbewußte "Flucht in den Schlaf". Der Betroffene verweigert sich der Problemstellung. Er zieht sich zurück in den Schlaf und schaltet sein Bewußtsein weitgehend aus. Dieser Mechanismus kann in Zeiten, in denen die Kraft zur Problemverarbeitung fehlt, vorübergehend ein sinnvoller *Schutzmechanismus* sein. Dieses Verhalten birgt allerdings die Gefahr der andauernden *Problemverdrängung*, die wiederum zur Entstehung zusätzlicher Probleme führen kann.

Bei schweren Erkrankungen und nach großen Operationen ist das Ruhe- und Schlafbedürfnis des Menschen ebenfalls erhöht.

Von der **Schlafkrankheit** spricht man, wenn das übermäßige Schlafbedürfnis durch *organische Veränderungen* bedingt ist. Sie kann durch Übertragung verschiedener Krankheitserreger hervorgerufen werden, wie dies z.B. bei der afrikanischen Schlafkrankheit der Fall ist. In Europa tritt eher die *epidemische Enzephalitis* auf. Es handelt sich um eine Infektionskrankheit, die mit einer Entzündung des Gehirns einhergeht. Diese bedingt einen meist andauernden Zustand der Schläfrigkeit, der mit oder ohne Bewußtseinsveränderungen einhergeht.

Liegen gleichzeitig eine Bewußtseinsstörung, Schläfrigkeit sowie eine Erhöhung der Schwelle für alle Reize vor, wird der Zustand als *Lethargie* (= *Schlaf-*

sucht) bezeichnet. Er tritt meist bei Erkrankungen, die mit erhöhtem Hirndruck einhergehen, auf.

8.3.3 Verminderter Schlafbedarf
Einen *physiologisch erniedrigten Schlafbedarf* kann man *vorübergehend* in Zeiten der längerdauernden Entspannung bei gleichzeitig geringer körperlicher / geistiger Betätigung (z.B. im Urlaub) finden.
Der *im Alter* abnehmende Schlafbedarf wurde bereits im vorausgehenden Text erwähnt.
Krankhaft bedingt ist ein subjektiv stark herabgesetztes Schlafbedürfnis bei der *Manie*. Es handelt sich um einen Zustand, der mit Antriebssteigerung und gehobener Stimmungslage einhergeht; Ermüdungserscheinungen fehlen. Der Kranke kommt subjektiv lange Zeit mit sehr wenig Schlaf aus, den Erschöpfungszustand bemerkt er nicht; dieser kann deshalb im Extremfall zum Tode führen.

8.3.4 Veränderungen des Schlafes
Veränderungen des Schlafes sind meist *Begleiterscheinungen* ausgeprägten seelischen Erlebens (Vorfreude, Sorgen, Angst, Trauer) oder *Symptome* körperlicher bzw. geistiger Erkrankungen. *Schlafstörungen* sind weit verbreitet. Frauen sind häufiger betroffen als Männer und alte Menschen öfter als junge Menschen. Die im folgenden beschriebenen Schlafstörungen treten häufig gleichzeitig als sogen. Mischformen auf.

8.3.4.1 Einschlafstörungen
Einschlafstörungen können durch eine *Erkrankung des Schlafzentrums* bedingt sein.
Sehr viel häufiger liegen allerdings äußere Faktoren vor, die diese Störungen bedingen. Jeder kennt zahlreiche **Faktoren, die das Einschlafen behindern**. Dies können sein:
- optische Reize (Licht der Straßenlaterne; Licht im Schlafzimmer);
- akustische Reize (Verkehrs- und Nachbarschaftslärm, Schnarchen des "Bettnachbarn");
- ausgeprägte seelische Erlebnisse (Sorgen, Ängste, Trauer, Aufregung, Vorfreude, Verliebtheit, Reizüberflutung);
- körperliches Unbehagen / Krankheit (Schmerzen; Atemnot; Fieber; Juckreiz; Husten; Bewegungseinschränkung; therapeutische Lagerung);
- ungewohnte Umgebung (extreme Klimabedingungen, fremde/s Geräusche / Bett, Bettwäsche);
- ausgedehnter Mittagsschlaf (man ist ausgeruht);
- zu frühes Schlafen gehen;
- fehlende körperliche Ermüdung;
- Zufuhr anregender Substanzen (Tee, Kaffee, koffeinhaltige Limonade; Weckamine);
- schwer verdauliche, spät eingenommene Abendmahlzeit.

Seelische Verstimmungen, aber auch seelische und geistige Erkrankungen werden häufig von Einschlafstörungen begleitet. Probleme können nicht "losgelassen" werden, das geistige Abschalten und somit auch die Entspannung werden verhindert. Andererseits ist die Einschlafstörung nicht selten der erste Hinweis auf die vorliegende Erkrankung. Deshalb haben Einschlafstörungen als Symptom *"Alarmfunktion"*, sie weisen auf eine Störung des Menschen in seiner Gesamtheit hin.

8.3.4.2 Durchschlafstörungen
Bei den Durchschlafstörungen handelt es sich um ein *frühzeitiges Wiederaufwachen*. Der Betroffene bleibt anschließend wach, oder er schläft erneut ein und wacht noch mehrmals wieder auf. Diese Veränderung des Schlafes tritt besonders häufig im *Alter* auf. Manchmal wird der physiologisch verringerte Schlafbedarf mit einer Schlafstörung verwechselt.
Häufig treten jedoch gerade im Alter mehrere **Krankheiten oder Symptome auf, die den Schlaf beeinträchtigen**.
Beispiele:
- nächtliches Wasserlassen, z.B. bei Herzinsuffizienz oder bei einer Überlaufblase;
- Atemnot und Husten, z.B. bei Herzinsuffizienz oder chronischer Atemwegserkrankung;
- nachts einsetzendes Muskelzittern, z.B. bei Morbus Parkinson;
- psychische Veränderungen, z.B. Depressionen;
- Störungen der Gehirndurchblutung, z.B. bei Zerebralsklerose;
- frühere, jahrelang anhaltende Störungen des Schlaf-Wach-Rhythmus durch Schichtarbeit.

Die genannten Ursachen können auch in anderen Altersklassen auftreten. Außerdem können - unabhängig vom Alter - **weitere Faktoren** das Durchschlafen verhindern:
- optische und akustische Reize;
- ausgeprägte seelische Erlebnisse;
- körperliches Unbehagen und Krankheit;
- ungewohnte Umgebung;
- Schilddrüsenüberfunktion;
- vegetative Labilität;
- Nüchternschmerz bei Duodenitis (= Entzündung des Zwölffingerdarms) und Ulkus duodeni (Zwölffingerdarmgeschwür);
- nächtliche Hypoglykämie (= starker Abfall des Blutzuckers), meist bei Zuckerkranken, die auf ein langwirkendes Depot - Insulin eingestellt sind;
- Anstieg des Blutammoniaks und der Phenole, z.B. bei fortgeschrittener Leberzirrhose: tagsüber führt dies zu leichter Benommenheit; nachts, wenn die Stoffwechselprodukte in geringerer Menge anfallen und von der besser durchbluteten Leber abgebaut werden, ist das Bewußtsein klarer, so daß der Patient nicht ein- und/oder durchschlafen kann.

8.3.4.3 Veränderungen des Schlaf-Wach-Rhythmus
Der Schlaf-Wach-Rhythmus kann durch *äußere Einflüsse* verändert werden. Diese sind Zeitverschiebungen im Tagesrhythmus durch Schicht-, insbesondere

Nachtdienst, Interkontinentalflüge und ähnliche Ereignisse.
Ebenso können organische *Veränderungen des Gehirns*, z.B. infolge von traumatischen Ereignissen, Hirngefäßveränderungen oder Schlaganfall, zur Veränderung des Schlaf-Wach-Rhythmus führen.
Eine *Anpassung an Veränderungen* des Lebensrhythmus erfordert Zeit, das Ausmaß variiert dabei individuell. Die Umstellungszeit geht i.d.R. mit *Schlafdefizit* einher. Meist sind sowohl die Schlafdauer als auch die Schlaftiefe reduziert.
Eine vollständige Adaption an *Dauernachtschichten* ist kaum möglich. Auch in den späteren Rentnerjahren leiden die meisten Schichtarbeiter an Schlafstörungen.
Auch *psychische Störungen* und Erkrankungen können den Schlaf-Wach-Rhythmus verändern.

8.3.4.4 Das Schlaf - Apnoe - Syndrom

Beim Schlaf - Apnoe - Syndrom handelt es sich um nächtlich, während des Non - REM - Schlafes, auftretende *Atempausen von mehr als 10 Sekunden Dauer*. Dabei kommt es zu einer erheblichen Hypoxämie[*]. Das Syndrom tritt bei Männern häufiger als bei Frauen auf; starke *Schnarcher* sind besonders betroffen. Als Ursachen werden zentrale oder peripher obstruktive Faktoren vermutet. Meist findet man bei Menschen mit Schlaf - Apnoe - Syndrom außerdem einen Bluthochdruck, ein unregelmäßiges Schnarchen, eine tagsüber auftretende Einschlafneigung und nächtliche Herz-Rhythmus-Störungen.
In extremen Fällen kann eine nächtliche Sauerstoffzufuhr erforderlich sein.
Übergewichtige werden zur Gewichtsreduktion angehalten.

8.3.5 Auswirkungen von Schlafstörungen

Schlafstörungen wirken sich in individuell unterschiedlichem Ausmaß auf die *Erlebnisfähigkeit* und das Befinden aus. Eine gewisse *Unpäßlichkeit* und *Leistungsminderung* in unausgeschlafenem Zustand wird jedem Leser bekannt sein.
Bei länger anhaltenden Schlafstörungen ist mit folgenden **Auswirkungen** zu rechnen:
- Konzentrationsschwäche;
- vermindertem Denkvermögen;
- Abnahme der Kreativität;
- emotionellen Störungen, z.B. depressiven Verstimmungen;
- schneller Ermüdung;
- gesteigerten Reaktionen auf optische, akustische und *taktile* (= den Tastsinn betreffende) Reize;
- Ungeduld, Reizbarkeit, Nervosität;
- Schwunglosigkeit;
- Zerschlagenheit;
- evtl. Artikulations- oder Wortfindungsstörungen;
- gesteigertem Schmerzempfinden;
- verstärktem Auftreten bereits vorhandener Symptome bei bestehenden Erkrankungen.

8.4 Das Ruhen und Schlafen in stationären Einrichtungen

Der stationäre Krankenhausaufenthalt beeinflußt das Ruhen und Schlafen des Patienten in mehrfacher Hinsicht. Sowohl der Zustand des Patienten als auch seine direkte Umgebung sind verändert.

8.4.1 Tagesrhythmik im Krankenhaus

Der Krankenhausalltag schränkt den Patienten in vielen seiner Gewohnheiten ein. Die Schlaf- und Ruhegewohnheiten sind ebenso betroffen wie andere Lebensrhythmen. Die *Weckzeit* wird durch den Krankenhausalltag bestimmt. Dieser wird häufig in erster Linie nach ökonomischen Arbeitsabläufen gestaltet. Dazu gehört meist das Wecken des Patienten zwischen 6.00 und 7.30 Uhr; für viele entspricht diese Weckzeit der zuhause gewohnten Aufstehzeit. Leider wird diese annehmbare Weckzeit manchmal durch ein *frühzeitiges Fiebermessen* oder durch das *Waschen des Patienten während der Nachtruhe* durch die Nachtwache vorverlegt.
Es liegt nahe, daß gerade in den Zeiten des Krankseins eine ungestörte und ausgiebige Nachtruhe notwendig ist. Deshalb sollten *nächtliche pflegerische Aktivitäten* im Patientenzimmer nur stattfinden, wenn dies unbedingt notwendig ist: Durchführung von Vitalzeichenkontrollen, regelmäßigen Lagerungen, Infusionskontrollen und das Erfüllen von Patientenwünschen.
Die Nachtruhe kann auch durch *Mitpatienten* gestört werden. Meist sind es Geräusche (Husten, Schnarchen, Sprechen) oder eine motorische Unruhe, die den Schlaf unterbrechen.
Tagsüber werden die Ruhe- und Schlafphasen häufig in kurzen Zeitabständen gestört, vor allem, wenn im System der *Funktionspflege* gearbeitet wird.
Man verdeutliche sich, wie oft verschiedene Personen das Krankenzimmer betreten, um einzelne Funktionen auszuführen: Wecken; Hilfestellung beim Waschen; Bettenmachen; Temperatur- und Pulsmessung; Verabreichung von Medikamenten; Blutdruckmessung; Blutabnahme durch Laborpersonal, Blutentnahme durch ärztl. Personal; Servieren der Mahlzeiten; Abwischen der Nachttische; Stellen und Abholen des Inhaliergerätes; Säubern der sanitären Anlagen; Verteilen von Getränken; Verbandswechsel; Lagerung; Einreibung; Visite; Untersuchung; Säubern des Fußbodens usw..
Allein das Bewußtsein, daß jederzeit eine Person ungebeten in das "Schlafzimmer" eindringen kann, vermag das Ruhevermögen zu beeinträchtigen.
Hier müssen durch gezielte Organisation Kompromisse im Interessenkonflikt zwischen den menschlichen Bedürfnissen des Patienten und den pflegerischen, ärztlichen sowie hauswirtschaftlichen Notwendigkeiten gefunden werden.

8.4.2 Tagesrhythmik im Altenheim

Das Ruhen und Schlafen wird bei Bewohnern eines Altenheims zum Teil beeinflußt/fremdbestimmt.

Bewohnen zwei alte Menschen gemeinsam ein Zimmer, ist eine *gegenseitige Störung* des Ruhens und Schlafens durch Aktivitäten, evtl. auch durch die Anwesenheit des anderen möglich.

Bei der Betreuung betagter Menschen ist zu beachten, daß sie tagsüber mehr Ruhepausen und "Nickerchen" benötigen; eine offizielle *Mittagspause* ist einzuräumen.

In *Altenpflegeheimen* und auf *Pflegestationen* sind zum Teil die unter Punkt 8.4.1 "Tagesrhythmik im Krankenhaus" genannten Aspekte gültig.

Lesen Sie bitte auch *"Der betagte Mensch im Alten(pflege)heim", Seite 399.*

8.4.3 Gewohnheiten bezüglich des Ruhens und Schlafens

Jeder Mensch hat bestimmte Schlaf- und Ruhegewohnheiten. Das Pflegepersonal sollte diese erkunden und sie *nach Möglichkeit* auch im Krankenhaus/Altenheim berücksichtigen. Solche Gewohnheiten sind beispielsweise:

- der Mittagsschlaf;
- spätes Zubettgehen;
- frühes und langes Schlafen, frühes Aufstehen;
- Einschlafrituale, z.B. Lesen, Musikhören, warme Milch trinken, Wärmflasche benutzen;
- die Durchführung der Abendtoilette in bestimmtem Ausmaß;
- das Beibehalten / Ablegen von Prothesen;
- Schlafgewohnheiten wie das Schlafen mit erhöhtem Oberkörper, mit kleinem oder großem oder ohne Kopfkissen;
- Schlafen bei offenem / geschlossenem Fenster;
- Schlafen mit gedämpftem Licht;
- Schlafen in nicht beheiztem Raum;
- Bekleidung während der Nachtruhe z.B. Schlafanzug, Nachthemd, T-Shirt;
- Aufwachgewohnheiten: läßt sich von Musik wecken; liegt nach dem Wecken noch eine Weile im Bett; trinkt einen Kaffee, bevor er aufsteht.

Die Aufrechterhaltung dieser und ähnlicher Gewohnheiten fördert im Altenheim oder während eines Krankenhausaufenthaltes das erholsame Ruhen und Schlafen. Das allgemeine Wohlbefinden wird gesteigert und somit der Gesundungsprozeß gefördert.

8.4.4 Das Krankenzimmer

Das Krankenzimmer hat mehrere Funktionen. So ist es nicht nur *Ruhe-* und *Schlafstätte*, sondern auch *Wohn-* und *Eßzimmer*, ggf. sogar zusätzlich *Waschraum* und *Toilette*. Meist teilt der Kranke diesen "Mehrzweckraum" mit ein bis vier weiteren Patienten.

Geborgenheit und Wahrung der Intimsphäre kann das Zimmer unter diesen Umständen kaum bieten. Umso wichtiger wird eine *freundlichere Gestaltung* des Raumes durch ansprechenden Wandschmuck (Bilder), eine Tischdecke, aufgeräumte (weggeräumte) Pflegeutensilien, saubere/s Bettwäsche / Mobiliar, gepflegte Blumensträuße u.ä. Hierin findet im übrigen auch der verwirrte Mensch Orientierungspunkte.

Die Mitpatienten können als angenehm oder unangenehm empfunden werden; sie wirken entsprechend auf das Befinden der anderen Patienten im Raum ein.

Zur **Ausstattung eines Krankenzimmers** sind folgende Materialien und Voraussetzungen wünschenswert:

- abwaschbare Möbel ohne Verzierungen;
- abwaschbare Wände in ruhigen Farbtönen; sauber und unversehrt; mit einigen Bildern geschmückt;
- desinfizierbarer, fugenloser Fußbodenbelag;
- große, breite Türen, die mit Ellbogendrücker zu betätigen sind;
- große Fenster; in höheren Stockwerken dürfen sie nur teilweise zu öffnen sein (Kipp- oder Schiebevorrichtung);
- Möglichkeit des Abdunkelns (Gardine, Rolläden);
- mindestens ein Tisch und soviele Stühle wie Krankenbetten;
- helle Zimmerbeleuchtung über eine Deckenleuchte;
- Lichtleiste mit Leselampe über jedem Patientenbett;
- Nachtlicht, z.B. eine kleine Lichtquelle am Boden neben der Tür;
- Vorrichtung zur Körperpflege, d.h. eine abgetrennte Waschecke bzw. Naßzelle mit Waschbecken, Ablage, Spiegel, Lichtquelle, Stuhl, Kleiderhaken; wünschenswert sind Dusche und WC;
- Wandschränke, je einen pro Patientenbett.

Im Krankenzimmer sollte regelmäßig *gelüftet* werden. Die *Raumtemperatur* wird auf ca. 18° - 20°C reguliert. Wünschenswert ist ein Ausblick in die Natur.

8.4.5 Das Krankenbett

An das Krankenbett und das entsprechende Zubehör (Bettzeug / -wäsche, Nachttisch) werden folgende **Anforderungen** gestellt:

- benutzerfreundliche Ausstattung des Bettes
  - möglichst mittels Fernbedienung verstellbares Kopfteil;
  - verstellbares Fußende;
  - möglichst mittels Fernbedienung verstellbares Höhenniveau;
  - formbeständige Schaumstoffmatratze;
  - ggf. Bettbügel (= Aufrichter) mit Triangel;
  - mind. 2 m Länge (evtl. verkürzbar) und 1 m Breite;
- personalfreundliche Ausstattung des Bettes
  - Höhen- und Lageverstellbarkeit mittels manueller oder elektrischer Vorrichtung;
  - abnehmbares Fuß- und Kopfbrett;
  - leicht fahrbar;
- hygienische Beschaffenheit
  - abwaschbares, desinfizierbares Material;
  - schlichte Ausstattung (so wenig Staubfänger wie möglich);

- kochbare und hautfreundliche Bettwäsche; Bettlaken, Stecklaken, Decken- und Kopfkissenbezug sollten überwiegend aus Baumwolle sein.
• ausreichendes Bettzubehör
  - mindestens 1 großes und 1 kleines Kopfkissen;
  - eine Bettdecke, evtl. eine zusätzliche Decke;
• praktische Beschaffenheit des Nachttisches
  - sollte fahrbar sein;
  - sollte über höhenverstellbare und ausklappbare Servier- und Arbeitsfläche verfügen, die möglichst seitlich kipp- und feststellbar ist;
  - sollte Ablagefläche für die Utensilien des Patienten bieten, dabei mindestens eine Schublade aufweisen. *(Beachte*: Geld und Wertgegenstände sollten in einem Tresor im Dienstzimmer aufbewahrt werden);
  - ggf. sollte hieran ein Licht- und Medienkanal angeschlossen sein;
  - sollte aus abwaschbarem Material sein.
• Beschaffenheit des Kleiderschrankes
  - eingebauter Wandschrank mit Fach und mit Aufhängevorrichtung für die Kleidung / Wäsche sollte vorhanden sein;
  - jedem Patienten wird ein eigener Kleiderschrank zugewiesen;
  - er sollte durch Farbsymbol oder Namensschild kenntlich gemacht sein;
  - Beachte: Der Kleiderschrank dient nicht der Aufbewahrung von Wertgegenständen und Geld (Aufbewahrung erfolgt im Tresor);
• ggf. Vorhandensein von Hilfsmaterialien
  - Bettbügel (= Bettstange, Aufrichter) mit Triangel;
  - hochklappbare Seitengitter;
  - Bettverkürzung (Bettkiste);
  - Bettverlängerung;
  - Fußstütze *(siehe "Spitzfußprophylaxe", Seite 239)*;
  - anschraubbare Infusionshalterung;
  - Lagerungshilfsmittel *(siehe "Dekubitusprophylaxe", Seite 184)*.

Das *typische Krankenbett* unterscheidet sich in mehrfacher Hinsicht vom Privatbett. In der Regel ist die Liegefläche des Krankenbettes höher, das Material und das Zubehör sind von anderer Beschaffenheit. Die Fahrbarkeit und die freie, von allen Seiten erreichbare Position im Raum sind dem Patienten im Krankenhausbett ebenfalls unbekannt und evtl. auch unangenehm.

8.4.5.1 Das Richten des Bettes

Das Richten des Krankenbettes kann in unterschiedlicher Art und Weise erfolgen. Deshalb werden an dieser Stelle Prinzipien besprochen, die bei jeder Art des Bettenmachens berücksichtigt werden sollten.

Der Pflegende sollte sich bewußt machen, daß die Zeit während des Bettens immer wieder die Möglichkeit zur *Intensivierung* des *Kontaktes* zum Patienten bietet. Ein schwerkranker oder ein immobiler Mensch kann diese Situation auch als sehr unangenehm empfinden, zumal die Hilflosigkeit und die *Abhängigkeit* von anderen Menschen sehr deutlich spürbar wird. So, wie das Pflegepersonal ihn bettet, z.B. bequem oder unbequem, schmerzlindernd oder -verstärkend, so muß er für einige Stunden verweilen.

Mit dem Richten des Bettes wird die Durchführung weiterer Pflegemaßnahmen, z.B. die Krankenbeobachtung, Vitalzeichenkontrollen, Prophylaxen oder Mobilisation, sinnvoll verknüpft.

Prinzipien beim Richten eines leerstehenden Bettes
• Nach Möglichkeit zu zweit arbeiten;
• Durchführung erfolgt mindestens 2 mal täglich und bei Bedarf;
• Materialien vorbereiten (für evtl. notwendigen Wäschewechsel)
  - frische Bettwäsche,
  - Abwurfvorrichtung für benutzte Wäsche: fahrbares Gestell mit eingespannten Wäschesäcken (farbliche Kennzeichnung für bestimmte Wäschestücke beachten!) vor der Zimmertür abstellen; falls die Wäschesäcke mit einem Deckel verschließbar sind, können sie mit ins Zimmer genommen werden; steht eine solche Einrichtung gar nicht zur Verfügung, kann auch ein mit Umschlagfalte versehenes Kopfkissen über die Stuhllehne gestülpt und als Wäschebeutel genutzt werden;
• vor der Durchführung: Händedesinfektion und Information des Patienten, Bett flach stellen;
• Einhalten der rückenschonenden Arbeitsweise;
• 1-2 Stühle vor dem Fußende des Bettes plazieren (Ablage fürs Bettzeug);
• Platz schaffen, im Weg stehende Gegenstände zur Seite schieben;
• Bettdecke so zusammenlegen, daß die Außenseite außen bleibt;
• Bettdecke auf dem Stuhl ablegen;
• Kissen auf die Bettdecke legen;
• Entfernen des Stecklakens, sofortiger Abwurf in den Wäschesack
  - Beachte: Bettwäsche nie auf den Boden werfen, da dies zur Aufwirbelung von Staub führt;
• Glätten / Straffziehen / Neueinschlagen des Bettlakens;
  - Beachte: Das Bettlaken muß immer faltenfrei eingespannt sein, sonst können sich Druckstellen (Dekubiti) an der Haut des immobilen Patienten bilden;
• Einstecken und Straffziehen des Stecklakens;
• Aufschütteln der Kissen, ohne dabei Staub aufzuwirbeln;
• Bettdecke am Kopfende fassen, hochhalten und vorsichtig schütteln, bis sie richtig im Deckenbezug sitzt
  - Beachte: Sollte der Deckenbezug versehentlich den Fußboden berühren, muß er gegen einen frischen Bezug ausgetauscht werden;
• Auflegen der Bettdecke; das Einschlagen in der Länge oder Breite erfolgt gemäß den Patientenwünschen.

8. Ruhen und Schlafen

Das Ab- und Beziehen eines leerstehenden Bettes
- Vorbereitung der Materialien
  - 1 Bettlaken, wenn vorhanden Spannbettuch,
  - evtl. eine wasserabweisende Unterlage oder einen wasserabweisenden Matratzenschonbezug (nur bei Inkontinenz und stark nässenden Wunden),
  - 1 Stecklaken (= Unterlage),
  - 1 Deckenbezug,
  - kleine und große Kissenbezüge entsprechend der Anzahl der im Bett befindlichen Kissen,
  - evtl. 1 Wolldecke;
- 1-2 Stühle vor dem Fußende des Bettes plazieren;
- Abwurfsack bereitstellen;
- Bett flachstellen;
- Bettwäsche abziehen
  - Bettdeckenbezug abziehen, Bettdecke falten (s.o.) und auf den Stuhl legen;
  - Kissenbezüge abziehen, Kissen auf die Bettdecke legen;
  - Stecklaken an den Seiten lösen, in der Mitte zusammenlegen und abwerfen;
  - Bettlaken von der Matratze lösen, in der Mitte zusammenlegen und abwerfen;
  - <u>Beachte:</u> Benutzte Wäsche sofort in den Wäschesack geben!
  - <u>Beachte:</u> Bei Entlassung des Patienten werden Bettdecke und Kissen ebenfalls in die Wäsche gegeben!
- Aufziehen der frischen Bettwäsche
  - evtl. Bettschutz auf die Matratze legen,
  - Spannbettuch aufspannen, ansonsten:
    - Bettlaken der Länge nach über der Matratze ausbreiten, darauf achten, daß die Mittellinie des Lakens auf der Mitte des Bettes liegt;
    - sorgfältiges Einschlagen des Lakens am Kopfende, entweder durch das exakte Falten einer Ecke oder durch das Zusammenknoten der Lakenenden;
    - Straffziehen des Lakens vom Fußende aus;
    - Einschlagen des Lakens am Fußende wie s.o.;
    - Einstecken der seitlich überhängenden Lakenteile;
  - ggf. Auflegen der Gummiunterlage;
  - Einstecken des Stecklakens in Gesäßhöhe der Liegefläche;
  - Straffziehen des Stecklakens auf der gegenüberliegende Seite;
  - Beziehen der Kopfkissen, darauf achten, daß die Kissenecken die Bezugecken ausfüllen;
  - Deckenbezug aufziehen, die oberen Deckenenden ganz in die Ecken des Deckenbezugs stecken;
  - Decke mit Bezug am Kopfende hochhalten und vorsichtig mit kleinen Bewegungen zurecht rütteln;
  - Bettdecke der Länge nach aufs Bett legen, Bezug am Fußende verschließen;
- falls das Bett nicht sofort belegt wird, ein zweites Laken oder ähnliches Material über dem Bett ausbreiten;
- Bett in die gewünschte Position bringen, ggf. Lagerungshilfsmittel anbringen;
- Abwischen oder Absprühen der Stühle mit Desinfektionsmittel;
- Entsorgen der Wäsche.

Das Betten des bettlägerigen Patienten
Auch hierbei gelten die bisher genannten Prinzipien. Das weitere Vorgehen *richtet sich nach dem Befinden des Patienten.*

Ist er in der Lage, den Oberkörper aufzurichten, so erfolgt das Straffziehen bzw. Wechseln des Lakens zunächst vom Kopfende aus bis zur Gesäßfläche. Dann legt sich der Patient auf den Rücken und hebt das Gesäß an (evtl. Bettbügel mit Triangel benutzen lassen); jetzt können das benutzte Steck- und Bettlaken entfernt und das frische in Richtung Fußende gezogen werden. Das Stecklaken kann von einer Seite aus eingesteckt und unter den Patienten gebracht werden. An der anderen Seite wird es durchgezogen und straff unter die Matratze gesteckt. Dann wird das Bettlaken straff in Richtung Fußende gezogen und eingesteckt.

Kann der Patient sich nicht aufrichten, erfolgt das Betten während der Seitenlage. Die Dauer der *Seitenlage* muß oft sehr kurz gehalten werden, weil sie den Schwerkranken belastet. Deshalb ist es sehr wichtig, zuvor sämtliche Materialien in Griffnähe zurechtzulegen. Neben der Bettwäsche gehören meist auch Pflegemittel zur Durchführung von Prophylaxen dazu. Es gelten die bereits besprochenen Prinzipien.

<u>Für den Vorgang des Bettens gilt zusätzlich:</u>
- Entfernen großer Kissen;
- Lage des Patienten nach oben oder unten korrigieren;
- Patienten vorsichtig auf die Seite drehen, ihn gut festhalten und sich sichernd vor ihn stellen;
- Lösen des Steck- und Bettlakens;
- Straffziehen und Einstecken des Bettlakens;
- bei erforderlichem Lakenwechsel:
  - altes Laken zur Mitte hin aufrollen,
  - frisches Laken der Länge nach auf der Matratze ausbreiten, eine Hälfte ebenfalls zur Mitte hin aufrollen,
  - darauf achten, daß die Falte der Mittellinie in der Mitte liegt und das oben und unten ausreichend Stoff zum Einschlagen einer Ecke zur Verfügung steht,
  - Einstecken des Lakens zuerst am Kopf-, dann am Fußende, danach an den Seiten;
- Einstecken eines frischen Stecklakens;
- Aufrollen der anderen Seite des Stecklakens bis zur Mitte;
- evtl. Unterlegen eines dreifach gefalteten Stecklakens oder einer anderen Stoffunterlage (zur Benutzung beim Hochziehen des Patienten);

- den Patienten über die bevorstehende Drehung auf die andere Seite informieren;
- aufgerollten Teil des Bettlakens herunterdrücken und den Patienten über den "Hügel" auf die gegenüberliegende Seite rollen;
- Rollen des benutzten Bett- und Stecklakens bis zum Bettrand;
- Lösen des noch eingesteckten Stoffanteils und Abwurf in den Wäschesack;
- Abrollen des frischen Bettlakens von der Bettmitte bis über das Matratzenende;
- Straffziehen und Einstecken des Bettlakens;
- Abrollen und Feststecken des Stecklakens;
- ggf. Glattziehen des zweiten Stecklakens;
- Patienten auf den Rücken drehen;
- großes Kopfkissen aufschütteln und unterlegen;
- evtl. Lagerungshilfsmittel anbringen und/oder bestimmte Lagerungsart durchführen;
- den Patienten mit der Bettdecke zudecken;
- den Patienten fragen, ob er bequem liegt.

8.4.6 Krankheitsbedingte Einflüsse

Die Krankheit des Patienten kann das Ruhen und Schlafen sowohl in der Qualität als auch in der Quantität beeinflussen. Die unterschiedlichen Veränderungen des Schlafes wurden bereits unter Punkt 3 dieses Kapitels beschrieben.
In diesem Zusammenhang soll nochmals ausdrücklich auf häufig anzutreffende, *den Schlaf störende Krankheitszeichen bzw. -auswirkungen* aufmerksam gemacht werden:
- Angst, Ungewißheit, z.B. vor Untersuchungen, Operationen, Diagnosen, der Zukunft;
- Schmerzen;
- Verdauungsbeschwerden, häufige Stuhlentleerungen;
- nächtliches Wasserlassen;
- Atembeschwerden, Atemnot, Husten;
- Fieber, Frösteln, Schwitzen;
- Juckreiz;
- fixierte Lagerungen, z.B. durch Gips, Extensionen, Schienen;
- prophylaktische und therapeutische Lagerungen in regelmäßigen Zeitabschnitten;
- engmaschige Vitalzeichenkontrollen;
- Zu- und Ableitungen wie Infusionsschläuche, Blasenverweilkatheter, Drainagen, weil sie Angst und Bewegungseinschränkungen bedingen können;
- Unruhe, Verwirrtheit, Erregung und delirante Zustände.

8.5 Unterstützung des Ruhens und Schlafens

Die Unterstützung des Ruhens und Schlafens erfolgt aus pflegerischer Sicht bei allen Kranken bzw. Altenheimbewohnern, also nicht nur bei Patienten, die unter Schlafstörungen leiden.

8.5.1 Schaffen günstiger Bedingungen

Generell werden *unnötige optische und akustische Reize* - auch tagsüber - *vermieden*. Dazu gehört z.B. das Tragen von Schuhen mit leisen Sohlen, das Unterlassen lauten Rufens und das Einhalten der Zimmerlautstärke bei Benutzung von Fernseh- und Radiogeräten.
Lichtreize werden abends durch das Zuziehen von Gardinen reduziert; statt der Deckenbeleuchtung wird die kleine Nachtlichtquelle bzw. die Nachttischlampe angeschaltet.
Für die **Vorbereitung der Nachtruhe** gelten folgende Prinzipien:
- die Abendtoilette richtet sich in Art und Umfang nach den Wünschen des Bewohners/Patienten;
- die Nachtwäsche wird entsprechend der individuellen Gewohnheiten ausgewählt, nur in besonderen Fällen wird krankenhauseigene Nachtwäsche benutzt;
- Prothesen bleiben, wenn gewünscht und medizinisch vertretbar, über Nacht am Körper;
- Lagerungshilfsmittel entfernen, soweit dies aus prophylaktischer und therapeutischer Sicht vertretbar ist;
- Infusionen, die über eine periphere Vene einlaufen, können oft über Nacht abgestöpselt werden (Arztanordnung);
- das Bett wird sorgfältig und mit faltenfreier (!) Unterlage hergerichtet;
- Bettlägerigen wird die Gelegenheit zum Wasserlassen angeboten;
- ggf. werden Urinflasche, Steckbecken bzw. Toilettenstuhl in Bettnähe bereitgestellt;
- eine Klingelvorrichtung und ein Lichtschalter werden in Griffnähe des Patienten angebracht;
- die Lagerung erfolgt soweit wie möglich entsprechend den Wünschen des Bewohners/Patienten; wenn therapeutische oder prophylaktische Lagerungen den Schlaf behindern, können nach sorgfältiger Analyse der Problemlage evtl. Kompromisse eingegangen werden;
- die Raumtemperatur wird entsprechend der Patientenwünsche reguliert;
- auf jeden Fall sollte vor Beginn der Nachtruhe durchgelüftet werden; auf Patientenwunsch bleibt das Fenster während der Nacht geöffnet;
- übliche Einschlafrituale sind weitgehend einzuhalten;
- die Nachtschwester stellt sich beim Bewohner/Patienten vor; diesem ist zu versichern, daß er jederzeit nach der Nachtschwester läuten kann.

8.5.2 Hilfe bei Schlafstörungen

Wie oben bereits besprochen, sind Schlafstörungen häufig durch *seelische Belastungen* oder äußere *Störfaktoren* bedingt. Diese lassen sich oft reduzieren oder sogar ganz ausschalten. Wichtige Voraussetzung dazu ist das Schaffen *günstiger Bedingungen*, wie dies im vorherigen Abschnitt besprochen wurde.

Weiter sollte das Pflegepersonal durch ein freundliches, einfühlsames und offenes Wesen *Gesprächs-* bzw. *Zuhörbereitschaft* signalisieren. Das direkte Ansprechen des Patienten auf möglicherweise vorliegende private Probleme empfiehlt sich meist nicht. Anders ist dies bei krankheitsbedingten Problemen. Kaum ein Patient wird z.B. die Frage, ob er Angst vor der Operation habe, als aufdringlich, indiskret oder zu persönlich empfinden. Das Aussprechen von *Ängsten*, *Sorgen* oder *Kummer* schafft oft Erleichterung.

Traurigkeit, Ängste und Sorgen, die den Schlaf rauben können, gehören allerdings in manchen Lebenssituationen zur *Problembewältigung* und sollten als vorübergehende Störung toleriert werden. Manchmal sind sie eine Chance, bisher verdrängte Probleme zu erkennen und anzugehen (Signalcharakter).

In der Nacht vor der Operation wird allerdings ein Schlafmittel verabreicht, damit der Patient am OP - Tag gut ausgeruht ist.

Führt eine *allgemeine Unruhe* oder ein Unwohlsein zur Schlafstörung, so kann eine *kurze Unterbrechung* dieses Zustandes zur Überwindung der Schlaflosigkeit führen. Dies kann z.B. durch ein kurzzeitiges Aufstehen oder Lesen geschehen.

Jede Form der *menschlichen Zuwendung* kann beruhigend, entspannend und somit schlaffördernd wirken; besonders bewährt hat sich z.B. die Durchführung eines Fußbades oder einer Fußmassage.

Die für den Schlaf notwendige Entspannung kann auch durch bestimmte Übungen gefunden werden. Sowohl Anleitung als auch ein gewisses Training sind erforderlich, um *Entspannungsübungen* später effektiv und selbständig durchzuführen. Lesen Sie dazu "Entspannungsübungen", Seite 381.

In manchen Fällen liegt - obwohl vom Patienten angegeben - keine Schlafstörung vor. Dies läßt sich bei *alten Menschen* durch das physiologisch geringere Schlafbedürfnis oder generell durch zu lange Schlafphasen während des Tages erklären. In solchen Situationen ist dem Schlaflosen Beschäftigung oder Unterhaltung anzubieten. Zu einer späteren Zeit wird er automatisch ermüden.

Bei Veränderungen des *Schlaf - Wach - Rhythmus* sollte der Kranke tagsüber gefördert werden, um das Einschlafen zu unterbinden. *Beschäftigung*, wenn möglich in Form körperlicher Betätigung, hilft oftmals über Müdigkeitsphasen hinweg und verschiebt diese in Richtung Abend / Nacht.

Sind die Störungen des Schlafrhythmus durch Zeitverschiebung ausgelöst, sollte der Betroffene sich soweit wie möglich dem nun *aktuellen Rhythmus der Umgebung anpassen*, um wieder nachts und nicht tagsüber zu schlafen.

Schlafmittel (= *Hypnotika*)

Schlafmittel sollten nur bei Versagen aller o.g. Maßnahmen, und auch dann *nur vorübergehend*, angewendet werden. Da sie lediglich der *Bekämpfung eines Symptoms*, nicht aber der Ursache dienen, können sie allenfalls als Übergangslösung zur Erhaltung körperlicher und seelischer Leistungsfähigkeit bei langanhaltenden Schlafstörungen eingesetzt werden.

Schlafmittel sind zentral wirksame Substanzen. Sie üben auf das ZNS eine allgemein *dämpfende Wirkung* aus. Dadurch lösen sie Müdigkeit und letztendlich den Schlaf aus. Gleichzeitig wird der physiologische *Schafrhythmus* gestört. Das Traumstadium wird verkürzt, der Tiefschlaf gefördert und verlängert. Die Wirkung des Schlafmittels ist zum einen von seiner Zusammensetzung, zum anderen von der Dosis abhängig.

So werden *Einschlafmittel*, die schnell und nur für kurze Zeit wirksam sind, von *Durchschlafmitteln*, die stärker und länger wirksam sind, unterschieden. Eine sehr geringe Dosis kann lediglich beruhigende Wirkung ausüben, eine sehr hohe Dosis kann narkotisierend sein.

Die *Gefahr* des Schlafmittelkonsums liegt in der baldigen Gewöhnung an die Wirkung, in der sich rasch entwickelnden *pharmakologischen Abhängigkeit* und in der Störung des physiologischen Schlafrhythmus.

Wegen dieser Gefahren sollte der Einsatz von Schlafmitteln unter einer *strengen Indikationsstellung* erfolgen; die Ursache der Schlafstörung ist zu ergründen und möglichst auszuschalten. Nur in gewissen Situationen ist es empfehlenswert, ein Schlafmittel zu verabreichen. Das gilt z.B. vor operativen Eingriffen; in dieser Situation ist die Erholung durch den Schlaf vorrangig. Die schlafstörende Ursache (Angst vor der Narkose) ist nach der Operation ohnehin nicht mehr vorhanden.

8.6 Nachtwache

Anforderungen und Belastungen

Die alleinige Nachtwache auf der Krankenstation darf nur von einer *staatlich geprüften Pflegeperson* ausgeübt werden. Sie erfordert ein hohes Maß an *Verantwortungsbewußtsein*, eine exakte Krankenbeobachtung und die Fähigkeit zu fachgerechtem Handeln, insbesondere in bezug auf möglicherweise auftretende Notfallsituationen. Der Ausführende muß sowohl körperlich als auch seelisch *belastbar sein*, um diesen Anforderungen standhalten zu können. Der wiederholte Rhythmuswechsel von Tag- und Nachtschlaf stellt eine zusätzliche Belastung dar. Nicht selten sind Schlaf- und Verdauungsprobleme die Folge.

In Gesundheitsberufen tätige Menschen sind besonders gefährdet, solche Störungen mit Medikamenten zu bekämpfen. Da die *Medikamente in Griffnähe* sind und der tägliche Umgang die *Hemmschwelle* zur Einnahme meist herabsetzt, kann es schnell zur *Selbstmedikation* kommen. Menschen, die einen leichten Zugang zu Medikamenten haben (und gleichzeitig hohen körperlichen und seelischen Belastungen ausgesetzt sind), sollten ihren Medikamentenkonsum besonders kritisch beobachten.

Bevor die diensthabende Nachtwache die Verantwortung für die Patienten übernimmt, erfolgt eine ausführliche **Übergabe**. Diese bezieht sich auf jeden der Patienten. Sowohl das Krankheitsbild als auch Besonderheiten werden besprochen. Besonderheiten sind Atemnot, Schmerzen, Schlafstörungen, Unruhe, Verwirrtheit, Inkontinenz, Taub- oder Blindheit, Sprachstörungen und ähnliche Probleme des Patienten. Weiter wird die Nachtwache über Ableitungen, laufende Infusionen, spezielle Lagerungen und erforderliche Medikamentenverabreichung bzw. verordnete Bedarfsmedikamente informiert.

Frischoperierte, schwerkranke und sterbende Menschen werden besonders erwähnt.

Erforderliche *Überwachungsmaßnahmen* werden weitergegeben. Die Nachtwache wird auch über Patienten informiert, die am nächsten Tag operiert werden oder sich bestimmten Untersuchungen unterziehen.

Falls Angehörige über Nacht beim Patienten bleiben, muß die Nachtwache darüber Bescheid wissen.

Ihr muß ferner mitgeteilt werden, welcher Arzt Nachtdienst hat und wieviele freie Betten vorhanden sind.

Aufgaben

Die Aufgaben der Nachtwache sind weit gefächert. Das Ausmaß kann zwischen den einzelnen Fachdisziplinen variieren.

Generell gehören zu den Aufgaben der Nachtwache:
- Schaffen einer schlaffördernden Atmosphäre
  - persönliche Vorstellung bei allen zu betreuenden Patienten / Bewohnern;
  - Zusicherung, während der Nacht jederzeit erreichbar zu sein;
  - Sorge dafür tragen, daß jeder Patient eine Schelle in Reichweite hat;
  - Unterbinden störender Geräusche, z.B. vom Fernsehgerät aus dem Nachbarzimmer, lauter Unterhaltung aus dem Aufenthaltsraum;
  - Ausschalten der Deckenbeleuchtung, wenn die Patienten / Bewohner schlafen möchten; Einschalten der Nachtbeleuchtung; bei späteren Kontrollgängen Taschenlampe einsetzen;
  - Korrektur ungünstiger Schlafpositionen;
  - ggf. Ermöglichen von Einschlafritualen.
- Gezielte Krankenbeobachtung
  - sowohl das allgemeine Befinden als auch das Schlafverhalten sind zu beobachten, Veränderungen und Auffälligkeiten werden dokumentiert (z.B. Schmerzen, Atemnot, Schlaflosigkeit);
  - Schwerkranke und Frischoperierte werden in kurzen Zeitabständen beobachtet, die Vitalzeichen werden kontrolliert;
  - ansonsten erfolgt in ca. 2-3 stdl. Rhythmus (je nach Dienstanweisung) ein Kontrollgang.
- Überwachung nächtlicher Therapiemaßnahmen
  - Kontrolle des Infusionsflusses, Anhängen neuer Infusionen;
  - Verabreichung von Medikamenten: oral, sublingual, rektal, subkutan, intramuskulär.
- Durchführung pflegerischer Maßnahmen
  - kontinuierliche Weiterführung z.B. prophylaktischer bzw. therapeutischer Lagerungen oder des Toilettentrainings;
  - Hilfeleistung bei den ATLs Ausscheiden, Atmen, Für Sicherheit sorgen;
  - bei Schlafstörungen: Zuhören, Gesprächsbereitschaft und Verständnis zeigen; evtl. für Ablenkung sorgen;
  - prompter Einsatz bei Klingelrufen des Patienten;
  - Versorgung von Neuzugängen.
- Dokumentation und mündliche Weitergabe der durchgeführten Tätigkeiten, der nächtlichen Beobachtungen und Vorkommnisse an den Frühdienst.

Weitere, zusätzliche Aufgaben der Nachtwache können nach Absprache sein:
- das Vorbereiten von Medikamenten für den nächsten Tag;
- das Aufgeben von Materialbestellungen;
- die Vorbereitung anderer Tätigkeiten für den Frühdienst.

9. Kommunizieren

9.1 Bedeutung

Kommunizieren bedeutet "in Verbindung stehen". Die ATL "Kommunizieren" ist wesentlicher *Bestandteil des menschlichen Verhaltens*. Sie dient der Aufnahme und der Aufrechterhaltung zwischenmenschlicher Beziehungen. Dabei wird Wissen erworben und weitergegeben, Informationen werden ausgetauscht, Meinungen, Gefühle und Empfindungen werden vermittelt.
Die Verständigung mit der Umwelt ist in der Regel wechselseitig. Es heißt: *"Man kann nicht nicht kommunizieren,"* oder: *"Keine Antwort ist auch eine Antwort"*. Auch ein Nichtbeachten des Gegenübers vermittelt demnach Einstellungen und Gefühle, z.B. Gleichgültigkeit oder Hilflosigkeit. Das Kommunizieren hat also Austausch-, Ausdrucks-, Verständigungs- und somit *Beziehungsfunktion*.
Die Verständigungsmöglichkeit der Kommunikationspartner ist umso besser, je mehr sie über dieselben *Kommunikationsmittel* (z.B. Mutter-, Fach- und Zeichensprache) verfügen. Da der Mensch ein soziales Wesen ist, braucht er - in unterschiedlichem Ausmaß - die Kommunikation. Die Fähigkeit zur Kommunikation hat also auch *Einfluß auf die Lebensqualität*. Über das Kommunizieren werden Sympathie bzw. Antipathie, emotionale Anteilnahme oder Gleichgültigkeit sowie soziale Gruppenzugehörigkeit und ähnliche soziale Daten vermittelt.
Für viele Beschäftigungen beruflicher und außerberuflicher Art ist das Kommunizieren *unverzichtbar*.
Kommunikation kann direkt oder indirekt erfolgen: Die *direkte* umfaßt die zwischenmenschlichen Formen der Kommunikation von Angesicht zu Angesicht; die *indirekte* bezieht sich auf die Informationsübertragung mittels technischer Nachrichtensysteme. Die Übergänge zwischen direkter und indirekter Kommunikation können fließend sein (Bildtelefon).
Das wichtigste *Kommunikationsmittel* ist die *Sprache*, zum einen die verbale Sprache, zum anderen die durch Mimik, Gestik und Körperhaltung vermittelte *Körpersprache*.
Kommunikation hat außerdem häufig *Unterhaltungswert*; die indirekte Kommunikation über Massenmedien wird häufig zu diesem Zweck gestaltet.
Die *direkte Kommunikation* (Sprache, Mimik, Gestik) läßt sich auch als *therapeutisches Mittel* in der Gesprächs- und Verhaltenstherapie einsetzten; sie ermöglicht das Darstellen und Ausleben der Persönlichkeit. Ohne die direkte Kommunikation und ohne ein Verständnis von Sprache, Mimik und Gestik ist sowohl ein pädagogischer als auch ein psychotherapeutischer Umgang mit Menschen nicht denkbar.

9.2 Die Wahrnehmung über die Sinnesorgane

Der Mensch nimmt die Informationen aus seiner Umwelt über die Sinnesorgane wahr.
Die fünf klassischen Sinne sind:

- Sehsinn,
- Gehörsinn,
- Tastsinn,
- Geschmackssinn,
- Geruchssinn.

Die gesamte *Empfindungsverarbeitung* erfolgt über das sensorische* System. Die Reize aus der Umwelt werden zunächst von den *Rezeptoren der Sinnesorgane* aufgenommen und dort *in Erregungsimpulse umgesetzt*. Diese werden über Nerven dem Zentralnervensystem zugeführt. Zum Teil findet schon auf Rückenmarksebene eine Umschaltung statt, so daß *Reflexe* möglich sind (z.B. das Wegziehen der Hand nach Berührung einer heißen Herdplatte). Meist werden Erregungen jedoch erst im Gehirn verarbeitet. Sie werden dort zunächst zu den *primären sensorischen Rindenzentren* geschaltet. Hier erfolgt die eigentliche Sinnesempfindung der aufgenommenen Reize (z.B., daß wir etwas riechen). Die Zuordnung geschieht mittels übergeordneter *sekundärer sensorischer Rindenzentren*:
In verschiedenen *Erinnerungsfeldern* erfolgt die Entschlüsselung. So erkennen wir z.B., daß uns der Geruch als angenehm bekannt ist und erinnern uns, daß es sich um den Duft einer Rose handelt. Eine weitere Aufgabe der sekundären sensorischen Zentren ist die *Assoziation* mit anderen Sinnesempfindungen.
Fallen diese höheren Rindenzentren aus, so wird zwar der Reiz noch aufgenommen (z.B. gesehen oder gehört), seine Bedeutung und/oder Bezeichnung kann (z.B. des Bildes bzw. des Wortes) jedoch nicht erinnert werden. Solche Ausfälle werden entsprechend als Seelenblindheit, Seelentaubheit bzw. als Aphasie *(siehe "Zentrale Sprachstörungen", Seite 319)* bezeichnet.
Um den Menschen vor einer *Reizüberflutung* zu schützen, verarbeitet das Gehirn nicht alle Reize. Bei gleichbleibenden Reizen melden die Rezeptoren zunächst eine geringere Reizstärke; schließlich werden die Reize nicht mehr wahrgenommen, es sei denn, es tritt eine Veränderung auf. So wird z.B. ein intensiver Geruch zunächst als solcher wahrgenommen; bei gleichbleibender Intensität nimmt die Wahrnehmung des Geruchs jedoch ab, der Rezeptor "meldet" einen schwächer werdenden, schließlich meist gar keinen Reiz mehr an das Gehirn. Sobald jedoch eine Veränderung des Geruchs eintritt, wird der Reiz wieder weiter-

geleitet. Diese Anpassung oder *Adaption* der Rezeptoren "spart" Gehirnleistungen, ohne die Schutzfunktionen der Sinnesorgane zu beeinträchtigen. Eine Ausnahme bilden die Schmerzrezeptoren; die Intensität der Schmerzempfindungen bleibt gleich (*siehe "Schmerz", Seite 385*).

Sowohl die *verbale* als auch die *non-verbale Kommunikation* werden durch verschiedene körperliche Faktoren, insbesondere die Funktionen bestimmter Sinnesorgane, beeinflußt, z.T. sogar erst ermöglicht. Bei Funktionsstörungen bzw. Ausfall einzelner, für die Kommunikation bedeutsamer Sinnesorgane, gewinnen oft andere Sinnesfunktionen an Bedeutung, wie z.B. der Tast- und der Geruchssinn für den Blinden, der darauf angewiesen ist, seine Umwelt auf andere Weise als mit den Augen zu "sehen".

9.3 Bereiche der Kommunikation

Die Kommunikation ist ein *komplexes Geschehen* und bedarf des Zusammenwirkens der Sinnesorgane, des Gehirns und des seelischen Empfindens.

Sie kann in unterschiedlicher Weise erfolgen, man unterscheidet
- *direkte Kommunikation*: gemeint ist der zwischenmenschliche Austausch von Angesicht zu Angesicht; sie erfolgt mittels Sprache, Gestik, Mimik und Körperhaltung;
- *indirekte Kommunikation*: gemeint ist die Informationsübertragung mittels technischer Einrichtungen (TV, Telefon, Zeitung, Telefon, Brief).

Zur Kommunikation gehören immer:

ein Sender,
eine Nachricht,
ein Empfänger.

Die Nachricht wird über bestimmte *Zeichen*, deren Bedeutung in der Regel bekannt ist, vermittelt.

Der gesunde Mensch verfügt über verschiedene **Möglichkeiten der Kommunikation**, sie werden im folgenden erläutert.

9.3.1 Sprache

Die Sprache dient mittels des Gebrauchs gleichbleibender Zeichen der *Verständigung* von Menschen untereinander. Sie wird ab dem Kleinkindalter während sozialer Kontakte schrittweise erlernt; dazu gehört auch der *Erwerb des Symbolverständnisses*.
Der *Sprachbesitz* (Wortschatz, Ausdrucksvermögen, Satzbau) wird sowohl durch äußere Einflüsse (Sprachbesitz der Kontaktpersonen) als auch durch innere Bedingungen (geistige Fähigkeiten, Funktionstüchtigkeit von Sprechapparat, Gehör und Gehirn) geprägt.

Sprache ermöglicht neben der Weitergabe von Informationen auch den *Ausdruck* von Gefühlen, Gedanken, Absichten und Entschlüssen. Sie kann ein Mittel sein, andere Menschen zu beherrschen und zu deklassieren, kann aber auch Solidarität und Liebe ausdrücken.

Die verbale Sprache ist nicht nur Gegenstand des Sprechens, sondern auch des Zuhörens, Schreibens und Lesens. Die *Wortwahl* kann neben der vordergründigen Information zusätzliche Sachinformationen, persönliche Einstellungen und Werturteile vermitteln. So geben die Sätze: "*Die Frau war auffällig farbenfroh geschminkt*" oder: "*Die Frau trug grelle Kriegsbemalung*" dieselbe Sachinformation über das Make-up der Frau, vermitteln jedoch ganz unterschiedliche Einstellungen des jeweiligen Informanten. Die *Verunsachlichung* von an sich neutralen Informationen geschieht häufig durch Einsatz von umgangssprachlichen Redewendungen und Schimpfworten.

Einige Worte sind *Symbol* für verschiedene Dinge, haben also mehrere Bedeutungen. Beispiele sind die Begriffe Mutter, Leiter, Nagel oder Stift. Andere Worte, z.B. Feudel (= Aufnehmer) oder Hast (= Rauchfleisch) werden nur in bestimmten Sprachgebieten verwendet und sind anderenorts unbekannt oder werden mit unterschiedlicher Bedeutung verwendet.

9.3.2 Sprechen

Das Sprechen selbst hat entscheidenden Einfluß auf die Informationsvermittlung, es heißt: "*Der Ton macht die Musik*". So kann der Ton z.B. äußerst scharf oder lieblich, hart oder weich, melodisch oder abgehackt, brummend oder piepsend sein. Die *Stimme* kann angehoben bzw. abgesenkt werden, um die Aufmerksamkeit des Empfängers zu steigern und bestimmte Informationen zu betonen. Das *Sprachtempo* vermittelt ebenfalls weitere Informationen: Ein stockendes Sprechen vermittelt Unsicherheit, ein sehr schnelles Sprechen Nervosität oder Hektik, ein extrem langsames Sprechen bewußte Gelassenheit oder geistig-seelische Verlangsamung. Auch die *Lautstärke* hat Ausdruckscharakter: Wird sehr leise gesprochen, so kann dies ein Zeichen der Angst, aber auch der Versuch, Aufmerksamkeit zu erregen, sein. Sehr lautes Sprechen deutet häufig auf emotionale Erregtheit hin.

9.3.3 Zuhören

Das **aktive Zuhören** erfaßt u.a. die gerade genannten Varianten des Sprechens. Dazu ist die *Konzentration des Empfängers* auf den Sender notwendig. Neben den ausgesprochenen Informationen werden auch die unausgesprochenen wahrgenommen: Stimmungslage, Gefühle, Einstellungen und Wertungen werden durch Veränderung von Tonfall, Sprechtempo, Betonung und Lautstärke sowie durch Pausen, Seufzer, Räuspern oder Zittern der Stimme erkannt. Erfolgt die Kommunikation von Angesicht zu Angesicht, so kann der aktive Zuhörer zusätzliche Informationen über die non-verbalen Zeichen beobachten und interpretieren.

Der **aktive Zuhörer** setzt sich mit dem Erfahrenen auseinander, geht - sofern die Kommunikation unmittelbar erfolgt - auf die Nachricht und den Sender ein und gibt eine Rückmeldung darüber, wie er die Nachricht aufgenommen hat (*"feed back"*). Durch dieses Verhalten kann Verständnis signalisiert werden; auch können Mißverständnisse aufgeklärt und die Qualität der Kommunikation verbessert werden.

9.3.4 Schreiben

Das Schreiben stellt eine weitere Möglichkeit der Kommunikation dar. Dieser *indirekte Kommunikationsweg* ermöglicht die - wenn auch zunächst einseitige - Kommunikation bei Abwesenheit des Empfängers. Durch Beantwortung eines Schreibens kann die Kommunikation wechselseitig gestaltet werden, d.h. der Empfänger kann dem Sender seine Reaktion vermitteln.

Für einige Menschen ist das Schreiben eine bevorzugte Form, sich mitzuteilen. Gefühle und Meinungen können - mit wohl überlegten Worten - ausgedrückt werden, ohne daß der Empfänger unterbricht oder Einfluß nimmt. Gleichzeitig hat der Empfänger Gelegenheit, das Übermittelte auf sich wirken zu lassen, ohne Gefahr zu laufen, spontan und unüberlegt zu reagieren.

Andererseits kann die Möglichkeit des Schreibens *durch Hemmungen blockiert* werden. Auch bei normaler Intelligenz treten nicht selten Lese- und Rechtschreibschwächen auf und verleiden es dem Betroffenen, sich des geschriebenen Wortes zu bedienen.

9.3.5 Lesen

Das Lesen erweitert den Gebrauch des Wortes durch die Fähigkeit, sich in Texten niedergelegte *Sach- und Sinnzusammenhänge zugänglich* zu machen. Zum Erlangen dieser Fähigkeit ist ein gewisses Maß an Intelligenz notwendig. Das geschriebene Wort vermittelt wie das gesprochene Wort Informationen, Gefühle, Meinungen und Wertvorstellungen.

Das Lesen dient der *indirekten Kommunikation*. Als Hauptbereiche sind zu unterscheiden das Lesen von individuellen Texten (Briefen) und von Allgemeintexten wie Büchern und Zeitungen. Erstere sind auf einen wechselseitigen Austausch ausgerichtet, bei letzteren findet ein Austausch zwischen Sender und Empfänger in aller Regel nicht statt.

Lesen unterstützt das Lernen und Lehren und hat oft *bildenden Wert*. Je nach Art und Qualität des Textes werden Wortschatz, Ausdrucksvermögen und der intellektuelle Horizont erweitert.

Das **Vorlesen** eröffnet weitere Kommunikationsmöglichkeiten; durch die Sprechweise ist es dem Vorlesenden möglich, subjektive Akzente zu setzen und den Text zu interpretieren.

Nicht wenigen Menschen bereitet das Vorlesen Schwierigkeiten. Es bedarf der Übung.

9.3.6 Körpersprache

Die Körpersprache ist ein Mittel der **non-verbalen Kommunikation**. Sie ergänzt die verbale Kommunikation, kann diese aber auch ersetzen. Letzteres gewinnt insbesondere Bedeutung, wenn Sender und Empfänger nicht dieselbe Sprache beherrschen oder sich aufgrund weitgehender Sprach- bzw. Hörbehinderung nicht verbal verständigen können.

Die Körpersprache gehört zu den *elementaren Ausdrucksformen* des Menschen. Sie umfaßt Mimik, Gestik, Körperhaltung, -bewegung und -kontakt sowie das Blickverhalten. Die Deutung der Körpersprache hinsichtlich des kommunikativen Ausdrucks bezeichnet man als *Kinesik*. Die einen seelischen Zustand oder ein inneres Geschehen ausdrückende Bewegung bezeichnet man auch als *Gebärde*.

Mimik

Als Mimik oder *Mienenspiel* bezeichnet man Ausdrucksbewegungen und -formen des menschlichen Gesichts. Sie kann - bewußt oder unbewußt eingesetzt - Hinweise auf das *aktuelle Empfinden* des Senders geben. Der Gesichtsausdruck kann z.B. schmerzverzerrt, teilnahmslos, abwesend, zuversichtlich oder fröhlich sein. Mittels Mimik können *Gefühle* wie Freude und Trauer, aber auch Gereiztheit, Desinteresse, Verständnis oder Mißbilligung ausgedrückt werden.

Die zwischenmenschliche Kommunikation wird durch die Mimik bereichert, auch wenn diese mitunter Fehlinformationen liefert. Der aufmerksame Beobachter entdeckt diese *Gegensätzlichkeiten* (Disharmonien) meist und erhält dadurch weitere Informationen, z.B. die, daß der Sender seine Gefühle verbergen möchte. Das Mienenspiel kann durch bestimmte Erkrankungen behindert oder eingeschränkt sein; der äußere Eindruck entspricht dann ungewollt nicht dem tatsächlichen Empfinden (*siehe "Störungen der Körpersprache", Seite 335*).

Gestik

Die Gestik umfaßt alle Formen der veränderlichen *Ausdrucksbewegungen* des menschlichen Körpers. Eine besondere Rolle spielen dabei die ausdrucksstarken Bewegungen der *Hände*. Sie unterstützen das gesprochene Wort und bringen Gefühle und Gemütsregungen zum Ausdruck. Die Gestik kann z.B. lebhaft, harmonisch oder aggressiv wirken. Eine geballte Faust zeigt Aggression und Kampfbereitschaft, das Trommeln mit den Fingern Aufregung und Ungeduld. Manchen Gesten kann, unabhängig von der Person des Senders, eine *einheitliche Bedeutung* zugemessen werden. Beispiele sind die nach oben geöffnete Hand als Bittstellung oder das beschwichtigende Auf- und Abbewegen der Hände mit nach unten zeigenden Handflächen. Das Nicken mit dem Kopf und das Heben der Hand sind als Grußzeichen bekannt; die vor der Brust verschränkten Arme weisen oft auf eine Abwehrhaltung hin (*"Laß mich in Ruhe"*).

Die **Gebärdensprache** ist das wichtigste Kommunikationsmittel der *Sprach- und Hörgeschädigten*. Jede Gebärde ist ein Zeichen, mit dem - ergänzt durch das Mundbild und die Körpersprache - ein Wort oder ein Begriff zum Ausdruck gebracht wird. Die Möglichkeiten der Gebärdensprache werden ergänzt durch die der **Fingersprache**, bei der jede Fingerhaltung jeweils die Bedeutung eines Buchstaben oder einer Zahl hat (*vgl. Abb. 9.1, Internationales Fingeralphabet*).

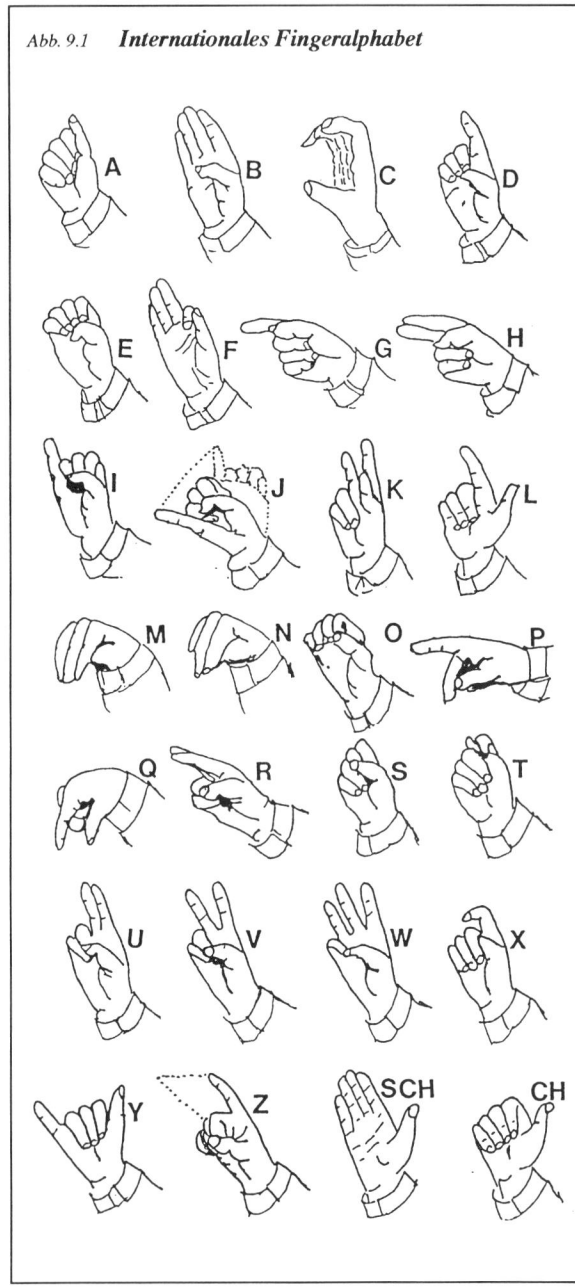

Abb. 9.1 *Internationales Fingeralphabet*

Körperhaltung

Die Körperhaltung gibt Auskunft über die *seelische und körperliche Verfassung* (*siehe auch "Beobachtung der Körperhaltung", Seite 230*). Sie kann z.B. aufrecht und locker, gebeugt und müde oder zwanghaft und verkrampft sein. So kann die Haltung z.B. Selbstbewußtsein, Stolz, Trauer oder Unsicherheit zum Ausdruck bringen.

Die Körperhaltung kann meist nur kurzzeitig bewußt beeinflußt werden. Oft ist sie allerdings auch von *Konventionen geprägt*; so gilt es z.B. vielen Menschen als unschicklich, "*sich hängen zu lassen*". Eine schlaffe Haltung weist oft auf Kraftlosigkeit, eine gekrümmte auf Schmerzen oder Krankheit hin. Umgekehrt kann aus der aufrechten und festen Haltung nicht ohne weiteres auf ein Wohlbefinden geschlossen werden, da sie Ausdruck eines "*schicklichen Verhaltens*" oder des Bemühens, das Unwohlsein zu verbergen, sein kann. Im letzteren Fall ist das tatsächliche Befinden des Betroffenen allerdings festzustellen, wenn man ihn in einem unbedachten Moment beobachtet, denn er wird dann sogleich in die seiner Verfassung entsprechende Haltung zurückfallen.

Körperbewegungen

Der Begriff "Körperbewegungen" meint hier in erster Linie den *Gang* und die dazugehörigen unwillkürlichen Bewegungen der Arme sowie des Kopfes. Auch die Körperbewegungen geben Auskunft über die *seelische* und *körperliche Verfassung*. Sie können elastisch, federnd und beschwingt oder müde, kraftlos und unsicher sein. Die Bewegungen können auch zitternd, vorsichtig, ungelenk und unharmonisch sein. Spezielle Gangeigenarten sind das Trippeln, das Schlurfen und das Schwanken (*vgl. "Beobachtung der Körperbewegungen", Seite 230*).
Beim *Tanz* werden die Bewegungen des ganzen Körpers zum Mittel des Ausdrucks. Bei Naturvölkern hat diese Ausdrucksform eine weitaus größere Bedeutung als in den modernen Kulturen.

Körperkontakt

Der Körperkontakt (= Berührungen) ermöglicht *Kommunikation über die Hautsinne*. Er kann z.B. durch Anfassen, Drücken, Streicheln, Handauflegen, Umarmen oder Küssen erfolgen. Dabei werden Temperatur, Beschaffenheit und Konsistenz der Haut sowie die Körperformen und der Körpergeruch wahrgenommen. Auch Reaktionen des Kommunikationspartners, z.B. Abweisung oder Entgegenkommen, Ver- oder Mißtrauen, An- oder Ablehnung können erkannt werden.
Der Körperkontakt vermittelt also *Informationen über die persönlichen Gefühle* zwischen Sender und Empfänger. Dies gilt eingeschränkt auch für mit Körperkontakt einhergehende gesellschaftliche *Gebräuche* wie das Wangeküssen, die flüchtige Umarmung oder das Händeschütteln. Das Meiden von Körperkontakt bei solchen üblichen Gesten kann Antipathie oder eine bewußte Distanzierung, aber auch Unsicherheit oder Hemmungen ausdrücken. Umgekehrt können durch diese Gesten positive Gefühle wie Sympathie und Zuwendung gezeigt werden.
Geht der Körperkontakt über die üblichen Gesten hinaus, ist dies meist mit *Zärtlichkeiten* verbunden. Sexuelle Begegnungen gehen ebenfalls mit engem - nicht unbedingt intensivem - Körperkontakt einher.

Hierbei übt die emotionale Beziehung der Partner zueinander Einfluß auf die subjektive Erfahrung des Körperkontakts aus. Berührungen, insbesondere die, die bewußt an erogenen Zonen erfolgen, dienen oft der Aufnahme sexueller Kontakte. Sich liebende Menschen erfahren während des intensiven Zärtlichkeitsaustausches tiefe Zusammengehörigkeit, Einheit, Nähe und Vertrauen.

Der Körperkontakt erlaubt die *intensivste non-verbale Kommunikation* zwischen zwei Menschen. Er ermöglicht das Wahrnehmen eines anderen Menschen über das *Fühlen und Ertasten*.

Auch während der **Körperpflege** durch einen anderen Menschen ausgeübte Berührungen können Gefühle sowohl positiver als auch negativer Art auslösen. Entscheidend ist die von *Sympathie* oder *Antipathie* geprägte Art des Verhältnisses zwischen Sender und Empfänger, aber auch die Ausprägung einerseits des Bedürfnisses nach *Hautkontakt* und andererseits des *Schamgefühls*. Menschen, die ansonsten keine oder nur sehr flüchtige Hautkontakte erfahren, empfinden die Berührung bei der Körperpflege oft eher als angenehm, Menschen mit ausgeprägtem Schamgefühl eher als unangenehm.

Eine besondere Form der Kommunikation mittels Körperkontakt stellt das **Tastalphabet** dar. Dabei werden bestimmte Stellen der Handinnenfläche betupft oder bestrichen (*vgl. Abb. 9.2*); dies wird auch als "*Lormen*" bezeichnet. Das Tastalphabet wird zur Kommunikation mit Taubblinden eingesetzt.

Blickverhalten

Das Blickverhalten, auch **Blickkontakt** genannt, ist ein leicht zu beobachtendes und häufig eindeutig zu interpretierendes Kommunikationsmittel. Ein direkter Blickkontakt während des Gesprächs vermittelt *Interesse* und *Aufmerksamkeit*. Fehlt der Blickkontakt, kann dies Ausdruck von Desinteresse, Langeweile oder mangelnder Aufmerksamkeit sein; der Blick schweift dann oft umher und richtet sich auf andere Objekte. Aber auch Scham, ein schlechtes Gewissen oder Unsicherheit können einem fehlenden Blickkontakt zugrundeliegen; dann ist der Blick oft gesenkt.

Der Blickkontakt kann - auch ohne Worte - *Ausdruck des Kontaktwunsches* bzw. der Kontaktaufnahme sein. Gegenteilig drückt die Verweigerung des Blickkontaktes oft Abwehr aus.

Der Blick selbst liefert zusätzliche Informationen, zum einen über das innere Befinden des Senders, zum anderen über seine Einstellung zum Empfänger. Er kann z.B. freudig, traurig, verärgert, kritisch oder bejahend, ängstlich oder mutig sein. Dabei wirkt die Betätigung der Augenbrauen (z.B. Hoch- oder Zusammenziehen) und der Augenlider (z.B. Zwinkern) unterstützend. Sympathie und Antipathie drücken sich in der Art des Blickes und ggf. in der Pupillenweite aus: Bei freudiger Erregung (z.B. beim Flirt) sind die Pupillen infolge gesteigerter Sympathikusaktivität weitgestellt, bei gesteigerter Aktivität des Parasympathikus verengen sich die Pupillen. Bei der Beobachtung muß selbstverständlich auch der Lichteinfall beachtet werden, denn starker Lichteinfall führt ebenfalls zur Pupillenverengung.

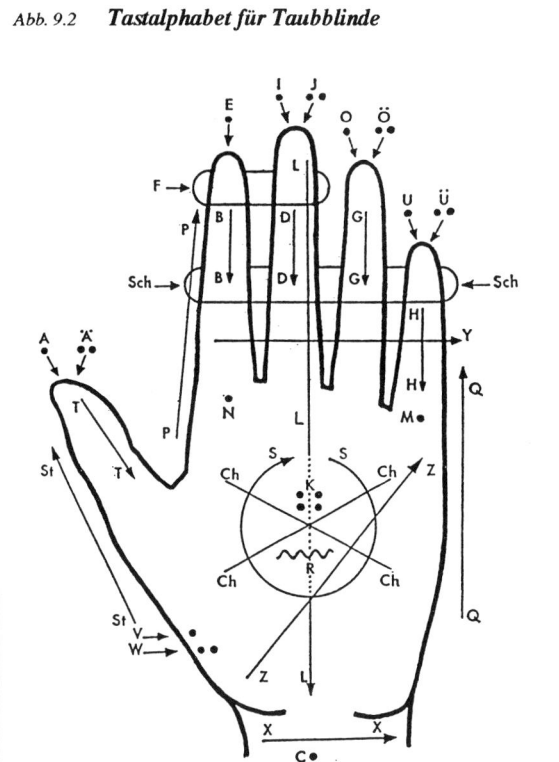

Abb. 9.2 Tastalphabet für Taubblinde

A	= Punkt auf die Daumenspitze
B	= kurzer Abstrich auf der Mitte des Zeigefingers
C	= Punkt auf das Handgelenk
Ch	= schräges Kreuz auf den Handteller
D	= kurzer Abstrich auf der Mitte des Mittelfingers
E	= Punkt auf die Zeigefingerspitze
F	= leichtes Zusammendrücken der Spitzen von Zeige- und Mittelfinger
G	= kurzer Abstrich auf der Mitte des Ringfingers
H	= kurzer Abstrich auf der Mitte des Kleinfingers
I	= Punkt auf die Mittelfingerspitze
J	= zwei Punkte auf die Mittelfingerspitze
K	= Punkt mit vier Fingerspitzen auf den Handteller
L	= langer Abstrich von den Fingerspitzen zum Handgelenk
M	= Punkt auf die Kleinfingerwurzel
N	= Punkt auf die Zeigefingerwurzel
O	= Punkt auf die Ringfingerspitze
P	= langer Aufstrich an der Außenseite des Zeigefingers
Q	= langer Aufstrich am Außenrand der Hand (Kleinfingerseite)
R	= leichtes Trommeln der Finger auf den Handteller
S	= Kreis auf den Handteller
SCH	= leichtes Umfassen der vier langen Finger
St	= langer Aufstrich an der Außenseite des Daumens
T	= kurzer Abstrich auf der Mitte des Daumens
U	= Punkt auf die Kleinfingerspitze
V	= Punkt auf den Daumenballen, etwas von außen
W	= zwei Punkte auf den Daumenballen, etwas von außen
X	= Querstrich über das Handgelenk
Y	= Querstrich über die Finger in der Mitte
Z	= Schrägstrich vom Daumenballen zur Kleinfingerwurzel

9.4 Das Zwischenmenschliche der Kommunikation

Kommunikation bedeutet, wie bereits erwähnt, "*in Verbindung stehen*". Im allgemeinen denkt man dabei an die Vermittlung einer Nachricht von einer Person (dem Sender) an eine andere (den Empfänger). Diese vordergründige *Information* ist jedoch nur ein Aspekt der Kommunikation. Der Psychologe Friedemann Schulz von Thun beschreibt *vier Aspekte einer Nachricht (siehe Abb. 9.3).*

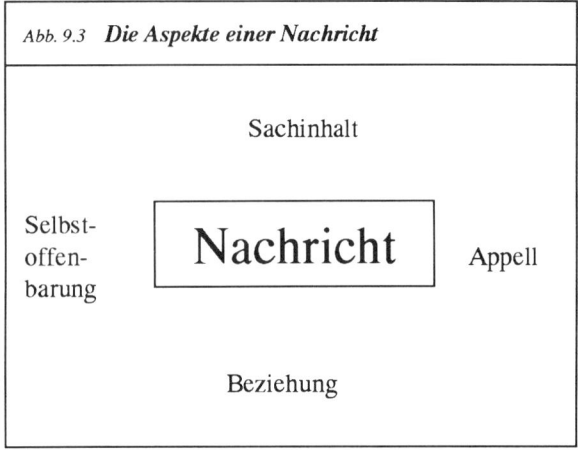

Abb. 9.3 *Die Aspekte einer Nachricht*

a) Der Sachinhalt
Als Sachinhalt der Nachricht bezeichnet man die ausdrücklich vermittelte Information.

b) Die Selbstoffenbarung
Weiter enthält die Nachricht persönliche Informationen über den Sender, z.B. bezüglich seiner/s
- Fähigkeiten: er kann Gerüche / Geschmack wahrnehmen, Farben erkennen, Sprechen, Hören;
- Art zu denken, sich auszudrücken und darzustellen;
- Wertigkeiten, Einstellungen, Gefühle;
- Selbstbewußtseins;
- Eigenschaften (z.B. offen / verschlossen sein, engstirnig, weltoffen oder selbstkritisch sein).

c) Die Beziehung
Es werden zusätzliche Informationen - oft mittels Körpersprache - über das Verhältnis zwischen Sender und Empfänger gegeben. Der Beziehungsaspekt beinhaltet oft eine Selbstoffenbarung. Dies bezieht sich z.B. auf:
- die Haltung, Einstellung und Einschätzung des Senders gegenüber dem Empfänger;
- die gefühlsmäßige Verbindung.

d) Der Appell
Der Appell dient der Einflußnahme auf den Empfänger; er soll zu bestimmten Handlungen, Gedanken oder Gefühlen gebracht oder von ihnen abgehalten werden. Oft sind auch die drei anderen Teile der Nachricht, der Sach-, Selbstoffenbarungs- und Beziehungsaspekt auf dieses Ziel ausgerichtet.

Die von dem Sender mit dem Sach-, Beziehungs-, Selbstoffenbarungs- und Appellaspekt vermittelten Nachrichten werden von dem Empfänger unter vier entsprechenden Aspekten aufgenommen: Er kann die Nachricht sozusagen mit **vier "Ohren"**, nämlich mit dem "*Sach-, dem Beziehungs-, dem Selbstoffenbarungs- und dem Appell-Ohr*" hören. Der Empfänger entscheidet jedoch, mit welchem "Ohr" er die Nachricht empfängt. Dieses wiederum beeinflußt die Qualität der Nachrichtenübermittlung und den Gesprächsverlauf entscheidend. Hört er auf "allen vier Ohren" gleichgut, werden Mißverständnisse im allgemeinen vermieden. Diese entstehen schnell, wenn sich die Absicht des Senders und die Interpretation des Empfängers unterscheiden. Hierin sind häufig Kommunikationsschwierigkeiten begründet, die sich reduzieren lassen, wenn beide Seiten in Wort und Körpersprache unmißverständlich und ehrlich ausdrücken, was sie meinen und empfinden.

Die Art, eine Nachricht zu hören bzw. zu interpretieren, kann einseitig ausgerichtet sein und zur Störung der Kommunikation führen.
- Manche Menschen nehmen Nachrichten nur mit dem "**Sach-Ohr**" wahr; sie verfolgen lediglich den Sachaspekt der Nachricht, ohne die anderen Seiten zu berücksichtigen. Wichtige persönliche Informationen und Appelle bleiben ihnen verborgen, der Sender fühlt sich nicht verstanden.
- Andere haben ein stark ausgeprägtes, (über-) empfindliches "**Beziehungs-Ohr**", sie beziehen alles auf sich. Auch beziehungsneutrale Aussagen werden persönlich genommen und als Angriff oder Beleidigung interpretiert.
- Das "**Selbstoffenbarungs-Ohr**" konzentriert seine Wahrnehmung auf die Informationen, die sich auf den Sender selbst beziehen; die Selbstoffenbarung sollte bewußt wahrgenommen werden. Dies trägt zum Verständnis des Senders und seiner Nachricht bei (deshalb nennt man es auch "*diagnostisches Ohr*") und vermeidet Mißverständnisse. Der Empfänger bezieht die Nachricht nicht auf sich; vielmehr wird er in die Lage versetzt, die inneren Vorgänge und die Absicht des Senders zu erkennen. Hierin liegt auch eine Gefahr, bei extremer Nutzung des "Selbstoffenbarungs-Ohres" erspart sich der Empfänger jede persönliche Betroffenheit: Er nimmt Rückmeldungen zu seiner Person nicht als solche wahr.

In der *Gesprächstherapie* wird das "Ohr" des Therapeuten besonders in Hinsicht auf die Selbstoffenbarung des Klienten geschult. Durch das aktive Zuhören wird es dem Empfänger zum Teil möglich, sich in die Gefühls- und Gedankenwelt des Senders einzufinden, ihm diese ohne Wertung wiederzuspiegeln und dem Sender dadurch einen besseren Zugang zu sich selbst ermöglichen.

9. Kommunizieren

SENDER mittels verbaler und nonverbaler Sprache	NACHRICHT "Deine Suppe schmeckt mir ausgezeichnet"	EMPFÄNGER mittels "vier Ohren"

Sachinhalt / **Sachohr**

- Der Geschmack der Suppe ist ausgezeichnet.
- Die Suppe schmeckt ihr ausgezeichnet.

Selbstoffenbarung / **Selbstoffenbarungsohr**

Sender:
- Ich habe gute Geschmackswahrnehmungen.
- Es ist mir nicht egal, was ich esse.
- Ich weiß Deine Bemühungen zu schätzen.
- Ich finde es wichtig, meine Wahrnehmung mitzuteilen.
- Ich möchte Dir Lob und Anerkennung aussprechen.

Empfänger:
- Sie ißt bewußt.
- Sie ist aufmerksam.
- Sie weiß meine Bemühungen zu schätzen.
- Sie lobt mich.

Beziehung / **Beziehungsohr**

Sender:
- Deine Art zu kochen entspricht meinem Geschmack.
- Ich halte Dich für einen guten Koch.
- Du hast Anerkennung und Lob verdient.
- Du brauchst Bestätigung.

Empfänger:
- Sie findet, daß mir ausnahmsweise etwas gelungen ist.
- Alle anderen Speisen habe ich nicht gut gekocht.
- Sie möchte mir schmeicheln.

Appell / **Appellohr**

Sender:
- Ich möchte noch eine Portion Suppe.
- Koch doch häufiger für mich.
- Sei stolz auf deine Kochkünste.

Empfänger:
- Sie möchte noch mehr Suppe.
- Ich soll häufiger für sie kochen.
- So muß ich immer kochen, dann beeindrucke ich sie.

Abb. 9.4   Modell der zwischenmenschlichen Kommunikation am Beispiel

- Das **"Appell-Ohr"** versucht, die unausgesprochene Erwartung des Senders zu erfassen. Diese Eigenschaft kann übermäßig ausgeprägt sein, *"man hört die Flöhe husten"*. Jede Geste, jedes Wort wird dann auf den vermeintlichen Appellcharakter hin untersucht, oft mit dem Bestreben, es allen Menschen recht zu machen. Die Folge ist, daß die Nachricht nicht mit ihrem eigentlichen Sinn erfaßt wird und der Empfänger sich bemüht, eine angepaßte, vom Sender scheinbar erwartete Reaktion zu zeigen.

Die beschriebenen Absichten und Reaktionen der Kommunikationspartner werden selbstverständlich zusätzlich durch Stimmlage, Tonfall (*"der Ton macht die Musik"*) und Körpersprache beeinflußt; diese müssen nicht unbedingt mit der vordergründigen Bedeutung der ausgesprochenen Worte übereinstimmen.

Das vorstehende Beispiel (*Abbildung 9.4*) einer zwischenmenschlichen Kommunikation berücksichtigt diese nonverbalen Einflüsse nicht. Es werden verschiedene Möglichkeiten der Absicht und der Interpretationen auf beiden Seiten vorgestellt.

9.4.1 Besonderheiten der Kommunikation bei pflegerischen Tätigkeiten

Während des Krankenhaus- bzw. Altenheimaufenthaltes ist die Aufnahme zwischenmenschlicher Kontakte zunächst durch die äußeren Umstände bedingt. Die Beteiligten haben einander nicht als Gesprächspartner ausgesucht. Um eine angenehme Atmosphäre und eine zwischenmenschliche Basis zu schaffen, bedarf es der *Kontaktbereitschaft*. Das Pflegepersonal ist meist in der günstigeren Position und sollte deshalb auf den kranken bzw. alten Menschen zugehen (*siehe dazu Einleitung "Pflege - ein Problemlösungs- und Beziehungsprozeß", Seite 11*). Es ist wichtig, sowohl Offenheit und Bereitschaft als auch *Toleranz* und *Akzeptanz* zu signalisieren, wenn sich ein Vertrauensverhältnis entwickeln soll.

Kommt es zu vertrauten Gesprächen, sollte *Verschwiegenheit* selbstverständlich sein. Die Verschwiegenheit bildet die Grundlage des Vertrauens zwischen dem Patienten und dem ihn betreuenden Personal. Sie ist strafrechtlich abgesichert durch die in § 203 Strafgesetzbuch verankerte Schweigepflicht für Ärzte, Zahnärzte, Apotheker und andere Heilberufe, deren Ausbildung staatlich geregelt ist. Sie gilt auch für die Pflegeberufe und verlangt die Verschwiegenheit über alle - auch über nicht medizinische - Sachverhalte, die während der beruflichen Tätigkeit über den Patienten bekannt werden. Die **Schweigepflicht** entfällt nur, wenn eine der folgenden Bedingungen gegeben ist:
a) der Patient entbindet den Schweigepflichtigen;
b) Vorliegen der Offenbarungspflicht, die sich auf Auskünfte im Rahmen der Sozialversicherung zur Prüfung der Leistungspflicht und zur Leistungsabrechnung bezieht;
c) Vorliegen der Anzeigenpflicht, z.B. Meldepflichten nach dem Bundesseuchengesetz, dem Personenstandsgesetz und dem Berufskrankheitengesetz.

Nicht immer ist leicht zu entscheiden, ob gewisse Informationen, die für die Behandlung wichtig sind, an die Kollegen bzw. den behandelnden Arzt weitergegeben werden dürfen. In einem solchen Fall ist es oft günstig, offen mit dem Patienten über dieses Problem zu sprechen und ihn entscheiden zu lassen.

Da die Ausübung eines Pflegeberufes auch eine *psychosoziale Kompetenz* einschließt, sollte eine bewußte, kontrollierte und professionelle Kommunikation gelehrt und eingeübt werden. Ziel ist nicht etwa ein gesprächstherapeutisches Können, sondern ein besseres Verstehen des Patienten von seiten des Pflegepersonals.

Geeignet sind die verschiedenen Methoden der *Gesprächsführung*, z.B. die der klientenzentrierten Gesprächsführung nach Carl Rogers. Im Rahmen dieser Abhandlung kann hierauf nicht näher eingegangen werden. Umso dringlicher erfolgt ein Hinweis auf den Psychologieunterricht und auf weiterführende Fachliteratur, mittels derer sich das Pflegepersonal mit den Grundprinzipien der Gesprächsführung vertraut machen sollte.

Bei der Kommunikation mit kranken Menschen ist zu beachten, daß sie sowohl in der Qualität als auch in der Quantität durch einen reduzierten Allgemeinzustand, Bewußtseinsstörungen, starke Schmerzen, seelisches und körperliches Unwohlsein, Atemnot und andere Störungen der Gesundheit beeinträchtigt sein kann.

9.5 Sinnesfunktionen und Kommunikation

Die Kommunikation kann sowohl in ihren einzelnen Bereichen als auch in ihrer Gesamtheit beobachtet werden. Die Ergebnisse liefern wichtige Aussagen bezüglich der Funktion der Sinnesorgane und des zentralen Nervensystems einerseits und bezüglich der zwischenmenschlichen Kontakte und der Kontaktfähigkeit andererseits.

Kommunikationsstörungen können tiefgreifende Auswirkungen für den Betroffenen haben. Die Kontaktaufnahme und -pflege ist erschwert, oft wirken Hemmungen auf beiden Seiten zusätzlich blockierend. Die Möglichkeiten der *Teilnahme am gesellschaftlichen Leben* werden häufig eingeschränkt. *Mißverständnisse* können das zwischenmenschliche Miteinander belasten, der Informationsaustausch kann erheblich gestört sein. Der Betroffene zieht sich nicht selten zurück, *Isolation* und *Vereinsamung* sind mögliche Folgen.

Die Einschränkungen können so einschneidend sein, daß sie eine berufliche Umschulung erfordern.

9. Kommunizieren

Kommunikationsstörungen können den Menschen *gefährden*. So ist z.B. ein Schwerhöriger oder gehörloser Mensch ohne sein akustisches Warnsystem im Straßenverkehr ständig zusätzlichen Gefahren ausgesetzt. Angeborene oder frühkindlich erworbene Schäden an den Sinnesorganen können die *Entwicklung behindern* und zu Störungen der Persönlichkeitsentwicklung führen.

Im Folgenden werden die einzelnen Sinnesfunktionen thematisiert:
- Anatomie / Physiologie,
- Beobachtung,
- Störungen und ihre Auswirkungen,
- Hilfen bei Störungen.

9.5.1 Das Sprechen

9.5.1.1 Anatomisch-physiologische Grundlagen des Sprechens

Für den Erwerb der verbalen Sprache ist ein intaktes Gehör notwendig. Das Kleinkind muß die Stimmen anderer Menschen hören können, bevor es sie nachahmt. An der *Phonation* (= Stimmbildung), *Resonanzerzeugung* und *Modulation* (= Abwandlung, Veränderung) sind der Mund-, Nasen-, Rachenraum, der Kehlkopf und der Atemapparat beteiligt. Die Töne entstehen durch Schwingungen der Stimmbänder, die durch den Luftstrom aus der Lunge ausgelöst werden. Die Stärke des Luftstroms bestimmt die *Lautstärke*. Mit Änderung der Form und Spannung der Stimmbänder verändert sich die *Höhe* des Grundtones. Die *Klangfarbe* wird durch Rachen-, Mund- und Nasenhöhle bestimmt.

Die einzelne *Sprechleistung* bedarf des Sprechapparates, der sich aus der Zunge, den Lippen, dem Mund-/Rachenraum sowie dem Kehlkopf mit seinen Stimmbändern zusammensetzt. Durch Formveränderungen dieser anatomischen Strukturen werden verschiedene Laute (Vokale und Konsonanten) gebildet; dieses bezeichnet man als *Artikulation*.

Die individuelle Stimme wird durch die jeweiligen anatomischen Strukturen geprägt; dazu gehören auch der Brustkorb (Resonanzraum) und das Atemvolumen. Entsprechend ausgerichtet sind die *Stimmlage*, z.B. hoch, tief, hell, dunkel, piepsend, brummig und der *Stimmklang* z.B. hart, weich oder voll.

Sowohl die beabsichtigte Informationsvermittlung als auch psychische Einflüsse verändern Stimmlage und -klang in typischer Weise. Zu beobachten ist die melodische Veränderung der Stimme, um bestimmte Informationen zu betonen.

Die Stimme kann z.B. scharf, ärgerlich, freudig, aufgeregt, gelangweilt, traurig oder zitternd klingen.

Ein **stimmloses Sprechen** wird als *Flüstern* bezeichnet; es vermittelt, daß die Information vertraulich und geheimnisvoll ist. Schwerkranke flüstern oft, um Kraft zu sparen.

9.5.1.2 Veränderungen der Stimme

- **Heiserkeit** (= *Raucedo; Raucitas*):
  - die Stimme ist klanglos, belegt, rauh oder stimmlos (= *aphonisch*);
  - tritt auf bei Kehlkopf- und Rachenerkrankungen, Lähmungen des N. rekurrens (innerviert die Kehlkopfmuskeln), Erkrankungen der Stimmbänder, Überbeanspruchung der Stimmbänder (z.B. Singen, Schreien).

- **Stimmklangveränderungen:**
  - treten auf bei angeschwollenen Mandeln, bei Schwellungen nach operativer Entfernung der Mandeln;
  - die Stimme klingt nasal bei großen Nasenschleimhautpolypen und starkem Schnupfen.

- **Verzerrung:**
  - tritt bei angeborener Lippen-, Kiefer-, Gaumenspalte auf.

- **Klanglosigkeit und Mattigkeit:**
  - treten auf bei Cholera;
  - sind bei neurasthenischem Syndrom (= krankhafte Erregbarkeit der psychischen Funktionen und krankhafte Erschöpfbarkeit, z.B. nach längerem Schlafentzug, bei beginnender Depression) zu beobachten.

- **Stimmlosigkeit** (= *Aphonie*):
  tritt nach operativer Kehlkopfentfernung (= *Laryngektomie*) auf.

- **Abgehackte, automatisiert klingende Stimme:**
  - ist bei Einsatz eines Summgenerators zur Verstärkung der Stimme nach Kehlkopfentfernung zu beobachten.

- **Heisere und metallisch klingende Stimme:**
  - ist bei Einsatz einer Tracheal - Sprechkanüle nach Tracheotomie (= Luftröhrenschnitt) zu beobachten.

9.5.1.3 Hilfen bei Störungen des Sprechens

Maßnahmen bei entzündungsbedingter Heiserkeit:
- Atemluft anfeuchten; Ultraschallvernebler und im Winter Raumluftbefeuchter einsetzen;
- Stimmbänder ruhigstellen, d.h. möglichst wenig sprechen (gilt auch für überbeanspruchte Stimmbänder);
- nur bei entsprechender Arztverordnung abschwellende Medikamente, evtl. auch Sauerstoff verabreichen.

Maßnahmen bei durch Lähmung des N. rekurrens bedingter Heiserkeit:
- der Arzt verordnet meist neben Medikamenten logopädische Übungen;
- evtl. wird eine Operation durchgeführt.

Maßnahmen bei Stimmlosigkeit infolge von Kehlkopfentfernung:
- zur Pflege des Tracheostomas siehe "*Umgang mit Tracheostoma*", Seite 56;

- Gebrauch der körpereigenen Ersatzstimme (= *Oesophagusstimme*) erlernen:
  - der Sprachunterricht beginnt ca. 2 bis 3 Wochen nach der Kehlkopfentfernung (= Laryngektomie);
  - die zur Stimmerzeugung notwendige Luft wird entweder durch Ansaugen oder durch Bewegungen mit der Zunge über die Mundhöhle in die Speiseröhre befördert;
  - die Speiseröhre wird als Windkessel (Luftreservoir) genutzt, der Ringmuskel am oberen Ende der Speiseröhre kann nach entsprechendem Training willkürlich zusammengezogen bzw. entspannt werden - hierdurch wird die Lautbildung möglich (durch willkürlich hervorgerufene Vibrationen entsteht ein tiefer Grundton);

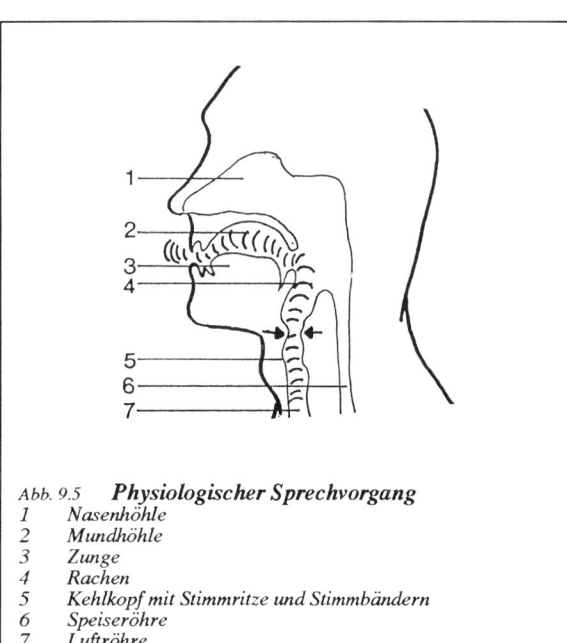

Abb. 9.5   Physiologischer Sprechvorgang
1   Nasenhöhle
2   Mundhöhle
3   Zunge
4   Rachen
5   Kehlkopf mit Stimmritze und Stimmbändern
6   Speiseröhre
7   Luftröhre

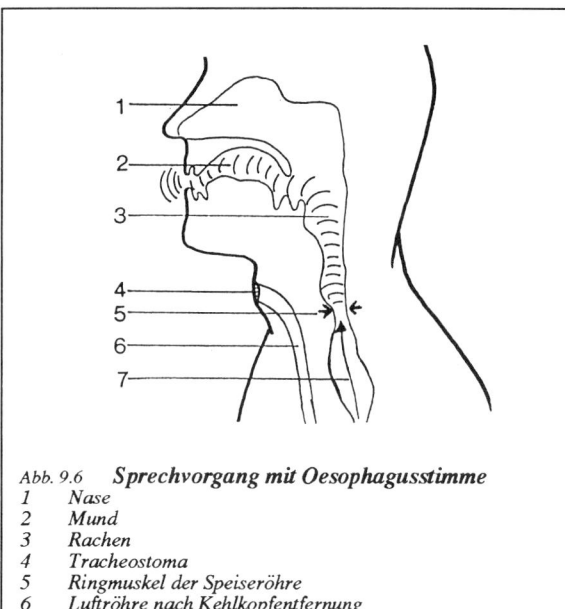

Abb. 9.6   Sprechvorgang mit Oesophagusstimme
1   Nase
2   Mund
3   Rachen
4   Tracheostoma
5   Ringmuskel der Speiseröhre
6   Luftröhre nach Kehlkopfentfernung
7   Speiseröhre mit Luftreservoir

- die Sprachlaute werden in gewohnter Weise geformt, während die aus der Speiseröhre gedrückte Luft Schwingungen erzeugt;
- über die Ersatzstimme läßt sich die Tonhöhe und begrenzt die Lautstärke verändern, ein Schreien ist nicht möglich; die Stimme klingt etwas rauh und heiser.

- **Seelische Unterstützung:**
Der Kranke setzt sich nicht nur mit dem Stimmverlust, der Verminderung des Riechvermögens und mit dem künstlichen Luftröhreneingang (= *Tracheostoma*), sondern auch mit seiner Krebserkrankung auseinander; er braucht dabei menschliche Unterstützung, u.a. Geduld und Zuwendung, Gesprächsbereitschaft und Verständnis sowie Motivation zum Sprachtraining (siehe auch "Behinderung", Seite 382 und "Sterben und Tod", Seite 400).
- **Einsatz elektronischer Sprechhilfen:**
  - ist angezeigt, wenn die Oesophagusstimme nicht ausreichend erlernt wird;
  - der Gebrauch des Sprechgerätes wird mit dem Sprachtherapeuten eingeübt;
  - elektrisch - mechanische Körperschallgeber werden am Hals angelegt: hier erzeugen sie Vibrationen, die auf die Luftsäule in Rachen und Mundhöhle übertragen werden; dort können stimmhafte Laute gebildet werden;
- ggf. Einleitung einer **beruflichen Rehabilitation** bzw. einer Umschulung;
- Hinweise auf **Selbsthilfegruppen** und auf den **Bundesverband der Kehlkopflosen e.V.**, Oberle 65, 4650 Gelsenkirchen, geben.

9.5.2   Die Sprache

Der Sprachbesitz
Jeder Mensch verfügt über einen ihm eigenen Sprachbesitz, der sich durch verschiedene Einflüsse verändern kann. Zum Sprachbesitz gehören:

Sprachkenntnisse
- Muttersprache, Fremdsprache(n);
- Hochsprache, Dialekte, Umgangssprache;
- Kenntnisse der Grammatik.

Wortschatz
Als Wortschatz bezeichnet man den verfügbaren Wortvorrat einer Sprache. Die Entwicklung des Wortschatzes des einzelnen wird beeinflußt vom geistigen Entwicklungsstand, dem sozialen Umfeld (Standessprache), der allgemeinen und der fachlichen Bildung (schulisch und außerschulisch; Fachsprachen) sowie dem sprachlichen Angebot über die Bezugspersonen und andere Kontaktpersonen.
Man unterscheidet
- den aktiven Wortschatz (die vom Individuum verwendeten Wörter) und

- den passiven Wortschatz (die vom einzelnen verstandenen, jedoch nicht selbst verwendeten Wörter).

Sprechweise
- Art der Aussprache (deutliche, undeutlich);
- Sprechmelodie (melodisch, monoton, fließend, abgehackt);
- Sprechgeschwindigkeit (schnell, langsam);
- Unterstützung der gesprochenen Worte durch Gestik und Mimik;
- sie kann gefühlsbetont sein, z.B. ruhig, hektisch, erregt, aufgebracht.

Der **Sprachbesitz** umfaßt im erweiterten Sinn auch das Lesen, Schreiben und Rechnen. Dazu werden zusätzliche Leistungen des ZNS erforderlich. Das **Lesen** setzt außerdem das Sehvermögen oder aber den Tastsinn und das Beherrschen der Blindenschrift voraus.

Zum **Schreiben** wird in der Regel eine der oberen Extremitäten genutzt; im Bedarfsfall kann auch das Schreiben mittels der Lippen oder der Füße erlernt werden.

9.5.2.1 Störungen der Sprechweise
Es handelt sich um Störungen der Sprechbewegungen oder des sprachlichen Verhaltens.

Stottern (= *Dysarthria syllabaris*):
- die fließende Sprache wird durch spastische Bewegungen der Artikulations-, der Phonations- und der Respirationsmuskulatur unterbrochen;
- beim *klonischen* Stottern werden einzelne Laute, Silben oder Worte wiederholt;
- beim *tonischen* Stottern wird der am Anfang des Wortes ausgesprochene Laut verlängert;
- das *primäre* Stottern ist organisch bedingt; gleichzeitig treten andere Störungen auf;
- das *sekundäre* Stottern kann als abnorme Erlebnisreaktion z.B. nach starkem Schrecken, bei großer Angst beziehungsweise als Reaktion auf Erziehungsfehler, Erwartungsdruck oder allgemeine familiäre Hektik möglich sein.

Stammeln:
- einzelne oder mehrere Laute bzw. Lautgruppen werden falsch ausgesprochen, durch einen anderen ersetzt oder ausgelassen;
- das Auftreten ist bis zum 4. Lebensjahr physiologisch, danach pathologisch.

Dysarthrie:
- die Koordination des Sprachvollzugs ist gestört, weil die Sprechmuskulatur bzw. die sie versorgenden Nerven nicht intakt sind;
- die Ursache kann in verschiedenen Störungen des zentralen oder peripheren Nervensystems liegen, entsprechend kommt es z.B.
    - zu verlangsamter oder schwerfälliger und spastisch verzerrter Aussprache,
    - zur Fehlkoordination der Sprechbewegungen (= ataktische Sprache),
    - zur verwaschenen Aussprache bei Lähmungserscheinungen der am Sprechvorgang beteiligten Muskeln (z.B. Fazialisparese),
    - zur skandierten Sprache (= schleppend und abgehackt) bei Multipler Sklerose.

9.5.2.2 Zentrale Sprachstörungen
Dysphasie:
- unvollständiger Verlust der Sprache bzw. nach Therapie oder spontaner Rückbildung gebesserte Aphasie (s.u.);
- angeborene oder erworbene Sprachschwäche, die durch eine *zentrale Störung* bedingt ist.

Aphasie:
- Störung der *erworbenen* Sprache bei erhaltener Funktion der zum Sprechen benötigten Muskulatur;
- wird verursacht durch Verletzung der sprachdominanten Großhirnhälfte (z.B. infolge eines Unfalls oder Schlaganfalls);
- die Störung liegt im zentralen Sprachzentrum; je nach betroffener Hirnregion kommt es zur motorischen, sensorischen, amnestischen oder globalen Aphasie.

Motorische Aphasie (= *Broca-Aphasie*):
- die Sprachproduktion (= Koordination der Lautbildung) ist gestört: obwohl die Sprechorgane intakt sind, können sie nicht koordiniert für die Lautbildung eingesetzt werden, da das motorische Sprachzentrum (= *Brocazentrum*) lädiert ist;
- da das Sprachzentrum bei Rechtshändern meist in der dominanten linken Großhirnhälfte liegt, findet man die motorische Aphasie meist bei Gehirnschäden der dominanten Hirnhälfte, oft kombiniert mit Lähmungserscheinungen der rechten Körperhälfte;
- der Betroffene leidet unter einer Sprachhemmung oder Wortstummheit;
- das Sprechen erfordert große Anstrengung;
- spontanes Sprechen ist nicht möglich;
- es wird ohne Einhaltung der grammatikalischen Regeln und im Telegrammstil (Stichworte) gesprochen;
- typisch sind monotone Sprachmelodie und stereotype Wiederholungen;
- einzelne Laute werden ausgelassen bzw. umgestellt;
- bei gleichzeitiger Fazialisparese ist zusätzlich die Aussprache verwaschen (= *Dysarthrie*).

Ressourcen: Intaktes Schreib-, Lese- und Sprachverständnis, wobei letzteres auch mäßig beeinträchtigt sein kann.

Sensorische Aphasie (= *Wernicke Aphasie*):
- das Sprachverständnis ist erheblich gestört, da das sekundäre sensorische Sprachverständniszentrum lädiert ist;

- akustische Reize werden zwar aufgenommen, aber nicht ausreichend verarbeitet, die Erinnerung an die Bedeutung der Worte fehlt;
- das Sprechen gelingt spontan und flüssig, ist aber durch Wortverwechselungen (= Paraphasien) entstellt;
- die Grammatik ist ebenfalls gestört, einzelne Satzteile oder ganze Sätze werden verdoppelt oder falsch geordnet;
- im Extremfall kommt es zur *Jargon-Aphasie*, der Kranke zeigt zusätzlich starken Rededrang und überschießende Sprachproduktion; die Sprache ist durch Wortverwechslungen und Wortneubildungen völlig entstellt ("*Kauderwelsch*").

Globale Aphasie (= totale Aphasie):
- schwerste Form der Aphasie, sowohl das Sprachverständnis als auch die Koordination der Lautbildung (= Sprachproduktion) sind reduziert;
- es werden nur wenige Laute gebildet; diese wiederholen sich;
- die sprachliche Kommunikation ist stark beeinträchtigt.

Amnestische Aphasie (= Wortfindungsstörung):
- dem Betroffenen fallen bestimmte Worte nicht ein (vergleichbar dem "*es liegt mir auf der Zunge*");
- die Verständigung gelingt trotzdem, indem das nicht erinnerte Wort umschrieben wird.

Ressourcen: Sowohl das Sprachverständnis als auch die Artikulation sind weitgehend intakt.

9.5.2.3 Hilfen bei Sprachstörungen
Maßnahmen bei Stottern und Stammeln:
- logopädische, evtl. zusätzlich psychotherapeutische Behandlung;
- Stärkung des Selbstbewußtseins; dazu den Betroffenen annehmen, ihm positive Eigenschaften und Fähigkeiten aufzeigen und nicht ständig auf die Störung hinweisen;
- Sprechangst reduzieren;
- Kontakte zu gleichartig Betroffenen und zu Selbsthilfegruppen vermitteln bzw. fördern.

Maßnahmen bei Dysarthrie:
- Geduld zeigen, dem Kranken Zeit lassen und ihn keinesfalls auslachen; ggf. gleichzeitig veränderte Mimik als krankheitsbedingt erkennen und nicht falsch interpretieren;
- logopädische Therapie anregen;
- nach Absprache mit dem Logopäden: Facilitation der Zunge, des Gaumens und des Gesichts (*vgl. "Facilitation", Seite 85*).

Maßnahmen bei globaler Aphasie:
- spezielles Training mit dem Logopäden; Pflegende und Angehörige sollen sich dort Rat holen;
- Geduld, Zeit und Aufmerksamkeit aufbringen;
- nicht vereinfacht sprechen ("*Kindersprache, Telegrammstil*"), falsche Ausdrucksweisen und Sprechversuche nicht belächeln und nicht ständig korrigieren;
- einfache Zeichen mit dem Kranken ausmachen, z.B. Handdrücken oder Lidschlag signalisieren Zustimmung;
- in unkomplizierten, kurzen Sätzen sprechen;
- kurze, eindeutige Fragen stellen, die mit "ja" oder "nein" beantwortet werden können, also z.B. "Möchten Sie Milch ?" (nicht: "Möchten Sie Milch oder Kaffee ?");
- dem Aphasiker für die Antwort Zeit lassen;
- selbst langsam und deutlich sprechen, Mimik und Gestik unterstützend sowie eindeutig einsetzen;
- wenn der Patient bestimmte Informationen nicht versteht, sie ihm durch Ausführen der Handlung oder durch Zeigen von Gegenständen, Körperteilen u.ä. deutlich machen.

Maßnahmen bei motorischer Aphasie:
- den Aphasiker ermutigen, sich schriftlich mitzuteilen (Beachte: Dies muß bei gleichzeitiger Lähmung der an sich zum Schreiben genutzten Körperhälfte mit der anderen Hand geübt werden);
- Schreibzeug bereitstellen, auf rutschfeste Unterlage achten, da die zweite Hand meist nicht zum Festhalten des Papieres eingesetzt werden kann;
- wenn der Kranke etwas sagen möchte, dies aber nicht gelingt, ihm mehrere Begriffe anbieten (er findet den zutreffenden sofort heraus);
- Wortreihen üben lassen, deren Folge bekannt ist, z.B. die Monate oder Wochentage aufsagen lassen;
- den Interessen des Kranken entsprechende Zeitungen, Bücher u.ä. besorgen und anbieten;
- Radio und TV bereitstellen;
- Besuch und Kontakte innerhalb der Station fördern;
- zusätzlich gelten die vorstehend unter "Maßnahmen bei globaler Aphasie" aufgeführten Prinzipien.

Maßnahmen bei sensorischer Aphasie:
- beobachten, welche sprachliche Leistung (Lesen, Sprechen, Schreiben) am wenigsten gestört ist und dort mit der Kommunikation ansetzten; gelingt z.B. Lesen am besten, werden Begriffe aufgeschrieben;
- den vorhandenen Sprachbesitz wieder verfügbar machen; dem Aphasiker Bilder aus dem Alltagsleben (z.B. Familie, Zuhause, Arbeitsplatz, Hobby), aber keine Kinderbücher anbieten;
- zusätzlich gelten die oben unter "Maßnahmen bei globaler Aphasie" aufgeführten Prinzipien.

Maßnahmen bei amnestischer Aphasie:
- dem Patienten bei Benennung von Gegenständen und Handlungen Hilfestellung leisten, z.B. den Anfangsbuchstaben nennen oder das gesuchte Wort umschreiben;
- Gebrauchsgegenstände ggf. beschriften (z.B. Zahnbecher) und sie bei der Benutzung benennen;

- eigene Handlungen mit entsprechenden Worten begleiten;
- Erinnerungen an bereits Gelerntes fördern, z.B. ein Kommunikationsbuch erstellen, welches Bilder aus dem Alltagsleben zeigt (z.B. aus dem Privat- oder Berufsleben, von der Station);
- Patienten anregen, Wortreihen zu bilden, z.B. Vornamen mit dem Anfangsbuchstaben "B", oder Wortketten mit zusammengesetzten Worten bilden lassen, wie z.B. Buch-Rücken, Rücken-Schule, Schul-Tüte, Tüten-Suppe ... ;
- zusätzlich gelten die oben unter "Maßnahmen bei globaler Aphasie" aufgeführten Prinzipien.

Maßnahmen bei Verständigungsproblemen aufgrund unterschiedlicher Muttersprache:
Ausländische Mitbürger sind nicht immer der deutschen Sprache mächtig. Manchmal gelingt ihnen das Verstehen, nicht aber das Sprechen der landesüblichen Sprache. Die außergewöhnliche Situation des Krankenhausaufenthaltes in einem fremden Land wird bei fehlender Kommunikationsmöglichkeit oft als bedrohlich empfunden. Eine Verständigung zwischen Patient und Pflegepersonal kann - zumindest teilweise - ermöglicht werden durch:
- Hinzuziehen eines Dolmetschers, der häufig unter den Angehörigen des Kranken, dem Krankenhauspersonal oder den Patienten zu finden ist;
- Anlegen einer/s Kommunikationstafel / -buches mit zweisprachig aufgeführten Begriffen aus dem Alltags- und Krankenhausleben (Abbildungen fördern das Verständnis zusätzlich);
- bewußtes Einsetzen von Mimik und Gestik;
- Körperkontakt aufnehmen (z.B. Handhalten, übers Gesicht streichen);
- Patienten seine Äußerungen aufschreiben und später von einem Dolmetscher übersetzen lassen.

Beachte: Bemüht sich das Pflegepersonal, ab und zu ein Wort in der Muttersprache des Patienten zu sprechen (z.B. "Guten Tag", "Guten Appetit"), ist der Kranke meist hocherfreut. Er spürt, daß man sich um ihn bemüht und ihm nicht gleichgültig gegenübersteht; dadurch wird er oft auch angeregt, sich um Kenntnisse der deutschen Sprache zu bemühen.

9.5.3 Das Hören

9.5.3.1 Physiologische Begebenheiten des Hörens

Voraussetzung für das Hören ist ein funktionsfähiges *Hörorgan*. Es besteht aus dem äußeren Ohr, dem Mittelohr und dem Innenohr.

Die Reizung des menschlichen Gehörsinnes erfolgt über den *Schall*. Hierunter versteht man Längsschwingungen der Luftmoleküle. Die Schallwellen werden von der *Ohrmuschel* aufgefangen und über den *äußeren Gehörgang* bis zum *Trommelfell* geleitet; hinter diesem beginnt das *Mittelohr*. Hier werden die Schwingungen auf die in der Paukenhöhle liegenden *Gehörknöchelchen* (Hammer, Amboß und Steigbügel) und von dort auf das *runde*, später auf das *ovale Fenster* übertragen. Die Schwingungen des ovalen Fensters versetzen die Flüssigkeit im Innenohr (= *Peri- und Endolymphe*) in Wellenbewegungen, die wiederum Schwingungen des eigentlichen Gehörorganes (= *Corti-Organ*) verursachen. Dieses enthält ca. 20.000 *Sinneszellen* (= Haarzellen). Die Härchen der Sinneszellen werden durch die Schwingungen der Endolymphe bewegt; hierdurch werden *Rezeptoren* erregt und der akustische Reiz in elektrische Impulse umgewandelt. Diese werden von dem *Hörnerven* zum *Hörzentrum* in der Hirnrinde weitergeleitet. Erst hier wird das Gehörte empfunden und verarbeitet.

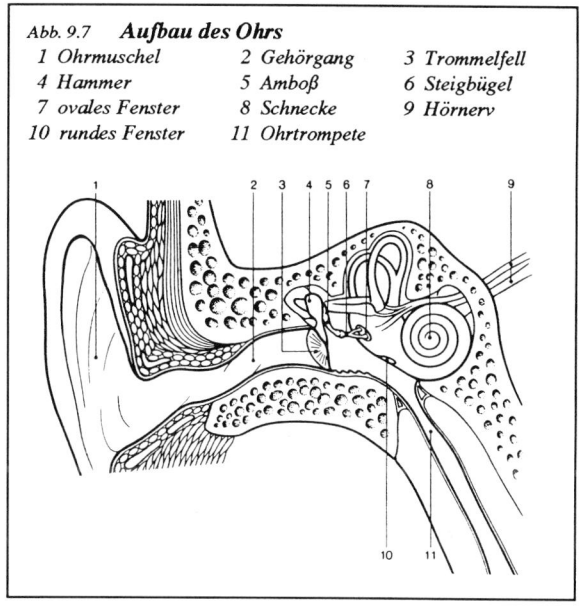

Abb. 9.7 **Aufbau des Ohrs**
1 Ohrmuschel 2 Gehörgang 3 Trommelfell
4 Hammer 5 Amboß 6 Steigbügel
7 ovales Fenster 8 Schnecke 9 Hörnerv
10 rundes Fenster 11 Ohrtrompete

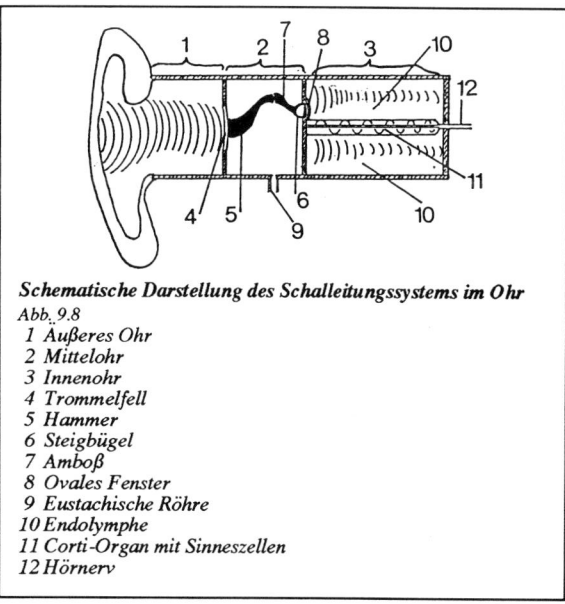

Schematische Darstellung des Schalleitungssystems im Ohr
Abb. 9.8
1 Äußeres Ohr
2 Mittelohr
3 Innenohr
4 Trommelfell
5 Hammer
6 Steigbügel
7 Amboß
8 Ovales Fenster
9 Eustachische Röhre
10 Endolymphe
11 Corti-Organ mit Sinneszellen
12 Hörnerv

Im Alter lassen sowohl die Übertragung des Schalls im Mittelohr als auch die Elastizität des Innenohres nach.

Außerdem kommt es zum Verlust von Haarzellen in dem Bereich der Gehörschnecke, der die hohen Frequenzen repräsentiert. Diese drei Komponenten führen zur Abnahme der Fähigkeit, hohe Frequenzen zu hören.

Die Funktion des Gehörsinns kann mittels verschiedener Untersuchungsmethoden geprüft werden.

Sind die Funktionen des Gehörs intakt, so kann der Mensch erkennen, aus welcher Richtung das Gehörte kommt (= *Richtungshören*). In speziellen Untersuchungen läßt sich der *Hörbereich*, der beim jungen Menschen zwischen ca. 16 und 20000 Hertz liegt, feststellen. Eine ausgeprägte *Hörminderung* kann bei aufmerksamer Beobachtung oft ohne Hilfsmittel erkannt werden. Während der Beobachtung müssen das rechte und das linke Ohr gesonderte Beachtung finden; eine einseitige Hörminderung wird oft nicht erkannt, weil das andere Ohr intakt ist und eine ausreichende Wahrnehmung akustischer Reize ermöglicht.

9.5.3.2 Störungen des Hörens

Die *Beobachtung der Hörfähigkeit* bezieht sich auf die Reaktionen, die auf akustische Reize in Abhängigkeit von der Reizintensität und Reizart (Lautstärke, Tonhöhe) geäußert werden.

Schalleitungsschwerhörigkeit:
- die Ursache dieser Schwerhörigkeit liegt in einer der schalleitenden Stationen des äußeren Ohres oder des Mittelohres, es handelt sich z.B. um Mißbildungen des Ohres, Trommelfellriß, Steigbügelluxation;
- die akustischen Reize gelangen nicht bis zu den Haarzellen im Innenohr.

Schallempfindungsschwerhörigkeit:
- die Ursache der Schwerhörigkeit kann eine Störung am Innenohr (z.B. Durchblutungsstörung, stumpfes Schädelhirntrauma, Zerstörung von Sinneszellen durch Lärmeinwirkungen von über 90 Dezibel), am Hörnerven oder am ZNS sein;
- bei chronischer Lärmeinwirkung und im Alter kommt es zunächst zum Verlust der Empfindung von höheren, später auch von tieferen Tönen.

Hörsturz (= akute Ertaubung):
- es handelt sich um eine plötzlich einsetzende Hörminderung oder Taubheit;
- als Ursachen werden Spasmen kleiner arterieller Innenohrgefäße, Erkrankungen der Halswirbelsäule, körperlicher oder seelischer Streß, bestimmte Infektionskrankheiten, akustisches Trauma (z.B. durch nahen Explosionsknall) oder Wirkung bestimmter Medikamente vermutet;
- ist bei frühzeitiger Therapie meist reversibel.

Taubheit:
- vollständige Unfähigkeit, akustische Signale wahrzunehmen;
- der Funktionsmangel ist angeboren oder erworben;
- bei angeborener und bei frühkindlich erworbener, beidseitiger Taubheit bleibt die Sprachentwicklung aus, man spricht von **Taubstummheit**; sind ausreichende Hörreste vorhanden, kann u.U. durch spezielle Schulung die lautsprachliche Verständigung erlernt werden;
- von **praktischer oder subtotaler Taubheit** spricht man, wenn zwar Hörreste vorhanden sind, diese jedoch zur Spracherlernung nicht ausreichen (vgl. vorstehend); bei diesen Hörresten unterscheidet man zwischen "verwertbaren", die mit technischen Hilfsmitteln zum Hören und Erkennen von Signalen genutzt werden können, und "nicht verwertbaren";
- Ursache ist eine Funktionsuntüchtigkeit des Innenohres oder des Hörnervs.

Seelentaubheit (= Rindentaubheit; akustische Agnosie):
- die akustischen Reize werden gehört, aber nicht in ihrem Zusammenhang erkannt;
- der Betroffene kann sich nicht erinnern, welche Bedeutung das Gehörte hat;
- die Ursache liegt in einer Zerstörung des für die akustische Wahrnehmung zuständigen Rindenzentrums.

Ohrgeräusche (= *Tinnitus aurium*):
- der betroffene Mensch gibt an, störende Geräusche im Kopf oder in den Ohren zu hören; er beschreibt sie z.B. als Ohrenklingeln / -sausen, vergleicht sie mit dem Rauschen eines Wasserfalls oder eines Fernsehgerätes nach Beendigung des Programms, dem Zirpen einer Grille u.ä.;
- es können auch einzelne Töne, z.B. tiefes Brummen oder hohes Pfeifen sowie zerhackte oder kontinuierliche Töne empfunden werden;
- die Geräusche können dauerhaft (Tag und Nacht), in regelmäßigen oder wechselnden Abständen oder in besonderen Situationen (z.B. bei Streß) auftreten, die Intensität kann variieren;
- häufig gehen sie mit einer Herabsetzung des Hörvermögens einher;
- die Entstehung ist nicht völlig geklärt; vermutete Ursachen bzw. Risikofaktoren sind Erkrankungen des Hörnervs, Streß und Lärm.

9.5.3.3 Hilfen bei Störungen des Hörens

Maßnahmen bei Hörsturz:
- strenge Bettruhe, für ruhige Umgebung sorgen;
- Streß vom Patienten fernhalten;
- die ärztlich angeordnete medikamentöse Therapie umfaßt meist gefäßerweiternde Medikamente, Antibiotika, Kortison- und Vitaminpräparate.

Maßnahmen bei Ohrgeräuschen:
- in seltenen Fällen, bei denen Entstehungsgrund und -mechanismus bekannt sind, kann der Tinnitus durch eine Operation beseitigt werden;
- symptomatische Behandlung mit verschiedenen Medikamenten (z.B. durchblutungsfördernde Medika-

mente, Beruhigungsmittel, Pflanzenprodukte, Lokalanästhetika);
- evtl. ist eine physikalische Behandlung, z.B. mittels Hörgerät, Akkupunktur, Elektrostimulation, möglich;
- evtl. kann eine Psychotherapie helfen.

Maßnahmen bei Seelentaubheit:
- einfühlsamer Umgang mit dem Patienten, Geduld und Verständnis zeigen;
- Informationen für den Patienten aussprechen und aufschreiben bzw. durch Gestik und Mimik vermitteln, um so Erinnerungen an die Begrifflichkeit des Gehörten zu fördern;
- Tonband oder Kassette mit bekannten Geräuschen bespielen und mit deren Bezeichnung besprechen (oder von Angehörigen durchführen lassen) und dem Patienten wiederholt (aber nicht dauerhaft!) für kurze Zeiten anbieten;
- Geräusche, kombiniert mit entsprechenden Bildern anbieten, z.B. Glockengeläut und Abbildung einer Glocke.

Hilfen bei Taubheit und bei Schwerhörigkeit:
Obwohl Taubheit und Schwerhörigkeit zu ähnlich schwerwiegenden Kommunikationsstörungen führen, müssen zum Teil unterschiedliche Hilfsmaßnahmen ergriffen werden.
Entscheidend ist, ob bei dem Betroffenen unter Verwendung technischer Hilfsmittel Hörreste soweit mobilisiert werden können, daß er die Sprache verstehen kann.
Hörbehinderte Menschen werden von Normalhörenden oft zu unrecht als geistig behindert eingestuft. Nicht selten werden sie von ihren Mitmenschen als *nicht* (mehr) *vollwertig* angesehen und häufig gemieden, weil für die Anerkennung die persönliche Kontaktfähigkeit vorausgesetzt wird. Dagegen werden Blinde eher als vollwertige, bemitleidenswerte Menschen angesehen, weil bei ihnen die sprachliche Kommunikation ungestört ist - der Nichtbehinderte fühlt sich ihnen gegenüber nicht so hilflos! Jeder sollte sich im Umgang mit Gehörlosen bewußt machen, daß der sonst gesunde Gehörlose *normale intellektuelle Fähigkeiten* besitzt; er ist lediglich in deren Ausnutzung behindert.

Mechanisch bedingte Hörstörungen können oft durch eine Operation behoben werden; bei Innenohrschwerhörigkeit ist dies nicht möglich.

Bei *angeborener Gehörlosigkeit* bleibt der Betroffene - ohne spezielle Schulung - zugleich *stumm*, denn er ist nicht in der Lage, aus eigener Kraft die Sprache zu erlernen. Er muß die Lautsprache trotz Einsatzes moderner Hörhilfen hauptsächlich durch das Absehen vom Munde des Sprechers wahrnehmen. Zusätzlich wird die Wahrnehmung durch Tast- und Vibrationsempfindungen unterstützt.

Die **Hörsprachbehinderung** zieht weitere Einschränkungen nach sich. Neben Kommunikation und Sprache sind auch die Entwicklung der *Psychomotorik* und des sozialemotionalen *Verhaltens* in besonderem Maße beeinträchtigt. Nur der Erwerb der Lautsprache sichert den gehörlosen Menschen - zumindest bis zu einem gewissen Grad - die Teilhabe an den gesellschaftlich bestimmten Inhalten und Formen des Daseins und damit an dem gesellschaftlichen Leben überhaupt.
Menschen, die *nach dem Erwerb der Sprache das Gehör verlieren*, z.B. durch Krankheit oder Unfall, müssen ihre Wahrnehmung auf das Sehen und Tasten umstellen. Sie verfügen über wertvolle Lebens- sowie Hör- und Spracherfahrung. Die frühere Auseinandersetzung mit der Umwelt hat ihnen vermittelt, was andere von ihnen erwarten und verlangen; ebenso haben sie gelernt, ihre Interessen zur Geltung zu bringen und durchzusetzen. Gelingt es ihnen trotz der Hörbehinderung, sich auf soziale und berufliche Erfordernisse einzustellen, ist die gesellschaftliche Integration erreichbar; Selbstwertgefühl und Selbstvertrauen finden ihre Stütze.
Schwerhörige nehmen die Sprache - trotz ihrer Hörminderung - vornehmlich auf auditiv-visuellem Weg, und zwar mit oder ohne Hörhilfen, wahr. Hochgradig schwerhörige Kinder sind auch dann im Spracherwerb behindert: Es kommt zu *Störungen des Sprechens* (fehlerhafte Akzentuierung, mangelhafte Artikulation der Laute) sowie zur mangelhaften Beherrschung grammatikalischer und syntaktischer Formen. Der Wortschatz ist eng begrenzt. Deshalb bedürfen schwerhörige Kinder *spezieller Förder- und Erziehungsmaßnahmen*, sobald die Hörbehinderung diagnostiziert wurde. Je eher das Problem erkannt wird, desto effektiver kann die Hilfe wirken. Daher ist es von großer Wichtigkeit, bereits im Säuglingsalter auf eventuelle Hörstörungen zu achten.
Wird die *Schwerhörigkeit im Erwachsenenalter* erworben, z.B. durch chronische Lärmeinwirkung, Krankheit oder degenerative Prozesse im Alter, kann diese meist mittels Hörhilfen kompensiert werden. Der Betroffene hört bestimmte Laute (z.B. die höheren Töne) nicht mehr; dadurch vermittelt das Hören *bruchstückhafte* und *verzerrte Wahrnehmungen*.

Für den Umgang mit Schwerhörigen gelten folgende Richtlinien:
- den Hörbehinderten als vollwertigen Menschen akzeptieren und ihn entsprechend behandeln;
- dem Hörbehinderten, um ihn nicht zu erschrecken, zu erkennen geben, daß man auf ihn zukommt (z.B. durch Betätigen des Lichtschalters);
- falls notwendig, das Hörgerät zur Verfügung stellen bzw. darauf achten, daß der Schwerhörige es einsetzt;
- für regelmäßige Wartung des Hörgerätes und Erneuerung der Batterien sorgen;

- stehen keine oder nur unzureichende Hörhilfen zur Verfügung, Papier bzw. Schreibtafel und Schreibstift zur Informationsübermittlung einsetzen;
- vor Gesprächsbeginn Radio, Fernseher oder Plattenspieler leise drehen oder ganz abstellen, denn die laute Umgebung irritiert den Schwerhörigen und erschwert das Verstehen zusätzlich;
- langsam, deutlich und laut sprechen (aber nicht schreien!);
- der Schwerhörige muß das Gesicht seines Gesprächspartners sehen können, damit er die Laute von den Lippen ablesen kann; deshalb auch auf gute Beleuchtung achten;
- Gestik und Mimik eindeutig und unterstützend einsetzen;
- geduldig bleiben und die Aussagen wiederholen, wenn der Schwerhörige nicht versteht, evtl. muß das Gesagte aufgeschrieben werden;
- andere Menschen, die mit dem Betroffenen in Kontakt treten (Mitpatienten, Nachtschwester, Krankengymnasten u.ä.), auf das verminderte Hörvermögen aufmerksam machen (Gespräch, Eintragung im Dokumentationssystem);
- Kontakte zwischen Hörenden und dem Schwerhörigen fördern, damit dieser integriert und nicht isoliert wird;
- den Schwerhörigen - besonders in Gesellschaft - mit dem Thema vertraut machen, damit er dem Gespräch folgen und sich darauf einstellen kann.

Für den Umgang mit Gehörlosen gilt folgendes:
- alle Richtlinien, die für den Umgang mit Schwerhörigen gelten, sind auch hier angebracht, außer dem Einsatz eines Hörgerätes; statt dessen kann das ausgefallene Hörorgan evtl. durch Elektroden ersetzt werden, die den Hörnerv direkt reizen *(siehe Seite 325)*;
- den Gehörlosen immer wieder bewußt informieren und einbeziehen, denn er ist von vielem ausgeschlossen und von totaler Stille umgeben;
  Beachte: Bei Krankheit kann dies zur Fixierung der Gedanken auf das Leiden - und somit zu dessen Verschlimmerung - führen;
- die meisten Gehörlosen hören sich gar nicht sprechen, daher ist ihre Stimme monoton, ohne Melodie und evtl. nur schwer verständlich;
- Gehörlose benötigen Zeit, um ihre Information zu vermitteln, ihnen ist deshalb mit Geduld und Verständnis zu begegnen;
- in kurzen und klar verständlichen Sätzen sprechen;
- bei längeren Gesprächen kurze Erholungspausen einlegen, denn das Ablesen der Wörter vom Mund ist sehr anstrengend und verlangt hohe Konzentration;
- das Sprechen mit natürlichen Gesten und natürlicher Mimik begleiten / unterstützen;
- den Gehörlosen bitten, wichtige Einzelheiten des Gesprächs zu wiederholen, um sich zu vergewissern, daß er alles verstanden hat;
- gelingt die Kommunikation nicht, kann evtl. ein Gebärdensprachdolmetscher eingeschaltet werden;
- auch Mimik, Tanz und Pantomime sind sowohl als Ausdrucksmöglichkeit des Behinderten wie auch als Informations- und Unterhaltungsquelle zu fördern.

Für den **Umgang mit Taubstummen (Hörsprachbehinderten)** gilt es zusätzlich, die Gebärden- und die Fingersprache einzusetzen *(siehe auch Seite 312)*.

Für die äußerst schwierige **Kommunikation mit Taubblinden** steht ein **Tastalphabet** *(vgl. Seite 313 und Abbildung 9.2)* zur Verfügung. Außerdem erlernt der Taubblinde die Blindenschrift.

Förderung gehörloser / schwerhöriger Kinder:
Die Fördermaßnahmen für ein von Geburt an gehörloses oder schwerhöriges Kind haben die Entfaltung aller kindlichen Kräfte zum Ziel. Im Erwachsenenalter soll es ein weitestgehend selbständiges und eigenverantwortliches Leben führen können, also sozial und beruflich in die Gesellschaft integriert sein. Im Mittelpunkt der Erziehung steht die "Sprache der Hörenden" also die Sprache in Laut- und Schriftform. In der Gehörlosenpädagogik wird sie als *Lautsprache* bezeichnet. Der Erwerb der Lautsprache ermöglicht den Sach- und Sprachunterricht. Die Kinder lernen, Laute von den Lippen abzulesen und selbst verständliche Laute, Worte und Sätze zu formulieren.

Die *Frühförderung* setzt mit der Diagnosestellung ein. Diese Aufgabe nehmen pädoaudiologische Beratungsstellen, die in der Regel an jeder Gehörlosenschule zu finden sind, wahr. Sie arbeiten eng mit Ärzten und Psychologen zusammen; die Arbeit umfaßt vor allem die Diagnostik, die familienzentrierte Frühförderung sowie das Wecken und Fördern der Sprach- und Sprechfähigkeit. Dabei sollen auch die Eltern in die Lage versetzt werden, ihr Kind trotz der Behinderung angemessen zu fördern.

Weitere Maßnahmen erfolgen ab dem 4. Lebensjahr in speziellen Kindergärten. Für den schulischen Bereich stehen verschiedene Schulformen, einschließlich berufsbildender Schulen, zur Verfügung. Schwerhörigenschulen unterstützen auch in außerschulischen Belangen, z.B. bei Behördenkontakten oder in allgemeinen Lebens- und Partnerschaftsfragen.

Die Dachorganisation sämtlicher Vereine und Institutionen, die sich die Fürsorge für den gehörlosen (taubstummen), schwerhörigen und ertaubten Menschen zur Aufgabe gemacht haben, ist die
*Deutsche Gesellschaft zur Förderung
der Gehörlosen und Schwerhörigen e.V.
W-8000 München 21, Veit-Stoß-Straße 14.*

9.5.3.4 Umgang mit Hörgeräten

Für den Umgang mit Hörgeräten gibt die *Bundesarbeitsgemeinschaft Hilfe für Behinderte* e.V. in ihrer Broschüre "Gehörlose - Schwerhörige - Sprachbehinderte" folgende Hinweise:

Ist eine ärztliche Behandlung der Schwerhörigkeit nicht möglich, ist baldmöglichst eine Hörgeräteversorgung vorzunehmen. Hierbei ist die *beidohrige Anpassung* mit zwei Geräten oder mit Hörbrille als Normalfall anzusehen, da nur das Hören mit beiden Ohren ein Erkennen der Richtung des Schalleinfalls sowie eine zuverlässige Differenzierung zwischen Stör- und Nutzgeräuschen ermöglicht. Einohrige Versorgung ist nur dann zulässig, wenn durch beidohrige Versorgung ein zusätzlicher Hörgewinn nicht zu erzielen ist.

Die Hörgeräte verfügen über einen Ein- / Ausschalter, einen Lautstärkeregler und ein Batteriefach.

Fast alle Hörgeräte benötigen *Knopfzellen. Beachte*: Da diese Batterien klein und rund sind, können sie von sehbehinderten oder verwirrten Menschen mit Tabletten vertauscht werden. Entsprechende Vorsicht ist bei der Aufbewahrung geboten.

Beim Einsetzen der Batterien muß der Pluspol (mit "+" gekennzeichnet) in die ebenfalls mit "+" gekennzeichnete Seite des Batteriefachs eingelegt werden. Beim Weglegen des Hörgerätes, z.B. während der Nachtruhe, ist es auszuschalten. So wird das unnötige Entleeren der Batterien verhindert.

Der *Lautstärkeregler* ist meist ein Drehschalter; viele moderne Geräte verfügen über eine Fernbedienung. Bevor das Hörgerät eingeschaltet wird, muß es auf die geringste Lautstärke eingestellt werden. Einige Geräte sind über den Lautstärkeregler auch auszustellen.

Die meisten Hörgeräte verfügen jedoch über einen sogenannten M-T-0-Schalter. Die M-Einstellung (M = Mikrophon) ist die normale Betriebsstellung zum Hören. In der Position 0 (= Null) ist das Gerät abgeschaltet. Die T-Stellung dient dem Hören bei gleichzeitiger Nutzung eines Zusatzgerätes beim Telefonieren, Fernsehen o.ä. Hierdurch wird die Verstärkung gleichzeitig auftretender Umweltgeräusche verhindert.

Es werden Hörgeräte, die hinter dem Ohr getragen werden (= HdO-Geräte) von in dem Ohr getragenen (= IdO-Geräte) unterschieden.

IdO-Geräte werden in Ohrmuschel und Gehörgang getragen. Sie haben den Vorteil, daß der Schall im Gehörgang aufgenommen wird und dadurch die Einflüsse der Ohrmuschel für das Richtungshören ausgenutzt werden können. Zusätzlich ist die direkte Abstrahlung des Schalls aus dem Hörgerät in den Gehörgang auf das Trommelfell gegenüber der Abstrahlung durch einen Hörschlauch beim HdO-Gerät weniger verzerrt und erfordert geringere Verstärkung. Das IdO-Gerät sorgt deshalb für eine bessere Übertragung; das Verstehen gelingt besser. Die geringe Größe der Bedienungselemente macht allerdings den Einsatz der IdO-Geräte bei alten Menschen oft unmöglich. Bei jungen Menschen ist dagegen dem IdO-Gerät der Vorzug zu geben.

Etwa 4/5 aller benutzten Hörgeräte sind jedoch **HdO-Geräte**. Sie sind der Ohrmuschelform nachempfunden; durch das Aufliegen hinter und auf der Ohrmuschel sowie durch den Tragehaken, der über der Ohrmuschelspitze hängt, finden sie Halt. HdO-Geräte besitzen zusätzlich ein Ohrpaßstück, welches durch einen Schallschlauch aus durchsichtigem Kunststoff mit dem eigentlichen Hörgerät verbunden ist. Das Mikrophon befindet sich in Höhe der Ohrmuschelspitze.

Zum Reinigen muß das Ohrpaßstück von dem Hörgerät, welches nicht feucht werden darf, getrennt werden.

Bei einer **Hörbrille** ist das Hörgerät mit der Brille kombiniert.

Seltener sind *Knochenleitungshörgeräte* und eingepflanzte Elektroden zur elektrischen Reizung des Hörnervs. Nur wenn dieser funktionsfähig ist, kann eine *elektronische Hörprothese* - das sogenannte "**Cochlear Implant**" eingepflanzt werden. Mit dessen Hilfe kann der Gehörlose Höreindrücke erlangen, denn über die eingepflanzte Elektrode werden die Hörnervenfasern so stimuliert, daß akustische Informationen aufgenommen, analysiert und letztendlich gehört werden.

Die Indikation ist vor allem bei ertaubten Erwachsenen und Kindern gegeben.

Insgesamt ist das *Angebot an Hörgeräten* inzwischen recht groß. Sie variieren in Form, Farbe und Größe; einige Modelle sind äußerlich wie Schmuckstücke gestaltet.

Während bestimmter Anwendungen und Therapien *dürfen Hörgeräte nicht getragen werden*: Wassergymnastik, Schwimmen, Duschen, Vollbad, Röntgenuntersuchung sowie Strahlentherapie.

9.5.4 Das Sehen

9.5.4.1 Anatomisch-physiologische Grundlagen des Sehens

Zur Empfindung der bildlichen Sinnesdaten ist das Auge notwendig. Zum Aufbau des Auges vergleiche Abbildung 9.9.

Das Auge ist ein *optisches System*, das einer Kamera ähnelt.

Die **Regenbogenhaut** (= *Iris*) regelt als "Blende" den Lichteinfall ins Auge; über verschiedene Muskelschichten wird die Blende verengt oder erweitert. Sichtbar wird dies als Pupilleneng- bzw. Pupillenweitstellung. Der Parasympathikus innerviert die Muskeln zur Pupillenengstellung, der Sympathikus wirkt entgegengesetzt.

Durch die **brechenden Anteile des Auges** (= Hornhaut [43 dpt], *Kammerwasser*, Linse [15 dpt] und Glaskörper) wird das einfallende Licht gesammelt und auf der Netzhaut zu einem umgekehrten und verkleinerten Bild vereinigt. Die Brechkraft wird in Dioptrien (dpt) angegeben; sie beträgt beim gesunden menschlichen Auge 59 dpt.

Die **zentrale Verarbeitung** der von außen kommenden Sinneseindrücke sorgt dafür, daß wir das Bild aufrecht und originalgroß wahrnehmen. Das absorbierte Licht führt zur Erregung der *Sinneszellen der Netzhaut*, die über den *Sehnerv* zum Hirnstamm und zur *Hirnrinde* weitergeleitet wird. Durch sie werden im Hirnstamm die reflektorischen Kopf- und Augenbewegungen koordiniert. Durch die Verarbeitung der Reize in den *Rindenzentren* der Hirnrinde werden die Sehempfindung und das Erkennen des Gesehenen möglich. Es wird erinnert, welche Bedeutung das wahrgenommene Bild hat.

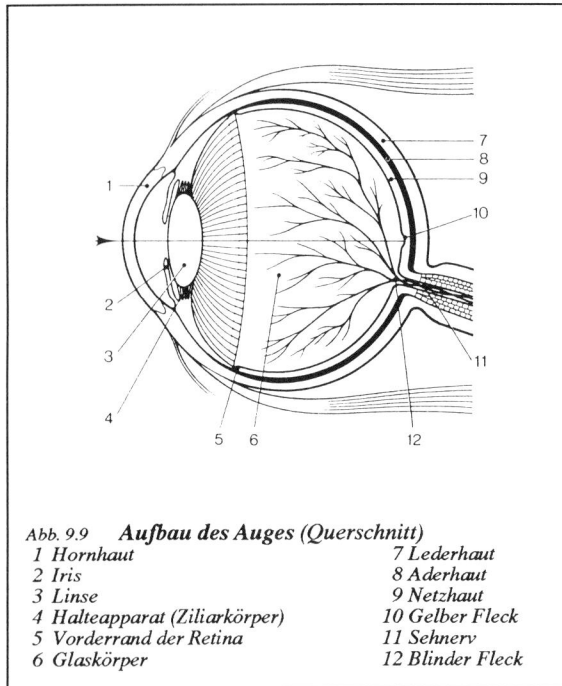

Abb. 9.9   Aufbau des Auges (Querschnitt)
1 Hornhaut   7 Lederhaut
2 Iris   8 Aderhaut
3 Linse   9 Netzhaut
4 Halteapparat (Ziliarkörper) 10 Gelber Fleck
5 Vorderrand der Retina   11 Sehnerv
6 Glaskörper   12 Blinder Fleck

Die Akkommodation (Anpassung) des Auges:
Um Gegenstände in unterschiedlichen Entfernungen vom Auge gleich *scharf sehen* zu können, ist eine Anpassung des Auges erforderlich. Die Fähigkeit des Auges, unter Zunahme der Brechkraft der Linse nahe gelegene Objekte auf der Netzhaut scharf abzubilden, wird als Akkommodation bezeichnet. Die Brechkraft wird durch Kontraktion bestimmter Muskeln, die die Krümmung der Linsenvorderfläche verstärkt, erhöht. Dadurch wird das Lesen eines kleinen Schriftbildes bzw. das Sehen von bis zu 10 cm vor das Auge gehaltenen Gegenständen möglich. Das Akkommodationsvermögen läßt mit zunehmendem Alter infolge des Elastizitätsverlustes der Linse nach. Der Nahpunkt rückt immer weiter in die Ferne; man spricht von der **Alterssichtigkeit** *(Synonym: altersbedingte Weitsichtigkeit, Presbyopie)*. Zum Scharfsehen von Gegenständen bedarf es eines Mindestabstandes zwischen Auge und Objekt; dieser wächst mit zunehmendem Lebensalter. Er beträgt bei Kindern ca. 7 cm, bei 20-jährigen ca. 10 cm und bei 40-jährigen ca. 16 cm. Im Alter von 60 Jahren können Gegenstände nur noch ab einem Abstand von ca. 60 cm scharf gesehen werden;

eine entsprechende Lesebrille kann die fehlende Brechkraft der Linse korrigieren.

Die **Sehschärfe** ist an den einzelnen Stellen der Netzhaut unterschiedlich. Die Stelle des schärfsten Sehens wird als *"gelber Fleck"* bezeichnet. Hier kommen Sinnesrezeptoren, die sogenannten *Zapfen*, gehäuft vor. Die Zapfen vermitteln hauptsächlich das Farben- und Formensehen. Außerhalb des gelben Flecks überwiegen die *Stäbchen*; es handelt sich um Sinnesrezeptoren, die lichtempfindlicher sind als die Zapfen; sie sind hauptsächlich für das Hell-Dunkel-Sehen verantwortlich.
Am sogenannten *"blinden Fleck"*, der Austrittsstelle des Sehnervs, existieren keine Sinneszellen.

Das **Gesichtsfeld** wird durch die Ausdehnung der Netzhaut und die äußere Begrenzung der Augenhöhle bestimmt. Es umfaßt den mit dem unbewegten Auge sichtbaren Teil des Raumes. Zur Prüfung wird ein Punkt im Raum mit einem Auge fixiert, das andere zugehalten; gleichzeitig werden von außen Lichtmarken ins Gesichtfeld eingefahren, deren Wahrnehmung registriert wird.

Die **Funktion des Auges** wird durch augenärztliche Untersuchungen geprüft. Einige Veränderungen können jedoch auch ohne eine solche fachärztliche Untersuchung erkannt werden.
Das Sehen geschieht normalerweise mit ganz geöffneten Augen, beide Pupillen werden symmetrisch bewegt. Das Fixieren von Objekten ist jederzeit möglich. Der Blick ist klar. Die Augäpfel folgen ruhig den vor ihnen ablaufenden Bewegungen. Gegenstände werden deutlich und in ihrer Farbe wahrgenommen. Die Fähigkeit des Nahsehens läßt mit zunehmendem Alter nach (s.o.).
Die Pupillen sind gleich groß und passen sich den jeweiligen Lichtverhältnissen an; sie verengen sich bei Lichteinfall.

9.5.4.2 Störungen des Sehens
Die *Beobachtung des Sehens* bezieht sich sowohl auf die für den Beobachter sichtbaren Veränderungen des Auges und des Sehvorganges als auch auf die von dem Betroffenen selbst bemerkten Veränderungen des Sehens.

Kurzsichtigkeit (= *Myopie*):
- beim Sehen in die Ferne entsteht das Bild vor der Netzhaut, der Betroffene sieht unscharf;
- das Sehen von Gegenständen nahe vor dem Auge ist selbst dann noch möglich, wenn der Normalsichtige bereits unscharf sieht;
- im Alter läßt die Fähigkeit des Nahsehens allerdings auch beim Kurzsichtigen nach;
- häufigste Ursache ist ein - meist erblich bedingt - zu langer Augapfel.

Weitsichtigkeit (= *Hypermetropie; Hyperopie*):
- die aus der Ferne kommenden, parallel auf das Auge treffenden Lichtstrahlen können nicht auf der Netzhaut vereint werden, ihr Brennpunkt liegt hinter der Netzhaut;
- in jungen Jahren kann die fehlende Brechkraft durch verstärkte Akkomodation aufgebracht werden; so gelingt das Scharfsehen;
- da das ständige Akkommodieren sehr anstrengend ist, kann es zu Kopfschmerzen kommen;
- *Beachte*: Wegen dieser Ausgleichsmöglichkeit halten Kinder und Jugendliche das Tragen von Korrekturgläsern oft fälschlicherweise für überflüssig;
- häufigste Ursache ist ein - meist erblich bedingt - zu kurzer Augapfel.

Alterssichtigkeit (= *Presbyopie*):
- altersbedingte Weitsichtigkeit (s.o.);
- das Nahsehen ist durch Elastizitätsverluste der Linse und durch Nachlassen der Akkomodation unscharf.

Schielen (= *Strabismus*):
- beim Blick in die Ferne weichen die normalerweise parallel gestellten Augenachsen von der Parallele ab;
- das rechte und linke Auge nehmen unterschiedliche Bilder wahr, die nicht mehr zu einem Bild verschmolzen werden können: es entstehen Doppelbilder, die vermieden werden, indem das fehlstehende Auge fast vollständig abschaltet;
- dabei ergeben sich eine Abnahme der Sehschärfe, insbesondere des fehlsichtigen Auges, ein Verlust des räumlichen Sehens und eine gewisse Gesichtsfeldeinschränkung;
- zu unterscheiden sind das Begleitschielen und das Lähmungsschielen;
- beim **Lähmungsschielen**
  - bleibt das betroffene Auge bei Bewegungen in die Wirkungsrichtung des gelähmten Augenmuskels zurück,
  - entstehen Doppelbilder,
  - bleibt die Sehschärfe erhalten,
  - ist die Ursache eine Erkrankung von Augenmuskeln oder der sie versorgenden Nerven;
- beim **Begleitschielen**
  - folgt das Schielauge dem anderen Auge in alle Richtungen, ohne die normale Parallelstellung zu erreichen,
  - wird entsprechend der dabei eingenommenen Richtung zwischen Einwärtsschielen (= Konvergenzschielen), Auswärtsschielen (= *Exotropie*) und Höhenschielen (= *Strabismus sursum*) unterschieden,
  - sind die häufigsten Ursachen Weit- oder Kurzsichtigkeit, einseitige Sehschwächen und kindliche Infektionskrankheiten.

Stabsichtigkeit (= *Astigmatismus; Brennpunktlosigkeit*):
- infolge einer abnormen Hornhautwölbung werden die ins Auge parallel einfallenden Lichtstrahlen unterschiedlich, z.B. in der waagerechten Hornhautebene anders als in der senkrechten, gebrochen; dadurch können sie nicht in einem Brennpunkt auf der Netzhaut vereinigt werden;
- die Brennpunktlosigkeit führt zu einer unscharfen Abbildung auf der Netzhaut, so daß ein Punkt nicht als ein Punkt sondern allenfalls als Strich oder Stab abgebildet werden kann;
- ist häufig angeboren (vererbt);
- kann infolge einer beginnenden Katarakt oder bei Hornhauterkrankungen auftreten;
- wird im Volksmund als "Hornhautverkrümmung" bezeichnet.

Nachtblindheit (= *Hemeralopie*):
- die Sehfähigkeit ist nur bei schlechten Lichtverhältnissen (Dämmerung) eingeschränkt;
- wird z.B. durch Vitamin A-Mangel verursacht.

Farbenfehlsichtigkeit:
- Störung des normalen Farbsehens;
- die Empfindlichkeit kann jeweils für einzelne Farben herabgesetzt sein, bestimmte Farben können miteinander verwechselt werden (Grün mit Gelb, Braun mit Grau, Dunkelrot mit Schwarz);
- kann erblich bedingt oder erworben sein, z.B. durch Netzhautschäden oder Erkrankung der Hirnrinde.

Farbenblindheit (= *Achromatopsie*):
- es werden keine Farben wahrgenommen, eine Unterscheidung ist lediglich durch Helligkeitswerte (Graustufen) möglich;
- weiter sind oft Lichtscheu, Blinzeln, herabgesetzte Sehschärfe, Astigmatismus, zentrales Skotom und Nystagmus zu beobachten;
- mögliche Ursachen sind Erkrankungen der Netzhaut oder Hirnrinde sowie die Schädigung der optischen Bahnen zwischen Netzhaut und Hirnrinde.

Blindheit (= *Amaurose*):
- völliges Fehlen oder hochgradige Minderung des Sehvermögens;
- mit beiden Augen kann Licht bzw. die Richtung, aus der das Licht kommt, nicht erkannt werden;
- für den Beobachter ist die amaurotische Pupillenstarre (bei Lichteinfall verengt sich die Pupille nicht) erkennbar;
- häufige Ursachen sind in den entwickelten Ländern u.a. die Netzhauterkrankung des Frühgeborenen, Entwicklungsstörungen im Schlemm-Kanal sowie Augenverletzungen, Diabetes mellitus* und Glaukom;
- kann auch psychogen sein, dann sind Auge und Sehbahn intakt, die Pupillenverengung bei Lichteinfall ist erhalten;

- eine Blindheit ohne objektivierbaren pathologischen Augenbefund wird als *funktionelle Blindheit* bezeichnet; sie kann z.B. bei einer Gehirnerschütterung oder beim Schock auftreten.

Flüchtige, reversible Erblindung (= *Amaurosis fugax*):
- Erblindung, die nur 5 bis 30 Min. andauert;
- Ursache ist eine Durchblutungsstörung in der Netzhaut, die häufig durch lumenverengende Prozesse an der Arteria Carotis (Kopfschlagader) bedingt ist.

Halbseitenblindheit (= *Hemianopsie*):
- Sehstörung, die mit Ausfall einer Gesichtsfeldhälfte einhergeht;
- kann auf beiden Augen die linke oder die rechte Hälfte des Gesichtsfeldes betreffen oder gekreuzt auftreten, also beide Nasen- oder Schläfenhälften des Gesichtsfeldes erfassen;
- tritt z.B. bei Schlaganfall u.a. Gehirnschäden auf.

Seelenblindheit (= *optische Agnosie*):
- Störungen des Erkennens optischer Eindrücke trotz ungestörter Funktion des Auges;
- beim Ausfall des sekundären sensorischen Sehzentrums nimmt der Betroffene zwar optische Reize auf, kann aber die Bedeutung des Gesehenen nicht erinnern: er sieht z.B. eine Zahnbürste, erinnert (erkennt) jedoch nicht, wozu dieser Gegenstand genutzt wird, welche Funktion er hat;
- Zusammenhänge einzelner Details werden nicht als Bild erkannt: diese Erinnerungslücke kann dazu führen, daß einzelne Gegenstände in einem Gesamtbild nicht abgegrenzt werden können, der Betroffene also die Zahnbürste im Zahnputzbecher sieht, jedoch nicht realisiert, daß es sich bei Stiel und Borsten um einen Gegenstand handelt, und daß Stiel und Becher nicht eine gegenständliche Einheit bilden.

Grüner Star (= *Glaukom*):
- Sammelbegriff für Erkrankungen des Auges, die mit erhöhtem Augeninnendruck einhergehen (Normalwert: seitengleich 8 bis 21 mmHg);
- er entsteht durch eine Abflußbehinderung des Kammerwassers, die verschiedene Ursachen haben kann;
- erhöhter Augeninnendruck schädigt auf Dauer den Sehnerv und kann zur Erblindung führen;
- gehäuftes Auftreten nach dem 40. Lebensjahr;
- der Betroffene ist beschwerdefrei oder nimmt unbestimmte Augenbeschwerden wie Müdigkeit oder Druckgefühl in den Augen wahr;
- im Laufe der Jahre kommt es durch das allmähliche Absterben des Sehnervs zu Gesichtsfeldausfällen;
- das *Weitwinkelglaukom* (= Glaukom simplex) entsteht durch chronische Abflußbehinderung bei Veränderungen des Auges, tritt meist nach dem 40. Lebensjahr auf und nimmt einen schleichenden Verlauf;

- das *Winkelblockglaukom* kann akut (= Glaukomanfall, akutes Glaukom) oder schubweise auftreten (= chronische Winkelblockung)
  - der Augeninnendruck steigt in wenigen Stunden auf 50 - 70 mmHg an, der Betroffene empfindet starke Schmerzen im Auge bzw. in dessen Umgebung,
  - die sonst farblos-klare Hornhaut wird durch Ödembildung trüb, sie gleicht beschlagenem Glas,
  - die Pupille ist erweitert und lichtstarr,
  - die Bindehaut ist stark durchblutet und der Augapfel hart,
  - nicht jeder Betroffene bemerkt die Hornhauttrübung und die Sehverschlechterung, die z.B. durch Nebelsehen oder in der Dunkelheit durch das Sehen farbiger Ringe um Lichtquellen erkennbar wird,
  - als Begleitsymptome können auch Kopf- und Nervenschmerzen im Gesicht, Übelkeit und Erbrechen auftreten;
- bei Kleinkindern tritt das Glaukom infolge einer Entwicklungsstörung im Kammerwinkel auf
  - Lichtscheu, Tränenträufeln oder Hornhauttrübung können erste Anzeichen sein,
  - später vergrößert sich die Hornhaut, weil das Auge dem Druck nachgibt (große Augen),
  - die Hornhaut kann eine graue Trübung aufweisen;
- ein *sekundäres Glaukom* entsteht als Folge anderer Augenleiden, z.B. nach Verletzungen oder Entzündungen, Thrombose einer das Auge entsorgenden Vene oder bei Diabetes mellitus.

Grauer Star (= *Katarakt*):
- starke Sehverschlechterung durch Trübung der Augenlinse;
- verläuft meist schmerzhaft;
- kann angeboren oder erworben sein, z.B. als Folge einer Augenverletzung (= Wundstar) bzw. einer Ernährungsstörung der Linse bei Diabetes mellitus.

Altersstar (= *Cataracta senilis*):
- häufigste Form des grauen Stars;
- tritt meist um das 60. Lebensjahr auf und wird durch altersbedingte Stoffwechselstörungen der Linse hervorgerufen;
- beginnt meist mit Trübungen am Rande der Linse, die sich ins Gebiet der Pupille vorschieben;
- meist sind in zeitlichem Abstand beide Augen betroffen;
- je nach Lage und Ausmaß der Linsentrübung kommt es zu minder oder stärker ausgeprägter Sehstörung, dabei ist die Sehschärfe vermindert, im fortgeschrittenen Stadium ist nur noch die Unterscheidung von hell und dunkel möglich;
- häufig klagt der Betroffene auch über Nebelsehen und verstärkte Blendungsempfindlichkeit.

Veränderungen der Pupille

- *Graue Pupille:*
  - ist häufig Zeichen einer Katarakt;
  - andere mögliche Ursachen sind z.B. Aderhautgeschwülste, Netzhautgeschwülste oder Netzhautablösung.
- *Pupillenentrundung:*
  - Abweichung von der normalen kreisrunden Form der Pupille;
  - kann z.B. bei Augenkrankheiten und -verletzungen oder nach Augenoperationen sowie bei Neurosyphilis auftreten;
  - kann auch angeboren und ohne Bedeutung sein;
  - ist nach Eintritt des Todes zu beobachten.
- *Pupillenerweiterung (= Mydriasis):*
  - beiderseits auftretend bei Symphatikotonus, z.B. bei Streß (Schreck, Angst, Schmerz);
  - bei Lähmung des Nervus okulomotorius, der die Augenmuskeln innerviert;
  - meist einseitig bei Blutungen des Gehirns;
  - bei Schilddrüsenunterfunktion (= *Hypothyreose*);
  - nach Verabreichung pupillenerweiternder Medikamente (= *Mydriatika*), z.B. Atropin, Scopolamin, Suprarenin, Kokain.
- *Pupillenverengung (= Miosis):*
  - abnorme Enge der Pupille;
  - physiologische Reaktion auf Lichteinfall oder bei Vagotonus;
  - als dosisabhängige Reaktion auf Verabreichung von Pharmaka, die den N. parasympathikus reizen oder des N. sympathikus lähmen (= Miotika, z.B. Pilocarpin, Histamin, Morphin);
  Beachte: Miotika werden zur Glaukomtherapie eingesetzt;
  - kommt in höherem Alter, bei Lähmung des N. sympathikus im Halsgebiet sowie bei Vergiftung mit Morphin und anderen Miotika vor.
- *Pupillenstarre (= Lichtstarre):*
  - bei der *reflektorischen Pupillenstarre* fehlt die Fähigkeit, auf wechselnde Belichtung mit Pupillenverengung oder -erweiterung zu reagieren, die Akkomodation ist intakt;
  - bei *absoluter Pupillenstarre* fehlt sowohl die Lichtreaktion als auch die Konvergenzreaktion (= Verengung der Pupille als Einstellung für das Nahsehen);
  - kommt - meist einseitig - bei Gehirnverletzungen und -erkrankungen vor;
  - die *amaurotische Pupillenstarre* ist ein Kennzeichen der Erblindung, bei einseitiger Erblindung ist die konsensuelle (= gleichsinnige) Reaktionsfähigkeit des erblindeten Auges erhalten, das gesunde Auge reagiert nicht konsensuell (d.h. bei Lichteinfall in das erblindete Auge reagiert auch das gesunde Auge nicht mit, umgekehrt reagiert das erblindete Auge bei Lichteinfall in das gesunde Auge mit);
  - als *hemianopische Pupillenstarre* bei Halbseitenblindheit durch Unterbrechung der zentralen Seh- und Pupillenbahnen auftretend; die Lichtreaktion fehlt bei seitlicher Belichtung der blinden Netzhauthälfte, nicht aber bei Belichtung der sehenden Netzhauthälfte.

Augenzittern (= Nystagmus):

- die Augäpfel zucken unwillkürlich, rhythmisch und schnell aufeinanderfolgend;
- tritt physiologisch als Korrekturbewegung der Augen bei bewegten optischen Reizen, z.B. Blick aus einem fahrenden Zug, auf;
- kann angeboren sein;
- kann erworben werden bei verschiedenen Erkrankungen, z.B. Multipler Sklerose (= MS), Kleinhirntumor, Barbitursäurevergiftung, Erkrankungen des Gleichgewichtorgans, des Gehirns oder des Nervus statoakustikus (= Hör- und Gleichgewichtsnerv);
- kann bereits in Ruhe auftreten (= Spontannystagmus) oder in Abhängigkeit von der Blickrichtung, der Kopf- bzw. Körperlage: dabei tritt eine langsame Augenbewegung in die eine und eine rasche Zuckung in die entgegengesetzte Richtung auf.

Gesichtsfeldausfall (= *Skotom*):

- an einer bestimmten Stelle des Gesichtsfeldes besteht eine anhaltende Verdunkelung, die in einigen Fällen vom Betroffenen selbst, häufig aber erst bei einer ärztlichen Gesichtsfelduntersuchung, festgestellt wird;
- beim Sehen werden Objekte im Bereich des Gesichtsfeldausfalls nur abgeschwächt bzw. überhaupt nicht wahrgenommen;
- Ursache kann z.B. ein Glaukom, eine Sehnerv- oder eine Netzhauterkrankung sowie ein Tumor im Gehirn sein.

9.5.4.3 Hilfen bei Störungen des Sehens

Allgemeine Maßnahmen bei Sehstörungen:

- regelmäßiger Besuch des Augenarztes, der die Zeitabstände für die weiteren Untersuchungen bestimmt;
- Träger von Brillen / Kontaktlinsen sind an deren Benutzung zu erinnern und ggf. hierzu anzuhalten;
- die Bereitstellung und Pflege der Sehhilfen muß evtl. vom Pflegepersonal übernommen werden (*siehe "Umgang mit Sehhilfen", Seite 279*).

Maßnahme bei Kurzsichtigkeit:

Tragen einer die Fehlsichtigkeit kompensierenden Brille bzw. Kontaktlinsen mit Minus- oder Konkavgläsern (= Zerstreuungslinsen).

Maßnahme bei Weitsichtigkeit:

Tragen einer die Fehlsichtigkeit kompensierenden Sehhilfe mit Plus- oder Konvexgläser (= Sammellinsen).

Maßnahme bei Alterssichtigkeit:

Zum Sehen in der Nähe werden Brillengläser mit relativ sammelnder Wirkung getragen; das Glas kann auch lediglich als Nahlinse in der unteren Hälfte des Brillenglases angefertigt werden, so daß bei bereits bestehender Fehlsichtigkeit nur eine Brille getragen werden muß (= Zweistärken- oder Bifokalbrille).

Maßnahme bei Stabsichtigkeit:
Tragen von Brillengläsern, die nicht aus der üblichen Kugellinse, sondern aus einem Zylinder geschliffen sind und nur in einer Ebene Licht brechen.

Maßnahmen beim Schielen:
- die ärztliche Behandlung muß so früh wie möglich beginnen, sonst büßt das schielende Auge an Sehkraft ein;
- Ausgleich des Brechungsfehlers mit Brille und Behandlung der Schwachsichtigkeit durch Abdecken des führenden Auges;
- mit Geduld und Einfühlungsvermögen die Kooperationsbereitschaft betroffener Kinder fördern;
- evtl. operative Korrektur.

Maßnahmen bei grauem Star (= *Katarakt*):
- einzige wirksame Behandlung ist die operative Entfernung der getrübten Augenlinse;
- postoperativ ist der Patient anzuhalten, sich nicht zu bücken und das Heben schwerer Gegenstände zu vermeiden, entsprechende Hilfestellung ist zu gewähren;
- der Patient wird bezüglich seines postoperativ zu erwartenden Sehvermögens informiert;
- da die Brechkraft der entfernten Linse fehlt, kann nicht scharf gesehen werden; der Ausgleich erfolgt über sogenannte "Stargläser", Kontaktlinsen oder Intraokularlinsen:
  - *Stargläser* sind sehr dicke Brillengläser (ca. +13 Dioptrien) und bereiten anfangs Schwierigkeiten, da sie die Umwelt vergrößert und z.T. auch verzerrt erscheinen lassen; die Betroffenen brauchen in der Gewöhnungsphase Unterstützung, insbesondere beim Gehen (Unsicherheit) und Greifen.
  - *Kontaktlinsen* ermöglichen ebenfalls das scharfe Sehen und führen zu einer geringeren Vergrößerung des Gesehenen als Stargläser; Voraussetzungen sind jedoch eine intakte Netzhaut sowie gewisse Fertigkeiten im Umgang mit Kontaktlinsen.
  - *Intraokularlinsen* bestehen aus Plexiglas und werden in das Auge implantiert; der große Vorteil dieser Methode liegt in der Unkompliziertheit der Benutzung und in der besseren Sehkorrektur (störende Begleiterscheinungen sind allenfalls gering); nachteilig sind mögliche Reaktionen des Organismus auf diesen Fremdkörper, z.B. Entzündungen des Auges.

Maßnahmen bei grünem Star (Glaukom):
- um einen grünen Star frühzeitig zu erkennen, wird eine regelmäßige Kontrolle des Augeninnendrucks ab dem 45. bis 50. Lebensjahr (z.B. in Kombination mit jeder Brillenverordnung) empfohlen;
- bei bestehendem Glaukom unbedingt die ärztlich empfohlenen Kontrolluntersuchungen durchführen lassen;
- ständige Senkung des erhöhten Augeninnendrucks durch Medikamente, die regelmäßig (verordnete Dosis und Zeitabstände unbedingt einhalten!) als Augentropfen verabreicht werden (*vgl. "Verabreichung von Augentropfen", Seite 279*), z.B.
  - Pilocarpin - Augentropfen; *Beachte*: Die Pupillen werden engestellt, d.h. für 1 bis 2 Stunden nach dem Einträufeln besteht eine Kurzsichtigkeit, die Anpassung an verschiedene Lichtverhältnisse ist beeinträchtigt; Autofahren bei Dunkelheit bereitet Probleme und ist ggf. zu unterlassen;
  - Beta-Blocker als Augentropfen; sie verursachen keine Pupillenverengung, sind jedoch nur bei Weitwinkelglaukom und intakter Herz- / Kreislauf- / Atemfunktion einsetzbar;
- augeninnendrucksenkende Operation, wenn die konservative Behandlung erfolglos bleibt;
- Verhindern eines Anstiegs des Augeninnendrucks durch
  - Einschränkung der Koffeinzufuhr, also Reduktion des Konsums von Kaffee, Schwarztee, Matetee, Cola-Getränken sowie von schmerzstillenden Medikamenten, soweit sie koffeinhaltig sind; wurde der Augeninnendruck unter 20 mmHg gesenkt, können nach Rücksprache mit dem Arzt 1 bis 2 Tassen Kaffee oder Tee bzw. 1 bis 2 kleine Flaschen Cola getrunken werden;
  - Verhinderung zu großer Flüssigkeitszufuhr innerhalb kürzester Zeit (weniger als 0,5 Liter in 5 Min. trinken); Flüssigkeitsmengen in gleichmäßigen Portionen über den Tag verteilen;
  - bei Einnahme zusätzlicher Medikamente zwecks Behandlung eines anderen Leidens auf Wechselwirkungen achten (Arztinformation, Beipackzettel).

Hilfen bei Erblindung eines Menschen
Bei Erblindung ist die non-verbale Kommunikation erheblich eingeschränkt. Der blinde Mensch ist auf das gesprochene Wort, auf die Blindenschrift und auf Tastwahrnehmungen als Informationsquellen angewiesen.

Da sich die durch eine Erblindung bedingten Einschränkungen auf alle ATL auswirken können, werden in diesem Abschnitt nicht nur Hilfen zur Kommunikation, sondern auch Hilfen zur Bewältigung des Alltags besprochen.

Ein **Neuerblindeter** muß lernen, mit der Blindheit zu leben. Dazu gehören nicht nur der Erwerb von Handlungsfähigkeiten und die Schulung der Restsinne, sondern auch die *innere Auseinandersetzung* mit der Behinderung. Es ist selbstverständlich, daß dieses viel Zeit, Geduld, Energie, Kraft und Willen vom Betroffenen fordert. In dieser Phase - aber auch später - sind *tragende Beziehungen* ebenso wichtig wie professionelle und laienhafte Unterstützung. Der blinde Mensch soll eigenverantwortlich, weitgehend selbständig und selbstbewußt mit Lebensfreude seinen Alltag erleben und gestalten können. Dazu ist die *gesellschaftliche Akzeptanz* und Integration notwendig. Besondere Hilfe findet der Erblindete - vor allem in der ersten Zeit der Behinderung - im *Kontakt mit Schicksalsgefährten*. Hier wird der Austausch von Erfahrungen, die im Alltag oder im Beruf, in der Familie oder im Kollegenkreis gemacht werden, möglich. Aber auch Gefühle und die innere Auseinandersetzung mit der Behinderung lassen sich für viele Betroffene leichter ansprechen; der rehabilitierte Blinde kann hierbei unersetzliche Hilfe leisten. Nicht zuletzt erfährt der Neuerblindete, wie er auch als Nichtsehender sein Leben sinnvoll gestalten kann, welche Rechte er hat und welche Hilfsmittel zur Verfügung stehen. Entsprechende Kontakte lassen sich über regionale Blindenverbände oder über den

Deutschen Blindenverband e.V.
Bismarckallee 30
W-5300 Bonn 2

knüpfen. Dieser veröffentlicht darüber hinaus wichtige Informationen für Betroffene und für alle Menschen, die mit ihnen in Kontakt treten.

Die folgenden Hinweise für den Umgang mit blinden (bzw. neuerblindeten) Menschen orientieren sich an den *Informationsschriften des Deutschen Blindenverbands*.

Gedanken zur Erblindung

Der von einer Erblindung Betroffene setzt sich mit dem *Schicksalsschlag*, der sein Leben einschneidend verändert, auseinander. *Gefühle wie Trauer*, Zorn, Verzweifelung, Hoffnungslosigkeit und Aggressionen sind menschliche Reaktionen auf diesen Schicksalsschlag. Man sollte sie zulassen und ihnen mit Verständnis und Geduld begegnen.

Jeder Helfer sollte sich bewußt machen, was es bedeuten kann, plötzlich *fremde Hilfe beanspruchen* zu müssen. Wie groß die persönliche Handlungs- und Entscheidungsfreiheit ist, begreift man manchmal erst, wenn diese nicht mehr in vollem Umfang verfügbar ist. Diese Erkenntnis gehört zu den schmerzlichsten Erfahrungen des neuerblindeten Menschen. Es ist ein großer Unterschied, ob man Gefälligkeiten und praktische Hilfen freiwillig annimmt (und sich dadurch vielleicht sogar geschmeichelt fühlt, weil sie die Sympathie des anderen ausdrücken oder aufgrund der eigenen bevorzugten Stellung geleistet werden), oder ob man sie annehmen *muß*, weil man allein nicht zurechtkommt (und vielleicht sogar befürchten muß, daß bei anderen - dringenderen Gelegenheiten - eine früher einmal abgelehnte Hilfe nicht mehr angeboten würde). Es bedarf einer inneren Umstellung, wenn Menschen, denen man sich vielleicht vorher aufgrund der eigenen Stellung in Familie oder Beruf überlegen fühlte, plötzlich eine ganz andere Rolle im Alltagsleben spielen.

Man braucht sie plötzlich in Situationen, die man früher souverän gemeistert hat. Vielleicht fürchtet man sogar, sein "Gesicht" zu verlieren, wenn man angebotene Hilfe in Anspruch nehmen oder sogar darum bitten muß.

Mancher hat auch das Gefühl, *anderen zur Last zu fallen* und zieht sich in sich selbst zurück. Letztendlich bedeutet das *Isolation und Einsamkeit*. Diese jedoch sind besonders für einen nichtsehenden Menschen verhängnisvoll, denn er braucht den Sehenden als Mittler und Helfer.

Einem Blinden wird am besten geholfen, indem ihm Angelegenheiten, die er selbständig erledigen kann, nicht abgenommen werden. Er sollte darin unterstützt werden, ein *größtmögliches Maß an Selbständigkeit zu bewahren* oder wiederzuerlangen.

Weiter ist es wichtig, dem Erblindeten *Perspektiven* aufzuzeigen: ein blinder Mensch ist nicht zur Passivität und Unselbständigkeit verurteilt. Die wichtigste Hilfe wird der Nichtsehende am Anfang von seinen *Schicksalsgefährten* erhalten. Eine entsprechende Kontaktaufnahme sollte über das Pflegepersonal, den Augenarzt oder den Sozialarbeiter angeboten und gefördert werden.

Der Neuerblindete büßt an *Orientierungsvermögen* ein; u.U. können Gefahrenquellen in der Umgebung nicht erkannt und von vornherein ausgeschlossen werden. Dies führt beim Betroffenen zu Unsicherheit und Angst; mancher mag keinen Schritt mehr tun, ohne geführt zu werden.

Zur Überwindung dieser Angst bedarf es vieler kleiner Schritte, die nach und nach erprobt und eingeübt werden müssen. Es ist zu beachten, daß jeder Nichtsehende von individuellen Fähigkeiten und Neigungen sowie Einschränkungen geprägt wird. Alter, Intelligenz, Mobilität und Ausprägung der *Restsinne* beeinflussen die Anpassung an die Erblindung maßgeblich. Je mehr man sich im Leben nur auf seine Augen verlassen und je weniger man seine anderen Sinne und seinen Verstand trainiert hat, umso schwieriger ist es, sich mit dem Nachlassen der Sehkraft bzw. dem völligen Erblinden abzufinden und damit zu leben. Die anderen Sinne müssen nun trainiert werden, um den Verlust des Sehvermögens weitgehend kompensieren zu können. Dazu gehören viel Ausdauer, Fleiß, Selbstdisziplin und Kraft. Nicht zuletzt gehören zur Bewältigung schwieriger blindheitsbedingter Situationen auch - so empfehlen es rehabilitierte Nichtsehende - "ein dickes Fell" und eine Portion Humor.

Generelles zum Umgang mit blinden Menschen

- Der Sehbehinderte ist - wie jeder Mensch - eine Persönlichkeit mit Schwächen und Stärken; diese Persönlichkeit, nicht die Behinderung, steht im Vordergrund.
- Der Blinde ist ein mündiger Bürger, er kann für sich selbst entscheiden und für sich selbst sprechen: er bestimmt, ob er Hilfe in Anspruch nehmen möchte, was er kaufen, essen, anziehen, unternehmen möchte

usw. Zur Person des Blinden ist dieser selbst, nicht seine sehende Begleitperson, zu befragen.

- Ein Sehender kann viele Dinge schneller erledigen; er kann es oft nicht ertragen, wenn ein Blinder mehr Zeit dazu benötigt: lassen Sie dem Blinden Zeit und nehmen Sie ihm nicht alles aus den Händen.
- Ein Blinder muß sich vieles merken, was ein Sehender immer wieder vor Augen hat und sein Gedächtnis daher damit nicht zu belasten braucht; ein Blinder muß sich immer auf das konzentrieren, was er gerade tut, das ist sehr anstrengend: bieten Sie dem Blinden immer wieder Hilfe an, aber achten Sie darauf, daß er dadurch nicht passiv und unselbständig wird.
- Für einen Blinden ist Ordnung unerläßlich; alle Dinge müssen ihren festen Platz haben, damit er sie mühelos findet. Der Blinde und alle, die mit ihm leben, sollen eine festgelegte Ordnung in den Räumen einhalten.
- Zum Führen ist dem Blinden der Arm anzubieten (nicht den Blinden beim Arm nehmen!); hat der Blinde sich eingehakt, spürt er die Bewegungen des Führenden und kann mühelos folgen.
- Vor dem Hinauf- bzw. Hinuntersteigen einer Treppe wird durch: "Achtung Stufe, es geht hinauf" (bzw. herab) darauf aufmerksam gemacht; es sollte auch angegeben werden, auf welcher Seite sich das Geländer befindet und wann die Treppe endet.
- Wird dem Blinden ein Sitzplatz angeboten, ist dabei seine Hand auf die Rückenlehne zu legen und ihm mitzuteilen: "Hier ist ein Sitz (Stuhl, Sessel), dies ist die Rückenlehne", oder es ist die Hand des Blinden auf die Armlehne des Sitzes zu legen und ihm zu sagen: "Die Sitzgelegenheit ist rechts von ihnen"; er wird darauf ohne Schwierigkeiten Platz nehmen.
- Dem Blinden ist zu beschreiben, wo sich ein Gegenstand befindet, z.B. "rechts von ihrem Stuhl befindet sich ein Tischchen"; Hinweise, wie "da" oder "dort" sind zu unterlassen, da ein Nichtsehender die gleichzeitige, richtungsweisende Geste nicht wahrnehmen kann.
- Nichtsehende verwenden das Wort "Sehen", um ihre besondere Art von "Sehen" zu erklären (Riechen, Tasten und Berühren); wenn es sich im Gespräch ergibt, sollte auch der Sehende dieses Wort gebrauchen und den Blinden sich etwas "ansehen" lassen, indem er ihm den Gegenstand in die Hände legt.
- Dem Blinden ist zwar Interesse entgegenzubringen, er soll jedoch nicht über seine Blindheit ausgefragt werden.
- Einem Blinden sollte bei der Begegnung zum Gruß der Namen genannt werden (Grußgesten kann er nicht sehen!), um ihn ins gesellschaftliche Leben einzubeziehen.
- In geräuschvollen Lokalen, bei Straßenlärm oder in einem teppichbelegten Zimmer ist es für den Nichtsehenden unmöglich zu wissen, ob sein Gesprächspartner noch anwesend ist; deshalb sollte man ihm immer zu verstehen geben, wann man ihn

verläßt und sich bemerkbar machen, sobald man zurückkehrt.
- Nicht alle Schriften sind in Punktschrift verfaßt und dem Blinden zugänglich; er ist darauf angewiesen, daß ihm Texte - selbst persönliche Briefe, amtliche Schriftstücke oder geschäftliche Unterlagen - vorgelesen werden: zuerst ist ihm der Absender bekanntzugeben, dann kann der Blinde entscheiden, wer ihm das Schreiben vorlesen soll. Es ist langsam und deutlich zu lesen; Taktgefühl und absolute Verschwiegenheit sollten selbstverständlich sein. Eigene Kommentare zum Inhalt oder Absender sind zu unterlassen, es sei denn, sie werden ausdrücklich erbeten.
- Minuten können endlos werden, wenn man die Uhr nicht sieht und sich während des Wartens nicht beschäftigen kann, deshalb sind Zuverlässigkeit und Pünktlichkeit bei einer Verabredung mit einem Blinden von gesteigerter Bedeutung.
- Sehende sollen immer wieder Mut haben, einem blinden Menschen angemessene Hilfe anzubieten, auch wenn sie einmal eine negative Erfahrung damit gemacht haben. Auch Blinde haben einmal schlechte Laune oder einen schlechten Tag.

Der Blinde im Krankenhaus / Altenheim

Die Orientierung in einer fremden Umgebung ist für einen Blinden besonders schwierig, er braucht erleichternde Bedingungen. Die im Umgang mit Blinden allgemein bestehende Gefahr, daß seine Behinderung - zu Lasten seiner Persönlichkeit - überbewertet und seine Selbständigkeit nicht ausreichend beachtet wird, ist im Krankenhaus oder Altenheim noch verschärft. Deshalb ist für diese besondere Lebenssituation eines blinden Menschen - zusätzlich zu dem zuvor Geschriebenen - folgendes zu beachten:

- eine genaue Einweisung in die Örtlichkeiten (Zimmer, Station, Naßzelle) ist unerläßlich; bis er diese und evtl. andere Wege im Krankenhaus selbständig gehen kann, benötigt der Blinde eine Begleitung;
- dem Blinden einen leichten Zugang zu seinem Bett ermöglichen;
- Zimmer mit Naßzelle und WC zuteilen, um einen einfachen, möglichst kurzen Weg zu den sanitären Anlagen zu garantieren;
- Informationen über anwesende Mitpatienten bzw. Mitbewohner anbieten;
- Personen, die das Zimmer betreten, sollten sagen, wer sie sind, was sie erledigen möchten und wann sie den Raum verlassen;
- eine genaue Beschreibung von Behandlungsabläufen geben;
- eine genaue Beschreibung der - möglichst immer gleichen - Anordnung der verschiedenen Gebrauchsgegenstände und Dinge, z.B.: was steht wo auf dem Nachttisch bzw. auf der Spiegelablage; welche Speisen befinden sich in welchen Behältern und in welcher Anordnung auf dem Tablett, wo liegt das Besteck;

- Integration von Erfahrungen: der Blinde hat evtl. schon während vieler Jahre gelernt, mit seiner Behinderung umzugehen und möchte bewährte Hilfen, z.B. eine bestimmte Anordnung der Wäsche, Toilettenartikel etc., auch im Krankenhaus / Altenheim beibehalten;
- nicht bis zum Rand aufgefüllte Trinkgefäße anbieten, da der Blinde so schnell etwas verschütten kann;
- eine Schelle in Reichweite anbringen;
- Türen und Schränke sind stets zu verschließen, damit der Blinde nicht davorläuft.

Hilfsmittel für den Alltag des Sehbehinderten
Es stehen zahlreiche Hilfsmittel zur Verfügung, die dem Sehbehinderten Erleichterung, Sicherheit sowie Selbständigkeit bieten und seine Lebensqualität steigern.
- Die gelbe Armbinde mit drei schwarzen Punkten gibt Hinweis auf die Blindheit.
- Weißer Blindenstock:
Mit Hilfe dieses Langstocks können Gegenstände wahrgenommen, erkundet, umgangen oder wiedergefunden werden.
Beachte: Der Einsatz im Freien bedarf einiger Übung, um Sicherheit zu erlangen und die Angst, z.B. beim Überqueren einer Straße, zu verlieren.
- Blindenführhund:
Ein gut ausgebildeter Blindenführhund ist nach Gewöhnung an seinen Herrn in der Lage, auf Anweisung alle gewünschten Wege zu gehen.
Er bleibt vor auf- und abwärtsführenden Stufen stehen, umgeht selbständig Hindernisse, zeigt auf Befehl Türen, Treppen und Sitzgelegenheiten an, bringt seinen Besitzer sicher in öffentliche Verkehrsmittel und sucht in Gebäuden den Ein- bzw. Ausgang.
- Elektronische Orientierungshilfen:
Es handelt sich um technische Geräte, die dazu dienen, Gegenstände in der Umgebung zu lokalisieren (Objektgegenwart, -entfernung und -richtung).
Mittels Sender werden Signale scharf gebündelt oder mehr oder weniger gestreut ausgesandt, die an den Objekten der Umwelt reflektiert und dann vom Empfänger wieder aufgenommen werden.
Innerhalb des Gerätes werden dann die zurückkommenden Signale in hörbare oder taktile Informationen umgesetzt, die der Benutzer interpretieren kann.
- Punktschrift (Blindenschrift):
Die Zeichen bestehen aus Punkten.
Die Grundform dieses Systems bilden zwei parallel zueinander stehende Dreierreihen; damit sind 63 Kombinationen möglich.
Sie ermöglicht ebensoviele Darstellungen wie die herkömmliche Schwarzschrift.

Abb. 9.10 **Das deutsche Punktschriftsystem**

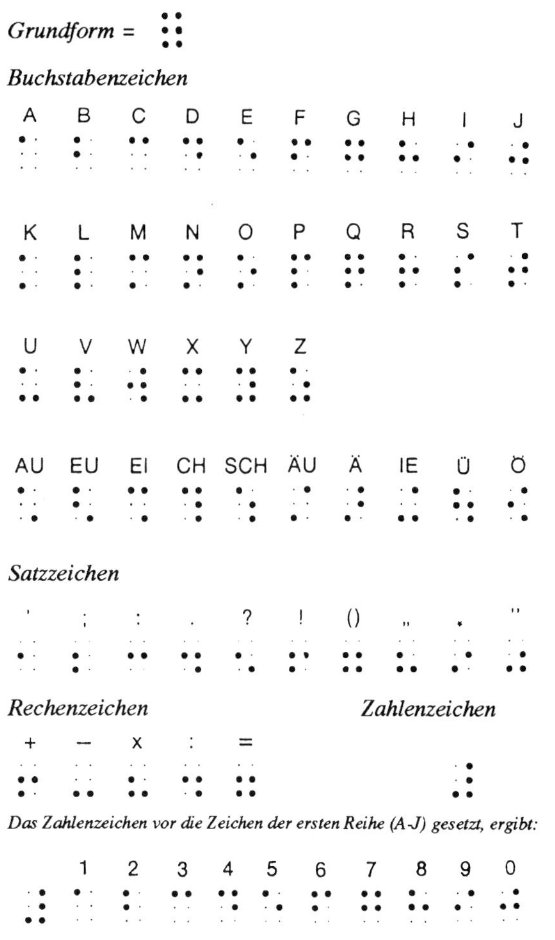

- Zusatzgeräte für Schreibmaschinen:
Der auf der Schreibmaschine geschriebene Text wird mittels eines Streifenschneiders in Punktschrift wiedergegeben oder mittels eines Sprachautomaten hörbar gemacht und schließlich in Normalschrift ausgedruckt.
Ihr Einsatz bietet sich dort an, wo ein blinder Schreibmaschinenbenutzer gezwungen ist, das Geschriebene zu überprüfen.
Beachte: Solche Geräte machen den Schreibmaschinenbenutzer nicht nur unabhängiger von der Hilfe Sehender, sondern befähigen ihn auch, höherwertige Arbeiten auszuführen.
- Kassetten:
Sie vermitteln Informationen und werden als "Hörbuch" oder Nachschlagewerk eingesetzt.
Taschendiktiergeräte ermöglichen dem Blinden das Speichern und Wiederfinden bestimmter Daten (Telefonnummern, Geburtstage etc.).
- Uhren:
Es steht dem Blinden ein reichhaltiges Sortiment verschiedener Uhren zur Verfügung (Wecker; Wand-, Taschen-, Armbanduhren).
Meist müssen die Zeiger und die durch erhobene Punkte symbolisierten Ziffern ertastet werden.

"Sprechende" Uhren sagen auf Knopfdruck die Zeit an; verschiedene Signale helfen, Termine einzuhalten.
- Kalender:
Sie werden in Punktschrift oder als Reliefkalender angeboten.
- Garderobenkennzeichnung:
Kleidungsstücke, die sich nicht anhand von Knöpfen, Reißverschlüssen, Nähten, Qualität u.ä. unterscheiden lassen, farblich aber unterschiedlich sind, müssen besonders gekennzeichnet werden.
Die Kennzeichnung erfolgt durch verschiedene Symbole, z.B. indem die Anfangsbuchstaben der Farben eingestickt oder in Punktschrift eingearbeitet werden.

Der Rehabilitation eines blinden Menschen dienen verschiedene Möglichkeiten:
- Berufsförderungswerke;
- Rehabilitationsstätten;
- Ausbildungsstätten;
- Mobilitätstraining für das selbständige Bewegen außerhalb des Hauses;
- Haustraining, z.B. für späterblindete Frauen;
- Förderung blinder Kinder, z.B. durch tastbare Relief-Bilderbücher und speziellen Schulunterricht;
- Betreiben geeigneter Sportarten;
- Besuch kultureller Veranstaltungen, insbesondere des Theaters.

Maßnahmen bei Halbseitenblindheit
Diese Störung ist in der Regel nicht zu beheben. Der einseitige Gesichtsfeldausfall führt dazu, daß der Kranke Gegenstände und Personen auf einer Seite nicht wahrnimmt.
Besteht gleichzeitig ein Nichtwahrnehmen der gesamten Körperhälfte (z.B. nach Schlaganfall), wird die Begrifflichkeit "rechts" bzw. "links" u.U. gar nicht mehr erinnert. Dies führt dazu, daß der Betroffene den Ausfall seiner Wahrnehmung gar nicht bemerkt; die eine Körperhälfte existiert für ihn nicht. Er muß deshalb immer wieder *bewußt* an sie *erinnert werden*.
Die fehlende optische Wahrnehmung kann ausgeglichen werden, indem der Kranke sich mit dem Kopf bzw. Körper in Richtung der ausgefallenen Gesichtsfeldhälfte dreht. Jetzt kann das intakte Auge der anderen Seite die Gegenstände/Personen wahrnehmen.

9.5.5 Das Tasten (Fühlen)

9.5.5.1 Anatomisch-physiologische Grundlagen des Tastens

Die Sinnesrezeptoren der Haut vermitteln Druck-, Berührungs-, Temperatur- und Schmerzempfindungen *(vgl. "Die Haut", Seite 260)*.

Diese Empfindungen werden über Nervenbahnen den entsprechenden Zentren des Gehirns zugeleitet und dort weiterverarbeitet.

Der gesunde Mensch ist fähig, durch Berührung der Haut Tastempfindungen wahrzunehmen, diese über Gehirnleistungen als Erlebnis zu verarbeiten und ihre Bedeutung zu realisieren.

9.5.5.2 Störungen des Tastsinns

Die Beobachtung des Tastsinns gibt Auskunft über die *Fähigkeit, Gegenstände* allein *durch Betasten zu erkennen*. Sie kann Rückschlüsse auf krankhafte Veränderungen der sensiblen Nerven bzw. der Großhirnrinde zulassen.

Sensibilitätsstörungen:
- Berührungs-, Schmerz- und Temperaturreize werden vermindert, verändert oder gar nicht wahrgenommen;
- Ursachen können zentrale* oder periphere* Nervenschäden sowie eine hochdosierte Schmerzmittelgabe *(vgl. "Sensibilitätsstörungen", Seite 176)* sein.

Stereoagnosie (= taktile Agnosie, Tastblindheit / -lähmung):
- es handelt sich um eine zentral bedingte Unfähigkeit, Gegenstände durch Abtasten zu erkennen, obwohl die Sensibilität erhalten ist;
- die Verarbeitung der aufgenommenen Reize im entsprechenden Rindenzentrum ist gestört.

9.5.6 Das Schmecken und Riechen

9.5.6.1 Anatomisch - physiologische Grundlagen des Riechens und Schmeckens

Geschmacks- und Geruchssinn sind chemische Sinne.
Riechen ist das Wahrnehmen des spezifischen Duftes eines Stoffes, eines Gegenstandes oder eines Lebewesens mittels der Geruchsorgane.
Die Sinnesrezeptoren befinden sich im *Riechepithel der Nasenschleimhaut*. Sie werden durch die im Nasenschleim gelösten Geruchsstoffe erregt und leiten die Geruchsempfindung zum Gehirn weiter. Hier erfolgt die Verarbeitung des Reizes im Geruchszentrum, so daß ein bestimmter Geruch identifiziert werden kann.
Bestimmte Gerüche lösen reflektorisch die Abgabe von Speichel und Magensaft aus.
Die Riechrezeptoren zeigen starke Adaption *(vgl. "Die Wahrnehmung über die Sinnesorgane", Seite 309)*.
Die **Geschmackswahrnehmung** erfolgt weitgehend über die Geschmacksknospen in den *Papillen der Zungenoberfläche*. Die Sinneswahrnehmung erfolgt auch hier erst durch zentrale Verarbeitung im Gehirn.
Das *Schmecken* dient der Prüfung von Stoffen auf ihre Genießbarkeit (Nahrungsprüfung); auf reflektorischem Weg regt es die Sekretion der Verdauungsdrüsen an. Wahrgenommen werden allein die Geschmacksrichtungen süß, sauer, bitter und salzig; wesentlich vielfältigere Empfindungen nimmt der *Geruchssinn* wahr.

Die Fähigkeiten des Riechens und Schmeckens sind individuell sehr unterschiedlich ausgeprägt und lassen sich durch Vermittlung neuer Reize bzw. durch Übung erweitern.

9.5.6.2 Störungen des Riechens und Schmeckens

Die Beobachtung des Riechens und Schmeckens kann Hinweise auf bestimmte Nervenausfälle oder auf Störungen des Gehirns geben.

- **Störungen des Riechens** findet man bei Beeinträchtigungen des Riechepithels der Nase, z.B. bei Schnupfen aufgrund der Schleimhautschwellung oder bei Zerstörung der Sinneszellen; gleichzeitig kommt es zu einer wesentlichen Beeinträchtigung der Geschmacksempfindung.
- **Die Aufhebung des Geruchsvermögens** (= *Anosmie*) kann infolge von Tumoren bestimmter Hirnteile sowie nach entzündlichen oder traumatischen Hirnschäden auftreten.
- **Geschmacksstörungen** können vorübergehend nach Operationen im Hals- / Nasenbereich auftreten; dauerhaft findet man sie bei Beeinträchtigung / Zerstörung der Geschmackspapillen der Zunge bzw. des Gaumens, z.B. infolge von Verbrennungen, Verätzungen oder Zungenkrebs.
- Die **Aufhebung des Geschmacksvermögens** (= *Ageusie*) ist meist durch Funktionsausfall des Nervus olfaktorius, z.B. bei Stirnhirntumor oder traumatischen Ereignissen, bedingt.

9.6 Die Körpersprache

9.6.1 Physiologische Begebenheiten der Körpersprache

Die Möglichkeiten der Körpersprache sind sehr vielschichtig, sie wurden bereits auf Seite 311 "Körpersprache" ausführlich besprochen. Der bewußte und der stimmige Einsatz der Körpersprache setzt eine *intakte Funktion bestimmter Körperteile* (z.B. der Gesichtsmuskulatur, Hände) voraus. Andererseits bedarf der Empfänger des Körperkontaktes der *intakten Hautsinne* und der *zentralen Verarbeitung* der aufgenommenen Reize.

Die *Beobachtung der Körpersprache* gibt Hinweise auf das körperliche und seelische Befinden der Kommunikationspartner. Es läßt sich feststellen, ob die gesprochenen Worte mit der Körpersprache übereinstimmen. Weiter lassen sich oft Rückschlüsse auf die Beziehung zwischen Sender und Empfänger ziehen.

9.6.2 Störungen der Körpersprache

Die *Körpersprache als Ausdrucksmöglichkeit* kann in ihren verschiedenen Bereichen durch Mißbildungen, Verletzungen, Krankheiten oder seelische Störungen beeinträchtigt oder in bestimmter Weise verändert sein. Hierdurch wird der Kranke in seiner Ausdrucksfähigkeit eingeschränkt, Mißverständnisse und Fehleinschätzungen können die Folge sein.

Durch Krankheiten veränderter Gesichtsausdruck

- **Unvollständiger Lid- und Lippenschluß** sowie beeinträchtigtes **Stirnrunzeln** und **Naserümpfen** einer Gesichtshälfte sind typisch bei Lähmung des Gesichtsnervs (= Fazialisparese).
- **"Maskengesicht"**: Das Gesicht wirkt aufgrund einer Verarmung an mimischen Bewegungen maskenhaft. Das Vorkommen ist typisch bei Morbus Parkinson*, bei Trigeminusneuralgie (hier zur Schmerzvermeidung) und bei beidseitiger Fazialislähmung.
- **"Glotzaugen"** (= *Exophthalmus*): Die Augäpfel sind nach vorn gedrängt; dies kommt z.B. bei Schilddrüsenüberfunktion, Verletzungen der Augenhöhle oder des vorderen Schädels vor.
- **Sardonisches Lachen** (= *Risus sardonikus*): Die Kiefer- und Zungenmuskeln sind verkrampft und verziehen den Mund zu einem Grinsen; das Auftreten ist typisch bei Wundstarrkrampf (= *Tetanus*).
- **Kieferklemme** (= *Trismus*): Krampf der Kaumuskulatur; tritt z.B. bei Tetanus, Tetanie, Krampfleiden, Hysterie, Entzündung des Kiefergelenks (oder in dessen Umgebung) auf.
- **Lachzwang bis Verlust der Ausdrucksbewegungen** wird bei Erkrankungen des *Sehhügels* beobachtet. Dieser wirkt als Umschaltstation für alle der Großhirnrinde zufließenden sensibel-sensorischen Erregungen aus der Umwelt und der Innenwelt und als Koordinationszentrum, welches verschiedene Empfindungen miteinander verknüpft. In Verbindung mit dem extrapyramidalen System ist er beteiligt am Zustandekommen der Ausdrucksbewegungen, die als Reaktion z.B. auf Bedrohung oder Schmerz entstehen. Der Sehhügel sitzt im Zwischenhirn und ist mit anderen Teilen des ZNS verbunden.
- **Facies abdominalis** (Synonym: *Bauchgesicht, Totengesicht, Facies hippocratica*): Ängstlicher Gesichtsausdruck bei akuter Bauchfellentzündung bzw. kurz vor dem Tod. Der Gesichtsausdruck ist teilnahmslos, die Augen sind eingefallen und umrändert, die Wangen hohl, die Nase spitz und weiß, das Gesicht ist kühl und oft von kaltem Schweiß bedeckt.
- **Facies gastrica**: Tiefe Nasolabialfalte (= die aus dem Bereich der Nasenflügel zum Mund ziehende Hautfurche); ist häufig bei Menschen mit Magenleiden zu beobachten.
- **Greisengesicht**: Greisenartiges Aussehen des Säuglings oder Kleinkindes infolge starker Durchfälle.
- **Facies lunata** (= *Mondgesicht*): Vollmondgesicht, tritt typischerweise bei Cushing-Syndrom (= Krankheitsbild, welches mit Erhöhung des Kortisolspiegels im Blut einhergeht) auf.
- **Verzerrter Gesichtsausdruck** ist meist Hinweis auf starke Schmerzen.

- **Mimikveränderungen** können bei geistiger oder sprachlicher Behinderung beobachtet werden: das Formen der Laute geschieht zum Teil übertrieben deutlich. Bei geistiger Behinderung steht oft der Mund offen (evtl. Speichelfluß), der Blick kann verwirrt, unbeständig oder starr sein.

Veränderte Gestik und Körperhaltung
Die Ausdrucksbewegungen und die Haltung des menschlichen Körpers können durch Hemmungen, aber auch durch Mißbildungen, Deformitäten oder Erkrankungen beeinträchtigt werden.
Es sind insbesondere die seelischen und die geistigen Störungen sowie die Erkrankungen des Bewegungsapparates und Nervensystems, die sich auf die gestischen Ausdrucksbewegungen auswirken.
Nähere Informationen hierzu sind auf Seite 230 unter "Beobachtung der Körperhaltung", nachzulesen.

Auffälligkeiten des Körperkontaktes
Art und Intensität des Körperkontakts sind individuell sehr unterschiedlich ausgeprägt, ohne daß es sich dabei um Abweichungen mit Krankheitswert handeln muß. Ausdruck krankhafter Störungen können sein

- **Distanzlosigkeit**: Sie findet sich bei mißhandelten Kindern, die in eine fremde Umgebung kommen (z.B. ins Krankenhaus); andere Kinder reagieren unter denselben Bedingungen mit **extremer Distanzierung** von anderen Menschen;
ebenfalls sowohl mit Distanzlosigkeit als auch mit extremer Angst vor Nähe, mit Distanzierung und Kontaktarmut können **seelische und geistige Störungen** einhergehen.
- **Autismus**: Der Betroffene zieht sich in die eigene Erlebnis- und Gedankenwelt zurück; dabei ist er unfähig zur Kontaktaufnahme mit der Außenwelt, emotionale Kontakte bleiben aus; tritt u.a. auf bei Schizophrenie oder ab der Geburt.

Besonderheiten des Blickverhaltens
Das Blickverhalten kann von Hemmungen, Ängsten, Schamgefühl oder Unsicherheit beeinflußt sein. Dann tritt es meist auf als Absenken oder Umherschweifen des Blickes, ohne daß Blickkontakt mit dem Kommunikationspartner aufgenommen wird.

Krankhafte Störungen des Blickverhaltens
- Sie sind meist durch Schäden an Nerven, die die Bewegungen der Augäpfel steuern, bedingt. Folgeerscheinung ist eine entsprechende **Blicklähmung**.
- Beim **Blickkrampf** werden die Augen zwanghaft nach oben oder zur Seite hin verdreht; er dauert Minuten, selten Stunden an und tritt bei Störungen des extrapyramidalen Systems oder nach Gehirnentzündungen auf.
- Das **Schielen** (*siehe Seite 327*) kann auf den Gesprächspartner irritierend wirken, da der Blickkontakt mit ihm nur mit einem Auge aufgenommen wird.

9.6.3 Hilfen bei beeinträchtigter Körpersprache
Es ist wichtig, sich die Einschränkungen der non-verbalen Kommunikationsmöglichkeiten bewußt zu machen. Nur so gelingt es, Mimik und Gestik des Kranken nicht fehl zu deuten und *Mißverständnisse zu vermeiden*.
Falls möglich, müssen die Ursachen behoben werden. Diese liegen nicht immer im körperlichen Bereich. Seelische und geistige Störungen können Ängste und Hemmungen auslösen, die den Einsatz der Körpersprache bewußt und unbewußt verändern. Doch auch dies hat dann Aussagewert, z.B. über die innere Störung. Es heißt sogar: "*Man kann nicht nicht kommunizieren*", d.h. auch eine bewegungslose Mimik oder das Schweigen haben Ausdrucksvermögen.

Umgang mit Bewußtlosen
Ein bewußtloser Mensch kann nicht wechselseitig kommunizieren; inwieweit der Betroffene bestimmte Reize aufnimmt, ist für den Außenstehenden nicht erkennbar.
Beim Übergang von der Bewußtlosigkeit zum Bewußtsein lassen sich Reaktionen auf Schmerzen, zunehmend auch auf andere Reize, beobachten.
Da nicht nachvollziehbar ist, ob der bewußtlose Mensch Teile seiner Umwelt wahrnimmt, sollte man ihm *immer wieder Reize anbieten*. Dies geschieht z.B. durch Ansprechen und Berühren, aber auch durch Vermitteln von Temperaturreizen, Gerüchen oder liebgewordenen Klängen (= *basale Stimulation*). Auch kann man die Angehörigen bitten, eine Kassette - entsprechend der Vorliebe und Gewohnheiten des Bewußtlosen - mit bestimmten Musikstücken, Motorengeräuschen (Motorradmotor), Menschen- oder Tierstimmen und anderen Klängen zu bespielen. Diese wird dem Kranken auszugsweise einige Male täglich vorgespielt. Er erfährt nicht nur zusätzliche Reize, sondern auch wahrnehmbare *Veränderungen* aus seiner Umwelt.
Berührungen helfen vielleicht, den eigenen Körper zu spüren und zu erfahren. Außerdem vermittelt Hautkontakt *menschliche Nähe* und Zuwendung. Vertrauen und Geborgenheit können dadurch angebahnt bzw. unterstützt werden. Hautkontakt entsteht z.B. durch das Handhalten / -auflegen, das Umarmen, Streicheln oder durch Berührungen während der Körperpflege. *(Lesen Sie dazu "Körperpflege", Seite 274.)*

10. Sich Beschäftigen

10.1 Bedeutung und Möglichkeiten

Die ATL *Sich Beschäftigen* erfaßt die beruflichen und außerberuflichen Tätigkeiten, denen der Mensch während des Wachseins nachgeht. Beschäftigung vielfältiger Art ist notwendig, um die körperliche und geistige Gesundheit zu erhalten. Sie trägt unverzichtbar zur *Selbstverwirklichung* und *Persönlichkeitsbildung* bei. Zahlreiche Formen der Betätigung fördern die *Selbstwahrnehmung* und *Selbsterkenntnis*. So lassen sich Fähigkeiten und deren Grenzen erkennen, das individuelle Konzentrations- und Durchhaltevermögen erfahren sowie die Geschicklichkeit und Kreativität erproben. Das Maß der Selbständigkeit, der Kooperations- und der Kritikfähigkeit sowie deren jeweilige Grenze werden offensichtlich.

Einschränkungen im Bereich des Sich Beschäftigens werden meist als sehr einschneidend empfunden, insbesondere, wenn sie mit Abhängigkeiten verbunden sind. Sowohl Krankheit und stationäre Behandlung als auch hohes Lebensalter und Altenheimunterbringung erzwingen regelmäßig weitgehende Veränderungen der Beschäftigungsgewohnheiten, zumal durch den Wegfall von beruflicher Tätigkeit weitere Freiräume entstehen, die es zu füllen gilt.

Sie werden im folgenden definiert und in ihrer Bedeutung beschrieben.

10.1.1 Die Arbeit

Als Arbeit wird das bewußte, zielgerichtete Handeln des Menschen zum Zweck seiner *Existenzsicherung* und der Befriedigung von Bedürfnissen bezeichnet.

Die Arbeitsleistung wird seit der Industrialisierung mit Zahlungsmitteln, meist Geld, vergütet. Die Arbeitskraft hat also Tauschwert. Mit dem durch sie erworbenen Zahlungsmittel Geld können die *Grundbedürfnisse*, die sich auf das Wohnen, die Nahrungsaufnahme und das Bekleiden beziehen, befriedigt werden. Darüber hinaus hat der Mensch, insbesondere der in hochentwickelten Ländern lebende, zahlreiche weitere Bedürfnisse entwickelt, zu deren Befriedigung finanzielle Mittel erforderlich sind. Dies gilt sowohl für den Konsum bestimmter Güter als auch für die Freizeitgestaltung, einschließlich der Teilhabe an gesellschaftlichen Ereignissen. So sind viele Hobbys und Sportarten nur unter Aufwendung oft hoher finanzieller Mittel durchführbar.

Die Teilhabe an kulturellen Veranstaltungen, die Durchführung von Urlaubsreisen, das Tragen stets modischer Kleidung und eine gehobene Wohnausstattung erfordern ebenfalls finanzielle Aufwendungen.

So zeichnen sich - schon durch die unterschiedlichen finanziellen Möglichkeiten - in unserer Gesellschaft verschiedene soziale Gruppen ab. Plakativ läßt sich sagen: Menschen mit *geringem Verdienst* leben in schlechteren Wohngegenden mit spärlicher Infrastruktur, konsumieren weniger und preisgünstigere Güter, unternehmen eher Nahreisen und bevorzugen kostenfreie Hobbys / Freizeitgestaltungen. Menschen mit *hohem Einkommen* leben in ruhigen, schönen Wohngegenden, können sich extravagante Kleidung, Fernreisen und teure Hobbys (z.B. Segeljacht) leisten.

Die Arbeit kann zur *Befriedigung* (leider ebenso zur Versagung) *seelisch-geistiger Bedürfnisse* beitragen. So kann sie das wichtige Gefühl des Gebrauchtwerdens vermitteln. Sie bietet oft auch Gelegenheit zur Selbstverwirklichung und zu sozialen Kontakten. Weitere Auswirkungen werden unter "*Arbeit und Gesundheit*" *(Seite 340)* besprochen.

Die Art der beruflichen Tätigkeit und die Höhe des dafür gezahlten Entgelts haben großen Einfluß auf den *Sozialstatus* des Menschen. So genießen z.B. Akademiker sehr hohe, ungelernte Arbeiter sehr geringe soziale Anerkennung.

Eine besondere Position nehmen die *Hausarbeit* und die *private Kindererziehung* ein. Obwohl auch diese Form der Arbeit zur Existenzsicherung und Bedürfnisbefriedigung beiträgt, wird sie in der Regel nicht bezahlt.

Um Müttern / Vätern nach der Geburt einige Zeit die Möglichkeit zu geben, sich bei gleichzeitiger Arbeitsplatzsicherung vollständig der Kindererziehung zu widmen, werden in der BRD seit 1986 *Erziehungsurlaub* und ein einkommensabhängiges *Erziehungsgeld* von bis zu 600,00 DM monatlich gewährt. Während des *Erziehungsurlaubes*, der seit 1992 auf 3 Jahre verlängert wurde, gilt für den Arbeitgeber ein Kündigungsverbot.

Außerberufliche Tätigkeiten werden auch als *Freizeitbeschäftigung* bezeichnet. Um den Neigungen, Talenten und Bedürfnissen des einzelnen zu entsprechen, sollten sie individuell frei ausgewählt werden. Unter dieser Voraussetzung ist den zahlreichen Freizeitbeschäftigungen gemeinsam, daß sie zur *Erholung*, zur inneren *Ruhe* und zum *Ausgleich* führen. Manche dieser Tätigkeiten fördern zusätzlich die schöpferische Kraft (= *Kreativität*) des Menschen.

Ein Teil der außerberuflichen Zeit wird allerdings zwangsläufig mit notwendigen Tätigkeiten wie der Körperpflege, dem Einkaufen, der Hausarbeit und dem Schlafen verbracht; dies sind Tätigkeiten, die sich weder der Arbeit noch der Freizeitbeschäftigung zuordnen lassen.

10.1.2 Das Spiel

Das Spiel ist eine körperliche und / oder geistige Tätigkeit, die im Gegensatz zur Arbeit nicht der Verwirklichung bestimmter äußerer Ziele dient. Vielmehr wird es bestimmt durch Funktionslust und / oder durch Freude an seinem Inhalt oder Ergebnis, ist also *Selbstzweck*.

In der frühen Kindheit beschäftigt sich der Mensch über *Funktionsspiele* mit dem eigenen Körper und mit Gegenständen. Darauf folgen *Illusionsspiele* und zunehmend *Rollenspiele*, in denen vor allem das Verhalten der Erwachsenen nachgeahmt wird.

In späterer Kindheit kommen *Gruppenspiele* mit festen Regeln hinzu. Die Kinder üben genormte soziale Rollen ein. Diese Art des Spiels trägt zur Sozialisation, also zur Aneignung eines gesellschaftlichen Normen- und Wertsystems, bei. Neben diesen sozialen Fähigkeiten vermittelt das Spiel auch manuelle und psychische Fähigkeiten.

Die Zeit zum Spielen wird mit Beginn der Schulzeit erstmals wesentlich eingeschränkt. Das Lernen beansprucht als zweckgebundene Tätigkeit zunehmend die Zeit des Kindes und des Jugendlichen. Um so mehr gewinnt das Spiel als *entspannende Betätigung* an Bedeutung.

Durch die automatisch erfolgende Konzentration auf das Spiel wird der Mensch - auch der Erwachsene - abgelenkt. Er vergißt u.U. den Alltag und die Zeit; er versenkt sich im Spiel. Hierbei können Gefühle unterschiedlicher Art, z.B. Erregung oder Entspannung, ausgelöst werden. Da sie als vom Alltagsleben weitgehend losgelöst empfunden werden, führen sie zur *Erleichterung, Bereicherung* und zum *Ausgleich*.

Aufgrund dieser positiven, die Gesundheit fördernden Effekte des Spiels sollte das Spielen auch im *Erwachsenenalter* wieder größeren Stellenwert gewinnen. Leider wird die Zwecklosigkeit des Spiels häufig mit Sinnlosigkeit verwechselt. Das Spielen um des Spielens willen gelingt dem Erwachsenen manchmal gar nicht mehr, da sein Handeln geprägt ist von der Orientierung an erwarteten Ergebnissen und Erfolgen seines Tuns. Außerdem leidet der moderne Mensch meistens unter Zeitnot und zieht andere, stärker repräsentative oder ergebnisorientierte Freizeitbeschäftigungen dem zweckfreien Spielen vor.

Im Spiel können auch Bedürfnisse nach *Abenteuer*, *Extravaganz* und ähnlichem ausgelebt und befriedigt werden.

10.1.3 Der Sport

Das Wort "Sport" ist eine Sammelbezeichnung für die an spielerischer *Selbstentfaltung* und am *Leistungsstreben* orientierten Formen menschlicher Betätigung, die der körperlichen und auch der geistigen Beweglichkeit dienen.

Die zahlreichen Sportarten können als Breiten- oder Leistungssport ausgeführt werden. Der **Breitensport** ist eine sinnvolle und gesundheitsfördernde Freizeitbeschäftigung. Er schafft in der Regel *soziale Kontakte*, ermöglicht das spielerische Messen und *Vergleichen der Kräfte* und Leistungen, fördert den *Abbau von streßbedingten Reaktionen* des Körpers und fördert die Funktionen sowohl des Herz- Kreislaufsystems als auch des Bewegungsapparates.

Entsprechend der individuellen Neigungen kann unter verschiedensten Sportarten (Schwimmen, Badminton, Fuß- / Handball, Reiten, Kegeln, Bogenschießen u.a.) gewählt werden. Auch dem Bedürfnis, sich entweder allein oder innerhalb einer Gruppe zu betätigen, kann entsprochen werden.

Beim **Leistungssport** handelt es sich meist nicht mehr um die Beschäftigung als Selbstzweck. Er unterliegt oft *wirtschaftlichen* oder *politischen Einflüssen* und ist vorrangig vom *Leistungsbewußtsein* geprägt. In solchen Fällen ist der Sport meist keine entspannende und ausgleichende Freizeitbeschäftigung mehr. Vorgegebene Trainingszeiten und -einheiten müssen absolviert werden, um konkurrenzfähig zu werden bzw. zu bleiben. Auf andere Möglichkeiten der Freizeitbeschäftigung muß größtenteils verzichtet werden. In Extremfällen wird sogar vorübergehend auf berufliches Fortkommen verzichtet.

Der Leistungssport kann zur bezahlten und / oder beruflichen Tätigkeit (Arbeit) werden, die dann als *Profisport* bezeichnet wird.

Sportliche Betätigung in diesem Umfang kann zu *einseitigen Belastungen* und übermäßiger Abnutzung des Bewegungsapparates führen; deshalb sind regelmäßige ärztliche Kontrollen des Gesundheitszustandes notwendig. Andererseits kann der Leistungssport (wie auch der Breitensport) wesentliches Element der *Selbstverwirklichung* und Persönlichkeitsbildung sein. Erfolg bzw. Mißerfolg beeinflussen das Selbstwertgefühl meist entscheidend.

10.1.4 Das Hobby

Als Hobby wird eine Freizeitbeschäftigung bezeichnet, die der *Pflege persönlicher Interessen*, Neigungen oder Talente dient. Dementsprechend vielfältig ist die Zahl der Hobbys.

Die folgenden Beispiele sollen dies verdeutlichen.
- *Musizieren*: Instrumente spielen, allein oder in der Gruppe singen;
- *Aktives Musikhören*: Beschäftigung mit bestimmten Musikrichtungen und Interpreten, Auseinandersetzung mit der Musik- / Textart;
- *Gartenarbeit*;
- *Kreative Beschäftigung*: Basteln, Schnitzen, Handarbeiten, Fotografieren, Kochen;
- *Schreiben*: Tagebuch, Gedichte, Geschichten, Briefe;
- *Sammeln*: Briefmarken, Postkarten, Modellautos, Gläser;
- *Lesen*: bildende, unterhaltsame, politische oder fachliche Literatur;
- *Kulturpflege*: Kino-, Theater- und Museumsbesuche, Autorenlesungen;

- *Sport* treiben;
- *Engagement in Gruppen*: politische, umweltpolitische, religiöse Gruppen, Jugend-, Frauen-, Männer-, Altengruppen;
- *Geselligkeit*: Gespräche, Ausflüge, sonstige gemeinsame Unternehmungen.

10.1.5 Das autogene Training

Das autogene Training ist ein Verfahren zur *konzentrativen Selbstentspannung* mittels autosuggestiver Übungen. Es handelt sich letztlich um eine Unterform der Meditation (s.u.).

Die *erfolgreiche Durchführung* setzt eine positive Einstellung, eine ruhige Umgebung (wenig optische und akustische Reize) und eine bequeme Körperhaltung voraus. Unter diesen Bedingungen werden auf den Körper bezogene Konzentrationsübungen, die u.a. mit Wärme- und Schweregefühlen verbunden sind, durchgeführt. Die sich dadurch ausbreitende *Entspannung* wird in folgenden Veränderungen deutlich:
- Verlangsamung von Puls und Atmung,
- Senkung des Muskeltonus und des Blutdrucks,
- Steigerung der Muskel- und Hautdurchblutung,
- geistig-seelische Entspannung.

Das autogene Training bietet sich besonders für jene *Menschen* an, die sich *nur schwer entspannen können*, die sich leicht erregen und / oder an funktionellen Organstörungen leiden. Dies sind meist vegetativ labile Menschen. Durch die erlernte Entspannung verhilft das autogene Training zur *Linderung* oder Beseitigung körperlicher Funktionsstörungen und seelischer Erregungszustände.

Das autogene Training sollte unter *fachlicher Anleitung* erlernt werden.

10.1.6 Die Meditation

Das lateinische Wort Meditation bedeutet *Besinnung, besinnliche Betrachtung*.

Meditation ist zugleich ein Weg der Selbstfindung und des Bewußtseinstrainings. Durch das *Ausschalten bewußten Nachdenkens* und bestimmter Erwartungen findet der Mensch zur Ruhe und besinnt sich auf sein inneres Wesen. Dieses erfolgt durch Besinnung auf einen Gegenstand, Musik, den Atem oder ein geistiges Symbol.

Die Meditation erfordert eine *stille Umgebung* und kann sowohl im Sitzen als auch in der Bewegung erfolgen. Sie hat ausgleichende, entspannende und die Entwicklung der Persönlichkeit fördernde Wirkung; als *Entspannungsübung* wird sie auch zu prophylaktischen und therapeutischen Zwecken eingesetzt.

Eine traditionelle Meditationsform, die die geistige Konzentration mit körperlichen Übungen verbindet, ist das *Yoga*.

10.1.7 Die Muße

Die Muße ist die Zeit der *Besinnung auf das eigene Selbst* und auf seine Möglichkeiten, sich in der Kultur schöpferisch zu finden.

Die Muße ist ein *Gegenpol* zu dem reinen Funktionieren des Menschen in seiner Arbeitswelt und ist schon deshalb unentbehrlich. Diese Art der geistigen Beschäftigung *verfolgt keinen Fremdzweck*; sie ist unabhängig von der Bewertung durch andere Menschen und hat für das Individuum selbst einen tiefen Sinn.

10.2 Wechselwirkung von Beschäftigung und Gesundheit

Die Notwendigkeit der Beschäftigung des Menschen zur Erhaltung seiner Gesundheit wurde bereits im vorangegangenen Abschnitt besprochen. An dieser Stelle soll die wechselseitige Beeinflussung von Gesundheit und Beschäftigung thematisiert werden.

10.2.1 Gesundheit und Freizeitbeschäftigung

Die sinnvolle Freizeitbeschäftigung hat in der Regel einen positiven Einfluß auf das *Wohlbefinden* und die Gesundheit des Menschen. In der Kindheit dient sie in erster Linie der *Persönlichkeitsentwicklung*, im Erwachsenenalter mehr der *Entspannung*, dem *Ausgleich* und der *Zerstreuung*. Dabei erfahrene Erfolgserlebnisse, ausgeschöpfte Kreativität, Freude, Spannung, Staunen u.ä. helfen nicht nur beim Wiederaufbau der körperlichen Kräfte. Vielmehr geben sie Lebensfreude und die *Kraft*, den Alltag auch seelisch-geistig zu verarbeiten und ihm aktiv zu begegnen. Nicht selten wird das *Selbstbewußtsein* gestärkt.

In der Freizeit lassen sich aufgestaute *Aggressionen* und funktionale *Erregungszustände* abbauen. Dies ist z.B. bei Sport, Spiel, Rollenspielen oder kreativem Handeln möglich. Streßbedingte Reaktionen können dabei sowohl auf körperlicher als auch auf geistiger Ebene abgebaut bzw. kompensiert werden.

In einigen sozialen Gruppen gehört es zum "guten Ton", stets "ausgebucht" zu sein. Diese *Überaktivität* soll dann meist Vitalität, weitgefächertes Engagement oder Beliebtheit beweisen. Manchmal wird damit auch eine *Leere im Privatleben verdeckt* oder verdrängt.

Menschen, denen eine erfüllende Freizeitbeschäftigung nicht gelingt, erleben *Langeweile*. Dieser Zustand der Unausgefülltheit und Erlebnisarmut mit Dehnung des Zeiterlebnisses kann durch fehlende oder zu geringe Reize aus der Umwelt verursacht werden. Ihm kann jedoch auch eine innere Gleichgültigkeit oder Phantasiearmut zugrunde liegen. Diese haben ihren Ursprung häufig in Entwicklungs- / Erziehungsmängeln oder seelischen bzw. geistigen Störungen.

Ebenso wie die Freizeitbeschäftigung das Wohlbefinden und die Gesundheit beeinflußt, *hat der Gesundheitszustand seinerseits Einfluß auf die Freizeitaktivitäten*.

Menschen, die *körperlich behindert* sind, können nicht jede Art der Freizeitbeschäftigung ausüben. Darin sieht der Betroffene nicht immer ein Defizit, zumal in gewissem Rahmen auch alternative Möglichkeiten angeboten werden. Es handelt sich z.B. um *Behinderten-* oder *Herzsportgruppen*, die Rheumaliga oder Gymnastikgruppen für Menschen mit Venenleiden. Inwieweit sich der einzelne in solchen Gruppen ausgegrenzt oder geschützt und wohl fühlt, ist individuell verschieden. Auf jeden Fall sollten Behinderte und Nichtbehinderte sowie Kranke und Gesunde Möglichkeiten der gemeinsamen Freizeitgestaltung suchen und nutzen; manche Sportarten können von Behinderten und Nichtbehinderten gemeinsam ausgeübt werden (z.B. Bogenschießen).

Auch eine *geistige Behinderung* setzt den Beschäftigungsmöglichkeiten häufig Grenzen, insbesondere in bezug auf jene, die hohe Konzentration und hohes Denkvermögen verlangen.

Akute und chronische *Erkrankungen* können die Freizeitaktivitäten des Betroffenen hemmen. Jeder kennt das gesteigerte Ruhebedürfnis und die fehlende Aktivität in Krankheitstagen. Meistens schränkt eine Krankheit - ebenso wie eine Behinderung - den Menschen nur in einigen Bereichen der Freizeitbeschäftigung ein (z.B. im Sport), während andere Möglichkeiten der Freizeitgestaltung (z.B. Musizieren, Lesen, Basteln) offen bleiben.

Auf die möglichen Einschränkungen wird an anderer Stelle *(siehe Seite 343)* näher eingegangen.

10.2.2 Gesundheit und Arbeit

Die Arbeit (= *berufliche Beschäftigung, aber auch Hausarbeit und Kindererziehung*) kann das Wohlbefinden und die Gesundheit sowohl fördern als auch beeinträchtigen. Andererseits üben auch Wohlbefinden und Gesundheit Einfluß auf die Arbeits- und Leistungsfähigkeit aus.

10.2.2.1 Positive Einflüsse der Arbeit auf die Gesundheit

Allein die Tatsache, einen *Arbeitsplatz innezuhaben* oder in anderer Weise - z.B. als selbständiger Gewerbetreibender - berufstätig zu sein, übt durch die Vermittlung des Gefühls "nützlich zu sein" oder "gebraucht zu werden", positiven Einfluß auf das Selbstwertgefühl aus. Das Tragen von Verantwortung, das Einnehmen einer Führungsposition, das Erbringen bestimmter Leistungen u.ä. verstärken dieses Gefühl. Bei *Langzeitarbeitslosigkeit* ergeben sich entsprechende Probleme. Von wesentlicher Bedeutung für eine positive Beeinflussung der Gesundheit durch die Arbeit ist die *freie Berufswahl* entsprechend der Bedürfnisse, der Wünsche und Neigungen des Arbeitnehmers. Der Ehrgeiz des einzelnen darf seine Fähigkeiten und Möglichkeiten nicht übersteigen.

Das für die berufsmäßig geleistete Arbeit bezahlte *Arbeitsentgelt* ermöglicht die Befriedigung körperlicher, kultureller und sozialer Bedürfnisse. Vorrangig sind zunächst die Beschaffung von Wohnung, Nahrung und Kleidung, deren Qualität meist auch von der Höhe des Einkommens abhängt. Hinzu kommen die Befriedigung weiterer Bedürfnisse, wie das nach einem Fortbewegungsmittel (Kfz, Fahrrad, öffentliche Verkehrsmittel) oder das der Freizeitgestaltung (Finanzierung von Hobbys, Vereinsbeiträgen, Urlaubsreisen, Theaterkarten u.a.). Auch hier kann die Wahl maßgeblich durch das Maß der finanziellen Mittel bestimmt sein.

Die Art des ausgeübten Berufs und die Höhe des dafür gezahlten Entgelts haben erheblichen Einfluß auf das soziale Prestige. Aus der *sozialen Anerkennung* läßt sich Selbstbestätigung gewinnen. Weniger anerkannte Berufe, insbesondere viele der typischen Frauenberufe (Friseuse, Verkäuferin, Arzthelferin), genießen allerdings wenig soziale Anerkennung; dies zeigt sich vor allem in der schlechten Entlohnung. In solchen Berufen führt die Entlohnung nicht immer zur erwünschten finanziellen Unabhängigkeit.

Die Arbeit kann das *Selbstwertgefühl* auch stärken, wenn sie Möglichkeiten zur Selbstverwirklichung und zur Kreativität bietet. Berufe, in denen ein direkter *Bezug zum Endergebnis* der Arbeit besteht, fördern das Wohlbefinden, die Motivation und die Freude. Dies ist z.B. in handwerklichen Bereichen der Fall; so kann der Tischler während seiner Arbeit beobachten, wie er sein Werk vervollständigt. Nach der Beendigung ist für jedermann sichtbar, was er geleistet hat; der Sinn seiner Arbeit ist offensichtlich.

In Gesundheitsberufen gibt es ebenfalls den direkten Bezug zu Inhalt und Sinn der Arbeit. Erfolge lassen sich häufig unmittelbar erkennen.

Auch die durch die Arbeit geknüpften *sozialen Kontakte* können das Wohlbefinden steigern. Sie bieten Abwechslung, Bereicherung und / oder Ergänzung zu privaten Kontakten.

10.2.2.2 Negative Einflüsse der Arbeit auf die Gesundheit

In vielen Berufen besteht die Gefahr, spezifische *Berufskrankheiten* zu entwickeln. Hierzu tragen insbesondere der arbeitsbedingte Kontakt mit Luftschadstoffen, Giften, Chemikalien und Allergenen sowie Lärmbelastungen, aber auch besondere körperliche Belastungen bei. Um Berufskrankheiten handelt es sich bei Krankheiten, die durch Arbeitsverfahren und -materialien bei Ausübung einer gegen Unfall versicherten Arbeit entstehen. Beispiele sind die Lärmschwerhörigkeit, die Asbestose und die Silikose (Steinstaublunge).

Arbeitsunfälle stellen eine weitere Gesundheitsgefahr dar. Es handelt sich um Unfälle, die während der Arbeit oder auf dem direkten Weg zu Arbeitsstelle geschehen (Wegeunfälle), z.B. Verkehrsunfälle, Stürze, Vergiftungen, Verbrennungen.

Weitere *Gesundheitsbelastungen*, die sich sowohl in physischen als auch in psychischen Veränderungen äußern können, gehen von ständiger Über- oder Unterforderung, Unzufriedenheit, monotonen und (scheinbar) sinnlosen Tätigkeiten sowie von zwischenmenschlichen Konflikten aus. Die dadurch ausgelösten vegetativen Reaktionen können bei längerem bzw.

wiederkehrendem Auftreten zum Dysstreß und zur Entstehung psychosomatischer Erkrankungen führen *(lesen Sie dazu "Dysstreß", Seite 379).*
Da der Mensch in unserer Gesellschaft häufig mit seiner beruflichen Leistung identifiziert wird, strebt mancher nach beruflichem Erfolg, Aufstieg, hohem Rang und Entgelt. Dies führt schnell zu *Überlastung* und Dysstreß, insbesondere, wenn der Betroffene seinen persönlichen Wert durch berufliche Leistung beweisen muß. Deshalb sollte bei Erreichen der physischen oder psychischen Belastbarkeitsgrenze - auch bei vorhandener Begabung und Fähigkeit - nicht weiter nach höheren Positionen gestrebt werden. Häufig wird ein Arbeitnehmer solange *befördert,* wie er erfolgreich ist; erreicht er die Grenze seines Leistungsvermögens, verbleibt er in der zuletzt eingenommenen Position. Hierin ist der Arbeitnehmer nicht selten auf Dauer überfordert. Die nächst niedrigere Position würde seinen Fähigkeiten viel eher entsprechen und ihn zu einem in seiner Stellung erfolgreichen, selbstbewußten und zufriedenen Arbeitnehmer machen.
Ungünstige Arbeitsrhythmen wie *Schicht- und Nachtdienst* stören den biologischen Lebensrhythmus, es kann zu Schlaf- und Magen-/ Darmstörungen kommen. Solchen Störungen folgt nicht selten der Versuch, sie durch Medikamenteneinnahme zu kompensieren. Die wiederholte Einnahme und letztendlich die *Abhängigkeit* von Schlaf-, Beruhigungs-, Aufputsch- und Abführmitteln können die Folge sein. In Gesundheitsberufen (Ärzte, Krankenpflegepersonal) besteht aufgrund der Griffnähe zu den Medikamenten die *Gefahr der Selbstmedikation.* Auch der Konsum zentralnervös wirksamer Substanzen, insbesondere von Nikotin, Koffein und Alkohol kann in solchen Situationen zunehmen.
Die genannten Auswirkungen können ebenso bzw. gleichzeitig Folge von *ständiger beruflicher Überlastung* sein. Eine solche Problematik kann vereinzelt, in bestimmten Berufsgruppen jedoch sehr häufig, auftreten. Gemeint sind Berufe mit dauerhaft hohem Arbeitsanfall, starker physischer und psychischer Belastung. Alle drei Faktoren findet man in *pflegenden und heilenden Berufen* oft gleichzeitig vor:
- Diagnostische und therapeutische Maßnahmen und damit verbundene Arbeiten (deren Delegation auf das Pflegepersonal nicht immer logisch erscheint) nehmen ständig zu, die Verweildauer der Patienten ständig ab. Trotzdem erfolgte die Berechnung des Personalschlüssels bis Ende 1992 immer noch auf der Grundlage der Anhaltszahlen von 1969. Zunehmend herrscht in vielen Abteilungen *Pflege-(personal-)notstand* und werden gleichzeitig die Ansprüche an rein pflegerische Tätigkeiten (z.B. Kontinenz- oder Schlucktraining, regelmäßige Umlagerungen, aktivierende Pflege) größer. Diese Situation kann zu Interessenkonflikten, Unzufriedenheit und Abkehr vom Beruf führen.
- Der *Aufgaben- und Kompetenzbereich der Pflegeberufe* ist nicht allgemeingültig bestimmt; eine klare Abgrenzung von pflegerischen und nicht pflegerischen Aufgaben ist in den meisten Kliniken nicht gegeben. Arbeiten, die keinem Bereich eindeutig zuzuordnen sind, werden häufig dem Pflegepersonal übertragen (z.B. das Hin- und Hertragen von ärztlichen Befunden oder Röntgentüten, hauswirtschaftliche Tätigkeiten, Auswaschen und Desinfizieren von Betten) *(Lesen Sie dazu "Berufsfremde Tätigkeiten", Seite 27).* Engpässe bei anderen Berufsgruppen sollen ebenfalls vom Pflegepersonal kompensiert werden, z.B. durch die Übernahme der Blutentnahmen, der Aufklärung von Patienten oder des Ausscheuerns von Waschbecken. Für pflegerische Tätigkeiten im eigentlichen Sinne bleibt dann häufig keine Zeit mehr; vernachlässigt werden meist die seelische Betreuung des Patienten (z.B. in Form von Gesprächen) sowie rehabilitative und mobilisierende Maßnahmen. Gleichzeitig fehlt oft (auch in der eigenen Berufsgruppe!) die Anerkennung genannter pflegerischer Leistungen.
- Die Pflege nimmt innerhalb des therapeutischen Teams häufig einen zu *geringen Stellenwert* ein.
- Durch Konfrontation mit den Grenzen der Pflege und Medizin sowie mit menschlichem Leid, Sterben und Tod kommt es zur *seelischen Belastung.*
- Durch Wechsel- und Nachtschichten (siehe vorstehend), durch Heben und Tragen, durch Kontakt mit Krankheitserregern, Chemikalien, Zytostatika und Desinfektionsmitteln kommt es zur *physischen Belastung.* Die häufigste der anerkannten Berufskrankheiten im Gesundheitswesen ist die Hepatitis B. Allergien und Schäden am Bewegungsapparat nehmen zu, wobei letztere nicht routinemäßig als Berufskrankheiten anerkannt werden.
- Die Arbeitszeiten können auch *soziale Einschränkungen* mit sich bringen: Die gemeinsame Freizeit mit der Familie und dem Freundeskreis wird reduziert, häufig ist die Teilnahme an Veranstaltungen oder regelmäßigen Treffen nur eingeschränkt möglich.

Anmerkung:
Die gesundheitsbelastenden Aspekte der Pflegeberufe werden in diesem Zusammenhang detaillierter beschrieben, um Ursachen für die Unzufriedenheit und die *"Berufsflucht"* zu verdeutlichen. Nur wenn diese bewußt sind, können die Probleme erfolgversprechend angegangen werden. Heute sind es vorrangig die Arbeitsbedingungen - dann erst die zu geringe Bezahlung - die zur Abkehr vom Pflegeberuf führen.
Das Problem der Überlastung und Unzufriedenheit infolge des nicht abgegrenzten Aufgaben- und Kompetenzbereichs der Pflegeberufe haben einige Krankenhäuser inzwischen erkannt. Sie werben in ihren Stellenangeboten mit Hinweisen auf die Entlastung durch Hol- und Bringedienste, Stationssekretärinnen (Wahrnehmung patientenferner administrativer Aufgaben), hauswirtschaftliche Stationsassistentinnen und Küchenhostessen (Aufnahme der Essenswünsche der Patienten). Ansonsten treffen die unter "Positive

Einflüsse der Arbeit auf die Gesundheit" *(Seite 340)* erläuterten Aspekte durchaus auf die Pflegeberufe zu.

10.2.2.3 Der Einfluß des Gesundheitszustandes auf die Arbeitsleistung

Jedem Leser ist bekannt, daß der Gesundheitszustand erheblichen Einfluß auf die Arbeitsleistung hat.
Gesundheit und *Wohlbefinden* steigern die Leistungsfähigkeit und -bereitschaft. Sowohl Kreativität und Geschick als auch Motivation für und Freude an der Arbeit wachsen meist mit dem Grad des Wohlbefindens.
Bei *Unwohlsein* und *Krankheit* kommt es schnell zum Leistungsabfall, zur Konzentrationsschwäche und zur Arbeitsunlust.
Chronische und *psychische Erkrankungen* sowie *Suchtkrankheiten* (= pharmakologische Abhängigkeit) können das Arbeitsverhältnis gefährden; entgegen einem weitverbreiteten Irrtum besteht im Krankheitsfall kein allgemeiner Kündigungsschutz. Eine **Kündigung** kommt in Betracht, wenn der Arbeitnehmer längere Zeit gefehlt hat und das voraussichtliche Ende der Krankheit nicht abzusehen ist oder wenn er in der Vergangenheit wiederholt gefehlt hat, häufige Fehlzeiten auch für die Zukunft zu erwarten sind und hierdurch der Betriebsablauf erheblich gestört wird. Aber auch ein krankheitsbedingter erheblicher Leistungsabfall deutlich unter den Leistungsdurchschnitt kann die Kündigung rechtfertigen; zuvor ist jedoch eine *innerbetriebliche Umsetzung* des Arbeitnehmers zu prüfen. In jedem Fall ist eine Abwägung der Interessen des Arbeitgebers und des -nehmers vorzunehmen, wobei Umstände wie die Ursache der Krankheit, die Dauer des Arbeitsverhältnisses, Auswirkungen auf den Arbeitsablauf und Maß der Mehrbelastung der übrigen Arbeitnehmer zu berücksichtigen sind.
In den meisten Fällen ist die *Gesundheit Voraussetzung* für die Erlangung eines Arbeitsplatzes. Der Arbeitgeber verlangt in der Regel vor der Einstellung eines Arbeitnehmers ein *Gesundheitszeugnis*.
Erworbene Behinderungen können zum Arbeitsplatzwechsel oder Arbeitsplatzverlust führen. Oft bezieht sich die Einschränkung nur auf die Ausübung bestimmter Berufe. Dann liegt eine *Berufsunfähigkeit*, nicht aber eine Arbeitsunfähigkeit vor; eine berufliche Umschulung ist möglich.
Um die Ausgliederung behinderter Menschen aus dem Berufsleben zu verhindern, wurde 1979 das **Schwerbehindertengesetz** geschaffen. Es schützt körperlich, geistig oder seelisch Behinderte, die infolge der Behinderung in ihrer Erwerbsfähigkeit nicht nur vorübergehend um mindestens 50 % gemindert sind. Sowohl private als auch Arbeitgeber der öffentlichen Hand mit mindestens 16 Arbeitnehmern sind verpflichtet, sechs Prozent der Arbeitsplätze mit Schwerbehinderten zu besetzen. Beschäftigen sie die vorgeschriebene Anzahl Schwerbehinderter nicht, haben sie für jeden unbesetzten Pflichtplatz eine monatliche Ausgleichsabgabe zu entrichten (1991: 150,00 DM). Diese *Ausgleichsabgabe* darf nur für Zwecke der Arbeits- und Berufsförderung Schwerbehinderter sowie für Leistungen zur begleitenden Hilfe in deren Arbeits- und Berufsleben eingesetzt werden.
Probleme oder eine Leere im Privatleben können zur Intensivierung des Arbeitsverhaltens führen. Wer den ganzen Tag über intensiver und länger arbeitet, ist abends müde und ausgelaugt. Folglich bleiben weder Kraft noch Zeit für private Unternehmungen. Erschöpfung und Müdigkeit "helfen" scheinbar über Phasen der Leere und Einsamkeit hinweg, auch Einschlafstörungen lassen sich häufig überwinden. Da durch ein solches Verhalten die natürlichen Erholungsphasen unterbunden und darüber hinaus die privaten Probleme unterdrückt, nicht aber gelöst werden, leiden letztendlich Gesundheit und Wohlbefinden. Diese Art der Problemverdrängung kann zu einem suchtähnlichen Verhalten des Menschen führen; man spricht auch von den "*Workaholics*". Die Arbeit wird zum Suchtmittel, welches das Leben beherrscht.

10.2.2.4 Arbeitshygiene

Die Arbeitshygiene ist ein Teilgebiet der Hygiene. Ihr Gegenstand ist das Erkennen gesundheitsschädlicher Arbeitsstoffe, -bedingungen und -verfahren sowie deren Vermeidung. Mittel der Arbeitshygiene sind u.a.

- *Forschung* bezüglich der Wirkung von Arbeitsstoffen, -bedingungen und -verfahren (z.B. von Chemikalien, Lärm, Schichtarbeit).
- *Überwachungsmaßnahmen*: Festlegen und Überprüfen der Einhaltung von Grenzwerten (= *MAK - Werte, Maximale Arbeitsplatzkonzentration*) für Chemikalien und Luftschadstoffe am Arbeitsplatz. Regelmäßige Untersuchungen der Arbeitnehmer; entsprechend der gesundheitlichen Gefährdung sind dies z.B. Blutdruckkontrollen, Blutuntersuchungen, Hör- und Sehtests, Röntgenuntersuchungen der Lunge, Registrierung radioaktiver Belastung bei exponiertem Personal.
- *Arbeitsplatzverordnung*: Vorschriften bzgl. der Arbeitssicherheit beziehen sich z.B. auf Schutzbekleidung, Lärm- und Atemschutz, Feuer- und allgemeinen Gefahrenschutz, Ausstattung mit Toiletten und Aufenthaltsräumen.
- *Arbeitszeitordnung*: Regelung der Arbeits- und Pausenzeit:
  - grundsätzlich sind maximal täglich 8 Stunden (zuzüglich bis zu 2 Stunden Vor- und Abschlußarbeiten) und
  - grundsätzlich maximal wöchentlich 60 Stunden Arbeitszeit erlaubt;
  - bei 4,5 - 6 Std. Arbeitszeit sind 20 Min. Pause,
  - bei 6,0 - 8 Std. Arbeitszeit 30 Min. Pause,
  - bei 8,0 - 9 Std. Arbeitszeit 45 Min. Pause einzuhalten.

10.3 Einflußnehmende Faktoren

Zahlreiche Faktoren haben Einfluß auf die Art und das Ausmaß der Beschäftigung.

Ein wesentlicher Faktor ist das **Alter**. Kindheit und Jugend sind von spielerischem Tun geprägt; im Erwachsenenalter bis ca. zum 60-65. Lebensjahr dominiert meist die berufliche Beschäftigung. Außerberufliche Tätigkeiten sind zeitlich nur begrenzt möglich. Entsprechendes gilt auch für Menschen, die - eventuell sogar zusätzlich - Kinder, Eltern oder andere Menschen betreuen und versorgen sowie einen Haushalt führen. Im Alter der Pensionierung kommt es zur Umstellung der Beschäftigungsgewohnheiten zugunsten der Freizeitgestaltung. Dies gelingt nicht allen Betroffenen zufriedenstellend; hatten sie bereits zuvor Schwierigkeiten mit der Freizeitgestaltung, vergrößern diese sich meist. Hinzu kommt oft das Gefühl, überflüssig zu sein, da man beruflich "ausgedient" hat. Die Umstellung vom Berufs- auf das Rentnerleben kann zur tiefen Lebenskrise führen *(siehe dazu auch "Das Altern", Seite 392)*.

Das **Geschlecht** hat auch heute zum Teil noch Einfluß auf die Wahl der beruflichen und außerberuflichen Betätigungsfelder. Es gibt - wenn auch in abnehmender Zahl - trotz umfangreicher gegenteiliger Bemühungen sogenannte Frauen- und Männerberufe. In der Kindererziehung sind bereits geschlechtsspezifische Unterschiede zu finden. Das gilt sowohl für die erwarteten Verhaltensweisen ("Ein Junge interessiert sich für Technik", "Ein Mädchen zeigt Einfühlungsvermögen") als auch für das zum Teil traditionell (bewußt oder unbewußt) vornehmlich für Mädchen (Puppen) oder Jungen (Autos) angebotene Spielzeug. Auch seitens der Kinder findet man oft ein Imitieren geschlechtsspezifischer Rollen der Eltern.

Die **geographische Umgebung** hat in vielfacher Hinsicht Einfluß auf das Beschäftigungsverhalten. Klimatische Begebenheiten bestimmen zum Teil die Arbeitsbedingungen. Sie sind in der Regel bei extremen Temperatur- oder Niederschlagsverhältnissen erschwert; gemäßigte Klimaverhältnisse bieten in der Regel die besten Bedingungen.

Auch die Art der Freizeitgestaltung hängt - insbesondere hinsichtlich des Maßes der im freien ausgeübten Tätigkeiten - weithin von den Klima- und Wetterverhältnissen ab. Mitentscheidend ist oft auch die Wohnlage (Freiraum, Infrastruktur).

Soziale Faktoren wie die finanziellen Mittel und Gepflogenheiten verschiedener Bevölkerungsgruppen bilden starke Einflußfaktoren. Viele Möglichkeiten der Freizeitgestaltung sind nicht für jeden Menschen finanzierbar. In manchen gesellschaftlichen Gruppen findet eine Hinführung zu vielen Freizeitbeschäftigungen (z.B. Theater, Musizieren) gar nicht erst statt. Oft bietet die Schule die erste und einzige Gelegenheit, entsprechenden Zugang zu finden.

Die Wahl der beruflichen und außerberuflichen Aktivitäten hängt maßgeblich von **individuellen Merkmalen** ab. Das gilt z.B. für das Temperament, persönliche Reaktionsmechanismen, Intelligenz, Neigungen, Fähigkeiten und Begabungen. Der theoretisch interessierte und begabte Mensch wird sich eher geistigen Tätigkeiten widmen, während der praktisch Begabte handwerkliche Tätigkeiten bevorzugen wird.

10.4 Einschränkungen / Störungen

Gesundheitliche Einschränkungen und Störungen verschiedenster Art können die Beschäftigungsmöglichkeiten in unterschiedlichem Maß verringern. Das gilt z.B. für angeborene oder erworbene geistige und körperliche Behinderungen.

Bei **geistiger Behinderung** kann die Fähigkeit, sich selbständig zu beschäftigen, fehlen; häufig können für die Alltagsbewältigung notwendige Handlungsabläufe nicht erlernt werden. Beruflicher Beschäftigung sind enge Grenzen gesetzt, oft ist sie sogar unmöglich *(vgl. "Behinderung" Seite 382)*.

Durch **körperliche Behinderungen** bedingte Einschränkungen beziehen sich häufig nur auf bestimmte Betätigungsfelder, so daß sie nicht bei allen Berufen zum Tragen kommen und seltener als bei geistiger Behinderung zur weitgehenden Erwerbsunfähigkeit führen. So kann z.B. ein Rollstuhlfahrer ohne weiteres sitzenden sowie geistigen Tätigkeiten nachgehen. Sogar Sport ist möglich, wenn auch in einem anderen Gefüge. Der Behinderte ist meist nicht in der Lage, Sport in der herkömmlichen Weise und mit Nichtbehinderten zu betreiben, wohl aber in einer Behinderten - Sportgruppe.

Auch die Teilnahme an kulturellen Veranstaltungen ist in der Regel möglich.

Störungen der **Sinnesfunktionen**, insbesondere Blindheit und Taubheit, erfordern in einigen Betätigungsbereichen Unterstützung und neues Lernen. So kann die Behinderung für Teilbereiche vollständig kompensiert werden, z.B. durch Erlernen der Blindenschrift *(siehe Seite 333)* bzw. der Zeichensprache.

Chronische Krankheiten gehen zum Teil mit Einschränkungen der körperlichen Leistungsfähigkeit einher, die der Art und dem Ausmaß der Beschäftigung Grenzen setzen. Beispielsweise können Schäden am Bewegungsapparat, z.B. rheumatische Erkrankungen, die Mobilität erheblich einschränken. Chronische Erkrankungen am Verdauungsapparat können den gewöhnlichen Lebensrhythmus zum Teil stören und verhindern so u.U. die Teilnahme an Freizeitveranstaltungen oder das Ausüben einer mit festen Arbeitszeiten geregelten beruflichen Tätigkeit. Chronische Erkrankungen der Atemwege und des Herz-/Kreislaufsystems können über eine mangelhafte Sauerstoffversorgung die körperliche, seltener auch die geistige Leistungsfähigkeit ganz erheblich beeinträchtigen.

Eine **pharmakologische Abhängigkeit** (= *Suchtkrankheit*) führt sehr häufig in zunehmendem Maße zur Veränderung der Beschäftigungsgewohnheiten. Durch die Abhängigkeit von einem Pharmakon tritt dessen Beschaffung in den Vordergrund; sie wird zur lebensbeherrschenden Notwendigkeit. Andere Tätigkeiten treten in den Hintergrund.

Der längerfristige Suchtmittelkonsum hat in der Regel negativen Einfluß auf den Menschen in seiner Gesamtheit. Mögliche und nicht seltene Folgen sind die Abnahme der körperlichen Leistungsfähigkeit, des Konzentrations- und Denkvermögens, der Motivation sowie Veränderungen der Persönlichkeit.

Störungen geistiger und seelischer Funktionen können sowohl die berufliche als auch die außerberufliche Beschäftigung stören oder unmöglich machen. Zu denken ist beispielsweise an Zwangs- und Wahnvorstellungen, Depressionen, übermäßigen oder stark verminderten Beschäftigungsdrang, innere Unruhe, Verwirrtheitszustände, Konzentrationsschwäche und Denkblockaden. Solche Störungen beeinträchtigen den Betroffenen erheblich. Gewohnten Beschäftigungen kann er - wenn überhaupt - meist nur noch in vermindertem Ausmaß nachgehen, zumal auch das Erleben verändert ist. Dies kann, zusammen mit einem veränderten Bewußtsein, zum Rückzug aus dem Alltag führen.

Besonders häufig sind die Auswirkungen *depressiver Zustände* zu beobachten. Die betroffenen Menschen leiden insbesondere an Antriebsarmut, Interessenlosigkeit, trauriger Verstimmtheit, Schlafstörungen, veränderten psychosomatischen Reaktionen sowie Konzentrations- und Denkschwächen. Diese Symptomatik beherrscht ihr Dasein, so daß sie oftmals an Handlungswillen und -fähigkeit einbüßen.

Einen exzessiven Beschäftigungsdrang findet man bei Menschen, die unter *manischen Zuständen* (= Manie) leiden. Sie haben ein vermindertes Ruhebedürfnis und ein gesteigertes Vitalitätsgefühl; eine gehobene Stimmungslage und Ideenflucht sind weitere Symptome. Die ständige Beschäftigung und das Fehlen von Ermüdungserscheinungen führen letztendlich zur Verausgabung. Die Konzentration auf eine bestimmte Tätigkeit ist allenfalls kurzfristig möglich, oft treten Denkstörungen auf.

Krankheit wirkt sich also im allgemeinen auf die Beschäftigungsgewohnheiten aus; mit einem **Krankenhausaufenthalt** gehen zusätzliche Einschränkungen einher. Immer ist der Krankenhausaufenthalt mit einer vorübergehenden Arbeitsunfähigkeit verbunden, d.h. für Berufstätige entfällt der größte Teil der gewohnten Beschäftigung. Das Krankenhaus ermöglicht lediglich wenige Arten der Betätigung, z.B. das Lesen, Handarbeiten, das Führen von Gesprächen, Fernsehen und Radiohören. Zusätzliche Angebote wie Krankengymnastik oder Beschäftigungstherapie erfolgen in der Regel nur zu therapeutischen Zwecken, nicht aber zur Freizeitgestaltung.

Nicht selten resultiert daraus *Langeweile*, insbesondere beim Langzeitpatienten. Im Stadium akuter Erkrankung liegt meist ein gesteigertes Ruhe- und Erholungsbedürfnis vor, so daß ein vermindertes Beschäftigungsangebot nicht als störend empfunden wird. Oft vermißt der Kranke nur etwas Abwechslung und kurzweilige Ablenkung vom Krankenhausalltag und von der Beschäftigung mit seiner Krankheit. Dies könnte schon durch ein Gespräch mit einem Angehörigen, das ihm die Anteilnahme am Leben außerhalb des Krankenhauses ermöglicht, vermittelt werden. Auch ein Gespräch mit einem Mitpatienten, das sich nicht - wie leider häufig - ausschließlich um Krankheit und Krankenhaus dreht, kann eine belebende Abwechslung sein.

In psychiatrischen Kliniken und Langzeittherapieeinrichtungen hat die Beschäftigung des Kranken einen höheren Stellenwert, der aus therapeutischen Ansprüchen resultiert.

Der *Aufenthalt im Pflege- oder Altenheim* wirft ebenfalls verstärkt Beschäftigungsprobleme auf, insbesondere, wenn die Bewohner zuvor wenigen Hobbys nachgegangen sind. Erschwerend kommt hinzu, daß in der Regel geschultes Personal zur Beschäftigung der alten Menschen fehlt *(siehe auch "Alter", Seite 392)*.

10.5 Beschäftigungsmöglichkeiten während eines Krankenhaus- bzw. Altenheimaufenthaltes

10.5.1 Allgemeine Beschäftigungsmöglichkeiten

Generell sollte die Beschäftigung des kranken und/oder alten Menschen nach seinen individuellen Fähigkeiten, Neigungen und Interessen ausgerichtet sein. Während des Krankenhausaufenthaltes - zum Teil auch im Altenheim - sind die *Beschäftigungsmöglichkeiten begrenzt*; einige können nur gemeinsam mit anderen Menschen ausgeführt werden. Gemeinsam, insbesondere mit Mitpatienten bzw. Mitbewohnern ausgeführt, bauen sie "Gesprächsbrücken", schaffen Kontakte und fördern die Gemeinschaft. Das Pflegepersonal sollte entsprechende Gruppen anregen und bei ihrer Zusammenstellung helfen; oft genügt schon der einfache Hinweis auf bekannte gemeinsame Interessen. *Gemeinschaftsräume* sollten zur Verfügung gestellt werden.

Im Krankenhaus bzw. im Altenheim sind in der Regel folgende Beschäftigungen möglich:

- **Lesen**
  - ist aktiv nur möglich, wenn das Sehvermögen ausreicht; das Pflegepersonal muß sich diesbezüglich und nach vorhandenen Sehhilfen erkundigen;
  - wird durch eine - meist fahrbare - Bibliothek, die das Auswählen von Büchern im Patientenzimmer gestattet, ermöglicht;

- kann durch (am Krankenhaus-Kiosk erwerbliche) aktuelle Literatur, Tageszeitungen, Wochenmagazine u.ä. gefördert werden; bereits zuhause abonnierte Zeitungen können ins Krankenhaus bzw. Altenheim bestellt werden (Patienten / Bewohnern, die selbst nicht lesen können, aber an Texten oder einfach an Ablenkung und Zeitvertreib interessiert sind, kann vorgelesen werden; dazu lassen sich meist auch Mitpatienten, Angehörige oder ehrenamtliche Helfer motivieren);
- kann durch literarische Texte, die häufig auch schon auf Tonträgern (Kassetten) angeboten werden, ersetzt werden.

Beachte: Der gelesene Text bietet Ansatz zum Gespräch zwischen Patient/Bewohner und Pflegepersonal bzw. anderen Kontaktpersonen; daraus resultiert eine weitere sinnvolle Beschäftigung, die den Patienten (evtl. auch das Pflegepersonal) gleichzeitig fördert.

- **Radiohören und Fernsehen**
  - bieten geistige Beschäftigung, Unterhaltung, Information, Abwechslung;
  - verhindern Aufkommen von Langeweile;
  - gewähren (passive) Anteilnahme am gesellschaftlichen und politischen Geschehen;
  - liefern Gesprächsstoff;
  - können Orientierungshilfen geben;
  - können evtl. die Ruhephasen und das Wohlbefinden der Mitpatienten/-bewohner ganz erheblich stören.
- **Handarbeiten und Basteln**
  - bieten Möglichkeiten kreativen Handelns;
  - beanspruchen Konzentration;
  - bringen Freude und Erfolgserlebnisse;
  - fördern bzw. erhalten die Mobilität, Motorik und Selbständigkeit;
  - bauen "Gesprächsbrücken", verbinden durch gemeinsame Interessen;
  - schaffen, in Gruppen ausgeführt, Kontakte und fördern die Gemeinschaft;
  - bieten Ablenkung und Entspannung.
- **Spielen**
  - beansprucht Konzentration, fördert An- und Entspannung;
  - bringt Freude und läßt den Alltag vergessen;
  - kann Kommunikation und Gemeinschaft fördern;
  - bietet sich während des Altenheim-/Krankenhausaufenthaltes in Form von Gesellschafts- Karten- und Ratespielen an.
- **Kontakte pflegen, Gespräche führen**
  - fördert die geistige Mobilität und die Anteilnahme am Tagesgeschehen;
  - verdeutlicht, daß der Kranke/Betagte weder ausgeschlossen noch vergessen ist;
  - schafft neue soziale Kontakte.
- **Sich bewegen**
  - vermittelt neue Eindrücke, ggf. auch Kontakte, wenn das Spazierengehen auf dem Flur, im Haus oder im Park ermöglicht werden kann;
  - verschafft Ablenkung;
  - gibt Gelegenheit, das Geschehen der natürlichen Umwelt genauer wahrzunehmen;
  - fördert den körperlichen Allgemeinzustand und das Wohlbefinden.
- **Hausarbeit**
  - fördert die Mobilität und Selbständigkeit des betagten bzw. behinderten Menschen;
  - gibt dem Behinderten bzw. dem Alten die Gelegenheit, nützlich zu sein;
  - steigert das Selbstwertgefühl.

Im Altenheim sollten auch kulturelle Interessen gefördert und entsprechende Unternehmungen angeboten werden.

10.5.2 Arbeits- und Beschäftigungstherapie (Ergotherapie)

Die Ergotherapie verfolgt das *Ziel*, durch fachliche Anleitung zu körperlicher und / oder geistiger Betätigung die körperliche / geistige Fähigkeit des Kranken oder Behinderten - und damit seine *Selbständigkeit* - so weit wie möglich zu steigern oder jedenfalls zu erhalten. Dabei soll der Patient motiviert werden, selbst zu handeln (statt sich lediglich behandeln zu lassen). Das therapeutische Mittel ist dabei die vom Betroffenen - zunächst unter Anleitung - ausgeführte Beschäftigung. Sie soll ihm *Freude und Erfolgserlebnisse* vermitteln, die wiederum sein Selbstbewußtsein und *Selbstwertgefühl stärken* und so seinen Allgemeinzustand verbessern. Auf diese Weise lernt er die notwendigen Verhaltensmuster und findet den Mut, die eingeübten Tätigkeiten selbständig auszuführen und sich allein in neuen zu versuchen. Gleichzeitig soll er lernen, seine Krankheit (und die sich daraus für ihn ergebenden Einschränkungen) zu akzeptieren, die Einschränkungen zu kompensieren und mit ihnen zu leben. Auf diese Weise wird auch eine *Verbesserung der Lebensqualität* des Betroffenen angestrebt.

Arbeits- und Beschäftigungstherapie lassen sich nicht streng voneinander trennen. Sie gehen ineinander über und ergänzen sich gleichzeitig. Beide werden von Angehörigen derselben Berufsgruppe, den *Arbeits- und Beschäftigungstherapeuten* (Ergotherapeuten), ausgeführt. Die Arbeitstherapie knüpft häufig an die Beschäftigungstherapie an.

In der *Beschäftigungstherapie* wird der Betroffene primär durch Ausübung künstlerischer und handwerklicher Tätigkeiten angeleitet, geistige (seelische) oder körperliche Hindernisse zu überwinden und überhaupt zielgerichtet einer sinnvollen Tätigkeit nachzugehen.

Die *Arbeitstherapie* zielt verstärkt auf bestimmte Verrichtungen, sei es zur Bewältigung des Alltags (Körperpflege, häusliche Verrichtungen), sei es zur Ausübung einer (bezahlten) Arbeit. Spezielle Übungen beziehen sich, je nach Art der Einschränkung, z.B. auf die Körperpflege, das Ankleiden, das Zubereiten und Einnehmen von Mahlzeiten sowie auf den Umgang mit Prothesen und anderen Hilfsmitteln. Eventuell müssen zur Bewältigung spezieller Probleme - mit der fachlichen Hilfe der Ergotherapeuten - besondere Hilfsmittel gefunden oder entwickelt werden. Letztendlich soll der Kranke/Behinderte in die Lage versetzt werden, seinen (Arbeits-) Alltag weitgehend selbständig zu bewältigen.

Bei *Bewegungseinschränkungen* (z.B. durch rheumatische Erkrankungen) wird die Ergotherapie eingesetzt, um das Ausmaß körperlicher Behinderung durch *Funktionstraining* so gering wie möglich zu halten. Dazu werden schonende und zugleich effektive Bewegungsabläufe eingeübt. Gerade in solchen Fällen der Rehabilitation ergänzen sich Beschäftigungs- und Arbeitstherapie, ggf. gehen sie auch ineinander über.

Geistige und seelische Störungen können ebenfalls Indikation für eine Beschäftigungs- und Arbeitstherapie sein. Diese ist Bestandteil des gesamten Behandlungskonzepts. Die Patienten werden zu geistiger und körperlicher Arbeit, möglichst mit gesellschaftlichem - oder jedenfalls persönlichem - Nutzen, angeleitet. Erfahrungen, Verhaltensweisen und Erfolge in der Arbeitstherapie werden *in das Gesamtbehandlungskonzept eingebaut*. Gemeint sind z.B. das Arbeiten in einer Gruppe, das Erfahren von Durchhaltevermögen, der Umgang mit Konfliktsituationen und Mißerfolgen, das Organisieren von (Arbeits-) Abläufen, das Einhalten von Zeiten oder das Festhalten am eigenen Leistungsanspruch. Die Arbeit wird überwiegend durch handwerkliches und kreatives Tätigsein "erprobt". Dazu gehören z.B. das Töpfern, Basteln, Weben, Handarbeiten und die Seidenmalerei. Letztendlich wird die Rehabilitation und Wiedereingliederung in das Arbeitsleben angestrebt.

Ergotherapeuten werden in Akutkrankenhäusern noch relativ selten eingesetzt; sie finden sich in erster Linie in Langzeitkrankenhäusern und Rehabilitationskliniken. Auch in der Psychiatrie gehören sie zum Standardteam. Dort ist die Ergotherapie - zusammen mit der Bewegungstherapie - manchmal zunächst die einzige Therapiemöglichkeit.

10.6 Rehabilitation

Die Rehabilitation umfaßt Maßnahmen und Leistungen, die darauf gerichtet sind, körperlich, geistig oder seelisch Behinderte möglichst auf Dauer in Arbeit, Beruf und Gesellschaft einzugliedern.

Träger der Maßnahmen und Leistungen im Rahmen der Rehabilitation sind:
- gesetzliche Kranken-, Unfall- und Rentenversicherung;
- Bundesanstalt für Arbeit;
- Sozialhilfeträger;
- Kriegsopferversorgung und -fürsorge.

10.6.1 Materielle Rehabilitationsmaßnahmen

Materielle Rehabilitationsmaßnahmen sind:

- **allgemeine soziale Eingliederungsmaßnahmen**, z.B.
  - heilpädagogische Maßnahmen im Sonderkindergarten zur Förderung der Entwicklung geistiger und körperlicher Fähigkeiten;
  - Fördermaßnahmen im Rahmen des Sonderschulbesuchs;
  - Hilfen zur Ausübung einer angemessenen Tätigkeit, soweit berufsfördernde Leistungen nicht möglich sind;
  - Hilfen zur Ermöglichung und Erleichterung der Verständigung mit der Umwelt;
  - kreative Beschäftigungstherapie zur Förderung der geistigen und körperlichen Mobilität sowie des seelischen Gleichgewichts;
  - Hilfen zur Verbesserung der Wohnungssituation;
- **berufsfördernde Leistungen**, z.B.
  - Berufsfindungsmaßnahmen;
  - Hilfen zur Erhaltung oder Erlangung eines Arbeitsplatzes;
  - berufliche Anpassung, Ausbildung oder Umschulung;
  - sonstige Hilfen zur Förderung einer Erwerbstätigkeit auf dem allgemeinen Arbeitsmarkt oder in einer Behindertenwerkstatt;
- **medizinische Sachleistungen**, z.B.
  - ärztliche und zahnärztliche Behandlung;
  - Arznei- und Verbandsmittel;
  - sachliche Hilfsmittel (Kompressionsstrümpfe, Spreizhose);
  - Krankengymnastik;
  - Bewegungs-, Arbeits- und Beschäftigungstherapie;
  - Sprachtherapie;
  - Prothesen, orthopädische Hilfsmittel;
  - Belastungserprobung;
  - Krankenhauspflege;
  - Behandlung in einer Kur- oder Spezialeinrichtung (Anschlußbehandlung, Suchtentwöhnung);
- **ergänzende Leistungen**, z.B.
  - Übergangs- und Verletztengeld;
  - Krankengeld;
  - Behindertensport;
  - Haushaltshilfe.

10.6.2 Beitrag des Pflegepersonals zur Rehabilitation des Patienten

Die *aktivierende Pflege* des durch seine Erkrankung behinderten Patienten ist immer ein Beitrag zu seiner Rehabilitation. Dort, wo Pflege die *Selbständigkeit* und das *Selbstwertgefühl* des Patienten *erhält, fördert* oder *wiederherstellt*, hat sie rehabilitierenden Charakter.

Wichtigste Maßnahme dazu ist die geistige und körperliche *Mobilisation* des Kranken. Sie sollte soweit und sooft wie möglich erfolgen, auch im Akutkrankenhaus.

In *Rehabilitationskliniken*, in denen die Wiedereingliederung des Kranken in das Alltagsleben den

Schwerpunkt bildet, hat die Pflege deutlichen Anteil an der Rehabilitation. Die Förderung der Selbständigkeit und der Fähigkeiten des Patienten erfolgt gezielt und intensiv.

Die Rehabilitation wird außerdem durch Selbsthilfegruppen (s.u.) unterstützt. Das Pflegepersonal sollte entsprechende Kontakte vermitteln.

10.6.3 Krankengymnastik

Die Krankengymnastik erstreckt sich über drei - häufig ineinander übergehende - Bereiche, nämlich die *Krankheitsvorsorge*, die unmittelbare *Krankenbehandlung* und die *Rehabilitation*.

Dazu setzt sie passive und aktive Maßnahmen ein. Diese dienen überwiegend der Erhaltung bzw. Wiederherstellung der körperlichen Beweglichkeit. Spezielle Übungen beziehen sich auch auf die Förderung der allgemeinen Kreislauftätigkeit sowie der Durchblutung bestimmter Regionen, auf die Atemschulung oder die Anregung von Organfunktionen.

Maßnahmen der Krankengymnastik sind:
- Massage zur Lockerung von Gewebe und Muskeln;
- aktive und passive Bewegungsübungen *(siehe auch "Mobilisation", Seite 241)*;
- isometrische Spannungsübungen *(siehe auch Seite 242)*;
- allgemeine Gymnastik zur Erhaltung der Beweglichkeit und Muskelkraft (z.B. nach Frakturen);
- spezielle Gymnastik, z.B. bei Schwangerschaft und im Wochenbett, Atemgymnastik, Wassergymnastik oder Kräftigung spezieller Muskelgruppen nach orthopädischer Operation;
- Dehnübungen zur Erhaltung der Elastizität von Muskeln und Kapsel - Bandapparat sowie bei Rheuma;
- spezielle Therapiekonzepte, z.B. bei spastischen Lähmungen, Kontrakturen;
- Schulung von Gleichgewicht und Koordinationsfähigkeit;
- Gangschulung bei Störungen der Bewegung;
- vorbeugende Übungsprogramme, z.B. zur Kräftigung der Rückenmuskulatur und zur Schulung physiologischer Haltungs- und Bewegungsmuster bei Schäden am Haltungs- und Bewegungsapparat;
- Prothesentraining;
- Gefäßtraining, z.B. Förderung von Kollateralkreisläufen bei arteriellen Durchblutungsstörungen;
- Förderung des venösen und lymphatischen Rückflusses, z.B. bei Venenleiden, Lymphödemen oder nach Mamma-Ablatio.

Krankengymnasten und Pflegepersonal sollten miteinander arbeiten. Beide können einander wichtige Informationen und Beobachtungen mitteilen und Tips / fachliche Anleitung für den Umgang mit den Patienten/Bewohnern geben.

10.6.4 Selbsthilfegruppen

Menschen, die unter besonderen Störungen bzw. Krankheiten leiden, haben die Möglichkeit, sich in Selbsthilfegruppen mit anderen Betroffenen auszutauschen. Der *Erfahrungsaustausch* soll helfen, die durch die Krankheit veränderte Lebenssituation und daraus resultierende Probleme zu bewältigen. Selbsthilfegruppen bieten also *Hilfe zur Selbsthilfe* an.

Die Gründung und Leitung einer Selbsthilfegruppe wird in der Regel von den Betroffenen selbst vorgenommen; professionelle Hilfe, z.B. durch Ärzte, Psychologen, Krankengymnasten oder Stomatherapeuten kann das Wirken der Gruppen unterstützen, ist jedoch nicht obligatorisch.

Selbsthilfegruppen findet man in der BRD weit verbreitet, so daß die meisten Betroffenen die Möglichkeit haben, eine auf ihr Leiden ausgerichtete Gruppe aufzusuchen. Dort wird ihnen neben dem Erfahrungsaustausch auch *Beratung* und *Betreuung* angeboten. Von anderen Betroffenen bekommen sie praktische Ratschläge zum Umgang mit der Krankheit / Behinderung, so z.B. wichtige Informationen über sinnvolle Hilfsmittel und deren Beschaffung. Weiter erstreckt sich der Austausch auf Erfahrungen mit Ärzten, Therapeuten und Medikamenten. Selbstverständlich spielt auch das *Gespräch* über die durch die Beeinträchtigung hervorgerufenen emotionalen Reaktionen des Betroffenen sowie anderer Menschen eine wesentliche Rolle. Der Betroffene erfährt, daß er mit seinen Problemen und Gefühlen nicht allein ist; die Rückmeldung, daß andere ähnlich empfinden wie er selbst, ist eine Hilfestellung bei der Auseinandersetzung mit und der Akzeptanz seiner Störung.

Die seelische Unterstützung wird ebenso Angehörigen des Betroffenen angeboten. In einigen Bereichen (z.B. Drogenmißbrauch) haben sich sogar eigene *Selbsthilfegruppen für Angehörige* gebildet. Sie bieten Erfahrungsaustausch und Hilfe im Umgang mit dem Betroffenen, aber auch im Umgang mit den eigenen Reaktionen und Problemen, an.

Die einzelnen Selbsthilfegruppen schließen sich wiederum zu *Selbsthilfeverbänden auf Landes- oder Bundesebene* zusammen. Ihr Ziel ist es, durch Übernahme bestimmter Aufgaben daran mitzuarbeiten, die Bedingungen für die Rehabilitation der Behinderten zu verbessern. Durch die *Interessenvertretung* ihrer Mitglieder - insbesondere *auf politischer Ebene* - beeinflussen sie z.B. die Initiative zu gezielter Forschungsarbeit und zur Einrichtung von Rehabilitationsstätten. Daneben leisten sie *Öffentlichkeitsarbeit*, um die Nicht-Betroffenen über die Situation der von einer bestimmten Erkrankung / Behinderung betroffenen Menschen zu informieren. So soll das *Verständnis* für die Betroffenen und deren Rehabilitation gefördert werden.

Viele Selbsthilfegruppen geben *Fachbroschüren* oder *Fachzeitschriften* heraus. Diese sind in der Regel für Mitglieder kostenlos, Nichtmitglieder können sie meist für ein geringes Entgelt erwerben.

Informationen über bestimmte Behinderungen und entsprechende Selbsthilfegruppen sind zu beziehen über die:

    Bundesarbeitsgemeinschaft für Behinderte e.V.
    Kirchfeldstr. 149
    4000 Düsseldorf 1
    Tel.: (0211) 3 10 06-23

Seit 1984 besteht die Nationale Kontakt- und Informationsstelle zur Anregung und Unterstützung von Selbsthilfegruppen (= NAKOS) als Projekt der Deutschen Arbeitsgemeinschaft Selbsthilfegruppen e.V. in Berlin. Deren Bestreben ist ausgerichtet auf das Schaffen förderlicher Bedingungen für die Entstehung und Entwicklung von Selbsthilfegruppen; auch bei Ärzten und in der Öffentlichkeit soll für die Idee von Selbsthilfegruppen geworben werden.

Informationsmaterial ist zu beziehen über:

    NAKOS
    Albrecht-Achielles-Str. 65
    1000 Berlin 31
    Tel.: (030) 891 40 19

In der BRD existieren zur Zeit folgende spezielle Behinderten-Organisationen:

Deutsche **AIDS**-Hilfe

Allergiker- und Asthmatikerbund e.V.

Arbeitsgemeinschaft **Allergiekrankes Kind** - Hilfen für Kinder mit Asthma, Ekzem oder Heuschnupfen e.V.

Bundesverband für die Rehabilitation der **Aphasiker** e.V.

Bundesverband Hilfe für das **autistische Kind** e.V.

Gesellschaft zur Förderung **behinderter türkischer Kinder**

Deutscher **Blinden**verband e.V.

Deutscher Verein der **Blinden** und **Sehbehinderten** in Studium und Beruf e.V.

Deutscher **Diabetiker**-Bund e.V.

Interessenverband der **Dialysepatienten** und **Nierentransplantierten** Deutschlands e.V. (IVDD)

Deutsche Sektion der Internationalen Liga gegen **Epilepsie**

Aktionskreis **Eß- und Magersucht** e.V.

Frauenselbsthilfe nach **Krebs** e.V.

Deutsche Gesellschaft zur Förderung der **Gehörlosen** und **Schwerhörigen** e.V.

Bundesvereinigung Lebenshilfe für **geistig Behinderte** e.V.

Deutsche **Hämophilie**gesellschaft zur Bekämpfung von Blutungskrankheiten e.V.

Deutsche **Heredo-Ataxie**-Gesellschaft e.V.

Bund Deutscher **Hirnbeschädigter** (BDH) e.V.

Deutsche **Huntington**-Hilfe e.V.

Arbeitsgemeinschaft **Spina bifida** und **Hydrocephalus** e.V.

Deutsche **Ileostomie-Colostomie-Urostomie-**Vereinigung e.V.

Schutzverband für **Impfgeschädigte** e.V.

Bundesverband der **Kehlkopflosen** e.V.

Vereinigung **Kleiner Menschen** e.V.

Bundesverband Selbsthilfe **Körperbehinderter** e.V.

Bundesverband der Eltern **Contergangeschädigter** e.V. - Hilfswerk vorgeburtlich Geschädigter

Bundesverband zur Förderung **Lernbehinderter** e.V.

Wolfgang Rosenthal Gesellschaft e.V. - Verein zur Förderung der Behandlung der **Lippen-, Kiefer-, Gaumen-, Segel-Spaltträger**

Freundeskreis Camphill e.V. (**Mehrfachbehinderungen**)

Deutsche Vereinigung **Morbus Bechterew** e.V.

Deutsche **Morbus Crohn / Colitis Ulcerosa** Vereinigung - Bundesverband für entzündliche Erkrankungen des Verdauungstraktes - DCCV - e.V.

Deutsche Gesellschaft zur Bekämpfung der **Mukoviszidose** e.V.

Deutsche **Multiple Sklerose** Gesellschaft e.V.

Deutsche Gesellschaft zur Bekämpfung der **Muskelkrankheiten** e.V.

Deutsche **Myasthenie** Gesellschaft e.V.

Deutsche **Narkolepsie**-Gesellschaft

Bundesverband **Neurodermitis**-Kranker in Deutschland e.V.

Deutscher **Neurodermitiker** Bund e.V.

Gesellschaft für **Osteogenesis imperfecta Betroffene** e.V.

Kuratorium Knochengesundheit e.V. (**Osteoporose**)

Arbeitskreis der **Pankreatektomierten** e.V.

Deutsche **Parkinson**vereinigung - Bundesverband e.V.

Deutsche Interessengemeinschaft für Kinder mit **Phenylketonurie** (PKU) und verwandten angeborenen **Stoffwechselstörungen** e.V.

Deutscher **Psoriasis**bund e.V.

Dachverband **Psychosozialer** Hilfsvereinigungen e.V.

Bundesverband der **Angehörigen psychisch Kranker** e.V.

Deutscher **Retinitis Pigmentosa** (RP) Vereinigung e.V.

Deutsche **Rheuma**-Liga e.V.

Bund zur Förderung **Sehbehinderter** e.V.

Selbsthilfegruppe **Sklerodermie** in Deutschland e.V.

Bundesverband **Skoliose** Selbsthilfe e.V.

Bundesverband für **spastisch Gelähmte** und andere Körperbehinderte e.V.

Arbeitsgemeinschaft **Spina bifida** und **Hydrocephalus** e.V.

Bundesvereinigung **Stotterer**-Selbsthilfe e.V.

Deutsche **Zöliakie**-Gesellschaft e.V.

10.6.5 Rehabilitationsmittel

Verschiedene Firmen bieten Rehabilitationsmittel, d.h. Hilfsmittel zur Bewältigung des Alltagslebens bei Behinderungen, an. Ihr Einsatz kann die *Selbständigkeit* des Behinderten steigern bzw. erhalten und erhöht so seine *Lebensqualität*.

Rehabilitationsmittel, die das Sich Beschäftigen, die Körperpflege oder die Hausarbeit erleichtern, sind z.B.

- **Hilfen für Bad und WC**
  - rutschfeste Sicherheitsmatten für die Badewanne oder das Duschbecken;
  - aufblasbare Kopf- / Nackenstütze oder Halbring für den Kopf;
  - Badewannensitz, der das Hinein- und Hausheben des Betroffenen erleichtert, indem er die Sitzfläche erhöht;
  - korrosionsbeständiger Duschhocker mit rutschfesten Gummikapseln unter den Hockerbeinen, der das bequeme und sichere Duschbad ermöglicht;
  - spezielle Haltegriffe an der Badewanne, neben dem WC und in der Dusche;
  - Spiegelkippbeschlag, der es ermöglicht, den in der üblichen Montagehöhe angebrachten Spiegel schrägzustellen, so daß er für den Behinderten im Sitzen nutzbar ist;
  - Toilettensitzerhöhung (evtl. mit Armstützen) um bis zu 14 cm; erleichtert die WC - Benutzung z.B. bei Hüft- und Kniegelenksversteifungen und für Rollstuhlfahrer;
  - Toilettenpapierhalter zur Säuberung des Intimbereichs bei Gliedmaßenschädigungen, Lähmungen, Rheuma und anderen Behinderungen.

- **Hilfen für das Bett**
  - hochklappbare Seitengitter zum Schutz vor dem Herausfallen;
  - Bett - Tisch, dessen Gestell sich unter das Krankenbett fahren läßt; die Tischplatte ist in Höhe und Neigung verstellbar;
  - elektrische Steuerung, mittels derer das Höhenniveau und Kopf- sowie Fußteil verstellbar sind.

- **Hilfen für die Körperpflege und das Ankleiden**
  - Nagelbürste / -feile, die mittels kräftiger Sauger am Waschbeckenrand befestigt werden und so das einhändige Säubern der Nägel ermöglichen;
  - Verlängerungsgriffe für Kamm oder Badebürste, die auch in deformierten Händen sicher liegen;
  - Strumpfanzieher (verschiedene Modelle) und Schuhanzieher, die das Anziehen der Strümpfe bzw. Schuhe ohne Bücken ermöglichen.

- **Hilfen bei der Hausarbeit**
  - Reinigungsbürsten, die mittels kräftiger Sauger im Waschbecken angebracht werden und das einhändige Abwaschen von Geschirr oder Putzen von Gemüse ermöglichen;
  - Schraubverschlußöffner, der das Öffnen von Schraubverschlüssen auch bei vermindertem Griffvermögen ermöglicht;
  - Schälmesser, die mit Saugnäpfen oder einer Schraubzwinge befestigt werden und so das einhändige Schälen von Kartoffeln, Gurken u.ä. ermöglichen;
  - Universalhalter, deren Aufsteckseite sich jeder Knopf- und Schlüsselform sowie Drehknöpfen von Herden, Wasserhähnen u.ä. anpaßt und nicht abrutscht; der für die Drehbewegungen notwendige Kraftaufwand wird auf ein Minimum reduziert und ermöglicht so viele Tätigkeiten trotz eingeschränkten Griffvermögens, z.B. bei Lähmungen, Multipler Sklerose oder rheumatischen Erkrankungen;
  - spezielle Hilfen zur Nahrungsaufnahme sind unter "Eßhilfen" *(Seite 88)* aufgeführt.

- **Bewegungshilfen**
  - Unterarmgehstützen und andere Bewegungshilfen sind unter "Mobilisationshilfen" *(Seite 250)* beschrieben.

- **Hilfen für Freizeit und Beruf**
  - Spezialscheren, deren Betätigung durch einfaches Zusammendrücken der Handinnenflächen erfolgt, die Griffe für Finger und Daumen entfallen;
  - Leichtgewichtrampe für Rollstuhlfahrer zur Überwindung von Kanten und Stufen ;
  - spezielle Stühle für Rollstuhlfahrer, die entsprechend den unterschiedlichen Behinderungen gestaltet sind;
  - Drehscheibe, die das Wenden des Gehbehinderten beim Umsetzen, z.B. vom Rollstuhl auf die Toilette, ermöglicht; die Kunststoffplatte ist rutschfest und verfügt über einen Tragegriff; sie wiegt nur 1,2 kg und hat einen Durchmesser von 30 cm, ist also gut zu transportieren;
  - Schreibgriff, der bei verringertem Griffvermögen das Schreiben aus dem Handgelenk ermöglicht;
  - Seitenwender, der das Wenden der Buchseiten ohne Einsatz der Hände ermöglicht;
  - Anti - Rutsch - Beläge in unterschiedlicher Größe und verschiedenem Dekor ersparen das Festhalten der Unterlage beim Schreiben, Basteln und anderen Tätigkeiten.

11. Geschlechtliches Erleben und Verhalten

11.1 Bedeutung und Umfang

Das geschlechtliche Erleben und Verhalten wird einerseits durch die Geschlechtlichkeit *(= Sexualität)* des Menschen, andererseits durch die entsprechenden *gesellschaftlichen Einflüsse* geprägt.

Der Begriff **Sexualität** umfaßt alle Bedürfnisse, Verhaltensweisen und Triebe, die sich auf die Geschlechtlichkeit und auf die Befriedigung des Sexualtriebs beziehen. Als Prinzip der Natur ist die Sexualität ausgerichtet auf die Vereinigung zweier Geschlechtszellen zum Zwecke der *Fortpflanzung*. Diese rein biologische Funktion der Geschlechtlichkeit wird beim Menschen jedoch durch den seelisch-geistigen und den sozialen Bereich ergänzt. Geschlechtlichkeit ist somit ein *ganzheitliches Geschehen*.
Der Mensch ist in der Lage, seinen *Sexualtrieb* zu kontrollieren; er bestimmt, zu welchem Zeitpunkt und in welcher Weise er aktiv wird bzw. wann er auf Aktivitäten verzichtet.
Im seelisch-geistigen Bereich sind dem Menschen - individuell unterschiedlich ausgeprägt - *Sinnlichkeit* und *Erotik* zugänglich. So muß Sexualität nicht immer an Berührungen gekoppelt sein; sie kann ebenso in der Sprache oder Körpersprache Ausdruck finden.
Die menschliche Sexualität wird von den Bedürfnissen nach Wärme, Zärtlichkeit, Zuwendung und Anerkennung beeinflußt; oft wird sie als *Ausdruck der Liebe* gewertet.
Innerhalb einer Partnerschaft kann Sexualität Ausdruck von Zärtlichkeit, Lust, Intimität und intensiver Zuwendung sein. Sie ermöglicht das Erleben höchster Glücksgefühle, die weit über das rein biologische Erleben hinausgehen.
Das Kennenlernen und Vertrautwerden mit der eigenen Geschlechtlichkeit und der eines anderen Menschen kann *wertvolle Erfahrungen und Erlebnisse* mit sich bringen. Sexuelles Erleben beeinflußt den Menschen in seiner Gesamtheit; er gewinnt an Ausdrucksmöglichkeiten, er erfährt Vertrautheit und Verbundenheit mit einem anderen und erlebt, wie Unterschiede sich sinnvoll ergänzen können.
Nicht selten ist das Liebesleben ein sehr empfindlicher Anzeiger für das Befinden eines Menschen bzw. einer Partnerschaft.
Geprägt durch die Erfahrungen, aber auch durch die Entwicklung verändert sich die Sexualität des Menschen.
Zur Sexualität des Menschen gehört auch das Erleben der eigenen Geschlechtlichkeit. Dabei beeinflussen *kulturelle und gesellschaftliche Normen* die Auseinandersetzung und Identifikation mit der sozialen Rolle der Frau bzw. des Mannes. So ist jeder Mensch sozialen Erwartungen ausgesetzt, wenngleich sie in unterschiedlichem Ausmaß auf ihn einwirken können. Andererseits erwartet der Mensch *Bestätigung* in seiner Geschlechtsrolle. Individuell unterschiedlich ausgeprägt ist das Bedürfnis nach Bestätigung als attraktiver und begehrenswerter Partner. Dabei ist die Einschätzung dessen, was einen Menschen *begehrenswert und attraktiv* erscheinen läßt, sehr unterschiedlich:
Die Ausprägung der äußeren Geschlechtsmerkmale und des Gesichtes *(= Physiognomie)* sowie die persönlichen Eigenschaften oder die individuelle Art des Fühlens und des Handelns können dabei sehr unterschiedliche Bedeutung haben.
Da Sexualität den intimsten Bereich des Menschen betrifft, ist der Umgang mit ihr oft von *Schamgefühl und Hemmungen* geprägt. Bis zu den sechziger Jahren war sie in der Öffentlichkeit ein *Tabuthema*; heute gewinnen Teilbereiche der Sexualität in der Öffentlichkeit zunehmend an Bedeutung, z.B. Schwangerschaftsverhütung, Sexualität und Alter, Homosexualität, Verhütung sexuell übertragbarer Krankheiten ("Gib Aids keine Chance").
Innerhalb vertrauter Beziehungen ist es oft ein Lernprozeß, über Sexualität zu sprechen.
Inwieweit *außerhalb einer intimen Partnerschaft* über die dort erlebte Sexualität gesprochen wird, sollte individuell entschieden werden. Die persönlichen Grenzen sind dabei sehr unterschiedlich.
Der Austausch mit anderen Menschen - evtl. auch die über die Medien verbreiteten Informationen - können vor allem bei Auftreten von Problemen sehr hilfreich sein. Solche Gespräche sollten von Vertrauen und Feingefühl geprägt sein.

11.2 Anatomisch - physiologische Grundlagen

Es werden **innere** und **äußere Geschlechtsorgane** der Frau bzw. des Mannes unterschieden. Sie werden auch als **primäre Geschlechtsmerkmale** bezeichnet und dienen direkt der Fortpflanzung.
Geschlechtsmerkmale, die sich erst in der Pubertät unter dem Einfluß der Sexualhormone bilden, werden als **sekundäre Geschlechtsmerkmale** bezeichnet. Die Sexualhormone werden von den Keimdrüsen (= Gonaden) produziert.

11.2.1 Die weiblichen Geschlechtsorgane

Äußere Geschlechtsorgane (= *Vulva*)

- **Der Scheidenvorhof (= *Vestibulum vaginae*):**
  - wird von den kleinen und großen Schamlippen sowie dem Kitzler umschlossen;
  - wird bei Jungfrauen durch eine Schleimhautfalte (= Jungfernhäutchen; Hymen) von der Scheide getrennt.
- **Zwei große Schamlippen (= *Labiae majorae*):**
  - enthalten reichlich Fettgewebe sowie Schweiß-, Talg- und Duftdrüsen;
  - ihre Behaarung geht in das Schamhaardreieck des Schamberges (= *Mons pubis*) über.
- **Zwei kleine Schamlippen (= *Labiae minorae*):**
  - schmale, unbehaarte Hautfalten;
  - enthalten Talgdrüsen.
- **Der Kitzler (= *Klitoris*):**
  - 3-4 cm langer Schwellkörper;
  - enthält zahlreiche sensible Nervenendigungen (erogene Zone).
- **Die Harnröhre (= *Urethra*):**
  - mündet 2-3 cm unterhalb des Kitzlers in den Scheidenvorhof;
  - ist 3-5 cm lang.
- **Zwei Bartholinische Drüsen (= *Glandulae vestibulares majores*):**
  - Drüsen im unteren Drittel der großen Schamlippen;
  - sondern schleimige Flüssigkeit ab.

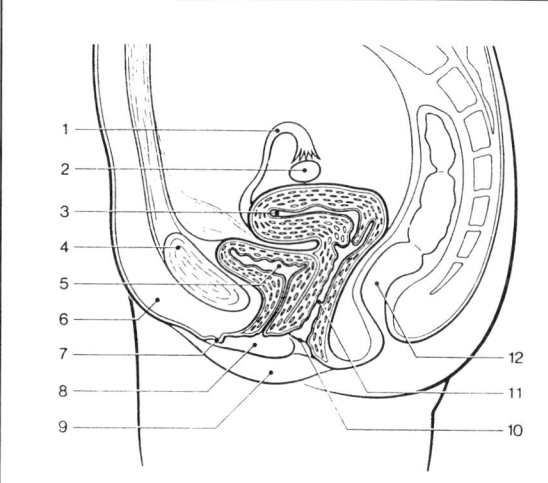

Abb. 11.1 **Weibliche Geschlechtsorgane**
(seitliche Ansicht)
1 Eileiter (Tube)
2 Eierstock (Ovarium)
3 Gebärmutter (Uterus)
4 Schambeinfuge (Symphyse)
5 Harnblase
6 Venushügel (Mons pubis)
7 Kitzler (Klitoris)
8 kleine Schamlippe
9 große Schamlippe
10 Jungfernhäutchen (Hymen)
11 Scheide (Vagina)
12 Enddarm (Rektum)

Innere Geschlechtsorgane

- **Die paarig angelegten Eierstöcke (= *Ovarien*):**
  - liegen an der seitlichen Wand des kleinen Beckens, innerhalb des Bauchfells (= *intraperitoneal*);
  - sind durch elastische Bänder mit der Gebärmutter verbunden;
  - sind mandelförmige, 3-4 cm lange Drüsen;
  - enthalten ca. 400 000 Eier (= *Oozyten*), von denen maximal 400 reifen;
  - jede Oozyte wird von Follikelepithelzellen umgeben;
  - diese Follikel wandeln sich unter Einfluß des follikelstimulierenden Hormons (= *FSH*) und des luteinisierenden Hormons (= *LH*) des Hypophysenvorderlappens in flüssigkeitsgefüllte Bläschen (= *Graafsche Follikel*) um; in der inzwischen weiterentwickelten Eizelle wird durch meiotische Reifeteilung der Chromosomensatz halbiert;
  - ca. alle 28 Tage reift ein Follikel völlig aus: unter dem Druck der im Graaf-Follikel angesammelten Flüssigkeit bricht die Follikelwand auf, die Oozyte wird ausgeschwemmt - man spricht vom Ei- oder Follikelsprung (= *Ovulation*);
  - nach dem Eisprung nimmt der Follikel gelbliche Farbe an, man spricht vom Gelbkörper (= *Corpus luteum*); er bildet nun unter dem Einfluß des LH (= luteinisierendem Hormon) der Hypophyse vorwiegend Gestagene (= *Progesteron*); diese haben die Aufgabe, eine zu erwartende Schwangerschaft vorzubereiten; wird die Eizelle nicht befruchtet, bildet sich der Gelbkörper zurück, die für die Schwangerschaft vorbereitete Gebärmutterschleimhaut wird ausgestoßen (= *Monatsblutung, Menstruation*);
  - neben Progesteron wird ein weiteres weibliches Sexualhormon, das *Östrogen*, für den Aufbau der Gebärmutterschleimhaut gebildet; es ist außerdem für die Ausbildung der sekundären Geschlechtsmerkmale verantwortlich.
- **Die paarig angelegten Eileiter (= *Tubae uterinae*):**
  - sind ca. 12 cm lange Muskelschläuche, die von der Gebärmutterhöhle aus in die Bauchhöhle ziehen; die freien Enden sind trichterförmig geöffnet und verfügen über 1-2 cm lange Fransen (= *Fimbrien*);
  - die Fimbrien legen sich über den jeweiligen Eierstock und fangen die ausgeschwemmte Oozyte auf;
  - im Eileiter erfolgt die Befruchtung durch die männliche Samenzelle und der anschließende Transport in die Gebärmutter; dieser wird sowohl durch die Flimmerhärchen der Schleimhaut als auch durch die Peristaltik der Eileitermuskulatur gewährleistet und dauert ca. 4-5 Tage.

- **Die Gebärmutter (= *Uterus*):**
  - liegt oberhalb der Beckenbodenmuskulatur zwischen der Harnblase und dem Enddarm im kleinen Becken;
  - ist ein muskulöses, birnenförmiges, ca. 7-8 cm langes und bewegliches Hohlorgan, welches durch verschiedene Haltebänder mit der Umgebung verbunden ist;
  - dient während der Schwangerschaft als Brutstätte und am Ende der Schwangerschaft unter Einfluß des Hypophysenhormons Oxytocin der Austreibung der Leibesfrucht;
  - die oberen Zweidrittel werden als Gebärmutterkörper (= *Corpus uteri*), das untere Drittel als Gebärmutterhals (= *Zervix uteri*) bezeichnet;
  - am Übergang zwischen Gebärmutterkörper und -hals befindet sich der innere Muttermund;
  - der in die Scheide hineinragende Teil des Gebärmutterhalses wird als *Portio vaginalis* bezeichnet, in seiner Mitte befindet sich der äußere Muttermund;
  - die Gebärmutterwand besteht aus drei Schichten, dem Bauchfellüberzug (= *Perimetrium*), der Muskelschicht (= *Myometrium*) und der Schleimhaut (= *Endometrium*);
  - die Gebärmutterschleimhaut besteht aus zwei Schichten; die obere Schicht (= *Funktionalis*) verändert sich während des (ca. 28 tägigen) Zyklus der geschlechtsreifen Frau in typischer Weise:
    - **1. Phase (1.-4. Tag) = Menstruation;** *syn.: Abschuppungs- und Reparaturphase; Desquamationsphase;* die durch Abfall des Progesteronspiegels bedingte Kontraktion der Arterien in der Funktionalis führt zur Minderdurchblutung und Gewebeschädigung; anschließend löst sich die Funktionalis in Fetzen ab und wird mit Blut vermischt ausgestoßen.
    - **2. Phase (5.-14. Tag) = Postmenstrum;** *syn.: Proliferationsphase; Aufbauphase;* unter Einfluß des steigenden Östrogenspiegels baut sich die Funktionalis wieder auf und bereitet sich auf eine Schwangerschaft vor; im Ovar reift ein Follikel heran; der Muttermund ist klein und verschlossen; der Schleim (= *Zervixschleim*) wird kurz vor und zur Zeit der Ovulation dünnflüssig und kann in langen Fäden gezogen werden (= *Spinnbarkeit des Zervixschleims*); mit dem Eisprung endet die 2. Phase.
    - **3. Phase (15.-28. Tag)** *syn.: Sekretions- oder Gelbkörperphase;* unter dem Einfluß von Progesteron und Östrogen wird die Funktionalis für eine Keimeinnistung vorbereitet; die Basaltemperatur ist um ca. 0,5 Grad C rektal erhöht (*vgl. "Physiologische Temperaturschwankungen", Seite 208*); erfolgt keine Einnistung eines befruchteten Eies, bildet sich der Gelbkörper zurück; der Progesteronabfall bedingt am ca. 26. und 27. Zyklustag eine Ischämie* der Funktionalis, die letztendlich zur erneuten Abstoßung führt (= 1. Tag der Menstruation).

- **Die Scheide (= *Vagina*):**
  - schließt sich als ca. 10 cm langer, aus Bindegewebe und Muskeln bestehender Schlauch an den Gebärmutterhals an und mündet in den Scheidenvorhof;
  - dient der Aufnahme des männlichen Gliedes und während der Geburt als Geburtskanal;
  - enthält Sekret, das von den Drüsen des Gebärmutterhalses produziert wird;
  - wird von Plattenepithel ausgekleidet, dessen Zellen reichlich Glykogen enthalten; hieraus bilden Milchsäurebakterien (= *Döderlein - Bakterien*) die für den pH - Wert der Scheide verantwortliche Milchsäure (pH = 4), das saure Milieu tötet eindringende Krankheitskeime ab und verhindert somit Infektionen;

  Samenfäden werden nicht geschädigt, da der pH-Wert der Samenflüssigkeit schwach alkalisch ist und somit neutralisierend wirkt.

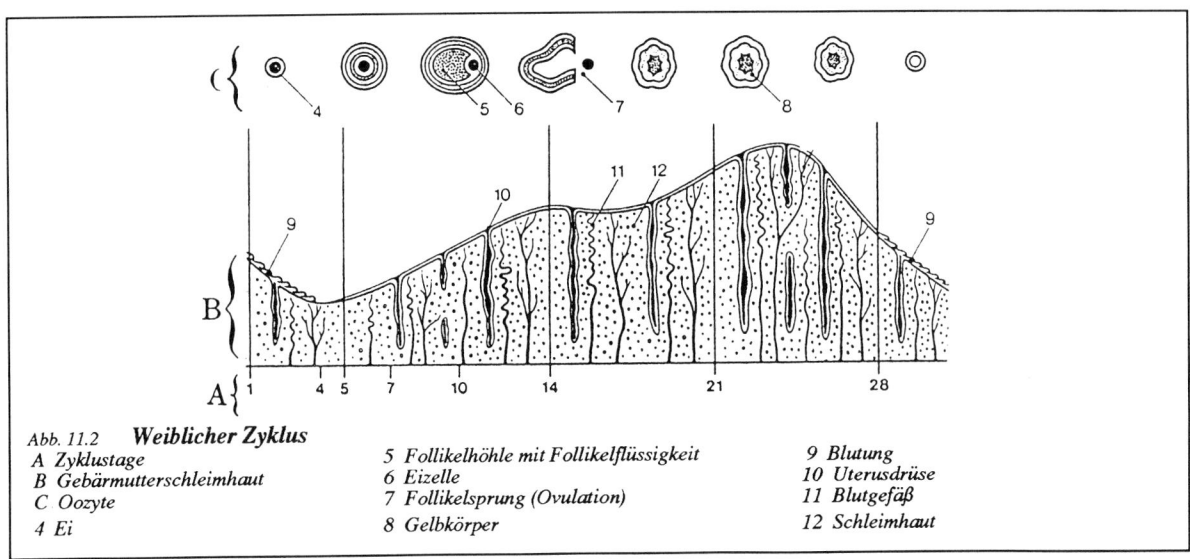

Abb. 11.2 *Weiblicher Zyklus*
A *Zyklustage*
B *Gebärmutterschleimhaut*
C *Oozyte*
4 *Ei*
5 *Follikelhöhle mit Follikelflüssigkeit*
6 *Eizelle*
7 *Follikelsprung (Ovulation)*
8 *Gelbkörper*
9 *Blutung*
10 *Uterusdrüse*
11 *Blutgefäß*
12 *Schleimhaut*

11.2.2 Die männlichen Geschlechtsorgane

Äußere Geschlechtsorgane

- **Der Hodensack (= *Skrotum*):**
  - ist eine hinter dem Penis aufgehängte Hauttasche, die Schweiß-, Talg- und Duftdrüsen enthält;
  - ist durch eine Scheidewand in zwei Räume geteilt;
  - beinhaltet die Hoden und die Nebenhoden;
  - garantiert eine relativ konstante Temperatur für die Hoden: durch die 2 - 5 Grad C niedrigere Temperatur außerhalb des Bauchraumes wird die Samenbildung ermöglicht; ein Unterkühlen wird ggf. durch das Zusammenziehen der Haut verhindert.
- **Das Glied (= *Penis*):**
  - besteht aus Peniswurzel, -schaft und Eichel (= *Glans penis*);
  - beginnt unter dem Beckenboden mit der Peniswurzel;
  - wird von einer dehnbaren Haut überzogen, die über der Eichel eine nach hinten verschiebbare Hautfalte, die Vorhaut (= *Praeputium*), bildet;
  - besteht am Penisschaft aus drei zylindrischen Schwellkörpern, die zahlreiche Blutgefäße aufweisen (diese füllen sich bei der Erektion, gleichzeitig wird der Blutabfluß gedrosselt; der Harnröhrenschwellkörper füllt sich weniger stark, damit der Transport des Samens gewährleistet wird);
  - beinhaltet den gemeinsamen Ausführungsgang von Harnröhre und Samenleitern, die Harn - Samenröhre;
  - muß während der Miktion schlaff und beweglich sein;
  - muß für den Geschlechtsverkehr anschwellen und versteifen (= *Erektion*);
  - weist im Bereich der Eichel zahlreiche sensible Nervenendigungen und Tastkörperchen (= *erogene Zone*) auf.

Innere Geschlechtsorgane

- **Die Hoden (= *Testis, Orchis*):**
  - sind paarig angelegte, eiförmige (Volumen nach der Pubertät ca. 25 ml), schwebend im Hodensack aufgehängte Organe;
  - produzieren in den sogen. *Leydig-Zwischenzellen*, die zwischen den Hodenkanälchen im Bindegewebe liegen, unter dem Einfluß des luteinisierenden Hormons der Hypophyse die männlichen Sexualhormone, vor allem das *Testosteron* (Testosteron sorgt für die Entwicklung der primären und sekundären Geschlechtsmerkmale sowie für die Reifung der Samenfäden);
  - beinhalten zahlreiche Hodenkanälchen, in denen von der Pubertät an die Samenfäden gebildet werden; die **Samenfäden** bestehen jeweils aus

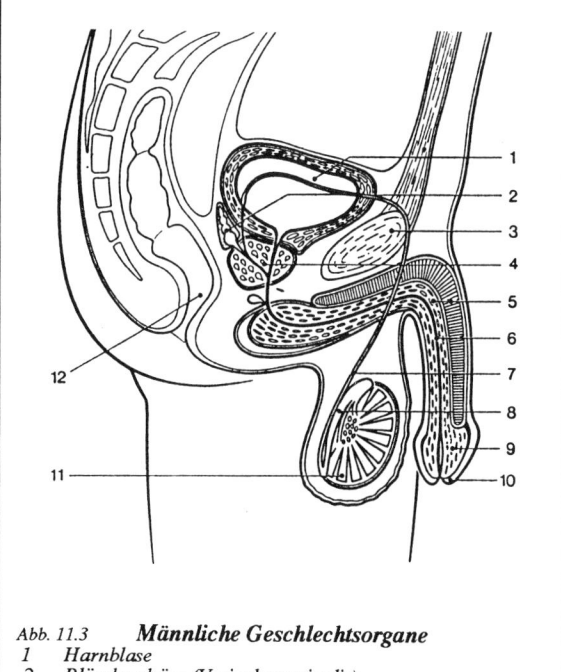

Abb. 11.3   Männliche Geschlechtsorgane
1   Harnblase
2   Bläschendrüse (Vesicula seminalis)
3   Schambeinfuge (Symphyse)
4   Vorsteherdrüse (Prostata)
5   Glied mit Schwellkörper
6   Harnsamenleiter (Urethra)
7   Samenleiter (Ductus deferens)
8   Nebenhoden (Epididymis)
9   Eichel (Glans penis)
10 Vorhaut (Praeputium)
11 Hoden (Testis)
12 Enddarm (Rektum)

Kopf, Mittelstück und Schwanz; sie können sich selbständig bewegen; während ihrer Reifung kommt es zu mehreren Zellteilungen; bei der Meiose wird die Chromosomenzahl von 46 auf 23 reduziert, d.h. 22 Autosomen und 1 X - oder 1 Y - Chromosom; der **Samen** (= *Sperma*) setzt sich zusammen aus den Samenfäden und der Samenflüssigkeit, die von Absonderungen der Nebenhoden, Samenblase und Vorsteherdrüse gebildet wird; da der pH - Wert bei 7 - 8 liegt, bleibt der Samen im sauren Scheidenmilieu nur einige Stunden beweglich, in Eileiter und Gebärmutter allerdings ca. 2 Tage; beim Samenerguß (= *Ejakulation*) werden ca. 2 - 6 ml Samen unter hohem Druck aus den ableitenden Samenwegen gespritzt.

- **Die Nebenhoden (= *Epididymis*):**
  - sind paarig angelegt;
  - sind ein auf dem oberen Pol und auf der Rückseite jeden Hodens festgewachsenes Gangsystem, bestehend aus kleinen Kanälchen und Drüsenzellen;
  - bestehen aus Kopf, Körper und Schwanz;
  - speichern in ihren Kanälchen die Samenzellen, die dort erst ihre volle Reife erlangen;
  - bilden in ihren Drüsenzellen ein saures Sekret, welches die Beweglichkeit der Samenzellen un-

terbindet, bis sie bei der Ejakulation weiterbefördert werden.
- **Die Samenleiter** (= *Ducti deferens*):
  - sind paarig angelegte, ca. 50 - 60 cm lange, dünne Muskelschläuche;
  - ziehen jeweils vom Schwanz des Nebenhodens - gemeinsam mit Gefäßen und Nerven- im Samenstrang durch den Leistenkanal aufwärts ins Becken und ziehen an der Hinterwand der Harnblase wieder abwärts;
  - nehmen in ihrem ampullenförmig erweiterten Ende die Mündung der Samenblase auf, ziehen durch die Vorsteherdrüse und münden in die Harnröhre;
  - enthalten an ihrer Wand eine Muskelschicht; kontrahiert sich diese, wird zunächst der Inhalt des Nebenhodengangs angesaugt und dann durch die Spritzkanäle in die Harnröhre geschleudert.
- **Die Samenblasen** (= *Vesiculae seminales*):
  - sind paarig angelegt;
  - werden auch Bläschendrüsen genannt;
  - sind ca. 3-4 cm lange, in Falten gelegte Auswüchse an jedem Samenleiter, deren jeweiliger Ausführungsgang in diesen mündet;
  - produzieren den größten Anteil der Samenflüssigkeit, ein zähes, schwach alkalisches Sekret; dieses gewährleistet die Eigenbeweglichkeit der Samenzellen.
- **Die Vorsteherdrüse** (= *Prostata*):
  - ist ein kastaniengroßes, zwischen Harnblase und Beckenbodenmuskulatur liegendes Organ aus Drüsengewebe;
  - mündet mit ca. 20 Ausführungsgängen in die Harnröhre;
  - produziert alkalisches, dünnflüssiges und trübes Sekret, welches der Samenflüssigkeit während der Ejakulation beigefügt wird und ihr den eigentümlichen Geruch verleiht; es fördert ebenfalls die Beweglichkeit der Samenfäden.
- **Die Cowper - Drüsen** (= *Glandulae bulbourethrales*):
  - sind paarig angelegt;
  - liegen im Beckenboden und münden mit dem jeweiligen Ausführungsgang in die Harnröhre;
  - produzieren alkalisches Sekret, das bereits vor der Ejakulation abgegeben wird.

11.2.3 Die Sexualhormone
Die weiblichen Sexualhormone
(= *Oestrogene und Progesterone*):
- werden in den Eierstöcken unter dem Einfluß der Hypothalamushormone FSH-RH (= *follikelstimulierendes Hormon - Releasing* Hormon*) und LH-RH (= *luteinisierendes Hormon - Releasing Hormon*) und der Hypophysenvorderlappenhormone FSH und LH gebildet;
- fördern die Geschlechtsreifung ab der Pubertät, also das Wachstum der Eierstöcke und der Gebärmutter sowie die Ausbildung der sekundären Geschlechtsmerkmale;
- beeinflussen das psychische Verhalten;
- steuern ab der Menarche den Menstruationszyklus;
- bewirken einen Anstieg der Basaltemperatur ca. 1-2 Tage nach der Ovulation und in der Schwangerschaft; sind wahrscheinlich für auftretende Verhaltensänderungen und depressive Verstimmungen vor der Menstruationsblutung und gegen Ende der Schwangerschaft verantwortlich (= *Progesterone*);
- haben auch extragenitale Wirkungen, z.B. Hemmung der Talgdrüsenfunktion, Wasserretention, Stimulierung der Knochenreifung u.a. (= *Östrogene*).

Die männlichen Sexualhormone
(= *Androgene*):
- werden unter Einfluß der Hypothalamushormone FSH - RH und LH - RH sowie der Hypophysenvorderlappenhormone FSH und LH in den Hoden gebildet, wichtigstes Androgen ist das Testosteron;
- bewirken die Geschlechtsdifferenzierung in der Embryonalzeit und die Geschlechtsreifung in der Pubertät, sind also für die Ausbildung der männlichen Geschlechtsmerkmale und für die Samenbildung verantwortlich;
- beeinflussen maßgeblich Libido, psychisches Verhalten und Habitus (äußere Beschaffenheit) des Mannes;
- haben auch extragenitale Wirkungen, z.B. Steigerung des Eiweißaufbaus, Förderung des Skelettwachstums und der Muskelmasse, Senkung des Cholesterinspiegels im Blut; außerdem beeinflußt Testosteron auch bestimmte Verhaltensweisen wie Aggressivität.

11.2.4 Die sekundären Geschlechtsmerkmale
Sie entwickeln sich in der Pubertät unter dem Einfluß der Sexualhormone; die Ausprägung ist individuell unterschiedlich.

Bei der heranwachsenden Frau entwickeln sich:
- Vergrößerung der Brustdrüsen;
- typische Schambehaarung;
- Verteilung der Fettpolster an Hüften, Gesäß, Oberschenkeln;
- relativ schmale Taille und Schultern sowie ein breites Becken;
- zarterer Knochenbau;
- weniger ausgeprägte Muskulatur.

Beim heranwachsenden Mann entwickeln sich:
- Hervortreten des Adamsapfels, tiefere Stimme;
- Bartwuchs;
- stärkere Behaarung in Nase und Ohren, buschigere Augenbrauen;
- stärkere Körperbehaarung, typische Schambehaarung;
- relativ breite Schultern, schmales Becken;
- schwererer Knochenbau, größerer Brustkorb;
- vermehrte Skelettmuskulatur.

11.3 Das Sexualverhalten

Das Sexualverhalten des Menschen wird durch zahlreiche Faktoren unterschiedlichster Herkunft und Ausprägung beeinflußt.

11.3.1 Biologische Faktoren

Die *Sexualhormone* beeinflussen das Sexualverhalten sowohl direkt als auch indirekt. Sie bedingen den *Geschlechtstrieb* (= *Libido sexualis*), also den Drang zur Beziehungsaufnahme, zu körperlichen Kontakten und zu körperlicher Vereinigung, damit auch zur sexuellen Entspannung.

Infolge sozialen Lernens *(siehe Seite 356, "soziokulturelle Faktoren")* wird dieser Trieb vom Menschen bewußt gesteuert. Höchste Leistungen des Gehirns, z.B. das Fassen von Entschlüssen und ethisches Verhalten, sind im Gehirn kaum lokalisierbar. Dennoch weiß man aufgrund von Ausfallserscheinungen nach Gehirnverletzungen / -operationen, daß die Mitwirkung von Stirnhirnstrukturen (Frontalhirn) dazu erforderlich ist. Werden diese verletzt oder zerstört, kommt es zum Beispiel zu Reizbarkeit, Antriebsarmut und mangelnder sozialer Anpassungsfähigkeit. Bei organischen Hirnkrankheiten kann die sogen. *Enthemmung* auftreten, d.h. Trieb- und Affekthandlungen werden nicht mehr durch Intellekt und Willen gesteuert.

Durch die *Ausprägung der sekundären Geschlechtsmerkmale* - aber auch durch die darauf bezogenen *Reaktionen der Mitmenschen* - wird nicht nur das Sexualverhalten, sondern das Verhalten insgesamt beeinflußt. Während der geschlechtsreifen Jahre werden persönliche Ausstrahlung, Anziehungskraft, Sympathie und Antipathie, manchmal sogar Respekt und Akzeptanz durch das geschlechtsspezifische Aussehen und Verhalten beeinflußt. Die meisten Menschen begegnen - bewußt oder unbewußt - z.B. einer(m) Frau (Mann) mit ausgeprägtem weiblichen (männlichen) Aussehen und Verhalten anders, als einer(m) eher männlich (weiblich) aussehenden(m) und/oder sich verhaltenden(m) Frau (Mann). Diese Reaktionen der Mitmenschen beeinflussen ihrerseits das Verhalten der Frau (des Mannes). Hierzu tragen auch individueller Ausdruck und Aussehen des Gesichtes (= *Physiognomie*) bei.

Das biologische Alter beeinflußt das Sexualverhalten ebenfalls.

In der **Kindheit**, ab dem 2. Lebensjahr, entdeckt der Mensch nach und nach seine Geschlechtlichkeit. Die Psychoanalyse beschreibt bereits hier sexuelle Triebkomponenten, die sich auf die erogenen Zonen beziehen.

Die Phase der Entwicklung zwischen Kindheit und Erwachsensein wird als **Pubertät** bezeichnet. Sie ist durch die *geschlechtliche Reifung und tiefgreifende Veränderungen* im körperlichen, seelischen und sozialen Bereich gekennzeichnet. Der Zeitpunkt der Pubertät hängt u.a. von klimatischen, zivilisatorischen und sozialen Begebenheiten ab. In den letzten Jahrzehnten wird eine zunehmende Verfrühung der körperlichen - nicht aber der geistig-seelischen - Reife beobachtet.

Die erste Phase der Pubertät beginnt in Mitteleuropa bei Mädchen zwischen dem 11. und 14., bei Jungen zwischen dem 12. und 15. Lebensjahr. Es kommt zur *Ausbildung der sekundären Geschlechtsmerkmale*. Ein langer Wachstumsschub ist ebenfalls zu beobachten. Im seelischen Erleben kommt es zu *Überempfindlichkeit*, starker Erregbarkeit und Negativismus. Der Pubertierende zeigt *Unsicherheiten* im sozialen Verhalten, manchmal sogar Selbsttötungsabsichten. Erste *psychosexuelle Strebungen* sind zu beobachten, der Jugendliche beginnt seine Rolle als Mann bzw. als Frau zu definieren und entsprechende Verhaltensmuster zu finden. Hierbei spielen Milieufaktoren eine entscheidende Rolle.

Das Ende der ersten Pubertätsphase ist bei Mädchen durch die erste Menstruation (= *Menarche*), bei Jungen durch den ersten Samenerguß im Schlaf (= *Erstpollution*) gekennzeichnet.

In der zweiten Phase werden körperliche Formen, Bewegungen und körperlich - seelische Funktionen harmonisiert. Der Jugendliche entwickelt eine seelisch - geistige *Eigenständigkeit* und *Selbstverantwortung*. Bei Mädchen dauert die Pubertät bis zum 16./17., bei Jungen bis zum 18./19. Lebensjahr an.

Im *Erwachsenenalter* wird das Sexualverhalten von Libido, von soziokulturellen und persönlichen Faktoren geprägt. Weitere Informationen werden unter 11.3.2 - 11.3.4 gegeben.

Die Wechseljahre der Frau (= *Klimakterium*) beginnen durch die physiologische Abnahme der Östrogenproduktion im Durchschnitt zwischen dem 45. und 52. Lebensjahr; die Fortpflanzungsfähigkeit erlischt allmählich. Zwischen dem 48. und 52. Lebensjahr tritt die letzte Menstruation (= *Menopause*) auf. Als *Praemenopause* wird die ca. 6 Jahre dauernde Zeit *vor* der Menopause bezeichnet. Sie geht bei ein bis zwei Drittel aller Frauen mit sogen. *klimakterischen Beschwerden* einher. Es handelt sich um Zyklusstörungen mit unregelmäßigen oder dauerhaften Blutungen; vegetativ - psychische Störungen sind selten. Anders ist dies oft in der **Postmenopause** (Zeit bis etwa 6 Jahre *nach* der Menopause), die vor allem durch vegetative und psychische Störungen gekennzeichnet ist. Die betroffenen Frauen leiden unter Hitzewallungen, Schweißausbrüchen sowie Kälteschauern; Schwindel, Herzklopfen und pektangiösen Beschwerden; Leistungsabnahme, Antriebsschwäche, Schlaflosigkeit und Vergeßlichkeit; Angstgefühlen, Stimmungslabilität, Reizbarkeit und Depressionen. Dauerblutungen treten hier eher selten auf. Die Störungen können behandlungsbedürftig sein. Weiter kann es zu Gewichtszunahme, Haarausfall, Durchblutungsstörungen und Knochenentkalkungen kommen.

Beim Mann bleibt die Fortpflanzungsfähigkeit oft bis ins hohe Alter erhalten. Physiologische Veränderungen sind nicht nachgewiesen. Dennoch erfährt auch der Mann in der Lebensmitte, etwa zwischen dem 40. bis 50. Lebensjahr, Veränderungen. Sie resultieren aus der *Konfrontation mit dem zunehmenden Alter* und äußern sich z.B. in Problemen in der Partnerschaft, im Beruf oder Sexualleben. *Minderwertigkeitsgefühle* sind oft sehr belastend. Der bisherige Sinn des Daseins kann sogar erschüttert werden. Man spricht von der sogen. *"Midlife crisis".*

Insgesamt wird der Mensch durch das zunehmende Altern mit körperlichen, seelischen und sozialen Veränderungen konfrontiert, die Auseinandersetzung und Anpassung erfordern. *(vgl. "Das Altern", Seite 392)*

Auch im **Alter** bleibt der Mensch ein geschlechtliches Wesen. Sexuelle Aktivitäten sind in der Regel gewünscht und möglich, sofern gesundheitliche Probleme dies nicht verhindern.

Ein Paar, das bis zum Alter sexuell aktiv war und ein befriedigendes, harmonisches Geschlechtsleben geführt hat, kann dies auch bis ins fortgeschrittene Alter beibehalten. *Physiologische Veränderungen* bedingen beim Mann eine verzögerte Erektion, einen verkürzten Orgasmus und eine schnellere Erschlaffung des Gliedes. Bei der Frau kann eine verringerte Vaginalsekretion zu Schmerzen und dadurch zur Anorgasmie während des Geschlechtsverkehrs führen. Insgesamt nimmt die sexuelle Betätigung mit zunehmendem Alter ab.

Nach längerer Abstinenzzeit ist es jedoch schwierig, den Geschlechtsverkehr wieder aufzunehmen. Andere *sexuelle Handlungen* sind jedoch weiterhin *möglich* und auch für den alten Menschen *wichtig*.

11.3.2 Soziokulturelle Faktoren

Im Gegensatz zum Tier ist beim Menschen nicht genau nachvollziehbar, inwieweit das Sexualleben durch die Natur - also durch angeborene, vererbte Verhaltensweisen und hormonelle Strukturen - gesteuert wird. Da der Mensch über ein hohes Maß an Lernfähigkeit verfügt, wird sein Verhalten - auch die angeborenen Verhaltensweisen - weitgehend durch äußere Einflüsse geprägt und reglementiert. Bezüglich des Sexualverhaltens sind dies insbesondere **Verhaltensnormen, Moral, Sitte** und **Gesetz** des jeweiligen Kulturkreises.

Beispiele sind:
- *Gesetzliche Verbote* bezüglich sexueller Beziehungen mit Minderjährigen, des Beischlafs mit leiblichen Verwandten (= *Inzest*), der sexuellen Nötigung und Vergewaltigung, der Zuhälterei und des Exhibitionismus *(siehe Seite 360).*
- *Vorgaben* für das geschlechtliche Zusammenleben in Einehe (= *Monogamie*), Doppelehe (= *Bigamie*) oder Vielehe (= *Polygamie*).
- *Übliches Verhalten* zur Anziehung eines Sexualpartners; ist geprägt durch rollenspezifisches Verhalten, äußerliche Gestaltung (Kleidung, Make-up, Frisur, Schmuck, Rasur, Duftwasser), Gestik und Mimik, aber auch durch nicht geschlechtsbezogenes Verhalten (Darlegen intellektueller Fähigkeiten, manueller Geschicklichkeiten und anderer positiver Eigenschaften).
- *Normen rollenspezifischen Verhaltens;* sie sind zeitgeschichtlichen Schwankungen ausgesetzt und werden maßgeblich durch die Erziehung im Kindesalter geprägt. Durch Schule, Medien und Vorbilder werden die gesellschaftlichen Erwartungen vermittelt. Die Einstellung zum eigenen und zum anderen Geschlecht sowie deren Akzeptanz werden hierbei beeinflußt. Die *Emanzipation der Frau* bedingt Veränderungen und erfordert soziales Umdenken bei Frauen und Männern ebenso wie bei Kindern, deren Mütter nicht nur die Rolle der Mutter und Hausfrau verkörpern. Leider wird das Streben nach sozialer Gleichberechtigung manchmal mit einem Rollentausch der Geschlechter verwechselt und dadurch deren Sinn verkannt. Berufstätige Mütter sind mitunter gesellschaftlichen Vorurteilen ("Rabenmutter", Egoist, Karrierefrau) ebenso ausgesetzt wie die "Hausmänner" (Weichling, Faulenzer).

Die Rollenidentifizierung ist ein Entwicklungsprozeß, der auch im Erwachsenenalter mit wechselnder Intensität fortdauert.

- *Normen bzgl. sexueller Praktiken;* innerhalb des gesetzlich Erlaubten wird die Wahl sexueller Praktiken von den *Bedürfnissen* und von Lust- bzw. Unlustgefühlen *der ausübenden Sexualpartner* bestimmt. Seit Beginn der Siebziger Jahre fühlen sich immer mehr Menschen durch die Veröffentlichung von Befragungsergebnissen bzgl. sexueller Praktiken verunsichert oder unter Druck gesetzt. Sie meinen, ihr individuelles Sexualleben den ermittelten Durchschnittswerten anpassen zu müssen (z.B. Zeitpunkt des ersten Geschlechtsverkehrs, Häufigkeit von Partnerwechsel und Vollzug des Geschlechtsverkehrs, Wahl von Praktiken und Positionen im Liebesspiel). Andere fühlen sich zu bestimmten Praktiken ermuntert und legen Hemmungen sowie Schuldgefühle ab. Auch die Medien üben zunehmend Einfluß auf das Sexualverhalten aus.
- *Religiöse Normen* können bei Gläubigen der jeweiligen Konfession reglementierend auf das individuelle Sexualverhalten wirken. Sie können sich auf die Bekleidung (Verschleierung mohamedanischer Frauen), die Form der Ehe (Mono- / Polygamie), das Verbot des Geschlechtsverkehrs (vor der Ehe; während der Menstruation), ja sogar auf die Verhütungsmethoden (Ablehnung der "Pille" und anderer Verhütungsmittel) beziehen. Der Verzicht auf ein bestimmtes Sexualverhalten aus religiösen Gründen kann zu Partnerschaftskonflikten führen; andererseits kann ein Verstoß gegen die Normen zu heftigen Schuld- und Schamgefühlen führen.

11.3.3 Einfluß der Persönlichkeit

Sexuelles Verhalten und sexuelle Aktivität werden auch durch die persönliche Einstellung und den menschlichen Grundtypus geprägt. Extravertierte (= *nach außen gerichtete*) Menschen neigen zu einem häufigeren Partnerwechsel und vielfältigeren Sexualpraktiken als Introvertierte (= *nach innen gerichtete Menschen*). Dies besagt jedoch nichts über die sexuelle Zufriedenheit, die bei beiden geistig-seelischen Grundtypen gleichstark ausgeprägt sein kann.

Der positive Umgang mit und die Akzeptanz der eigenen Geschlechtlichkeit sind sowohl für die individuelle Entwicklung als auch für den Umgang mit der Geschlechtlichkeit anderer Menschen wichtig.

Wird die eigene Geschlechtlichkeit abgelehnt, kommt es zu Störungen des Sexualverhaltens, insbesondere im Hinblick auf die Entwicklung sexueller Beziehungen.

Bei *Bejahung der eigenen Geschlechtlichkeit* kommt es in der Regel auch dann nicht zu Problemen, wenn das geschlechtsspezifische Verhalten nicht typisch ist. Ob z.B. ein *homosexueller Mensch* seine Sexualität als problematisch oder als harmonisch erlebt, hängt also zum großen Teil von der eigenen Einstellung dazu ab. Die gesellschaftliche Beurteilung übt allerdings oft hemmenden Einfluß auf das Ausleben von Homosexualität in der Öffentlichkeit aus.

11.3.4 Möglichkeiten des sexuellen Verhaltens

Es gibt unterschiedliche Wege, seine Sexualität zu erfahren und auszuleben.

Heterosexualität ist die häufigste Form; die Ausrichtung der sexuellen Wünsche erfolgt auf das jeweils andere Geschlecht.

Homosexualität bezeichnet auf den gleichgeschlechtlichen Partner ausgerichtetes sexuelles Erleben und Handeln. Bei Männern spricht man auch von *homophilen* oder *homoerotischen*, bei Frauen von *lesbischen* Beziehungen. Bis Ende der sechziger Jahre wurde die Homosexualität in der BRD strafrechtlich verfolgt. Heute werden homosexuelle Menschen häufig immer noch diskriminiert und sozial isoliert, insbesondere, wenn sie öffentlich in partnerschaftlichen Dauerbeziehungen leben.

Homosexualität ist weiter verbreitet als allgemein angenommen. Sie kann eine vorübergehende, dauerhafte oder zusammen mit der Heterosexualität auftretende Form des Sexualverhaltens sein und gilt nicht mehr als Störung oder Krankheit. Vielmehr zählt sie zu den in der menschlichen Anlage bereitliegenden Möglichkeiten der Sexualität.

Bisexualität ist die sexuelle Neigung zu Partnern beider Geschlechter. Hierzu gilt das unter "Homosexualität" Gesagte. Bisexuelle Menschen führen meist ein Leben in Ehe und Familie.

Sexuelle Selbstbefriedigung (= *Masturbation*) durch vor allem manuelle Reizung des Penis bzw. der Klitoris bis zum Orgasmus kommt bereits als unbewußte Triebhandlung bei Kleinkindern vor. Männer befriedigen sich am häufigsten in der Jugend, Frauen erst in der Lebensmitte selbst. Die Selbstbefriedigung ist weit verbreitet, fördert meist das Kennenlernen des eigenen Körpers und die Beziehung zu ihm; sie führt nicht - wie früher irrtümlich angenommen - zu körperlichen oder geistigen Schäden.

Transsexualität bezeichnet das dominierende Gefühl der Zugehörigkeit zum biologisch entgegengesetztem Geschlecht. Die inneren und äußeren Geschlechtsorgane sind eindeutig dem weiblichen bzw. männlichen Geschlecht zuzuordnen, die Widersprüchlichkeit begründet sich psychisch. Der Transsexuelle ist in seiner ganzen Person und in seinem Erleben von der gewünschten Geschlechtsrolle geprägt. Da sich sein Aussehen und sein Rollenverhalten widersprechen, stößt er oft auf gesellschaftliche Barrieren und Ablehnung. Isolation, Depression, Selbstverstümmelung und -tötung können die Folgen sein. Wegen der quälenden Auswirkungen streben Transsexuelle häufig eine *Geschlechtsumwandlung* an. Diese ist mittels Hormonbehandlung und operativer Verfahren der plastischen Chirurgie - bezogen auf die äußeren Geschlechtsorgane - möglich. Das langwierige und komplizierte Verfahren belastet den Betroffenen sehr, bietet jedoch oft den einzig akzeptablen Lebensweg an. Über das Transsexuellengesetz (TSG) kann auch aus rechtlicher Sicht eine Änderung des Vornamens und der Geschlechtszugehörigkeit erfolgen (= *Personenstandsänderung*).

11.4 Beobachtung der vaginalen Ausscheidungen

Vaginale Ausscheidungen sind zum großen Teil physiologisch. Die genaue Beobachtung ihrer Veränderungen gibt Hinweise auf physiologische und pathologische Veränderungen des Organismus und verhindert oftmals unnötige Beunruhigung ebenso wie das Übersehen wichtiger Krankheitszeichen.

11.4.1 Die Menstruation

Die monatliche Regelblutung (= *Periode, Menstruation*) tritt während der Fortpflanzungsfähigkeit der Frau in regelmäßigen Abständen auf. Sie dauert etwa 3-5 Tage; währenddessen verliert die Frau ca. 20-100 ml Blut. Begleitende Beschwerden wie leichte Rücken- oder Leibschmerzen gelten als nicht krankhaft. Für den Zeitpunkt des ersten Auftretens der Periode steht der Begriff **Menarche**. Ein verfrühtes Auftreten der Menstruation (vor dem 8. Lebensjahr) bezeichnet man als **Menstruatio praecox**, das verspätete Auftreten als **Menstruatio tarda**.

Die Zeit vom 1. Tag der Menstruation bis zum letzten Tag vor der nächsten Menstruation sowie die sich währenddessen abspielenden Veränderungen werden als **Menstruationszyklus** bezeichnet.

Störungen der Regelblutung und des Zyklus

Während *Pubertät* und *Klimakterium* können Zyklusstörungen *physiologisch* auftreten. Ansonsten sind während der Geschlechtsreife der Frau verschiedene Zyklusstörungen möglich.

Zwischenblutung:
- zusätzlich zwischen zwei Regelblutungen auftretende Blutung;
- die *praemenstruelle Blutung* tritt vor der Regelblutung auf, z.B. bei vorzeitigem Östrogenabfall oder bei Korpusschleimhautpolypen;
- die *postmenstruelle Blutung* tritt nach der Regelblutung auf, z.B. bei Entzündungen oder Myomen (= gutartige Geschwülste der Muskulatur) der Gebärmutter.

Ovulationsblutung (= *Mittelblutung*):
- geringe Blutung zum Zeitpunkt des Eisprungs infolge eines verstärkten Östrogenabfalls.

Metrorrhagie:
- lang dauernde Gebärmutterblutung außerhalb der Menstruation;
- tritt z.B. bei Entzündungen, Verletzungen, Tumoren der Gebärmutter auf;
- muß hinsichtlich der Ursache ärztlich abgeklärt werden (Karzinom möglich).

Hypermenorrhoe:
- übermäßig starke Menstruationsblutung;
- tritt z.B. auf bei Tumoren und Entzündungen im Bereich der inneren Geschlechtsorgane;
- kommt seltener auch bei Bluthochdruck, Herz- und Nierenkrankheiten sowie bei Erkrankungen des Blutes und bei Hormonstörungen vor.

Hypomenorrhoe:
- zu schwache Menstruationsblutung;
- tritt z.B. nach Kürettage (= *Auskratzung der Gebärmutterhöhle*), zu Beginn des Klimakteriums oder bei Endometrium - Tbc auf.

Polymenorrhoe:
- zu häufig auftretende Regelblutung von normaler Dauer und Stärke;
- Zyklusdauer unter 25 Tage;
- meist liegt eine verkürzte Follikelreifungsphase zugrunde.

Oligomenorrhoe:
- zu selten auftretende Regelblutung von normaler Dauer und Stärke;
- Zyklusdauer von 35-45 Tagen;
- meist liegt eine verlängerte Follikelreifungsphase vor.

Amenorrhoe:
- Ausbleiben der monatlichen Regelblutung;
- physiologisch während der Schwangerschaft und (meist) während der Stillzeit sowie vor der Menarche und nach der Menopause;
- pathologisch als Symptom für eine Entzündung, einen Tumor, eine Verletzung des Zwischenhirns oder für funktionelle, hormonelle oder psychogene Störungen;
- pathologisch bei Mißbildungen der Gebärmutter bzw. der Scheide.

Menorrhagie:
- zu starke und zu lang andauernde Regelblutung;
- kann bedingt sein durch Gebärmuttergeschwülste und -entzündungen, Blutgerinnungsstörungen oder Bluthochdruck.

Dysmenorrhoe:
- mit stärkeren Schmerzen (als üblich) einhergehende Regelblutung;
- tritt z.B. bei Entzündungen, Gebärmutterveränderungen, hormonellen sowie funktionellen Störungen auf.

11.4.2 Ausfluß (= *Fluor*)

Die **physiologische Ausscheidung von Scheidensekreten** wird hormonell gesteuert. Die Sekretion erfolgt über Drüsen im Bereich des Gebärmutterhalses (= *Zervixschleim*) sowie durch die *Transsudation in der Scheide* selbst. Auch der Scheidenvorhof und die Bartholinschen Drüsen sondern Schleim ab. Das Milieu in der Scheide wird durch die dort wirkenden Milchsäurebakterien (= *Döderleinsche Bakterien*) im sauren Bereich (pH 4) gehalten. Hierdurch wird das Wachstum von Krankheitserregern sowie deren Eindringen in die Gebärmutter verhindert.

Stärke, Konsistenz und Aussehen des physiologischen Ausflusses sind zyklusabhängig, er kann sein: weißlich bis klar, krümelig bis fadenziehend, gering bis vermehrt. (vgl. "Schwangerschaftsverhütung", Seite 366). Bei sexueller Erregung nimmt die Sekretion zu.

Fluor vaginalis (= *vermehrter, zyklusunabhängiger Ausfluß*):
- kann bei Nervosität und vegetativer Dystonie auftreten, das Sekret hat weißliche Farbe;
- tritt begleitend auf bei Entzündungen der Scheide und Gebärmutter, das Sekret ist weiß-gelblich bis gelblich-grün;
- kann als Symptom eines Scheiden- / Gebärmutterkarzinoms auftreten, ist dann bräunlich bis eitrig-blutig verfärbt;
- ist bei Trichomonadenbefall schaumig, dünnflüssig und übelriechend;
- ist bei Pilzbefall weißlich und grobkörnig, es verursacht ein Jucken und Brennen an der betroffenen Haut und Schleimhaut.

11.4.3 Wochenfluß (= *Lochialsekret*)

Der Wochenfluß tritt *physiologisch* nach der Entbindung auf und dauert ca. 4-6 Wochen an. Er besteht aus nekrotischem Deziduagewebe*, Blutgerinnseln, Leukozyten, Serum und Lymphe. Die Lochien verändern sich im Verlauf der Heilung in typischer Weise; deshalb ist die **Beobachtung** der **Menge**, des **Geruchs** und des **Aussehens** wichtig:
- blutig und reichlich an Menge sind die Lochien in der ersten Woche nach Entbindung (= *Lochia rubra*);
- braunrot, bräunlich bis fleischwasserfarben sind die Lochien in der zweiten Woche nach Entbindung (= *Lochia fusca*);

- schmutzig-gelb werden die Lochien gegen Ende der zweiten Woche (= *Lochia flava*);
- grau-weiß werden die Lochien ab der dritten Woche (= *Lochia alba*); die Menge nimmt ab, das Sekret wird schleimiger.

Die Lochien können jedoch auch bei gesunden Wöchnerinnen bis in die 3./4. Woche nach der Entbindung *Blutbeimengungen* aufweisen.

Kommt es zur **Lochienstauung**, z.B. durch einen Verschluß des Muttermundes, sind folgende Zeichen zu beobachten:
- übler Geruch der Lochien,
- zu frühe Verringerung der Sekretmenge,
- Schmerzen im Unterleib,
- Anstieg der Körpertemperatur.

Übelriechende Lochien können auch Hinweis auf eine Entzündung sein.

Beachte: Nach der Geburt ist der Keimgehalt der Vagina verändert. Es kommt zur Abnahme der Döderlein-Bakterien und zur Zunahme anderer Keime. Die Lochien gelten deshalb als infektiös; eine Kontamination der Brüste ist unbedingt zu vermeiden!

11.5 Sichtbare Veränderungen im Bereich der äußeren Geschlechtsorgane

Dellwarzen:
- hautfarbene, halbkugelige Geschwülste zwischen 2 und 5 mm Durchmesser;
- die Oberfläche weist eine zentrale Delle auf;
- entleeren bei Druck eine breiige, infektiöse Masse;
- das Virus gehört in die Gruppe der Pockenviren, befällt aber ausschließlich die Haut.

Feigwarzen (= *Feuchtwarzen*):
- gutartige, durch Viren hervorgerufene Warzen in feucht-warmen Haut- und Schleimhautfalten (Vorhaut / Eichel, Schamlippen, After, Scheiden- und Enddarmschleimhaut);
- werden durch Geschlechtsverkehr übertragen; der Ausbruch der Infektion wird durch Mazeration, z.B. infolge einer Vorhautverengung, Entzündung der Eichel, vaginalen Ausfluß, gefördert;
- zunächst stecknadelkopfgroße Knötchen; später typisch hahnenkammähnliche Wucherungen;
- führen bei Bakterien- oder Pilzbesiedelung zu unangenehmem Geruch und zu Juckreiz.

Herpes genitalis:
- Ursache und Aussehen sind im Kapitel "Beobachtung der Haut" *(Seite 270)* beschrieben;
- an Haut / Schleimhäuten im Bereich des äußeren Genitale können Erosionen auftreten;
- Übertragung erfolgt durch Geschlechtsverkehr.

Bartholinitis:
- Entzündung der Bartholin-Drüsen bzw. ihrer Ausführungsgänge, durch Staphylokokken und Gonokokken verursacht;
- bei Verstopfung des Ausführungsgangs kommt es zum hühnereigroßen Abszeß im unteren Bereich der kleinen Schamlippe.

Ulzerationen am äußeren Genitale:
- können sowohl beim Mann als auch bei der Frau auftreten;
- sind häufig Hinweis auf Geschlechtskrankheiten (Gonorrhoe, Syphilis, Ulkus molle, Venerische Lymphknotenentzündungen) oder auf Tumorerkrankungen und bedürfen deshalb unbedingt der diagnostischen Abklärung.

Entzündung der äußeren Geschlechtsorgane:
- Rötung, Schwellung, Schmerz, lokale Überwärmung, evtl. auch Juckreiz oder Schmerzen (Brennen) beim Wasserlassen sind meist Hinweis auf eine Entzündung im Bereich des äußeren Genitale;
- muß hinsichtlich der Ursache abgeklärt werden.

Verengung der Vorhaut (= *Phimose*):
- tritt angeboren oder nach krankhaften Veränderungen im Bereich der Penishaut auf;
- die Vorhautöffnung ist von geringerem Durchmesser als der Eichelumfang, so daß die Vorhaut sich nicht über die Eichel zurückschieben läßt;
- bei unvollständiger Phimose läßt sich die Vorhaut nur bei der Erektion nicht zurückziehen;
- muß operativ behoben werden (= *Zirkumzision*).

Paraphimose:
- die zurückgestreifte, zu enge Vorhaut ist hinter dem Eichelkranz eingeklemmt und bildet einen Schnürring;
- infolge der Venenabklemmung entsteht eine Stauungsschwellung der Eichel und der Vorhaut sowie die Gefahr einer Nekrosenbildung;
- entsteht durch gewaltsames Zurückziehen der Vorhaut oder aufgrund mangelhafter Pflege (z.B. nach Intimpflege oder Harnblasenkatheterismus), bei der es unterlassen wurde, die Vorhaut wieder über die Eichel zu schieben;
- ist sehr schmerzhaft.

Wasseransammlung im Hodensack (= *Skrotalödem*):
- mäßige bis massive Wasseransammlung im Hodensack;
- kann nach Operation im Bereich der männlichen Geschlechtsorgane auftreten;
- kann Symptom einer Nieren- bzw. Herzinsuffizienz sein *(vgl. "Entstehung von Ödemen", Seite 267)*.

Wasserbruch (= *Hydrozele*):
- serösentzündliche Flüssigkeitsansammlung innerhalb der Hodenhüllen, die zu einem prallelastisch gefüllten Hodensack führt;
- kann durch Verletzungen, Tumoren und entzündliche Prozesse des Hodens und Nebenhodens bedingt sein, oft ist die Ursache jedoch unbekannt.

11.6 Störungen des Sexualverhaltens

11.6.1 Sexuelle Funktionsstörungen

Sexuelle Funktionsstörungen stehen in *Wechselbeziehung zu seelischen Störungen*. Jede von Ihnen kann die andere auslösen oder ihre Ursache sein; dies gilt vor allem für Potenz- und Libidostörungen. Das Gesamtbefinden des Menschen wirkt sich deutlich auf das sexuelle Empfinden aus.

Genannte Störungen werden dann *therapiebedürftig*, wenn der Betroffene dies selbst wünscht, d.h. wenn sein Leidensdruck (bzw. der seines Partners) entsprechend ausgeprägt ist.

Liegen organische Ursachen zugrunde, werden sie - soweit möglich - therapeutisch ausgeschaltet.

Impotenz (= *Impotentia coeundi*):
- Unvermögen des Mannes, den Geschlechtsverkehr zu vollziehen;
- Erektion und Ejakulation sind nicht möglich;
- körperliche Ursachen können Anomalien der Geschlechtsorgane, organische Erkrankungen (z.B. Diabetes mellitus, Querschnittslähmung, Adipositas, neurologische Erkrankungen), chronische Intoxikationen (mit Morphium, Kokain, Nikotin, Alkohol, Blei), Erschöpfungszustände oder Störungen der inkretorischen Drüsen sein;
- körperliche Alterungsprozesse können - müssen aber nicht - Ursache sein;
- seelische und psychosoziale Auslöser sind häufiger und sehr vielschichtig, z.B. Erwartungs- und Versagensangst; Zweifel an der Männlichkeit, Ablehnung des Partners, Angst vor Zärtlichkeit, Unfähigkeit zur Hingabe sowie Vorwürfe, Spott, Desinteresse von seiten der Frau.

Frigidität (= *Anorgasmie; Orgasmusstörungen*):
- sog. "Gefühlskälte" der Frau; es wird kein Befriedigungsgefühl und kein Orgasmus erreicht, ein sexuelles Interesse fehlt;
- körperliche Ursachen können dieselben wie bei männlicher Impotenz sein (s.o.);
- seelische und psychosoziale Auslöser können Feindseligkeit gegen Männer, Zweifel an der Weiblichkeit, Erwartungsangst, Entspannungsunfähigkeit (Angst vor Schwangerschaft), Angst vor Ablehnung, Erinnerungen an gewaltsame Ereignisse (Vergewaltigung, Nötigung, Inzest) sein.

11.6.2 Sexuelle Andersartigkeit, abweichendes Sexualverhalten

Typisch für das abweichende Sexualverhalten (frühere Bezeichnung: sexuelle Perversation oder Deviation) ist, daß die sexuelle Befriedigung ausschließlich auf einem die Andersartigkeit kennzeichnenden, hochspezialisiertem Weg erreicht wird. Dabei wird auf übliche - von der Gesellschaft als normal bezeichnete - sexuelle Reize und Praktiken nicht oder allenfalls geringfügig mit Erregung reagiert. *Das Triebziel engt das Ausleben der Sexualität in ganz bestimmter Weise ein.* Eine differenzierte Besprechung einzelner Formen der sexuellen Andersartigkeit kann im Rahmen dieser Abhandlung nicht erfolgen. Es werden lediglich einige Begriffe erklärt.

Exhibitionismus:
- Zurschaustellen der Geschlechtsorgane mit oder ohne Selbstbefriedigung;
- die Befriedigung wird durch die Reaktion des (der) unfreiwilligen Beobachter(s) erlangt: Schreck, Empörung, Be- und Verachtung des Opfers führen zu den gewünschten Machtgefühlen des Exhibitionisten;
- meist handelt es sich um beziehungsgehemmte, kastrationsängstliche Männer.

Fetischismus:
- Die sexuelle Erregung und Befriedigung wird nicht durch einen Partner, sondern durch bestimmte Körperteile oder Kleidungsstücke, in denen der Partner vergegenständlicht wird (z.B. Haare, Füße, Slip, Strümpfe, Hut) oder durch Gegenstände (z.B. Geldnoten) erlangt.

Gerontophilie:
- Es besteht eine erotische Neigung zu alten Menschen.

Masochismus:
- Die sexuelle Befriedigung wird durch Erleiden von Schmerz und Qual erlangt.

Nekrophilie:
- Sexuelle Handlungen erfolgen an Leichen (Leichenschändigung).

Pädophilie:
- Sexuelles Interesse und/oder sexuelle Befriedigung an Kindern;
- meist wird die Befriedigung über Anschauen, Berühren des Kindes oder durch Selbstbefriedigung erlangt;
- oft handelt es sich um Menschen, die Ängste gegenüber erwachsenen Liebespartnern haben.

Sadismus:
- Die sexuelle Erregung wird durch Demütigung, Fesselung oder Züchtigung des Partners erlangt;
- das Ziel der Handlung liegt im Quälen und im Leiden des Partners;
- im Extremfall kann Sadismus zu Vergewaltigung und Tötung führen.

Sadomasochismus:
- Die sexuelle Erregung und Befriedigung erfolgt über sadistische und masochistische Verhaltensweisen.

Sodomie:
- Es erfolgen sexuelle Handlungen (Geschlechtsverkehr) mit Tieren;
- Vorkommen ist selten (bekannt);
- betroffen sind sozial isolierte Menschen.

11.6.3 Sexualität und körperliche, seelische sowie geistige Störungen

Sowohl gesundheitliche Störungen als auch Behinderungen können die Sexualität des Betroffenen, oft auch die seines Partners, beeinträchtigen. Es kann sich um körperlich bedingte, aber auch um geistig oder seelisch bedingte Hindernisse handeln, die *individuell sehr unterschiedlich erlebt* werden.

Überwiegend körperliche Störungen

Art und Ausmaß einer überwiegend körperlichen Störung beeinflussen das Sexualverhalten dann, wenn sie mit *Nachlassen der Libido* und/oder der körperlichen Kräfte einhergehen. In erster Linie trifft dies für **akute Erkrankungen** zu; mit Abklingen der Krankheitssymptome nimmt das Interesse an sexuellen Kontakten meist wieder zu.

Bei **chronischen Erkrankungen** kann die *Beeinträchtigung kontinuierlich, intermittierend oder gar nicht* auftreten. Menschen, die sich aus prophylaktischen Gründen, z.B. nach überstandenem Herzinfarkt oder bei Bluthochdruck, nur begrenzt belasten dürfen, haben oft *Angst, sexuell aktiv zu werden*. Hier ist eine einfühlsame und individuelle Beratung erforderlich. Während einer Anschlußheilbehandlung kann der Betroffene lernen, wo das richtige Maß seiner körperlichen Belastung liegt. Eventuell muß auf bestimmte Praktiken verzichtet werden; andere, weniger kreislaufbelastende Möglichkeiten der geschlechtlichen Befriedigung müssen entdeckt werden.

Körperliche Entstellung, z.B. durch Narben (infolge abgeheilter Verbrennungswunden) oder Mißbildungen kann den Betroffenen weniger attraktiv erscheinen lassen. Sowohl er selbst als auch der Partner können sexuelle Kontakte ablehnen; der Betroffene kann - auch wenn der Partner nicht wie beschrieben reagiert - unter *Minderwertigkeitsgefühlen* leiden. Manchmal führt die Auseinandersetzung mit der körperlichen Entstellung zu gravierenden Persönlichkeitsveränderungen, die dann wiederum das *Scheitern einer partnerschaftlichen Beziehung* bedingen können. Andere Menschen / Beziehungen *wachsen und reifen* an derselben Herausforderung. Bei jeder Form körperlicher Behinderung können Mitmenschen dem Betroffenen helfen, sich trotzdem attraktiv zu finden, indem sie dem Behinderten Bestätigung in seiner Geschlechtsrolle vermitteln.

Genannte Reaktionen können ebenso im Zusammenhang mit körperlichen Veränderungen durch Stomaanlagen, Gliedmaßenamputationen, Lähmungserscheinungen und anderen Behinderungen auftreten.

Bei der **Querschnittslähmung** kommt es zum Verlust der Willkürmotorik und der Sensibilität sowie zu Funktionsstörungen der Geschlechtsorgane, des Enddarmes und der Harnblase (*vgl. "Steuerung des Bewegungsapparates durch das Nervensystem", Seite 224*). Zu den *seelischen Belastungen* kommt hier erschwerend der *Ausfall der organischen Funktionen* hinzu. Der Geschlechtsverkehr ist zunächst - je nach Höhe und Ausmaß der Rückenmarkschädigung - stark eingeschränkt bis unmöglich. Hier sollte beobachtet werden, welche sexuellen Funktionen noch intakt sind. Erektionen können evtl. nicht mehr durch psychische, wohl aber durch Berührungsreize oder durch Reflexe stimuliert werden.

Bei einer schlaffen Lähmung sind Erektionen jedoch nicht möglich.

Eine Ejakulation und ein Orgasmus werden nur in Ausnahmefällen erlebt. Bei *Kinderwunsch* kann der Samen mittels verschiedener Verfahren gewonnen werden. Da die Samenfäden eines Querschnittgelähmten oft geschädigt sind, kommt es nur in 40 - 45% der Fälle zur Schwangerschaft.

Eine querschnittsgelähmte Frau ist meist in der Lage, schwanger zu werden und eine Schwangerschaft auszutragen. Auch bei der Frau ist die Fähigkeit, einen Orgasmus zu erleben, in den meisten Fällen verloren gegangen. Um sexuelle Befriedigung zu erlangen, bedarf es i.d.R. *neuer sexueller Verhaltensweisen*. Hier kann ein vorausgehendes Beratungsgespräch mit einem in der Rehabilitation tätigen Spezialisten beiden Partnern hilfreich sein.

Operationen an den geschlechtsspezifischen Organen - insbesondere wenn sie zum Verlust derselben führen - können die *geschlechtliche Identifikation* (sich als Frau bzw. Mann fühlen) beeinträchtigen. Gemeint sind Operationen, Karzinome und Verletzungen, die zum Verlust der weiblichen Brust, der Gebärmutter, der Hoden oder des Penis führen.

Die/der Betroffene fühlt sich als Frau bzw. als Mann evtl. nicht mehr vollwertig und attraktiv; zusätzlich wird befürchtet, der Partner werde mit *Ablehnung* reagieren. Sowohl die Art der Beziehung, persönliche Schönheitsideale und die Einstellung der Partner zur Sexualität - insbesondere in bezug auf die Ganzheitlichkeit des Menschen - beeinflussen den Umgang mit etwaigen Veränderungen / Störungen maßgeblich.

Menschen, die im Bereich der Geschlechtsorgane operiert werden, haben oft (unausgesprochene) *Angst* vor anschließenden Auswirkungen auf ihre Libido bzw. auf die Fähigkeit, den Geschlechtsverkehr auszuüben. Ähnliches läßt sich manchmal auch nach operativer *Sterilisation* beobachten, obwohl diese Ängste hier unbegründet sind. Eine offene und genaue Aufklärung des Patienten hat bereits präoperativ durch den Arzt zu erfolgen. Das Pflegepersonal sollte im Bedarfsfall Gesprächsbereitschaft signalisieren.

Mit besonderer Problematik gehen Eingriffe einher, die zur **Sterilität** führen, obwohl Kinderwunsch besteht. Der Verlust der Zeugungsfähigkeit bzw. der Fähigkeit, eine Schwangerschaft auszutragen, wird dann häufig als besonders *schmerzlich empfunden*. Auch hier entscheiden Einstellung und Verhalten beider Partner, ob und wie der Verlust überwunden wird. Gleiches gilt für Paare, deren Kinderwunsch nicht in Erfüllung geht und für Frauen, die eine **Fehlgeburt** erlitten haben. Während des Krankenhausaufenthaltes wird den Patientinnen mit Einfühlungsvermögen und Gesprächsbereitschaft begegnet, *Reaktionen der Trauer sollten zugelassen werden*.

Der Wunsch, Nachkommen zu haben, kann bei Menschen, die unter Mißbildungen und an chroni-

schen Krankheiten leiden, zu seelischen Konflikten führen.
Die Angst, der Elternrolle aus gesundheitlichen Gründen nicht gerecht werden zu können oder die eigene *Krankheit zu vererben*, steht dem Kinderwunsch gegenüber. Ärztliche Beratung und statistische Erhebungen über den Vererbungsmodus können Hilfe leisten. Dennoch bleibt die Entscheidung für einige Paare ein großes Problem.
Wenn die Frau erkrankt ist, z.B. an Multipler Sklerose, kommt zusätzlich die Gefahr einer *Krankheitsverschlechterung* während oder nach der Schwangerschaft hinzu und erschwert die Entscheidung. Langdauernde Konflikte, auch zwischen den Partnern, können die Folge sein.
Bei Einnahme einiger **Medikamente** (z.B. Antidepressiva, Hypnotika, Neuroleptika, Antihypertonika) kann es als Nebenwirkung zur *Herabsetzung von Libido und/oder Potenz* kommen.
Alkohol und andere **Rauschmittel** enthemmen den Menschen, wenn sie in geringen Dosen zugeführt werden. Größere Dosen und chronische Einnahme führen zu *Erektionsstörungen und Impotenz*. Heroin stoppt die Libido.
Chronischer Nikotinabusus verringert den arteriellen Blutstrom zu den Schwellkörpern, so daß starke Raucher nicht selten unter Impotenz leiden.

Überwiegend seelische Störungen

Seelische Störungen können das Sexualverhalten in unterschiedlicher Weise beeinträchtigen.
Bei der **Magersucht** (= *Anorexia nervosa*) handelt es sich um eine psychogene Störung, die meist während der Pubertät beginnt. Die Auseinandersetzung mit der eigenen Geschlechtsrolle führt zur Verweigerung der Annahme derselben. Die betroffenen Menschen (zu 80-90% Mädchen) möchten sich außerdem auch nicht mit dem gleichgeschlechtlichen Elternteil identifizieren. Das von diesem vorgelebte *Rollenverhalten wird innerlich abgelehnt*. Auch äußere Geschlechtsmerkmale wie "weibliche Rundungen" werden abgelehnt. Diese können sich tatsächlich nicht ausbilden, weil kaum Nahrung aufgenommen wird. Weitere Merkmale der sexuellen Reifung, vor allem die Menstruation, bleiben aus. Sichtbar wird ein kontinuierlicher Gewichtsverlust, der zur Kachexie führt; im Extremfall kann die Magersucht tödlich enden.
Die Nahrungsverweigerung kann offensichtlich oder versteckt erfolgen, z.B. durch Erbrechen der soeben aufgenommenen Nahrung. Nicht selten erfolgt - aus Angst, an Gewicht zuzunehmen - eine regelmäßige und hochdosierte Einnahme von Abführmitteln, auch wenn bereits eine hochgradige Abmagerung vorliegt *(vgl. "Reduzierter Ernährungszustand", Seite 76 und "Unterstützung bei psychisch bedingten Eßstörungen", Seite 83).*
Seelisches Unwohlsein, Streß (z.B. dauerhafte Überlastung; Angst vor einer ungewollten Schwangerschaft), Niedergeschlagenheit und Depressionen setzen meist die *Libido herab*, manchmal fehlt über längere Zeit jegliches sexuelle Verlangen.
Negative Erlebnisse wie **sexueller Mißbrauch** und Vergewaltigung können langandauernde, tiefsitzende Störungen im Sexualleben bedingen. In solchen Fällen ist neben einem verständnisvollen und einfühlsamen Partner oft psychotherapeutische Hilfe erforderlich.
Besonderer **Leistungsdruck**, hervorgerufen durch die eigenen Erwartungen oder durch die des Partners, kann das sexuelle Verhalten und Erleben maßgeblich beeinträchtigen.

Überwiegend geistige Störungen

Erkrankungen und Verletzungen bestimmter Hirnregionen können mit - meist vorübergehender - **sexueller Enthemmung** einhergehen. Der Kranke zeigt ein *dranghaftes Sexualverhalten*, welches sich auch auf Personen ausrichtet, zu denen kein persönliches Verhältnis besteht. Die Steuerung des Sexualverhaltens durch Intellekt und Willen ist ausgeschaltet.
Geistig behinderte Menschen haben - wie Nichtbehinderte - *soziale und sexuelle Bedürfnisse*, mitunter sogar einen stärkeren Sexualtrieb. Viele von ihnen sind in der Lage, Beziehungen - auch im partnerschaftlichen Sinn - aufzunehmen.
Bei leicht geistig Behinderten liegt eine normale *Fruchtbarkeit* vor. Schwer geistig Behinderte sind weniger oder gar nicht fruchtbar. Im Falle einer Elternschaft sind sie meist nicht in der Lage, die entsprechenden Aufgaben ausreichend zu erfüllen. Aus diesem Grund ist für *empfängnisverhütende Maßnahmen* Sorge zu tragen; je nach Ausmaß der Behinderung kann der Betroffene angeleitet werden, sich verantwortungsbewußt zu verhalten.
Der geistig Behinderte braucht Hilfe, um ein gesellschaftlich angepaßtes Sexualverhalten zu entwickeln, d.h. er soll lernen, seine persönliche Intimsphäre zu entdecken und die anderer Menschen zu respektieren. Schamgefühl und ein akzeptables Verhältnis von Abstand und Nähe in zwischenmenschlichen - auch in sexuellen - Beziehungen sollen entwickelt werden. Dies kann sowohl in der Familie als auch in therapeutischen Einrichtungen geschehen, z.B. durch einen natürlichen Umgang mit den sexuellen Bedürfnissen des Behinderten und dem gleichzeitigen Hinweis auf das Einhalten der Intimsphäre (z.B. Selbstbefriedigung ist eine natürliche Handlung, sollte jedoch nicht vor Publikum geschehen).
Dem Bedürfnis nach partnerschaftlichen, auch sexuellen Beziehungen, kann oftmals in Wohngemeinschaften - manchmal sogar in Paar-Wohnungen - für geistig Behinderte entsprochen werden.

11.6.4 Sexualität im Krankenhaus / Altenheim

Ein Aufenthalt im Krankenhaus, Alten(pflege)heim, einer Rehabilitationsklinik und ähnlichen Institutionen schränkt das Sexualverhalten ein.

Wird das Zimmer mit anderen Personen geteilt, ist die Möglichkeit, mit sich oder mit dem Partner allein zu sein, nur selten oder gar nicht gegeben. Auch das Bewußtsein, daß jederzeit unangekündigt andere Menschen das Zimmer betreten können, *hemmt das Sexualverhalten*. Dies beginnt oft schon beim Austausch von Zärtlichkeiten wie Küssen oder Streicheln.

Aus institutionellen Gründen gibt es in Krankenhäusern meist keine Lösung des Problems. Bei kürzeren Krankenhausaufenthalten ist diese Situation für die meisten Patienten akzeptabel und nicht belastend.

Anders kann dies für **Langzeitpatienten** und **Altenheimbewohner** sein. Der andauernde Mangel an Intimsphäre kann zu Unzufriedenheit, Einsamkeit und Partnerschaftskonflikten führen. Hier gilt es, mehr *Intimsphäre* zu schaffen, z.B. durch (das eigentlich selbstverständliche) Anklopfen vor dem Betreten des Zimmers; das Eintreten sollte erst nach Aufforderung erfolgen.

Manchmal läßt es sich einrichten, daß der Kranke / Bewohner das Zimmer einige Stunden allein und ungestört nutzen kann. Wenn es der Gesundheitszustand erlaubt, sind zwischendurch Aufenthalte in der häuslichen Umgebung einzurichten.

Ein **Krankenhausaufenthalt** kann die Intimsphäre des Kranken auch auf andere Weise, z.B. durch eine Hilfsbedürftigkeit bei der Körperpflege, das Legen eines Blasenverweilkatheters oder durch Untersuchungen im Genitalbereich - vor allem, wenn die Maßnahmen durch andersgeschlechtliches Personal vorgenommen werden - stören. Körperstellen, die sonst allenfalls vom Intimpartner berührt wurden, werden ungewollt und von fremden Personen berührt / betrachtet. Um das *Schamgefühl* so wenig wie möglich zu verletzen, ist ein *taktvoller Umgang* mit dem kranken bzw. alten Menschen erforderlich. Die Persönlichkeit des Patienten einerseits und die der Pflegeperson andererseits entscheiden, ob die Problematik offen angesprochen oder taktvoll überspielt wird. Auf jeden Fall sollte ein Sichtschutz vor den Blicken der Mitpatienten schützen.

Auch entdeckte *selbstbefriedigende Handlungen* des kranken oder des alten Menschen können auf beiden Seiten Unsicherheit und Schamgefühl auslösen. Es können peinliche Situationen entstehen. Da im Normalfall *keine Provokation*, sondern eine gesellschaftlich akzeptierte Form des Sexualverhaltens vorliegt, sollte dies auch so eingeschätzt und nicht reglementiert werden. Außerdem sind Möglichkeiten zu schaffen, in denen der kranke / alte Mensch ungestört und unbeobachtet sein kann.

Anzüglichen Bemerkungen und Verhaltensweisen eines Patienten / Altenheimbewohners kann in der Regel wie im Privatleben begegnet werden. Eine Ausnahme bilden Patienten mit krankhaft verursachten Störungen der Sexualfunktion (z.B. Enthemmung, *siehe Seite 262*) und geistig behinderte Menschen. Hier ist Nachsicht und ggf. Anbahnung gesellschaftlich akzeptablen Verhaltens angebracht.

Ein *erigiertes Glied* während der vom Pflegepersonal durchgeführten Körperpflege hat oft nichts mit sexueller Erregung zu tun (z.B. morgendliche Erektion durch die gefüllte Harnblase); dies zu wissen, erleichtert den Umgang mit der beiderseits meist als peinlich empfundenen Situation.

Im Rahmen pflegerischer Tätigkeiten findet immer wieder eine **Konfrontation mit der Sexualität** statt, denn weder der kranke / alte Mensch, noch die helfende Person sind geschlechtsneutral. Um damit (adäquat) umgehen zu können, ist auf beiden Seiten eine Auseinandersetzung mit und eine Bejahung der eigenen Sexualität notwendig (*siehe unten "Bewußter Umgang mit Sexualität"*).

Hemmungen und ein fehlender Bezug zum eigenen Körper können unnötige Konflikte und Peinlichkeiten bei pflegerischen Kontakten bedingen.

Das Fehlen von Takt- und Schamgefühl sowie mangelhaftes Feingefühl hinsichtlich der Intimsphäre anderer Menschen können den Kranken / Betagten verunsichern oder kränken und eine vertrauensvolle Beziehung zwischen Pflegeperson und Pflegebedürftigem unmöglich machen.

11.7 Sexualhygiene

Die Sexualhygiene befaßt sich als *Bereich der Gesundheitspflege* mit dem Bezug des Menschen zu seiner Geschlechtlichkeit und den damit verbundenen zwischenmenschlichen Kontakten. Die Wechselbeziehungen zwischen Körper, Geist, Seele und sozialem Umfeld spielen dabei eine bedeutsame Rolle.

Im Rahmen dieser Abhandlung werden beispielhaft die folgenden Bereiche thematisiert.

11.7.1 Bewußter Umgang mit Sexualität

In diesem Abschnitt wird der Begriff Sexualität immer im erweiteren Sinn, der körperliche Berührung und Zuwendung einschließt, gebraucht.

Zum Erhalt der Gesundheit ist es erforderlich, sich der eigenen *Bedürfnisse und Einstellungen* bzgl. der Sexualität bewußt zu werden, besonders, wenn in pflegerischen Berufen gearbeitet wird.

Der Umgang mit der eigenen Sexualität wird bereits in der Kindheit geprägt. *Erzieherische Einflüsse* entscheiden mit, wie sich der junge Mensch mit seiner Geschlechtsrolle identifiziert und wie sich das Verhältnis zur Sexualität entwickelt. Im weiteren Verlauf des Lebens sind es u.a. die *persönlichen Erfahrungen* und Erlebnisse, die den Umgang mit Sexualität und die individuellen Grenzen von Nähe und Distanz in zwischenmenschlichen Beziehungen prägen. Hierbei hat die persönliche Erlebnisbereitschaft, die Einstellung zur Sexualität sowie die aktive Auseinandersetzung mit der Thematik großen Einfluß darauf, ob Sexualität als *ganzheitliches Bedürfnis und Geschehen* oder als rein körperliches Bedürfnis empfunden und erlebt wird.

Das *Zulassen und Bejahen* eigener Bedürfnisse und Wünsche (z.B. nach Zärtlichkeit, Berührung, hetero- / homosexuellen Kontakten, Selbstbefriedigung), aber auch des Schamgefühls, ermöglicht letztendlich Verständnis und Zugeständnis der Bedürfnisse anderer Menschen. Auch die *Einstellung zu körperlichen Berührungen* sowie der Bezug zum eigenen Körper haben Einfluß auf die beruflich bedingten Körperkontakte. Menschen, die im Privatleben Berührungen weitgehend ablehnen oder diesbezüglich Hemmungen haben, können durch Berührungen während pflegerischer Tätigkeiten (Einreibungen, Körperpflege) irritiert oder unangenehm beeinflußt werden. Dies gilt sowohl für den pflegenden als auch für den zu betreuenden Menschen. Andererseits können dieselben *Berührungen als wohltuend und entspannend* empfunden werden. Je nach Art des vorliegenden Verhältnisses können auch Zuwendung und Vertrauen, evtl. auch persönliche Wärme (im wahrsten Sinne des Wortes) vermittelt werden. Dies kann z.B. für schwerkranke, vereinsamte und/oder alte Menschen von positiver Bedeutung sein. Die Sehnsucht nach Zuwendung und Körperkontakt kann so groß werden, daß Menschen unbewußt unter sich lassen, um dann während der darauf folgenden Körperpflege menschliche Berührung zu erfahren. Hier geht es offensichtlich um das Erfahren menschlicher Zuwendung, ohne daß sexuelle Bedürfnisse dabei eine Rolle spielen.

Die Möglichkeiten, *während der Pflege menschliche Zuwendung* in Form von Körperkontakt (z.B. Streicheln, in den Arm nehmen, Hand halten) zu geben und ähnliche Zuwendungen vom Patienten/Bewohner anzunehmen, sind individuell unterschiedlich ausgeprägt. Das *Akzeptieren* dieser *individuellen Möglichkeiten* und Grenzen sowohl durch den Pflegenden als auch durch den zu Pflegenden ermöglicht einen ehrlichen und harmonischen Umgang miteinander. Die unterschiedlich ausgeprägten Persönlichkeiten innerhalb eines Pflegeteams ergänzen sich hierin meist sinnvoll, so daß jeder seinen Möglichkeiten entsprechend geben und nehmen kann.

Die *Bedeutung pflegerischer Zuwendung* in Form körperlicher Berührungen kann manchmal groß sein, sollte jedoch nicht überbewertet werden. Moralische Ansprüche, als Pflegepersonal alle Defizite des Patienten ausgleichen zu müssen, belasten unberechtigter Weise.

Hemmungen und Berührungsängste können, sofern sie als belastend empfunden werden, bewußt schrittweise und ohne moralischen Zwang abgebaut werden.

Erleichtert wird das Abgrenzen von individuell angebrachter Nähe und Distanz auch durch zunehmende Lebens- und Berufserfahrung. Offene Gespräche mit Kollegen (im Einzelfall auch mit dem Psychotherapeuten) können helfen, Schwierigkeiten zu überwinden.

11.7.2 Krebsfrüherkennungsuntersuchungen

Um *bösartige Erkrankungen* im Bereich der Geschlechtsorgane frühzeitig zu erkennen, werden regelmäßige ärztliche Kontrolluntersuchungen als *Regelleistung der Krankenkassen* für ihre Versicherten angeboten. Es ist Aufgabe der öffentlichen Gesundheitsvorsorge, dies für alle Menschen bekannt und einsichtig zu machen. Daraufhin soll der einzelne *Eigenverantwortung* im Sinne eines gesundheitsfördernden Bewußtseins und Verhaltens entwickeln. In diesem Zusammenhang heißt das

Nutzen der empfohlenen Vorsorgeuntersuchungen 1 mal jährlich:

- bei Frauen ab dem 20. Lebensjahr: Untersuchung des Genitale;
- bei Frauen ab dem 30. Lebensjahr: Untersuchung von Genitale und Brust (zusätzlich werden auch die Untersuchung der Haut, ab dem 45. Lebensjahr auch die Untersuchung des Dickdarms und die des Stuhls auf Blut empfohlen);
- bei Männern ab dem 45. Lebensjahr: Untersuchung des äußeren Genitale und der Prostata (zusätzlich werden die Untersuchung der Haut, des Dickdarms und des Stuhls auf Blut empfohlen).

Beobachten und Abtasten der weiblichen Brust in Form der Selbstuntersuchung:

- die überwiegende Zahl der Brusttumoren wird von den betroffenen Frauen selbst entdeckt, deshalb ist eine regelmäßige Selbstkontrolle der Brüste 1 mal monatlich vorzunehmen; die Unterweisung erfolgt durch den Arzt;
- die nackten Brüste werden vor dem Spiegel auf Veränderungen hin beobachtet, als Hinweis auf eine bösartige Tumorerkrankung gelten Hauteinziehungen im Bereich eines Knotens, eingezogene oder verzogene Brustwarze, großporiger Hautbezirk (orangenschalenartig), Geschwürsbildung;
- günstig ist das Abtasten bei feuchter Haut (nach dem Duschen) und in der ersten Zyklushälfte;
- das Abtasten erfolgt systematisch; es werden nacheinander alle Quadranten der rechten und der linken Brust sowie die Achselhöhlen abgetastet *(siehe nachfolgende Abbildungen 11.4 - 11.6)*, und zwar zunächst bei aufrechtem, dann bei liegendem Oberkörper;
- wird ein Knoten entdeckt, ist der Gynäkologe aufzusuchen (auch wenn der Knoten sehr klein ist); die Unverschieblichkeit eines Knotens im Gewebe läßt den Verdacht auf einen bösartigen Tumor zu;

Beachte: Die häufigste Lokalisation eines Tumors ist der obere äußere Quadrant der Brust;

- die Brustwarzen werden nacheinander zwischen Daumen und Zeigefinger ausgedrückt *(siehe Abbildung 11.7)*; evtl. austretende Flüssigkeit ist hinsichtlich der Farbe und Beschaffenheit zu beobachten, die Ergebnisse müssen dem Arzt mitgeteilt werden;
- die Achselhöhlen werden auf Knotenbildungen hin abgetastet *(siehe Abb. 11.8)*.

11. Geschlechtliches Erleben und Verhalten

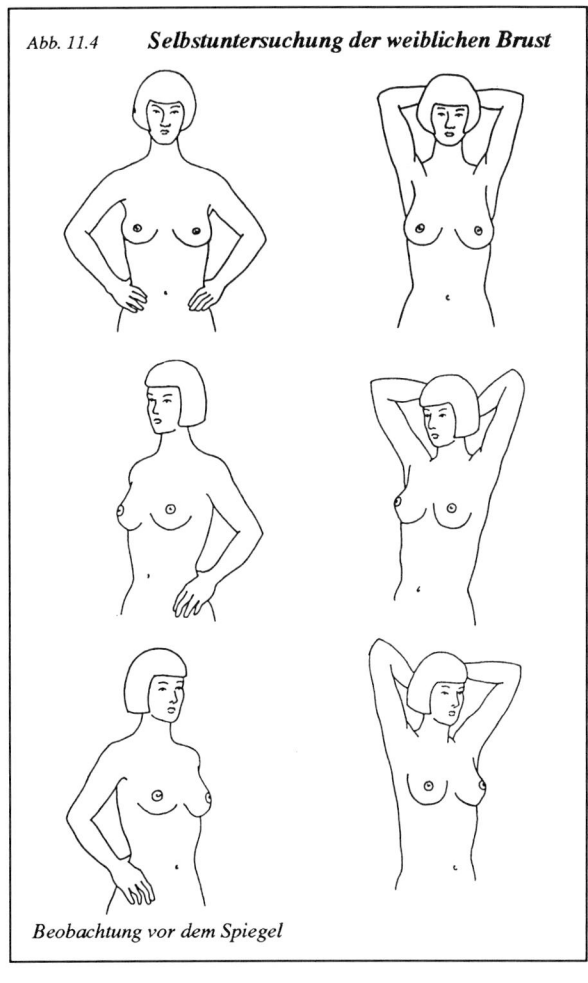

Abb. 11.4 *Selbstuntersuchung der weiblichen Brust*

Beobachtung vor dem Spiegel

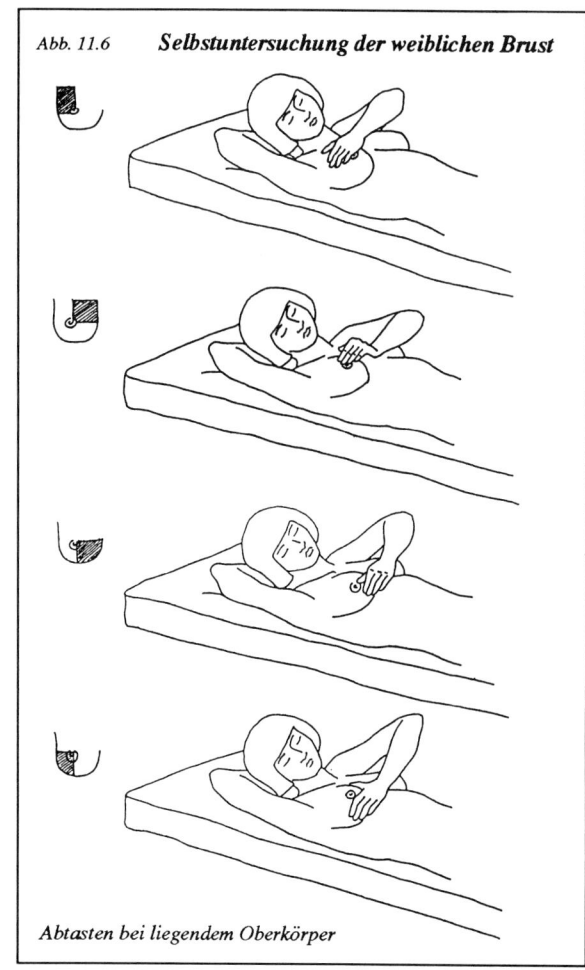

Abb. 11.6 *Selbstuntersuchung der weiblichen Brust*

Abtasten bei liegendem Oberkörper

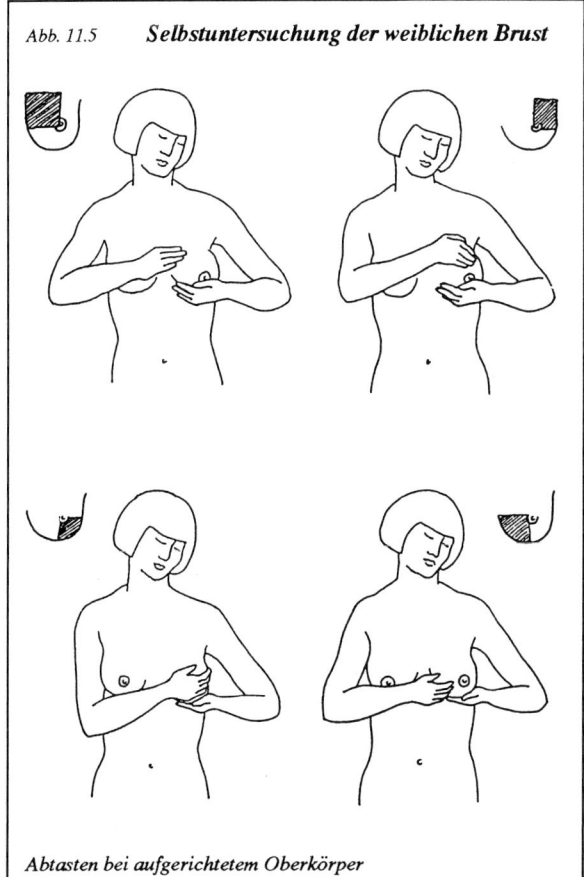

Abb. 11.5 *Selbstuntersuchung der weiblichen Brust*

Abtasten bei aufgerichtetem Oberkörper

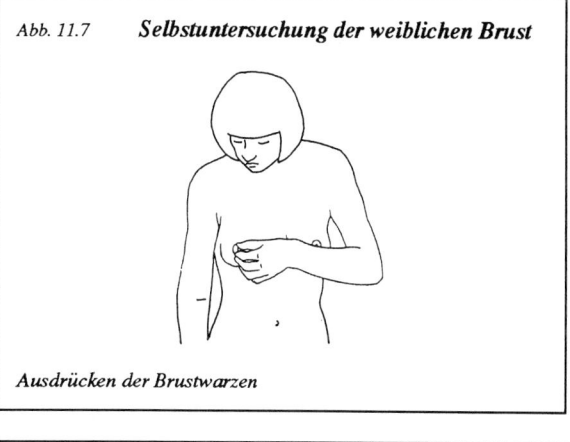

Abb. 11.7 *Selbstuntersuchung der weiblichen Brust*

Ausdrücken der Brustwarzen

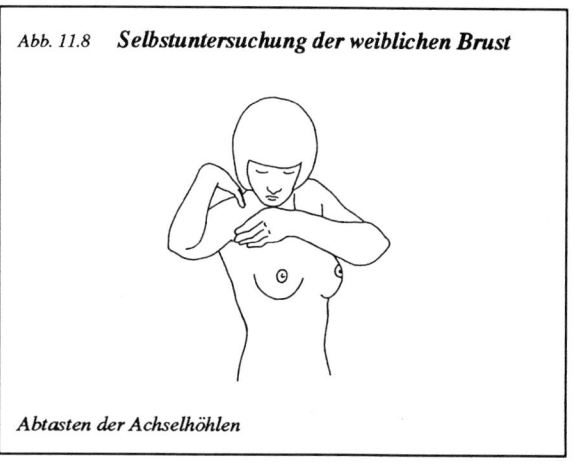

Abb. 11.8 *Selbstuntersuchung der weiblichen Brust*

Abtasten der Achselhöhlen

Abtasten der männlichen Hoden im Form der Selbstuntersuchung:
- Hodenkrebs macht sich durch Veränderungen der Hoden bemerkbar, die der Betroffene selbst durch Abtasten feststellen kann;
- einmal wöchentlich soll der Mann mit beiden Händen den linken und den rechten Hoden abtasten (*siehe nachfolgende Abbildung*);

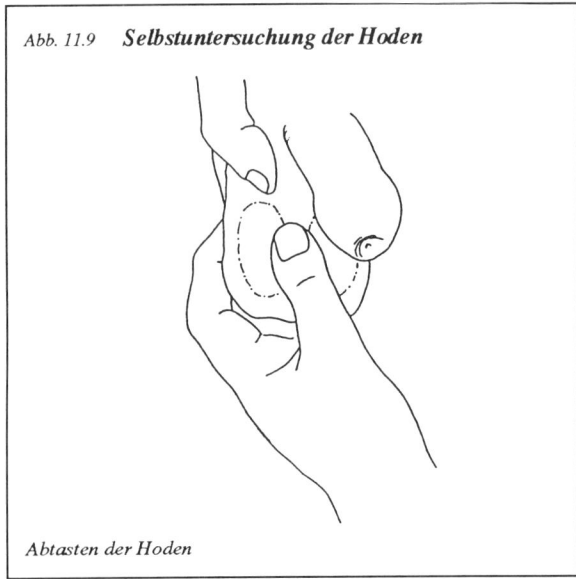

Abb. 11.9   *Selbstuntersuchung der Hoden*

Abtasten der Hoden

- Verhärtungen, Knotenbildungen und Schwellungen, die meist schmerzlos und einseitig auftreten, können Frühsymptome des Hodenkrebses sein; werden solche Veränderungen festgestellt, ist sofort ein Arzt zu konsultieren;
- bei hormonbildendem Hodenkrebs können weitere Symptome wie das Anschwellen der Brustdrüsen und Potenzverluste auftreten.

Der **Brustkrebs** (= *Mammakarzinom*) ist zur Zeit in Westeuropa und in den USA die *häufigste Krebserkrankung der Frau*. Etwa 6%, d.h. jede 16. Frau, erkranken daran. Leider macht der Brustkrebs *keine Frühsymptome*. Klinische Symptome (wie vorstehend beschrieben) sind bereits Hinweis auf die Erkrankung. Wird sie im Frühstadium entdeckt, bestehen gute Heilungschancen (bis zu 90%). Mit Fortschreiten der Erkrankung nehmen diese rapide ab.

Der **Gebärmutterkrebs** (= *Zervixkarzinom und Korpuskarzinom*) ist das am häufigsten vorkommende Genitalkarzinom der Frau. Auch hier gibt es *keine* für die Frau erkennbaren Vorstufen bzw. *Frühsymptome*. Deshalb sollte mindestens 1 mal jährlich eine gynäkologische Untersuchung, inklusive eines zytologischen Abstrichs, erfolgen. Der Krebs kann hierdurch bereits in einer seiner Vorstufen erkannt und meist erfolgreich (in 75 - 80% der Fälle) behandelt werden!

Der **Krebs der Vorsteherdrüse** (= *Prostatakarzinom*) ist die dritthäufigste Krebserkrankung des Mannes. Auch hier treten die Symptome erst im fortgeschrittenen Stadium der Erkrankung auf; da *Frühzeichen fehlen*, ist die regelmäßige Untersuchung durch den Arzt unersetzlich. Das Prostatakarzinom tritt erst im Alter auf; deshalb beginnt man mit dem regelmäßigen rektalen *Abtasten der Prostata* ab dem 45. Lebensjahr.

Der **Hodenkrebs** tritt gehäuft zwischen dem 20. und 40. Lebensjahr auf. Da er durch Selbstuntersuchung als Hodenvergrößerung mit Druckschmerzhaftigkeit tastbar ist, wird jungen Männern empfohlen, einmal wöchentlich die Hoden abzutasten (*siehe Abbildung 11.9.*). Im Frühstadium ist der Hodenkrebs in den meisten Fällen heilbar.

11.7.3 Schwangerschaftsverhütung

Synonym werden die Begriffe Empfängnisverhütung, Antikonzeption, Kontrazeption und Konzeptionsverhütung (*Konzeption = Befruchtung; Empfängnis; Vereinigung von Ei- und Samenzelle*) verwandt.

Die Schwangerschaftsverhütung dient der *Familienplanung* und der *Geburtenkontrolle* durch Verhinderung der Befruchtung oder durch Verhinderung der Einnistung des bereits befruchteten Eies in die Gebärmutter.

Menschen, die heterosexuellen Geschlechtsverkehr ausüben, *ohne einen Kinderwunsch* zu haben und Menschen, bei denen eine Schwangerschaft *wegen einer Gesundheitsgefährdung* der Frau kontraindiziert ist, sollten verantwortungsbewußt empfängnisverhütende Maßnahmen ergreifen. Dadurch können das Problem einer ungewollten Schwangerschaft, ggf. auch die körperliche und seelische Belastung eines Schwangerschaftsabbruchs, häufig verhindert werden. Zur erfolgreichen Schwangerschaftsverhütung sollten sich beide Partner über die möglichen Methoden informieren und *gemeinsam eine Entscheidung* treffen, die für beide akzeptabel ist.

Der **Pearl-Index** gibt die Zuverlässigkeit einer empfängnisverhütenden Methode an, nämlich die Anzahl der ungewollten Schwangerschaften in 1.200 Anwendungsmonaten. 1.200 Monate entsprechen dabei 100 sogenannten Frauenjahren, d.h. 100 Frauen wenden die Methode 1 Jahr lang an.

11.7.3.1 Natürliche Methoden der Schwangerschaftsverhütung
(Synonym: Rhythmus-Methoden)

Hierbei handelt es sich um Methoden, die aufgrund *periodischer Enthaltsamkeit* während der fruchtbaren Tage der Frau schwangerschaftsverhütende Wirkung haben. *Die fruchtbaren Tage* lassen sich auf verschiedene Weise feststellen.

Kalendermethoden
- Die Frau notiert ein Jahr lang die Länge ihres Menstruationszyklus;
- anhand dieser Aufzeichnungen werden die fruchtbaren Tage wie folgt bestimmt:
vom kürzesten Zyklus werden nach *Ogino* 18, nach *Knaus* 17 Tage abgezogen, um den ersten fruchtbaren Tag zu errechnen; vom längsten Zyklus werden

nach Ogino 11, nach Knaus 13 Tage abgezogen, um den letzten fruchtbaren Tag zu errechnen;
- Beispiel für die Berechnung der fruchtbaren Tage bei Menstruationszyklen mit Dauer von 27 - 30 Tagen:
   27 - 18 (bzw. 17) = 9 (bzw. 10) = 1. fruchtbarer Zyklustag,
   30 - 11 (bzw. 13) = 19 (bzw. 17) = letzter fruchtbarer Zyklustag;
- die Methode erfordert eine genaue Anwendung, d.h. absolute Abstinenz während der fruchtbaren Tage;
- nicht anzuwenden ist die Methode, wenn Zyklusverschiebungen, z.B. infolge einer Operation, einer fieberhaften Erkrankung, bei Dauerstreß oder während Reisen mit großen Klimaunterschieden zu erwarten sind;
- *Pearl-Index: 18.*

Temperaturmethode
- Jeden Morgen wird die Aufwachtemperatur (= *Basaltemperatur*) rektal oder oral gemessen;
- die Messung erfolgt immer unter denselben Bedingungen: morgens zur selben Zeit, nach mindestens 6 Stunden Schlaf und vor dem ersten Aufstehen;
- es ist zu beachten, daß sich die Körpertemperatur durch Krankheiten (auch durch Erkältungen), durch seelischen Streß, Schlafmangel oder exzessiven Genußmittelkonsum (Alkohol, Nikotin) verändern kann und die ermittelten Werte somit unzuverlässig für die Bestimmung der fruchtbaren Tage sind;
- die fruchtbaren Tage lassen sich aufgrund der typischen Temperaturveränderung nach der Ovulation ermitteln: vom 1. Tag der Periode bis zum Zeitpunkt des Eisprungs liegt die Temperatur zwischen ca. 36,5 Grad C - 36,8 Grad C (individuelle Schwankungen sind möglich); während des Eisprungs fällt die Temperatur um ca. 0,1 - 0,2 Grad C; ein bis drei Tage nach der Ovulation steigt die Temperatur um ca. 0,4 Grad C - 0,6 Grad C an und bleibt bis kurz vor der Menstruation (ca. 12 - 14 Tage lang) hoch *(vgl. "Physiologische Temperaturschwankungen", Seite 208)*;
- die Aufzeichnungen der Temperaturkurve lassen einen zweiphasigen Verlauf erkennen *(siehe Abbildung 11.10.)*;
- die sicher unfruchtbaren Tage beginnen ab dem 2. Tag nach vollendetem Temperaturanstieg und enden mit der Menstruation;
- *Pearl-Index* bei dieser strengen Form der Temperatur-Methode: 1;
- bei der **erweiterten Form** der Temperatur-Methode gilt die unfruchtbare Zeit ab dem 2. Tag nach vollendetem Temperaturanstieg bis hin zur Menstruation und weiter bis 6 Tage vor dem frühest zu erwartenden Temperaturanstieg;
- da sich der Termin des Eisprungs nach vorne verschieben kann, büßt die Temperatur-Methode in dieser erweiterten Form an Sicherheit ein;
- *Pearl-Index:* 3.

Billings-Methode (*syn. Zervixschleimmethode*)
- Die Frau beobachtet ihre Zervixschleimabsonderung, die sich durch die physiologischen Hormonschwankungen während des Menstruationszyklus in typischer Weise verändert;
- einige Tage vor dem Eisprung beginnt sich der Zervixschleim zu verflüssigen, die Menge nimmt zu, so daß die Frau ein feuchtes Gefühl verspürt, evtl. finden sich Schleimspuren in der Unterwäsche; kurz vor und zur Zeit des Eisprungs ist der Schleim klar und spinnbar, d.h. wenn man ihn zwischen Daumen und Zeigefinger nimmt und diese bewegt, lassen sich 6-8 cm lange Fäden spinnen - in dieser Zeit können die Samenfäden den Gebärmutterhalskanal passieren und zur Eizelle gelangen;
- die fruchtbaren Tage beginnen mit der vermehrten Schleimabsonderung und dauern bis zum Abend des vierten Tages nach deren Höhepunkt;
- in der Zeit vor und nach dem Eisprung ist der Zervixschleim von geringer Menge, zäh und cremigweislich; während dieser Zeit verschließt er wie ein Pfropf den Gebärmutterhalskanal;
- diese Methode kann nicht von allen Frauen angewendet werden, da die Veränderungen nicht immer und nicht bei jeder Frau deutlich erkennbar sind;
- *Pearl-Index*: 15-20.

Symptothermale Methode
- Es handelt sich um die kombinierte Methode der Temperaturmessung und der Zervixschleimbeobachtung (= *Basaltemperatur- und Billings-Methode*);

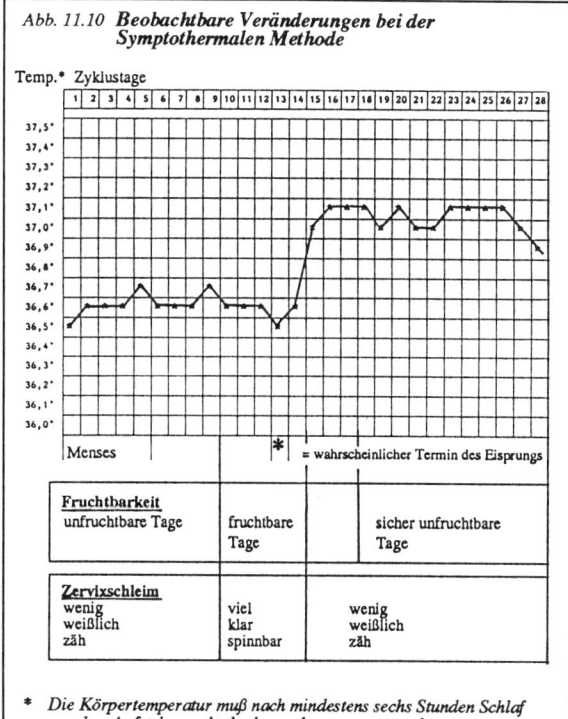

Abb. 11.10 Beobachtbare Veränderungen bei der Symptothermalen Methode

- relativ verläßliche Methode, da sich der nahende Eisprung durch die Schleimverflüssigung vorausse-

hen läßt; das Ende der fruchtbaren Tage kann durch den Temperaturanstieg bestimmt werden;
- *Pearl-Index*: 0,5 - 7.

Eine weitere natürliche Methode der Empfängnisverhütung ist die **Unterbrechung des Geschlechtsverkehrs** (= *Coitus interruptus*).
- Kurz vor dem Samenerguß zieht der Mann den Penis aus der Scheide;
- die Methode ist sehr unzuverlässig, da auch vor der Ejakulation Samen - unbemerkt - austreten kann; außerdem erfordert sie ein hohes Maß an Selbstkontrolle, die nicht immer gewährleistet ist;
- *Pearl-Index*: über 25.

11.7.3.2 Mechanische Methoden

Die mechanischen Methoden sollen eine Schwangerschaft verhüten, indem das Eindringen von Samenzellen in den Gebärmutterkanal und ihr etwaiges Aufsteigen in die Eileiter durch eine *Barriere* verhindert wird. Dazu können folgende Verhütungsmittel angewendet werden.

Kondom (= *Präservativ*):
- aufgerollter Schlauch aus dünnem Kunststoff, oft mit Gleitmitteln und/oder Spermiziden versehen;
- die Qualität (gemessen an der Verständlichkeit der Gebrauchsinformation, allgemeiner Beschaffenheit, Handhabung, Reißfestigkeit) der angebotenen Produkte ist sehr unterschiedlich, entsprechende Testergebnisse sollten die Wahl der Marke beeinflussen;
- wird vor dem Geschlechtsverkehr über das erigierte Glied des Mannes gerollt;

Beachte: Anwender sollten unbedingt vorher die Gebrauchsinformationen lesen; der Hinweis "Einzeln elektronisch geprüft" und das Haltbarkeitsdatum sollten vorliegen;
- fängt die Samenflüssigkeit auf; um ein Auslaufen zu verhindern, muß der Penis *vor* dem Erschlaffen aus der Scheide genommen werden (hier liegt der häufigste Anwendungsfehler);
- bietet gleichzeitig Schutz vor Infektionen (Geschlechtskrankheiten, Hepatitis B, HIV);
- der *Pearl-Index* liegt bei 3.

Portiokappe (*syn. Okklusivpessar*):

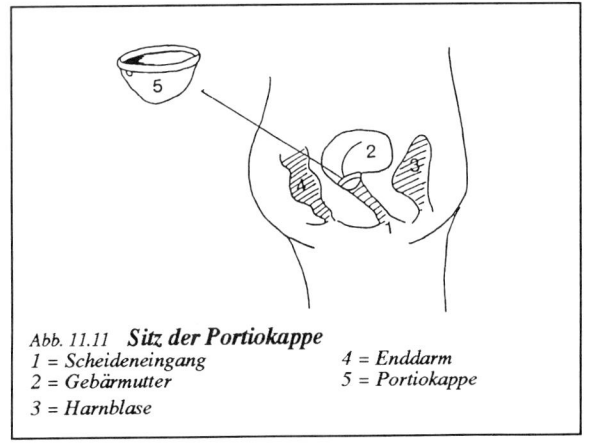

Abb. 11.11 **Sitz der Portiokappe**
1 = Scheideneingang 4 = Enddarm
2 = Gebärmutter 5 = Portiokappe
3 = Harnblase

- feste Kunststoffkappe, die über die Portio gestülpt wird und dort das Eindringen der Spermien in die Gebärmutter verhindert (*siehe Abbildung 11.11*);
- wird nach der Menstruation aufgesetzt und vor der nächsten Menstruation wieder entfernt, meist wird dazu ärztliche Hilfe beansprucht;
- der *Pearl-Index* liegt bei 7.

Scheidendiaphragma (*syn. Scheidenpessar*) in Kombination mit Spermiziden:

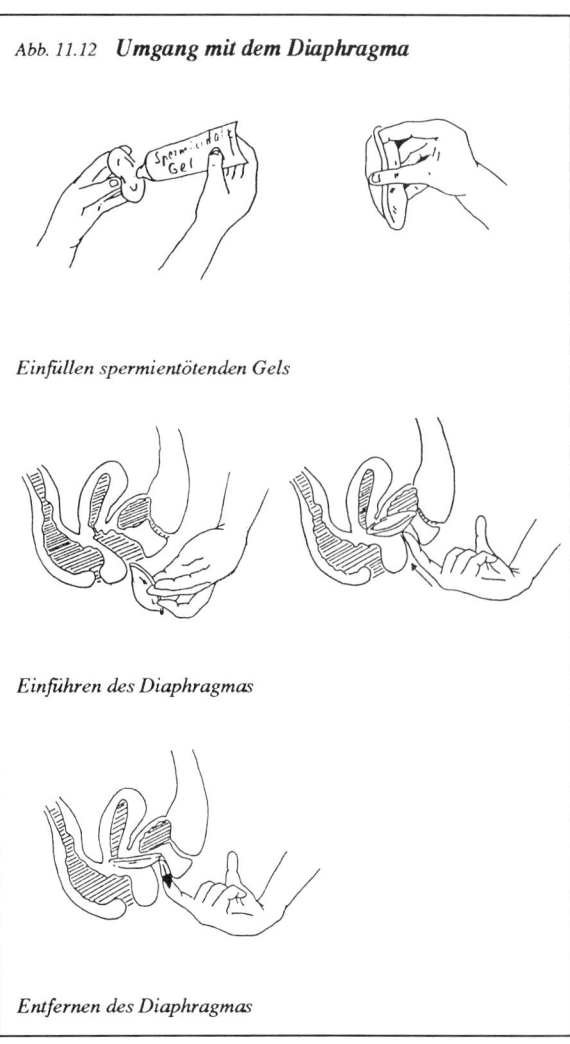

Abb. 11.12 **Umgang mit dem Diaphragma**

Einfüllen spermientötenden Gels

Einführen des Diaphragmas

Entfernen des Diaphragmas

- biegsame Kunststoffkappe mit federndem Außenring, die in die Scheide eingeführt wird;
- vor dem Einführen wird das Scheidendiaphragma mit spermientötendem Gel / Creme versehen;
- der Arzt muß die richtige Größe anpassen und die Frau über die korrekte Handhabung informieren; das Pessar wird so plaziert, daß es der Scheidenvorderwand und dem Muttermund eng anliegt, die Portio muß innerhalb des Spiralrings tastbar sein (*siehe Abb. 11.12*);
- das Einsetzen des Diaphragmas kann bereits zwei Stunden vor dem Verkehr erfolgen;
- das Entfernen geschieht frühestens 8 Stunden nach dem Geschlechtsverkehr, um die empfängnisverhütende Wirkung zu gewährleisten;

- das Diaphragma wird mit Wasser und Seife gereinigt und trocken aufbewahrt; es kann ca. 2 Jahre lang verwendet werden;
- der *Pearl-Index* liegt bei 4.

Intrauterinpessar *(IUP; sog. "Spirale")*:
- biegsame(s) Schlinge, Spirale oder T-Stück aus Plastik;
- ist evtl. kupferbeschichtet (= *Kupfer-T*; sondert Kupfer-Ionen ab, die spermatozid wirken und das chemische Milieu der Gebärmutter verändern);
- ist evtl. gestagenhaltig und macht zusätzlich den Zervixschleim für Spermien unpassierbar;
- wird vom Arzt in die Uterushöhle eingelegt und muß alle 2-4 Jahre erneuert werden;
- ein Nylonfaden hängt ins hintere Scheidengewölbe; nach jeder Menstruation muß die Frau prüfen, ob er noch vorhanden ist (in seltenen Fällen wird das Pessar während der Periode ausgestoßen);
- die Wirkung liegt in der Verhinderung des Aufsteigens der Samenzellen in die Eileiter (und wahrscheinlich in der Verhinderung der Einnistung der befruchteten Eizelle in die Gebärmutter);
- verursacht relativ häufig Nebenwirkungen wie Schmerzen, Dys- und Hypermenorrhoen sowie Entzündungen und aufsteigende Infektionen; evtl. wird das IUP ausgestoßen;
- die Anwendung ist kontraindiziert bei jungen Mädchen und Frauen, die noch nicht geboren haben (aber für später Kinderwunsch besteht);
- der *Pearl-Index* liegt bei 2.

11.7.3.3 Lokal-chemische Methoden

Es handelt sich um die Anwendung von spermientötenden Mitteln (= *Spermizide*).
- Sie werden als Vaginalzäpfchen, Schaumovulum, Vaginalschaum, -creme, -gel oder als Vaginaltablette angeboten;
- die Verabreichung erfolgt mind. 15 Minuten vor dem Geschlechtsverkehr in das hintere Scheidengewölbe, wo sich das Spermizid verflüssigt und verteilt;
- die Samenzellen sollen abgetötet werden, bevor sie in den Zervikalkanal gelangen; auch Infektionserreger (Viren, Bakterien, Pilze, Protozoen) werden abgetötet;
- der *Pearl-Index* liegt bei 25; deshalb sind chemische Mittel nur in Kombination mit mechanischen Mitteln zu empfehlen.

11.7.3.4 Hormonelle Methoden

Es handelt sich um die regelmäßige Einnahme von ärztlich verordneten östrogen-/gestagenhaltigen Präparaten *(sogen. Ovulationshemmer, Antibabypille)*:
- die Verabreichung erfolgt oral über Dragees, die regelmäßig und nach einem bestimmten Schema eingenommen werden (Gebrauchsinformation genau lesen!);
- die Wirkungsweise ist nicht völlig geklärt; bekannt ist, daß die empfängnisverhütende Wirkung durch die Hemmung des Eisprungs, durch Veränderungen des Zervixschleims (Hemmung der Durchlässigkeit für Spermien) und der Gebärmutterschleimhaut sowie durch Hemmung der Eileiterbeweglichkeit gewährleistet wird;
- nach 21 Tagen wird die Hormongabe für jeweils 7 Tage unterbrochen; infolgedessen kommt es regelmäßig zu einer menstruationsähnlichen Blutung *(sog. Abbruch- oder Entzugsblutung)*;
- zu Beginn der Einnahme können Nebenwirkungen wie Übelkeit, Kopfschmerzen, Gewichtszunahme, Brustschmerzen und Veränderung der Libido sowie der Psyche auftreten; sie sind meist nur vorübergehend;
- bei plötzlichem Auftreten ungewohnt starker Kopfschmerzen, akuter Sehstörungen, Schmerzen und Schwellungen im Bein sowie stechender Atembeschwerden, Gelbsucht und Bluthochdruck ist sofort der Arzt zu informieren; meist wird das Präparat abgesetzt;
- bei längerer Bettruhe und vor geplanten Operationen wird das Hormonpräparat aufgrund der erhöhten Thrombo-Emboliegefahr abgesetzt;
- die Entstehung thromboembolischer Komplikationen (z.B. Herzinfarkt und Schlaganfall) wird in gewissem Maße aufgrund der Östrogenwirkung - insbesondere in Kombination mit Rauchen - begünstigt; deshalb wird abgeraten, während einer hormonellen Empfängnisverhütung zu Rauchen; mit zunehmendem Alter und steigendem Zigarettenkonsum nimmt das Risiko zu;
- bei bestimmten Erkrankungen ist die Einnahme hormonaler Antikonzeptiva kontraindiziert, deshalb sollte vor jeder Verordnung eine ärztliche Untersuchung erfolgen;
- ärztliche Kontrolluntersuchungen erfolgen halbjährlich;
- allgemein wird das Hormonpräparat gut vertragen;
- es handelt sich um das sicherste Verhütungsmittel, der *Pearl-Index* liegt bei 0,2 - 0,5;
- Schwangerschaften, die trotz Einnahme der "Antibabypille" entstehen, sind meist auf Einnahmefehler (z.B. Vergessen der Einnahme) oder auf Störungen der Resorption der Hormone (z.B. infolge starken Durchfalls oder Erbrechens, Darmerkrankungen) zurückzuführen.

Eine besondere Form der hormonellen Verhütung stellt die sog. **Minipille** dar. Es werden kontinuierlich niedrige Dosen von Gestagenen verabreicht, die den Eisprung nicht unterdrücken, aber trotzdem schwangerschaftsverhütende Wirkung aufweisen. Unter der Einnahme kommt es zur Ausbildung eines samenundurchlässigen Schleimpfropfs im Zervikalkanal. Die Minipille ist aufgrund ihrer geringen Nebenwirkungen besonders geeignet für junge Mädchen. Eine exakte Einhaltung der Einnahmeintervalle ist Voraussetzung für die schwangerschaftsverhütende Wirkung. Der *Pearl-Index* liegt bei ca. 3.

Die hormonellen Antikonzeptiva können auch **parenteral** verabreicht werden. Die intramuskuläre Injektion eines Depotpräparates erfolgt einmal im Monat (Östrogene und Gestagene) oder als sog. Dreimonatsspritze (Gestagene). Aufgrund der Nebenwirkungen wird diese Methode relativ selten angewandt.

11.7.3.5 Sterilisation

Sowohl bei der Frau als auch beim Mann kann durch einen *chirurgischen Eingriff eine Unfruchtbarkeit herbeigeführt* werden. Die Eileiter bzw. die Samenleiter werden unterbunden (d.h. unterbrochen, durchtrennt) bzw. teilweise entfernt. Beim Mann kann die Sterilisation ambulant und in Lokalanästhesie durchgeführt werden und birgt wesentlich weniger Risiken in sich als die Sterilisation der Frau.

Mit Ausnahme der Konzeptions- bzw. Zeugungsfähigkeit bleiben alle *körperlichen Funktionen sowie die Libido erhalten*. Für einige Menschen stellt die Sterilisation allerdings eine seelische Belastung dar und führt darüber zu Libido- bzw. Potenzeinbußen. Da die Sterilisation eine endgültige Maßnahme ist, wird sie meist nur bei abgeschlossener Familienplanung durchgeführt. Eine weitere Indikation ist gegeben, wenn aus medizinischen Gründen dauerhaft eine Schwangerschaft vermieden werden muß. In seltenen Fällen kann es trotz Sterilisation zur Schwangerschaft kommen.

11.7.4 Schutz vor sexuell übertragbaren Krankheiten

Neben den klassischen meldepflichtigen Geschlechtskrankheiten (*Syphilis = Lues, Tripper = Gonorrhoe, Weicher Schanker = Ulkus molle, Venerische Lymphknotenentzündung = Lymphopathia venera*) sind weitere Krankheiten u.a. durch Sexualkontakt übertragbar. Dazu zählen Trichomoniasis, Candidamykosen, unspezifische Entzündungen des Genitale durch bestimmte Mikroorganismen (*Neisseria-Arten, Mykoplasmen, Chlamydien und Herpes-Viren*), Hepatitis-B, Aids und im weiteren Sinn auch Krätze und Filzlausbefall sowie Dell- und Feigwarzen. Aids und Hepatitis-B führen dabei nicht zu einer Erkrankung der Geschlechtsorgane.

Nicht alle der sexuell übertragbaren Krankheiten zeigen makroskopisch sichtbare oder subjektiv wahrnehmbare Symptome. Daran sollte vor dem Sexualverkehr mit Zufallsbekanntschaften gedacht werden. Einen *Schutz vor Infektionsübertragung* beim genitalen Geschlechtsverkehr bieten intakte und richtig angewandte **Kondome**. Für den Analverkehr werden Spezialkondome hergestellt. Zusätzlichen Schutz bietet der *Wirkstoff Nonoxinol-9*, der in den meisten Spermiziden enthalten ist. Neben der samenzelltötenden Wirkung soll er die Übertragung von Infektionserregern hemmen.

Menschen, die Veränderungen im Genitalbereich beobachten, sollten sich ärztlich untersuchen und ggf. behandeln lassen. Während dieser Zeit muß i.d.R. auf Geschlechtsverkehr verzichtet werden. Der Sexualpartner ist über Erkrankung und Infektionsweg zu informieren.

Laut dem **Gesetz zur Bekämpfung von Geschlechtskrankheiten** ist der Arzt verpflichtet, das Auftreten der sog. klassischen Geschlechtskrankheiten dem Gesundheitsamt zu melden.

Bei Erkrankung an einer sexuell übertragbaren Krankheit, auch wenn sie nicht mit Befall der Geschlechtsorgane einhergeht, bedarf der Infizierte selbstverständlich einer *guten Aufklärung*. Bei der Infektion mit dem Hepatitis-B-Virus ist dies weniger verbreitet als bei der HIV-Infektion. Der HIV-Infektion wird besondere Bedeutung beigemessen, da sie zum heutigen Zeitpunkt - im Gegensatz zu den anderen sexuell übertragbaren Krankheiten - nicht heilbar ist und tödlich verläuft.

11.7.4.1 Das Krankheitsbild bei HIV-Infektion

(entnommen aus: Aids-Information Nr. 3 für Krankenpflegepersonal u.a. Gesundheitsberufe; Herausgeber: Bundeszentrale für gesundheitliche Aufklärung)

Das erworbene Immundefektsyndrom oder kurz AIDS (= *Acquired Immune Deficiency Syndrome*) wird durch Infektion mit einem Virus hervorgerufen, das mit HIV bezeichnet wird. Das ist der neue international gebrauchte Name für die frühere Bezeichnung LAV/HTLV-III. Dieses Virus befällt verschiedene Blutzellen, vor allem die sogenannten T4-Lymphozyten oder "Helferzellen", die eine zentrale Funktion in der körpereigenen Abwehr einnehmen, und zerstört sie. Dadurch kommt es schließlich zu Störungen der Funktionen des Immunsystems. Die Infektion kann unterschiedliche Krankheitsbilder hervorrufen:

- symptomlose Infektion
- akutes Stadium:
  ähnlich wie Mononukleose mit Fieber, Kopf- und Gliederschmerzen, Lymphknotenschwellungen für einige Wochen.
  In beiden Fällen kommt es in der Regel zur Bildung von Antikörpern gegen HIV, die nach einigen Wochen, gelegentlich nach Monaten mit HIV-Antikörpertesten nachweisbar sind.
- Stadium der Lymphknotenschwellungen (unter diesem Oberbegriff sind mehrere Symptomenkomplexe zusammengefaßt, z.B. LAS = Lymphadenopathie-Syndrom, PGL = Persistierende, generalisierte Lymphadenopathie und ARC = AIDS-Related Complex): gekennzeichnet durch generalisierte Lymphknotenschwellungen, Fieber, Nachtschweiß, starken Gewichtsverlust (mind. 10% des Körpergewichts), Leistungsabfall, Müdigkeit, Durchfälle, Hauterkrankungen für länger als 4-6 Monate.
- Manifestes erworbenes Immundefektsyndrom = AIDS: tritt Monate bis Jahre nach der Infektion auf;

charakterisiert durch generalisierte Abwehrschwäche:
a) Auftreten von lebensbedrohlichen Infektionen mit Keimen, die für Menschen mit funktionierender Körperabwehr keine Gefahr darstellen (= *opportunistische Erreger*)
b) Auftreten von sonst seltenen Tumoren (v.a. des Kaposi-Sarkoms) und von Lymphomen
c) Auftreten von Hirn- und Hirnhauterkrankungen

Diese Stadien werden nicht notwendigerweise alle durchlaufen. Das Vollbild der AIDS-Erkrankung kann auch ohne vorheriges Auftreten von LAS oder ARC entstehen. Außerdem entwickelt wahrscheinlich nur ein Teil der Infizierten Symptome des 2. oder 3. Stadiums; die anderen bleiben symptomlos, sind aber Virusträger, d.h. sie können das Virus weiter verbreiten.

11.7.4.2 Umgang mit HIV - Infektion und Aids

Die Infektion mit dem **H**uman **i**mmunodeficiency **v**irus (= *HIV*) ist die Voraussetzung, um an Aids zu erkranken. Der Infizierte ist nicht erkrankt, kann aber das Virus weitergeben. Die Inkubationszeit beträgt durchschnittlich $1/2$ - 8 Jahre, in Einzelfällen ist sie möglicherweise wesentlich länger. Bei heutigem Wissensstand geht man davon aus, daß nicht alle Infektionen zum Vollbild der Erkrankung führen.

Die Übertragung erfolgt über die Körperflüssigkeiten eines Infizierten, die in den Blutkreislauf eines anderen Menschen eindringen. Dies ist durch *Blut, Sperma und Vaginalsekret* möglich, weil diese eine hohe Konzentration der Viren enthalten. In niedriger Konzentration enthalten auch *Urin, Schweiß, Speichel und Tränenflüssigkeit* das HIV; es gilt als unwahrscheinlich, daß diese Viruskonzentration ausreicht, um eine Infektion auszulösen. Völlig *unbedenklich sind Sozialkontakte* wie das Umarmen, Küssen oder Streicheln. Auch das gemeinsame Benutzen von Gegenständen, z.B. des Eßgeschirrs, der Bettwäsche oder der Toilette kann nicht zur HIV-Infektion führen.

Aufgrund der genannten Übertragungswege gibt es in den westlichen Industrieländern bestimmte *Personengruppen, in denen Aids überwiegend auftritt*:
- Männer mit häufig wechselnden homo- oder bisexuellen Kontakten;
- Drogenabhängige (Fixer - gemeinsames Nutzen infizierter Nadeln);
- Bluter, die vor 1985 Blut oder Blutprodukte erhalten haben;
- Neugeborene von Virusträgerinnen.

Als *besonders gefährdete Personengruppen* gelten außerdem:
- Frauen und Männer mit häufig wechselnden Sexualkontakten (Geschlechtsverkehr);
- Frauen mit Sexualkontakten zu bisexuellen Männern.

Das Übertragungsrisiko durch Blut- und Blutprodukte, Organ-, Gewebs- und Spermaspenden ist heute durch wiederholte Blutuntersuchungen beim Spender stark herabgesetzt.

Die HIV - Infektion *einer Schwangeren* wird in 35 - 65% der Fälle vor oder während der Geburt auf das Kind übertragen. Die Viren treten über durch die Plazenta oder während der Geburt infolge des Kontaktes mit Blut oder Sekreten aus dem Genitale. Infizierte Kinder erkranken meist im 2.-3. Lebensjahr. Bisher ist nicht bekannt, inwieweit die Schwangerschaft den Krankheitsverlauf der infizierten Mutter beeinflußt. Aufgrund der genannten Gegebenheiten erfolgt im Rahmen der Schwangerschaftsvorsorge mit Einverständnis der Schwangeren ein HIV-Test. Eine Schwangerschaft bei bestehender HIV-Infektion stellt für die werdenden Eltern aufgrund der schlechten Prognose für das Kind meist ein großes Problem dar. Gleiches gilt für HIV-Infizierte mit Kinderwunsch. Hier bedarf es oft einer Partnerberatung durch einen Spezialisten (Arzt, dessen Schwerpunkt die Behandlung und Betreuung von HIV-Infizierten bzw. Aids-Kranken ist). Trotzdem bleibt die schwierige Entscheidung bei den Betroffenen.

Infektionsprophylaxe

Da eine Infektion nur durch Blut, Samen- oder Vaginalflüssigkeit möglich ist, müssen sich die *Schutzmaßnahmen* auf den Kontakt mit diesen Körperflüssigkeiten beziehen. Sie können sowohl während privater als auch beruflich bedingter Kontakte erfolgreich angewandt werden. *Verantwortungsbewußtsein* und *Sachkenntnis* sind Voraussetzung, um Infektionen, unnötige Ängste oder die Isolation HIV-Infizierter zu vermeiden. Eine räumliche Isolation zum Schutz anderer Personen ist nicht erforderlich; aufgrund der Immunschwäche bei fortgeschrittener Erkrankung kann evtl. die Isolation des Kranken zu seinem eigenen Schutz erfolgen.

Zum Schutz vor Kontamination gelten für das Pflegepersonal folgende Richtlinien, die von der Bundeszentrale für gesundheitliche Aufklärung Köln herausgegeben wurden. Die genannten Schutzmaßnahmen gelten auch für die Verhütung anderer infektiöser Krankheiten, die über die Körperflüssigkeiten übertragen werden (Hepatitis B).

- **Halten Sie sich prinzipiell an die Regeln**, die Ihnen vom Umgang mit Patienten, die Überträger einer **Hepatitis B** sein können, bekannt sind, denn jeder Patient könnte ein Virusträger sein.
- **Beugen Sie Verletzungen durch Kanülen, Skalpelle und andere scharfe Instrumente vor!**
Versuchen Sie nicht, benutzte Kanülen oder andere scharfe Gegenstände in die Schutzkappen zurückzustecken, zu verbiegen, zu knicken oder sonst von Hand zu manipulieren; hierbei geschehen die meisten berufsbedingten Stichverletzungen.
Werfen Sie scharfe Gegenstände sobald wie möglich nach Gebrauch in die festen Entsorgungsbehälter,

die in den Unfallverhütungsvorschriften der Berufsgenossenschaft vorgesehen sind.
- **Schützen Sie Verletzungen** (auch kleine!) immer durch einen entsprechenden Verband vor Kontakt mit fremden Körperflüssigkeiten!
- **Tragen Sie routinemäßig Handschuhe**, wenn Sie mit infektiösem Material (Blut, Stuhl, Urin, Sputum) umgehen oder mit Schleimhäuten Kontakt haben (z.B. bei Entbindungen)!
Das gilt auch für Blutentnahmen und Injektionen bei möglicherweise infektiösen Patienten!
- Benutzen Sie soviel wie möglich **Einmalartikel** bei der medizinischen Versorgung der Patienten!
- **Vermeiden Sie eine Mund-zu-Mund-Beatmung!** Masken und Beatmungsbeutel sollten auf jeder Station für den Notfall vorhanden und schnell verfügbar sein.
- **Tragen Sie einen Mundschutz und evtl. eine Schutzbrille**, wenn die Gefahr der Aerosolbildung besteht oder wenn mit spritzenden Körperflüssigkeiten (Blut, Fruchtwasser) gerechnet werden muß, z.B. beim Absaugen intubierter Patienten, bei Bronchoskopien, Endoskopien, im Labor, bei zahnärztlichen Verrichtungen und bei Entbindungen!
- **Kennzeichnen Sie entsprechendes Untersuchungsmaterial** als infektiös und benutzen Sie sachgemäße doppelwandige, unzerbrechliche **Versandbehälter**, die sorgfältig zu verschließen sind.
- **Pipettieren Sie niemals mit dem Mund!**
- Halten Sie die im Krankenhaus vorgeschriebenen **Regeln der Instrumentendesinfektion** ein!
- **Beseitigen Sie Verunreinigungen von Flächen** (Fußboden, Inventar) **mit infektiösem Material sofort!** Dabei ist die allgemeine Hygieneregel zu beachten: erst desinfizieren, dann reinigen. Die in Krankenhäusern vorgeschriebenen Maßnahmen bzgl. Beseitigung infektiöser Abfälle, Flächenreinigung, Wäschereinigung und die hygienischen Maßnahmen in der Küche sind auch in bezug auf HIV ausreichend.
- **Personen mit Dermatitis oder Hautläsionen** sollten bei invasiven Eingriffen, in direktem Kontakt mit Patienten und an medizinischen Geräten nicht tätig sein.
- **Sofortmaßnahmen bei Kontakt mit infektiösem Material**
  a) Hautkontakt bei unverletzter Haut:
  Desinfizieren Sie die entsprechenden Hautbezirke mit einem anerkannten viruswirksamen Hautdesinfektionsmittel oder 70-85 vol.%igem Alkohol.
  b) Verletzungen, bei denen infektiöse Körperflüssigkeiten in die Wunde gelangt sein könnten (u.a. Stichverletzungen mit infektiöser Kanüle): Desinfizieren Sie die Wunde sofort mit einem viruswirksamen Desinfektionsmittel (z.B. PVP-Jod enthaltende Haut- und Wunddesinfektionsmittel). Für kleine Verletzungen kann auch 70 - 85 vol.%iger Alkohol verwendet werden (kleine Blutungen fördern, nicht stillen, da sie reinigende Wirkung haben)!

Der Vorfall sollte - wie bei Stichverletzungen üblich - als Berufsunfall gemeldet und die Hepatitisprophylaxe, wenn erforderlich, durchgeführt werden. Als spezielle arbeitsmedizinische Vorsorge sollte ein HIV-Test sofort und 24 Wochen danach durchgeführt werden.

Bezüglich der **Sexualhygiene** sind *Offenheit* und *Vertrauen* unter den Partnern wichtig. Bevor der Geschlechtsverkehr aufgenommen wird, sollten die Partner verantwortungsbewußt über die Möglichkeit einer evtl. bestehenden HIV-Infektion sprechen.

Manche Menschen unterziehen sich - um eine Gefährdung des Partners auszuschließen - einem *HIV-Antikörpertest*.

Beachte: Ein negatives Testergebnis ist nicht unbedingt ein Freibrief für ungeschützten Sexualkontakt. Da vom Zeitpunkt der Ansteckung bis zur Bildung von Antikörpern mehrere Wochen bis Monate vergehen, sollte der Test nach 3 Monaten erneut durchgeführt werden. In der Zwischenzeit darf kein Geschlechtsverkehr - auch kein "Seitensprung" - stattfinden!

Andere lehnen einen HIV-Antikörpertest ab, z. B. weil sie befürchten, ein positives Testergebnis könne ihre Lebensqualität erheblich einschränken. Besteht das Risiko, durch einen Sexualpartner infiziert zu werden (Beachte: Je weniger bekannt der Sexualpartner ist, umso höher ist wahrscheinlich das Risiko) oder diesen infizieren zu können, ist der Schutz durch *Verwendung eines Kondoms* angezeigt *(siehe dazu "Mechanische Methoden", Seite 368)*. Hierdurch wird mit hoher Wahrscheinlichkeit das Eindringen von Samenflüssigkeit bzw. von Vaginalsekret in die Blutbahn des Partners (über Schleimhautläsionen) verhindert.

Für den Analverkehr werden besonders stabile Kondome angeboten. (Beachte: Beim Analverkehr ist der passive Partner aufgrund der entstehenden Schleimhautläsionen im höchsten Maße ansteckungsgefährdet.)

Beim Oralverkehr ist darauf zu achten, daß keine Samenflüssigkeit in den Mund des Partners gelangt.

Als **risikoarme Sexualpraktiken** *(= Safer Sex)* gelten neben der Kondomanwendung auch die manuelle Befriedigung des Partners *(= Petting)* und jede Form des Sexualkontaktes, die ohne Austausch von Körperflüssigkeiten einhergeht.

Für den **Umgang mit Aids-kranken Menschen** gilt das bereits für HIV-positive Menschen Gesagte. Hier gewinnt die Konfrontation und Auseinandersetzung mit Sexualität, Homosexualität, eigenen Ängsten sowie mit dem Sterben an Bedeutung.

Viele Pflegepersonen werden durch den Kontakt mit Aidskranken zum erstenmal direkt mit den weitgehend tabuisierten Themen Homosexualität, Promiskuität (Geschlechtsverkehr mit verschiedenen, häufig wechselnden Partnern) und Drogenabhängigkeit konfrontiert. Unsicherheit und herrschende Vorurteile -

auch die eigenen - beeinflussen die Auseinandersetzung mit der Problematik maßgeblich. Als besonders schwierig wird zusätzlich das Erleben des Leidens und des Sterbens der meist jungen Menschen empfunden.
Um diese Belastungen tragen zu können, sich der eigenen Gefühle bewußt zu werden sowie das eigene Denken und Handeln zu reflektieren, sind offene Gespräche im Team, aber auch Supervision hilfreich, oft sogar erforderlich. Hierbei geht es nicht nur darum, letztendlich dem Patienten gerecht zu werden, sondern vor allem um das Wohlbefinden der Pflegenden.

Gesichtspunkte, die bei der Pflege von HIV-Infizierten zu berücksichtigen sind:
(entnommen aus: Aids-Information Nr. 3 für Krankenpflegepersonal u.a. Gesundheitsberufe; Herausgeber: Bundeszentrale für gesundheitliche Aufklärung)

Die HIV-Infektion bringt nicht nur zahlreiche körperliche, sondern auch schwere seelische Probleme für den Patienten und seine Umgebung mit sich, deren Sie sich beim Umgang mit diesen Menschen bewußt sein sollten.
HIV-Virusträger sind oft nicht wegen dieser Virusinfektion in ärztlicher Behandlung, sondern wegen völlig anderer Erkrankungen. Deshalb können sie in ganz unterschiedlichen Abteilungen zu finden sein. Das trifft auch auf die Patienten zu, die schon AIDS entwickelt haben, denn auch sie werden wegen der verschiedensten Komplikationen, die durch die Abwehrschwäche entstehen, behandelt.
Für ihre Mitpatienten stellen sie im allgemeinen keine Gefahr dar und brauchen nicht isoliert zu werden, wenn nicht eine der folgenden Komplikationen auftritt:
- ständig starke Durchfälle,
- Inkontinenz,
- sehr starker Husten mit Auswurf,
- aggressive Verwirrtheitszustände,
- Notwendigkeit der Intubation.

Die starke Abwehrschwäche der Patienten erfordert auch besondere Sorgfalt bei der Pflege. Halten Sie sich von AIDS-Patienten fern, wenn Sie selbst nässende infizierte Wunden oder entsprechende Hauterkrankungen haben, die Sie nicht durch einen Verband abdecken können! Versuchen Sie eine Infektion der Patienten zu vermeiden!
HIV befällt auch das zentrale Nervensystem. Dadurch entstehen Wesensveränderungen, die zu einem für Sie unverständlichen Verhalten der Patienten Ihnen gegenüber führen können. Dazu kommen Reaktionen auf die Notlage, in der sich diese Patienten befinden, z.B. Angst, Depressionen, Selbstvorwürfe, Selbstmordgedanken, Selbstmordversuche.
Oft haben die Patienten keine Angehörigen, sind gesellschaftlich isoliert (Homosexuelle, Drogensüchtige). Daher brauchen sie ein hohes Maß an Zuwendung. Versuchen Sie offen zu sein für Ihre Anliegen und Fragen, soweit das Ihre anstrengende Tätigkeit zuläßt.

Außerdem können Sie den Patienten helfen, wenn Sie sie auf das Betreuungs- und Beratungsangebot der Deutschen AIDS-Hilfe hinweisen, über die Sie auch die nächstliegende örtliche AIDS-Hilfe-Gruppe in Erfahrung bringen können.
Wenn Sie selbst noch Fragen haben, wenden Sie sich an die:

Arbeitsgruppe AIDS
des Bundesgesundheitsamtes
Nordufer 20
W-1000 Berlin 65

oder an die

Deutsche AIDS-Hilfe
Berliner Straße 37
W-1000 Berlin 31
Tel.: 030/860651

12. Sinn finden

12.1 Bedeutung und Möglichkeiten

Die ATL "Sinn finden" ist existentiell. Nur derjenige, der einen Sinn in seinem Leben sieht, entwickelt *Lebensfreude und -kraft* und kann das Leben aktiv bejahen.

Soweit es darum geht, *im alltäglichen Tun* und - besonders im selbstgewollten, bewußt angestrebten - Erleben einen Sinn zu erblicken, hat der Mensch im allgemeinen keine Probleme: Er arbeitet, um Geld, Selbstbestätigung oder Anerkennung zu bekommen; er sieht fern, um sich zu unterhalten, abzulenken oder zu informieren; er unternimmt Reisen, um sich zu erholen oder neue Eindrücke zu gewinnen; er ruht, um Kraft zu sammeln.

Über die vordergründigen Zielbestimmungen in den einzelnen Dingen des Lebens hinaus ist es viel schwieriger, einen *Lebenssinn* zu finden. Besonders schwierig ist es, im Leiden und im Sterben einen Sinn zu finden. Gerade diese umfassende Sinnfrage - die Auseinandersetzung mit, die Suche nach dem Sinn und das Finden des Sinns des Lebens - unterscheidet den Menschen von anderen Lebewesen und ist so ein *zentraler Bestandteil des menschlichen Daseins*.

Der Sinn des Lebens läßt sich *nicht allgemeingültig formulieren*; er wird individuell unterschiedlich gesehen und muß daher individuell bestimmt werden. Für jedes Individuum ist es bedeutsam, für sich den Sinn seines Lebens zu finden, um sich auch in extremen Situationen dem Leben aktiv stellen und es meistern zu können. Dieser Sinn-Frage kann auf *lebenspraktischer, philosophischer* oder *theologischer Ebene* nachgegangen werden. Letztendlich liegt es beim einzelnen Menschen, den Sinn des Lebens als Sinn <u>seines</u> eigenen Lebens zu finden. Diese Suche, diesen Weg und diese Zielsetzung muß der einzelne selbst gestalten und durchleben, andere können ihn dabei allenfalls begleiten. Sinnantworten, an denen sich der einzelne orientieren kann, werden zum Teil durch Gemeinschaften und Institutionen - z.B. die Kirche - vorgegeben. Manchmal sind es auch einzelne Menschen, die den Sinn des Lebens überzeugend vermitteln können.

Oft wird der Sinn des Lebens in der Erfüllung einer rein "irdischen" Aufgabe gesehen, z.B. darin, den Familienbetrieb zu fördern oder einen Beitrag zur wissenschaftlichen Forschung zu leisten. Für andere findet die Sinn - Frage ihre Antwort im Transzendenten; sie sehen den Sinn des Lebens z.B. in einem gottgefälligen Leben oder in dem Versuch, dem Kreislauf von Werden und Vergehen durch das Erreichen eines höheren Geisteszustandes zu entgehen (Hinduismus, Buddhismus).

Die Wege zur Erkenntnis des individuellen Lebenssinns sind höchst unterschiedlich. Dem einen ist die Sinnfrage schon durch die ihm *anerzogenen Werte* erschöpfend beantwortet, der nächste bemüht sich durch Nachdenken und *Beschäftigung mit religiösen oder philosophischen Ideen* um eine Antwort. In einigen Kulturen sind Konzentrationsübungen und Meditation häufig angewandte Möglichkeiten der Selbst- und Sinnfindung. Anderen bleibt die Frage nach einem tieferen Sinn ihres Daseins verschlossen.

Ein wichtiger Schritt wird immer darin bestehen, der eigenen Person, der Welt und dem Leben mit offenem Herzen und wachem Auge zu begegnen und nicht nur andere, sondern auch sich und die *eigenen Werte und Wahrheiten zu hinterfragen*.

Oft sind *Leid oder Krankheit* ein Anlaß, die Sinn - Frage erstmals zu stellen oder vorhandene Antworten zu hinterfragen, da erst durch das Entdecken eines (neuen) Lebenssinnes das Leiden erträglich wird. Ähnliches gilt für Ereignisse wie das Auftreten einer *Behinderung*, den *Verlust* persönlicher Beziehungen oder den *Tod* liebgewordener Menschen. Nicht selten sind es der *Glaube* an Gott und an ein Weiterleben nach dem Tod sowie *erfahrene Liebe* oder andere ideelle Werte, die es ermöglichen, Schicksalsschlägen mit Mut, Kraft und Hoffnung zu begegnen. So fordern oft extreme Krisensituationen ein Überprüfen der bisherigen Werte und geben die Einsicht, den Mut und die Kraft, sich von ihnen zu lösen und sich neuen Werten sowie Sinneinsichten zu öffnen.

Wie Krankheit die Frage nach dem Sinn des Lebens aufwerfen kann, kann umgekehrt eine empfundene *Sinnlosigkeit* des Lebens zu innerer Leere, zur persönlichen Krise und zur Krankheit führen.

Während eines Krankenhaus- bzw. Pflegeheimaufenthaltes befindet sich der Mensch nicht selten in einer *Lebenskrise*. Vor allem die Begegnung (und die daraus resultierende Auseinandersetzung) mit dem Tod und dem Sterben machen die psychische Begleitung besonders wichtig. Hier fällt dem Pflegepersonal eine bedeutsame und schwierige Aufgabe zu. Eine umfassende Hilfe wird ihm in der Regel nicht möglich sein, wohl aber eine *einfühlsame menschliche Begleitung*. Hier ist daran zu erinnern, daß jeder den Sinn des Lebens als Sinn <u>seines</u> eigenen Lebens zu finden hat und andere ihm dabei häufig nur unvollkommen - aber dennoch unverzichtbar - Hilfestellung leisten können. Möglichkeiten bestehen z.B. in der Vermittlung philosophischer oder religiöser Texte; auch Gespräche mit Vertretern entsprechender Lebensanschauungen und Religionen oder ganz einfach mit *"lebensreifen"* Menschen können bereichernd und hilfreich sein. Gelegentlich wird schon der Hinweis, daß es nicht nur

einen absoluten Sinn des Lebens gibt, dem Betroffenen helfen.
Im Rahmen dieser Abhandlung ist eine erschöpfende Beschäftigung mit der Frage des Lebenssinns nicht möglich. Deshalb erfolgt eine Beschränkung auf einzelne, damit im Zusammenhang stehende Themen, nämlich Krankheit, Behinderung, Schmerzen, Streß, Alter sowie Sterben und Tod.

12.2 Herausforderungen und sinnvolle Bewältigungsmöglichkeiten

In diesem Abschnitt werden einige allgemeine und spezielle Belastungen und ihre möglichen Auswirkungen auf den Menschen besprochen.
Ein weiterer Schwerpunkt ist der sinnvolle Umgang mit diesen Belastungen.

12.2.1 Streß
Der Begriff "Streß" kommt aus dem Englischen und bedeutet *Druck, Belastung, Spannung*. Hans Selye, ungarisch - kanadischer Mediziner und "*Vater*" der Streßforschung, führte diesen Begriff 1950 für die Reaktionen des Organismus auf die täglichen Belastungen in die Biologie ein.

12.2.1.1 Definition
Streß bezeichnet einen Zustand des Organismus, der durch ein spezifisches Syndrom gekennzeichnet ist und durch verschiedenartige, unspezifische Reize (= *Stressoren*) ausgelöst werden kann. Streß ist ein *eingebauter, biologischer Verteidigungsmechanismus* zur Vorbereitung auf Flucht oder Angriff, ausgelöst durch Alarmsignale aus der Umwelt.

12.2.1.2 Physiologische Streßreaktion
Das durch Stressoren ausgelöste spezifische Syndrom des Organismus wird durch die physiologische Streßreaktion geprägt. Dieser biologische Mechanismus mobilisiert als *Antwort auf einen Reiz* in sekundenschnelle Energiereserven und aktiviert das Herz- und Kreislaufsystem und die Muskulatur. Der Organismus ist *auf körperliche Leistungen vorbereitet*. Dieser lebenswichtige Vorgang existiert seit Urzeiten, ist also kein Phänomen ausschließlich der heutigen Zeit.
Ein entwicklungsgeschichtlicher Rückblick verdeutlicht Sinn und Vorgang des biologischen Verteidigungsmechanismus:
Der in der freien Natur lebende Mensch war - ebenso wie das Tier - jederzeit der Gefahr ausgesetzt, durch natürliche Feinde (Raubtiere) getötet zu werden. Um überleben zu können, war es notwendig, sich durch blitzschnelle Energiemobilisierung auf körperliche Höchstleistung vorzubereiten. Diese Anpassung an die Gefahrensituation ist Voraussetzung für eine lebensrettende Flucht bzw. für einen Angriff. Sie läuft automatisch ab, Denken würde in dieser Situation zu viel Zeit beanspruchen. Bei *Wahrnehmung des Stressors*, z.B. eines plötzlich einsetzenden Knackens im Unterholz oder des Gebrülls eines Löwen, werden sofort Angst und Bedrohung empfunden. Automatisch steuert der *Hypothalamus* die weiteren Vorgänge, indem er Anweisungen an das *autonome Nervensystem* sowie auf hormonellem Weg an die *inkretorischen Drüsen* erteilt. Jetzt reagieren einerseits der *N. sympathikus* und andererseits die Hirnanhangdrüse (= *Hypophyse*) mit der Präparation des Organismus auf körperliche Höchstleistung:

- der N. sympathikus aktiviert das Nebennierenmark zur Ausschüttung des *Fluchthormons Adrenalin* und des *Aggressionshormons Noradrenalin*;
- gleichzeitig gibt die Hypophyse über eine vermehrte Ausschüttung des Hormons ACTH (= *adrenocorticotropes Hormon*) an die Nebennierenrinde den Impuls zu vermehrter Ausschüttung von Glukokortikoiden*;
- die genannten Veränderungen des Organismus führen zur Steigerung der Herz- und Atemfrequenz sowie zum Blutdruckanstieg, somit wird mehr Sauerstoff eingeatmet, der Transport zu den einzelnen Zellen ist beschleunigt;
- zugunsten der vermehrten Durchblutung von Herz- und Skelettmuskulatur wird gleichzeitig die Durchblutung der jetzt unwichtigen Organe (Haut, Verdauungsorgane) gedrosselt;
- die Muskelaktivität und der Grundumsatz werden gesteigert;
- zur Energieversorgung werden gespeicherte Lipoide und Glykogen in ihren Depots mobilisiert und in die Blutbahn abgegeben;
- zum Schutz vor äußeren Verletzungen werden Hautwiderstand und Gerinnungsfähigkeit des Blutes gesteigert;
- Körperfunktionen, die in dieser Situation unwichtig sind und nur unnötige Energie beanspruchen würden, werden auf ein Minimum reduziert: Magen- und Darmperistaltik, Denkvorgänge, Sexualfunktion und entzündliche Vorgänge werden stark gedrosselt.

Zurück zum Beispiel:
Jetzt kann der im Urwald lebende, vom Raubtier bedrohte Mensch blitzartig in die Höhe schnellen und kraftvoll kämpfen oder in rasendem Tempo flüchten. Während des Kampfes bzw. der Flucht werden die bereitgestellten Energien verbraucht. Bei Beendigung der bedrohlichen Situation schwindet der Erregungszustand des vegetativen Nervensystems, der Organismus kehrt zu seinem hormonellen und vegetativen Normalzustand zurück. Es haben sich keine krankhaften Veränderungen entwickelt.
Es wird deutlich, daß die Streßreaktion ein physiologisches, *leistungssteigerndes und lebensrettendes Geschehen* ohne negative Folgen ist.
Wenn wir heute durch Streß krank werden, - in diesem Fall spricht man besser vom **Dysstreß** - liegt das u.a. daran, daß wir die bei Wahrnehmung eines Stressors

bereitgestellten Energien weder benötigen noch nutzen. Der vegetative Erregungszustand wird nicht ausreichend abgebaut. Obwohl die von uns empfundenen Bedrohungen (z.B. zwischenmenschliche Konflikte, Unter- oder Überforderung) meist keine körperlichen, sondern eher gedanklich - seelische Leistungen beanspruchen, reagiert der Organismus noch wie in Urzeiten. Eine Differenzierung in Hinsicht auf die Art des Streßreizes findet nicht statt.

In Untersuchungen wurde nachgewiesen, daß auch emotionale Erlebnisse wie Freude, Trauer, Leistungsdruck oder Kränkung vegetative Reaktionen im Sinne der Streßreaktion auslösen.

Weitere Informationen werden auf Seite 379 unter "Dysstreß" gegeben.

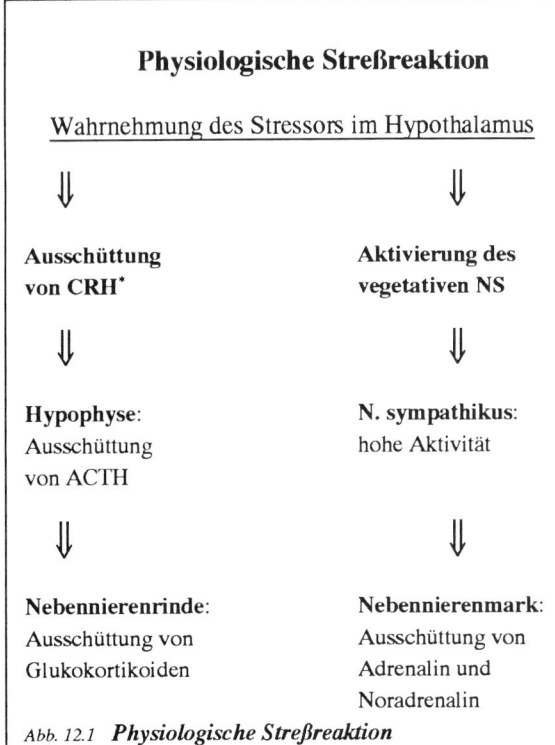

Abb. 12.1 *Physiologische Streßreaktion*

Vegetativer Dreitakt

Das Streßgeschehen läuft in drei Phasen ab; dies sorgt für einen *wirtschaftlichen Umgang mit unseren körperlichen Energien*. Man spricht auch vom vegetativen Dreitakt der physiologischen Streßreaktion. Die Vor-, Alarm- und Erholungsphase gehen ineinander über.

Die **Vorphase** wird vom parasympathischen Teil des vegetativen NS gesteuert und dient dem *Rückzug*. Folglich kommt es zur Herabsetzung der Kreislauf- und Stoffwechselvorgänge; sie dient der *Vorbereitung* auf die baldige Bereitstellung körperlicher Energie. Diese Phase des Streßgeschehens kann blitzschnell, aber auch über einen langen Zeitraum ablaufen. Darüber entscheidet die Art des Stressors. Ist dieser z.B. durch das plötzliche Hupen eines Autos bedingt, so springt der Erschrockene sofort zur Seite; die Vorphase ist in solcher Situation sinnvoller Weise extrem kurz und wird gar nicht bemerkt. Anders zu erleben ist dies bei Stressoren, die über einen längeren Zeitraum einwirken. So wird z.B. eine frühzeitige Verausgabung des "*Gestreßten*" während eines sich an Heftigkeit steigernden Streitgesprächs oder vor einer erst am Nachmittag stattfindenden Prüfung durch die vom Parasympathikus gesteuerte Vorphase verhindert.

Typische Veränderungen während der vom Parasympathikus gesteuerten Vorphase sind:
- herabgesetzte Pulsfrequenz und erniedrigter Blutdruck (infolge der reduzierten Herz-Kreislaufaktivität);
- Gefäßerweiterung im Bereich der Haut, Rötung der (Gesichts-) Haut;
- Gefäßweitstellung im Bauchraum; neben der Hyperämie auch Hypersekretion und -motilität der Verdauungsorgane sowie Kontraktion des Harnblasenmuskels; bei extremer Ausprägung kommt es zu folgenden Symptomen:
  - Übelkeit, Völlegefühl, Appetitlosigkeit oder sogar Erbrechen,
  - ständiger Harndrang und häufige Blasenentleerungen,
  - Stuhldrang und Durchfall ("*vor Angst in die Hose machen*");
- Engstellung der Bronchien, bei vorgeschädigten Bronchien kann es zu Atemnot kommen;
- bei übersteigerter Reaktion kann es zum Kollaps durch Minderdurchblutung des Gehirns infolge massiver Gefäßweitstellung im Bauchraum *(siehe "Kollaps", Seite 264)* kommen.

Als Anpassung auf Alarmsignale aus der Umwelt ist auch der extreme **vegetative Rückzug** möglich. Der kollabierte Mensch erscheint dem Feind als wehrlos oder tot und wird so ggf. als Gegner uninteressant.

Der Vorphase folgt die **Alarmphase**, die **Hauptphase** und das **Kerngeschehen** der physiologischen Streßreaktion. Sie wird vom N. sympathikus gesteuert und ist durch entsprechende vegetative und hormonelle Reaktionen gekennzeichnet *(siehe Seite 375 "Physiologische Streßreaktionen" und Seite 377 "Wirkung der Streßhormone")*. Diese dienen dem *steilen Anstieg der körperlichen Aktivität*. Gleichzeitig wirkt der parasympathische Teil des NS nur an bestimmten Stellen und in physiologisch sinnvoll angepaßtem Ausmaß.

Normalerweise dauert die Alarmphase solange an, wie der Stressor auf den Betroffenen einwirkt.

Danach beginnt die **Erholungsphase**. Die Erregung des N. sympathikus sowie die gesteigerten Hormonausschüttungen und dadurch bedingte Reaktionen lassen nach. Unter dem *vorübergehenden Einfluß des N. parasympathikus* kehrt der Organismus in seine vegetative Ausgangslage zurück. Kurzfristig sinken dabei Kreislauf- und Stoffwechselfunktionen unter das Ausgangsniveau, um sich dann auf die normale Reaktionslage einzupendeln.

Wirkung der Streßhormone während der Alarmphase

Adrenalin	Noradrenalin	Glukokortikoide
• Steigerung von Pulsfrequenz, Herzminutenvolumen, systolischem Blutdruck • Erweiterung der Blutgefäße in der Leber und den Skelettmuskeln • Engstellung der Gefäße in Haut und Baucheingeweiden • Mobilisierung der Glykogenreserven und Förderung des Glykogenaufbaus in der Leber: Erhöhung des Blutzuckerspiegels • gesteigerte Mobilisation von Triglyzeriden aus dem Fettgewebe • Steigerung des Grundumsatzes • Pupillenerweiterung • Erektion der Haarmuskeln • Erschlaffung der Bronchialmuskulatur und Erweiterung der Bronchien • Verminderung der Darmperistaltik • Erhöhung der ACTH- und somit auch der Glukokortikoidausschüttung	• Erhöhung des Blutdrucks durch Gefäßengstellung • Senkung der Pulsfrequenz • Mobilisierung der Glykogenreserven und Förderung des Glykogenaufbaus in der Leber: Erhöhung des Blutzuckerspiegels • Verminderung der Darmperistaltik • Erhöhung der ACTH- und somit auch der Glukokortikoidausschüttung	 • Eiweißabbau • Erhöhung des Blutzuckerspiegels durch Bildung von Kohlenhydraten aus Aminosäuren • Herabsetzung der natürlichen Abwehrkräfte und Immunreaktionen: - entzündungshemmende, antirheumatische und antiallergische Wirkung • Einfluß auf Blutbildung, Muskel-, Wasser-, Elektrolyt- und Eiweißstoffwechsel • vermehrte Abgabe von Gerinnungsfaktoren ans Plasma • Bei übermäßiger Ausschüttung: Hemmung der Gonadotropinausschüttung (und somit der Gonadenfunktion)

Funktionen des vegetativen Nervensystems

Beachte: Es werden lediglich die im Zusammenhang mit Streß beobachtbaren Funktionen des vegetativen NS genannt.

Organ	Sympathischer Teil	Parasympathischer Teil
Auge	• Pupillenerweiterung	• Pupillenverengung
Speicheldrüsen	• Produktion dickflüssigen Schleims	• Produktion wäßrigen Speichels
Herz	• Steigerung der Erregungsleitung, Erhöhung von Frequenz, Kraft und Erregbarkeit	• Verlangsamung der Erregungsleitung und der Frequenz
Bronchien	• Erschlaffung der Bronchialmuskulatur	• Vermehrte Sekretion und Kontraktion der Bronchialmuskulatur
Magen und Darm	• Entspannung der Muskulatur, Herabsetzung von Peristaltik und Drüsentätigkeit; Kontraktion der Schließmuskeln	• Kontraktion der Muskulatur, Steigerung von Peristaltik und Drüsentätigkeit; Entspannung der Schließmuskeln
Leber	• Förderung des Glykogenabbaus	
Bauchspeicheldrüse	• Hemmung der Insulinsekretion	• Aktivierung der Insulinsekretion
Nebennierenmark	• Aktivierung der Adrenalinsekretion	• Hemmung der Adrenalinsekretion
Harnblase	• Erschlaffung des Blasenmuskels; Kontraktion des Schließmuskels; Urinzurückhaltung	• Kontraktion des Blasenmuskels; Erschlaffung des Schließmuskels (Harndrang), Urinentleerung
Geschlechtsorgane	• Gefäßengstellung; Ejakulation	• Erektion (Gefäßweitstellung) bei Mann und Frau
Schweißdrüsen	• Produktion geringer Mengen klebrigen Schweißes	• reichliche Produktion dünnen Schweißes
Haut	• Kontraktion der Haarmuskeln der Haut	
Gefäße	• Engstellung; Weitstellung der Herzkranzgefäße	• Weitstellung; Engstellung der Herzkranzgefäße
Stoffwechsel	• Steigerung der Dissimilation	• Steigerung der Assimilation

Bei sehr starken und gehäuft bzw. wiederholt auftretenden Streßreizen kann es zur Verkürzung und letztendlich zur Aufhebung der Erholungsphase kommen. In diesem Moment wird der Streßmechanismus verzerrt und kann zu Funktionsstörungen führen *(siehe "Dysstreß", Seite 379)*.

Vegetativer Dreitakt der Streßreaktion

Vorphase   -   N. parasympathikus gesteuert

⇓

Hauptphase   -   N. sympathikus gesteuert

⇓

Erholungsphase - N. parasympathikus gesteuert, bis das vegetative Ausgangsniveau erreicht ist

---

Abb. 12.2 Vegetativer Dreitakt der Streßreaktion

12.2.1.3 Stressoren

Faktoren, die Streß auslösen können, werden als Stressoren bezeichnet.

Sie sind sehr vielfältig; die verschiedensten Einflüsse können über die physische, psychische und soziale Ebene bewußt oder unbewußt als Bedrohung auf den Menschen einwirken und die Streßreaktion auslösen.

Die häufigsten und massivsten Stressoren sind:
- Operationen,
- Schmerzen,
- Infektionskrankheiten,
- Entzündungen,
- Verbrennungen,
- extreme Kälte- und Hitzeeinflüsse,
- Föhn und Wetterveränderungen,
- Lärm (insbes. in Schlaf- u. Konzentrationsphasen),
- optische Reize (insbes. flackerndes und grelles Licht),
- Schlafstörungen,
- Angst (insbes. bewußt oder unbewußt empfundene Bedrohung),
- Versagens- und Existenzangst,
- Verlusterlebnisse (z.B. Tod oder Trennung von einem liebgewordenen Menschen),
- Zurücksetzung und Kränkung,
- Konflikte und Ärger,
- Frustration und Mißmut,
- Hoffnungs- und Sinnlosigkeit,
- Verzweiflung und Einsamkeit,
- Leistungsdruck, Prestigedenken und Hierarchie,
- dauernde Über- oder Unterforderung,
- Monotonie und Langeweile,
- übertriebener Ehrgeiz,
- Chancenungleichheit,
- Arbeitslosigkeit,
- schlechte Arbeitsbedingungen *(siehe Seite 340)*,
- Hektik und Zeitdruck,
- beengte und ungünstige Wohnbedingungen,
- gesellschaftliche Normen wie Sitte, Moral und Gesetze, sofern sie das gewünschte Verhalten reglementieren bzw. untersagen oder Gewissenskonflikte hervorrufen,
- Rollenkonflikte (z.B. durch das Bemühen, gleichzeitig eine gute Krankenschwester, Ehefrau, Mutter und politisch Engagierte zu sein),
- Freude und Rührung,
- Verliebtsein.

Im erweiterten Sinn zählen zu den Stressoren auch *Einflüsse, die unseren Organismus belasten* und in eine ungünstige Ausgangsposition bringen. Unter diesen Bedingungen kann es eher zu Streß kommen; ebenso wird der Abbau der streßbedingten Reaktionen erschwert.

Beispiele hierfür sind:
- Übergewicht und falsche Ernährung (siehe Kapitel "Essen und Trinken"),
- Bewegungsarmut,
- Luftschadstoffe und andere Umweltverschmutzungen,
- Substanzen mit zentralnervöser Wirkung (Alkohol, Nikotin, Rauschgift, einige Medikamente wie z.B. Barbiturate, Tranquillanzien).

In vielen Situationen treten *mehrere Stressoren gleichzeitig auf*, ohne daß die daraufhin mobilisierten Energien genutzt werden. Dies kann z.B. beim Autofahren der Fall sein, wenn gleichzeitig Zeitnot, Verkehrsdichte, Bewegungsarmut, optische und akustische Reize, Ärger über den Vordermann, Zigarettenrauch, Autoabgase sowie Angst vor den Konsequenzen des Zuspätkommens einwirken. Bei ständiger Wiederholung solcher Situationen kann der Streß zur Dauerbelastung führen und Organschäden bedingen.

Besonders **extreme Streßreize** kommen aus dem emotionalen Erleben, zumal sie in diesem Bereich meist langandauernd sind. Der *Verlust eines geliebten Menschen* z.B. durch Tod oder Scheidung, ist ein besonders hoher Stressor. Ein *Mangel an Zuneigung*, Anerkennung und Akzeptanz kann ebenso wie chronische Konfliktsituationen und ständige Über- bzw. Unterforderung Dauerstreß - und somit Dysstreß - bedingen.

Weniger auffällig und bewußt ist z.B. das Fernsehen als ein Stressor, der über Jahre einwirken kann. Fernsehen wird zum Stressor z.B. bei spannenden und aufregenden Sendungen (Krimi, Fußballspiel), die mit einer Häufung optischer und akustischer Alarmsignale einhergehen. Die negative Wirkung entsteht vor allem durch die gleichzeitige Bewegungsarmut sowie den eventuellen Konsum von Alkohol, Zigaretten und Süßigkeiten.

12.2.1.4 Unterschiedliche Reaktionen auf Stressoren

Die Menschen reagieren, bedingt durch die *individuelle Konstitution* und erlernte *Verhaltensmuster*, unterschiedlich auf Streßreize.

Die *Empfindlichkeit*, mit der wir einzelnen Stressoren begegnen, variiert mit dem allgemeinen Befinden - diese Erfahrung ist jedem Leser bekannt.

Vor allem aber beeinflußt der *vegetative Reaktionstyp* maßgeblich die durch Streßreize bedingten Veränderungen des Organismus. In der Streßforschung werden zwei Grund - Streßtypen unterschieden, der *Sympathikotoniker* und der *Vagotoniker*. Eine dritte Gruppe bilden die gegenüber Streßreizen sehr ausgeglichen reagierenden Menschen, bei denen sich sympathischer und parasympathischer Teil des NS überwiegend die Waage halten. Im Gegensatz zu den Grund-Streßtypen weisen sie keine besondere Neigung zur Entwicklung bestimmter Funktionsstörungen und Krankheiten auf.

Beim **Vagotoniker** überwiegt der parasympathische Anteil des NS. In Streßsituationen kann es zu Verschiebungen im vegetativen Dreitakt der Streßreaktion kommen. Die *Vorphase* tritt dann *verstärkt* auf. Auffällige, durch Aktivität des N. parasympathikus bedingte Veränderungen sind die Folge: Blutdruckabfall, Pulsverlangsamung, Magen- und Darm-Beschwerden sowie Schwindelgefühl und vermehrtes Schwitzen. Bei massivsten Streßreizen, z.B. Versagensangst vor einer Prüfung, kann es zu ständigem Harndrang, Durchfall und Erbrechen sowie zum Kollaps kommen.

Umgekehrt kann es beim **Sympathikotoniker** zur übersteigerten Hauptphase und zur Verhinderung der vagusgesteuerten Erholungsphase kommen. Entsprechende Symptome sind Herzklopfen, Blutdruckerhöhung, Aggressionen, erhöhter Grundumsatz, Nervosität, motorische Aktivität u.a. Im Extremfall treten diese Reaktionen verstärkt auf.

Ein Beispiel soll diese Unterschiede verdeutlichen:
Bei einem Explosionsknall in unmittelbarer Nähe einer Menschenmenge wurden folgende Reaktionen beobachtet:
- einige Menschen blieben vor Schreck "*wie angewurzelt*" stehen und erlitten dann einen Kollaps (Vagotoniker);
- andere Menschen liefen schreiend davon (Sympathikotoniker).

12.2.1.5 Dysstreß

Definition
Dysstreß (*Distreß*) ist ein Zustand, der hervorgerufen wird durch *Belastungen, Anstrengungen und Ärgernisse*, denen ein Lebewesen täglich ausgesetzt ist, ohne jedoch die daraufhin mobilisierten *Energien zu verbrauchen*.

Demnach ist Dysstreß der negative, krankmachende, verzerrte Streß.

Auswirkungen
Entsprechend der vorangegangenen Unterscheidung zwischen Sympathikotoniker und Vagotoniker kommt es unter langandauerndem Dysstreß zu verschiedenen Störungen. Bei der Betrachtung der Entstehung streßbedingter Störungen und Krankheiten müssen jedoch auch weitere Faktoren, die Einfluß darauf nehmen, berücksichtigt werden. Dies sind die *vererbte und individuelle Veranlagung* für bestimmte Krankheiten, die *Anpassungsfähigkeit* an Veränderungen, die *Persönlichkeitsstruktur*, die *soziale Prägung* (erlernter Umgang mit Stressoren) sowie geschlechtsspezifische *hormonelle Strukturen*.

Der lebensnotwendige, positive Streß kann in der heutigen Zeit zum negativen, krankmachenden Dysstreß werden, wenn wir die mobilisierten Energien und den Erregungszustand des vegetativen Nervensystems nicht nutzen bzw. abbauen.

Dazu kommt es häufig, denn der eingebaute, biologische Verteidigungsmechanismus setzt automatisch bei Wahrnehmung eines Stressors ein. Dieser besteht heute selten in einer Bedrohung durch natürliche Feinde (z.B. Raubtier), zu deren Abwehr Flucht oder Kampf notwendig wären. Vielmehr entstammen die *Streßreize der Gefühlswelt oder dem Arbeitsleben*. Für den sinnvollen Umgang damit sind meist keine körperlichen Höchstleistungen, sondern *gedankliche Verarbeitung* oder angemessene soziale Verhaltensweisen erforderlich. Es wäre z.B. wenig sinnvoll, einen unlieben - da konkurrierenden - Kollegen zu verprügeln und somit die bereitgestellten Energien zu verbrauchen. Neue Probleme und somit neue Stressoren, z.B. Verlust des Arbeitsplatzes, schlechtes Gewissen, Gerichtsverhandlung, wären die Folge. Wenn wir nicht auf anderem Wege, z.B. *beim Sport, die Energien abbauen* oder durch gedankliche Verarbeitung den Streßreiz neutralisieren, bleibt der vegetative Erregungszustand mitsamt den dadurch hervorgerufenen Veränderungen des Organismus für längere Zeit bestehen.

Kommt es zum **Dauerstreß**, weil der Stressor täglich wiederkehrt bzw. dauernd vorhanden ist, wird das Gleichgewicht des Organismus gestört. Dieser Zustand wird auch als *biologische Frustration* bezeichnet. Die sich unter den beschriebenen Umständen entwickelnden organischen Störungen werden als *psychosomatisch* bezeichnet, da seelische Belastungen und chronische Konflikte Ursache oder Auslöser sind. Hier gelten schmerzliche Verlusterlebnisse (z.B. Tod eines geliebten Menschen) sowie die Versagung von Anerkennung und Zuneigung, insbesondere wenn sie als Bestrafung von Unabhängigkeitsstreben eingesetzt wird, als typische *Auslöser psychosomatischer Erkrankungen*.

Aber auch alle anderen denkbaren Stressoren können, wenn sie wiederholt oder dauerhaft auftreten, zu Störungen führen. Selbst die Summe kleinster, aber ständig wiederkehrender Streßreize führt, sofern die Streßreaktion nicht abgebaut wird, zur Langzeitschädigung.

Beim **Sympathikotoniker** betreffen diese Störungen

hauptsächlich das Herz - Kreislaufsystem: Bluthochdruck, Begünstigung der Arteriosklerose, Kopfschmerzen und Herzinfarkt können die Folgen sein. Außerdem lassen sich oft Nervosität und Aggressionen beobachten.

Bevorzugt auftretende Leiden des **Vagotonikers** betreffen die Verdauungs- und Atemwegsorgane: Magen- und Darmerkrankungen sowie Asthma bronchiale* können sich entwickeln. Eine Hypotonie ist unter Vagotonikern weit verbreitet; auch Depressionen treten relativ häufig auf.

Bei beiden Streßtypen können außerdem eine *verringerte Immunabwehr* sowie *Störungen der Hormonregulation* und der *Sexualfunktion* auftreten.

12.2.1.6 Geeigneter Umgang mit Streß

Um zu verhindern, daß Streß zu Dysstreß wird, ist es notwendig, geeignete Formen im Umgang mit Streß zu finden. Verschiedene Möglichkeiten werden im folgenden erörtert.

Streßvermeidung

Mancher Stressor läßt sich vermeiden oder ausschalten.
An einigen Beispielen soll dies verdeutlicht werden.
Lärmvermeidung
- Tragen von Oropax auf Musikveranstaltungen und in Diskotheken, außerdem durch Tanzen die bereitgestellten Energien nutzen;
- Verwendung schalldämmender Materialien im Wohnungsbau, z.B. Doppelverglasungen;
- Freizeitgestaltung in lärmarmer Umgebung;
- Aufenthalt in / Schaffen von ruhigen Wohnsiedlungen, verkehrsberuhigten Zonen, Wohnstraßen;
- Tragen von Gehörschutz während beruflicher Lärmexposition (ab 85 Dezibel);
- Rücksichtnahme auf andere Personen:
  - keinen unnötigen Lärm produzieren (Radio, TV auf Zimmerlautstärke einstellen; hochtouriges Autofahren, Hupen u.ä. unterlassen).

Reduzieren / Aufgeben des Autofahrens
- Fahrten auf das mögliche Minimum reduzieren bzw. öffentliche Verkehrsmittel / Fahrrad nutzen;
- realistische Dauer der Fahrt kalkulieren und entsprechende Zeit einplanen, um Hektik und Zeitnot zu vermeiden;
- Gelassenheit gegenüber den Eigenheiten anderer Autofahrer entwickeln;
- während des Fahrens nicht rauchen;
- nach längerer Autofahrt für körperliche Bewegung sorgen.

Hektik und Zeitnot vermeiden
- Benötigte Zeiten realistisch einschätzen und entsprechend einplanen;
- Prioritäten setzen: entscheiden, welche Aktivitäten wichtiger sind als andere und sich dafür ausreichend Zeit nehmen, andere absagen;

- "Nein-Sagen", wenn man bereits ausgelastet ist und zusätzliche Aufgaben übernehmen soll.

Sinnvolles Verhalten

Bei der Vielfalt unterschiedlicher Stressoren können nur beispielhaft sinnvolle Verhaltensweisen aufgezeigt werden.

Körperliche Betätigung
- Zum Abbau des vegetativen Erregungszustands und der bereitgestellten Energien Sport treiben oder andere Formen körperlicher Bewegung nutzen, z.B. Gartenarbeit, flotter Spaziergang;
- zur Entspannung, Freude und sinnvollen Freizeitbeschäftigung sowie zur Aufnahme und Pflege sozialer Kontakte regelmäßig Sport in einer Gruppe treiben;
- evtl. zur Erlangung von Erfolgserlebnissen und Anerkennung Sport treiben;
- zum Abbau bzw. zur Vermeidung von Übergewicht;
- zum Training des Bewegungsapparates und des Herz-Kreislaufsystems.

Einstellungsänderung
- Persönliche Wertvorstellungen hinterfragen und ehrlich eingestehen, was *wirklich* wichtig ist;
- Erwartungen anderer Menschen von den eigenen trennen und Gleichgültigkeit gegenüber fremdbestimmten Erwartungshaltungen entwickeln, wenn diese mit den eigenen konkurrieren;
- Probleme anderer nicht zu den eigenen machen: hinterfragen, ob es sich tatsächlich um das eigene Problem oder um das anderer Personen handelt;
- unabänderliche Tatsachen, z.B. eine lange Nase oder andere "Schönheitsfehler" sowie persönliche Schwächen akzeptieren oder aber aktiv etwas dagegen unternehmen;
- Prestigesymbole, Moral und Sitte hinterfragen, um persönliche Wertigkeiten zu finden, die nicht mit einem schlechten Gewissen konkurrieren;
- Protesthaltungen aktiv ausdrücken, z.B. durch Engagement in Umweltschutzgruppen, politischen Gruppen, Berufsverbänden oder Gewerkschaften.

Situationsveränderung
- Bei beruflichem oder schulischem Streß, der mit Versagensangst und mangelhaften Leistungen einhergeht, die Ursache hinterfragen und entsprechend handeln:
  - Faulheit kann durch Fleiß behoben und somit der Stressor ausgeschaltet werden;
  - sind Probleme für einen Leistungsknick verantwortlich, so sind diese vorrangig anzugehen;
  - ist das Leistungsniveau für die individuellen Fähigkeiten zu hoch oder zu niedrig, sollte eine andere Berufswahl bzw. Schulform gewählt werden;
  - entspricht der Beruf nicht den persönlichen Neigungen, Interessen und Fähigkeiten, sollte nach Möglichkeit eine andere Berufswahl

getroffen werden; ansonsten ist eine sinnvolle Freizeitbeschäftigung, die den individuellen Fähigkeiten und Interessen entspricht, außerordentlich wichtig;
- hängt die Überforderung mit beruflichem Positionswechsel, neuen Erkenntnissen oder Bildungslücken zusammen, kann diese durch Fort- und Weiterbildung abgebaut werden;
- Versagensangst vor Prüfungen kann mit dem Lernen des geforderten Stoffs, dem Einüben der Prüfungssituation (z.B. freies Vortragen eines Textes) und realistischem Einschätzen der persönlichen Leistungsfähigkeit begegnet werden;

Beachte: Ein gewisses Maß an Streß (hier Angst / Ehrgeiz) steigert das Leistungsvermögen und die Leistungsbereitschaft);
- "Nein-Sagen" bei Überforderung, bei Zeitnot oder Interessenlosigkeit;
- Gespräche über Probleme führen, dabei die Konflikte gegenüber der sie betreffenden Person ansprechen;
- bei bestimmten Problemen, die z.B. durch Alkoholmißbrauch, chronische Krankheiten oder psychische Störungen bedingt sind, die Emotionen und Verhaltensmuster in Therapie- oder Selbsthilfegruppen offenlegen;
- Aufsuchen von Beratungsstellen;
- offener Umgang mit Partnerschafts- und Familienproblemen;
- bewußtes Schaffen von Ausgleichssituationen in der Freizeit, z.B. durch kreative Beschäftigung, Entspannungsübungen, körperliche Betätigung, ausreichende Ruhe- und Schlafphasen;
- Ausschalten zusätzlicher Risikofaktoren wie Bewegungsmangel, Übergewicht, Schlafdefizit und Rauschmittelkonsum durch eine gesunde Lebensführung;
- Trauerarbeit leisten, wenn ein trauriger Anlaß dies fordert, d.h. den seelischen Schmerz zulassen und ihn erleben;
- Neid, Unverständnis, Vorwürfe und Komplexe anderer Menschen nicht zu den eigenen Problemen machen.

Nutzen von Antistressoren

Antistressoren sind *Faktoren, die Streß abbauen* oder *Streßreize neutralisieren*.
Sie machen uns also unempfindlich gegen Streß oder sorgen dafür, daß der physiologische Streßmechanismus wieder abgebaut wird.

Natürliche Antistressoren sind z.B.:
- Schlaf;
- körperliche Betätigung, insbes. Sport;
- Lachen, Weinen, Erröten (weil dadurch Energien abgeführt werden);
- Urlaub, sofern er die individuellen Bedürfnisse berücksichtigt;
- Kreativität entsprechend den individuellen Neigungen, Fähigkeiten und Interessen, z.B.
  - Basteln, Töpfern
  - Nähen, Stricken, Handarbeiten
  - Musizieren
  - Zeichnen, Malen, Schreiben
  - Kochen;
- Entspannung jeglicher Art, z.B.
  - kreatives Handeln s.o.
  - Ausgehen, Feiern
  - Spielen
  - Musikhören
  - Lesen
  - Sauna (gute Muskelentspannung und -durchblutung)
  - kulturelle Aktivitäten (Theater, Konzert, Galerie);
- Erfolgserlebnisse, Selbstverwirklichung, z.B.
  - Erfüllung im Beruf
  - angepaßtes Leistungsniveau
  - soziale Anerkennung
  - Freude an / Bezug zur Arbeit
  - Möglichkeiten kreativen Handelns;
- Anerkennung, Bestätigung, Akzeptanz der Person;
- Zuneigung, Freundschaft und Liebe, z.B.
  - intakte zwischenmenschliche Beziehungen
  - Zärtlichkeit
  - Erotik
  - Flirten
  - Vertrauen
  - Verständnis
  - Geborgenheit
  - "Gebraucht" werden;
- offene Gespräche, z.B.
  - Artikulieren von Gefühlen
  - Aussprechen von Konflikten
  - Finden von Gemeinsamkeiten mit dem Gesprächspartner.

Entspannungsübungen

Die natürlichen Antistressoren sind nicht immer ausreichend vorhanden oder nutzbar. Einigen Menschen fällt es schwer, abzuschalten und sich von bestehenden Streßreizen / -reaktionen zu lösen. Dagegen gibt es leicht erlernbare Hilfen, die sogenannten Entspannungsübungen. Die richtige Anwendung *fördert* nicht nur das *seelische und körperliche Wohlbefinden*, sie kann auch *krankhafte Auswirkungen* des Dauerstresses *verhindern*.

Wichtig ist, daß der Anwender diesen Übungen positiv gegenübersteht, sich professionell anleiten läßt und die Übungen sowohl ernsthaft als auch regelmäßig durchführt.

Es werden zahlreiche verschiedene Entspannungsübungen angeboten, z.B.
- autogenes Training *(siehe Seite 339)*;
- Meditation *(siehe dazu Seite 339)*;
- Yoga: angelehnt an die indische Lehre von geistiger Konzentration werden Übungen der bewußten Atmung, eine bestimmte Körperhaltung, Meditation und u.ä. durchgeführt;
- spezielle Atemtechnik / -übungen.

Des weiteren werden Bücher, Video- und Musikkassetten zur Entspannung angeboten.

12.2.2 Behinderung

Sowohl körperliche, seelische als auch geistige Behinderungen können den Menschen in der ATL "Sinn finden" maßgeblich beeinflussen.

Die Frage nach dem Sinn des Lebens kann durch eine Behinderung neu aufgeworfen werden. Sowohl der Betroffene als auch seine Kontaktpersonen erleben eine *Auseinandersetzung mit den persönlichen Wertigkeiten*, den eigenen Normen und den Ansprüchen an das Leben. Sowohl positive als auch negative Reaktionen und Ergebnisse sind möglich. Beispielsweise kann eine bisher nicht erfolgreiche Suche nach dem Sinn des Lebens dadurch neue Akzente bekommen und erfolgreich voranschreiten. Andererseits kann eine Lebensbejahung und -freude in Zweifel gestellt werden oder gar erlöschen.

12.2.2.1 Definition

Die **Behinderung** ist eine nicht nur vorübergehende, zu einer *Minderung der Erwerbsfähigkeit* von mindestens 10% führende körperliche, geistige oder seelische Beeinträchtigung, unabhängig davon, ob sie angeboren, durch äußere Ereignisse (z.B. Unfall, Krieg) erworben oder durch Erkrankung hervorgerufen wurde.

Eine **Schwerbehinderung** im Sinne des Schwerbehindertengesetzes liegt dann vor, wenn in Folge der *Behinderung die Erwerbsfähigkeit* nicht nur vorübergehend um mindestens 50% gemindert ist.

12.2.2.2 Behinderungsarten

Körperliche Behinderung

Infolge einer körperlichen Regelwidrigkeit ist die *Fähigkeit zur Eingliederung in die Gesellschaft beeinträchtigt*. Zugrunde liegen kann / können:
- eine Beeinträchtigung der Bewegungsfähigkeit, z.B. durch degenerative und entzündliche Erkrankungen der Wirbelsäule und Gliedmaßen, angeborene Veränderungen des Skeletts, Verlust von Gliedmaßen, Zwerg- und Riesenwuchs, progressive Muskeldystrophien;
- erhebliche Spaltbildungen des Gesichts oder Rumpfes (Lippen-, Kiefer-, Gaumenspalte);
- abstoßend wirkende Entstellungen, vor allem des Gesichts;
- eine erhebliche Einschränkung des körperlichen Leistungsvermögens infolge Erkrankung, Schädigung oder Fehlfunktion eines inneren Organs oder der Haut, z.B. durch Hirn- und Rückenmarksschäden; Herz-, Kreislauf- und Atemwegserkrankungen; Krankheiten des Urogenital- und Verdauungstraktes, der Leber und Galle; Diabetes mellitus; chronische Hautkrankheiten, bösartige Neubildungen;
- Blindheit oder starke Sehbehinderung;
- Taubheit oder schwere Hörschädigung;
- Stummheit, Aphasien und schwere Stimmstörungen wie starkes Stammeln, Stottern.

Geistige Behinderung

Die Beeinträchtigung bezieht sich auf das *Erfassen des Sinns von Zusammenhängen*, die *Orientierung* und auf die Fähigkeit, das individuelle Erleben in Einklang mit der Wirklichkeit zu bringen. Die geistige Behinderung schließt bei starkem Ausmaß die berufliche Ausbildungsfähigkeit aus, wenn Arbeitsabläufe nicht erfaßt oder nicht erinnert werden.
Zugrunde liegen können:
- chronische Psychosen und Folgezustände;
- Anfallsleiden, deren Folgen zu Hirnschäden führen;
- hochgradige, angeborene oder erworbene Intelligenzminderung.

Seelische Behinderung

Die *Beeinträchtigung* bezieht sich auf die *Fähigkeit*, seine *Gefühle zu balancieren* und/oder mit sich und der Welt positiv umzugehen und/oder die Gegenwart und *Wirklichkeit wahrzunehmen*, zu werten, zu verarbeiten und dementsprechend *gegenwarts- und realitätsbezogen zu handeln*. Auch kann die Fähigkeit, Beziehungen zu sich selbst sowie zwischen sich und anderen tragfähig zu gestalten, eingeschränkt sein.
Zugrunde liegen können:
- körperlich nicht begründbare Psychosen;
- seelische Störungen infolge von Krankheiten oder Verletzungen des Gehirns, von Anfallsleiden oder von anderen körperlichen Beeinträchtigungen;
- Suchtkrankheiten;
- Neurosen und Persönlichkeitsstörungen.

12.2.2.3 Auswirkungen

Die Beeinträchtigung des Behinderten ist - entsprechend der Art und des Ausmaßes seiner Behinderung - sehr unterschiedlich ausgeprägt. Einige wesentliche Einschränkungen sind im voranstehenden Abschnitt aufgeführt. Der Betroffene ist in der Gesamtheit seiner ATL meist mehrfach eingeschränkt.

Schwierig zu erfassen und zu beschreiben sind die *seelischen und sozialen* Folgen der Behinderung, zumal sie sich sehr unterschiedlich gestalten und individuell erlebt werden. So kann z.B. der *Verlust des Freundeskreises* durch eine bewußte Abkapselung des Behinderten, aber auch durch Hilflosigkeit, Ablehnung oder Rückzug der nicht behinderten Freunde hervorgerufen sein.

Im Zusammenhang mit einem *Arbeitsplatzverlust* kann es zur sozialen Ausgliederung des Behinderten kommen.

Die ersten Reaktionen auf die Konfrontation mit einer Behinderung sind von den *Wertvorstellungen* sowohl des Betroffenen als auch seiner Mitmenschen geprägt. Sind z.B. Schönheit oder Sportlichkeit in der Wertigkeitsskala der Lebensinhalte ganz oben, wird ein Gliedmaßenverlust wahrscheinlich größere Bedeutung haben, als wenn geistige und kulturelle Beschäftigungen einen hohen Stellenwert haben.

Verzweiflung, Angst und Hoffnungslosigkeit quälen den Betroffenen häufig in der ersten Zeit der Behinderung. Sie kann ihn aus seinem beruflichen Alltag reißen und eine lange, evtl. lebenslange *Erwerbsunfähigkeit* oder eine *Umschulung* erzwingen. Auswirkungen auf die *Freizeitaktivitäten* können ebenso gravierend sein und eine komplette Umorientierung erfordern. Meist sind damit *Verluste sozialer Kontakte* und Rollen verbunden. Auch familiäre Kontakte können sich - besonders in der Anfangszeit - schwierig gestalten.

Für alle Beteiligten ist die neue Situation eine *Herausforderung*. Oftmals werden sie in überraschender Weise mit ihren eigenen *Vorurteilen* konfrontiert. Auch die Unerfahrenheit und Hilflosigkeit (obwohl man unbedingt helfen will!) können Peinlichkeit und Schamgefühl hervorrufen. Mögliche Folgen sind Rückzug oder Überspielen der Situation. Eine weitere Überforderung - die allerdings meist kompensierbar ist - kann für die Angehörigen die Pflege und Unterstützung des Behinderten darstellen.

Vor allem aber ist der Behinderte selbst gezwungen, sich der neuen Situation anzupassen. Dies erfordert einerseits die *seelisch-geistige Auseinandersetzung* mit den Einschränkungen bzw. Verlusten. Vergleichbar mit den seelischen Vorgängen beim Verlust eines nahestehenden Menschen erfordert die Behinderung häufig regelrechte *Trauerarbeit (siehe Seite 406)*. Andererseits ist meist auch *körperliches Training* erforderlich. Neue Bewegungstechniken, der Umgang mit Hilfsmitteln, Ausgleichsübungen oder neue Verhaltensmuster und Reaktionsweisen müssen eingeübt werden.

Solche Aktivitäten verführen leicht dazu, die aufgeworfene *Frage nach dem Sinn des Lebens zu verdrängen*. Doch der Zeitpunkt, an dem sich die Auseinandersetzung nicht mehr verschieben läßt, kommt unweigerlich. Jetzt kommen - bisher vielleicht unbewußte - *Vorurteile und Einstellungen* gegenüber der Behinderung zum Tragen. Diese beziehen sich im Übrigen nicht nur auf im Laufe des Lebens erworbene, sondern auch auf angeborene Behinderungen. Sie werden nicht selten als *Strafe* Gottes für einen in der Vergangenheit begangenen Fehler oder als *Wiedergutmachungsangebot* für diesen angesehen. Auch als eine *Lehre Gottes*, die zu höheren, inneren Werten gelangen läßt, wird die Behinderung manchmal betrachtet. Aber auch die Einordnung und *Akzeptanz* als unabänderlicher Schicksalsschlag kann Reaktion auf die Behinderung sein.

Eine andere seelische Reaktionsweise ist der Versuch, *in dem Schicksalsschlag das Positive zu suchen* und zu finden, und sei es die Lossprechung von alten Sünden durch Buße (z.B. in dem das behinderte Kind gepflegt wird), Aufopferung oder Leiden.

In der Auseinandersetzung und angemessenen seelischen Verarbeitung einer aufgetretenen Behinderung kann ein Mensch seelisch wachsen, sich weiterentwickeln und insofern mag er für sich der *Behinderung und ihren Folgen "Sinn" geben*. Möglicherweise findet er neue, tiefere und von Umwelteinflüssen unabhängigere Werte, mit denen er zu innerer Zufriedenheit und Selbstachtung findet. Hier wächst der Mensch an seinen Anforderungen.

Aufgrund eines guten Selbstgefühls, seelischer Gesundheit, der Fähigkeit zur Trauerarbeit u.ä. sind manche Menschen eher in der Lage als andere, sich *aktiv mit der Behinderung auseinanderzusetzen* und sie anzunehmen. Dies geschieht, ohne dabei völlig aus dem Gleichgewicht zu geraten und Selbstwertgefühl sowie Lebensfreude zu verlieren.

Ein besonderes Problem stellt der **Umgang mit geistig schwerstbehinderten Menschen** dar: Hilflosigkeit und Peinlichkeit führen meist zur Verdrängung des Problems. Betroffene werden oft zu Hause abgeschirmt oder in speziellen Einrichtungen untergebracht. Das Bild Geistig-Behinderter paßt am wenigsten in unsere von Fortschritt, Leistung und Schönheit geprägte Welt.

Eltern, die ein geistig behindertes Kind aufziehen, haben es besonders schwer. Neben der schwierigen und von ihnen besitzergreifenden Aufgabe werden sie mit extremen *Vorurteilen* konfrontiert. Mehr als die Hälfte ihrer Mitmenschen (und von ihnen selbst) schieben ihnen die Schuld für die Behinderung des Kindes zu. Erziehungsfehler, Liebesdefizit, unsolide Lebensweise - vor allem während der Schwangerschaft - sowie Erbfehler und schwangerschaftsbedingte Schäden werden von Ihnen als häufigste Ursachen genannt. Die häufigste *tatsächliche Ursache*, nämlich während der Geburt erlittene Schäden (z.B. Sauerstoffmangel, Hirnblutungen), wird nur selten angeführt.

Geistig Behinderte sind stets *Mehrfachbehinderte*, denn oft sind gleichzeitig auch Wahrnehmung, Sprache und Motorik gestört. Für Eltern und Familie sind die Auswirkungen sehr unterschiedlich. Schuldzuweisung, Schamgefühl, Trauer und Selbstwertkrisen eines oder beider Elternteile können zur *vorübergehenden* oder *andauernden Isolierung* der gesamten *Familie* von der Außenwelt führen. Partnerschaftliches und familiäres Leben werden manchmal zusätzlich durch eine einseitige Zuwendung eines Elternteils zum behinderten Kind - bei gleichzeitiger Vernachlässigung der anderen Familienmitglieder - beeinträchtigt.

Die *Berührungsängste* gegenüber Behinderten und ihre *Ausgrenzung* durch Nichtbehinderte beruhen nicht selten zu einem großen Teil auf der *Verdrängung* der Möglichkeit, daß ihnen selbst solches zustoßen kann.

Die *soziale Ausgliederung* Behinderter (und evtl. ihrer Angehörigen) aus der Welt der Nichtbehinderten wird oftmals negativer empfunden als die Behinderung selbst.

12.2.2.4 Umgang mit Behinderungen

Viele Behinderungen lassen sich nicht beseitigen, aber ihre Auswirkungen können gemildert werden. Dabei benötigen die Behinderten in erster Linie die Hilfe der Gesellschaft in Form von *Akzeptanz und Solidarität* durch jeden einzelnen Menschen. Nur so wird die

Ausgliederung Behinderter vermieden und ihre *Eingliederung in die Gesellschaft* ermöglicht.

Es gilt, die *Menschenwürde* zu wahren und ein gleichberechtigtes Leben des Behinderten zu gewährleisten, ihm zuerst als dem Menschen und dann erst als dem Behinderten zu begegnen. Gelingt es, ihn *als Menschen in seiner Besonderheit* und Eigenart zu *akzeptieren* und ihn nach seinem individuellen Leistungsvermögen - statt nach dem des Nichtbehinderten - zu fördern, ist eine Grundlage zur Selbstentfaltung / -verwirklichung des Behinderten gegeben. *Emotionale Annahme*, Liebe, Zuwendung und Zärtlichkeit unterstützen diesen Prozeß maßgeblich. In solcher, das Selbstvertrauen stärkender Geborgenheit gelingt es dem Behinderten eher, seine Defizite und Eigenheiten zu akzeptieren.

Unsicherheiten, Hilflosigkeit und negative Gefühle bei der Begegnung mit Behinderten treten wahrscheinlich so häufig auf, weil Behinderte und Nichtbehinderte sich selten oder nie in den Lebensbereichen Beruf, Schule, Sport, Kultur oder Hobby begegnen. Deshalb ist die bewußte Begegnung zum Abbau dieser Gefühle notwendig.

Mit *offen angesprochenen Ängsten* und Verhaltensunsicherheiten kann der Behinderte meist gut umgehen. Außerdem zeigt der Nichtbehinderte durch diese Offenheit seine *Unvollkommenheit und Hilflosigkeit* gegenüber dem Behinderten - auf solcher Ebene gestaltet sich eine gleichberechtigte Begegnung oft einfacher und ehrlicher.

Das *gemeinsame Leben von Behinderten und Nichtbehinderten* sollte soweit wie möglich gefördert und unterstützt werden. Allerdings ist die Unterschiedlichkeit jedes Menschen zu berücksichtigen, d.h. dem Behinderten (in erster Linie ist hier der Geistig - Behinderte gemeint) ist ausreichend *Kontakt mit seinesgleichen* zu ermöglichen. Dieser bietet, insbesondere in Bereichen Freundschaft, Liebe und Partnerschaft Chancen der Selbstverwirklichung, die im Kontakt mit Nichtbehinderten nicht bestehen. Dies gilt ebenso für die schulische und berufliche Förderung bei schweren Geistigen- oder Mehrfachbehinderungen. Der Besuch einer *Tagesstätte* oder *heilpädagogischen Tagesschule* wird ihren individuellen Bedürfnissen und Fähigkeiten eher gerecht als die herkömmlichen Ausbildungen. Der Rest des Tages und die Nacht werden bestenfalls in der Familie verbracht. Für erwachsene geistig behinderte Menschen werden zum Teil auch kleine Wohngruppen, Paar- und Einzelwohnungen empfohlen.

Auf der anderen Seite ist die *Anpassung* des Behinderten an seine (neue) Lebenssituation von großer Wichtigkeit. Der Behinderte sollte seine Fähigkeiten und Restfunktionen kennen und nutzen lernen. Auch dabei kann die Unterstützung und Begleitung der Mitmenschen sowohl hilfreich als auch erforderlich sein.

Professionelle Hilfe bieten insbesondere die *Rehabilitation (siehe "Rehabilitation", Seite 346)* sowie die *Arbeits-* und *Beschäftigungstherapie*. Auch *Selbsthilfegruppen* und der Einsatz spezieller Hilfsmittel erleichtern das Leben mit einer Behinderung.

Spezielle *Behindertensportgruppen* bieten Möglichkeiten sozialer Kontakte, der körperlichen Ertüchtigung, der Abwechselung, Freude, Entspannung und Selbstverwirklichung. Seit 1976 findet regelmäßig die Behinderten - Olympiade statt; dadurch werden zusätzlich das Selbstwertgefühl der Behinderten und das Interesse der Nichtbehinderten für die Behinderten gefördert.

Für die Entwicklung des geistig behinderten Kindes sind *Frühförderung* unter heilpädagogischen Aspekten, professionelle Beratung der Eltern und der Besuch von - evtl. speziellen - Schulen notwendig. Auch für geistig behinderte Kinder besteht bis auf wenige Ausnahmen Schulpflicht.

Um Behinderungen frühzeitig erkennen zu können, werden kostenlose *Vorsorgeuntersuchungen* vor, während und nach der Schwangerschaft angeboten und empfohlen. Die Früherkennungsmaßnahmen werden bei Kindern bis zum 5. Lebensjahr durchgeführt.

12.2.2.5 Hilfen für Behinderte

Neben dem solidarischen Umgang Nichtbehinderter mit den Behinderten gibt es zahlreiche *Hilfen zur Selbsthilfe*, die in Form von *Sozialleistungen* gesetzlich geregelt sind.

Es handelt sich um das Sozialgesetzbuch, das Rehabilitationsangleichungsgesetz, das Gesetz über die Sozialversicherung Behinderter in geschützten Einrichtungen und das Schwerbehindertengesetz.

Auch *steuerliche Erleichterungen*, *Vergünstigungen* im Personenverkehr, Wohnungsbauförderung u.a. Regelungen sollen die Benachteiligung des Behinderten soweit wie möglich auffangen. Eine *behindertengerechte Aufklärung* bezüglich der Rechte und Leistungsansprüche ist dazu unerläßlich.

Spezielle Rehabilitationsmittel sind auf Seite 349 aufgeführt.

Neben der speziellen Förderung ist, um eine Zunahme der Behinderung zu vermeiden, ggf. eine regelmäßige *Medikamenteneinnahme* (z.B. bei Epilepsie, Diabetes mellitus) oder das Einhalten einer speziellen *Diät* bei Stoffwechselstörungen (z.B. Phenylketonurie, Galaktosämie) erforderlich.

Insgesamt sollte der *Bereich des öffentlichen Lebens behindertengerecht gestaltet* werden, so daß er jedem Menschen zugänglich ist. Noch immer gibt es z.B. Sozialämter, deren Eingänge für Rollstuhlfahrer nicht zugänglich sind.

12.2.3 Schmerz

Schmerz beeinträchtigt den Menschen in seiner Gesamtheit. Er kann so intensiv empfunden werden, daß er als unerträglich beschrieben wird. Dies gilt sowohl für körperlichen als auch für seelischen Schmerz (= *Leid*). Die negativen Auswirkungen des Schmerzes können zur weitgreifenden *Minderung der Lebensqua-*

lität, ja sogar zum Todeswunsch führen. Die Sinnfindung in bezug auf das Leid und das Leben kann für den Betroffenen in Frage gestellt und unbeantwortet sein. Ähnlich wie eine Behinderung kann Schmerz als Prüfung oder Strafe, aber auch als Aufgabe oder Hilfe zur Sinnfindung interpretiert werden.

Die großen Religionen unterstützen diese Einstufung / Sichtweise der Schmerzbedeutung.

12.2.3.1 Begriffserläuterungen

Der **Schmerz** ist eine komplexe, primär *unangenehme Sinnesempfindung*, die durch die Erregung von Schmerzrezeptoren hervorgerufen wird.

Wahrgenommen wird **Schmerz** körperlich als Empfindung, seelisch als Gefühl oder Erlebnis.

Das **Leid** bezeichnet den *seelischen Zustand* des Schmerzes und der Trauer; dieser ist meist von längerer Dauer und größerer Tiefe.

12.2.3.2 Anatomisch-physiologische Grundlagen

Der Schmerzsinn dient dem Erkennen, Abwehren bzw. Vermeiden von Schädigungen des Organismus.
Schmerz ist immer Symptom, nicht Krankheit.
Er ist also ein *Alarmzeichen* mit Schutzfunktion. Sinnvollerweise paßt sich der Schmerzsinn nicht wie die anderen Sinne den veränderten Bedingungen an. Der Mensch gewöhnt sich lediglich bis zu einem gewissen Grad an die Schmerzempfindung - und auch dies gelingt meist nur durch ablenkende Beschäftigung. Aufgrund dieser Erfahrung kann die Angst schmerzgeplagter Menschen vor der Nacht erklärt werden; bei fehlender Ablenkung wird der Schmerz besonders intensiv empfunden.

Die Schmerzempfindung läuft auf folgendem physiologischem Weg ab:
*Sensible Rezeptoren** der Haut bzw. der inneren Organe werden durch schmerzauslösende Einflüsse wie Kälte, Hitze, Druck oder Entzündung gereizt. Auf afferenten* Nervenfasern wird der Impuls über das Rückenmark zum Thalamus und dort zur Großhirnrinde geleitet, wo die bewußte Wahrnehmung des Schmerzes erfolgt.

Besonders intensive Schmerzreize können zu *reflexartigen Reaktionen* führen, die bereits vom Rückenmark gesteuert werden. Schlägt man sich z.B. versehentlich mit dem Hammer auf die Finger, so wird die Hand reflexartig zurückgezogen, ohne daß diese Reaktion einer bewußten Schmerzwahrnehmung über das Gehirn bedarf.

Auch *körpereigene Stoffe*, die bei Zellzerstörung oder Gewebsirritation freigesetzt werden, z.B. Histamin*, Kinine und Serotonin, können auf chemischem Weg sowohl Juckreiz als auch Schmerz auslösen.

Die Möglichkeit, durch *Ablenkung*, Suggestion, Hypnose oder Plazebos Schmerzlinderung / -freiheit zu erreichen, deutet darauf hin, daß höhere Zentren der Hirnrinde eine hemmende Wirkung auf den Thalamus ausüben können.

Der *emotionale Zustand* des Menschen scheint ebenfalls - bis zu einem gewissen Grad - die Schmerzwahrnehmung zu beeinflussen. Diesbezügliche Erfahrungswerte können bisher wissenschaftlich nur unvollständig erklärt werden.

Endorphine, körpereigene Substanzen, wirken wahrscheinlich blockierend auf das Schmerzempfinden. Es wird angenommen, daß ihre Ausschüttung in Belastungssituationen und während körperlicher Anstrengung (z.B. beim Sport) erfolgt. Aufgrund dessen läßt sich eine relative, vorübergehende Schmerzunempfindlichkeit während genannter Situationen erklären: während eines Wettkampfes verletzte Sportler nehmen den Schmerz zunächst nicht wahr und erbringen trotz eigentlich schmerzender Beeinträchtigung gute Leistung.

12.2.3.3 Beobachtung

Die Beobachtung des Schmerzes ist schwierig, denn er wird *subjektiv* empfunden und beschrieben. Da er immer *Hinweis auf eine Störung* ist, kann seine Beobachtung die Diagnosestellung erheblich erleichtern. Somit wird häufig auch eine kausale Therapie möglich und der Kranke von seinen Schmerzen erlöst.

Kriterien der Beobachtung sind Art, Intensität, Qualität, Dauer, Lokalisation sowie auslösende und beschleunigende Faktoren des Schmerzes. Entsprechende Ergebnisse werden im Pflegebericht dokumentiert und an den Arzt weitergegeben.

12.2.3.3.1 Schmerzarten

Man unterscheidet den Oberflächen-, den Tiefen- und den Eingeweideschmerz.

Der **Oberflächenschmerz** (*Synonym: somatischer oder parietaler Schmerz*) wird an den freien Nervenendigungen der Haut ausgelöst.

Die Erregungsleitung erfolgt über schnell leitende Nervenfasern. Der Oberflächenschmerz ist *gut lokalisierbar* und wird als *hell, scharf, brennend* oder *schneidend* charakterisiert. Er löst Flucht- oder Abwehrreaktionen aus.

Der **Tiefenschmerz** wird an Nervenzentren in Muskeln, Knochenhaut und anderen Organen, z.B. durch Quetschungen oder Prellungen, ausgelöst. Die Erregungsleitung erfolgt über langsam leitende Nervenfasern. Der Tiefenschmerz ist *schlecht lokalisierbar*. Er wird als *stärker ausstrahlend, quälend, dumpf* und *bohrend* empfunden. Diese Schmerzart hemmt aktive Reaktionen und löst vegetative - vom Nervus parasympathikus gesteuerte - Veränderungen aus. Ein Beispiel für den typischen Tiefenschmerz ist der Kopfschmerz.

Der **Eingeweideschmerz** (*Synonym: viszeraler Schmerz*) wird durch Dehnung, Krämpfe oder Sauerstoffmangel an Organen ausgelöst. Die Erregungsleitung erfolgt über langsam leitende Fasern. Er wird als *dumpf und bohrend* empfunden. Häufig tritt der Ein-

geweideschmerz rhythmisch auf und wird von *vegetativen Symptomen* wie Schweißausbrüchen, Übelkeit und Blutdruckveränderungen begleitet. Er geht nicht selten mit einer *Hyperalgesie (siehe Seite 388)* der entsprechenden *Head - Zone* einher:
Da Haut- und Eingeweidenerven miteinander verknüpft sind, besteht auch zwischen Haut- und Eingeweideschmerzen eine Verbindung. So kann bei Störung oder Entzündung eines inneren Organs der sogenannte **übertragene Schmerz** empfunden werden. Das betroffene Organ und ein bestimmter Hautbezirk beziehen ihre sensiblen Nervenfasern aus demselben Rückenmarksegment *(= Head - Zone)*. Typisch ist beispielsweise die Übertragung (Ausstrahlung) von Herzschmerzen (ausgelöst durch eine Ischämie* des Herzmuskels) in den linken Arm. Umgekehrt können Wärme- und Kälteanwendungen auf einem bestimmten Hautareal über die Erregung der Hautrezeptoren eine Reizung der Eingeweidenerven bewirken. So kann die aufgelegte Wärmflasche durchblutungsfördernd und schmerzlindernd wirken. *(siehe dazu "Wärmeanwendung", Seite 216)*.
Die *Kolik* ist ein typisches Beispiel für den Eingeweideschmerz.

12.2.3.3.2 Schmerzsyndrome

Bestimmte Schmerzen sind jeweils durch eine für sie typische *Gruppe gleichzeitig auftretender Krankheitszeichen* charakterisiert; man spricht von Schmerzsyndromen.
Es folgen Beispiele.
Hypoxämisch bedingte Schmerzen:
- werden durch lokalen Sauerstoffmangel im minderdurchbluteten Gewebe ausgelöst;
- sind typisch z.B. bei arteriellen Verschlußkrankheiten;
- bei Verengung der Herzkranzgefäße kommt es zum *Angina pektoris-Anfall*:
  - plötzlich einsetzender Schmerz im Brustkorb, der in die linke, seltener in die rechte Schulter - Arm - Region und/oder die linke Hals-Unterkiefer - Region ausstrahlt,
  - wird häufig begleitet von einem gürtelförmigen Engegefühl um den Brustkorb, von Atemnot und Todesangst,
  - dauert Sekunden bis Minuten an,
  - wird durch erhöhten Sauerstoffbedarf ausgelöst bzw. verstärkt, z.B. bei körperlicher Arbeit oder Wärme,
  - kann als sehr intensiv, sogar als lebensbedrohend empfunden werden.

Kausalgie:
- brennender Schmerz;
- häufig als Folge neuritischer Prozesse, die sich an Verletzungen peripherer Nerven anschließen, auftretend;
- meist liegen trophische und vasomotorische Störungen zugrunde;
- der Schmerz kann durch optische, akustische, taktile oder psychogene Reize ausgelöst werden und erstreckt sich über den Verlauf der Nervenbahn.

Kolik:
- durch heftigste Kontraktionen der Muskulatur eines Hohlorgans (z.B. des Magens, des Darms, der Gallenblase, der Harnblase oder der Harnleiter) hervorgerufene, krampfartige Schmerzen;
- kann einmalig, meist jedoch wiederholt - mit schmerzfreien Intervallen - auftreten;
- geht meist mit Schweißausbruch, Brechreiz, evtl. Erbrechen und Kollaps einher;
- häufig liegt ein Abflußhindernis, z.B. Gallen- oder Nierensteine, vor.

Migräne:
- wahrscheinlich durch vasomotorische Fehlregulation der das Gehirn versorgenden Blutgefäße bedingter Kopfschmerz infolge einer Störung des Hypothalamus: es kommt zu kurzzeitiger Eng-, dann Weitstellung der Hirngefäße;
- als auslösende Faktoren sind Wettereinflüsse, Konsum bestimmter Genußmittel und Gewürze sowie psychische Einflüsse bekannt;
- halbseitige, zunächst pochende Kopfschmerzen hoher Intensität, die anfallsweise und unterschiedlich häufig auftreten;
- wird häufig von einer 10-30 minütigen Vorphase (*Aura*) eingeleitet, die durch Wechsel der Stimmungslage, Heißhunger, Durchfall, Harnflut, Schwindel, Parästhesien u.a. Symptome gekennzeichnet ist;
- zusätzlich kann auch eine visuelle Aura, das sog. Flimmerskotom (= *Augenmigräne*) auftreten: typisch dafür sind Flimmern, Funken, Blitzen u.a. Lichterscheinungen, das zentrale Sehen ist vorübergehend abgeschwächt;
- der pulsierende Schmerz geht während des Anfalls in einen konstanten, dumpfen Schmerz über, da sich zunehmend ein Ödem der Arterienwand und des umgebenden Gewebes entwickelt;
- die Kopfschmerzen können Stunden bis Tage andauern und werden meist von Allgemeinstörungen wie licht- und lärmscheu, Sehstörungen, Übelkeit und Erbrechen begleitet.

Neuralgie:
- auf das Ausbreitungsgebiet eines Nervs beschränkte, anfallsweise auftretende Schmerzen;
- der Schmerz kann blitzartig und als bohrend, reißend, ziehend oder brennend empfunden werden;
- die Ursache ist bisher nicht bekannt.

Phantomschmerz:
- durch Reizung von Nervenstümpfen ausgelöster und vom Gehirn auf einen nicht mehr vorhandenen Körperteil projizierter Schmerz verschiedenartiger Qualität und Quantität;
- der Betroffene empfindet den Schmerz in einem nicht mehr vorhandenen Körperteil, z.B. in einem amputierten Bein, das somit als noch vorhanden erlebt wird.

12.2.3.3.3 Qualität des Schmerzes

Die Qualität (= *Beschaffenheit*) des Schmerzes kann Hinweise auf die schmerzauslösende Ursache geben.
Sie kann beschrieben werden als:
- bohrend (z.B. Knochen- und Eingeweideschmerz);
- brennend (z.B. Sodbrennen);
- klopfend, pulsierend (z.B. bei Eiterungen, bei Migräne);
- krampf- oder kolikartig (z.B. bei Nieren- oder Gallensteinen);
- stechend;
- reißend;
- schneidend;
- ziehend (z.B. bei Stauungen, Menstruationsschmerz);
- hell (z.B. Oberflächenschmerz, Verletzungen der Haut);
- dumpf (z.B. Eingeweideschmerz);
- ausstrahlend (z.B. von Knochen und Nerven ausgehende Schmerzen);
- beklemmend (z.B. bei Herz- und Atembeschwerden);
- wellenartig;
- wehenartig;
- peitschenartig (z.B. bei akutem Verschluß einer die Extremitäten versorgenden Arterie).

12.2.3.3.4 Lokalisation des Schmerzes

Die Lokalisation des Schmerzes kann zum Teil sehr genau, zum Teil aber auch nur sehr vage oder gar nicht angegeben werden.
Beispiele:
- *gut lokalisierbar* ist der Oberflächenschmerz, der von der Haut ausgeht;
- *schlecht lokalisierbar* ist der von Muskeln, Knochen oder Organen ausgehende Tiefenschmerz;
- *diffuse Schmerzen* (= *ohne genaue Abgrenzung*) können durch funktionelle Störungen, z.B. der Genitalorgane oder des Oberbauchs, hervorgerufen sein;
- *ausstrahlende Schmerzen* gehen von einem Organ aus und werden auf ein anderes Gebiet übertragen (*Head - Zone*), typisch ist z.B. der gürtel- oder ringförmig ausstrahlende Oberbauchschmerz bei akuter Entzündung der Bauchspeicheldrüse.

12.2.3.3.5 Intensität des Schmerzes

Folgende Faktoren beeinflussen die Intensität der Schmerzempfindung.
- Schmerzschwelle im Thalamusbereich:
  - Erregung, Streß und Schock erhöhen die Schmerzschwelle, wahrscheinlich durch die dämpfende Wirkung der Endorphine;
  - Analgetika *(siehe Seite 389)* erhöhen die Schmerzschwelle künstlich;
  - ein schlechter Allgemeinzustand senkt die Schmerzschwelle;
  - das Gehirn konzentriert sich jeweils nur auf eine Schmerzwahrnehmung, bei mehreren Verletzungen wird nur die am stärksten schmerzende Wunde registriert.
- Auslösende Ursache:
  - Geburtsschmerzen, Koliken und Verletzungen an den Nervenenden sind sehr intensiv, wenn gleich sie subjektiv unterschiedlich ertragen werden;
  - von vitalen Organen (Herz, Lunge) ausgehende Schmerzen werden oft als lebensbedrohlich empfunden.
- Individuelle Einstellung zu Krankheit und Leiden:
  - Schmerzen, die Angst auslösen und deren Ursache ungeklärt ist, werden intensiver empfunden;
  - voraussehbare, erklärbare Schmerzen, wie die durch den Geburtsvorgang oder durch eine Operation bedingten, werden meist besser ertragen;
  - innere Annahme oder Ablehnung der schmerzauslösenden Ursache;
  - frühere Schmerzerfahrungen;
  - erzieherische Einflüsse, Frauen tolerieren Schmerzen meist etwas besser als Männer; diese zeigen ihren Schmerz weniger ("ein Junge weint doch nicht"); die Selbstbeherrschung des Menschen beeinflußt zumindest die Schmerzäußerungen;
  - der soziokulturelle Einfluß entscheidet, ob bei Schmerz gejammert wird oder ob man sich tapfer zeigt.
- Ablenkung:
  - intensive Beschäftigung läßt Schmerzen zeitweise "vergessen";
  - fehlt Ablenkung (z.B. nachts), ist die Schmerzempfindung meist sehr intensiv.
- Dauer und Häufigkeit der Schmerzen:
  - mit Zunahme der Schmerzdauer wächst auch die empfundene Schmerzintensität, gleichzeitig nimmt die Bereitschaft, Schmerzen zu ertragen, ab.

12.2.3.3.6 Dauer des Schmerzes

Der Schmerz kann von verschiedener Dauer sein.
Es werden unterschieden:
- *Dauerschmerz* (z.B. bei Entzündungen), über Tage, Wochen, Monate oder Jahre gleichbleibender, evtl. zunehmender Schmerz;
- *kurzzeitiger* (z.B. belastungsabhängiger Schmerz), für Minuten bis Tage auftretender, oft starker Schmerz;
- *periodisch*, mit schmerzfreien Intervallen auftretender Schmerz (z.B. Koliken, Nervenschmerzen).

12.2.3.3.7 Auslösende und beschleunigende Faktoren

Der *Zeitpunkt* und die jeweilige *Ausgangslage* des Organismus können entscheidende Hinweise auf die Schmerzursache geben.
Zu beachten sind:
- Zeitpunkt des Schmerzes:
  - Tritt der Schmerz vor oder nach der Mahlzeit auf?
  - Tritt der Schmerz tagsüber oder nachts auf?

- Tritt der Schmerz bei körperlicher oder seelischer Belastung, die mit erhöhtem Sauerstoffbedarf einhergeht, auf?
- Tritt der Schmerz zu einer bestimmten Jahreszeit auf (Magen- und Zwölffingerdarmgeschwüre treten bevorzugt im Frühjahr und Herbst auf)?
- Tritt der Schmerz bei einer bestimmten Wetterlage, z.B. bei Föhn, (verstärkt) auf?
• Funktionsabhängigkeit / Schmerz tritt auf:
  - spontan und ohne ersichtliche Ursache;
  - atemabhängig;
  - menstruationszyklusbedingt, z.B. ziehend während des Eisprungs, krampfartig während der Periode;
  - während bestimmter Tätigkeiten, z.B. beim Wasserlassen oder bei der Defäkation;
  - bewegungsabhängig, z.B. bei Gelenkveränderungen, Wirbelsäulenschäden, Weichteilverletzungen.

12.2.3.4 Reaktionen auf Schmerz

Die Reaktionen auf Schmerz können sehr unterschiedlich sein. Sie werden z.B. durch die *empfundene Intensität*, die *Art des Schmerzes* und die *gelernten Verhaltensweisen* geprägt.

Das Ausmaß kann sehr unterschiedlich sein. Nicht alle Reaktionen auf Schmerz sind sofort als solche erkenntlich; dazu bedarf es einer sorgfältigen, gezielten und einfühlsamen Beobachtung des Schmerzleidenden.

Möglicherweise beobachtbare und auch z.T. vom Patienten beschriebene Reaktionen auf Schmerz können sein:
• Weinen, Schreien, Jammern, Wimmern;
• schmerzverzerrter Gesichtsausdruck, Zähne in Bißstellung;
• Schonhaltung, z.B. angewinkelte Oberschenkel bei Leibschmerzen, gekrümmte Haltung;
• häufiger Lagewechsel, um eine schmerzlindernde Position zu finden;
• körperliche Veränderungen, je nach Schmerzart und vegetativem Reaktionstyp: Tachykardie oder Bradykardie, Blutdruckabfall oder -anstieg;
• Hautblässe, beschleunigte Atmung, Schweißbildung;
• Übelkeit und Erbrechen;
• Kollaps, Schock, Bewußtseinstrübung / -verlust (im Extremfall);
• Greifen zur Schmerzstelle;
• Angst, evtl. Todesangst (sog. Vernichtungsschmerz);
• Sekundärer Krankheitsgewinn
  - Zuwendung, Aufmerksamkeit und Beachtung durch andere Menschen können positive, durch die Schmerzäußerungen bewußt oder unbewußt herbeigeführte Krankheitsauswirkungen sein.

12.2.3.5 Störungen und Besonderheiten des Schmerzempfindens

Das Schmerzempfinden kann gesteigert, herabgesetzt, gestört oder nicht vorhanden sein.

Es werden unterschieden die

Hyperästhesie:
• gesteigerte Erregbarkeit in den Gefühls- oder Sinnesnerven, insbesondere bei Berührungsreizen, die als schmerzhaft empfunden werden;

Hyperalgesie:
• gesteigerte Schmerzempfindlichkeit;
• tritt im Bereich Haed'scher Zonen auf;
• Form der Hyperästhesie (s.o.);

Hypästhesie:
• herabgesetzte Empfindlichkeit gegenüber Nervenreizen, insbesondere bei Berührung;

Hypalgesie:
• Herabsetzung der Schmerzempfindung, z.B. infolge einer Nervenverletzung oder Einnahme schmerzlindernder Medikamente;

Analgesie:
• Aufhebung der Schmerzempfindung, z.B. durch Schädigung peripherer schmerzleitender Nervenfasern bei Querschnittlähmung oder durch Schädigung zentraler Nerven bei Gehirnschäden;
• durch Blockade der Schmerzleitungsbahn oder des Schmerzzentrums künstlich herbeigeführter Zustand (= *Anästhesie*), der Ergebnis der Lokalanästhesie bzw. der Vollnarkose ist;

Schmerzasymbolie:
• Unvermögen, Schmerzen zu empfinden;
• Abwehrbewegungen und schmerzhaft verzerrte Mimik sind trotzdem zu beobachten;
• kommt vor bei bestimmten Prozessen im Gehirn.

Eine Besonderheit anderer Art stellt der **Masochismus** dar. Die geschlechtliche Befriedigung wird ausschließlich in lustvoll erlebten Qualen (Schmerzen) oder Demütigungen erreicht. Das Schmerzerleben ist lustbetont.

12.2.3.6 Schmerzbekämpfung

Obwohl Schmerz ein Alarmzeichen für Störungen ist - und somit ein unübersehbarer Hinweis sein soll - bedarf es oftmals seiner Bekämpfung, um die *Lebensqualität* des Betroffenen zu *verbessern*.

Umso wichtiger ist die zuvor durchgeführte Beobachtung des Schmerzes, denn sie liefert wichtige Hinweise auf die Ursache. Bestenfalls wird dadurch die Beseitigung des schmerzauslösenden Reizes möglich.

Einige Menschen lehnen die medikamentöse Schmerzbekämpfung generell ab. Andere sind nicht bereit, den geringsten Schmerz zu ertragen. Es ist wichtig - aber auch sehr schwierig - das *richtige Maß* zwischen der Schmerzbekämpfung und dem Ertragen von Schmerz zu finden. Nur so läßt sich einerseits ein Medikamentenmißbrauch, andererseits ein schmerzbeherrschtes, unerträgliches Leben vermeiden.

Alternativen zur medikamentösen Schmerztherapie können in beiden Fällen hilfreich sein.

Lageveränderungen

Schmerzen am Bewegungsapparat, im Bauchraum oder im Bereich der Atemwege lassen sich oft durch Lageveränderungen lindern oder beseitigen.

Beispiele:
- das Anziehen der Oberschenkel führt zur Entspannung der Bauchdecken und lindert somit Leibschmerzen;
- atemabhängige Schmerzen werden zum Teil in Oberkörperhochlage gelindert *(siehe auch "Pflegerische Maßnahmen zur Unterstützung der Atmung", Seite 46)*;
- verspannungsbedingte Muskelschmerzen können durch beliebige Lageveränderungen ausgeschaltet werden;
- Wundverbände und therapeutische Lagerungen können evtl. korrigiert werden;
- schmerzende Körperteile werden evtl. ruhig gestellt, z.B. durch Gips- oder Schienenverband.

Beeinflussung des Schmerzbewußtseins

Das Schmerzbewußtsein kann zeitweise ausgeschaltet bzw. gedämpft werden durch:
- Ablenkung und Zerstreuung, z.B. durch Arbeit, Spiel, kreative Tätigkeiten, Gespräche, Fernsehen, Lesen;
- Anwendung von Entspannungstechniken *(siehe dazu "Umgang mit Streß" - "Entspannungsübungen", Seite 380)*, die evtl. zur Lösung der schmerzauslösenden / -verstärkenden Muskelverspannung führt;
- Zuwendung, Aufmerksamkeit und Mitgefühl, die das allgemeine Unbehagen verringern und evtl. Verkrampfungen lösen können;
- Informationsvermittlung, die hilft, das Schmerzgeschehen realistisch einzuschätzen und die ggf. unbegründeten Ängste auszuschalten; der Kranke kann die Schmerzen besser annehmen und ertragen, zumal zusätzliche, durch Ängste bedingte Muskelverspannungen, ausgeschaltet werden;
- Hypnose, wobei der Mensch mittels verschiedener Techniken in einen schlafähnlichen Zustand mit Beeinflussungsmöglichkeit für den Hypnotiseur versetzt wird; das Schmerzempfinden kann hierdurch beeinflußt werden.

Physikalische Maßnahmen

Physikalische Maßnahmen verändern die Durchblutung im Anwendungsgebiet; hierdurch kann es auch zu Schmerzlinderung bzw. -ausschaltung kommen *(siehe dazu "Physikalische Therapie", Seite 215)*.
- **Wärmeanwendung**, z.B. mittels Wärmflasche oder als Bad, hat krampflösende, durchblutungsfördernde und somit schmerzlindernde Wirkung.
- **Kälteanwendung**, z.B. mittels Eisblase oder Cold-Pack, kann einen anästhesierenden Effekt haben; je intensiver der Kältereiz, umso größer die Schmerzbekämpfung.
- **Massage**, Vibration, elektrische Stimulation und ähnlicher Maßnahmen der physikalischen Therapie können oftmals zur Schmerzlinderung beitragen.
- Verschiedene **Teesorten** sowie Wickel oder Auflagen mit natürlichen Stoffen können ebenso Einfluß auf das Schmerzempfinden nehmen.

Akupunktur / Akupressur

Akupunktur ist ein altes Verfahren der chinesischen Heilkunde. Es handelt sich um eine Technik, bei der Nadeln in einige von insgesamt 780 auf 14 Meridianen verteilte Punkte eingestochen werden. Sie dient sowohl der *Behandlung von funktionellen Störungen* als auch der *Schmerzbekämpfung*. Das Einstechen in die Haut bestimmter Körperteile dient dazu, daß ein in einem anderen Körpergebiet bestehender Schmerz nicht mehr empfunden wird. Die Nadeln werden dazu verschieden tief eingestochen und bleiben 5 Minuten bis 2 Stunden lang (manchmal auch länger) am Körper. Die Wirkung beruht auf den neuralen Beziehungen zwischen den oberflächlichen Körperschichten Haut und Muskeln zu den inneren Organen.
Bei der **Akupressur** handelt es sich um eine einfache *Massagetechnik*, bei der manuell Druck oder Reibung auf die Akupunkturpunkte und -meridiane ausgeübt wird. Auch dieses Verfahren wird zur *Behandlung von inneren Erkrankungen* und von *Schmerzzuständen*, insbesondere bei Erkrankungen des Bewegungsapparates, eingesetzt.

Schmerzstillende Medikamente

Schmerzstillende Medikamente werden als *Analgetika* bezeichnet. Typisch für die Wirkung dieser Medikamente ist die *Herabsetzung der Erregbarkeit der Schmerzzentren im Gehirn* für Schmerzreize. Einige der Analgetika* beeinflussen zusätzlich andere Funktionen des ZNS.

Es werden zwei Hauptgruppen unterschieden:
a) Analgetika mit morphinähnlicher Wirkung,
b) Analgetika mit antiphlogistischer - antipyretischer (= *entzündungshemmender - fiebersenkender*) Wirkung.

Morphin und Morphinderivate

Morphin und Morphinderivate üben eine *stark analgetische* Wirkung* aus. Die Wahrnehmung anderer sensibler und sensorischer Reize bleibt weitgehend unbeeinflußt. Dagegen kommt es infolge der *sedativ* - hypnotischen* Wirkung* zur Herabsetzung der geistigen Leistungsfähigkeit; bei Wirkung höherer Dosen kann es zum Bewußtseinsverlust kommen. Außerdem führen die Pharmaka* bei dauerhafter Einnahme zu *psychischen Veränderungen*. Bei gedrückter Stimmungslage, Unlust und Angstgefühlen wirken sie eher stimmungsfördernd (= *euphorisch*), bei normaler Ausgangslage eher verstimmend (= *dysphorisch*).
Morphin und Morphinderivate üben weiterhin einen *hemmenden Einfluß auf das Atem- und das Hustenzentrum* aus. Es kommt begleitend zur Bradypnoe und Hypoventilation, evtl. sogar zum Atemstillstand *(siehe auch "Beobachtung der Atmung", Seite 41)*.
Weitere Wirkungen sind ein gesteigerter Tonus im Verdauungstrakt, Bradykardie, Pupillenverengung, evtl. kommt es auch zu Übelkeit und Erbrechen sowie zu Störungen der Darm- und Harnblasenentleerung.

Zur Aufhebung dieser *unerwünschten Nebenwirkungen* können zum Teil andere Medikamente eingesetzt werden.

Eine langfristige intravenöse Verabreichung von Morphinen und ähnlichen Substanzen kann zur *pharmakologischen Abhängigkeit* führen, und zwar sowohl zur psychischen als auch zur physischen. Das Risiko ist allerdings sehr viel geringer als beim Mißbrauch von Heroin.

Merkmale der pharmakologischen Abhängigkeit (= *Suchtmittelabhängigkeit*) sind:
- unbezwingbares Verlangen zur fortgesetzten Einnahme des Suchtmittels,
- Entziehungserscheinungen bei Absetzen des Suchtmittels,
- Tendenz zur Dosissteigerung,
- Schäden für Individuum und Gesellschaft.

Eine akute *Morphinintoxikation* ist gekennzeichnet durch:
- Atemlähmung,
- Bewußtlosigkeit,
- Pupillenverengung (= *Miosis*).

Bei einer *Therapie* mit morphinähnlichen Substanzen ist der Patient auf diese Veränderungen hin zu beobachten. Treten sie tatsächlich auf, sind die Wiederherstellung einer ausreichenden Atmung und die Sauerstoffzufuhr vorrangig.

Aus genannten Gründen erfolgt die *Indikation* zur Schmerzstillung mittels morphinähnlicher Substanzen äußerst streng. Sie werden nur bei stärksten Schmerzen, die durch andere Analgetika nicht zu beeinflussen sind, verordnet. Die Dauer der Therapie sollte dann 10 - 14 Tage nicht überschreiten. Bei unheilbaren Krankheiten, die mit unerträglichen Schmerzzuständen einhergehen, erfolgt die Indikationsstellung wesentlich großzügiger, um die Qualität der noch verbleibenden Lebenszeit zu verbessern.

Kontraindikationen stellen Schwangerschaft, Geburt, Stillzeit, Säuglings- und Kleinkindalter sowie Lungenfunktionsstörungen dar.

Der Umgang mit morphinähnlichen Substanzen und allen anderen Betäubungsmitteln (= *BtM*) ist im *Betäubungsmittelgesetz* geregelt. Es stellt den ungesetzlichen Gebrauch von BtM unter Strafe und regelt, zusammen mit der *BtM - Verschreibungsverordnung* (= *BtMVV*), die ärztlich indizierte Anwendung von BtM. Die BtMVV regelt das Verschreiben, die Abgabe und den Nachweis des Verbleibs von BtM. Die Verschreibung muß über ein dreiteiliges amtliches Formblatt, das sogenannte *BtM - Rezept*, erfolgen. Die Vordrucke sind mit einer *Bundesgesundheitsamt* (*BGA*) internen Arztnummer und dem Ausgabedatum versehen und werden von dort auf Anforderung ausgegeben. Teil I und II des BtM - Rezeptes werden dem Apotheker vorgelegt, Teil III muß drei Jahre lang beim Arzt aufbewahrt werden. Die Rezeptvordrucke müssen diebstahlsicher aufbewahrt werden.

Betäubungsmittel sind die im BtM - Gesetz aufgezählten Wirksubstanzen mit psychotroper, bewußtseins- und stimmungsverändernder Wirkung, die zu physischer und/oder psychischer Abhängigkeit führen können. Sie unterliegen deshalb Anwendungsverboten bzw. -beschränkungen. Dazu gehören Opium, Heroin, Morphine und morphinähnliche Analgetika, Kokain, Haschisch, Marihuana, Amphetamine und synthetische Drogen. BtM müssen unter dauerndem Verschluß aufbewahrt werden. Den Schlüssel vom BtM-Schrank trägt nur ein(e) dafür verantwortliche(r), staatlich examinierte Krankenschwester / -pfleger. Eine Stellvertretung ist zu benennen.

In einem **BtM-Buch** sind alle Ein- und Ausgänge der BtM festzuhalten.

Auf speziellen Vordrucken werden notiert:
- Firmenname des verabreichten Medikamentes,
- Dosis und Verabreichungsform,
- Name des Patienten,
- Name des anordnenden Arztes,
- Name der verabreichenden Pflegeperson,
- Datum.

Bei jeder Veränderung des BtM-Bestandes ist der tatsächliche Bestand festzustellen und mit dem Sollbestand zu vergleichen. Der zuständige Arzt muß diese Kontrolle zusätzlich einmal monatlich durchführen und gegenzeichnen.

Analgetika mit antipyretischer - antiphlogistischer Wirkung

Solche Analgetika weisen einen - im Vergleich zu Morphinen - *weniger* stark ausgeprägten *schmerzstillenden Effekt* auf. Gleichzeitig wirken sie antipyretisch (= *fiebersenkend*) und zum Teil antiphlogistisch (= *entzündungshemmend*) sowie antirheumatisch.

Bekannt und weitverbreitet ist z.B. die *Azetylsalizylsäure*, die schnell und vollständig aus dem Darm resorbiert wird und eine gute *analgetische, antipyretische* und *antirheumatische Wirkung* besitzt. Sie ist allerdings *schlecht magenverträglich* und sollte deshalb nicht auf nüchternen Magen eingenommen werden. Bei Menschen mit chronischer Gastritis können Magenschleimhautschäden, bei Menschen mit Magengeschwüren Blutungen auftreten.

Der langfristige und höher dosierte Einsatz ist bedenklich, da er zu Störungen des ZNS führen kann, die mit Kopfschmerzen, Schwindel, Ohrensausen, Schwerhörigkeit und anderen Symptomen einhergehen. Außerdem sinkt die Prothrombinzeit im Plasma ab; dies hat einen prophylaktischen Effekt gegenüber arteriellen Thrombosen.

Phenacetin und Paracetamol weisen ebenfalls gute analgetische und antipyretische Wirkung auf. Unerwünschte *Nebenwirkungen* zwingen auch hier bei wiederholter Anwendung zu strenger Indikationsstellung. Nach längerer Verabreichung hoher Dosen kann es u.a. zur Anämie und Zyanose, zu schweren Nierenschäden (sog. *Phenacetinniere*) und psychischen Störungen kommen. Starke Überdosierung kann sogar zur Lebernekrose mit tödlichem Ausgang führen. Um Nieren-

schäden vorzubeugen, sollten während der Therapie *große Flüssigkeitsmengen zugeführt werden.*
Im Rahmen dieser Abhandlung kann weder auf alle Analgetika noch auf andere Medikamente ausreichend eingegangen werden. Hier muß sich der Leser mittels pharmakologischer Abhandlungen vertiefendes Wissen aneignen.

Umgang mit Analgetika und anderen Medikamenten

Im Umgang mit Analgetika sollten folgende **Richtlinien** - *die auch auf den Umgang mit anderen Medikamenten übertragbar sind* - eingehalten werden:
- die Arztanordnung mit Präparat- und Dosisangabe sowie Applikationsart und -zeitpunkt muß vorliegen;
- Schmerzen bzw. andere Beschwerden werden vor Verabreichung des Medikamentes gezielt beobachtet (um Hinweise für Diagnostik und Therapie zu sichern);
- Information über die Wirkung und Nebenwirkung sowie Besonderheiten bei der Applikation müssen mittels Beipackzettel oder roter Liste eingeholt werden;
- der Patient muß bezüglich der Wirkung und Nebenwirkung informiert werden;
- unmittelbar vor der Verabreichung erfolgt eine Kontrolle des Medikamentes und des Patienten (bekommt der richtige Patient das für ihn verordnete Medikament?);
- nach Verabreichung des Medikamentes wird diese dokumentiert: Zeitpunkt, Arzneimittelname, Dosis, Applikationsart, evtl. Reaktionen des Patienten angeben;
- Wirkungseintritt und -weise werden beobachtet, die Ergebnisse dokumentiert;
- eine weitere Beobachtung des Patienten in Hinblick auf die erwünschten und unerwünschten Wirkungen ist durchzuführen;
- wenn auffällige Begleiterscheinungen wie z.B. Erbrechen, Hautausschlag, Schweißausbruch, Atemnot, Kreislaufveränderungen (Hinweis auf allergische Reaktionen, anaphylaktischer Schock) auftreten, erfolgt eine sofortige Berichterstattung an den Arzt.

Applikation schmerzstillender Medikamente

Die Verabreichung (= *Applikation*) schmerzstillender Medikamente kann erfolgen:
- **perkutan** (*über / durch die Haut*) in Form von Salbe, Gel, Lösung und über die Mundschleimhaut in Form von Gurgellösung, Pastille (Lutschtablette), Spray; anwendbar
  - bei Schmerzen und starkem Juckreiz auf der Haut;
  - bei Erkrankungen der Mundschleimhaut und des Rachens, bei Halsschmerzen;
  - zur Rachenanästhesie vor bestimmten Untersuchungen;
  - bei lokalem Oberflächenschmerz;
  - bei Erkrankungen der Analregion (Hämorrhoiden, Fissuren);
- **oral** (*über / durch den Mund*) in Form von Dragees, Tabletten, Pulver, Granulat, Kapseln, Spray, Tropfen oder Saft; anwendbar
  - bei akuten starken Schmerzen an inneren Organen und am Bewegungsapparat;
- **parenteral** (*unter Umgehung des Magen-Darm-Traktes*) in Form von Injektionen und Infusionen, von Lösungen sowie Inhalation von Aerosolen; anwendbar
  - bei starken akuten und chronischen Schmerzzuständen;
  - bei schweren Magen-Darm-Störungen (evtl. auch bei bestehender Blutungsgefahr durch oral verabreichte Medikamente);
  - bei Dauerschmerzen, die durch eine bösartige Tumorerkrankung bedingt sind; um intensive Schmerzspitzen zu vermeiden und um die Lebensqualität zu verbessern, werden in regelmäßigen Abständen (z. B. 4 stdl.) Analgetika verabreicht;
  - während Schmerzphasen mit gleichzeitig bestehender Übelkeit oder bei Erbrechen;
  - nach Operationen, insbesondere, wenn diese am Magen-Darmtrakt vorgenommen wurden;
- **rektal** (*über den Enddarm*) in Form von Suppositorien oder als rektale Instillation in Form eines Einlaufs oder als Klistier (vor allem bei Kindern); anwendbar
  - bei Schmerzzuständen mit gleichzeitig auftretenden Magen-Darmerkrankungen, Übelkeit und Erbrechen.

Anmerkung: Die genannten Indikationen für die jeweilige Applikationsart sind im übertragenen Sinn auch für andere Arzneimittel gültig.

Verabreichung von Scheinmedikamenten (*Plazebo*)

Als Scheinmedikamente werden unwirksame Substanzen (z.B. NaCl) bezeichnet, die anstelle bestimmter Medikamente verabreicht werden. Dies kann aus zweierlei Gründen angeordnet werden.
Erstens soll dem subjektiven *Bedürfnis des Patienten nach medikamentöser Therapie* entsprochen werden, *ohne daß* tatsächlich ein *Wirkstoff verabreicht wird.* Der Glaube an die Wirkung des Medikamentes soll ausreichen, um den gewünschten therapeutischen Effekt (z.B. Schmerzlinderung) zu erreichen. Im allgemeinen ist ein solcher Umgang mit dem Patienten *sehr kritisch zu betrachten,* denn oft werden seine Beschwerden nicht ernstgenommen. Trotzdem kann die Anwendung in Einzelfällen hilfreich und gesundheitsfördernd sein. Zuvor müssen jedoch die Beschwerden des Kranken auf mögliche psychische und physische Ursachen hin hinterfragt werden. Es ist darauf zu achten, den Patienten nicht voreilig als Simulanten abzustempeln.

Zweitens dient der Einsatz eines Scheinmedikamentes der **klinischen Erprobung** eines neuen Medikamentes. Dazu wird ein sogenannter *Blindversuch* durchgeführt. Eine Gruppe von Testpersonen erhält das Medikament tatsächlich, eine andere Gruppe (Kontrollgruppe) erhält Plazebo. Beide Gruppen wissen nicht, ob sie den Wirkstoff oder das Scheinmedikament erhalten. Hiermit soll eine unbewußte und ungewollte Verfälschung der Ergebnisse bezüglich der Wirkung des Medikamentes verhindert werden.

Weiß auch der Untersuchungsleiter nicht, welche Probanden das Scheinmedikament bzw. das Medikament bekommen, spricht man vom *Doppelblindversuch*.

12.2.4 Das Altern

12.2.4.1 Begriffserläuterungen

Der Vorgang des **Alterns** umfaßt die psychischen und physischen *Veränderungsprozesse der Rückbildungsphase* des menschlichen Organismus. Er beginnt zwischen dem 50. und 65. Lebensjahr. Mit Beginn dieses Alterns setzt das sogenannte **Greisenalter** (= *Senium*) ein.

Da das Fortschreiten des Alterns bis zum Eintritt des Todes über Jahrzehnte andauern kann, ist es sinnvoll, zwei Gruppen alter Menschen zu unterscheiden: als "**junges Alter**" werden die Jahre zwischen dem 60. und 74. Lebensjahr bezeichnet; vom "**höheren Alter**" spricht man ab dem 75. Lebensjahr.

Die **Altersheilkunde** *(= Geriatrie)* befaßt sich mit den Krankheiten des alternden Menschen, ihrer Vorbeugung und Behandlung.

Die **Alternsforschung** *(= Gerontologie)* befaßt sich mit dem Altern des Menschen, den Ursachen und den Auswirkungen.

Die **Senile Demenz** bezeichnet die durch Arteriosklerose der zerebralen Gefäßabschnitte oder durch einfache Atrophie bedingte Geistesstörungen im Alter.

12.2.4.2 Gesellschaft und Altern

Der Fortschritt in Technik und Medizin hat in den industrialisierten Ländern zur *Steigerung der Lebenserwartung* des Menschen geführt.

Nimmt das Verhältnis zwischen der Anzahl der Kinder und der Zahl der Frauen im gebärfähigen Alter (Fruchtbarkeit) über lange Zeit ab, altert die Bevölkerung unabhängig von anderen Faktoren.

Dieser Prozeß, mit dem der Anteil alter Menschen an der Gesamtbevölkerung zunimmt, wird als *demographische Alterung* bezeichnet. Sind mindestens 7 bis 8 % der Einwohner 65 und mehr Jahre alt, so wird die Bevölkerung als alt bezeichnet. Länder mit einer alten Bevölkerung sind z.B. Frankreich, Großbritannien, die BRD und Schweden. In der BRD ist die Lebenserwartung in den letzten Jahren kontinuierlich gestiegen; betrug sie um die Jahrhundertwende für Männer noch ca. 45 Jahre und für Frauen ca. 48 Jahre, hatte sie sich bis 1980 auf ca. 70 bzw. 77 Jahre erhöht. In weniger entwickelten Ländern, *sog. Entwicklungsländern*, ist die Lebenserwartung der Menschen deutlich geringer.

Zusätzlich hat in den Industrieländern die *Geburtenzahl nachgelassen*. Folglich trägt sowohl der steigende Anteil alter Menschen an der Gesamtbevölkerung als auch die steigende Lebensdauer des einzelnen zur Alterung der Bevölkerung bei.

Somit stellt sich das zunehmende *gesellschaftliche Problem* eines überalterten Landes: der relativ geringe Anteil jüngerer, erwerbsfähiger Menschen muß den relativ hohen Anteil der alten Menschen im Rentenalter versorgen. Die finanzielle Situation (insbesondere Sicherung der Renten) ist ein wirtschaftspolitisches Problem und wird in diesem Zusammenhang nicht thematisiert, zumal sich das Problem der familiären Hilfe für die meisten Alten bedeutsamer darstellt. Die *Struktur der Kleinfamilie* bietet im Rahmen ihres sozialen Umfeldes häufig ungünstige Bedingungen für ein Altwerden innerhalb der Familie. Sowohl die finanzielle als auch die Arbeits- und die Wohnungssituation, aber auch Veränderungen im Lebensstil sowie der Generationskonflikt führen immer häufiger dazu, daß erwachsene Kinder und Eltern in getrennten Haushalten leben. Oft erschweren große räumliche Entfernungen häufige Kontakte. Die Integration des alten Menschen in das Leben der Nachgeborenen gestaltet sich unter solchen Voraussetzungen wesentlich schwieriger als in Großfamilien auf dem Lande. Auch die zunehmende Berufstätigkeit der Frau und die schnellen Veränderungen der heutigen Zeit erschweren die Integration eines hilfe- oder pflegebedürftigen alten Menschen in die Familie. Unter diesen Voraussetzungen muß nach *Alternativen für die Versorgung* alter hilfsbedürftiger Menschen gesucht werden. Die bereits bestehenden Möglichkeiten, im Alter in einem *Alten- bzw. Altenpflegeheim* zu wohnen, bedürfen nicht selten der *qualitativen und quantitativen Verbesserung*. Allein die Unterbesetzung mit fachlich ausgebildetem Personal mindert für viele Altenheimbewohner die Lebensqualität. An ausreichendem gesellschaftlichen Interesse und Engagement fehlt es hier seit langem; dies spricht für eine sozial niedrige Stellung der Alten, die oft als der Gesellschaft nicht nützlich sondern eher hinderlich angesehen werden. Jeder sollte bedenken, daß er selbst einmal zu "den Alten" gehören wird, und daß die Bedingungen, die für die Alten geschaffen werden, eines Tages auch ihn betreffen werden.

In den vielen Fällen, in denen alte Menschen nur teilweise hilfsbedürftig sind, kann das Leben in der gewohnten häuslichen Umgebung erhalten bleiben. Hilfe durch Familienmitglieder oder Nachbarn kann durch professionelle Hilfe unterstützt werden. *Ambulante Pflegeeinrichtungen*, Sozialstationen und Hilfeleistungen der öffentlichen Wohlfahrtspflege sollten flächendeckend angeboten werden. Zusammen mit *Haushaltshilfen*, Hol- und Bringediensten, *Essen auf Rädern* und ähnlichen Einrichtungen können sie das Leben zuhause ermöglichen. Denkbar sind auch andere Modelle der Altenversorgung, die das Wohnen außerhalb eines Altenheimes ermöglichen. In *altersgerecht eingerichteten Wohngemeinschaften* können die Betagten sich gegenseitig unterstützen und brauchen weder isoliert noch einsam zu leben. Jeder einzelne steuert mit seinen individuellen Fähigkeiten zum Gelingen des möglichst selbständigen Gemeinschaftslebens bei. Dort, wo *pflegerische oder sonstige Hilfe* erforderlich wird, stehen entsprechende Helfer zur Verfügung. Dies wird durch die Berufsgruppen Krankenpflege, Altenpflege oder Sozialarbeit organisiert.

12.2.4.3 Besonderheiten im Alter

Obwohl das Altern einen *individuell sehr unterschiedlich ablaufenden Prozeß* darstellt, lassen sich Begebenheiten beobachten, die alterstypisch sind. Es ist aber immer zu berücksichtigen, daß sowohl der Zeitpunkt des Einsetzens als auch das Ausmaß sehr unterschiedlich sein können. Zudem übt die Lebensgeschichte (= *Biographie*) des einzelnen Einfluß auf die Entwicklung im Alter aus und muß, um dem alten Menschen gerecht zu werden, erkundet und berücksichtigt werden.

Das Altern als physiologische Entwicklung

Das Altern wurde lange Zeit als krankhaftes Geschehen betrachtet; das Alter wurde mit Krankheit gleichgestellt. Erst die Alternsforschung der letzten 30 Jahre hat bewiesen, daß das Altern ein *physiologisches Phänomen* ist. Die Fähigkeit der einzelnen Zellen, die notwendigen Stoffe aufzunehmen, zu verarbeiten und die Stoffwechsel-Endprodukte auszuscheiden, läßt nach. Der **Alterungsprozeß** setzt unweigerlich ein. In der Art des Alterns und im Voranschreiten lassen sich zum Teil sehr *große Unterschiede* beobachten.

Faktoren, die den Prozeß beschleunigen können, sind:
- genetische Faktoren;
- fehlende oder geringe geistige und körperliche Aktivität während des Wachstums und im Erwachsenenalter; dies gilt selbst dann, wenn der Mangel nur zeitweise bestand;
- Risikofaktoren wie Bewegungsarmut, Überernährung, Alkohol- und Tablettenmißbrauch sowie dauerhaft hohe psychische Belastung;
- schwere Krankheiten und Traumen, vor allem ab dem 60. Lebensjahr auftretend, können das Altern schlagartig beschleunigen.

Mit dem Alterungsprozeß treten typischerweise in zunehmendem Maße folgende **Veränderungen** auf:
- Verminderung der physischen, psychischen und sozialen Anpassungsfähigkeit;
- Veränderungen in der Gewebezusammensetzung
(siehe "Die Haut", Seite 260)
  - Elastizitätsverlust an Haut, Kreislauf- und Bewegungsorganen,
  - Rückbildung (= *Involution*) der inneren Organe;
- erhöhte Krankheitsanfälligkeit;
- Abnahme der Körperleistungen
  - Brüchigwerden der Knochen,
  - oft Abnahme der Körpergröße,
  - Anhäufung von Stoffwechselprodukten in den Zellen, die u.a. die Funktion von Nerven- und Muskelzellen erschweren,
  - Verkalkung und Verfettung bestimmter Körperbereiche,
  - Abnahme der Leistungsfähigkeit aller Organe / Organsysteme, u.a. der Augen und der Ohren,
  - Verlangsamung des Zellersatzes, dadurch z.B. verzögerte Wundheilung;
- seelisch-geistige Veränderungen
  - Verlangsamung geistiger Abläufe,
  - schnelles Ermüden,
  - Abnahme der Sensibilität,
  - Abnahme der Lebhaftigkeit,
  - kleine Gedächtnisstörungen, insbesondere im Bereich des Kurzzeitgedächtnisses,
  - das Nachlassen der geistigen Leistungsfähigkeit ist nicht generell vorzufinden und wird durch zahlreiche Faktoren, u.a. durch geistige Übung, Bildung, Gesundheitszustand, Interesse an der Umwelt, beeinflußt;
- soziale Veränderungen
  - Aufgabe langjähriger sozialer Rollen, z.B. die des Erwerbstätigen, die des agilen Sportlers oder die des engagierten Vereinsmitgliedes,
  - Verluste sozialer Kontakte, z.B. zu Sportskameraden, Arbeitskollegen und Geschäftspartnern,
  - Verlust von Verwandten und Freunden durch Tod,
  - Verlust familiärer Aufgaben durch Selbständigkeit und Familiengründung der Kinder,
  - Übernahme neuer Rollen, z.B. als Großvater / Großmutter,
  - Knüpfen neuer Kontakte, z.B. durch neue Hobbies (z.B. Kaninchenzüchten, Gärtnern, kreative Tätigkeiten) oder neue Gruppenaktivitäten ("Graue Panther", Seniorentreff, Reisegesellschaften),
  - Einschränkungen der finanziellen Möglichkeiten aufgrund eines geringen Altersruhegeldes, dadurch auch Verlust sozialer Kontakte und Aufgabe bestimmter Gewohnheiten und Hobbies,
  - Begegnungen mit ungewohnten Reaktionen aus der Umwelt, die zeigen, daß man alt ist (Anbieten eines Sitzplatzes im öffentlichen Verkehrsmitteln, Nicht-ernst-genommen-werden),
  - verstärkter Rückzug aus dem gesellschaftlichen Leben, statt dessen stärkere Konzentration auf die eigene Person.

Viele der genannten Veränderungen können insgesamt die Persönlichkeit des alternden Menschen stark beeinflussen, so daß sich auch Persönlichkeitsveränderungen zeigen. Folglich kommen vorhandene *Grundzüge des Charakters* nicht selten *deutlicher zum Ausdruck*.

So kann im Alter aus Vorsicht Mißtrauen oder aus Sparsamkeit Geiz werden.

Andererseits können sich *Reife und Weisheit* (weiter-)entwickeln. *Ruhe* und *Ausgeglichenheit* sowie neue Wertmaßstäbe und Sichtweisen können dem Leben neue Aspekte und Freuden verleihen. Ebenso kann sich eine *Unabhängigkeit des Geistes* und somit eine *innere Freiheit* entwickeln.

Neue soziale Rollen und Kontakte können sowohl positiv als auch negativ empfunden und gestaltet werden; gleiches gilt für die *Pensionierung*. Für einige Menschen bedeutet sie Erlösung von der Arbeitsverpflichtung und Freiheit für neue Tätigkeiten.

Der Vorgang des Alterns kann auch, ähnlich wie z.B. die Pubertät, eine *Lebenskrise* auslösen. Die Anpassung an die veränderten Lebensbedingungen und der Rollenwechsel erfordern viel Kraft und Lebensmut sowie Akzeptanz des Älterwerdens. Tragende soziale Bindungen sind in dieser Lebensphase von großer Bedeutung, insbesondere, weil sie den alternden Menschen fühlen lassen, daß er wichtig und wertvoll ist.

Bedürfnisse

Bedürfnisse, deren Befriedigung im Laufe des bisherigen Lebens zur Gewohnheit geworden ist, bleiben im allgemeinen auch im Alter bestehen.

Altersbedingt können sich Bedürfnisse verschieben oder verloren gehen, z.B. infolge einer Neuorientierung und Veränderung der Wertmaßstäbe.

Beispiele für Bedürfnisse, die speziell im Alter auftreten bzw. verändert sein können, sind:
- verringertes Durstgefühl *(siehe "Durst", Seite 78)*;
- Nachlassen des Appetits und des Grundumsatzes, verringerter Kalorienbedarf bei gleichbleibendem Eiweißbedarf;
- Abnahme des Schlafbedürfnisses, Veränderung des Schlaf-Wach-Rhythmus *(siehe "Schlafphasen", Seite 299 und "Schlafbedarf", Seite 300)*;
- höherer Bedarf an Wärmezufuhr infolge verringerter Wärmeproduktion *(siehe "Wärmehaushalt und Temperaturregulation", Seite 207)*;
- Abnahme des Bewegungsdranges;
- verstärktes Sicherheitsbedürfnis in physischer, psychischer und sozialer Hinsicht, z.B. Angst vor Stürzen und Gebrechen;
- Erfahren, daß das Alter einen Sinn hat;
- Auseinandersetzung mit dem Alter und dem Tod;
- Verständnis für Gemütsbewegungen, die durch das Altern und die Auseinandersetzung mit ihm auftreten;
- Pflege- und Hilfebedürftigkeit.

Andere Bedürfnisse bestehen im Alter weitgehend unverändert fort; hier besteht aber eher als in jüngerem Lebensalter die Gefahr, daß sie nicht oder nicht ausreichend befriedigt werden. Beispiele hierfür sind:
- Verlangen nach Respekt, Akzeptanz, Gebrauchtwerden, Zuwendung und Liebe sowie nach Gesellschaft;
- Streben nach Möglichkeiten der Selbstverwirklichung, z.B. im Hobby;
- Bedürfnis nach Selbständigkeit (altersgerechte Wohnung z.B. im Parterre), Unabhängigkeit (auch finanzieller) und Selbstbestimmung, insbesondere hinsichtlich der Wahl der Wohnform (nicht bevormundet werden);
- Wunsch nach Zugehörigkeit und sozialer Nützlichkeit (z.B. Aufgaben innerhalb der Familie haben; Nutzung des Wissens und der Erfahrung);
- Bedürfnis, als geschlechtliches Wesen akzeptiert zu werden und sexuell aktiv zu sein *(vgl. "Sexualität im Krankenhaus / Altenheim", Seite 362 und "Sexualverhalten", Seite 355)*.

Probleme

Führen altersbedingte Veränderungen zu nennenswerten Einschränkungen, so werden sie zum Problem für den Betroffenen. Ein großer Teil dieser möglichen Probleme ist jedoch *kompensierbar* *(siehe Beispiele auf den nächsten Seiten)*.

Die genannten kompensatorischen Maßnahmen können meist sowohl vom alten Menschen selbst sowie von Angehörigen, Pflegenden und anderen Kontaktpersonen vorgenommen werden.

Um den Problemen des Alters, insbesondere der Verwirrtheit soweit wie möglich *vorzubeugen*, ist bereits in den jüngeren Jahren des Erwachsenenalters folgendes zu empfehlen:
- geistige und körperliche Aktivität jeglicher Art;
- aktive Teilnahme an und Gestaltung des Alltagsgeschehens;
- gesunde Lebensweise: vollwertige Ernährung, sinnvoller Umgang mit Streß, Entspannung, ausreichende Ruhe- und Schlafphasen, allenfalls mäßiger Konsum von Alkohol und Nikotin, viel Bewegung;
- Behandlung von Krankheiten, insbesondere, um Spätschäden vorzubeugen (z.B. Einstellung des Bluthochdrucks oder des Diabetes mellitus);
- Behebung von Seh- und Hörminderung;
- Integration in Familie und Gesellschaft.

Bei einer entsprechenden Lebensweise lassen sich *Alterserscheinungen* oft weit *hinauszögern* und zum Teil sogar vermeiden.

Beispiele für mögliche Altersprobleme und entsprechende Kompensationsmöglichkeiten

Mögliche Probleme

Kompensierende Maßnahmen

1. **Bewegungseinschränkung**, Nachlassen der Belastbarkeit, Schwäche, Steifheit der Gelenke.

- Den individuellen Möglichkeiten in Art und Ausmaß entsprechende **Bewegung**, z.B. Wandern, Spazierengehen, Gymnastik, Schwimmen, Radfahren, Tanzen, aber auch Hausarbeit, Einkaufen;
- Erhaltung / **Förderung der Selbständigkeit**, z.B. durch Mobilisationshilfen, Haushalts-, Anzieh- und Eßhilfen *(siehe dazu "Eß- und Trinktraining", Seite 87)*;

2. **Verringerter Kalorienbedarf** bei gleichbleibendem Eiweißbedarf; relatives Nachlassen der **Verdauungsfunktionen**.

- Vollwerternährung *(vgl. "Vitalstoffreiche Vollwertkost", Seite 72)*;
- bei herkömmlicher Ernährung: viel frisches Obst, Rohkost, Gemüse, geringe Fettzufuhr, Verzehr natürlicher Fette (Butter, Sahne, kaltgepreßte Öle);
- **Kochsalzzufuhr** reduzieren, zur Geschmacksanreicherung Kräuter verwenden;
- gewohnte Häufigkeit der Mahlzeiten beibehalten;
- Zeit zum Essen nehmen;
- nach dem Essen ausreichende Ruhepausen einlegen;

3. Verringertes **Durstgefühl**, das Trinken wird "vergessen"; mögliche Folgen sind Austrocknung der Gewebe, Anreicherung hirntoxischer Substanzen, Hypovolämie und Durchblutungsstörung des Gehirns; Obstipationsneigung.

- stark wasserhaltige Kost (z.B. frisches Obst, Rohkost, Gemüse) zuführen;
- ergänzend ca. **1 - 1,5 Liter Flüssigkeit** pro Tag, vorzugsweise Mineralwasser oder Tee, zuführen;
- evtl. "Trinkplan" führen;

4. Mangelnde **Kaufähigkeit**, große Lücken im Gebiß.

- Gebißsanierung bzw. Zahnersatz;
- übergangsweise weiche Kost anbieten;

5. Verringertes **Schlafbedürfnis**, Durchschlafstörungen bei gleichzeitig erhöhtem Ruhebedürfnis, zusätzlich

- Akzeptanz der natürlichen Veränderung;
- Ermüdung durch angemessene körperliche **Belastung fördern**;
- bei Bedarf **Ruhepausen** einlegen (Mittagsschlaf und sonstige "Nickerchen");

- nächtliches Wasserlassen,

- in den Abendstunden **wenig trinken** und die Beine hoch lagern;

- schnelles Frieren bei körperlicher Ruhe.

- wärmende Kleidungsstücke (Jacke, Wollsocken) oder Decken nutzen;
- **Wärmespender** wie Wärmflasche einsetzen;

Mögliche Probleme	Kompensierende Maßnahmen
6. Flache **Atmung** (häufig zusätzlich chronische Atemwegserkrankung, vor allem Altersemphysem); evtl. Atemnot, insbesondere durch Anstrengung hervorgerufen.	• bewußtes tiefes Durchatmen und Abhusten mehrmals täglich *(vgl. Pneumonieprophylaxe", Seite 46)*; • Durchführung spezieller Atemübungen, insbesondere bei chronischen Atemwegserkrankungen; • **Atemtraining** durch körperliche Betätigung entsprechend der individuellen Belastbarkeit (z.B. spazieren gehen); Beachte: Überanstrengung kann zu Atemnot führen *(siehe "Atemübungen", Seite 49)*;
7. **Altershaut**; **Ödeme**, insbesondere in den unteren Extremitäten (z.B. bei Herzinsuffizienz, venösen Gefäßleiden).	• sorgfältige **Hautpflege**, u.a. ausreichende Fettung *(siehe auch "Hautpflege", Seite 278)*; • Förderung des venösen Blutrückflußes durch Hochlagerung der Beine im Sitzen und Liegen, Bewegungsübungen; evtl. Ausstreichen und Kompression der Venen *(siehe "Thromboseprophylaxe", Seite 160)*;
8. Verringertes **Sehvermögen**.	• Nutzung von **Brille** oder **Vergrößerungsglas**; • große Schriftzeichen (Bücher mit Großdruck); • Uhren mit großen Zifferblättern; • logische und geordnete Raumaufteilung, bestimmte Aufbewahrungsorte für Gegenstände; • Nutzung des Tastsinns; • evtl. "Blindenstab" *(siehe "Hilfen bei Störungen des Sehens", Seite 329)*;
9. **Schwerhörigkeit**.	• langsam, **deutlich** und laut **sprechen**, dabei ggf. auf der Seite des leistungsfähigeren Ohres stehen; • eindeutige Mimik und Gesten, ausgeprägte Lippenbewegungen; • Hörgerät *(siehe "Hilfen bei Störungen des Hörens", Seite 322 und "Umgang mit Hörgeräten", Seite 324)*;
10. **Obstipationsneigung** durch wenig Bewegung, geringe Flüssigkeitszufuhr und faserstoffarme Kost.	• **Vollwerternährung**; • ausreichende Flüssigkeitszufuhr durch Getränke und stark wasserhaltige Lebensmittel (Obst, Gemüse); • angemessene Bewegung *(siehe "Obstipationsprophylaxe", Seite 121)*;
11. **Urin-Inkontinenz**.	• **Kontinenztraining**; • Toilettentraining; • Benutzung und regelmäßiges Wechseln hygienischer Auffangvorrichtungen wie Vorlagen, Kondomurinal *(siehe "Unterstützung bei der Urinausscheidung", Seite 103)*;
12. **Langeweile** mit Eintritt des Pensionsalters, insbesondere bei Menschen, deren Leben mit Arbeit ausgefüllt war oder bei Menschen, die einer fremdbestimmten und wenig kreativen Tätigkeit nachgegangen sind und sich auch in der Freizeit eher passiv, z.B. durch Fernsehen, beschäftigten.	• **Kontakte** fördern und pflegen; neue Kontakte mit altersgleichen Menschen knüpfen; • aktive Beschäftigungsmöglichkeiten entsprechend der individuellen Neigungen suchen; Interesse für ein Hobby entwickeln;

Mögliche Probleme	Kompensierende Maßnahmen
13. **Einsamkeit**.	• vgl. vorstehend Maßnahmen bei "Langeweile"; • falls die Möglichkeit zur **aktiven Kontaktpflege** außerhalb des Hauses aus gesundheitlichen Gründen nicht oder nur eingeschränkt möglich ist: Nachbarschaftskontakte pflegen, Einladungen aussprechen, Telefongespräche führen, Briefe schreiben, Selbstbeschäftigung, ambulante Dienste in Anspruch nehmen (Gemeindekrankenpflege, freiwillige Helfer, Kirchengemeinde);
14. Das **Akzeptieren** des Alterns, der Abnahme der Leistungsfähigkeit und des nahenden Todes gelingt nicht; Zweifel am Sinn der eigenen Existenz.	• Bewußtmachen und **Nutzen der Ressourcen**; • Frage nach dem Sinn des Lebens/Sterbens zulassen und in **Gesprächen** erörtern; den alten Menschen ermutigen, alles was ihn bewegt, auszudrücken; • dem alten Menschen vermitteln, daß er geachtet und geschätzt wird; Erfahrung, Reife und ggf. Weisheit **würdigen**; auch der Betagte selbst soll sich dieser Werte bewußt werden und sie aktiv einbringen (ohne dabei gegenüber anderen Einsichten und Erfahrungen intolerant oder überheblich zu werden und sich ihnen zu verschließen); • Fördern der **Selbstverantwortung**, Selbständigkeit und anderer Ressourcen; • aktive Teilnahme am Alltagsleben, Interesse nicht ausschließlich für die Vergangenheit zeigen; • (neue) **Aufgaben oder kreative Tätigkeiten** für den alternden Menschen suchen (zeitweise Kinderbetreuung, Gartenpflege, Kaninchenzucht, Handarbeiten u.ä. *(siehe auch Kapitel "Sich Beschäftigen")*;
15. Verringerte **Merkfähigkeit**, Lücken im Kurzzeitgedächtnis, Vergeßlichkeit, geistige Zerstreutheit.	• schriftlichen **Plan** für Routinehandlungen des täglichen Lebens aufstellen; • Merkzettel, Notizheft, Kalender nutzen; • **geistige Fähigkeiten** durch geistige Betätigung **trainieren** (Lesen, Gespräche führen, Hobbys pflegen, Tagesgeschehen mittels Zeitungen und Nachrichten verfolgen);
16. Akute oder chronische geistige **Verwirrtheit** aufgrund einer Störung der Hirndurchblutung, des Wasser- und Elektrolythaushaltes oder des Stoffwechsels, verursacht durch Infektion oder Blutdruckschwankungen und andere organische oder hirnorganische Veränderungen/Krankheiten. Mögliche Zeichen sind - zeitweilig (z.B. nachts, bei Krankheit, Fieber) auftretende zeitliche, räumliche oder personelle Desorientierung, - verminderte Wahrnehmung der Umgebung, - Halluzinationen, Illusionen, - zielloses Umhergehen, grundloses Suchen in Bettwäsche oder Kleidung und ähnliche Aktivitäten,	• ärztliche Abklärung der organischen Ursache veranlassen; • personelle, örtliche und zeitliche **Orientierung fördern**: - Zeit- und Ortsangaben machen, - wiederholt Angaben zur Person des alten Menschen und zu Kontaktpersonen machen, - seltener Personalwechsel, - gewohnte Umgebung und Kontaktpersonen möglichst beibehalten, - gleichbleibender Tagesablauf, schriftlicher Tagesplan, - gleichbleibende und geordnete Zimmergestaltung,

Mögliche Probleme	Kompensierende Maßnahmen
- Vernachlässigen der Körperpflege und Bekleidung, - Harninkontinenz, - unzureichende Ernährung.	- Uhr, Abreißkalender, Hinweise auf Zeit und Jahreszeit (auch z.B. durch Spaziergang, Blick aus dem Fenster); • Nahrungs-, insbesondere Flüssigkeitsaufnahme überprüfen, evtl. erhöhen; • Wahrnehmung fördern, evtl. durch Hör- und Sehhilfen, Handlungen erklären und mit Worten begleiten; • Aufmerksamkeit fördern; • Gedächtnisstützen geben, z.B. durch Aufschreiben von Ereignissen und Tätigkeiten, wiederholtes Erinnern; • Verständnis, Geduld und Akzeptanz zeigen, versuchen, die zugrunde liegenden Gefühle zu verstehen; • Training der Restfähigkeiten; • bei gleichzeitiger motorischer Unruhe: körperliche Bewegung und andere ermüdende Tätigkeiten fördern; • Unterstützung bei den ATL, gleichzeitige Förderung / Erhaltung der Selbständigkeit und Selbstbestimmung; • Schutz vor Unfällen und sonstigen Gefahren, für eine sichere Umgebung sorgen (prüfen: wie geht der Verwirrte mit Elektrizität und Feuer um, kleidet er sich temperaturangemessen, wie verhält er sich im Straßenverkehr, nimmt er verordnete Medikamente regelmäßig ein?); • bei Alleinlebenden wichtige Telefonnummern am Telefon anbringen;
17. **Affektive Störungen** und **intellektuelle Ausfälle** (= senile Demenz, geistiger Verfall): - zunehmende Merkunfähigkeit, - Zeit-Raum-Desorientiertheit (zunächst für große Zeitspannen und weiteren Bereich, später für kleine Zeiträume und engeren Bereich), - im späten Stadium: im Sprachgebrauch endlose Wiederholungen, Beschränkung auf einige fertige Redewendungen, Erfundenes wird wie Erlebtes dargestellt (= *Konfabulation*); - *psychomotorisches Syndrom*: vermehrte Reizbarkeit, Affektlabilität, rasche Ermüdbarkeit, Antriebsminderung, selten Antriebssteigerung, Persönlichkeitsveränderungen / -verfall, Verlust der Kritik- und Urteilsfähigkeit.	• vgl. zunächst: Maßnahmen bei Verwirrtheit; • umfassende Betreuung durch Angehörige, evtl. durch Pflegepersonal und andere Helfer; • Beschäftigungs- und Psychotherapie; • evtl. Psychopharmaka, dann Wirkung beobachten, um individuelle Dosis zu bestimmen (andernfalls kann die Symptomatik verstärkt werden); • Förderung der Wahrnehmung durch basale Stimulation: bewußte Zuführung einfacher Reize wie Berührung, Druck, Reibung, Wärme, Kälte, Vibration, bekannte Stimmen, Gerüche, Musik *(vgl. "Umgang mit Bewußtlosen", Seite 336)*; • Förderung der aktiven Bewegung, insbesondere beim Ankleiden, bei der Körperpflege und der Nahrungsaufnahme sowie beim Ausscheiden.

12.2.4.4 Der alte Mensch im Krankenhaus

Für den alten Menschen im Krankenhaus gilt das bereits im vorangegangenen Abschnitt Beschriebene. Krankheit und Krankenhausaufenthalt können ihn aus dem Gleichgewicht bringen und den Abbau seiner Fähigkeiten sowie seine Unselbständigkeit provozieren.

Deshalb ist zusätzlich folgendes zu beachten:
- in der Pflegeanamnese auch die Biographie, die Bezugspersonen, das persönliche Umfeld, die Bedürfnisse, Gewohnheiten und Ressourcen berücksichtigen (Restaktivitäten, Selbständigkeiten; alles, was für den Patienten Sinn hat, ihm wertvoll ist und ihm Freude bereitet);
- Ressourcen bewußt machen, einbeziehen und fördern, auch wenn es ohne schneller geht, z.B. bei der Körperpflege, beim Ankleiden oder Bewegen; Geduld zeigen;
- Selbstverantwortlichkeit anregen, Interesse an der Selbsthilfe wecken;
- einfühlsames Erklären diagnostischer und therapeutischer Maßnahmen, Akzeptanz bei Verweigerung;
- den Kranken nicht durch diagnostische Maßnahmen überlasten, ausreichende Ruhephasen gewähren;
- aktivierende Pflege, Erhaltung der Selbständigkeit, auch unter Einbeziehung der Angehörigen und anderer Bezugspersonen;
- mit dem alten und kranken Menschen besprechen, welche Ziele auf welche Art erreicht werden sollen;
- Akzeptanz und Wertschätzung zeigen; die Anrede erfolgt in der Sie-Form und mit dem Familiennamen; Vertrauen fördern, Geborgenheit vermitteln;
- Orientierungshilfen geben:
  - geordnete und gleichbleibende Zimmergestaltung,
  - Wechsel von Personal (Bezugspersonen), Zimmer und Mitpatienten so gering wie möglich halten,
  - große Namensschilder tragen,
  - Stationsräume (WC, Dienstzimmer, Aufenthaltsraum) deutlich lesbar beschildern,
  - gleichbleibenden Tagesablauf gewährleisten,
  - Gewohnheiten des alten Menschen weitgehend ermöglichen,
  - persönliche Gegenstände (z.B. Toilettenartikel) und zugewiesene Möbel (Schrank, Bett) mit Symbolen (z.B. farbigen Klebestreifen) kennzeichnen,
  - Uhr, Brille, Hörgerät - soweit vorhanden - anbieten,
  - Informationsangebot entsprechend des individuellen Aufnahmevermögens,
  - im Gespräch und bei pflegerischen Handlungen Informationen zu Tagesgeschehen, Zeit, Ort, Personen u.a. geben,
  - Erzählungen des alten Menschen aus der Vergangenheit fördern (dies zeigt ihm Interesse an seiner Person und läßt oft gute Erinnerungen aufleben);
- Anpassung an Veränderungen unterstützen: Ernährungsumstellung, z.B. bei Diabetes mellitus, begleiten; rehabilitative Maßnahmen bei Halbseitenlähmung; Kontinenztraining; Eßhilfen anbieten usw.;
- Obstipations- und Pneumonieprophylaxe (*siehe dort*) sind fast immer erforderlich; weitere prophylaktische Maßnahmen ergeben sich aus der individuellen und krankheitsbedingten Situation;
- auf regelmäßiges Einsetzen des Zahnersatzes achten (sonst verändert sich der Kiefer);
- wenn nach dem Krankenhausaufenthalt eine Altenheimunterbringung notwendig wird, ist der kranke Alte frühzeitig darüber zu informieren; so kann er sich darauf vorbereiten und sich damit auseinandersetzen. Das Organisieren eines Platzes im Alten- (pflege-) heim gehört an sich nicht zu den Aufgaben des Pflegepersonals, sondern wird in der Regel von den Angehörigen oder vom Sozialdienst übernommen. Für die Finanzierung des Aufenthaltes ist der alte Mensch selbst verantwortlich. Fehlen ihm die finanziellen Mittel, so sind die Abkömmlinge (Kinder, Enkelkinder) zur Unterstützung verpflichtet. Sind sie hierzu nicht in der Lage, tritt das Sozialamt ein.

12.2.4.5 Der betagte Mensch im Alten- (pflege-) heim

Die Unterbringung in einem Altenheim bzw. Altenpflegeheim wird erforderlich, wenn der alte Mensch sich nicht mehr allein versorgen kann oder will und andere Versorgungsmöglichkeiten nicht zur Verfügung stehen bzw. nicht ausreichend sind.

Hier ergeben sich aus dem Altern und den dabei möglichen Veränderungen für das Leben und die Betreuung zunächst die allgemeinen Probleme, denen mit den beschriebenen Maßnahmen (*vgl. vorstehend "Altersprobleme und entsprechende Kompensationsmöglichkeiten"*) zu begegnen ist.

Aus der Unterbringung im Altenheim ergeben sich jedoch zahlreiche **Besonderheiten**. So ist zu beachten, daß mit der Unterbringung für den Betroffenen eine *tiefgreifende Veränderung* seiner Lebensumgebung und sonstigen Lebensumstände einhergeht, die - anders als bei einem Krankenhausaufenthalt - dauerhaft bestehen bleibt.

Die **Übersiedlung** in ein Altenheim ist meistens mit *Einschränkungen* verbunden. Das Wohnen kann allenfalls begrenzt individuell gestaltet werden, ebenso der Tagesablauf. Die Aufsteh- und Schlafenszeiten sowie die Mahlzeiten sind *fremdbestimmt*. Persönliches Mobiliar und Geschirr kann oftmals nicht benutzt werden. Auch die *Privat- und Intimsphäre erleiden Einbußen*, denn jederzeit können Pflegepersonal und andere Personen das Zimmer betreten, ohne daß dieses erwünscht ist. Nicht selten wird das Zimmer sogar mit einem anderen Bewohner geteilt.

Das Altenheim soll und muß nun *das Zuhause* sein. Deshalb ist besonderer Wert darauf zu legen, dem alten Menschen soweit eben möglich *Freiräume* zur individuellen Gestaltung der Wohnumgebung, insbesondere des Zimmers sowie des Lebensstils zu schaffen. So werden ihm die Beibehaltung der bisherigen Lebensweise zumindest teilweise ermöglicht und die Neuorientierung und Anpassung an die neuen Lebensumstände erleichtert.

Persönliche Kontakte, z.B. mit Freunden oder Nachbarn, können durch die räumliche Trennung beeinträchtigt werden. Es sollte darauf geachtet werden, daß die *Verbindungen zu früheren Kontaktpersonen* nicht vollständig abreißen; es ist aber auch wichtig, *neue Kontakte*, insbesondere zu Mitbewohnern, zu fördern. Betreuer und Pflegepersonen werden oft zu den engsten Bezugspersonen. Deshalb kann es von besonderer Bedeutung sein, eine *persönliche Beziehung* und ein Gesprächsklima zu schaffen, in dem auch über sehr persönliche Anliegen des Bewohners, z.B. über das Alter(n), Tod und Sterben, gesprochen werden kann.

Da der Altenheimbewohner langfristig betreut wird und ihm zahlreiche Arbeiten und Entscheidungen des täglichen Lebens abgenommen werden, ist die Gefahr, daß er seine Selbstverantwortlichkeit und Selbständigkeit aufgibt, erhöht; Fähigkeiten und Ressourcen können verlorengehen. Auch dem ist durch die oben dargelegten Maßnahmen, insbesondere durch das Bewußtmachen, Einbeziehen und Fördern der Ressourcen sowie durch die Förderung der aktiven Teilnahme am Alltagsleben (= *aktivierende Pflege*) entgegenzuwirken.

Da gewohnte **Beschäftigungsmöglichkeiten** aus dem alten Umfeld eingeschränkt oder aufgehoben sein können, gewinnen neue Aufgaben oder (kreative) Tätigkeiten an Wichtigkeit.

Diese Beispiele genügen, um deutlich zu machen, daß viele Probleme, die durch altersbedingte Veränderungen verursacht werden, im Altenheim verschärft auftreten, und daß ihnen mit besonderer Sorgfalt durch kompensierende Maßnahmen entgegenzuwirken ist. Andererseits sind (andere) Probleme wie *Einsamkeit* und *Langeweile* oft durch die Gemeinschaft der alten Menschen entschärft. So ist es z.B. bei fehlender Mobilität einfacher, in der Hausgemeinschaft Kontaktpersonen mit ähnlichen Interessen zu finden. Gleichzeitig stehen in der Regel geeignete Pflegepersonen zur Verfügung.

12.2.5 Sterben und Tod

Auch das Sterben gehört zu den Aktivitäten des Lebens; es stellt den Übergang vom Leben zum Tod dar.

12.2.5.1 Definitionen

Das **Sterben** bezeichnet den kurz- oder langdauernden Vorgang des Erlöschens der Lebensfunktionen bis zum Tod. Der Tod tritt letztendlich meist durch Ausfall mindestens eines lebenswichtigen Organsystems (z.B. Herz, ZNS) ein.

Der Beginn des Sterbens ist meist nicht genau bestimmbar.

Als **Tod** wird das Erlöschen der Lebensäußerungen des Organismus bezeichnet. Es werden die folgenden Begriffe unterschieden.

Biologischer Tod (*Synonym: absoluter Tod, Hirntod*): Es handelt sich um den endgültigen Ausfall aller Hirnfunktionen vor Eintreten des Herztodes.

Die Zeit zwischen der Erkennung des Hirntodes und dem Eintreten des Herztodes ist die für die Organentnahme zwecks *Transplantation* günstigste. Der *Hirntod* kann angenommen werden, wenn die Spontanatmung ausgesetzt hat, die Reflexe erloschen sind und das EEG (= *Elektroenzephalogramm*) linear (= *isoelektrisch*) verläuft. Zur Entnahme von Spenderorganen ist zusätzlich angiographisch der Stillstand der Blutzirkulation im Gehirn über 30 Minuten nachzuweisen. Der Hirntod gilt heute als Kriterium für den Todeseintritt.

Klinischer Tod (*Synonym: relativer Tod*): Es handelt sich um den Stillstand von Atmung, Herz und Kreislauf. Dieser Zustand kann u.U. durch Wiederbelebungsmaßnahmen rückgängig gemacht werden.

Natürlicher Tod: Der durch innere Ursachen, d.h. durch Krankheit und/oder Alterungsprozesse bedingte Tod.

Unnatürlicher Tod: Der aufgrund äußerer Faktoren wie Unfall, Gewalteinwirkung oder Selbsttötung eingetretene Tod. Der Verdacht auf einen unnatürlichen Tod muß der Polizei angezeigt werden.

Selbsttötung (*Synonym: Freitod, Suizid, Selbstmord*): Gemeint ist die vorsätzliche, gewaltsame Beendigung des eigenen Lebens. Die Motive sind meist Probleme, die vom Betroffenen für unüberwindbar gehalten werden, z.B. als unerträglich empfundenes Leiden (Krankheit; Verlust einer Liebesbeziehung oder Scheitern eines Lebenssinnstrebens).

12.2.5.2 Begegnung / Auseinandersetzung mit Sterben und Tod

Der *Umgang* mit dem Sterben / Tod wird durch gesellschaftliche, kulturelle und religiöse Einstellungen sowie durch den erfahrenen Umgang innerhalb der Familie und durch die persönliche Auseinandersetzung mit der Thematik geprägt.

Einen günstigen Einfluß in Hinsicht auf die Akzeptanz von Sterben und Tod übt das *Miterleben eines natürlichen Todes* während der Kindheit aus. Dies ist z.B. der Fall, wenn der Tod der mit Kindern und Enkelkindern innerhalb einer häuslichen Gemeinschaft lebenden Großeltern innerhalb dieser räumlichen und sozialen Gemeinschaft als ein natürliches Geschehen erlebt wird.

Aus verschiedenen Gründen kann dem Kranken *nicht immer ein Sterben in der Familie* ermöglicht werden. Die Schwere der Erkrankung, therapeutische / palliative Maßnahmen, räumliche Verhältnisse, Berufstätigkeit der Angehörigen und andere Begebenheiten machen oft einen Krankenhaus- bzw. Altenheimaufenthalt erforderlich. Viele Angehörige begleiten den Kranken in fürsorglicher und verantwortlicher Weise bis zum Tod. Die Verlegung des Sterbens in eine außerfamiliäre Institution verstärkt sowohl bei dem Sterbenden als auch bei seinen Angehörigen die *Angst vor dem Tod*. Der Sterbende kann sich z.B. verlassen, abgeschoben, aufgegeben, abgestoßen oder vergessen fühlen. Nicht selten sterben Menschen einsam und allein in einem Krankenhaus, Pflege- oder Altenheim. Die menschliche Wärme und Zuwendung von ihnen nahestehenden Personen wird schmerzlich vermißt; dies kann in der Regel nicht durch das Pflegepersonal ersetzt werden. Trotzdem und gerade aus diesem Grund ist die *menschliche Begleitung* durch das Pflegepersonal unerläßlich und von großem Wert (vgl. auch unten).

Mangelhafte soziale Beziehungen und die Angst sowohl vor dem eigenen Tod als auch vor dem Miterleben des Todes anderer sind Gründe der zunehmenden Verlegung des Sterbens in vorgenannte Institutionen. Dies verstärkt die ohnehin in unserer Gesellschaft weitverbreitete *Tabuisierung* des Todes. Die mangelnde Auseinandersetzung mit dem (sicheren Ende des Lebens durch den) Tod in Zeiten, in denen man nicht persönlich mit einem Sterbenden konfrontiert wird, führt zur Aufrechterhaltung dieses Tabus. Außerdem versucht man auf diese Weise, die mit dem Sterben verbundenen - häufig als bedrohlich und unerträglich empfundenen - Gefühle des Verlustes, des Verlassenseins und des Ausgeliefertseins zu vermeiden.

Letztendlich ist auch die *Ungewißheit* darüber, was nach dem Tod folgt, ein Grund für die Angst vor dem Tod. Niemand weiß tatsächlich, ob es ein *Leben nach dem Tod* gibt und wie dieses ggf. gestaltet sein wird. Hier finden viele Menschen eine Antwort in ihrem religiösen Glauben.

Der Tod in den Religionen

Das **Christentum** glaubt an ein neues Leben nach dem Tod als Teilhabe an der Auferstehung Christi. Der christliche Glaube beinhaltet wesentlich die Hoffnung auf die Auferstehung des ganzen Menschen als Einheit von Leib und Seele.

Der **Hinduismus, Buddhismus** und die indische Philosophie sehen im Tod den Durchgang (Weg) zur Wiederverkörperung der Seele. Alle Lebewesen sind geistige Seelen, die entsprechend ihres "Karma*" in einer neuen Lebensform wiedergeboren werden (Seelenwanderung), wobei das gute und das schlechte Verhalten durch die Form des zukünftigen Lebens ihre Vergeltung finden. "Erlösung" im Sinne dieser Philosophien ist die Ausschaltung des Gesetzes des Karma für das eigene Individuum durch das Ausscheiden aus dem Kreislauf des Wiedergeborenwerdens.

Das **Judentum** glaubt an eine Vergeltung guter sowie böser Taten im Jenseits. Der Tod wird nicht als Ende, sondern als Übergang in ein anderes Dasein angesehen.

Die **Zeugen Jehovas** erwarten für die Zukunft eine Herrschaftsform, bei der die Staatsgewalt allein religiös legitimiert wird (= *Theokratie*). Dabei soll die Erde zum Paradies umgestaltet und der Ort ihres ewigen Lebens werden. Bis dahin bedeutet der Tod, daß der Mensch in seiner Ganzheit zum Staub zurückkehrt. Die Auferstehung erfolge zur Zeit der Herrschaft Jehovas auf Erden.

Der **Islam** betrachtet sich als Überhöhung des Christen- und des Judentums. Er gründet sich auf die Lehren des Korans. Danach ist das menschliche Schicksal vorherbestimmt, stehen Belohnung und Bestrafung der Menschen im Paradies und der Hölle fest. In dieser Religion trennt der Tod die Seele vom Körper. Der Tod bedeutet für den Moslem kein Ende des Lebens, sondern eine Verwandlung.

Das Sterben als Prozeß

Das Sterben stellt wahrscheinlich die *schwerste Krise des Lebens* überhaupt dar. Die auch sonst bestehenden Probleme menschlichen Gefühlslebens sind beträchtlich gesteigert; dies gilt insbesondere für die Zwiespältigkeit des Empfindens, für Gefühlsschwankungen und für destruktiv-"negative" Gefühle.

Das Sterben ist - sofern es sich nicht um einen plötzlich (und unerwartet) eintretenden Tod handelt - ein *mit schrittweise wechselnden Gefühlen erlebter Prozeß*. Im weiteren Sinn setzt dieser Prozeß bereits ein, wenn das Ahnen oder Wissen um den bevorstehenden Tod des Menschen konkret wird (z.B. bei physischem Zerfall, Diagnose einer unheilbaren Krankheit).

Frau Dr. Elisabeth Kübler-Ross hat durch ihre intensive Arbeit mit Sterbenden wertvolle Erfahrungen gewonnen und weitervermittelt. Hierdurch wird für viele Menschen das Einfühlen in die Situation, die Bedürfnisse und das Erleben sowie das Verstehen des Sterbenden erleichtert.

Frau Kübler-Ross unterscheidet fünf "Phasen" des Sterbeprozeßes, die durch die wechselnde seelische Verfassung des Sterbenden geprägt sind. Das Wort "Phase" steht in diesem Zusammenhang für mögliche *emotionale Reaktionen und Verarbeitungsweisen*, die nicht immer im selben Ausmaß und durchaus auch in unterschiedlicher Reihenfolge auftreten können. Beim Sterben aufgrund von bösartigen und unheilbaren Krankheiten können die "Phasen" ausgeprägt in Erscheinung treten, deshalb werden sie im folgenden beschrieben. Sie finden sich allerdings auch - wenngleich meist in abgeschwächter Form - beim Alterssterben.

Phase des Nichtwahrhabenwollens

Diese erste Phase im Sterbeprozeß beginnt mit der Erkenntnis, daß der eigene Tod konkret bevorsteht. Der betroffene Mensch reagiert mit *Leugnung* des Geschehens. Er will es nicht wahr haben, sterben zu müssen. Reaktionen wie: "*Nein, nicht ich!*" oder: "*Das Untersuchungsergebnis muß vertauscht worden sein!*" sind nicht unüblich. Neben dem Nichtwahrhabenwollen (Verleugnen) sind eine Art Schock, ein Wie-Betäubtsein, das Fehlen von Gefühlen oder der Eindruck der Unwirklichkeit recht häufig.

Heftige Angst, Unruhe und Gefühle von Hilflosigkeit zeigen *allmähliches, bruchstückhaftes Einsetzen der Erkenntnis*. Diese kann durch automatische, rastlose Aktivität wochen- bis monatelang abgewehrt werden. Auch später, wenn der Kranke erkannt hat, daß er sterben muß, kann dieser seelische Abwehrmechanismus wieder auftreten. Der Kranke leugnet erneut die unheilbare Krankheit; in dieser "Pause" verzichtet er darauf, dem Tod ins Auge zu sehen. So wird es ihm möglich, Kraft zu sammeln, um den verbleibenden Rest des Lebens unter aktiver Auseinandersetzung mit dem Sterben zu bewältigen.

Nur wenige Menschen leugnen ihre unheilbare Krankheit und das Nahen des Todes bis zu seinem Eintritt. Oft wird der Sterbende *von seinen Mitmenschen gemieden*, weil diese sich hilflos und überfordert fühlen. Das Verleugnen kann auch dadurch aufrecht erhalten werden und andauern, daß die Mitmenschen aufgrund eigener Ängste gemeinsam mit dem Betroffenen den nahenden Tod zu leugnen versuchen.

Der Sterbende, der meist "etwas" von seiner Situation weiß, aber niemanden findet, mit dem er offen über sich selbst sprechen kann, zieht sich auf sich selbst zurück. Die *soziale Isolierung* des Kranken kann die Folge sein. Um dieses Stadium zu bewältigen, braucht der Kranke jemanden, mit dem er offen über seine Gefühle reden kann. Hier ist es wichtig, immer wieder Gesprächsbereitschaft zu signalisieren; dies gilt für alle Menschen, die den Kranken auf seinem Leidensweg begleiten. Manchmal hat der Kranke gerade nicht die Kraft zu sprechen und benötigt das Angebot später erneut.

Schon die Tatsache, daß er *nicht vergessen*, nicht "*schon tot*" ist, daß es Mitmenschen gibt, die sich mit ihm dem Tod stellen, gibt dem Kranken Kraft und Selbstwertgefühl. Oft hilft ihm auch die behutsam, jedoch ohne Umschweife gestellte Frage nach der Schwere seiner Erkrankung, seine Erkenntnis offen einzugestehen. Fragt er selbst nach der Schwere, sollte man ihm *nicht ausweichen*, denn er zeigt, daß er über seine (Un-) Gewißheit und Angst reden möchte.

Ist es dem Kranken gelungen, mit anderen offen über die "Diagnose" zu sprechen, schreitet der Verarbeitungsprozeß weiter fort.

Die meist daran anschließende **Phase** ist durch Zorn, Wut und andere Reaktionen **der Aggression** geprägt. Es handelt sich um ein **Auflehnen gegen das Schicksal**. Fragen wie: "*Warum ich?*" oder: "*Warum gerade jetzt?*" sind typisch. Der Kranke belastet seine Mitmenschen jetzt schwer, denn er richtet seine Aggression auf sie, manchmal auch auf sich selbst. Sowohl die Angehörigen als auch das Pflegepersonal, die Ärzte oder Seelsorger werden kritisiert. Der Kranke beanstandet beispielsweise, die verordnete Therapie sei die falsche, Pflegemaßnahmen würden zu selten durchgeführt oder er müsse zu lange auf seinen Besuch warten. Das ständige Nörgeln - oder auch versteckte, indirekt geäußerte Aggressionen - erschweren den Umgang erheblich. So schwer es auch fallen mag - es ist wichtig, diese *Reaktionen zuzulassen*, ohne den Kranken zu verurteilen. Die Mitmenschen konfrontieren ihn mit den Werten, an denen er noch hängt und die er bald verlieren wird, evtl. schon verloren hat: Gesundheit, Kraft, Lebensfreude und Unbekümmertheit. Er wird *von intensiven Gefühlen des Schmerzes*, des Kummers, von Neid und Wut *überwältigt*. Wer kann es ihm verdenken, wenn er sie zum Ausdruck bringt? Hinzu kommt, daß die Gefühlsausbrüche ihm die weitere Verarbeitung des Sterbens erleichtern.

Leider wird der Betroffene in dieser Phase oft völlig isoliert, man geht ihm aus dem Weg und er vereinsamt. Statt dessen braucht er *Aufmerksamkeit, Zuwendung und Verständnis* von den Mitmenschen, um zu spüren, daß weder sein Leiden noch er selbst vergessen oder uninteressant sind.

Auf die Reaktionen der Aggression folgen die **Phase der Depression und die Phase des Verhandelns**; die Reihenfolge variiert individuell. Im Stadium des **Verhandelns** versucht der Kranke, sein Leben bis zu einem bestimmten Zeitpunkt zu verlängern. Oft führt er diese Verhandlung mit dem Schicksal oder mit Gott: Er will nicht sofort sterben, aber dazu bereit sein, wenn z.B. die Kinder versorgt sind, die Firma verkauft ist oder der Partner Geburtstag hatte. Manchmal liegt ihm tatsächlich dieses Ereignis am Herzen und er zeigt sich bereit, nachdem er z.B. sein Testament aufgesetzt hat oder ein klärendes Gespräch geführt hat. Oft aber ist der Kranke zu dieser Zeit noch nicht zum Sterben bereit und findet, wenn das Ereignis eingetreten ist, einen neuen Grund für die Notwendigkeit der Lebensverlängerung.

Die wachsende Erkenntnis der eigenen Situation führt zunächst zu tiefer Traurigkeit und zur **Depression**. Diese stehen häufig auch in Zusammenhang mit dem Fortschreiten der Krankheit, dem Verfall des Körpers und den dadurch hervorgerufenen Beeinträchtigungen / Verlusten von Handlungs- und Befriedigungsmöglichkeiten. Es kommt zu einer starken Bedrohung des Selbstwertgefühls: "*Was bin ich jetzt noch wert?*" oder: "*Was kann ich jetzt noch tun?*" Hinzu kommt, daß die bevorstehenden Verluste und das Abschiednehmenmüssen immer stärker spürbar werden ("vorwegnehmende Trauer"). Ein *stummer Schmerz überwältigt den Kranken*, er redet nicht viel, kann seine Trauer um die kommenden Verluste und um den eigenen Tod nicht in Worte fassen. Jetzt ist es wichtig, bei dem Kranken zu sein und ihn *zum Ausdruck seiner Trauer*, insbesondere zum Weinen, zu *ermutigen*.

Auch der Angehörige sollte seinen Schmerz zeigen und beweinen. Es ist sowohl für ihn als auch für den Kranken sehr wichtig, das Schicksal anzunehmen und den geliebten Menschen loszulassen. Dem Kranken selbst kann das Loslassen erleichtert werden, indem ihm gegeben wird, was er benötigt, um seinen Frieden zu finden. Dieses kann geschehen durch das Zeigen von Liebe und durch Zuwendungen, was ihm versichert, daß sein Leben einen Sinn hatte. Manche Menschen brauchen dazu auch eine positive Rückmeldung aus ihrem Leben, z.B. bezüglich eigener guter Taten. Mancher findet mit der Erkenntnis, daß sein Leben einen Sinn hatte, zugleich die Kraft loszulassen. Die letzte Phase des Sterbeprozesses, die **Phase des Annehmens**, erleben eher wenige Menschen. Diese finden sich damit ab, nicht unendlich lange zu leben; dabei muß der Tod noch nicht nahe sein. Der Kranke ist nicht resigniert. Er lebt nun sein Leben mit anderen Werten und neuer Qualität. Er lernt z.B. in der Gegenwart zu leben und richtet sein Streben weniger auf die Zukunft. In der ihm verbleibenden Zeit nimmt er bewußt vom Leben und von seinen Nächsten Abschied. Der Kranke kann letztendlich sogar bewußt loslassen und zum Gefühl des inneren und äußeren Friedens gelangen. Dies hängt schließlich auch davon ab, ob der Sterbende auf ein erfülltes Leben zurückblickt bzw. ob er sich mit für ihn wichtigen, unerfüllt gebliebenen Lebensmöglichkeiten aussöhnen konnte.

Die beschriebenen Phasen (emotionale Reaktionen und Verhaltensweisen) müssen weder in der genannten Reihenfolge noch vollständig durchlaufen werden. Einzelne Phasen können wiederholt, andere gar nicht, sehr kurz oder aber besonders ausgeprägt auftreten. Mitunter verläuft die Auseinandersetzung mit der Endlichkeit des eigenen Lebens über Jahre ab. Nicht selten empfinden die Angehörigen ähnlich und zeigen ebenfalls Verleugnung, Zorn, Depression und letztendlich die Annahme des Schicksals; schließlich werden auch sie mit einem bevorstehenden Abschiednehmen und Verlust konfrontiert.

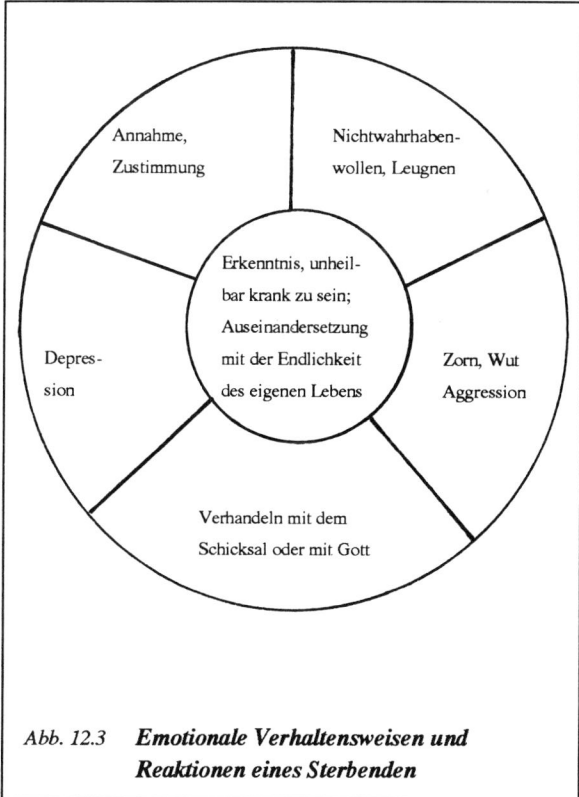

*Abb. 12.3 **Emotionale Verhaltensweisen und Reaktionen eines Sterbenden***

12.2.5.3 Die Begleitung des unheilbar kranken und sterbenden Menschen

Vom Zeitpunkt der Aufklärung über den bevorstehenden Tod an benötigt der unheilbar kranke Mensch besondere Begleitung. Die Absehbarkeit des Lebensendes löst in der Regel eine schwere Krise aus; die dann möglichen Gefühle und Reaktionen wurden bereits zuvor beschrieben.

Für die Angehörigen, aber auch für professionelle Helfer, ist der Umgang mit dem unheilbar Kranken eine *Herausforderung*, die mitunter die Grenzen der individuellen Möglichkeiten überschreitet, aber auch zur Reifung der Persönlichkeit beitragen kann. Es gibt kein "Rezept" und keine verbindliche Anleitung für die Begegnung mit und für die Begleitung des Menschen in dieser Situation.

Im folgenden werden Hinweise und Vorschläge gegeben, die sich aus Erfahrungen mit Sterbenden ableiten lassen. Sie sollen Mut machen, sich der Auseinandersetzung mit dem bevorstehenden Tod eines anderen Menschen zu stellen. Die meist daraus resultierende Angst vor dem eigenen Tod und die scheinbare Hilflosigkeit gegenüber dem Sterbenden sind dabei meist das größte Hindernis. Es gilt, diese *Hemmschwelle zu überwinden und nicht vor der Begegnung zu flüchten*. Dies ist auch für den Kranken sehr wichtig. Sein Bedürfnis nach Zuwendung, Anteilnahme, Akzeptanz und Wahrung seiner Würde und Persönlichkeit ist viel ausgeprägter als etwa das nach einer Antwort auf Fragen wie: "Warum ich?". Wir müssen dem Kranken *vermitteln*, daß er für uns noch lebt, daß er noch immer ein *wertvoller und nicht vergessener Mensch ist*. Und wir sollten ihm nie seine Hoffnung - egal worauf sie ausgerichtet ist - nehmen. So ist es in der Regel wichtig, den Menschen frühzeitig über sein Schicksal aufzuklären, um ihm genügend Zeit zu geben, Abschied zu nehmen und loslassen zu können. Dies ist in erster Linie die Aufgabe des Arztes. Aber auch er sollte dem Kranken *Raum für Hoffnungen lassen*. Diese Hoffnungen können sich z.B. auf Behandlungsmöglichkeiten, Verlängerung des Lebens oder auf Heilung richten. Es darf nicht vergessen werden, daß tatsächlich - wenn auch selten - völlig atypische Krankheitsverläufe oder gar Heilungen auftreten. Im Verlauf der Krankheit und der Auseinandersetzung mit dem Tod werden solche Hoffnungen meist geringer und dann auf andere Gebiete, z.B. den positiv verlaufenden Werdegang nahestehender Menschen oder auf ein glückliches Leben nach dem Tod, ausgerichtet. Wenn der Kranke solche Hoffnungen hegt, muß man ihnen Platz einräumen.

Selbst wenn der Krankheitsverlauf aus medizinischer Sicht nicht mehr zu beeinflussen ist, bedarf der Todkranke des *ärztlichen Besuchs*, um nicht das Gefühl entstehen zu lassen, er sei für den Arzt bereits "gestorben" und von ihm vergessen.

Der Bedarf an **pflegerischen Leistungen** nimmt im Krankheitsverlauf meist zu. Auch das Pflegepersonal läuft manchmal Gefahr, dem Todkranken aus dem Weg zu gehen, weil es sich mit der Situation überfordert fühlt. Dabei ist die pflegetechnische Versorgung meist sehr gut; man beschäftigt sich intensiv mit der körperlichen Versorgung des Kranken, um so emotionaler Zuwendung und Gesprächen auszuweichen oder den Eindruck zu erwecken, hierfür sei keine Zeit vorhanden. Diese Flucht ist zwar verständlich, aber für beide Seiten unbefriedigend. Neben dem Signalisieren der eigenen *Gesprächsbereitschaft* sollte das Pflegepersonal aufmerksam *auf weitere Bedürfnisse* des *Kranken* achten. Dies kann z.B. der Wunsch nach einem Gespräch mit einem *Seelsorger* oder einem Angehörigen oder nach Literatur, einem Photoalbum oder anderen Dingen sein.

Der Todkranke muß immer wieder spüren, daß er nicht im Stich gelassen wird, daß wir uns um ihn kümmern und ihm beistehen.

Hinweise für den Umgang mit dem Kranken während der wechselnden Gefühlsreaktionen wurden bereits im vorangegangenen Abschnitt gegeben. Immer sollten *Offenheit* und *Ehrlichkeit* sowie das Bestreben, die psychische Situation und die Bedürfnisse des Sterbenden zu erfassen, den Umgang prägen.

Besonders wichtig kann es außerdem sein, dem Kranken den *Wert seines bisherigen Lebens* bewußt zu machen. Dieses ist möglich, indem man ihm positive Erfahrungen in Erinnerung ruft, die ihm früher vermittelt haben, daß sein Leben einen Sinn hatte, daß er Gutes und Nützliches getan hat. Hier gilt es besonders, die Vertrauenspersonen des Kranken zu integrieren. Meist erleichtert das Bewußtsein um die positiven Aspekte seines bisherigen Lebens das Abschiednehmen, "Loslassen" und das friedvolle Sterben.

Das Selbstwertgefühl des Sterbenden kann evtl. auch durch das *Teilhaben der Angehörigen* am Sterben und durch deren Miterleben gestärkt werden.

Selbstverständlich ist in jeder Lebens- und Sterbensphase die *Würde* des Menschen zu wahren. Dies kann auch heißen, eine gewisse Hilflosigkeit einzugestehen, wenn die Medizin versagt und das Leben nicht durch sinnlose Maßnahmen künstlich und unmenschlich zu verlängern. Die Lebens- und Sterbequalität hat Vorrang. Es ist genau zu hinterfragen, welche Maßnahmen die Lebensqualität des Kranken verbessern und sein Sterben erleichtern (z.B. Schmerztherapie), wenn heilende Maßnahmen jeder Hoffnung auf Erfolg entbehren. Der Mensch hat auch das Recht, in Ruhe und Frieden zu sterben.

Berücksichtigung religiöser Bedürfnisse

Die religiös geprägten Bedürfnisse des kranken Menschen sind immer zu respektieren, ihre Erfüllung ist soweit wie möglich zu unterstützen.

Für religiöse Menschen kann es wichtig sein, gemeinsam *ein Gebet* zu sprechen, den Gottesdienst zu besuchen oder mit dem *Seelsorger* oder mit Glaubensschwestern / -brüdern zu sprechen.

Die *Katholiken* erhalten in Situationen ernsthafter gesundheitlicher Bedrohung das *Sakrament der Krankensalbung*. Oft werden auch das Empfangen der heiligen Kommunion, die Abnahme der Beichte und der Beistand des Seelsorgers während des Übergangs vom Leben zum Tod gewünscht.

Für *Juden* ist es üblich, im *Kreise ihrer Familie* bzw. Glaubensgemeinschaft *zu sterben*. Den religiösen Wünschen und Bedürfnissen des Kranken wird dann innerhalb dieser Gemeinschaft entsprochen. Aufgabe des Pflegepersonals ist es, die Kontakte herzustellen und ihre Aufrechterhaltung zu ermöglichen.

Die Anhänger des *Islam* legen Wert auf *peinliche Sauberkeit* des Sterbenden und seines direkten Umfeldes. Um diesem Bedürfnis gerecht zu werden, ist der Körperpflege - insbesondere im Zusammenhang mit Ausscheidungen - entsprechende Sorgfalt beizumessen. Dies gilt ebenso für die Leib- und Bettwäsche. Angehörige und Freunde des Sterbenden *lesen den Koran und beten* an seinem Bett bis der Tod eingetreten ist. Unmittelbar nach dem Sterben wird der Leichnam normalerweise durch zwei islamische Geistliche oder durch erfahrene Frauen dreimal nach bestimmtem Ritual gewaschen und in weiße Laken gehüllt.

Die Pflege des sterbenden Menschen

Die Pflege des Sterbenden ist selbstverständlich nicht nur auf die körperlichen, sondern insbesondere auch auf die seelisch - geistigen und sozialen Bedürfnisse ausgerichtet. Die Möglichkeiten und Aspekte der menschlichen Begleitung wurden bereits besprochen. Der zusätzliche Bedarf an allgemeinen pflegerischen Maßnahmen kann unterschiedlichen Ausmaßes sein. Häufig nimmt der Grad der Hilfsbedürftigkeit mit wachsender Nähe des Todes zu. Prinzipien des pflegerischen Handelns sollten die *Wahrung der menschlichen Würde* und das *Schaffen* der in dieser Situation *höchstmöglichen Lebensqualität* sein. Letzteres geschieht z.B. durch:

- ständiges Prüfen der Bedürfnisse des Sterbenden;
- sorgfältige und regelmäßige Durchführung der notwendigen Prophylaxen, um zusätzliche Schmerzen und Beeinträchtigungen zu verhindern;
- Vermeiden unnötiger Anstrengungen für den sterbenden Menschen, z.B. manchmal auf die Ganzwaschung, das Beziehen des Bettes oder das Legen eines Blasenverweilkatheters bei Harninkontinenz verzichten;
- atmungserleichternde und bequeme Lagerung unter Einbeziehung der Patientenwünsche / -bedürfnisse;
- behutsame, bedürfnisgerechte Körperpflege;
- spezielle Augenpflege, wenn der Sterbende die Augen geöffnet und keinen Lidschlag hat;
- regelmäßige Verabreichung schmerzlindernder Medikamente bei Schmerzen entsprechend der Arztverordnung, gezielte Beobachtung auf Schmerzäußerungen und Wirkung der Analgetika;
- Schaffen einer ruhigen und angenehmen Umgebung für die Angehörigen und den Sterbenden (Patienten

12. Sinn finden

nicht ins Badezimmer und ähnliche Örtlichkeiten schieben !);
- Einräumen von Zeit für den Sterbenden, hier kann sie wirklich ein Geschenk sein;
- Pflege des Körperkontaktes, z.B. durch Händehalten, Hand auf die Stirn legen, Streicheln des Gesichts oder der Arme (vor allem bei bewußtlosen Sterbenden);
- Erfüllen der religiösen Bedürfnisse;
- Erkennen von und Eingehen auf alle weiteren krankheitsbedingten oder individuellen Bedürfnisse im Bereich der ATL; diese stehen oft im Zusammenhang mit Schmerzen, Inkontinenz, Verwirrtheit, Übelkeit und Erbrechen, Atembeschwerden und offenen Wunden;
- Dokumentation der Patientenbedürfnisse, damit jeder Pflegende Kenntnis erhält;
- Erkennen der *Zeichen des nahenden Todes*: Motorische Unruhe, Angst, Beklommenheit, kleiner und schneller Puls, Blutdruckabfall, kalter Schweiß, weiße Haut der Nase, blasse oder marmorisierte Haut, Cheyne - Stokes - Atmung.

12.2.5.4 Aufgaben nach Todeseintritt

Bevor ein toter Mensch versorgt wird, muß der Tod durch einen *Arzt festgestellt* werden. Dieser stellt anschließend den *Totenschein* aus. Falls die Angehörigen nicht anwesend sind, werden sie unverzüglich benachrichtigt.

Der Tod eines Menschen ist gemäß § 32 des *Personenstandsgesetzes* unverzüglich, spätestens an dem auf den Todeseintritt folgenden Tag, dem Standesamt zur Eintragung ins Sterberegister anzuzeigen. Tritt der Tod während eines Krankenhaus- bzw. Heimaufenthaltes ein, ist die Anzeige grundsätzlich Aufgabe des Krankenhaus- bzw. Heimleiters.

Beobachtung der Todeszeichen

Sichere Todeszeichen sind
- **Totenflecken**, sie entstehen meist 1/2 - 1 Stunde nach Eintritt des Todes, sind aber auch schon während des Todeskampfes (= *Agonie*) an den abhängigen Körperpartien, nicht jedoch an den aufliegenden Stellen als marmorierte Hautbezirke zu sehen.
- **Totenstarre** (= *Leichenstarre, Rigor mortis*), sie beginnt in der Regel 4 - 12 Stunden nach Eintritt des Todes an Unterkiefer-, Hals- und Nackenmuskeln, steigt abwärts und verschwindet nach 1-6 Tagen bei Eintritt der Fäulnis in derselben Reihenfolge; ist dem Tod eine Muskelanstrengung unmittelbar vorausgegangen, so kann die Totenstarre so schnell eintreten, daß sie die Stellung des Menschen im Augenblick des Todes festhält.

Unsichere Todeszeichen sind
- Abkühlung, besonders der Extremitäten;
- Blässe der Haut;
- Areflexie;
- Atmung und Puls nicht erkennbar;
- auskultatorisch keine Herztöne wahrnehmbar.

Feststellung des Todeszeitpunktes

Der Zeitpunkt des Todes ist - unabhängig von der Herz- und Atemfunktion - definiert als derjenige Zeitpunkt, zu dem die Hirnfunktion erlischt (= *Hirntod*).

Die Versorgung des Toten

Die Versorgung des verstorbenen Menschen geschieht bald nach dem Todeseintritt durch zwei Pflegepersonen, von denen eine über Berufserfahrung und Lebensreife verfügen sollte.

Der Verstorbene soll so versorgt werden, daß sein *Anblick möglichst natürlich* ist und dem Aussehen eines Schlafenden ähnelt. Die Hinterbliebenen werden diesen letzten Anblick in Erinnerung an den Toten bewahren. Im übrigen sollten die Hinterbliebenen ermutigt werden, den Toten nochmals anzusehen und von ihm Abschied zu nehmen. Erfahrungsgemäß fällt es den meisten (aber nicht allen) Menschen danach leichter, den Tod des Verstorbenen als tatsächliches Ereignis zu akzeptieren. Nur bei entstellten und verstümmelten Leichen, z.B. nach einem Unfall oder schweren Verbrennungen, ist es ratsam, den Verstorbenen so in Erinnerung zu behalten, wie er zu Lebzeiten ausgesehen hat.

Die Versorgung des verstorbenen Menschen umfaßt:
- das Schließen der Augen;
- ggf. das Einsetzen von Zahnprothesen;
- das Herbeiführen des Mundschlusses durch Unterlegen einer dicken Mullbinde o.ä., evtl. muß der Unterkiefer mittels einer Mullbinde hochgebunden werden;
- das Entfernen von Lagerungshilfsmitteln, Verunreinigungen (z.B. Blut, Stuhl) und Ableitungen (Infusionen oder Verweilkatheter);
- das Anziehen eines sauberen Nachthemdes / Schlafanzuges;
- die Flachlagerung des Verstorbenen (*Beachte*: Dabei kann Luft aus den Lungen entweichen und einen seufzerähnlichen Laut verursachen);
- das Abnehmen des Schmucks; dieser wird in einen Briefumschlag, auf dem der Inhalt vermerkt ist, im Stationszimmer verschlossen und später den Angehörigen gegen Quittung übergeben;
- das Befestigen eines Zettels mit Namen, Geburts- und Sterbedatum sowie Todeszeitpunkt am Unterschenkel des Verstorbenen, infektiöse Tote werden besonders gekennzeichnet;
- das Bedecken des Körpers mit einem frischen Leinentuch (der Kopf wird, sofern noch Hinterbliebene erwartet werden, nicht zugedeckt);
- das Herrichten des Zimmers, sofern noch Hinterbliebene erwartet werden (aufräumen, Nachttisch ordentlich gestalten, evtl. Blumen, Kreuz oder Kerze aufstellen);
- Entfernen aller Wertgegenstände aus dem Patientenzimmer.

Bei der Versorgung des toten Menschen sollten ggf. **religiöse Bräuche** berücksichtigt werden.
Die Katholiken legen Wert auf ineinandergefaltete Hände des Toten. Neben der Kerze sollte ein Kreuz oder eine Mutter-Gottes-Figur auf dem Nachttisch aufgestellt werden. Häufig beten sie am Bett des Verstorbenen.
Im Judentum ist es üblich, die Totenwache abzuhalten.

Betreuung der Hinterbliebenen
Verstirbt der Kranke im Krankenhaus oder im Alten-(pflege-)heim, so ist es die Aufgabe des Arztes oder der Stationsleitung, die nächsten Angehörigen des Verstorbenen telefonisch zu benachrichtigen. Diese schwere Aufgabe gestaltet sich unkomplizierter, wenn bereits vor dem Tod ein guter Kontakt zwischen dem Pflegepersonal und den Angehörigen gepflegt wurde.
Bei Betreten des Zimmers, in dem der Sterbende oder der Verstorbene liegt, sollten die Angehörigen *begleitet* werden. Sie bedürfen evtl. einer haltenden Hand oder eines tröstenden Wortes. Nach einigen Minuten muß den Hinterbliebenen Gelegenheit gegeben werden, allein mit dem Verstorbenen zu sein.
Anschließend sollte der Trauernde beobachtet werden und zu spüren bekommen, daß sich jemand um ihn kümmert. Dies kann durch eine tröstende Geste oder ein liebes Wort geschehen. Je nach Reaktion des Hinterbliebenen kann es ratsam sein, die *Heimfahrt* mittels Taxi oder auf andere Weise zu *organisieren*.

12.2.5.5 Trauer und Trauerarbeit
Der Tod eines nahestehenden Menschen wird von den Hinterbliebenen als *schwerwiegender Verlust* empfunden, auch wenn der Tod die langersehnte Erlösung von einem schweren Leiden gebracht hat.
Der Tod muß seelisch verarbeitet werden; das Ziel dieses Prozesses ist die *Akzeptanz des Todes*. In diesem Zusammenhang wurde der Begriff Trauerarbeit geprägt.
Die **Trauer** wird definiert als das schmerzliche Inne-Werden eines Verlustes von Personen oder Sachen, zu denen ein Sinn - Bezug bestand. **Trauerarbeit** meint die *aktive Auseinandersetzung* mit dem schmerzlichen Verlust. Der Verlust eines Menschen bedeutet oft nicht nur das Verlieren von Zuwendung und Liebe. Je nach der früheren Rollenfunktion des Verstorbenen fehlt jetzt z.B. auch der Ernährer, Zuhörer, Erzieher, Spielpartner, Koch oder Gärtner.
Der Verlust eines geliebten Menschen ist der *massivste Stressor im menschlichen Leben*. Er stellt eine bedeutsame Gefahrenquelle für die Unversehrtheit des Trauernden dar. Es kann als Folge eines sich entwickelnden *Dysstresses* zu psychischen und psychosomatischen Störungen / Krankheiten kommen. Der Tod des Ehe- / Lebenspartners und der eines Kindes wird in der Regel als besonders tragisch empfunden. Dieses vor allem dann, wenn er plötzlich und unerwartet eintritt und keine Zeit zum Abschiednehmen blieb. Untersuchungen zeigen, daß die Erkrankungshäufigkeit und die Sterblichkeit Hinterbliebener nach dem Verlust eines Lebensgefährten im 1. Jahr nach dem Tod um ein Vielfaches höher ist, als statistisch zu erwarten wäre.
Eine *Selbsttötung* löst bei den Hinterbliebenen meist zusätzlich Schuld- und Versagensgefühle, aber auch Zorn und Unverständnis aus.
Die Dauer der **Trauerreaktion** hängt von der aktiven Auseinandersetzung mit dem schmerzlichen Verlust ab. Erst wenn der Hinterbliebene den Tod angenommen hat und die *Gestaltung seines Lebens* ohne den verlorenen Menschen *den neuen Bedingungen* erfolgreich angepaßt hat, ist die Trauerarbeit geleistet. Bis dahin läuft der Trauerprozeß - ähnlich dem Sterbeprozeß - in verschiedenen Phasen ab. Die tiefgehende seelische Wunde kann nur *schrittweise* heilen. Der Heilungsprozeß kann immer wieder verzögert werden, z.B. durch Anfälle von Angst und Sehnsuchtsgefühlen oder durch neue Verlusterlebnisse, die die vernarbende Wunde wieder aufreißen.
Die *Reaktionen zu Beginn der Trauer* sind in der Regel sehr ausgeprägt, wenn auch individuell verschieden. Häufige Reaktionen sind lautes Weinen nach dem Verstorbenen, seufzende Atmung, ruhe- und ziellose Hyperaktivität sowie der Verlust des Interesses an allem, was nicht mit Erinnerungen an Ereignisse vor dem Tod des geliebten Menschen verbunden ist. Auch Zorn und Gram können auftreten.
Andere Menschen reagieren mit Ohnmacht. Sie sind für einige Stunden bis Tage wie betäubt, sie wirken abgestumpft, erstarrt und sprechen nicht über ihre Trauer.
Diese ersten emotionalen Reaktionen werden evtl. durch die Vorbereitung der Beerdigung oder durch andere einnehmende Verpflichtungen (z.B. jetzt gleichzeitig die Vater- und Mutterrolle übernehmen zu müssen) kontrolliert oder unterdrückt.
Nach der Beerdigung beginnt eine Phase, in der die meisten Trauernden ruhelos sind und sich im *Zustand höchster seelischer Erregung* befinden. Hilf- und Hoffnungslosigkeit führen zum Rückzug von Aktivitäten; die Aufmerksamkeit wird jetzt nach innen gerichtet. Der Trauernde zieht sich zurück, er möchte allein sein, um die Zeit mit dem Verstorbenen nochmals gedanklich zu erleben. Der Schmerz wird intensiv erlebt und zugelassen. Der Trauernde beschäftigt sich gedanklich mit dem fehlenden Menschen und erlebt intensive *Sehnsuchtsgefühle*, die auch von *Zorn, Gram* und *Fassungslosigkeit* begleitet oder abgelöst werden können.
Nicht allen Trauernden gelingt es, diese Gefühle nach außen darzulegen.
Neben dem Ausdruck der auftretenden Gefühle wird die Bedeutung, die der geliebte (und gehaßte) Mensch für einen selbst hatte und hat, bewußt. Dies kommt zunächst einem - schmerzlichen - *Wiederaufbau der Beziehung* zu dem Toten gleich. Man verinnerlicht wesentliche Momente der Beziehung zu dem Toten. Erst danach sind Menschen in der Lage, den Verstorbenen innerlich loszulassen und sich neuem zuzuwenden.

Religiöse Menschen versuchen ihre Gefühle durch das *Beten* auszudrücken, umzuleiten und zu verarbeiten oder zu verdrängen.

Auch die Frage nach dem *Sinn des Verlustes* tritt auf. Menschen, die an ein Leben nach dem Tod glauben, finden hierauf oft eher eine für sie akzeptable Antwort. Letztendlich kommt es nicht selten zur *Depression*, die durch die Konzentration auf das Leben vor dem Verlust sowie durch die Gefühle der Hoffnungslosigkeit und Verzweiflung gekennzeichnet ist.

Nur wenn die in der Trauer auftretenden Gefühle zugelassen und ausgedrückt werden, können sie überwunden werden. Danach ist die letzte "Phase" der Trauerarbeit, die Annahme des Todes und die Anpassung an die neuen Lebensverhältnisse, möglich. Dieser Prozeß kann einige Jahre andauern, im Durchschnitt sind es etwa 2 Jahre.

Bei 10 -15 % der Trauernden weichen die Reaktionen von dem üblichen Bild ab. Man spricht von **pathologisch Trauernden**. Sie weisen zwei Merkmale auf: Zum einen sind die *Trauersymptome intensiver* und von längerer Dauer, zum anderen wird die Trauer von heftigen *Schuldgefühlen* und *Selbstvorwürfen* begleitet. Jahre nach dem Verlust sehnen sich die Hinterbliebenen noch heftig nach dem Verstorbenen und sind in ihrer Arbeitsfähigkeit beeinträchtigt; sie zeigen das Bild einer reaktiven Depression. Diese Menschen brauchen neben der menschlichen Begleitung innerhalb *sozialer Beziehungen* Hilfe in einer *Psychotherapie*.

Um die genannten Phasen der Trauer zu bewältigen, um aktive Trauerarbeit zu leisten, ist es wichtig, die *Gefühle* des Schmerzes, der Ohnmacht und der Verzweiflung *auszudrücken*. Dies kann durch Weinen, Klagen, Fluchen, Schreien, Malen, Schreiben u.a. geschehen.

Den Trauernden begleitende Menschen sollten Reaktionen und *Ausbrüche* dieser Art fördern. Es muß deutlich vermittelt werden, daß diese völlig berechtigt sind und keine Schamgefühle rechtfertigen. Gut ist es, dafür zu sorgen, daß *jemand erreichbar* ist, der solche Gefühlsausbrüche mit dem Trauernden erleben will und kann. Floskeln wie "Kopf hoch" sind hier nicht angebracht. Der Betroffene ist noch zu trostlos; dies sollte akzeptiert werden. *Bei ihm zu sein* und ihn z.B. schweigend in den Arm zu nehmen, kann eine hilfreiche Unterstützung sein. Den Trauernden begleitende Menschen sollten ihn ermuntern, über den Verlust und über alles, was damit im Zusammenhang steht, zu sprechen.

Der *Rückzug* ist über eine bestimmte Zeit wichtig für die Verarbeitung des Verlustes und sollte unterstützt werden. Gleichzeitig muß der Trauernde spüren, daß er nicht vergessen ist.

Wie in jeder Lebenskrise wirken auch in der Trauerphase *tragende soziale Beziehungen* fördernd. In der ersten Zeit nach dem Tod kann der Hinterbliebene so hilflos sein, daß er der Hilfe bei Formalitäten, aber auch bei allgemeinen Verrichtungen (Einkaufen, Nahrungszubereitung, Waschen) bedarf. Engste Freunde und Angehörige sollten sich während der gesamten Zeit um den Trauernden kümmern. Die Wiederaufnahme sozialer Kontakte und beruflicher Tätigkeiten empfiehlt sich oft nach 2 - 3 Monaten; im Einzelfall kann die Zeit des Rückzuges sehr viel länger sein. Auch jetzt ist die menschliche Anteilnahme und Begleitung sehr wichtig.

Manche Menschen glauben, sich die notwendige *Trauerarbeit ersparen* zu können - sie wissen nicht um deren Bedeutung und/oder weichen den mit ihr verbundenen seelischen Belastungen aus. Eine große Gefahr liegt in dem weitverbreiteten Versuch, den Kummer durch Alkohol oder andere Rauschmittel zu überwinden.

Nicht geleistete Trauerarbeit kann auch Jahre später - wenn andere Faktoren hinzutreten - für die Entstehung depressiver Reaktionen verantwortlich sein. Das *nicht angemessene Betrauern* eines Geliebten führt dazu, daß man in späteren Bindungen unbewußt versucht, den Verstorbenen wiederzufinden, was die Entstehung einer neuen Liebesbeziehung unmöglich macht.

Die Unfähigkeit zu trauern ist - ebenfalls nach Jahren - ein wesentlicher Faktor bei der *Entstehung psychosomatischer Krankheiten*.

Die Konfrontation mit dem *Tod eines* Menschen, den man als *Patienten oder Altenheimbewohner* kennengelernt hatte, gehört immer wieder zum pflegerischen Alltag. Auch hier ist das Erleben eines persönlichen Verlustes nicht selten. Wichtig ist es, die Gefühle, Ängste und Gedanken, die durch die Konfrontation mit dem Sterben entstehen, auszudrücken. Dies kann sowohl im Kollegen- als auch im Freundeskreis geschehen; manchmal ist es sogar gegenüber dem sterbenden Patienten angebracht. Dadurch erfährt dieser Anteilnahme, Menschlichkeit und persönliche Nähe - Erfahrungen, die im Krankenhaus oder Altenheim sterbende Menschen manchmal schmerzlich vermissen. So können *Ehrlichkeit* und der *offene Umgang mit Gefühlen* für beide Seiten positiv sein. Professionelle Helfer sollten *Trauerreaktionen* ebenso *zulassen* wie die Angehörigen des Verstorbenen, auch sie sollten sich ihrer Tränen nicht schämen. Der offene Umgang mit den eigenen Gefühlen wird die Standortbestimmung zwischen Nähe und Distanz zum Leiden und Sterben anderer Menschen erleichtern.

Außerdem ist es hilfreich, sich der Grenzen, gleichzeitig aber auch der Möglichkeiten von Pflege und Medizin bewußt zu werden, was häufig den Umgang mit dem Sterben erleichtert. Für Pflegepersonal auf onkologischen und intensivpflegerischen Abteilungen bietet sich zusätzliche Hilfe durch Supervision (z.B. Balintgruppen) an.

12.2.5.6 Hospize für Sterbende

Der Begriff "Hospiz" stammt aus dem Lateinischen und bedeutet "*Herberge*". Ursprünglich bezog sich diese Bezeichnung auf Übernachtungsgebäude, die von Mönchen für Pilger angeboten wurden. In der heutigen Zeit entstehen Hospize für Sterbende. 1988 wurde der "*Deutsche Hospiz-Hilfe e.V.*" gegründet, da die modernen Krankenhäuser im allgemeinen nicht auf die Betreuung Sterbender eingerichtet sind und ihnen folglich nicht immer gerecht werden. Die Hospize haben sich die *Unterstützung und Pflege des Menschen in der letzten Phase einer unheilbaren Krankheit* zur Aufgabe gemacht. Sie unterstützen sterbende Menschen, die lebensverlängernde Maßnahmen ablehnen. Die von Christen getragene und geprägte Bewegung möchte den Sterbenden optimal betreuen, d.h. sowohl *menschlichen Beistand* und *innere Anteilnahme* als auch *Befriedigung körperlicher Bedürfnisse* und die *Befreiung von unerträglichen Schmerzen* gewährleisten.

Der Todkranke wird ermutigt, persönliche Dinge mit ins Hospiz zu bringen; seine *Gewohnheiten* bei den ATL werden erfragt und deren Beibehaltung soweit wie möglich unterstützt und gefördert. Die *religiösen* und *spirituellen Bedürfnisse* stehen ebenfalls im Mittelpunkt. Neben dem Seelsorger sind auch die weiteren professionellen und nicht professionellen Helfer um diesbezügliche Auseinandersetzung und Begleitung bemüht. Dem Kranken wird eine Atmosphäre angeboten, die es ihm ermöglicht, sich *auf sein Sterben vorzubereiten*. Er soll die Chance haben, mit sich ins Reine zu kommen und Versäumtes soweit wie möglich nachzuholen. *Angehörige und Freunde* finden ebenfalls Gelegenheit, sich auf den Abschied vorzubereiten und dem scheidenden Menschen zu sagen, was sein Dasein ihnen bedeutet (hat). So werden die Grundlagen für einen friedvollen Abschluß mit dem Leben geschaffen.

Weitere Ziele der Hospizbewegung sind:
- Förderung der Einrichtung von weiteren Hospizen für Sterbende;
- Betreuung Sterbender zu Hause; dazu werden von Ärzten, Pflegepersonal und freiwilligen Helfern Aus- und Fortbildungen angeboten;
- Förderung des Bewußtseins der Gesellschaft für den praktizierten Umgang mit dem Sterben und der Verbesserung der Situation durch die Integration des Sterbens in den Alltag; menschenwürdiges Sterben im Krankenhaus;
- sofern gewünscht, Begleitung der Angehörigen auch nach dem Tod des Kranken (ehrenamtliche Helfer leisten bei Erledigung der Formalitäten und Vorbereitung der Beerdigung große Hilfe).

12.2.5.7 Euthanasie - Sterbehilfe

Das Wort "**Euthanasie**" stammt aus dem Altgriechischen, es bedeutet "*gutes Sterben*". Ursprünglich stand es für den schönen, leichten Tod ohne äußere Einwirkung.

Heute ist der Sinn des Wortes "Euthanasie" abgewandelt und meint die Sterbehilfe. Sie bezeichnet ein Handeln, das geeignet und bestimmt ist, den erleichterten und schmerzgelinderten Tod eines unheilbar schwerkranken Menschen herbeizuführen. Man unterscheidet zwischen aktiver und passiver Sterbehilfe.

Aktive Sterbehilfe: gezielte *Lebensverkürzung*; diese ist - auch wenn sie dem ausdrücklichen und ernsthaften Verlangen des Patienten entspricht - strafbar (§ 216 StGB, Tötung auf Verlangen). Zulässig ist ein Eingriff, der allein der Schmerzlinderung dient und als unbeabsichtigte Nebenfolge zugleich eine unbeträchtliche Lebensverkürzung bewirkt. Die *Beihilfe zur Selbsttötung* ist in der Bundesrepublik Deutschland nicht strafbar, jedoch sind die juristischen Grenzen zur Fremdtötung ("Totschlag") fließend und nur schwer bestimmbar.

Passive Sterbehilfe: Hier kann man unterscheiden die Sterbehilfe *ohne Lebensverkürzung* und die *Lebensverkürzung durch Verzicht auf lebensverlängernde Maßnahmen*, die das Leiden schwerstkranker Patienten nicht lindern, sondern nur verlängern würden. Die passive Sterbehilfe ist rechtlich zulässig.

Durch den medizinischen Fortschritt, der häufig eine künstliche Lebens- und Leidensverlängerung ermöglicht, wird immer wieder die Diskussion um ein menschenwürdiges Sterben mittels Sterbehilfe angefacht. Durch den Einsatz medizinisch - technischer Apparate, die gestörte oder fehlende Organfunktionen kompensieren, besteht in manchen Fällen die Gefahr, daß die Technik bestimmt, wann der Mensch stirbt.

Im Zusammenhang mit der Förderung des "Menschenrechts auf Tod und Erlösungstod" durch aktive und passive Sterbehilfe sorgt auch die Deutsche Gesellschaft für humanes Sterben (DGHS) für Diskussionen. Sie fordert eine Aufhebung des Verbotes der Tötung auf Verlangen. Statt dessen soll ein Heilbehandlungsgesetz dem Patienten die Verantwortung für eine Heilbehandlung oder deren Unterlassung übertragen. Für den Fall, daß der Kranke sich nicht mehr mitteilen kann, soll der Arzt gebunden sein an entsprechende schriftliche Verfügungen des Kranken. Spezielle Kammern bei Gericht sollen den Wunsch eines Menschen nach aktiver Sterbehilfe formal-rechtlich prüfen; die Durchführung der Tötung soll durch Ärzte, die zuvor nicht an der Behandlung beteiligt waren, geschehen.

Kritiker der aktiven Sterbehilfe finden sich vor allem unter den christlichen Moralethikern, für die Gott allein bestimmen darf, wann ein Leben beendet wird. Andere halten das Töten auf Verlangen für einen unverantwortlichen Eingriff in die Natur.

Darüber hinaus birgt jede gesetzliche Ausnahme vom Verbot der Fremdtötung die *Gefahr des Mißbrauchs* in sich. Nicht zuletzt zwingt die Erinnerung an das im Nationalsozialismus geltende "Gesetz zur Vernichtung unwerten Lebens", auf dessen Grundlage das sogenannte "Euthanasieprogramm" geplant und durchgeführt wurde, zur Vorsicht. Damals wurden ca. 5000 mißgebildete Kinder und ca. 100.000 Erwachsene, die als geistig behindert eingestuft wurden, getötet.

In den achtziger und neunziger Jahren wurden mehrfach in Krankenhäusern und Altenpflegeheimen Todesfälle aufgedeckt, die durch bewußtes Handeln des Pflegepersonals herbeigeführt worden waren, ohne daß ein Verlangen des Patienten zugrunde gelegen hätte. Die Täter hatten beschlossen, daß das Leben der ihnen anvertrauten, pflegebedürftigen Menschen lebensunwert sei. Die Hintergründe der Taten, auf die hier nicht näher eingegangen werden kann, waren unterschiedlich und teils sehr komplex; ein wesentlicher Aspekt war oft die psychische (und auch physische) Überforderung des Pflegepersonals. Die Gefahr, daß Menschen eigenmächtig über Leben und Tod eines anderen Menschen bestimmen, besteht also schon. Es fragt sich, ob die Hemmschwelle für solche Taten durch die Institutionalisierung der aktiven Sterbehilfe herabgesetzt würde oder eine Kanalisierung stattfände, die die Bereitschaft zu solchem Fehlverhalten herabsetzten würde.

Der Tötungswunsch eines unheilbar Kranken kann oftmals durch menschliche Sterbebegleitung und kontinuierliche Schmerztherapie sowie durch Verzicht auf lebens- und leidensverlängernde Maßnahmen aufgehoben werden. *Das Recht auf einen würdigen und friedvollen Tod* sollte im Vordergrund der ärztlichen und pflegerischen Betreuung des unheilbar kranken und leidenden Menschen stehen.

Erklärung spezieller Vokabeln

Abdomen
Bauch, Unterleib

Ablatio Mammae
Abtragung der weiblichen Brust

Abusus
mißbräuchliche Anwendung von Arzneimitteln

ACTH
adrenocorticotropes Hormon; im Hypophysenvorderlappen gebildetes Hormon; reguliert Synthese und Ausschüttung von Glukokortikoiden in der Nebennierenrinde

Adipositas
Fettsucht, Fettleibigkeit; das Körpergewicht liegt 20-30% über dem Normalgewicht

afferent
heranführend, z.B. zum Gehirn

AIDS
acquired immune deficiency syndrome; erworbenes Immundefektsyndrom; hervorgerufen durch Retroviren, überwiegend des Typs HIV I

Akren
griech.: akrom = äußerst; die gipfelnden Teile des Körpers; Finger, Zehen, Hände, Füße, Nase, Kinn, Ohren

Alkalose
Störung im Säure-Basen-Haushalt mit Anstieg des pH-Wertes der extrazellulären Flüssigkeit auf mehr als 7,44

Allergie
durch Kontakt mit einer bestimmten Substanz (Antigen) erworbene, abnorme Bereitschaft, nach erneutem Kontakt mit dieser Substanz mit bestimmten krankhaften Erscheinungen zu reagieren; Überempfindlichkeit gegenüber bestimmten Substanzen

Alveole
Alveolus pulmonalis; Lungenbläschen; Stätte der äußeren Atmung, von hier diffundieren die Atemgase ins Blut und umgekehrt

Analgetika
schmerzstillende Pharmaka; Schmerzmittel

Anämie
sogenannte Blutarmut; im Blut ist der Anteil von Erythrozyten und/oder Hämoglobin vermindert

anatomischer Totraum
Bereich der Luftwege vom Nasen-Rachenraum, Kehlkopf, Luftröhre, Bronchien bis zum Beginn der Alveolen; darin befindet sich ca. 1/3 der Einatmungsluft; dieser Teil gelangt nicht bis zu den Alveolen und nimmt deshalb nicht am Gasaustausch teil

Antibiotika
Sammelbegriff für chemisch unterschiedliche Stoffwechselprodukte verschiedener Organismen mit biologischer (= antibiotischer) Aktivität gegen Viren, Bakterien, Pilze und andere Erreger; Medikamente, die zur Abtötung oder Wachstumshemmung von Krankheitserregern eingesetzt werden

Antikoagulantientherapie
Behandlung mit gerinnungshemmenden Substanzen; die Blutgerinnung wird auf medikamentösem Weg gehemmt

Antimykotika
Chemotherapeutika, die zur Behandlung von Pilzerkrankungen eingesetzt werden; Substanzen, die das Pilzwachstum beeinflussen

Antiphlogistika
Substanzen mit entzündungshemmender Wirkung

Arteriosklerose
sogenannte "Arterienverkalkung"; krankhafte Veränderung der Arterien mit Verhärtung, Verdickung, Elastizitätsverlust und Lichtungseinengung

Aseptik
Maßnahmen zur Erzielung einer Keimfreiheit

Aspiration
Ansaugen, Einatmen von Luft oder Flüssigkeit; Eindringen flüssiger oder fester Stoffe in die Atemwege;

Assimilation
Aufnahme der Nahrungsstoffe, Abbau im Darm, Resorption der Spaltstücke und deren Aufbau zu körpereigenen Stoffen und Einbau in die Gewebssubstanz

Asthma
schweres, kurzes Atmen

Asthma bronchiale
Erkrankung, die durch gesteigerte Ansprechbarkeit / Überempfindlichkeit des Bronchialbaumes auf verschiedene Reize gekennzeichnet ist; es kommt durch folgende Mechanismen zur Lumeneinengung der Atemwege: Spasmus der Bronchialmuskulatur, Schleimhautanschwellung, vermehrte Sekretion zähen Schleims. Leitsymptom sind plötzlich auftretende, heftige und kurzdauernde Anfälle mit (hochgradiger) Atemnot

Aszites
Bauchwassersucht; Ansammlung von Flüssigkeit in der freien Bauchhöhle

Atelektase
nicht mit Luft gefüllter Lungenabschnitt; nicht entfaltete Alveolen, die Alveolarwände liegen aufeinander; bei Verlegung kleinster Bronchien durch Schleim oder infolge Druckeinwirkung von außen gelangt keine Luft mehr in die Alveolen; die in den Alveolen befindliche Luft wird resorbiert, die betroffenen Alveolen kollabieren

Atemdepression
Herabsetzung der Ansprechbarkeit des Atemzentrums auf die Atemantriebe

Autosomen
alle Chromosomen, die keine Geschlechtschromosomen sind

Azidose
Störung im Säure-Basen-Haushalt mit Abfall des pH-Wertes unter 7,36 bzw. Steigerung der Wasserstoffionenkonzentration des Blutes

Azidotische Dyspnoe
Atemnot, die durch einen erniedrigten pH-Wert des Blutes, z.B. infolge von Stoffwechselstörungen, verursacht wird

Bauchpresse
Verkleinerung der Bauchhöhle (= Erhöhung des Bauchrauminnendrucks) durch Betätigung der Bauchmuskeln, um den Inhalt von Hohlorganen (Urin, Kot, Fetus) nach außen zu treiben; Wirkung wird durch Einsatz der Beckenbodenmuskulatur und des Zwerchfells (tiefe Einatmung auf dem Maximum anhalten) erzielt

biologische Wertigkeit
gibt an, wieviel Gramm körpereigenes Eiweiß aus 100 g Nahrungseiweiß aufgebaut werden können; ist abhängig von der quantitativen Zusammenstellung der essentiellen Aminosäuren

Blutdruck
in Blutgefäßen und Herzkammern herrschender Druck

Bradypnoe
verlangsamte Atmung

Bronchiektasen
irreversible (nicht mehr rückbildungsfähige) Erweiterungen der Bronchialäste, die angeboren sind oder nach bestimmten Erkrankungen entstehen; es kommt zu Sekretzurückhaltung und rezidivierenden Infekten; die Atemfunktion ist eingeschränkt

Bronchitis
Entzündung der Bronchialschleimhaut

Bronchusstenose
Verengung eines Bronchus z.B. durch Tumor, Fremdkörper, Schrumpfung des Gewebes; je nach Lokalisation und Schwere kommt es zum pfeifenden Atemgeräusch (Stridor) und zur Atemnot (Dyspnoe)

Chorea
sog. Veitstanz, schnelle unwillkürliche Bewegungen einzelner Muskeln

Chromosomen
Träger der Erbmasse (= Erbanlagen)

Coenzym
Substanzen, die an vielen Enzymreaktionen beteiligt sind, z.B. an der Übertragung von Ionen oder Elektronen

CRH
Corticotropin releasing hormone; im Hypothalamus gebildetes Polypeptid, das u.a. die Produktion von ACTH stimuliert

Cumarine
gerinnungshemmende Substanzen, die antagonistisch gegen Vitamin K wirken und hierdurch die Synthese bestimmter Gerinnungsfaktoren in der Leber beeinträchtigen

Debridement
Wundtoilette, Wundausschneidung

Deformitäten
Formveränderungen; Mißbildungen (von Organen lebender Wesen)

Degeneration
Entartung; Ersatz vollwertiger Substanz durch minderwertige

degenerativ
entartet; sich zurückbildend, verkümmernd

Dehydratation
Abnahme des Körperwassers durch gesteigerte Wasserabgabe ohne ausgleichende Zufuhr von Flüssigkeiten

Dezidua
die nach Eintreten der Schwangerschaft weiterentwickelte Funktionalis des Endometriums (= die den zyklischen, hormonalen Veränderungen unterworfene Gebärmutterschleimhaut)

Diabetes insipidus
Wasserharnruhr; stark vermehrte Urinproduktion und Urinausscheidung infolge eines Mangels an Adiuretin (= antidiuretisches Hormon), welches den osmotischen Druck der Körperflüssigkeiten regelt und somit für die Rückresorption von Wasser sorgt

Diabetes mellitus
Zuckerharnruhr; sogenannte Zuckerkrankheit; ein relativer oder absoluter Mangel an Insulin führt zur Glukosestoffwechselstörung; unterschieden werden das Frühsyndrom (charakterisiert durch die Stoffwechselentgleisung) und das Spätsyndrom (charakterisiert durch die Kapillarveränderungen)

Diabetisches Koma
syn. Coma diabetikum, hyperglykämisches Koma; schwerste Form der diabetischen Stoffwechselentgleisung; tritt z.B. auf infolge von Insulinmangel, Insulinresistenz, Infektionen, eigenmächtiger Insulinreduzierung bei verminderter Nahrungszufuhr

Dicumerol
Substanz, aus der Cumarine (s.o.) abgeleitet werden

Diffusion
Vermischung von Stoffen, die miteinander in Berührung stehen; Konzentrationsausgleich verschiedener Stoffe nach physikalischen Gesetzen: die Moleküle bewegen sich vom Ort der höheren Konzentration zum Ort der niedrigeren Konzentration

Diffusionsstörungen
Abnahme des Gasaustausches zwischen Alveolen und Kapillaren

digital
(*lat.*: digitus = Finger); mit dem Finger

Digitalisglykoside
syn. Herzglykoside; Substanzen zur Förderung der Kontraktionskraft des Herzens

Diphtherie
Infektionskrankheit, sogenannte "Halsbräune"; durch Wirkung der Bakterientoxine kommt es zu Fibrinbelägen auf Haut und Schleimhäuten sowie zu Nervenlähmungen und Herzmuskelschäden

dis
Vorsilbe: auseinander, zwischen, hinweg

Disposition
Veranlagung, Krankheitsbereitschaft; Gesamtheit der inneren Krankheitsbedingungen, die individuell die Empfänglichkeit für bestimmte Krankheiten bedingt; kann angeboren oder erworben sein

Dissimilation
Abbau der durch die Assimilation zu körpereigenen Stoffen in das Gewebe eingebauten Stoffwechselsubstanzen unter Freisetzung der in ihnen enthaltenen Energie

Diuretika
harntreibende Medikamente

Dorsalextension
Streckung in Richtung Handrücken/Fußrücken (zur Streckseite hin); wird in manchen Abhandlungen als **Dorsalflexion** bezeichnet (= Beugung der Hand, des Fußes, des Kopfes in Richtung ihrer Rückseite bzw. nach rückwärts)

dys
  Vorsilbe: Störung eines Zustands bzw. einer Tätigkeit

Dyspepsie
  akute Ernährungsstörung im Säuglingsalter mit Appetitlosigkeit, Aufstoßen, Brechreiz, Erbrechen, Durchfall

Dyspnoe
  bezieht sich auf die subjektiven Empfindungen bei Erschwerung der Atemtätigkeit; diese sind Atemnot, Lufthunger, Kurzatmigkeit, Beklemmungsgefühl und ähnliche Erscheinungen

Dystrophie
  mangelhafte Versorgung eines Organs mit Nährstoffen

dystrophische Myopathien
  Störung des Muskelstoffwechsels, die zunehmend mit Muskelveränderungen, z.B. lokalem Muskelschwund bei gleichzeitiger Pseudovermehrung des Gewebes an anderer Stelle, einhergeht

efferent
  wegführend, z.B. vom Gehirn weg

Eklampsie
  Auftreten von charakteristischen tonisch-klonischen Krämpfen, die von Bewußtlosigkeit begleitet werden können; Auftreten bei schwangerschaftsinduziertem Bluthochdruck möglich

Embolie
  Verlegung eines Gefäßlumens durch einen Embolus

Emphysem
  Aufblähung; siehe Lungenemphysem

Emulgierung der Fette
  Vorgang, bei dem die wasserunlöslichen Fetteilchen durch Herabsetzung ihrer Oberflächenspannung in einen sehr feinen Verteilungszustand, der die Aktivität der fettspaltenden Fermente ermöglicht, gebracht werden

Endothel
  einschichtige zellige Auskleidung aller Gefäße und Kapillaren sowie seröser Höhlen

Enzyme
  syn. Fermente (siehe dort)

Epilepsie
  sogenannte "Fallsucht"; zerebrale Funktionsstörung, die mit anfallsweise auftretenden Bewußtseinsveränderungen und Krämpfen sowie mit Störungen des Befindens und Verhaltens einhergeht

Epithelzellen
  Zellverband, der die äußere Körperoberfläche oder die inneren Hohlräume bedeckt

Erythrozyten
  rote Blutkörperchen; beinhalten den roten Blutfarbstoff Hämoglobin und darin Eisen; Eisen ist der eigentliche O_2-Träger im Blut, er bindet und löst O_2 sehr leicht

essentiell
  wesentlich; für den Organismus lebensnotwendige Fett- / und Aminosäuren, die nur als Nahrungsbestandteile aufgenommen werden können

Exsikkose
  Austrocknung; Abnahme des Gesamtkörperwassers durch Flüssigkeitsverluste, die nicht ausreichend ersetzt werden

Fazialisparese
  Lähmung aller vom Nervus fazialis innervierten Muskeln; es kommt zu motorischer Schwäche bzw. Ausfällen im Bereich des Stirnrunzelns, Augen- und Lippenschlußes (Unterlid und Mundwinkel hängen herab), auch zu Störungen der Geschmackswahrnehmung, der Tränen- und Speichelsekretion sowie der Sensibilität

Fermente
  syn. Enzyme; Eiweißstoffe, die als Biokatalysatoren die gesamten chem. Umsetzungen, also den Stoffwechsel, katalytisch (= chemische Umsetzungen beschleunigend) steuern

Fibroblasten
  Vorstufe der Fibrozyten (= Faserzellen; Zellen des Bindegewebes)

Foetor
  übler Geruch

Foetor ex ore
  übler Mundgeruch

Gärungsdyspepsie
  Störung der Kohlenhydratverdauung, die mit Magenbeschwerden, Erbrechen, Blähungen und Durchfall einhergeht

Gastrin
  in der Antrumschleimhaut des Magens gebildetes Hormon, das u.a. die Salzsäuresekretion des Magens reguliert sowie die Pankreas- und Gallesekretion anregt

Gaze
  weitmaschiges Baumwollgewebe für Verbände

Glukokortikoide
  Gruppe von Hormonen, die in der Nebennierenrinde gebildet werden bzw. in Form von Medikamenten zu therapeutischen Zwecken eingesetzt werden; wirken u.a. hemmend auf natürliche Abwehrreaktionen, Allergien, Entzündungen

Glukose
  syn. Traubenzucker, Dextrose; kommt u.a. vor in süßen Früchten, Honig, menschlichem Gewebe und Blut (= Blutzucker)

Glykogenese - Glykogensynthese
  Aufbau der Speicherform Glykogen aus Glukose

Gonaden
  Geschlechtsdrüsen, Keimdrüsen: Eierstöcke und Hoden

Gonadotropine
  auf die Gonaden wirkende Hormone

Granulationsgewebe
  junges, gefäßreiches Bindegewebe, welches sich bei der Wundheilung bildet und später in Narbengewebe übergeht

Hämoglobin
  roter Blutfarbstoff in den Erythrozyten

Hämolyse
  beschleunigter Abbau von Erythrozyten; die Lebensdauer der Erythrozyten ist verkürzt

Hämorrhagische Diathese
  Blutungsneigung; Sammelbezeichnung für angeborene oder erworbene Krankheiten, die mit spontan auftretenden und schwer stillbaren Blutungen bzw. einer Blutungsneigung einhergehen

Hautflora
  hauteigene, nicht krankheitsverursachende Keime

Head-Zonen
Hautareale, die ihre sensiblen Nervenfasern aus dem selben Rückenmarkbezirk beziehen wie ein bestimmtes Organ; über diese Verknüpfung von Haut- und Eingeweidenerven kommt es bei Organstörungen zum übertragenen Schmerz, umgekehrt können u.U. Schmerzen durch physikalische Maßnahmen beeinflußt werden

Hemiparalyse
vollständige Lähmung einer Körperhälfte

Hemiparese
inkomplette Lähmung einer Körperhälfte

Hemiplegie
Halbseitenlähmung, Lähmung einer Körperseite

Herzinfarkt
syn. Myokardinfarkt; Gewebstod (= Nekrose) eines umschriebenen Herzmuskelbezirks infolge einer anhaltenden kritischen Minderdurchblutung

Herzinsuffizienz
Herzmuskelschwäche; unzureichende Förderleistung des Herzens, die Stauungserscheinungen sowohl im Körper- als auch im Lungenkreislauf zur Folge haben kann

Hiatushernie
Zwerchfellbruch mit Verlagerung von Magenanteilen, ggf. auch anderer Baucheingeweide in den Brustraum

Histamin
Gewebshormon; wird freigesetzt bei Antigen-Antikörper - Reaktionen, durch Zerstörung von Zellen oder Einnahme bestimmter Medikamente; führt u.a. zur Kontraktion der glatten Muskulatur an Bronchien, Darm und Gebärmutter, zur Weitstellung der Arteriolen und Venolen (Blutdrucksenkung und Hautrötung) sowie zur Stimulation der Magensaftsekretion

Hyaliner Knorpel
Knorpel von milchglasartigem Aussehen

Hydrostatischer Druck
Druck im Inneren einer Flüssigkeit

Hyperergie
verstärkte Reaktion, gleichbedeutend mit Allergie

Hyperkapnie
Erhöhung des arteriellen pCO_2 über 45 mmHg

Hyperventilation
eine im Verhältnis zum erforderlichen Gasaustausch übermäßig gesteigerte Atmung; dabei wird soviel CO_2 abgeatmet, daß es zu Hypokapnie und Alkalose kommt

hypnotische Wirkung
das Bewußtsein wird zu einem einschlafähnlichen Zustand verändert

Hypothalamus
zentralnervöse Region des Zwischenhirns, die die wichtigsten Regulationsvorgänge des Organismus zusammenfassend leitet, z. B. Wärmeregulation, Wach- und Schlafrhythmus, Blutdruck- und Atmungsregulation, Fett- und Wasserstoffwechsel, Genitalfunktion und Schweißsekretion

Hypotonie
syn. Hypotension; erniedrigter Blutdruck, in Ruhe liegt er bei der Frau unter 100/60 mmHg, beim Mann unter 110/60 mmHg

Hypoxämie
niedriger Sauerstoffgehalt im arteriellen Blut (pO_2 unter 70 mmHg)

immunsuppressiv
die Funktion des Immunsystems schwächend bzw. unterdrückend

Infarkt
Nekrose (= Zelltod) eines Organs, Organteils oder Gewebes infolge einer anhaltenden Minderdurchblutung (= Ischämie)

inkongruent
nicht übereinstimmend; ungleich

Inkontinenz
Unvermögen, Harn und/oder Stuhl willkürlich zurückzuhalten; es kommt zu unfreiwilligem Abgang von Harn und/oder Stuhl

Innervation
Nervenversorgung; Versorgung einer Körperregion mit Nervenfasern

Insuffizienz
mangelhafte, unzureichende Leistung eines Organs oder Organsystems

Intermediärer Stoffwechsel
Zwischenstoffwechsel; umfaßt alle chemischen Umsetzungen, mit deren Hilfe die Grundstoffe der Nahrungsmittel weiterverarbeitet werden; die Grundstoffe werden entweder zu körpereigenen Substanzen aufgebaut oder bei Bedarf sofort in ihre Endstoffe zerlegt (= "verbrannt"); hierbei wird Energie frei und in Arbeit und Wärme umgesetzt

Intoxikation
Vergiftungskrankheit; kann durch körpereigene und durch körperfremde Stoffe hervorgerufen werden

intravasal
innerhalb eines Gefäßes

Intubation
Einführen eines Schlauches durch Nase oder Mund in die Luftröhre; wird zur künstlichen Beatmung, z.B. während der Narkose, durchgeführt

invasiv
eindringend (in den Körper)

Inversionswetterlage
Temperaturumkehr in der Atmosphäre, kommt vor allem im Winter bei austauscharmer Wetterlage vor, wenn sich warme Luft über die bodennahe Kaltluft schiebt und ein Aufsteigen der Luftschadstoffe somit verhindert wird

Ischämie
Unterbrechung oder spürbare Verringerung der Durchblutung; die mangelhafte / fehlende Durchblutung führt zum Absterben von Gewebe (= Nekrose)

Isometrie
Längengleichheit

isotonische Kontraktion
Muskelverkürzung, ohne daß der Muskel seine Spannung ändert; der Muskelbauch wir dicker und verändert seine Lage

Kachexie
Auszehrung; Kräfteverfall; Abnahme des Körpergewichtes um mehr als 20% des Sollgewichts

Kammerwasser
von den Blutkapillaren des Ziliarkörpers (= Teil der mittleren Augenhaut) im Bereich des Winkels der hinteren Kammer zwischen Regenbogenhaut und Muskeln in den Schlemmkanal abgegebene Flüssigkeit; dient der Formerhaltung des Augapfels sowie der Ernährung der Linse und der Hornhaut; das Gleichgewicht zwischen Bildung und Abfluß von Kammerwasser gewährleistet einen weitgehend gleichbleibenden Augeninnendruck von 15 - 20 mmHg

Kapillaren
syn. Blutkapillaren; haarfeine, kleinste Blutgefäße, die jede Körperzelle umspülen; versorgen über einen arteriellen Schenkel die Zellen mit Nährstoffen und mit O_2; entsorgen über einen venösen Schenkel die Zellen von Schlackenstoffen und CO_2; das Kapillarnetz, welches die Lungenbläschen umgibt, ist Anfang und Ende des Lungenkreislaufs, welcher dem Gasaustausch dient

Kapillarpermeabilität
Durchlässigkeit der Kapillaren

kardiale Dyspnoe
Atemnot, die durch eine Herzkrankheit / -insuffizienz bedingt ist

Karma
in der hinduistischen und buddhistischen Philosophie das unbeeinflußbare Schicksal, das die Vergeltung für gute oder schlechte Taten in einem früheren Leben (Seelenwanderung) darstellt

Katalysator
ein Stoff, der die Geschwindigkeit einer Reaktion oder deren Ablauf in eine bestimmte Richtung verändert, ohne selbst im Endprodukt zu erscheinen

Keratin
schwefelhaltiger Harnstoff in den Haaren, Nägeln und der Oberhaut

Ketonkörper
saure Stoffwechselprodukte wie Azetessigsäure oder Beta-Hydroxibuttersäure, die bei gesteigertem Fettabbau oder bei unvollständiger Fettverbrennung infolge Kohlenhydratmangels entstehen

Knochenmetastasen
durch Verschleppung von Tumorzellen entstandene Knochengeschwulst, sogenannte Tochtergeschwulst (am Knochen auftretend)

kollagene Fasern
kaum dehnbare Fasern, die in stützenden Geweben, z.B. im Bindegewebe, in Sehnen, in Bändern und Knorpeln vorkommen

Kollaps
akute Störung der Blutzirkulation mit spontaner Rückbildung

kolloidosmotischer Druck
syn. onkotischer Druck; wird bestimmt durch die Konzentration der Eiweiße im Blut; sorgt für die Wasserbindung in den Geweben, vor allem aber in den Blutgefäßen; je größer der kolloidosmotische Druck, desto mehr Flüssigkeitsrückstrom in den Kapillaren

Koma
Zustand tiefster, durch äußere Reize nicht zu unterbrechender Bewußtseinsstörung; hat verschiedenste Ursachen

konkav
hohl, nach innen gewölbt

konsumierende Grunderkrankungen
Krankheiten, die zur Aufzehrung der Kräfte führen, z.B. bösartige Tumorerkrankungen, Tuberkulose, Aids

konvex
gewölbt; nach außen gewölbt, erhaben

Leukämie
Sammelbegriff für bösartige Entartung und Reifungsstörungen weißer Blutzellen; allmählich kommt es durch Verdrängung normaler Blutzellen zur Blutarmut (Anämie), zu Blutungen (weil Thrombozyten fehlen), zu Infektionen (durch Abwehrschwäche) und anderen Erscheinungen

Logopädie
Prävention, Diagnostik, Therapie und Beratung von Menschen mit Stimm-, Sprech- oder Sprachstörungen; durch Fachärzte und Sprachtherapeuten (= Logopäden)

Lungenembolie
Verschluß eines Lungenarterienastes durch einen Blutpfropf (Thrombus), der meist über das venöse Gefäßsystem aus den tiefen Bein- / Beckenvenen in den Lungenkreislauf eingeschwemmt wird (und hier, je nach Größe, in einem Gefäß steckenbleibt); eine der gefährlichsten Komplikationen nach Operationen und Entbindungen

Lungenemphysem
Überdehnung des Lungengewebes mit Zerstörung von Alveolar- und Lungensepten; der Luftgehalt der Lunge nimmt insgesamt zu; die Gasaustauschfläche ist verkleinert, die Atmung ist behindert, so daß der Patient unter Atemnot leiden kann

Lungeninfarkt
Verschluß eines Lungenarterienastes (nach einer Lungenembolie) mit nachfolgender Verhärtung eines keilförmigen Lungenbezirkes (Absterben von Lungengewebe)

Lungenödem
Vermehrung von Flüssigkeit in den Alveolen bzw. im Zwischenzellgewebe; häufigste Ursache ist der Druckanstieg im Lungenkreislauf bei Linksherzinsuffizienz; steigt der Druck der Blutflüssigkeit in den Kapillaren auf über 25 mm Hg an, wird diese vermehrt in das Zwischenzellgewebe und in die Alveolen abgepreßt (Filtration); die Ventilation und Diffusion werden oft so stark behindert, daß eine künstliche Beatmung erforderlich wird, um den Organismus ausreichend mit O_2 zu versorgen

Mittelstellung
Stellung zwischen Ausgangs- und Endstellung, bei der alle Teile der Gelenkkapsel gleichmäßig ge- bzw. entspannt sind; Null-Stellung eines Gelenks

Monoparalyse
vollständige Lähmung einer einzelnen Gliedmaße

Monoparese
inkomplette Lähmung einer einzelnen Gliedmaße

Monoplegie
Lähmung einer einzelnen Gliedmaße

Morbus
Krankheit

Morbus Bechterew
syn. Spondylitis ankylosans; chronisch-entzündlich-rheumatische Erkrankung; befällt Gelenke (vor allem die Intervertebralgelenke der Wirbelsäule und den Bandapparat der Wirbelsäule sowie Sehnenansätze; führt letztendlich zur Versteifung der Wirbelsäule

Morbus Cushing
   durch Erhöhung von Kortisol im Plasma hervorgerufene Krankheit, die u.a. mit Vollmondgesicht, Stammfettsucht, Bluthochdruck, Muskelschwäche einhergeht

Morbus Parkinson
   syn. Parkinsonismus; sogenannte "Schüttellähmung"; Störung des extrapyramidalen Systems, die vor allem einhergeht mit Bewegungsarmut / -losigkeit (= Akinese), gleichbleibend erhöhtem Muskeltonus (= Rigor) und grobschlägigem Ruhetremor

Motorik
   willkürliche aktive Bewegungsvorgänge; Zusammenziehung und Erschlaffung von quergestreiften Skelettmuskeln, die zu Bewegungen von Gliedmaßen, Rumpf und Kopf führen

motorische Nervenbahnen
   den willkürlichen Bewegungen der Skelettmuskulatur dienende Nervenfasern

Multiple Sklerose
   chronisch - entzündliche Erkrankungsform des Nervensystems; die Ursache ist bisher nicht völlig geklärt; geht u.a. mit Sensibilitätsstörungen, Lähmungserscheinungen und Spastiken einher, die zur Bettlägerigkeit führen können

Muskeldystrophie
   erbliche Erkrankung der Muskeln, die zu Schwäche und nach mehreren Jahren zum Schwund der Skelettmuskulatur führt; die Schwäche der Zwischenrippenmuskeln (Interkostalmuskulatur) führt häufig zu Bronchitiden und Pneumonien

Muskelrelaxantien
   Wirkstoffe, die durch Hemmung der neuromuskulären Erregungsübertragung eine reversible Lähmung der Skelettmuskulatur bewirken; dieser Zustand wird bei größeren chirurgischen Eingriffen, bes. im Bauch- und Thoraxbereich, angestrebt; da u.a. auch die Atemmuskulatur gelähmt ist, wird die künstliche Beatmung erforderlich

Narkotika
   Narkosemittel; Substanzen unterschiedlicher Stoffgruppen, die zur Durchführung einer Narkose geeignet sind, die also Bewußtsein, Schmerzempfindung, Muskelspannung und Abwehrreflexe vorübergehend durch Lähmung des zentralen Nervensystems ausschalten

Nekrose
   Zelltod; örtlicher Gewebstod; abgestorbenes Gewebe

Nervus recurrens
   die Kehlkopfmuskeln innervierender Nerv

neural
   durch Nerven bedingt

Neuroleptikum
   syn. Antipsychotikum; Psychopharmakon mit antipsychotischer sedierender und psychomotorisch dämpfender Wirkung

Obstruktion
   Verschluß, Verstopfung, Verlegung eines Hohlorganes, Ganges oder Gefäßes; Obstruktion der Atemwege führt zu Ventilationsstörungen

obstruktive Atemwegserkrankungen
   Erkrankungen, bei denen eine generalisierte oder lokalisierte Verlegung der Atemwege zur Behinderung der Atmung führt, z.B. Asthma bronchiale, chronische Bronchitis, Lungenemphysem

Oozyten
   unreife menschliche Eizellen

Orthopnoe
   bezeichnet die höchste Form der Atemnot; sie kann nur in aufrechter Haltung und unter Inanspruchnahme der Atemhilfsmuskulatur einigermaßen kompensiert werden; der Betroffene leidet unter hochgradigem Lufthunger; die Orthopnoe kann beispielsweise durch ein Lungenödem ausgelöst werden

Orthostase
   aufrechte Körperhaltung

Osmose
   Durchtritt von Stoffen durch eine halbdurchlässige (= semipermeable) Membran, die zwei Lösungen voneinander trennt; die Membran ist nur für bestimmte Stoffe durchlässig, andere werden zurückgehalten; der Konzentrationsausgleich findet durch das Einströmen von Lösungsmitteln statt

Oxidation
   chemischer Vorgang, bei dem sich eine Substanz (Element, Verbindung) mit Sauerstoff zum Oxid verbindet (= Sauerstoff aufnimmt) oder Wasserstoff abgibt

Oxidationswasser
   Wasser, das bei der Verbrennung von Kohlenhydraten, Eiweißen und Fetten entsteht; beim Erwachsenen ca. 7 ml/kg Körpergewicht

Paralyse
   Lähmung mit völligem Ausfall eines Muskels bzw. einer Muskelgruppe

Paraphimose
   die zurückgestreifte (zu enge) Vorhaut ist hinter dem Eichelkranz eingeklemmt und bildet einen Schnürring; es kommt zu starken Schmerzen und zur Stauungsschwellung von Eichel und Vorhaut; Gefahr der Nekrotisierung

Paraplegie
   Lähmung zweier symmetrischer Extremitäten

Parasympathikus
   Nervus parasympathikus; Teil des vegetativen Nervensystems, dessen Gegenspieler der Nervus sympathikus ist; die Erregung des Parasympathikus führt zu Pulsverlangsamung, Pupillenverengung, Kontraktion der Bronchialmuskulatur, Sekretion dünnflüssigen Speichels und Schweißes; gleichzeitig wird die Drüsentätigkeit und die Peristaltik im Magen-Darm-Trakt angeregt

parenteral
   unter Umgehung des Magen-Darm-Traktes (z.B. durch Injektion oder Infusion)

Parese
   motorische Schwäche, unvollständige Lähmung

Parkinson Krankheit
   siehe Morbus Parkinson

Periduralkatheter
   Katheter, der in den Periduralraum zur einmaligen (oder ggf. mehrmaligen) Verabreichung von lokalwirksamen Betäubungsmitteln eingebracht wird

Periduralraum
   feine Schicht lockeren Binde- und Fettgewebes im Bereich des Rückenmarks; liegt zwischen dem inneren und dem äußeren Blatt der harten Hirnhaut (= Dura mater); diese bedecken einerseits Gehirn und Rückenmark, andererseits die Innenfläche des Schädels und des Rückenmarkkanals in der Wirbelsäule

peripher
   außen, fern vom Zentrum

Peripherie
außen, am Rande liegende Bezirke; Gebiete, die entfernt vom Zentrum liegen (z.B. Arme, Beine, Haut)

Peristaltik
wellenförmig fortschreitende Kontraktionsvorgänge am Magen, Darm, Harn- und Samenleiter zwecks Beförderung des jeweiligen Inhaltes

pH-Wert
gibt die aktuelle Wasserstoffionenkonzentration in einem bestimmten Flüssigkeitsvolumen an; bei sauren Reaktionen liegt der pH-Wert (unter) niedriger als 7,0, bei alkalische Reaktionen (über) höher als 7,0; Körperflüssigkeiten haben einen verschiedenen pH-Wert, der jeweils konstant gehalten wird

Phagozytose
Vorgang, bei dem Freßzellen (= Phagozyten) Nahrungsteilchen oder Fremdkörper umfließen, bis diese ganz eingeschlossen sind, um sie dann zu verdauen bzw. unschädlich zu machen

Pharmakon
Wirkstoff, der die Funktion lebender Organismen positiv oder negativ beeinflussen kann; ein zu medizinischen Zwecken eingesetztes Pharmakon wird als Arzneimittel bezeichnet

Physiognomie
individueller Ausdruck und individuelles Aussehen des Gesichtes

physiologische Mittelstellung
Lage der Gelenke, die bei eventueller Versteifung noch größtmögliche Arbeitsverrichtung erlaubt

physiologische Schleimhautflora
normale, der Gesundheit entsprechende Schleimhautbeschaffenheit; Anwesenheit bestimmter Bakterien auf der gesunden Schleimhaut; kein Krankheitswert

Plantarflexion
Beugung in Richtung Fußsohle

Plasma
Blutplasma; fibrinogen- und eiweißhaltiger, flüssiger Anteil des Blutes ohne Blutkörperchen; 55% des Gesamtblutes

Plattenepithel
Epithel (= ein- oder mehrschichtiger Zellverband) der äußeren Haut und der Schleimhäute aus flachen Zellen

Plegie
motorische Lähmung ganzer Gliedmaßen oder einzelner Gliedmaßenabschnitte

Pleuritis
Brustfellentzündung

Pneumonie
Entzündung des Lungengewebes

Polyglobulie
Vermehrung der Erythrozyten im Blut über den Normalwert hinaus

Polyzythämie
Erkrankung mit Vermehrung der Erythro-, Thrombo- und Granulozyten im Blut

postthrombotisches Syndrom
(= chronisch venöse Insuffizienz) Spätfolge nach tiefer Beinvenenthrombose; geht einher mit Spannungs- und Schweregefühl sowie mit Ödemen in den Beinen, mit Pigmentierungen und Pinselfiguren an den Unterschenkeln; oft bilden sich Unterschenkelgeschwüre und -ekzeme

Pseudokrupp
anfallsweise auftretende Atemnot, die mit pfeifendem Atemgeräusch und bellendem Husten einhergeht; zugrunde liegt eine Schwellung der Kehlkopfschleimhaut

psych(o)...
griech.: Wortteil für seelen...

psychogene Störung
seelisch bedingte Störung

Puls
Anstoß der Blutwelle in den Gefäßen, in erster Linie in den Arterien

Pyrogene
fiebererzeugende Stoffe

Pyramidenbahnen
Gesamtheit der Leitungsbahnen des ZNS, die für die Motorik zuständig sind und der Großhirnrinde entspringen; leiten die willkürlichen Bewegungsimpulse für die Körpermuskulatur und wirken hemmend auf die Regulation des Muskeltonus und das Zustandekommen von Muskeleigenreflexen

reflektorisch
durch einen Reflex bedingt; physiologisch unwillkürlich und regelhaft ablaufend (z.B. Zusammenziehen des Muskels, Drüsensekretion, Haltungsänderung)

Reflux
Rückfluß

Rekonvaleszenz
Genesung; Genesungsphase

Releasing Hormon
als Releasing - Hormone werden die im Hypothalamus zur Steuerung der Hypophysenvorderlappenhormone gebildeten Hormone mit freisetzender bzw. hemmender Wirkung bezeichnet

Resorption
Aufnahme von Stoffen durch die Haut oder Schleimhaut ins Blut bzw. in andere Körpersäfte; ist über die Schleimhäute des Magen - Darmtraktes, die Wände seröser Höhlen, das Fettgewebe der Haut und andere Organe möglich

Ressourcen
gesunde Anteile, Fähigkeiten und innere Kräfte des Menschen

Restriktion
Einschränkung, Einengung; Verminderung des blähungsfähigen Lungengewebes; führt zu Ventilationsstörungen

Rezeptoren
Empfangs- oder Aufnahmeeinrichtungen von Zellen für bestimmte Reize, z.B. Thermorezeptoren für Wärme- und Kälteempfindungen oder Mechanorezeptoren für Tast- und Dehnungsempfindungen

Sakralregion
Kreuzbeingegend

Schlaganfall
syn. Apoplexie, Gehirnschlag; Kreislaufstörung mit O_2-Mangel im Bereich einer umschriebenen Hirnregion; zugrunde liegt ein Hirninfarkt oder eine Hirnblutung; typisch ist die meist plötzlich einsetzende Symptomatik: Halbseitenlähmung, Bewußtseinsstörungen, evtl. Sprachstörungen und weitere Ausfallserscheinungen

Schluckauf
syn. Singultus; unwillkürliche Zwerchfellkontraktion, bei der es zu ruckartigem Einströmen von Luft, verbunden mit dem typischen Einatmungsgeräusch, kommt; tritt auf infolge Reizung des Zwerchfellnervs

Schock
akutes fortschreitendes generalisiertes Kreislaufversagen, bei dem es zu kritischer und kontinuierlicher Gewebeminderdurchblutung kommt; gleichzeitig ist der Gasaustausch zwischen Blut und Gewebe und zwischen Lunge und Blut gestört; die Folge ist ein fortschreitender O_2 - Mangel im Gewebe, der unbehandelt letztendlich zum Tode führt; ein Schock kann durch unterschiedliche Mechanismen verursacht werden, z.B. durch hohe Blut- / Flüssigkeitsverluste, Herzversagen, Bakterien oder durch überempfindliche Reaktionen auf bestimmte Stoffe; immer aber ist der Stoffaustausch in den Kapillaren lebensbedrohlich beeinträchtigt

Sedativa
Beruhigungsmittel; Psychopharmaka mit dämpfender Wirkung auf die Funktion des ZNS

sensibel
empfindlich; Empfindungen betreffend, aufnehmend und weiterleitend

Sensibilität
Fähigkeit der Wahrnehmung verschiedener Reize mittels der Sinnesrezeptoren und der Sinnesorgane (einschließlich der Haut)

Sensibilitätsstörungen
völliges Fehlen, vermindertes oder verstärktes Wahrnehmen von Sinnesreizen; auch Mißempfindungen sind möglich

sensorisch
die Sinnesorgane, die Aufnahme von Sinnesempfindungen betreffend

Shunt
Kurzschlußverbindung zwischen arteriellen und venösen Blutgefäßen bzw. Gefäßsystemen

Singultus
syn. Schluckauf (siehe dort)

Soma
griech.: Körper, Leib

somatisch
auf den Körper bezogen, körperlich

Soorpilzerkrankung
Pilzerkrankung durch den Erreger Candida albicans; tritt gehäuft auf bei Antibiotikaeinnahme, Zytostatikatherapie, Diabetes mellitus, schweren Allgemeinerkrankungen u.ä.; Infektion im Mundbereich kann (bei schlechter Mundhygiene) zu einem Befall der Bronchien und Lungen führen

sozial
die Ordnung der menschlichen Gesellschaft betreffend; gesellschaftlich

Spasmolytika
Pharmaka, die den Tonus der glatten Muskulatur herabsetzen

Spasmus
Krampf; unwillkürliche Kontraktion der Muskulatur

Spastik
pathologische Zunahme des normalen Spannungszustandes des Muskels (Muskeltonus)

stakkatoartige Hustenstöße
rasch aufeinanderfolgende Hustenstöße; typisch bei Keuchhusten

Stridor
pfeifendes Atemgeräusch

subkutan
unter der Haut

Sulfonamide
Chemotherapeutika, die überwiegend zur Bekämpfung bakterieller Infektionen eingesetzt werden

Sympathikus
Nervus sympathikus; Teil des vegetativen (autonomen) Nervensystems, dessen Gegenspieler der Nervus parasympathikus ist; die Erregung des Sympathikus führt zu Puls- und Blutdruckanstieg, zur Beschleunigung der Atmung und zur Pupillenerweiterung sowie zu vermehrter Schweißbildung; gleichzeitig bedingt sie eine Herabsetzung der Magen- und Darmbewegungen sowie der Sekretion der inneren Drüsen

Systole
Zusammenziehung; Teil der Herzaktion, bei der sich die Herzkammern zusammenziehen, um das Blut weiterzupumpen

Tachypnoe
beschleunigte Atmung

Tenesmus
beständiger schmerzhafter Stuhl- und Harndrang

Tetraparalyse
komplette Lähmung aller vier Extremitäten

Tetraparese
inkomplette Lähmung aller vier Extremitäten

Tetraplegie
Lähmung aller Gliedmaßen

Thorax
Brustkorb, Brustraum

Thrombose
intravasale Blutgerinnung im lebenden Organismus; führt zur Bildung eines Blutpfropfs (= Thrombus), der das Gefäß teilweise oder komplett verschließt

Thrombozyten
im Knochenmark gebildete, kleine und kernlose Blutplättchen; ballen sich leicht zusammen, besonders bei Kontakt mit rauhen Oberflächen, um kleinere Gefäßwandschäden abzudichten; bewirken eine starke Zusammenziehung der Arteriolen zwecks Blutstillung und leiten durch Freisetzung des Plättchenfaktors die Blutgerinnung (im "intrinsic system") ein

Thrombozytenaggregation
Aneinanderlagern von Thrombozyten

Trachealrasseln
grobe, auf Distanz hörbare Rasselgeräusche über der Brust; sie werden durch Sekretmassen in der Luftröhre verursacht und sind mitunter bei der Bronchitis zu hören; typisch ist das Trachealrasseln beim Lungenödem; kann auch bei sterbenden Menschen beobachtet werden

Tracheobronchialkollaps
bei angestrengter Ausatmung infolge einer obstuktiven Atemwegserkrankung kommt es zur Erhöhung des intrathorakalen Drucks, die Bronchien und evtl. Trachealabschnitte werden komprimiert und kollabieren

Tracheostoma
künstlich geschaffene Verbindung von der Luftröhre nach außen

Tracheotomie
Luftröhrenschnitt

Transfusion
Bluttransfusion; Übertragung von Blut vom Spender zum Empfänger, auch Eigenbluttransfusionen sind möglich

Trauma
Verletzung, Wunde, Gewalteinwirkung

Tubus
Katheter zum Offenhalten der Luftwege und zur Beatmung

Urämie
Harnvergiftung; Hinweis auf drohendes Stoffwechselkoma; klinisches Syndrom, welches bei Versagen der Nieren auftritt; im Vordergrund stehen die Schädigung des zentralen Nervensystems, des Magen- und Darmtraktes und des Herzens durch die Ansammlung (Nichtausscheidung) von Stoffwechselprodukten (Harnstoff, Kreatinin, Harnsäure, Eiweißabbauprodukte u.a.)

Urämisches Koma
infolge einer Harnvergiftung auftretendes Koma

Urogenitalsystem
Funktionseinheit von Harn- und Geschlechtsorganen

Vagolytika
Substanzen, die die Erregungsübertragung an den parasympathischen Nervenendigungen hemmen; es kommt zur Verminderung des parasympathischen Tonus der glatten Muskulatur, zu verminderter Drüsentätigkeit und anderen Erscheinungen

vegetative Dysfunktion
Fehlregulation einzelner Organe oder Organsysteme ohne nachweisbare Organschädigung; Ursachen sind bei psychischen Belastungen, v.a. andauernden Konflikten zu suchen

Ventilation
Belüftung, Lungenbelüftung; Bewegung von Luft durch die Atemwege (es handelt sich lediglich um die Zu- und Abfuhr von Atemluft, nicht um den Gasaustausch mittels Diffusion)

WHO
Abk. für World Health Organisation; Weltgesundheitsorganisation; internationale Föderation zur Zusammenarbeit auf den Gebieten des Gesundheitswesens, z.B. bei der Seuchen- und Volkskrankheitenbekämpfung

Zellulose
Hauptbestandteil der pflanzlichen Zellmembranen und Gerüstelement; für den Menschen als Energiequelle kaum nutzbar, da lediglich im Dickdarm lebende Bakterien begrenzt zum Zelluloseabbau fähig sind

zentrale Nervenschäden
Nervenschäden an Gehirn oder Rückenmark

zerebral
das Gehirn betreffend

Zytostatika
Stoffe, die die Zellteilung von aktiven Zellen verzögern oder verhindern; zellwachstumshemmende Medikamente; werden zur Behandlung bösartiger Tumorerkrankungen eingesetzt; schädigen generell alle Körperzellen, also auch die Gesunden; eine der zahlreichen Nebenwirkungen kann die Verminderung der weißen Blutkörperchen sein, welche dann eine Herabsetzung der Abwehrkräfte bedingt

Bildnachweis

Maria Ackmann, Hagen

1.8; 1.9; 1.10; 1.11; 1.12; 1.13; 1.14; 1.15; 1.16; 1.21; 1.24; 1.26; 1.30; 1.31; 1.32; 1.33; 1.34; 1.35; 1.36; 2.1; 2.3; 2.4; 2.5; 2.6; 2.7; 2.8; 2.9; 2.10; 2.11; 3.5; 3.9; 3.10; 3.14; 4.3; 4.10; 4.11; 4.12; 4.13; 4.14; 4.15; 4.16; 4.17; 4.19; 6.2; 6.3; 6.4; 6.5; 6.8; 6.10; 6.11; 6.12; 6.14; 6.15; 6.16; 6.17; 6.18; 6.19; 6.20; 6.21; 6.22; 6.23; 6.24; 6.25; 6.26; 6.27; 6.28; 6.29; 6.33; 6.34; 6.35; 6.36; 6.37; 6.38; 6.39; 6.40; 6.41; 6.42; 6.43; 6.44; 6.49; 6.50; 6.52; 6.54; 6.55; 6.56; 6.57; 7.3; 7.4; 7.6; 7.7; 11.4; 11.5; 11.6; 11.7; 11.8; 11.9

Helmut Seel, Wetter

3.6; 3.7; 3.8; 4.1; 4.2; 4.6; 4.7; 4.8; 4.9; 4.18; 5.1

Thomas Stommel, Hagen

1.5; 1.7; 1.17; 1;18; 1.19; 1.20; 1.22; 1.23; 1.25; 1.27; 1.28; 1.29; 2.12; 2.13; 3.4; 3.11; 3.12; 3.13; 3.15; 3.16; 3.17; 3.18; 3.19; 3.20; 3.21; 4.4; 4.20; 4.21; 4.22; 4.23; 4.24; 4.25; 4.26; 4.27; 4.28; 4.29; 4.30; 4.31; 4.32; 4.33; 4.34; 4.35; 4.36; 6.13; 6.30; 6.31; 6.32; 6.45; 6.46; 6.47; 6.48; 6.51; 6.53; 6.58; 6.59; 6.60; 6.61; 7.5; 11.11; 11.12

Die anatomischen Abbildungen wurden dem Lehrbuch "Anatomie / Physiologie - Arbeitsbuch für Pflegeberufe" von Josef Krückels (Brigitte Kunz Verlag, Hagen) entnommen.

Literaturverzeichnis

Achenbach, Reinhard K.
Gesunde und kranke Haut
Trias-Thieme Hippokrates Enke, 1989

Bartels, H. / Bartels R.
Physiologie
Urban und Schwarzenberg Verlag, 1987

Bartholomäus, Lore
Ich möchte an der Hand eines Menschen sterben
M.-Grünewald-Verlag

Bauer
MS-Ratgeber
G. Fischer Verlag, 1989

Bauer, H.J.
Medizinische Rehabilitation und Nachsorge
bei Multipler Sklerose
G. Fischer Verlag, 1989

Beckmann, Marlies
Rehabilitation in der Krankenpflege
Brigitte Kunz Verlag, 1988

Bienstein, C. / Fröhlich, A.
Basale Stimulation in der Pflege
Verlag Selbstbestimmtes Leben, 1991

Bienstein, Christel / Schröder, Gerhard et al.
Dekubitus
Deutscher Berufsverband für Krankenpflege, 1990

Blume, Angelika
Sanfte Empfängnisverhütung
Bezug über: Wrage GmbH; Schlüter Str. 4, 2000 Hamburg 13, 1984

Bobath, Berta
Die Hemiplegie Erwachsener
Thieme Verlag, 1983

Brandis v. / Schönberger
Anatomie und Physiologie für Krankenschwestern und andere Medizinalfachberufe
G. Fischer Verlag, 1988

Brockhaus-Lexikon
Band 1 - 20
1989, Deutscher Taschenbuch Verlag

Bruker, M.O. Dr. med.
Ärztlicher Rat aus ganzheitlicher Sicht
emu - Verlags - GmbH, 1989

Bruker, M.O. Dr. med.
Unsere Nahrung - unser Schicksal
emu - Verlags - GmbH, 1990

Bundesarbeitsgemeinschaft Hilfe für Behinderte e.V.
Reha-Helfer
H.-P. Meyer, Verlag für moderne Kommunikation Essen

DBfK
Pflege Aids-erkrankter Menschen
DBfK-Landesverband NRW, 1991

Dethlefson, Thorwald / Dahlke, Rüdiger
Krankheit als Weg
Bertelsmann Verlag, 1983

Döring, Gerd K.
Empfängnisverhütung
Thieme-Verlag, 1971

Dörner, Klaus / Plog, Ursula
Irren ist menschlich
Psychiatrie Verlag, 1987

Feil, Henriette
Stomapflege
Schlütersche Verlagsanstalt, 1984

Fichter, V. / Meier, M.
Pflegeplanung
Eine Anleitung für die Praxis
Recom, Basel, 1981

Findeisen
Asthma- und Heufieber-Ratgeber
Fischer Verlag, 1986

Fried, Anne
Wo man in Frieden sterben kann
Die Hospizbewegung
R. Brockhaus Verlag, 1988

Friese-Berg / Lehmann
Wochenpflege
Brigitte Kunz Verlag, 1992

Ganz, Franz-Josef
Ohrgeräusche
Thieme Verlag, 1986

Grond, Erich
Die Pflege verwirrter alter Menschen
Lambertus-Verlag, 1988

Grundermann
Heiserkeit und Stimmschwäche
G. Fischer Verlag, 1989

Gundermann, Rüden, Sonntag
Lehrbuch der Hygiene
G. Fischer Verlag, 1991

H.P. Hofmann / H. Kleinsorge
Kleine Pharmakologie
G. Fischer Verlag, 1987

Habbel, Sabine
Praktisches Übungsbuch zur Kommunikation im Krankenhaus
Brigitte Kunz Verlag, 1992

Heberer, Georg
Chirurgie, Lehrbuch für Studierende der Medizin und Ärzte
Springer Verlag, 1986

Helmich, P. / Hesse E. et al.
Psychosoziale Kompetenz in der ärztlichen Primärversorgung
Springer - Verlag 1991

Henderson, Virginia
Grundregeln der Krankenpflege
Weltbund der Krankenschwestern und Krankenpfleger (ICN), 1977

Hesselbarth / Holtschmidt et al.
Curriculum Sozialmedizin für den Unterricht an Krankenpflegeschulen
Brigitte Kunz Verlag, 1989

Hesselbarth, Ulrike
Querschnittlähmung
Brigitte Kunz Verlag, 1990

Hollo, Annelie
Probleme mit der Blasen- und Darmkontrolle
Thieme Verlag, 1984

Inhester, Otto / Zimmermann, Ingrid
Ganzkörperwaschung in der Pflege
Schlütersche Verlagsanstalt, 1990

Jecklin, Erica
Arbeitsbuch Anatomie und Physiologie
G. Fischer Verlag, 1988

Jecklin, Erica
Arbeitsbuch Krankenbeobachtung
G. Fischer Verlag, 1988

Juchli, Liliane
Krankenpflege
Thieme Verlag, 1991

Kaden
Ratgeber für Augenkranke
G. Fischer Verlag, 1986

Köhnlein, Heinz-K.
Erste Hilfe
Thieme Verlag, 1987

Krückels, Josef
Anatomie - Physiologie
Brigitte Kunz Verlag, 1992

Kübler-Ross, Elisabeth
Interviews mit Sterbenden
Gütersloher Verlagshaus, 1976

Kübler-Ross, Elisabeth
Verstehen was Sterbende sagen wollen
Gütersloher Verlagshaus, 1987

Kübler-Ross, Elisabeth
Was können wir noch tun?
Gütersloher Verlagshaus

Kübler-Ross, Elisabeth
Reif werden zum Tode
Gütersloher Verlagshaus

Kunz, Winfried
Gesetzessammlung für die Krankenpflegeausbildung
Brigitte Kunz Verlag, 1991

Leydhecker, Wolfgang
Alles über grünen Star
Thieme Verlag, 1984

Martin, Eric/ Junod, Jean-Pierre
Lehrbuch der Geriatrie
Verlag Hans Huber, 1990

Martius, G.
Lehrbuch der Geburtshilfe
Thieme Verlag, 1988

Martius/Cammann
Gynäkologie, Geburtshilfe und Neonatologie
Verlag W. Kohlhammer, 1988

Müller, Ulla
Der Krankenpflegeprozeß
RECOM - Verlag, 1986

Müller, Sönke
Memorix spezial "Notfallmedizin"
VCH-Verlagsgesellschaft, 1991

Noll, Peter
Diktate über Sterben und Tod
R. Piper - Verlag, 1987

P.M. Davies
Hemiplegie
Springer-Verlag, 1986

Pschyrembel
Klinisches Wörterbuch
W. de Gruyter, 1990

Raab, W.
Sexualfibel
G. Fischer Verlag, 1989

Reimann, Renate
Anleitung zur Pflegeplanung und Pflegedokumentation
Verlag Krankenpflege, 1985

Risch, Edith
Gesunder Rücken
Gesunder Nacken
G. Fischer Verlag, 1989

Roper/Logan/Tiermey
Die Elemente der Krankenpflege
RECOM - Verlag, 1989

Safer, Peter
Wiederbelebung
Thieme Verlag, 1990

Schalch, Friedel
Schluckstörungen und Gesichtslähmung
G. Fischer Verlag, 1989

Schell, Werner
Injektionsproblematik aus rechtlicher Sicht
Brigitte Kunz Verlag, 1991

Schettler, Gotthard
Innere Medizin
Band I und II
Thieme Verlag, 1987

Schlieper, Cornelia A.
Grundfragen der Ernährung
Verlag Handwerk und Technik

Schneider / Kunz
Systematik der Krankenpflege
Brigitte Kunz Verlag, 1991

Schneider / Kunz
Basiswissen der Altenpflege
Brigitte Kunz Verlag, 1991

Schneider, Rainer
Chirurgische Pflege
Brigitte Kunz Verlag, 1986

Schönstein, Lotte
Krankenbeobachtung
Deutscher Berufsverband für Krankenpflege, 1989

Schulz von Thun, Friedemann
Miteinander reden: Störungen und Klärungen
Rowohlt Taschenbuch Verlag, 1987

Schwörer, Christa
Der apallische Patient
G. Fischer Verlag, 1988

Silbernagel, Stefan
Taschenatlas der Physiologie
Thieme Verlag, 1983

Sökeland, Jürgen
Urologie für Krankenpflegeberufe
Thieme Verlag, 1987

Thure / Uexküll
Psychosomatische Medizin
Urban & Schwarzenberg, 1986

Vester, Frederic
Phänomen Streß
Deutsche Verlags-Anstalt, 1976

Ulmer, W.T.
Husten
Kohlhammer Verlag, 1987

Voss, Hermann / Herrlinger, Robert
Taschenbuch der Anatomie
Band 3
G. Fischer Verlag, 1986

WHO-Regional Office for Europe
The Nursing Prozeß (Report des ersten Treffens der Beratergruppe, Nottingham 1976), Copenhagen

Wirth, S. / Kloeppel-Wirth, S.
Klinische Laborkunde
G. Fischer Verlag, 1990

Wurm, G.
Hagers Handbuch Nr. 1
Springer Verlag, 1990

Zankl, Heinrich / Zieger, Gertraud
Gesundheitslehre
VCH Verlagsgesellschaft, 1987

Weiterführende Adressen

Arbeitsgemeinschaft Deutscher Schwesternverbände
ADS
Friedrich-Ebert-Allee 71
5300 Bonn 1

Deutscher Berufsverband für Altenpflege e.V.
DBVA
Eisenbahnstr. 7
6072 Dreieich

Deutscher Berufsverband für Pflegeberufe
DBfK
Arndstr. 15
6000 Frankfurt 1

Stichwortverzeichnis

A
A B C - Schema 58
Abdominale Atmung 40
Abendtoilette 306
Abführen 151
Abführmittel 122
Abhängigkeit 390
Abhusten von Sekret 51
Absaugen von Sekret 52
Absence 138
Abwehrfunktionen 141
Abwehrmechanismen 30
Acholischer Stuhl 266
Adams-Stokes-Anfall 130
Adhäsivplatten 117
Adipositas 76, 177
Adiuretin 97
Adrenalin 377
Aerosol - Sprays 55
Afterschließmuskel 94
Agnosie 322, 328
Agonie 405
AIDS 370
Akkommodation 326
Akne vulgaris 271
Akrozyanose 266
Aktivierende Pflege 241
Aktivitäten des täglichen Lebens 9
Akupressur 389
Akupunktur 389
Albinismus 265
Aldosteron 264, 268
Algurie 97
Alkalose 42
Alkoholabusus 67
Alkoholische Lösungen 277
Allgemeinzustand 230
Alopecia 272
Altenpflege 25
Alter 177, 392
Alter Mensch
  - im Altenheim 399
  - im Krankenhaus 399
Altern 392
Alternsforschung 392
Altersflecken 265
Altershaut 261, 267
Altersheilkunde 392
Altersprobleme 395
Alterssichtigkeit 326, 327
Altersstar 328
Alterswarze 270
Alveolen 34
Amaurose 327
Amenorrhoe 358
Aminosäuren 73
Ammoniakgeruch 45
Ammoniumsalze 73
Amnesie 138
Analfissuren 110, 112
Analgesie 388
Analgetika 112, 389, 391
Anämie 177, 264
Anasarka 267
Androgene 354
Anfeuchtung der Atemluft 50
Angina pektoris-Anfall 386
Ankleiden 297
Anorexia nervosa 76, 362
Antazida 112
Antibabypille 369
Anticholinergika 112
Antidekubitusmatratzen 185
Antigene 141
Antikoagulantien 164
Antipyretika 210
Antistressoren 381
Antithrombine 157
Antithrombosestrümpfe 161
Antivitamine 75
Anurie 97
Anus praeter naturalis 115
Anziehen 298
Apallisches Syndrom 137
Apathie 138
Apfelsinengriff 235
Aphasie 319
Aphten 273
Apnoe 43
Appetit 77
Appetitsteigerung 77
Applikation 391
Arbeit 337, 340
Arbeitshygiene 342
Arbeitsleistung 342
Arbeitsplatzverordnung 342
Arbeitstherapie 345
Arbeitsunfälle 340
Arbeitszeitordnung 342
Aromastoffe 74
Arterienpuls 127
Arteriosklerose 177
Arthritis 232
Arthrose 232
Ascorbinsäure 75
Asepsis 144
Aseptische Wunden 145
Askariden 111
Aspiration 43, 57
Aspirationsprophylaxe 57
Aspirationsversuch 202
Asthma - Anfall 49
Astigmatismus 327
Aszites 112, 268
Atelektasen 42
Atembeschwerden 111
Atemfrequenz 41
Atemgeräusche 44
Atemgeruch 44
Atemgrößen 40
Atemhilfsmuskeln 35
Atemmechanik 35
Atemminutenvolumen 41
Atemnot 43, 52
Atempausen 302
Atemstillstand 43
Atemtraining 56
Atemübungen 49
Atemwegserkrankungen 36
  - obstruktive 55
Atemzentrum 35
Atemzugvolumen 40
Ätherische Öle 51
Atmung 33, 35
  - Funktion 33
  - gegen Widerstand 49
  - pathologisch 36, 42
  - physiologisch 40
  - Schmerzen 44
  - Steuerung 35
Atonische Blase 105
Atrioventrikuläre Leitungsstörungen 130
Atrioventrikulärknoten 128
Atrophie 176
ATS 161
Auffangbeutel 101, 108
Aufgaben
  - der Pflegenden 21
Aufklärungsgespäch 146
Aufregung 264
Aufsetzen mit Hilfe 245
Aufstehen des Patienten 248
Aufstoßen 80
Aufwachraum 149
Aufwachtemperatur 208
Auge 325
Augenpflege 278
Augenprothesen 279
Augensalbe 279
Augentropfen 279
Augenzittern 329
Ausbildung
  - Altenpflege 23
  - Kinderkrankenpflege 22
  - Krankenpflege 22
  - Krankenpflegehilfe 23
Ausfluß 358
Auskleiden 297
Auskochen 142
Ausscheiden 93
Ausscheidungen im Bett 103
Ausscheidungsprotokoll 105
Ausstreichen der Venen 161
Australia-Griff 245
Auszehrung 76
Auszugsmehlprodukte 72
Autismus 336
Autogenes Training 339
Autonome Blase 98
Auxiliaratmung 40
AV - Block 130
Awehrschwäche 273
Axilläre Messung 209
Azetongeruch 44
Azidose - Atmung 42

B
Baden 284
Ballaststoff 73
Bandscheiben 226
Bandscheibenvorfall 226
Bandwürmer 111
Bartholinische Drüsen 351
Bartpflege 282
Basale Stimulation 398
Basaltemperatur 208, 367
Bauchatmung 49
Bauchfell 71
Bauchgesicht 335
Bauchlage 183
Bauchspeicheldrüse 70
Bauchumfang 150
Bauchwassersucht 268
Bauchwickel 216
Beckenbodentraining 106, 113
Behinderten-Organisationen 348
Behinderung 343
  - geistige 382
  - Hilfen 384
  - körperliche 231, 382
  - seelische 382
  - Umgang mit 384
Beinbeutel 105
Bekleidung 259
Belastungsdyspnoe 43
Benommenheit 137
Beobachtung
  - Atmung 40
  - Bewußtsein 137
  - Blickverhalten 336
  - Blutdruck 133
  - Einführung 32
  - Erbrechen 79
  - Ernährungsverhalten 77
  - Ernährungszustand 75
  - Eßgewohnheiten 78
  - Fieber 211
  - Haut 263
  - Hautblüten 269
  - Hautturgor 266
  - Hörfähigkeit 322
  - Husten 45
  - Kopfhaare 272
  - Körperhaltung 230
  - Körpertemperatur 209
  - Lungenembolie 160
  - Mundschleimhaut 273
  - Nägel 271
  - Ohrspeicheldrüse 273
  - postoperativ 150
  - Puls 128
  - Pupillen 329
  - Schlaf 300
  - Schmerz 385
  - Schweißabsonderung 212
  - Sehfähigkeit 326
  - Sexualverhalten 360
  - Sinnesfunktionen 316
  - Sprache 317
  - Sputum 45
  - Streß 375
  - Stuhl 110
  - Stuhlausscheidung 111
  - Todeszeichen 405
  - Trinkgewohnheiten 78
  - Urin 95
  - Urinausscheidung 96
  - vaginale Ausscheidungen 357
  - Wochenfluß 358
  - Zunge 273
  - Zyklus 366
Berufsbild
  - Altenpflege 25
  - Kinderkrankenpflege 21
  - Krankenpflege 21
  - Krankenpflegehilfe 21
Berufsfremde Tätigkeiten 27
Berufskleidung 296
Berufskrankheiten 340
Berufsunfähigkeit 342
Beschäftigung 337, 339
Beschäftigungsmöglichkeiten 344, 400
Beschäftigungstherapie 345
Besenreiservarizen 269
Besteckgriffe 88
Besteckhalter 88
Bestrahlte Hautfelder 274
Betäubungsmittel 390
Betäubungsmittelgesetz 390
Bettbügel 250
Bettenmachen 304
Bettkiste 164
Bettwäsche 304
Bettzeug 303
Beweglichkeit 230
Bewegung 222
Bewegungseinschränkung 176
Bewegungsübungen 234, 241
Bewußtlose 336
Bewußtsein 137
Bewußtseinseintrübung 138

Bilanz 100
- effektive
Bilirubin 71, 262, 265
Bilirubinämie 95
Bilirubinstoffwechsel 262
Bilirubinurie 95, 266
Billings-Methode 367
Biologischer Tod 400
Biot - Atmung 42
Biotin 75
Bisexualität 357
Blähungen 111, 115
Bläschendrüsen 354
Blasenatonie 99
Blasenbildung 180
Blasenentleerung 93, 97
Blasenkatheter 100
Blasenpunktion 102
Blasentraining 98, 105
Blasenverweilkatheter 101, 102, 107, 145
Blausucht 266
Blickverhalten 313, 336
Blindenschrift 333
Blindenverband 331
Blindheit 327, 332, 343
- Hilfen bei 330, 333
Blindversuch 392
Blutdruck 96, 132
Blutdruckamplitude 133, 134
Blutdruckbeobachtung 133
Blutdruckmanschette 135
Blutdruckmessung 134, 135
Blutdruckschwankungen 132
Blutdruckwerte 133
Bluterbrechen 79
Blutergüsse 269
Blutgerinnung 155, 156
Bluthochdruck 133, 263
Bluthusten 45
Blutkreislauf 155
Blutmauserung 262
Blutplättchen 157
Blutstillung 157
Blutstromgeschwindigkeit 132
Blutungsneigung 165
Blutzirkulation 187
Bobath 236
Bradykardie 128
Bradypnoe 41
Braun Schiene 240
Brechsucht 76, 83
Brett 240
Brettchen mit Nägeln 88
Brillen 280
Bronchiektasen 45
Bronchien 34
Brustfell 35
Brustwickel 216
Buddhismus 401
Bülau-Drainage 153
Bulimia nervosa 76
Bulimie 78

C
Candida albicans 57, 139
Candidose 270, 273
Charrière 101
Cheyne - Stokes - Atmung 42
Cholesterinspiegel 74
Christentum 401
Cicatrix 269
Cochlear Implant 325
Coitus interruptus 368
Coping 31
Cowper - Drüse 354
Crista-Methode 205

Cutiviszerale Reflexe 105

D
Damenbart 272, 282
Dämmerzustand 138
Dampfsterilisation 144
Dampfströmungsverfahren 142
Darmausgang, künstlicher 115
Darmeinlauf 114
Darmentleerung 94, 121
Darmfunktion 151
Darmgase 111
Darmirrigation 120
Darmlähmung 112, 151
Darmperistaltik 73, 121
Darmreinigung 148
Darmtätigkeit anregen 151
Darmträgheit 151
Darmtraining 121
Darmverschluß 112
Dauerstreß 379
Debridement 194
Deckenheber 240
Defäkation 94, 111
Defäkationsstörungen 111
Dehnlage 47
Dehydratation 76
Dekubitus 175
  - Behandlung 194
  - gefährdete Körperstellen 179
  - Risiken 188
  - Risikofaktoren 176
  - Stadien 180
Dekubitusprophylaxe 151, 181, 189
Delirium 138
Dellwarzen 359
Depressionen 231, 344, 402
Dermatomykosen 270
Desinfektion 142, 143, 202
  - der Raumluft 143
  - von Gebrauchsgegenständen 143
Desinfektionsmittel 142
Desorientiertheit 138, 398
Diabetes mellitus 112, 177
Diarrhoe 110, 111
Diät 81
Dickdarm 69
Diffusionsstörungen 36
Digitale Ausräumung 113
Digitalis 130
Digitalisüberdosierung 130
Distanzlosigkeit
Distreß 379
Diuretika 112
Drahtpuls 131
Drainagen 153
Dranginkontinenz 98
Drehen mit Hilfe 245
Druck-Saug-Pumpe 156
Druckbrand 175
Druckeinwirkung 175, 178
Druckentlastung 181
Druckgeschwür 175
Druckpuls 131
Druckschmerz 159
Drüsen 261
Dünndarm 69
Durchblutungsstörungen 177
Durchfall 110, 111
Durchschlafstörungen 301
Durst 78
Durstgefühl 77
Duschen 284
Dysarthrie 319, 320

Dysmenorrhoe 358
Dyspepsie 110
Dysphasie 319
Dyspnoe 43
Dysstreß 341, 375, 379
Dysurie 97

E
Eierstöcke 351
Eileiter 351
Einatmung 35
Eingeweideschmerz 385
Eingeweidewürmer 110
Eingliederungsmaßnahmen 346
Einlauf 114
Einmalkatheterisieren 101
Einreibung 51
Einschlafstörungen 301
Eintrübung des Bewußtseins 77
Einüben bestimmter Fähigkeiten 147
Einwilligungserklärung 146
Eisen 187
Eispackungen 214
Eiweißbedarf 73
Eiweiße 73
Ejakulation 353
Ekzem 269
Elektrische Heizkissen 216
Elektrokardiogramm 128
Elektrolyte 74
Elektrolythaushalt 93
Elektrotherapie 107
Embolie 155
Embolierisiko 159
Emesis 79
Empfängnisverhütung 366
Endbronchien 34
Endharn 93
Endorphine 385
Enthaarungscreme 147
Enthemmung 362
Entspannungsübungen 381
Entstauende Lagerung 164
Entzündung der Ohrspeicheldrüse 273
Entzündung des Nagels 272
Entzündungen 269
Epidermis 260
Epididymis 353
Erblindung 328, 330
Erbrechen 79, 83, 152
  - Hilfeleistung 83
Erfrierungen 212
Ergosterin 75
Ergotherapie 345
Ergrauen der Haare 272
Ernährung 72, 152
  - bei Fieber 214
  - bei Obstipation 121
  - parenterale 85
Ernährungsverhalten 77
Ernährungszustand 75, 176, 230
Erosion 269
Erotik 350
Erscheinungsbild 259
Erstarrung 138
Ertaubung 322
Erwerbsfähigkeit 382
Erythrozyten 262
Essen 67
Essensunlust 77
Eßgewohnheiten 78
Eßhilfen 88
Eßlust 77
Eßstörungen 83

Eßsucht 76, 83
Eßtraining 87
Eupnoe 40
Euthanasie 408
Exanthem 263, 269
Exhibitionismus 360
Exkremente 94
Exophthalmus 335
Expektoration 45, 51
Exsikkose 76, 111
Exspiration 35
Exspiratorisches Reservevolumen 40
Extrasystolen 130
Extraurethrale Harninkontinenz 99
Extrinsic factor 75

F
Fabrikzucker 72
Facies 335
Facilitation 86, 87
  - des Gesichtes 86
  - des Kiefers 86
  - der Zunge 87
Farbenblindheit 327
Faserstoffe 121
Fasten 77, 81
Fäulnisgeruch 44
Fäzes 94
Fazialisparese 335
Federkissen 184
Fehlgeburt 361
Feigwarzen 359
Felle 186
Fertigspritzen 201
Fetischismus 360
Fette 72, 74
Fettpräparate 277
Fettsäuren 74
Fettstuhl 110
Fettsucht 76, 177
Feuchte Wärme 216
Feuchtwarme Umschläge 216
Feuchtwarzen 359
Feuermal 269
Fibrin 157
Fibrinolyse 157
Fieber 177, 210, 213, 263
Fieberabfall 210
Fieberdelirium 211
Fieberthermometer 209
Fiebertypen 210
Fieberzeichen 211
Fingeralphabet 312
Fingernagelpflege 282
Fingersprache 312
Flächendesinfektion 143
Flankenatmung 49
Flatulenz 111
Flohstiche 270
Flora 139, 261
Fluor vaginalis 358
Flüssigkeitsbilanz 99, 100
Flüssigkeitsverluste 76, 267
Flüssigkeitszufuhr 51, 73, 152, 187
Foetor 44
Fönen 187
Förderung des venösen Blutflusses 160
Fortpflanzung 350
Freilagerung der Fersen 184
Freitod 400
Freizeitbeschäftigung 337, 338, 339
Frigidität 360
Frischkornbrei 72

Stichwortverzeichnis

Frühmobilisation 160, 241
Fühlen 334
Furunkel 269
Fußbad 283
Fußpflege 283
Fußstützen 240

G
Gallenblase 70
Gallenfarbstoff 262
Gang 230
Ganzkörperwäsche 277, 286
Gassterilisation 144
Gastrin 69
Gastrostomie 84
Gaswechsel 34
Gaumen 68
Gebärdensprache 312
Gebärmutter 352
Gefäßwiderstand 132
Gehen mit dem Patienten 249
Gehörlosigkeit 323
Gehwagen 250
Geistige Behinderung 362
Gelbverfärbung 265
Gelenk 222
Gelenkarten 223
Gelenkbewegungen 223
Gelenkentzündung 232
Gelenkführung 224
Gelenkrheumatismus 232
Gelenkveränderungen 232
Gelenkverschleiß 232
Gelkissen 186
Geriatrie 392
Gerinnungsfaktoren 156
Gerinnungsneigung des Blutes 157
Gerontologie 392
Gerontophilie 360
Geruchssinn 334
Gesamtumsatz 71
Geschlechtlichkeit 350
Geschlechtskrankengesetz 370
Geschlechtskrankheiten 370
Geschlechtsmerkmale 350, 354
Geschlechtsorgane 350
 - männliche 353
 - weibliche 351
Geschlechtsumwandlung 357
Geschmacksstoffe 74
Geschmacksstörungen 335
Geschmackswahrnehmung 334
Geschwür 270
Gesichtsausdruck 335
Gesichtsfacilitation 86
Gesichtsfeld 326
Gesichtsfeldausfall 329
Gesichtswasser 277
Gesprächsführung 316
Gestik 311
Gesundheit 3, 339, 340
Gesundheitszustand 342
Getränke 73
Gewebsdefekt 180
Gewichtsreduktion 165
Gewürze 74
Gicht 232
Giebel - Rohr 50
Gingivitis 273
Glandula Parotis 273
Glasampullen 201
Glaukom 328, 330
Glied 353
Glotzaugen 335

Glukagon 70
Glukokortikoide 377
Granulationsgewebe 195
Grauer Star 328, 330
Greisenalter 392
Grundumsatz 71
Grüner Star 328, 330
Gummiunterlage 305
Gymnastische Übungen 228

H
Haarausfall 272, 282
Haarbalgdrüsen 262
Haarbalgdrüsenentzündung 269
Haare 262, 272
Haarentfernung 147
Haarpflege 275, 282
Haarspliss 272
Haartypen 272
Haarveränderungen 272
Haarwuchs 272
Haken-Stütz-Griff 246
Hakengriff 245
Halbmondlage 47
Halbseitenblindheit 328, 334
Halbseitenlähmung 88, 231, 236, 244, 298
Halluzinationen 138
Halluzinogene 138
Hämatemesis 79
Hämatome 269
Hämaturie 95
Hämoglobin 262
Hämolyse 265
Hämoptoe 45
Hämorrhoiden 110, 112
Handbad 282
Händedesinfektion 141
Händewaschen 141
Handschlaufen 88
Handtücher 275
Harn (siehe auch Urin)
Harn - Samenröhre 353
Harnableitungssystem 104
Harnblase 93
Harnleiterausgang 108
Harnpflichtige Substanzen 93
Harnproduktion 93
Harnretention 97
Harnröhre 351
Harnsäure 96
Harnstoff 73, 96
Harnstrahl 99
Harnträufeln 99, 104
Harnverhaltung 97, 103
Haut 260, 263
 - fette 271
 - trockene 270
Hautblässe 264
Hautblüten 269
Hautbräune 265
Hautdesinfektionsmittel 142
Hautfarbe 263
Hautpflege 187, 278, 286
 - bei Inkontinenz 107
Hautpflegemittel 276
Hautrötung 180, 263
Hautschichten 260
Hautschutzplatten 117
Hautsinne 312
Hautturgor 76, 266
Hauttyp 270
Head - Zone 386
Hebegriff 245
Heber-Drainage 153
Heiserkeit 317
Heißhunger 78

Heißluft-Sterilisation 144
Heizkissen 216
Hektik 380
Hemiplegie 231, 236, 244
Heparin 157, 164
 - Injektion 164
Hepatogene Ödeme 268
Herpes genitalis 359
Herpes labialis 273
Herpes simplex 269, 270
Herrenvorlagen 104
Herz 155
Herzblock 128, 130
Herzdruckmassage 59
Herzfehler 266
Herzinsuffizienz 37, 158, 177
Herzjagen 129
Herzstillstand 59
Herzstolpern 130
Herztätigkeit 128
 - Unterstützung 166
Heterosexualität 357
Hilfsgriffe 245
Hilfsmittel bei der Nahrungsaufnahme 82
Himbeerzunge 273
Hinduismus 401
Hirndruck 128
Hirntod 400
Hirsekissen 239
His-Bündel 128
Hitzschlag 210, 215
HIV-Infektion 370
Hobby 338
Hoden 353
Höherziehen mittels Stoffunterlage 245
Hohllagerung mittels fünf Kissen 183
Holismus 1
Homosexualität 357
Hörbrille 325
Hören 321
Hörgeräte 280, 324
Hornhautaustrocknung 278
Hörprothese 325
Hörsprachbehinderung 323
Hörsturz 322
Hospitalinfektion 139
Hospizbewegung 408
Hunger 77
Hungerödem 268
Hungerschmerz 80
Husten 45, 53
 - Lungenembolie 160
 - produktiver 45
 - trockener 45
Hustengeräusche 45
Hydrostatischer Druck 267
Hydrozele 359
Hypalgesie 388
Hypästhesie 388
Hyperalgesie 388
Hyperämie 263
Hyperästhesie 388
Hyperhidrosis 213
Hypermenorrhoe 358
Hypermetropie 327
Hyperopie 327
Hypertonie 133
Hyperventilation 42
Hyphidrosis 213
Hypnose 389
Hypnotika 307
Hypoämie 264
Hypokalzämie 42
Hypomenorrhoe 358
Hypotonie 134, 264
Hypoventilation 41

I
Idealgewicht 76
Identifizierung 30
Ikterus 265
ILCO 116
Ileostoma 116
Ileum-Conduit 108
Ileus 112, 151
Immunabwehr 139
Impotenz 360
Infektion 139, 194
Infektionsprophylaxe 57, 151, 371
Infektiosität 139
Informationssammlung 14
 - Dekubitusrisiko 188
 - Kontrakturenrisiko 252
 - Essen und Trinken 90
 - Obstipationsprophylaxe 122
 - Pflegebedürftigkeit 285
 - Pneumonierisiko 61
 - Temperaturregulation 217
 - Thromboserisiko 167
Inhalation 55
Injektion 200
 - Arten 200
 - Durchführung 202
 - Komplikationen 206
 - Vorbereitung 202
Injektionskanülen 201
Injektionslösungen 201
Injektionstechniken 203
Inkontinentia alvi 112
Inkontinentia urinae 97
Inkontinenz 97, 104
Inspiration 35
Inspiratorisches Reservevolumen 40
Insulin 70
Intellektualisierung 30
Intensität der Schmerzempfindung 387
Intermittierendes Fieber 211
Intertrigo 178, 270
Intimpflege 283, 292
Intimsphäre 103, 283
Intrakutane Injektion 203
Intramuskuläre Injektionen 204
Intraokularlinsen 330
Intrauterinpessar 369
Iris 325
Irresein 138
Irrigator 114
Ischämie 175
Islam 401
Isometrische Spannungsübungen 228, 242
Isometrische Kontraktion 225
Isotonische Kontraktion 225

J
Juckflechte 269
Juckreiz 270
Judentum 401

K
Kachexie 76, 176
Kaffee 73
Kaffeesatzähnliches Erbrechen 79
Kalendermethoden 366
Kaliummangel 122
Kalorie 71
Kälteanwendung 215, 216

Kälteempfindlichkeit 266
Kältereiz 51
Kältespender 216
Kältezittern 207
Kammerflattern 130
Kammerflimmern 130
Kapillarwandschäden 267, 268
Kardiale Ödeme 268
Karenz 80
Karies 280
Katarakt 328
Katheter - Drainage 98
Katheterarten 100
Katheterismus 101
Katheterurin 100
Kausalgie 386
Kautätigkeit anregen 282
Kehlkopf 33
Kehlkopfentfernung 317
Keimübertragung 140
Keuchhusten 45
Kieferfacilitation 86
Kieferklemme 335
Kieferkontrollgriff 86
Kilojoule 71
Kinderwunsch 362
Klammergabel 88
Kleidung 259, 296, 297
Klimakterium 355
Klinischer Tod 400
Klistiere 114
Klitoris 351
Knaus 366
Kneifübungen 106
Knierolle 46, 239
Kohlenhydratbedarf 73
Kohlenhydrate 73
Kohlenmonoxid 263
Kolibakterien 94, 139
Kolik 80, 386
Kollaps 132, 264
Kolloidosmotischer Druck 267
Kolon-Conduit 108
Kolostoma 116, 120
Koma 137
Kommunikationsstörungen 316
Kommunizieren 309
Kondom 368
Kondomurinal 104
Konfabulation 398
Kontaktatmung 49
Kontaktinfektion 140
Kontaktlinsen 279, 330
Kontraktur 233
Kontrakturenprophylaxe 151, 234, 253
Kontrollmaßnahmen 150
Konzentrierter Morgenurin 100
Korotkow-Töne 135
Körper-Seele-Geist-Einheit 1
Körperbewegungen 312
Körpergewicht 75
Körperhaltung 227, 230, 312, 336
Körperkontakt 312
Körperliche Behinderungen 231, 382
Körperliche Entstellung 361
Körperpflege 152, 259, 274, 286, 313
 - des Pflegepersonals 296
Körperreinigung 147
Körpersprache 311, 335
Körpertemperatur 207
Kosmetikartikel 275
Kostale Atmung 40

Kostformen 81
Kot 94
Kotausscheidung 94
Koterbrechen 79
Kotproduktion 94
Kräfteverfall 76
Krallennagel
Kramer Schiene 240
Krampfadern 156, 166
Krampfartige Leibschmerzen 115
Krankenbett 303
Krankengymnastik 243, 347
Krankenhausaufenthalt 344
Krankenhausinfektion 139
Krankenpflegegesetz 27
Krankenpflegeprozeß 11
Krankenzimmer 303
Krankheit 3
Krankheitsbewältigung 31
Krankheitsverarbeitung 30
Krankheitserreger 139
Kreatinin 73, 96
Kreativität 337
Kreislaufkollaps 248
Kreislaufzusammenbruch 213
Krisis 210
Kühle Bäder 215
Kühlelemente 214, 216
Kurzsichtigkeit 329
Kußmaul - Atmung 42
Kutis 260

L
Lachzwang 335
Lagerung
 - 135°-Lage 182
 - 30°-Lage 182
 - atemerleichternde 49
 - Bauchlage 183
 - bei Lungenembolie 160
 - bei Thrombose 164
 - Dehnlage 47
 - Dekubitusprophylaxe 181
 - entstauende 164
 - Freilagerung der Fersen 184
 - Halbmondlage 47
 - Hohllagerung 183
 - in Beugestellung 235
 - in physiologischer Mittelstellung 235
 - in Streckstellung 234
 - nach Bobath 236, 237, 238
 - nach Gefäßoperation 155
 - nach Lungenoperationen 48
 - nach Operationen an Extremitäten 154
 - nach Schilddrüsen- operation 154
 - Oberkörperhochlagerung 46
 - postoperativ 154
 - Schräglage 181
 - Seitenlage 46
 - Superweichlagerung 181
 - T - Lagerung 48, 184
 - V - Lagerung 47, 183
 - Weichlagerung 181
 - zur Nacht 306
Lagerungshilfsmittel 184, 239
Lagerungskissen 185, 239
Lageveränderungen im Bett 244

Lähmung 226, 231
 - Atemmuskulatur 36, 43
 - des Atemzentrums 43
 - Gesichtsmuskulatur 88
Langerhans-Inseln 70
Lärmvermeidung 380
Lattenrost 240
Lausbefall 270
Laxantien 122
Laxantienabusus 112
Lebenskrise 394
Leber 70
Lederhaut 260
Leichenstarre 405
Leid 385
Leistungsfähigkeit 76
Leistungssport 338
Leistungsumsatz 71
Lesen 311
Lethargie 300
Libido sexualis 355
Lichtstarre 329
Lifter 247
Lipide 74
Lipoide 74
Lippenbläschen 273
Lippenbremse 49, 56
Lochialsekret 358
Lochienstauung 359
Logopäde 85
Lormen 313
Luftringe 186
Luftröhre 34
Lungenbläschen 34
Lungenembolie 37, 155, 160
Lungenentzündung 38
Lungenfell 35
Lungeninfarkt 37
Lungenödem 159
Lungenvolumina 40
Lymphabfluß 268
Lymphödeme 268
Lysis 210

M
Madenwürmer 110
Magen 69
Magenatonie 152
Magenfunktion 152
Magensaft 69
Magensonde 83, 84, 152
 - Legen 83
Magersucht 76, 83, 362
Manie 231, 344
Manometer 135
Maskengesicht 335
Masochismus 360, 388
Masturbation 357
Maximalthermometer 209
Mazeration 107
Medikamente
 - Umgang mit 391
 - Verabreichung 391
Meditation 339
Melaena 110
Melanom 268
Menopause 355
Menorrhagie 358
Menstruation 351, 357
Menstruationszyklus 352, 357
Merkunfähigkeit 398
Meteorismus 111, 115
Methämoglobinämie 266
Metrorrhagie 358
Migräne 386
Mikroorganismen 139, 270
Miktion 94, 97
Miktionsstörungen 97

Miktionszentrum 94
Milbengänge 270
Milchprodukte 73
Mimik 311
Mimikveränderungen 336
Mineralokortikoide 97
Mineralstoffe 74
Minipille 369
Miosis 329
Mischatmung 40
Miserere 79
Mitesser 271
Mittelblutung 358
Mittelstrahlurin 100
Mobilisation 46, 152, 160, 186, 241, 246
Mobilisationshilfen 250
Mobilität 230
Mondgesicht 335
Monosaccharide 73
Morbus Addison 265
Morbus Bechterew 230
Morgenurin 100
Morphin 389
Morphinderivate 389
Mundgeruch 44
Mundhöhle 68
Mundpflege 57, 280
Mundpflegetablett 281
Mundschleimhaut 273
Mundschleimhaut- entzündung 273
Mundspülungen 281
Muskelerkrankungen 232
Muskelkontraktion 225
Muskelpumpe 156
Muskelschwund 232
Muße 339
Muttermal 269
Muttersprache 321
Mydriasis 329
Myopie 326
Myxödem 268

N
Nachtblindheit 327
Nachtdienst 341
Nachtruhe 306
Nachtschmerz 80
Nachtschweiß 213
Nachtschwester 306
Nachttisch 303
Nachtwache 307
 - Aufgaben 308
Nachtwäsche 297
Nackenrolle 239
Naevus 269
Nägel 262
Nagelablösungen 271
Nagelfarbe 271
Nagelveränderungen 271
Nahrungsaufnahme 68, 77, 81
 - Hilfsmittel 82
 - Hilfestellungen 82
 - Störungen 78
Nahrungskarenz 80
Nahrungsverweigerung 78
Narbe 269
Narkose 80, 138, 146
Nase 33
Nasendekubitusprophylaxe 54
Nasenflügelatmung 43
Nasenkatheter 54
Nasensonden 54, 280
Naß-Keime 139
Naßrasur 147, 282
Natürlicher Tod 400

Stichwortverzeichnis

Nausea 80
Nebenhoden 353
Nekrophilie 360
Nekrose 180, 194
Nervenschädigung 206
Nervensystem 224
Nervenzelle 225
Nervus peronaeus 231
Nesselsucht 270
Netzhaut 325
Neugeborenenikterus 265
Neuralgie 386
Neurodermitis 271
Neurogene Störungen 231
Neuropathische Harnblase 99
Neutralfette 74
Nieren 93
Nierenfunktion 96
Noradrenalin 377
Normalgewicht 76
Normalkost 81
Nosokomial-Infektion 139
Nüchternschmerz 80
Nulldiät 77, 81
Nykturie 97, 368
Nystagmus 329

O

Oberflächenschmerz 385
Oberhaut 260
Oberkörperhochlagerung 46
Obstipation 110, 112
Obstipationsprophylaxe 121, 123
Obstruktion 36
Ödeme 267
Oesophagusstimme 318
Oestrogene 354
Ogino 366
Ohrenpflege 280
Ohrgeräusche 322
Ohrspeicheldrüse 68, 273
Okklusivpessar 368
Öl-in-Wasser-Emulsion 277
Ölbad 277
Oligomenorrhoe 358
Oligurie 97
Operation 80, 146
Operationsfeld 148
Operationsvorbereitung 146, 149
Opiate 112
Orale Flüssigkeitszufuhr 165
Orale Messung 209
Orangenhaut 270
Orgasmusstörungen 360
Orthopnoe 43
Orthostase 264
Osteomyelitis 180
Östrogen 351
Ovulationsblutung 358
Ovulationshemmer 369
Oxyuren 110

P

Pädophilie 360
Palpationsstellen 131
Panaritium 272
Papel 269
Papula 269
Paracetamol 391
Paraphimose 102, 359
Paraplegie 231
Parasympathikus 376
Parasympatholytika 112
Parenteral 391
Parenterale Ernährung 85
Parietaler Schmerz 385
Parkinson 230

Parodontoseprophylaxe 280
Parotitis 273
Parotitisprophylaxe 151, 281, 291
Passierte Kost 81
Pasteurisieren 142
Pathogenität 139
Patientenaufrichter 236
Patientenheber 247
Pearl-Index 366
PEG 84
Penis 353
Peripheres Nervensystem 224
Perspiratio insensibilis 96, 208
Perspiratio sensibilis 96, 208
Pertussis 45
Petechien 269
Pflege 21
Pflege der Haut 274
Pflegeanamnese 399
Pflegeauftrag 27
Pflegebedarf
 - Feststellung 15
Pflegebedürftigkeit 285
Pflegedokumentation 14
Pflegedokumentations-
 systeme 14
Pflegemaßnahmen bei Fieber 213
Pflegemittel 277
Pflegenotstand 27, 341
Pflegen und Kleiden 259
Pflegeprozeß 11
Pflegestandard 18
 - Dekubitusbehandlung 196
 - Dekubitusprophylaxe 189
 - Eß- und Trinktraining 91
 - Ganzwaschung 286
 - Intimpflege 292
 - Kontrakturenprophylaxe 253
 - Obstipationsprophylaxe 123
 - Pflege eines Fieberkranken 218
 - Pneumonieprophylaxe 62
 - Soor- und Parotitisprophylaxe 289
 - Thromboseprophylaxe 168
 - Wadenwickel 221
Pflegeverständnis 1, 21
Pflegeziele 17
Phantomschmerz 386
Pharmakologische Abhängigkeit 344, 390
Phasen des Sterbens 401
Phenacetin 391
Phimose 359
Phlebothrombose 159
Physikalische Maßnahmen
 - bei Schmerzen 389
Physikalische Therapie 215
Physiologische Mittelstellung 235
Physiotherapie 215
Pigmentierung 263
Pigmentmangel 265
Pilze 139
Pilzkrankheiten 270
Plasminogen 157
Plazebo 391
Pleura 35
Pneumonie 38
Pneumonieprophylaxe 46, 151

Pneumothorax 35
Pollakisurie 97
Polyarthritis 232
Polymenorrhoe 358
Polysaccharide 73
Polyurie 97
Portiokappe 368
Postmenopause 355
Postoperative Pflegemaßnahmen 149
Postoperativer Kostaufbau 81
Postthrombotisches Syndrom 155
Poulsen - Sonde 54
Praeputium 353
Prämedikation 148
Präoperative Pflegemaßnahmen 146
Präoperative Ernährung 148
Präservativ 368
Presbyopie 327
Primärharn 93
Problemlösungsprozeß 14
Progesteron 351, 354
Projektion 30
Prophylaxen
 - Aspiration 57
 - bei Fieber 213
 - Dekubitus 175, 181
 - Infektion 57, 139
 - Karies 280
 - Kontrakturen 234, 253
 - Nasendekubitus 54
 - Obstipation 121
 - Parodontose 280
 - Parotitis 281
 - Pneumonie 62
 - postoperativ 151
 - Soor 281
 - Thrombose 160
Prostata 354
Proteine 73
Prothrombin 157
Psychische Veränderungen 231
Psychomotorisches Syndrom 398
Psychosomatische Störungen 379
Pubertät 355
Puder 277
Puls 127
 - Beobachtung 128
 - Defizit 127, 129, 130
 - Frequenz 128
 - Normalwerte 128
 - Qualität 130
 - Rhythmus 129
Pulsfühlen 131
Punktschrift 333
Pupillenveränderungen 329
Purkinje-Fasern 128
Pustel 269
Pyrogene 210

Q

Quaddel 270
Querschnittslähmung 98, 361

R

Rachen 33, 68
Rasur 147, 282
Rationalisierung 30
Raucherentwöhnung 58, 166
Raumtemperatur 306
Rauschmittel 362
Reaktionen auf Schmerz 388
Reaktionsbildung 30

Reanimation 58
Rechtsherzinsuffizienz 266
Reflexinkontinenz 98, 105
Reflux 80
Regelblutung 357
Regenbogenhaut 325
Registrierbare Bilanz 100
Regression 30
Regurgitation 79
Rehabilitation 346
 - bei Erblindung 334
 - bei Gehörlosigkeit 324
 - bei Schwerhörigkeit 323
Rehabilitationsmaßnahmen 346
Rehabilitationsmittel 349
Reinigungsbad 284
Reinigungseinlauf 114
Reinigungsgewohnheiten 275
Reinigungsmittel 275
Reizhusten 45
Reizkolon 111
Reizleitungssystem 128
Rektale Messung 209
Religiöse Bedürfnisse 404
Renale Ödeme 268
Renin 264
Residualvolumen 41
Resorption 71
Resorptionsfieber 210
Respirationsluft 40
Ressourcen 16
Restharn 97
Restluft 41
Restriktion 36
Rhagade 269, 273
Rheuma 232
Rhythmus 129
Riechen 334
Rippenatmung 40
Rippenfell 35
Riva-Rocci-Apparat 135
Rohkost 72
Rollstuhl 250
Routineuntersuchungen 146
Rückenschonende Arbeitsweise 227, 247
Rückenschule 225
Rückfettende Substanzen 276
Ruhebedürfnis 300
Ruhedyspnoe 43
Ruhegewohnheiten 303
Ruhen 299
Ruhigstellung 231

S

Saccharide 73
Sadismus 360
Sadomasochismus 360
Salmonellen 139
Samenblase 354
Samenerguß 353
Samenfäden 353
Samenleiter 354
Sammelurin 99
Sandsack 239
Sardonisches Lachen 335
Sauerstoff 53
Sauerstoffbrille 54
Sauerstoffflaschen 53
Sauerstoffmasken 54
Sauerstoffverabreichung 53
Sauerstoffzelt 55
Scabies 270
Schädel-Hirntrauma 79
Schalenhaltung 235
Schamlippen 351

Schaumstoff 185, 239
Schaumstoffschienen 240
Scheide 352
Scheidendiaphragma 368
Scheidenpessar 368
Scheidensekret 358
Scheinmedikamente 391
Scherkräfte 175
Scheuerdesinfektion 143
Schielen 327, 330
Schienen 240
Schlaf - Apnoe - Syndrom 302
Schlaf 137, 299
Schlafbedarf 300
Schlafgewohnheiten 303
Schlafkrankheit 300
Schlafmittel 307
Schlafphasen 299
Schläfrigkeit 137
Schlafstörungen 302, 306
Schlafsucht 300
Schlagvolumen 128
Schleimhaut 262
Schluckakt 33, 68
Schluckauf 44
Schluckbeschwerden 80
Schluckreflex 85
Schluckstörungen 57, 77, 80
Schlucktraining 85
Schlußdesinfektion 143
Schmecken 334
Schmerz 384, 387, 388
 - asymbolie 388
 - bekämpfung 388
 - beobachtung 385
 - empfindung 385, 388
 - intensität 387
 - lokalisation 387
 - qualität 387
 - syndrome 386
Schmerzen, 80, 115
 - am Bewegungsapparat 232
 - bei der Stuhlentleerung 112
Schmerzstillende Medikamente 389
Schmierinfektion 140
Schnappatmung 42
Schnarcher 302
Schock 264
Schonatmung 41
Schonkost 81
Schreck 264
Schreiben 311
Schrunde 269, 273
Schüttelfrost 210
Schutzfunktionen 127
Schutzimpfung 141
Schwämmchen 273
Schwangerschaft 265
Schwangerschaftsverhütung 366, 368
Schweigepflicht 316
Schweiß 213
Schweißabsonderung 212
Schweißdrüsen 262
Schweißsekretion 208, 213
Schwenkeinlauf 114
Schwerbehindertengesetz 342
Schwerbehinderung 382
Schwerhörigkeit 322, 323
Seborrhoe 271
Seelenblindheit 309, 328
Seelentaubheit 309, 322, 323
Seelische Störungen 362
Sehen 325
Sehhilfen 329

Sehschärfe 326
Sehstörungen 326
Seifen 276
Seitenlage 46
Sekretanschoppung 37, 51
Sekretentleerung 51
Sekretlösung 50
 - apparative 51
 - manuelle 51
 - medikamentöse 51
Sekretverflüssigung 50
Sekundärerkrankungen 241
Sekundenkapazität 41
Selbstbefriedigung 357
Selbsterhaltung 127
Selbsthilfegruppen 347
Selbsttötung 400
Selbstuntersuchung 364
Selbstwertgefühl 340
Senile Demenz 392, 398
Senium 392
Sensibilitätsstörungen 176, 227, 334
Sepsis 211
Sexualhormone 354
Sexualhygiene 363
Sexualität 350
 - im Altenheim 362
 - im Krankenhaus 362
Sexualtrieb 350
Sexualverhalten 355
Sexuelle Funktionsstörungen 360
Sexueller Mißbrauch 362
Sich Beschäftigen 337
Sicherheit 127
Sichwundliegen 175
Singultus 44
Sinn finden 374
Sinnesfunktionen 316
Sinnesorgane 309
Sinnestäuschungen 138
Sinnlichkeit 350
Sinusknoten 128
Sitzen außerhalb des Bettes 249
Skleren 265
Skotom 329
Skrotalödem 359
Skrotum 353
Sodbrennen 80
Sodomie 360
Sog-Drainage 153
Sogwirkung 156
Sohlendruck 164
Somatischer Schmerz 385
Somnolenz 137
Sondenernährung 84
Sondenkost 84
Sonderschläge 129
Soorpilz 57
Soorpilzbefall 273
Soorprophylaxe 281
Sopor 137
Spannungsübungen 242
Spannungszustand der Haut 266
Speiseröhre 68
Sperma 353
Spermizide 369
Spezifisches Gewicht 96
Spider naevus 269
Spiel 338
Spirale 369
Spirometrie 40
Spitzfuß 233
Spitzfußprophylaxe 237, 239
Spontanurin 100
Sport 222, 338
Sprache 309, 310, 318

Sprachstörungen 319
Sprechen 310, 317, 318
Sprechhilfen 318
Spreukissen 239
Spritzen 200
Spritzenabszeß 206
Spulwürmer 111
Spurenelemente 74
Sputum 45
Stabsichtigkeit 327
Stammeln 319, 320
Staphylokokken 139
Star 328, 330
Stase 158
Stauungsödeme 268
Steatorrhoe 110
Stechampullen 201
Steckbecken 103, 113
Sterbehilfe 408
Sterben 400, 401
Sterbeprozeßes 401
Stereoagnosie 334
Sterilisation 143, 370
Sterilität 361
Sterkobilin 110
Stethoskop 135
Stimmklangveränderungen 317
Stimmlosigkeit 317
Stoffwechsel 71
Stoffwechselkrankheiten 177
Stoma 115
 - Beutelwechsel 119
 - Darmirrigation 120
 - Komplikationen 118
 - Material 117
 - Reinigung 118
 - Versorgung 117
Stomatitis 273
Stottern 319, 320
Strabismus 327
Strahlurin 100
Stressoren 375, 378
Streß 375
 - hormone 377
 - inkontinenz 98, 104
 - phasen 376
 - vermeidung 380
Striae 269
Stridor 44
Strömungsverhältnisse in den Blutgefäßen 156
Stuhlausscheidung
 - Hilfestellung 113
 - Störungen 111
Stuhl 94
 - beimengungen 110
 - beobachtung 110
 - drang 111
 - entleerung 111, 151
 - farbe 110
 - geruch 110
 - inkontinenz 112
 - proben 113
 - reaktion 111
 - regulierung 121
 - untersuchungen 111
 - verformungen 110
 - verstopfung 103, 112
Stundenurin 99
Stupor 138
Stütz- und Hebegriff 245
Subfebrile Temperatur 210
Subkutane Injektion 203
Subkutis 260
Suchtkrankheit 344
Suchtmittelabhängigkeit 390
Sudor 212
Suizid 400
Suppositorien 122

Suprapubische Blasenpunktion 102
Suprapubischer Katheter 102
Sympathikotoniker 379
Sympathikus 376
Syndets 276
Synkope 138
Systole 128

T
T - Lagerung 48, 184
Tachyarrhythmie 130
Tachykardie 129
Tachypnoe 41
Talgdrüsen 261
Tänien 111
Tastalphabet 313
Tastsinn 334
Taubblinde 324
Taubheit 322, 343
Taubstummheit 322
Tawara-Schenkel 128
Tee 73
Teerstuhl 110
Teilnahmslosigkeit 138
Teller mit Rand 88
Temperatur 207
Temperaturmessung 209
Temperaturregulation 207, 213, 261
Temperaturschwankungen 208
Temperaturzentren 207
Testosteron 353, 354
Tetanie 42
Tetraplegie 231
Textilfasern 296
Thoraxatmung 49
Thoraxschmerz 160
Thrombin 157
Thrombogene Funktionstrias 157
Thrombose 155, 159
Thromboseprophylaxe 148, 151, 160
Thromboserisiko 167
Thrombozyten 157
Tiefenschmerz 385
Tinnitus aurium 322
Tod 400
 - in den Religionen 401
 - religiöse Bedürfnisse 404
Todeszeichen 405
Todeszeitpunktes 405
Toilettenartikel 277
Toilettentraining 98, 105, 113, 187
Tokopherole 75
Totalkapazität 41
Totenflecken 405
Totenstarre 405
Totraumluft 41
Totraumvergrößerung 50
Trachea 34
Trachealkanüle 56
Trachealrasseln 44
Tracheobronchialkollaps 56
Tracheostoma 37, 56, 317
Tracheotomie 37
Transsexualität 357
Trauer 406
Trauerarbeit 406
Träumen 299
Triangel 250
Triflo - Atemtrainer 49
Trinkbedürfnis 78
Trinkbeschränkung 80, 83
Trinken 67
Trinkgewohnheiten 78

Trinktraining 87
Trinkübungen 85
Trismus 335
Trockene Mundschleimhaut 273
Trockene Wärme 216
Trockenrasur 147, 282
Trommelschlegelfinger 271
Tröpfcheninfektion 140
Tropfen 279
Tussis 45

U
Übelkeit 80
Übergabe 308
Übergewicht 76
Überlaufblase 99
Überlauferbrechen 152
Übertragener Schmerz 386
Uhrglasnägel
Ulkus 270
Ultraschallvernebler 50
Umbetten 246
Umgang mit sterilem Material 144
Umgang mit Streß 380
Umschlag 214
Ungeziefer 270
Universal-Einhandbesteck 88
Unterarmgehstützen 251
Unterhaut 260
Unterkieferdrüse 68
Untertemperatur 212, 215
Unterzungendrüse 68
Urimeter 99
Urin (siehe auch Harn)
 - ableitungssystem 101, 108
 - ausscheidung 96
 - beobachtung 95
 - bestandteile 96
 - farbe 95
 - flasche 103
 - geruch 95
 - gewinnung 100
 - menge 96
 - messungen 99
 - proben 100
 - reaktion 95
Urinöser Atemgeruch 44
Urobilinogen 263
Urometer 96
Urostomie-Versorgung 109
Urtika 270
Urtikaria 270
Uterus 352

V
V - Lagerung 47, 183
Vagina 352
Vaginalzäpfchen 369
Vagotoniker 379
Vagotonus 128
Varizen 156, 166
Vegetativer Dreitakt 376
Vegetatives Nervensystem 224, 377
Venenzugänge 145
 - Umgang 166
Ventroglutäale Injektion 204
Verabreichen von Augentropfen 279
Veränderung der Gefäßwand 157
Veränderungen der Haut 178
Verbandmaterial 145
Verbandswagen 144
Verbandwechsel 144
Verdauung 110
Verdauungsapparat 68
 - Störungen 78
Verdauungsorgane 95
Verdunstungskälte 209, 214
Verleugnung 30
Verpackungsmaterialien 144
Verschiebung 30
Verschlucken 80
Versorgung des Toten 405
Verstopfung 110
Verwirrtheit 138, 397
Virchow-Trias 157
Virulenz 139
Viszeraler Schmerz 385
Vitalfunktionen 127
Vitalkapazität 40
Vitalstoffe 72, 121
Vitamine 74
Vitiligo 265
Volkmann Schiene 240
Völlegefühl 80
Vollkornprodukte 72
Vollkost 81
Vollwertkost 72, 81
Volumenhochdruck 133
Vomitus 79
Vorbereitung des Operationsfeldes 147
Vorhautverengung 359
Vorhofflattern 130
Vorhofflimmern 130
Vorlagen 104
Vorsorgeuntersuchungen 364
Vorsteherdrüse 354

W
Wadenschmerz 159
Wadenwickel 213, 216
Wahnideen 138
Warme Bäder 217
Wärmeabgabe 207, 213, 261
Wärmeabstrahlung 213
Wärmeanwendung 216
Wärmebildung 207
Wärmehaushalt 207
Wärmeisolation 261
Wärmespender 216
Wärmetransport 208
Wärmflasche 216
Warze 270
Waschen 277
Waschlappen 275
Waschutensilien 277
Wasser 74, 276
Wasser-in-Öl-Emulsion 276
Wasserbett 186
Wasserbruch 359
Wasserhaushalt 73
Wasserkissen 185
Wassermatratze 186
Wassertemperatur 276
Wechseldruckmatratzen 185
Wechselduschen 284
Wechseljahre 355
Weckzeit 302
Weiblicher Zyklus 352
Weichlagerung 181
Weichteilrheumatismus 232
Weißnagel
Weitsichtigkeit 327
Wertgegenstände 304
Wickel 115, 216
Wickeln der Beine 163
Widerstandshochdruck 133
Wiederbelebung 58
Wiederbelebungszeit 58
Wiegen 100
Windelhosen 104, 113
Windkesselfunktion 127
Wirbelsäule 225
Wochenfluß 358
Wohlbefinden 259
Wolf 178, 270
Workaholics 342
Wortfindungsstörung 320
Wortschatz 318
Wunden 145
Wundgebiet 150
Wundheilung 153
Wundinfektion 153
Wundliegegeschwür 175
Wundsein 178, 270
Wundversorgung 153
Wunschkost 81

Z
Zähne 262
Zähneputzen 280
Zahnfleischentzündung 273
Zahnprothesen 281
Zäpfchen 122
Zeitnot 380
Zellulitis 270
Zentrales Fieber 210
Zentrales Nervensystem 224
Zervixschleim 358
Zeugen Jehovas 401
Zivilisationskrankheiten 6
Zuhören 310
Zunge 68, 272
Zungenbrennen 273
Zungenfacilitation 87
Zwerchfell 34
Zwerchfellatmung 40
Zwillingspuls 130
Zwischenblutungen 358
Zwischenwirbelscheiben 226
Zyanose 266
Zyklus 357
Zytostatika 296